Pediatric Neurosurgery for Clinicians

临床小儿神经外科学

原著 [希] Georgios Alexiou
[希] Neofytos Prodromou
主审 马 杰 朱 丹
主译 金 鑫 张旺明

中国科学技术出版社
·北 京·

图书在版编目（CIP）数据

临床小儿神经外科学 /（希）乔治斯·阿莱克修 (Georgios Alexiou),（希）尼奥菲托斯·普罗德罗莫 (Neofytos Prodromou) 原著；金鑫，张旺明主译．北京：中国科学技术出版社，2025. 10. -- ISBN 978-7-5236-1348-1

Ⅰ. R726.51

中国国家版本馆 CIP 数据核字第 2025TT8102 号

著作权合同登记号：01-2024-5241

First published in English under the title
Pediatric Neurosurgery for Clinicians
edited by Georgios Alexiou, Neofytos Prodromou

策划编辑 刘　阳　黄维佳
责任编辑 方金林
装帧设计 佳木水轩
责任印制 徐　飞

出　　版 中国科学技术出版社
发　　行 中国科学技术出版社有限公司
地　　址 北京市海淀区中关村南大街 16 号
邮　　编 100081
发行电话 010-62173865
传　　真 010-62179148
网　　址 http://www.cspbooks.com.cn

开　　本 889mm × 1194mm　1/16
字　　数 613 千字
印　　张 26
版　　次 2025 年 10 月第 1 版
印　　次 2025 年 10 月第 1 次印刷
印　　刷 北京盛通印刷股份有限公司
书　　号 ISBN 978-7-5236-1348-1/R · 3482
定　　价 258.00 元

译校者名单

主　审　马　杰　上海交通大学医学院附属新华医院

朱　丹　广东三九脑科医院

主　译　金　鑫　广东三九脑科医院

张旺明　南方医科大学珠江医院

副主译　刘朋飞　广东三九脑科医院

张海波　上海交通大学医学院附属新华医院

译校者　（以姓氏笔画为序）

王　强　南方医科大学珠江医院

尹靖宇　广东三九脑科医院

邓仕凤　广东省中医院

李　娟　广东三九脑科医院

李永事　广东三九脑科医院

李国俊　广东三九脑科医院

张　松　杭州市儿童医院

康正文　广东三九脑科医院

傅雨林　广东三九脑科医院

谭红平　广东三九脑科医院

内容提要

本书引进自 Springer 出版社，由希腊神经外科专家 Georgios Alexiou 和 Neofytos Prodromou 教授联合多位小儿神经外科专家共同打造。本书以图文并茂的形式，向读者展示了小儿神经系统疾病，包括先天性疾病、脑血管病、功能性疾病、颅脑创伤、神经系统肿瘤、脊髓损伤和脊髓肿瘤、神经系统感染等疾病的发生、发展过程，以及具体诊疗策略和预后，同时探讨了未来小儿神经外科的发展趋势。本书内容先进，科学实用，指导性强，可为致力于小儿神经外科临床和基础研究的医生提供有益帮助。

中文版序一

近几十年，随着显微神经外科技术、内镜技术水平的提高和各种辅助性检查的完善，国内神经外科学有了突飞猛进的发展，神经系统疾病的外科治疗达到了新的高度，尤其是在基础研究方面，疾病的诊断已达到分子水平，这不仅更新了我们对很多疾病的认识，也优化了术后综合治疗方式。在这种背景下，小儿神经外科学也随之得到了迅速发展。相较于成人神经外科学，小儿神经外科学具有一定特殊性。在不同年龄段，小儿神经系统处于不同的发育阶段，各类型疾病对患儿产生的影响也有所区别，加之患儿不能对主观症状进行准确描述，这就要求小儿神经外科医生对患儿更细心、更耐心，对疾病演变过程要有更全面、更准确的认识。此外，小儿神经外科学包含了肿瘤、创伤、血管病、感染、先天性畸形、功能等所有亚专业内容，对小儿神经外科医生的综合能力极具考验。

目前，越来越多的医疗单位和机构开设了小儿神经外科，很多年轻的神经外科医生专门从事小儿神经外科工作。作为小儿神经外科医生，我们不但要从老一辈神经外科专家那里汲取营养，也要同国际小儿神经外科学接轨，不断完善、提升国内的小儿神经外科学事业发展水平，从而造福社会，以利国家。本书由希腊神经外科专家 Georgios Alexiou 和 Neofytos Prodromou 教授领衔编写，中文版由金鑫、张旺明两位教授担当主译，回顾了小儿神经外科学的产生及其发展历程，介绍了小儿神经系统查体方法，以及详细阐述了小儿神经系统各种常见疾病的病因、诊断、治疗和预后等内容。本书非常适合专门从事小儿神经外科的年轻医生学习阅读，能帮助其在短时间内加深对小儿神经外科学的了解，掌握疾病的诊断标准和治疗原则，提升业务水平，为将来能更好地服务广大患儿打下良好的理论基础。希望国内从事小儿神经外科学的人越来越多，越来越专业，共同促进我国小儿神经外科学的进步。在此，感谢所有译者的努力和付出，感谢他们为年轻医生提供了这部优秀的学术著作。

马　杰

中文版序二

Pediatric Neurosurgery for Clinicians 一书涵盖了小儿神经外科各类疾病的病因、临床特点、综合治疗等多个方面，是一部值得小儿神经外科医生学习的实用专著。很高兴能够将这部由金鑫、张旺明两位教授担当主译的中文版推荐给广大同仁。

我国神经外科事业发展迅速，各种检查设备的完善和手术技术水平的提高，使得小儿神经外科迅猛发展，从事小儿神经外科的专业医生和基础研究人员也越来越多。然而，相对成人神经外科的发展，大家对小儿神经外科的认知相对欠缺，各家医院小儿神经外科的发展水平存在明显差异，而专门介绍小儿神经外科的专著也相对较少。本书能够从多角度、多方面帮助读者加深对小儿神经系统疾病的理解，为临床实践与学术研究提供更专业化的建议。

本书从小儿神经外科学的发展史出发，到神经系统发育和检查，再到先天性疾病、功能性疾病、血管病、肿瘤、外伤、感染类疾病，最后探讨小儿神经外科学的未来发展方向，图文并茂，条理清晰，并且引用了大量文献和国外多中心的研究成果，可以满足小儿神经外科临床工作的需求。两位主译通过简洁、明了的语言，将专业化词语转化成国内读者容易理解的表达，使书中内容更为通俗易懂，加深了读者对所学知识的理解，也更方便应用于临床工作。因此，我相信本书将对从事小儿神经外科的年轻医生十分有帮助，也能对国内小儿神经外科事业的不断进步起到推动作用。

本书的出版不仅集合了原著的智慧，同时还凝集了译者团队的辛勤付出，他们都是从事小儿神经外科专业的团队，在临床工作和基础研究中成就斐然，他们以专业、严谨的态度为大家献上了一部优秀的著作。在此，向所有参与翻译工作的上海交通大学医学院附属新华医院、杭州市儿童医院、南方医科大学珠江医院、广东三九脑科医院、广东省中医院的译者们，表达由衷的敬意和感谢。

朱　丹

译者前言

近几十年来，神经外科得到了飞速发展，从基础研究到临床诊断方式、手术治疗及术后康复治疗等，都有了长足进步。神经相关基础医学研究已达到分子和基因水平，揭开了疾病发生、发展、转归及预后的神秘面纱，给广大临床神经外科医生指明了治疗方向，或提供了改进的治疗方案，最终使患者获得了更好的治疗效果。这也进一步印证了基础研究的成果。此外，目前先进的医疗设备，如显微镜、神经内镜、3D 内镜和外视镜、机器人，同时辅以神经导航系统、血管成像、电生理监测系统等多种手段，都成了神经外科医生手中的利刃，使神经外科向精准神经外科迈进了一大步。

小儿神经外科是神经外科亚专业中最为特殊的一个分支，它是以年龄界限为标准划分的。小儿神经外科医生不仅需要熟知儿童生长发育中的生理性变化，还需要掌握各类疾病所致的病理生理性改变，精准鉴别疾病类型（含综合征）；术中要注意分辨生理发育性变化与病理性变化，还要识别各类综合征的临床表现。此外，小儿神经外科还涵盖了中枢神经系统肿瘤、创伤、先天性疾病、血管性疾病、功能性疾病、脊柱脊髓疾病等亚专业，其专业化程度相当高，这对从事小儿神经外科的医生而言是巨大挑战。

国内小儿神经外科日益蓬勃发展，越来越多的医院专门设立了小儿神经外科专科门诊和病房，这彰显着国家对小儿神经外科发展重要性和特殊性的高度重视。小儿神经外科的学术会议、著作、文献等也日益增多。这部中文版由广东三九脑科医院与珠江医院联袂主持翻译工作，并联合其他医院优秀的小儿神经外科医生共同翻译。此书涉及小儿神经外科学各亚专业学科，从基础研究到临床治疗，全面细致，图表内容真实、准确、清晰，原著者及译者都是专门从事小儿神经外科专业的知名学者。我们力求以通俗易懂的语言将原著内容详尽地向每一位读者展示，不仅涵盖小儿神经外科发展现状，疾病发生、发展情况，还结合一些真实病例介绍疾病的临床症状，提供可参考的治疗方案，并对治疗效果做出客观评价。我们衷心希望这部专著能加深国内读者对小儿神经外科学各亚专业学科的理解，并在今后的临床工作中受益，让更多的患儿得到更好的治疗。

金　鑫　张旺明

原书前言

小儿神经外科学是一个不断发展的专业学科，它随着科学技术和医学研究的不断进步，对儿童中枢神经系统的疾病演变过程的逐渐理解而不断完善。

全书共九篇，包括总论、先天性和发育性颅骨畸形、先天性和发育性脊柱畸形、肿瘤、创伤、脑血管疾病、功能神经外科、感染、现代观念与实践。书中内容由来自世界各地的专家共同撰写，在此我们对所有撰写者的付出表示感谢。

本书不仅专门为神经外科医生撰写，同时也可为医学生、住院医师、儿科医生、放射科医生、病理学家、肿瘤科医生、重症监护医生和护士提供参考。我们希望本书有助于大家提高对小儿神经外科疾病的认识和管理水平。

Georgios Alexiou
Ioannina, Greece
Neofytos Prodromou
Athens, Greece

补充说明

书中参考文献条目众多，为方便读者查阅，已将本书参考文献更新至网络，读者可扫描右侧二维码，关注出版社医学官方微信“焦点医学”，后台回复“9787523613481”，即可获取。

目 录

第一篇 总 论

第二篇 先天性和发育性颅骨畸形

第三篇 先天性和发育性脊柱畸形

第四篇 肿 瘤

第五篇　创　伤

第六篇　脑血管疾病

第七篇　功能神经外科

第八篇　感　染

第九篇　现代观念与实践

第一篇

总　论

General Topics

第1章 小儿神经外科学发展史

History of Pediatric Neurosurgery

Amalia Christopoulou 著

金 鑫 译 朱 丹 校

凡是热爱医学艺术的地方，就有对人性的热爱。

Hippocrates（公元前 460—公元前 370 年）

一、神经外科学从古希腊到现代的演变

神经外科学的历史一定是从人类出现的时候开始的，从医学史上看，神经外科学与外科学是同步发展的。创伤性脑损伤最早是在《圣经》（*Holy Bible*）中记载的，当时，Cain 用驴的下颌骨[1]击打他的兄弟 Abel，导致其头部遭受致命损伤。根据希腊神话，特别是希腊众神的起源，Hephaestus 用斧头敲 Zeus 的前额，以缓解他的头痛。紧接着，智慧女神 Athena 从她父亲的头上钻了出来。Pindar 以这种方式明确地提到了女神 Athena 的起源，无意中提供了神经外科学[2]干预的最直接描述。

《圣经》中有两个关于成功心肺复苏的明确记载，可以追溯到公元前 850 年前后。第一个记载描述了先知 Elijah 和 Elisha 如何让一个显然已经死去的男孩复活，他们把自己身体里的空气吹进男孩的嘴里，让他暖和起来[3]。同样在《圣经》中，犹太助产士 Foa 和 Sephora 用同样的方法通过嘴吹气，让新生儿啼哭[4]。

颅骨钻孔技术从史前时代就开始为人们所了解了。当时人们对它的使用是基于这样一种信念：颅骨开口会释放出恶灵，而这些恶灵即是导致患者出现各种神经精神症状的元凶。在希腊，这种手术的第一个记录证据可以追溯到 Minoan 时代（公元前 2000 年），在克里特岛，那里的头骨钻孔是出于仪式和宗教目的[5]。在古希腊，镇痛技术的使用很广泛。在青铜时代，爱琴海附近的居民，会使用最高含量为 20% 的生阿片和无水吗啡的混合物作为一种镇痛药，通过在婴儿的牙龈上摩擦它来治疗牙痛[6]。

儿科的报道可以在 Hippocrates 和 Galen 的著作中被广泛发现。Hippocrates 使用了一种类似于今天的插管方法来挽救患有白喉假膜窒息的儿童。这种疾病在今天已经很罕见，因为现在儿童在婴儿期就接种了抗白喉疫苗，但在过去，它是儿童呼吸窘迫的一个常见原因。Hippocrates 用细管来缓解严重呼吸急促的年轻患者，他将这些管子插入咽部，这样肺部就可以正常地通气，其方法与现代气管插管[7]非常相似。关于脑积水的治疗，他提出了一种通过颅骨切开[8]进行治疗的方法。

关于创伤性脑损伤，Hippocrates 的一句名言是“任何头部损伤都不容忽视”。他曾说，头部中线外伤与死亡率增加密切相关。在颅骨骨折合并血肿的病例中，Hippocrates 通过颅骨穿孔的方式进行治疗，以清除血肿，为大脑创造空间。他建议对颅骨骨折儿童进行治疗时要给予最大的关注，因为他们的颅骨比成人更薄。在他的著作中，Hippocrates 描述了 3 例儿童颅骨手术：① 一名男孩头部受伤，12 天后因伤口感染而出现发热，细菌扩散到周围的组织，为了改善他的临床症状，医生对他的头骨进行了钻孔；②一名 11 岁男孩，外伤导致额骨骨折，合并颅骨下出血，经颅骨钻孔后，症状得到很大改善；③一名 12 岁女孩，因

外伤导致了骨折，立即进行了颅骨钻孔治疗。在接下来的几天里，出现了伤口感染，患者出现局灶性抽搐[9]。

作为脊柱疾病的治疗方法，Hippocrates 曾提出采用水平姿势强行拉伸，或将患者在腋窝处吊起来，以拉伸脊柱。现在我们知道脊柱畸形是儿童时期最常见的非创伤性肌肉骨骼疾病。脊髓脊膜膨出是一种先天性畸形，在考古发掘中发现了至少 3000 年前的这些人的骨骼遗骸。Hippocrates 和 Aristotle[10] 都曾描述了脊髓脊膜膨出。在古代，对先天性畸形的婴儿几乎没有医疗护理，人们建议杀死这些先天性畸形的婴儿，所以大多数患儿在出生时会因被遗弃或无人照顾而死亡。

在古罗马时期，记载了第一个气管切开的成功案例。著名的古希腊医生 Asklipiadis 发现一名正在被“送葬”的年轻人似乎还活着，于是给这位年轻人实施了气管切开术，成功地挽救了他的生命[11]。

在以弗所人 Soranos（98—138 年）的著作中，有大量关于婴儿营养和保健等儿科相关问题的描述[12]。他将这些问题的处理系统化。在拜占庭时期，埃吉尼亚的 Paul（625—690 年）在神经损伤、脑积水、颅骨和脊柱骨折等的诊断和治疗方面做出了杰出贡献[13]。

尽管古希腊人和拜占庭人对内科学和外科学做出了巨大的贡献，但在现代希腊，儿科直到 1878 年才被认为是一个独立的专科，而且第一家儿科医院是在雅典市立托儿所开办的。现代希腊首次提及小儿神经外科学是在 1882 年，当时一名 7 岁的男孩额部受伤，由一名外科医生为患儿进行了手术，取出了骨头碎片，让伤口自行愈合。

在 20 世纪初，成立于 1900 年的“Aghia Sophia”儿童医院是希腊唯一的儿科医院。当时，儿童的死亡率非常高，而希腊的儿科专业还处于起步阶段。来自士麦那的 Christos Daskalakis 于 1903 年 4 月 18 日报道了一名出生仅 52 天的婴儿患有颈部脑膜膨出的病例[14]。来自莫纳斯蒂利的 Christidis 报道了一例 5 月龄婴儿患有先天性脑膜膨出，患儿表现为与婴儿头部大小相同的肿块，他在全身麻醉下为患儿进行了手术。1925 年，在雅典举行的医学协会会议上，Konstantinos Mermigas 详细描述了他治疗的一名 2.5 岁先天性硬脊膜膨出症孩子，“这个囊肿在孩子的头颈部形成了一个团块，先把囊肿切开，释放囊液，将孩子颈部切口缝合，逐层缝合皮下软组织，再缝合颈部皮肤手术切口”[15]。20 世纪 60 年代初，Stamatios Komninos 在雅典的“Aghia Sophia”儿童医院建立了第一个小儿神经外科。Neofytos Prodromou 担任了 30 年的主任。

二、欧洲神经外科学的发展

1517 年，欧洲外科医生 Hans von Gersdorff 描述了一种颅骨成形术：他用油和酒混合后涂抹在木头上，然后将其压缩直到变硬。Gersdorff 着重指出，在置入这种材料时，不应该用力施压，否则是致命的[16]。关于头部损伤的第一篇论文是 Jacopo Berengario da Carpi（1460—1530 年）在 1518 年发表的，他提出了几种治疗颅骨骨折的方法，其中的一些方法至今仍被人们应用：“当颅骨的大部分被切除时，可以在伤口撒上切碎的干南瓜以加速愈合，较小的颅骨缺陷被人体组织或肌肉覆盖”[17]。

英国人 James Yong（1647—1721 年）描述了一名儿童在严重的创伤性脑损伤后幸存下来，其表现为开放性颅骨骨折并伴有部分脑组织从伤口中[18]挤出。1667 年，Thomas Willis 报道了第一例关于“儿童偏瘫”的脑卒中病例，之后，Osler、Sachs、Peterson 和 Freud 等[19]报道了一系列的儿童脑卒中病例。在现代，由 Ford 和 Schaffer 共同撰写了对评估儿童缺血性脑卒中的预测方法，他们更加关注存活儿童的起病原因、治疗结果和生活质量[20]。

1800 年，Samuel T. Söemmerring（1755—1830 年）是第一个描述颅缝闭合现象的人。他认为，颅骨闭合与大脑生长发育相适应，当颅缝过早闭合，头部就会出现异常生长。事实上，他描述了一例人字缝早闭的病例[21]。后来，在 1894 年，

Wheaton 首先描述了 2 例伴有趾和足融合的颅缝早闭婴儿。Carpenter 综合征是由 Carpenter 在 1901 年描述的，后来在 1909 年[22] 发表。该病以颅缝早闭为典型特征。据报道，约有 1/3 的患儿患有心脏异常。在过去的 50 年里，有超过 65 种综合征（包括颅面综合征）被描述为颅缝早闭疾病，而颅面综合征的神经外科治疗也经历了许多变化。

"脊髓空洞症"一词是由 D'Angers 在 1827 年从希腊语的"管子"中创造出来的。在希腊神话中，Syrinx 是一个仙女，为了拯救自己，她把自己变成了一根芦苇。Pan 将这根芦苇做成了他最喜爱的笛子。今天，脊髓空洞症是一个更广泛的术语，其病变特点是脊髓（主要是灰质）内形成管状空腔及胶质（非神经细胞）增生。它通常与多种病理状态相关，但更常见于颅后窝脑异常，如 Chiari 畸形 I 型[23]。

三、1840—1940 年：最重要转化的世纪

欧洲的第一家儿科医院于 1802 年在巴黎成立，随后，美国的第一家儿科医院[24] 在 1855 年成立。在此期间，麻醉方面的重大进展引起了外科手术方面的巨大变化。儿科麻醉于 1842 年 7 月 3 日实施。Crawford W. Long 给 8 岁男孩麻醉，他需要切除 Jack 的脚趾，他使用的是乙醚[25] 麻醉。在俄罗斯，1847 年，F. I. Inozemtsev 对 2 名 10 岁和 14 岁的儿童进行了手术，他仍然使用乙醚[26] 麻醉。John Snow（1813—1858 年）在他的《氯仿和其他麻醉药》（*Chloroform and Other Anesthetics*）一书中报道使用氯仿为一些新生儿麻醉。到 1857 年 6 月 30 日，他给 186 名婴儿服用氯仿，没有不良反应[27]。1858 年，Silvester 和 Howard 的心肺复苏方法被引入临床实践[28]。

在神经外科疾病的解剖方面，1862 年，当尸体解剖建立时，Freidrich Daniel von Recklinghausen 开展了对许多例有心脏疾病和大脑肿瘤的尸体进行解剖的研究工作，并根据解剖结果做出了相应的诊断，他也就成了命名这些诊断的第一人[29]。儿童颅内动脉瘤是很少见的。德国病理学家 Eppinger 在 1871 年记录了第一例儿童动脉瘤。他描述了一名 15 岁男孩在剧烈运动中昏倒，而在接下来的 3 天里逐渐发展为下肢无力，最终该男孩死亡。尸检显示男孩有一个来自右大脑前动脉的动脉瘤破裂。几年后，Edvard Bull 描述了一名 17 岁女孩死亡病例，她出现了严重的头痛。尸检显示该女孩的脑动脉瘤[30] 破裂出血。

在头部创伤方面，1879 年 3 月 20 日，苏格兰外科医生 William Macewen 爵士为一名从高处坠落的 9 岁男孩进行了亚急性血肿清除手术。6 天后，这个孩子出现了抽搐，导致他失去了意识。这位先驱外科医生做了一个额部皮肤切口，并在冠状缝上方钻孔，在那里可见骨折线。1879 年 7 月 27 日，一名 14 岁女孩因眼眶内一个大肿瘤的局部复发，导致单侧癫痫发作，再次接受手术，由 Macewen 爵士为其进行手术。Macewen 被认为是神经外科医生的先驱。他是成功将解剖定位技术和神经外科手术[31] 实践相结合的外科医生。

1887 年 6 月 24 日，一名 22 月龄的婴儿在 Macewen 工作的格拉斯哥皇家医院就诊，当时症状显示大脑功能障碍，伴有面神经麻痹和外耳流脓。Macewen 在乳突上方做了一个切口，观察到大脑表面被侵蚀、软化和溃疡，用硼酸盐溶液冲洗腔体，并插入一根引流管持续引流。术后第 6 天，当伤口有肉芽组织时取出引流管。1893 年，Macewen 出版了他的著作《大脑和脊髓的化脓性感染性疾病：脑膜炎、脑脓肿、感染性静脉血栓形成》（*Pyogenic Infectious Diseases of the Brain and Spinal Cord: Meningitis, Cerebral Abscess, Infectious Venous Thrombosis*）[32]。在这本书中，他报道了 19 例患有 82 个脑脓肿的患者，其中 21 例通过手术成功引流。他描述了脑膜和脊膜的传染性病变。这部著作代表了 19 世纪人们对脑脓肿知识的全面回顾。通过这些工作，Macewen 清楚地表明，尽管缺乏现代诊断研究和外科技术，但凭借洞察力，可以准确地诊断这些疾病。

Walter Dandy 描述了泌尿科医生 Victor Darwin 在 1910 年如何使用膀胱镜切除 2 名患有脑积水的

婴儿的脉络丛。一名婴儿死亡，但另一名婴儿活了5年[33]。

关于脊髓肿瘤的话题，Charles Elsberg 在 1911 年报道了一种髓内肿瘤的手术干预和治疗策略。首先，只进行脊髓切开术，然后随访观察，待肿瘤继续生长，等肿瘤沿切开的脊髓处向外长出部分后，接着将肿瘤与脊髓在一定程度上分离，进行大部分切除。这些手术治疗肿瘤的尝试结果不佳，髓内肿瘤手术的后遗症发生率高得令人无法接受。这导致了无论组织学诊断如何，医生会选择更保守的治疗，包括活检、减压和随后的放疗[34]。Dandy 被认为是神经外科医生的先驱，1922 年，他使用膀胱镜来观察脑室，并首次使用“脑室镜”的专业术语[35]。William Jason Mixter 在 1923 年应用脑室镜成功完成了下第三脑室造瘘术。脑室镜主要用于脉络丛烧灼和第三脑室造瘘术治疗脑积水[36]。这种技术遇到了各种不同的情况，例如，对脑室镜的使用不当，及高致残率和死亡率，使神经外科医生不愿使用脑室镜。

1929 年，Franc D. Ingraham 从英国回到波士顿，他拥有丰富的临床经验和研究背景，与 Harvey Cushing 一起致力于快速发展的小儿神经外科领域。Franc D. Ingraham 在波士顿儿童医院创建了世界上第一个小儿神经外科医院，他被公认为小儿神经外科学[37]的创始人。

四、1940—1960年

从 1940 年至第二次世界大战后，儿科的外科手术迅速发展。外科医生开始做常规的儿科手术，如扁桃体切除术、阑尾切除术和简单的骨科手术。与此同时，生物伦理学在 20 世纪 40 年代末出现了，主要是作为对第二次世界大战期间纳粹医生在集中营中犯下的暴行的回应。这些医生于 1946—1947 年在纽伦堡讨论并制定了《纽伦堡法典》(*Nuremberg Code*)，概述了人类研究领域对伦理行为的要求，随后进行了更新[38]。

随着儿科手术的发展，需要对新生儿和儿童的麻醉进行不同的管理，科学研究集中在如何通过麻醉前的各种方法来预防儿童的恐惧和心理创伤。不仅应用了新的麻醉技术（口服、静脉注射、肌内注射、直肠注射），还发现了新的麻醉药物。儿科麻醉的一个里程碑是停用乙醚，并且在 1955 年开始使用氟烷。外科手术可以实施的一个基本前提条件是控制儿童的气道和通气，可通过使用肌肉松弛药和其他镇静药进行，特别是对于心脏手术[39]，这也就确立了儿童麻醉的基本原则，使用儿童气管内插管，使用新型非爆炸性气体、麻醉药物和肌肉松弛药等，使外科医生能够进行复杂的手术，甚至是对患有先天性疾病的早产儿。同时，在 20 世纪 40 年代，甲型流感病毒疫苗和白喉疫苗也被研制出来。

Carl List 在 1941 年描述了与枕骨、寰椎和脊髓发育异常相关的神经系统综合征。小儿神经外科学也是从那时起伴随成人神经外科学发展起来的。在一些国家，神经外科医生如 Harvey Cushing、Walter Dandy、Kenneth McKenzie 都开展了手术，他们的工作主要集中在治疗脑积水和脑肿瘤上。1949 年，Nulsen 和 Spitz 通过引入心室引流阀[40]，彻底改变了脑积水的治疗方法。

20 世纪 50 年代以来，小儿神经外科学的进展尤其迅速。当时值得注意的突破是引入腹腔引流术治疗脑积水，以及对 Chiari 畸形和脊髓栓系的认识和有效治疗。脊柱裂和脑积水研究协会成立于 1957 年。

五、1960—1980年

成人与婴儿和儿童之间的解剖、生理和情感差异，以及麻醉药物的药效学差异，有助于巩固儿童麻醉作为一种自主专业的地位。麻醉前管理，停用爆炸性麻醉药（主要是乙醚），以及引入气管插管、静脉麻醉药和肌肉松弛药，为包括神经外科在内的所有小儿外科麻醉的发展铺平了道路。由于监测重要功能的技术的开发，以及围术期融合管理，允许进行重大和冗长时间的手术。

1960 年，人们对神经内镜重新燃起兴趣，很大程度上是由于视觉成像的发展，Harold Hopkins

是该领域的先驱。Hopkins 是一位英国物理学家，在两种重要类型的内镜系统[41]发展中发挥了关键作用。Greenwood 成功地完成了脊髓肿瘤的手术切除，手术显微镜的引入、完美的双极电凝止血和显微外科手术使神经外科医生能够治疗髓内肿瘤。因为这些肿瘤在组织学上是良性的，完全或接近完全切除可能使患者长期生存，而且没有出现严重的致残率[42]。

1964 年，德国遗传学家 Rudolph Pfeiffer 描述了一种不同严重程度的儿童颅面综合征，该病也表现为宽拇指、大足趾和并指畸形。Pfeiffer 综合征可能涉及任何一种颅缝的过早闭合。颅面手术技术是由法国外科医生 Paul Tessier 于 1967 年在巴黎 Necker 医院开展的，以修正 Apert-Crouzon 综合征的畸形，并取得了良好的结果[43]。同时，他还进行了分离连体双胞胎的手术。

欧洲小儿神经外科学会（European Society of Pediatric Neurosurgery，ESPN）于 1967 年在维也纳小儿神经外科会议的第一次欧洲会议之后成立。

美国小儿神经外科医生协会（American Society of Pediatric Neurosurgeons，ASPN）成立于 1978 年。在日本（1973 年）、墨西哥（1999 年）和澳大利亚（2002 年）也建立了类似的组织。这些协会的建立反映了全世界对小儿神经外科学的日益关注[44]。在 20 世纪 70 年代和 80 年代，美国和加拿大的大多数大城市都成立了小儿神经外科协会。1972 年，Anthony J. Raimondi 在芝加哥成立国际小儿神经外科学会（International Society of Pediatric Neurosurgery，ISPN）的过程中发挥了重要作用。

20 世纪 70 年代，计算机断层扫描（computed tomography，CT）和后来磁共振成像（magnetic resonance imaging，MRI）的应用给小儿神经外科学带来了巨大的变化，癫痫手术得到了很大发展[45]。1971 年，皮质发育不良越来越被认为是儿童难治性癫痫最重要的原因，Taylor 及其同事[46] Hoffman 发现了一组主要累及第四脑室的肿瘤，它们比更常见的病变预后更好。

六、1980 年至今

第一例胎儿手术是在 20 世纪 80 年代进行的。当时建议手术的最佳年龄为孕龄≤26 周的胎儿。Birnholz 和 Frigoletto 于 1981 年首次报道了胎儿期脑积水的治疗，他们在超声引导下经皮 - 脑室穿刺，帮助一名头颅巨大的胎儿顺利分娩。近年来，外科技术在治疗椎管闭合不全和脑肿瘤方面取得了巨大的进展。CT 和 MRI 问世以来，功能 MRI 和磁共振波谱的发展为儿童神经系统成像提供了很大的改进。外科显微镜技术也取得了巨大进步，新的分流系统，如可调压分流管已经投入临床。20 世纪 80 年代末，立体定向放射外科成为儿童重要的治疗选择。新型术中器械（如超声吸引器）的出现，放射外科为深部恶性病变的治疗提供了新的途径。巴氯芬泵、迷走神经刺激器和脑深部刺激器正在进一步研发。这些进展都为小儿神经外科学的发展带来了希望。在过去的几十年里，全球专职小儿神经外科医生的数量不断增加。

第2章 神经系统检查
Neurological Examination

Theodoros Gouvias Aikaterini Drougia 著
金 鑫 译 朱 丹 校

临床要点

1. 细致的观察是必需的！它提供了关于患者神经系统状态的重要信息。

2. 不要忘记一般的体格检查，包括所有患者的头围。

3. 在分析临床信息时要小心！新生儿和婴儿的神经系统检查因孕龄和成熟程度而不同。

4. 全面的神经系统检查可指导临床医生确定神经病变累及的部位和范围。

一、新生儿的神经学检查

对新生儿进行系统检查的方法是新生儿神经学评估的基石，这包括对新生儿的一般评估和规范的神经学检查[1, 2]。

新生儿科的临床医生不仅要能够进行彻底的神经系统检查，还需要掌握和识别正常及异常功能的知识。此外，在他们进行神经系统检查时，必须考虑以下因素：新生儿检查需要耐心、仔细观察和最小的干扰；正常的神经系统检查随着儿童成熟而改变；检查结果可能根据婴儿的警觉性程度而有所不同。

通常全面性的和非特异性的（与儿童和成人的典型局灶性疾病形成对比）一系列检查对于可靠地建立神经系统的神经功能和记录神经异常的演变是必要的[1, 3, 4]。

除了标准的新生儿神经检查方法，在本章中描述了相当多的神经评估方法（如 Dubowitz、Amile-Tison、Prechtl 等神经系统检查方法），用于评估婴幼儿的神经发育，旨在使不同的检查者在不同时间段内都得出有效的、全面的和一致的结果[3–5]。

（一）一般评估

新生儿全面的神经系统检查包括详尽的病史、准确估计孕龄（gestational age，GA）和新生儿的一般体格检查。仔细的初步观察是强制性的，其可提供关于新生儿神经系统状态[2]的重要信息。

1. 病史

关注家庭、母亲、产妇、产前和产时病史对于确定可能解释新生儿神经系统临床表现的危险因素十分重要。病史还应包括新生儿的孕龄、出生体重、临床稳定性评估（例如，是否需要呼吸支持、喂养差异、癫痫病史）和近期药物使用情况等[6, 7]。

2. 孕龄的评估

GA 的评估特别重要，因为新生儿神经系统检查的几个方面随着成熟度不同而改变，识别这些变化对于评估观察结果是至关重要的。此外，受相同损伤影响的中枢神经系统的区域也有所不同，这在很大程度上取决于新生儿的 GA。GA 通常是由最后 1 个月经期或妊娠前 3 个月的超声日期确定的。出生后，出生体重、神经肌肉和身体成熟度特征也有助于确定 GA。据报道，耳软骨、乳腺组织、外生殖器[1, 6]和足底表面纹理特别有助于估计 GA。

Ballard 评分系统是一种经过验证的临床方法，它考虑了用神经肌肉和身体成熟度特征来确定 GA[8]。

3. 体格检查

对新生儿的头部、面部、皮肤和脊柱等仔细地观察和查体都是新生儿神经系统检查的基本组成部分。生命体征在评估患病新生儿[2, 6, 7]时也至关重要。

(1) 观察：建议在检查婴儿前先仔细观察，通过仔细观察婴儿，可以获得大量关于意识水平、脑神经功能和运动功能的信息。最好在新生儿处于安静清醒状态时进行观察。在这种情况下，检查者可以评估新生儿的休息姿势、眼球的位置和运动、面部的对称性和运动、头部的位置、肢体的位置和主动运动。畸形特征也将是明显的[1, 6]。

(2) 头部检查：包括测量额枕围，注意颅骨形状，观察是否存在异常的毛发情况和不寻常的病变或突起，触诊囟门和颅缝。在某些情况下，如果怀疑有脑积水，透光试验可能是有用的。如果怀疑有动静脉畸形（如 Galen 静脉）[2, 7]，可以通过听诊囟门的杂音来判断。

(3) 头围：即额枕周长，应在其最大周长处进行测量。小头畸形指额枕周长低于同胎龄婴幼儿平均值 2 个标准差，可归因于先天性感染、染色体异常和综合征、先天性中枢神经系统畸形、先天性代谢性疾病或母亲毒性物质暴露。大头畸形指额枕周长高于同胎龄婴幼儿平均值 2 个标准差，是由于颅骨或颅腔内任何成分（如脑实质、脑脊液、血液或骨骼）增加或可能与颅内压升高有关，很少因肿瘤性病变[2, 7]引起。

(4) 囟门：一个安静的新生儿，囟门应该是柔软和平坦的。脑积水、甲状腺功能减退或宫内生长受限的新生儿，会出现较大的前囟或后囟。当婴儿休息时，囟门张力高或膨隆，提示可能存在颅内压升高（如脑积水、脑膜炎、硬脑膜下血肿）等情况。小头畸形和甲状腺功能亢进[2, 7]可出现前囟过小。

(5) 颅缝：可通过触诊明确各颅缝的情况。通过产道可能造成头颅变形，导致颅骨重叠或相互覆盖引起颅骨暂时不对称，如果这种情况在出生后持续超过 2～3 周仍不恢复，或沿颅缝持续可触及脊骨异常，可能提示颅缝早闭[2]。

(6) 头皮肿胀：新生儿硬脑膜外的液体积聚可能与分娩过程有关，出现“先锋头”或“产瘤”（头皮弥漫性水肿肿胀），头颅血肿（骨膜下出血，但因骨膜的限制被包裹）和帽状腱膜下血肿（出血主要在帽状腱膜下）[2, 7]。

(7) 颜面部：先天性脑发育异常可能与畸形的面部特征有关，如眼距过窄、眼距过宽、低位耳、眼睑狭窄、唇裂和（或）腭裂。面部不对称提示面神经麻痹。上唇的呈倒 U 形外观提示肌张力低，可能代表潜在的神经肌肉疾病[2, 7]。

(8) 皮肤和脊柱：由于神经系统来源于外胚层，皮肤可能为潜在的神经系统疾病提供重要的线索。某些皮肤色素沉着或减退可能表明神经皮肤综合征。神经纤维瘤病婴儿可能出现特征性的牛奶咖啡斑。色素减退可能与结节性硬化症有关。位于前额和上唇的紫红葡萄酒色斑，可能意味着存在 Sturge-Weber 综合征。脊柱应沿着其纵向方向进行检查，以确定可能的潜在先天性脊柱异常，如脊髓栓系综合征或脊柱弯曲畸形（陷窝、真皮窦道或脂肪瘤）。脑膜膨出或脊髓脊膜膨出很容易看到，并且经常在产前检测到[2, 6, 7]。

（二）常规的神经学检查

新生儿神经系统检查内容包括评估新生儿的警觉性水平、脑神经功能、运动和感觉检查，以及原始新生儿反射的评估（表 2-1）[1, 6, 7]。

1. 警觉性水平

警觉性水平是中枢神经系统完整性和功能的敏感“总结”指标。通过评估警觉性水平，医生能够通过观察自发性睁眼、自发性运动和对刺激的反应来评估新生儿对环境的反应能力。重要的是要考虑到正常婴儿的警觉性水平会有所不同，特别是取决于最后一次进食的时间（检查婴儿的最佳时间是在喂食之间）、环境刺激、最近的经历和 GA。很难辨别孕龄小于 28 周的婴儿清醒的时期，然而随着婴儿发育成熟，警觉性的持续时间、频率和质量都在增加。到孕龄为 32 周时，婴儿睡眠 – 觉醒的交替就很明显。足月新生儿应该有更长的清醒时间，他们哭泣更频繁，对外界刺激的反应更灵敏。一个易怒的新生儿，不能安抚，烦躁，激动，在最小的刺激下就可以哭泣[1, 2, 9]。

表 2-1 新生儿神经系统检查的基础要素

- 警觉性水平
- 脑神经
- 运动功能
  - 肌张力和姿势
  - 运动和肌肉力量
  - 肌腱反射和足底反射
- 原始反射
- 感觉系统

警觉性水平异常：大多数影响中枢神经系统的疾病会在某些时候干扰警觉性水平。其基于新生儿对唤醒动作（温和的摇晃、捏动、闪光、按铃）和对更有害的刺激的反应，并被分为三种状态。

① 正常：清醒，有正常的唤醒和有害刺激反应。

② 迟钝：轻微、中度或深度困倦 / 嗜睡或熟睡，觉醒减弱或缺失，有害刺激反应减弱。

③ 昏迷：无反应，没有唤醒和有害刺激反应[1]。

2. 脑神经

脑神经（cranial nerve，CN）检查评估脑干功能。CN 的检查包括观察和特定目标[1, 7]的结合。

(1) 嗅神经（Ⅰ）：虽然嗅觉很少受到影响，甚至很少用来评估新生儿，但可以通过使用强烈气味（如薄荷或丁香）来测试；孕龄 32 周的婴儿接触这些物质[1, 7]时，会出现行为变化（鬼脸或吮吸）。

(2) 视神经（Ⅱ）：随着视觉反应成熟度的增长，视觉反应表现出明显的变化。孕龄 26 周时，婴儿持续眨眼；孕龄 32 周时开始出现注视迹象。足月婴儿可转向柔和的灯光，并能够快速移动和跟随移动的明亮物体（如一个红球）。由旋转鼓引起的眼动性眼球震颤在足月时持续存在。在眼底检查中，婴儿的视盘呈浅白色或灰白色的外观。足月婴儿始终未能表现出视觉跟随是一种令人不安的信号，最常见的是一系列神经异常的一部分，表明中枢神经系统的多个功能紊乱，而不是视神经或视束的原发性病变。如果没有红光反射应警惕视网膜母细胞瘤或白内障[1, 7]的可能。

(3) 动眼神经、滑车神经和外展神经（Ⅲ、Ⅳ和Ⅵ）：在神经系统检查中，完整的第Ⅱ和Ⅲ对脑神经对瞳孔光反应是必要的，它在孕龄 30 周时开始出现，并在孕龄 32—35 周时持续出现。眼外运动通过观察自发眼球运动和对称性或使用娃娃眼动作来评估。在这个试验中，头部和颈部左右移动通常会导致眼睛向对侧偏移，显示完整的眼内收（Ⅲ）和外展（Ⅵ）[1, 7, 9]。新生儿视盘样异常在疾病定位诊断中没有很大的价值，因为它也可发生在较大的婴儿和儿童中。在缺氧缺血性脑病（反应性早期、无反应性晚期）和大量脑室内出血（无反应性）的过程中，可见双侧瞳孔散大。对于伴有臂丛损伤、单侧视盘缩小（反应性）和部分上睑下垂的新生儿，应怀疑为 Horner 综合征。单侧散大和对光反应性差的瞳孔在新生儿中非常罕见（不像较大的儿童和成人），而其是小脑幕切迹疝最突出的标志（广泛的硬脑膜下血肿是新生儿该综合征最常见的原因）。在其他健康的足月婴儿中可观察到短暂的眼球运动异常（休息时轻微结合异常、偏斜或向下偏离），且大多在新生儿期好转。异常眼球运动的特征是水平运动，偶尔是垂直抽搐运动，即癫痫发作的表现，持续的向下凝视偏移见于脑积水或核黄疸和眼球震颤。斜视常见于伴有脑白质损伤[1]的早产儿。

(4) 三叉神经（Ⅴ）：三叉神经的运动成分是通过吮吸（咀嚼能力）来评估的。面部感觉（对针刺的反应）很少被测试，除非有特殊的诊断价值[1, 7]。

(5) 面神经（Ⅶ）：在休息和积极运动（如哭泣）时，都应观察面部对称和运动。应注意眼睑的垂直宽度、额纹、鼻唇沟和嘴角的位置[1, 7, 9]。如果存在面部不对称，应怀疑有面神经损伤。面神经麻痹最常是创伤性的，与分娩时宫内神经压迫或分娩时的产钳损伤有关。面神经损伤的罕见原因涉及颅后窝血肿的压迫。面神经麻痹临床表现为休息时眼睑变宽，鼻唇沟变浅宽，嘴角凹陷，哭泣时下面部向正常一侧“歪斜”。此外，有吮吸较少，流口水（图 2–1）[1, 2, 7]。先天性面肌发育不全的特征是不对称的哭泣相，哭泣时的面部表现可能被误认为面神经麻痹。该病变与主要的先天性异常有关，特别是心脏缺陷[10]。

(6) 前庭蜗神经（Ⅷ）：孕龄 28 周的早产儿会在突然的噪声中受惊吓或眨眼。在安静的清醒状态下，足月婴儿对铃铛、拍手或声音的反应是惊吓反应或警觉性水平的增加。普遍的新生儿听力筛查项目允许早期识别先天性听力损失及适当的治疗和服务。在新生儿期[1, 7]中很少检测前庭功能。

(7) 舌咽神经、迷走神经和舌下神经（Ⅸ、Ⅹ和Ⅻ）：观察婴儿的吮吸和吞咽评估三叉神经、面神经和舌下神经（吮吸）及舌咽神经和迷走神经（辅助吞咽）。孕龄小于 28 周的婴儿的吮吸和吞咽就已经足够协调了。孕龄 34 周的正常婴儿能够维持呼吸、吮吸和吞咽，可以正常经口喂养。由舌咽神经和迷走神经引起的咽反射，可以通过使用压舌板或在抽吸时进行测试。由舌下神经支配的舌肌运动，在婴儿吮吸检查者的手指尖时得到最佳评估，还应观察肌肉的大小和对称性，以及休息时的活动[1, 7, 9]。吮吸障碍和吞咽障碍经常并存，新生儿期吮吸和吞咽受损的主要神经原因是大脑障碍（最常见的是中枢神经系统功能抑制）、中枢神经核损伤（缺氧缺血性损伤、Mobius 综合征、Werdnig-Hoffman 病）、中枢神经损伤（创伤性面部神经病变，很少有颅后窝血肿或肿瘤）、神经肌肉或肌肉疾病（重症肌无力和先天性肌强直肌营养不良最为常见）。神经元紊乱导致舌头萎缩和束状，只有在静止状态（Werdnig-Hoffman 病、缺氧缺血性损伤）[1] 时才能可靠地检测到。

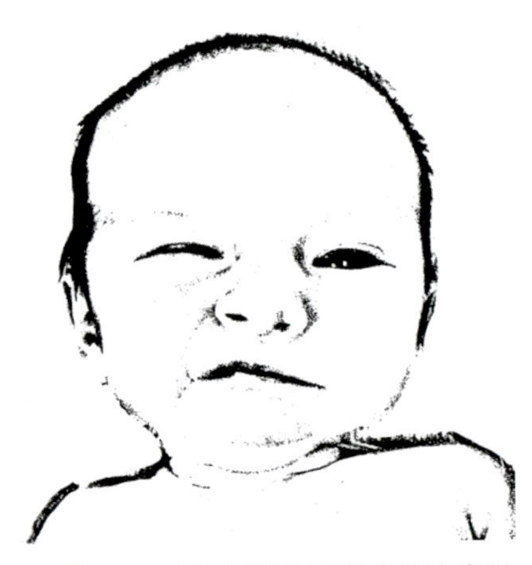

▲ 图 2–1　左侧面神经麻痹的临床表现

(8) 副神经（Ⅺ）：在新生儿中，胸锁乳突肌的功能很难评估。对足月新生儿来说，一个有用的方法是让孩子仰卧，轻轻地将头部左右伸展，头部的被动旋转显示了肌肉的形态和体积。胸锁乳突肌功能异常，可导致功能紊乱和头部侧向旋转。在新生儿中，它们几乎只作为先天性斜颈的一个特征发生[1]。

3. 运动功能检查

新生儿运动检查包括姿势和肌张力的评估，运动和肌肉力量的评估，以及肌腱反射的诱发。婴儿运动发育的一个关键原则是，它按照从头侧到尾侧、从近端到远端方向进行。下面要描述正常神经系统检查的情况，适用于处于最佳警觉性水平并在出生第 1 天之后的婴儿[1, 6]。

(1) 肌张力和姿势：当婴儿处于相当清醒的状态时，仔细观察休息的姿势对于评估被动张力的对称性和成熟度是有价值的。在肌张力的逐渐成熟过程中存在一个远端 – 近端方向，伴有屈肌优势。孕龄≤28 周的早产儿，所有肢体都处于顺从的伸展状态，对被动运动的阻力最小；孕龄 32 周的婴儿膝部开始微微弯曲，有一定的阻力；孕龄 36 周的婴儿出现四肢弯曲力度进一步增加；足月婴儿的四肢都有强烈的屈曲肌张力。值得注意的是，大多数新生儿的头部会优先向右放置。拇指姿势是足月新生儿手部的主要姿势，而双手也会间歇性地自然张开。在最初几个月里，握拳逐渐变松，以允许随意抓住。被动张力可以通过评估新生儿时四肢对某些被动操作的阻力来测量，但要保持头部置于中线（如前臂弹回、下肢弹回、腘窝角和围巾征）[1, 2, 6, 9]。

(2) 主动肌张力和肌力：细致观察对于评价自发运动的数量、质量和对称性及肌肉抵抗重力的主动性动作具有重要意义。运动依赖于孕龄，并随着发育的成熟而变化。孕龄 28 周婴儿的运动往往涉及整个肢体或躯干；孕龄 32 周婴儿的运动主要是四肢运动，特别是臀部和膝；孕龄 36 周婴儿的活跃的四肢运动变得更强，经常以交替的方式发生。此外，当婴儿以坐姿支撑时，可以观察到颈部伸肌力量。清醒时的新生儿特别活跃，四肢交替运动，颈部伸肌的力量仍然是更好的[1, 2, 9]。涉及全身的自发大体运动的质量（一般运动），是评价中枢神经系统状态的一个敏感指标，但它需要检查者的训练和感受才能做出合理的判断。在足月新生儿中，“扭动”运动（从肢体进而发展到躯干，具有缓慢旋转或快速、大幅度特征的运动）在前 8 周内占主导地位；到 2—5 月龄时，“不安运动”模式（小振幅，颈部、躯干和四肢的圆环运动）非常突出。“不安运动”通常在 20 周时逐渐消失，此后，快速的大振幅抗重力和有意的运动占据主导地位[1, 2, 4, 5]。

我们可以通过某些检查方法，测量轴向（头部、躯干和肢体）肌肉组织的主动运动张力和肌力。在此评估中最常用的动作是牵拉反射（新生儿从仰卧位轻轻拉到坐位，评估头部控制）、直立位举起试验（新生儿保持直立位，将双手放在双侧腋下，向上举起，双下肢悬空）和水平托起试验（将新生儿用双手在胸部托起，新生儿面部朝下）。上述动作中新生儿的正常和异常反应如图所示（图 2-2 至图 2-4）[2, 6]。

(3) 腱反射和足趾反射：足月婴儿容易诱发的肌腱反射是胸大肌反射、肱二头肌反射、肱桡肌反射、膝腱反射、股内收肌反射和踝关节反射。大多数这些反射是可诱发的，但在早产儿中不那么活跃。检查者的手指放在指定肌肉的肌腱上轻轻敲击，可以诱发反射（如果反射不可见，则可以检测肌肉反应）。交叉内收肌反应通常伴随膝关节或内收肌痉挛，在出生后的前几个月内也不常见（不到 10% 的正常婴儿在 8 个月后表现出内收反应）。如果没有其他神经系统症状，新生儿出现 5～10 次的踝阵挛也可作为一种正常情况。足趾反射在新生儿运动系统的评估中价值是有限的，因为许多因素可能会在无意中引起兴奋反应或伸肌反应[1, 6]。

(4) 运动功能异常情况：由于新生儿的运动功能、肌张力和反射随其成熟度变化而变化，使医生对新生儿运动功能的异常描绘有些困难。观察休息时的姿势和四肢的被动运动容易程度必须始终与其孕龄相结合来评估。病理性肌张力减退和肌张力增高很容易通过仔细检查发现。通过使用专门的技术（如长期视频记录）[1]，可以更好地监测到细微的改变。

① 肌张力减退是新生儿神经系统疾病中最常见的运动功能异常，其多是由影响中枢神经系统、周围神经系统或骨骼肌的各种情况所引起的。区分肌张力减退和虚弱是很重要的，但两者可能在

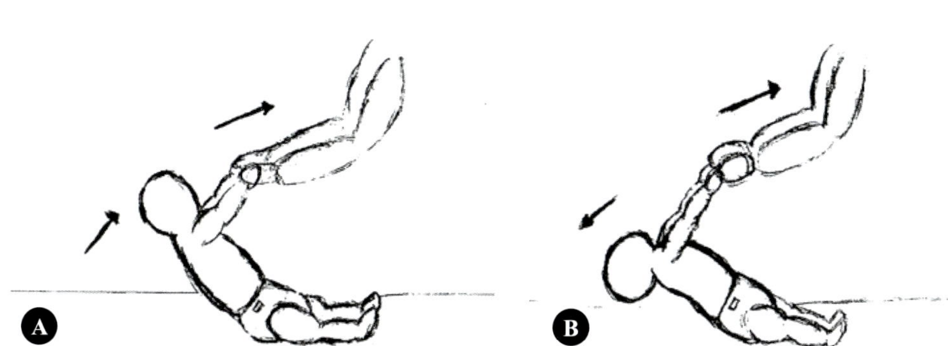

◀ 图 2-2 足月新生儿/婴儿的牵拉反射

A. 正常：头部与躯干保持一致几秒钟；B. 异常：头部滞后（轴向张力减退）

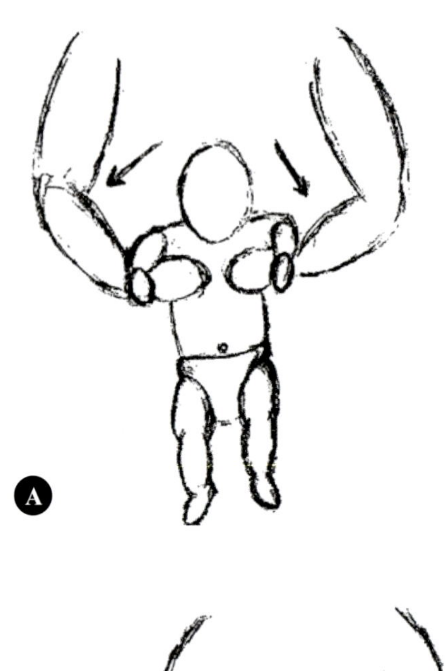

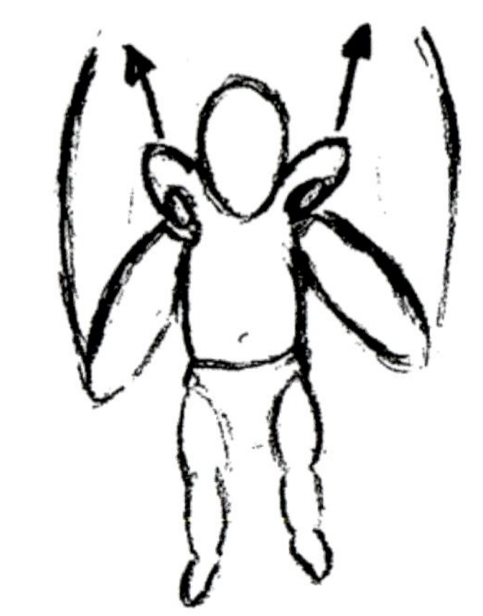

◀ **图 2-3　足月新生儿 / 婴儿的直立位举起试验**

A. 正常：头部保持在中线，肢体被动出现屈曲；B. 异常：新生儿 / 婴儿“滑”过检查者的手，双腿伸展的

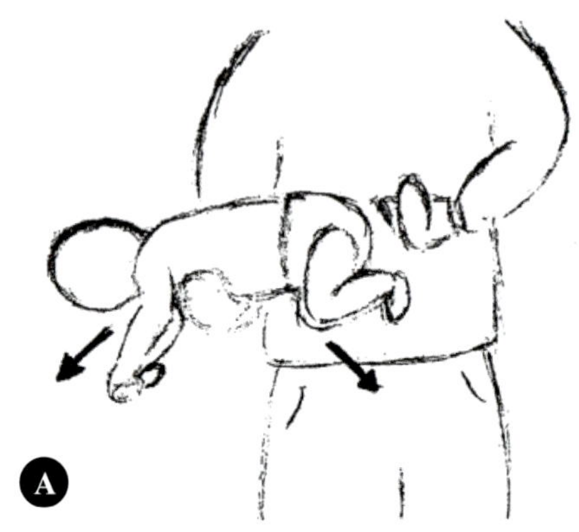

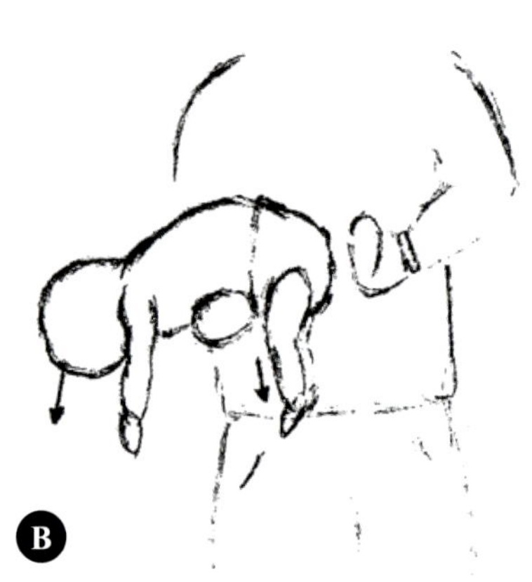

◀ **图 2-4　足月新生儿 / 婴儿的俯卧位水平托起试验**

A. 正常：头部暂时保持在水平面上，背部变直，四肢弯曲；B. 异常：头部与四肢垂直，背部弯曲

不同程度上同时存在，想要完全区分开几乎是不可能的[1, 2]。某些虚弱的情况与特殊性疾病所造成的解剖性特点有关。例如，大脑局灶性损伤导致对侧偏瘫和眼球向一侧凝视（在新生儿期，上肢比下肢更明显，但早产儿则相反）。新生儿发生矢状窦旁脑损伤（如缺氧缺血性损伤），导致的近端肢体无力，上肢重于下肢。脑室周围白质软化症是早产儿的特征，最初导致的下肢无力远多于上肢[1, 9]。当肌张力减退与明显的虚弱相关时，它提示了一种下运动神经元疾病（所有四肢进行性无力，而颜面部肌肉不受影响，Werdnig-Hoffmann 综合征是最常见的），神经肌肉连接性疾病（全身无力，累及脑神经功能常见，如重症肌无力）或肌肉性疾病（全身无力和肌张力减退通常在近端比远端更突出，如先天性肌营养不良最常见）[1, 2]。最后，创伤性脊髓损伤（多发于产科）通常发生在颈部，最初导致所有四肢无力，也可累及括约肌，而面部和脑神经功能基本正常[1, 9]。

肌张力低的足月婴儿仰卧时，呈“蛙状”姿势，臀部外展，四肢异常伸展，自发性活动减少，对某些反射或试验出现异常反应（图 2-2 至图 2-4）[2]。

② 肌张力增高是新生儿神经系统疾病中较不常见的特征。它可能是由于皮质 - 脊髓或锥体外系的慢性（宫内）损伤（缺氧缺血性病变是最常见的）。急性围产期肌张力增高的原因包括脑膜炎症（继发于细菌性脑膜炎或出血）、严重双侧大脑损伤引起的脑干释放现象和基底节区损伤。肌张力增高一般可以通过增加患侧肢体的被动运动而具有可逆性[1]。

③ 单侧上肢不活动可能预示着臂丛损伤（继发于产科创伤），这是新生儿最常见的周围神经损伤。臂丛神经上干损伤（Erb 麻痹）是最常见的类型，临床上表现为手臂内收、内旋、旋前、手腕弯曲（“服务员索要小费的姿势”）[7]。

④ 异常运动包括紧张不安（常在新生儿中观察到，通常与低血糖、低钙血症、缺氧缺血性脑病或药物戒断有关；它与癫痫发作有重要区别），肌强直（在肌强直性营养不良中观察到）和肌束震颤（下运动神经元疾病的一个特征）[1]。

⑤ 腱反射异常：下运动神经元病变的婴儿表现出肌腱反射减少或缺失，而上运动神经元病变的婴儿的肌腱反射依然存在，但特征性反射要直到几周或几个月后才出现。明显的无力常伴随着神经肌肉连接处的紊乱，而在肌肉疾病中，腱反射减少也与肌肉力量的下降相平行。超过 3 月龄的婴儿出现阵挛被认为是异常的。一个明显不对称的足底反应可能表明病灶高于下运动神经元水平（特别是脊髓损伤）[1]。

4. 新生儿原始反射

原始反射在大脑发育过程中的某个时间内出现，在足月婴儿出生时完全出现，随着皮质功能发育的反应趋向和运动形式取代原始反射，通常在出生几个月后消失。原始反射体现了脑干和皮质功能的信息，这是通过脑干介导的、自然存在的运动模式，可以由特异性感觉刺激引起。已描述的主要原始反射包括 Moro 反射、手掌和足底抓握反射、非对称性紧张性颈反射 / 颈肢反射（asymmetric tonic neck reflex，ATNR）、觅食反射、吸吮反射、放置反射、踏步反射、Galant 反射（躯体侧弯反射）、交叉伸展反射等。其中，Moro 反射、握持反射和 ATNR 是最重要的表现（表 2–2）[1, 5, 7, 9]。

新生儿原始反射在婴儿随后生长发育的某段时间范围内再次出现是不正常的：①在正常存在的年龄减弱或缺失，减弱或缺失的最常见原因是中枢神经系统广泛性紊乱；②过大、刻板和非习惯化，这是严重的双侧脑障碍的特征；③不对称，Moro 反射明显不对称（Erb 麻痹）是上臂丛损伤最常见的特征，而下臂丛损伤（Klumpke 麻痹）是受累侧掌抓缺失；④持续超过正常反应时间，这表明下行皮质抑制性投射的发育成熟度受损（表 2–2）[1, 2, 7]，患有脑性瘫痪的婴儿表现出原始反射持续或[5]消失时间延迟。

5. 感觉检查

感觉检查通常不作为常规的新生儿神经系统检查。新生儿的感觉检查仅限于评估对触觉和疼痛的反应。值得注意的是早产儿区分触摸和疼痛的表现：当被触摸时，婴儿表现出一定的面部表情或行为改变；疼痛刺激（如针刺）后的正常高水平反应具有可识别的潜伏期，伴随鬼脸或哭泣和适应性[1, 2, 7]。

感觉异常中最容易在新生儿时期发现的是周围性病变，特别是那些累及神经根的病变（如臂

表 2–2　Moro 反射、握持反射和颈肢反射的评估方法

反　射	出现时的孕龄（妊娠周数）	引出方式	反射表现	反射消失时的年龄（出生后的月龄）	异常模式
Moro 反射	28—32	以水平姿势抱住婴儿，突然将其头及颈部后仰	双臂向两边伸展（外展肌），随后再向胸前合拢，做出拥抱姿势	6（会坐后）	• 双侧上肢不对称 • 反射减弱或消失 • 持续存在或反射增强
握持反射	28	检查者手指从新生儿尺侧划入其掌心	手指弯曲，抓握动作	2—3（主动抓物代替）	• 不对称性出现 • 不能抓握或反射过强 • 持续存在
颈肢反射（ATNR）	35	将新生儿头部突然转向一侧	击剑姿势	6（可主动滚动和伸手 / 抓取）	• 反射增强 • 持续存在不消失

丛损伤）和脊髓损伤。在后者中，主要的感觉异常与检测的感觉平面相对应（这个感觉平面与受损的脊髓节段相一致）。感觉平面的检测特别有价值，因为它对于脊髓病变的定位诊断极其重要。相比之下，由脑损伤引起的感觉功能异常更难以证实，因为这些损伤干扰了对疼痛刺激[1]的反应。

二、幼儿和儿童的神经系统检查

对幼儿和儿童进行完整的神经系统评估的两个基本要素是重点病史和详细的神经系统检查。与年龄较大的儿童和成人相比，对幼儿神经系统的评估有所不同。

（一）病史

详细和全面地询问病史是神经系统评估的一个重要方面，一名经验丰富的医生可以通过详尽的病史，并结合其他体格检查和临床资料（如神经影像等）对患者做出相应诊断[11, 12]。

虽然父母可能是主要的信息提供者，但大多数3—4岁及以上的儿童，即使他们的语言表达是有限的[11]，他们也能够提供第一手有用的资料。不过，一个孩子无法描述内容丰富且翔实的病史[13]。

关于现病史，医生应该首先确定症状的持续时间，疾病定位，起病过程是急性的还是隐匿性的，是局灶性的还是全身性的，症状是渐进的或是静止性的，这些症状是何种情况下出现的或什么年龄段开始的等问题[12, 14, 15]。

患者病史的其他重要方面是当前或过去的药物使用情况、遗传性神经系统疾病家族史、分娩史、围产期和新生儿病史[12]。

（二）神经系统检查

对婴幼儿进行神经系统评估最重要的阶段之一是从儿童进入检查室和记录病史期间开始的观察。医生必须观察孩子是如何与父母或其他孩子玩耍和互动的。例如，患者可能有异常相貌、明显发育迟缓、步态异常、姿势异常或运动异常，或者可能表现出过度活跃或对陌生环境的紧张[15, 16]。

在详细的神经系统评估中，医生必须检查头部、面部、脊柱和四肢是否有异常、畸形的外观，并评估患者的精神状态、脑神经的完整性、运动系统、反射器、感觉系统及患者的协调性和步态。

1. 头部

头围测量是必要的，应该在每个儿科评估中进行，特别是对于3岁以下的患儿。测量结果必须记录在适当的头部生长图上。仔细测量头围可能会发现小头畸形、大头畸形（枕额周长分别低于或高于平均值2个标准差）或脑积水等问题。

头部的形状也应该被记录下来，因为它可能揭示了当前的头部发育状况，如颅缝早闭[11]。

2. 面部

对面部畸形的详细检查也是必要的。特殊的畸形见于染色体和遗传性疾病，如唐氏综合征。此外，面部特征如瞳距过宽或过窄等，通常与特定的大脑畸形（胼胝体发育不全和全前脑发育不全）有关。然而，当患者被认为是畸形的，医生应该根据种族和民族特征，并观察父母和兄弟姐妹的家族特征是否正常[16]。

3. 脊柱和四肢

脊柱检查应该是任何年龄的患儿详细神经系统评估的一部分。医生必须寻找明显的病变，如脑膜膨出或脊髓脊膜膨出，也必须寻找任何提示脊髓或脊髓栓系综合征的病变（毛簇、皮下脂肪瘤、皮肤凹陷、血管瘤、皮肤变色、真皮窦、肿块等）[11, 12, 15, 17]。

神经系统异常可导致脊柱后凸或脊柱侧弯的情况[15]。对手足的检查可能会发现异常的皮褶或手指（足趾）数[15]。

4. 精神状态

对精神状态的评估，包括意识和唤醒水平，是儿科患者[11, 18]的神经系统检查中最重要的方面之一。意识包括了对自我和环境（地点和时间）的意识，并再现了大脑皮质的功能。觉醒是指启动和维持意识的系统，是脑干结构的一个主要功能，特别是脑桥网状激活系统[13, 19]。

儿童的精神活动通过观察自发活动、进食行为和与环境的相互作用（例如，研究和跟踪一个物体或医生面孔）来评估[15]。医生应该注意到孩子对触觉、视觉和听觉刺激的反应。在蹒跚学步的幼儿和年龄较大的儿童中，观察他们玩耍、讲故事或画画，可以了解他们的心理状态，并允许对适龄发展的技能[11, 15]进行初步评估。每个年龄段都有改良的和详细的发育量表，如 Denver 发育筛查量表和 Gesell 发育评估量表[16]。

对语言技能的观察可以让医生轻松地评估患儿的智力水平。语言异常，无论是接受性（理解和领悟口语或手势的能力）还是表达性（说话和使用手势的能力）的，被称为失语症，它们发生在大脑半球病变（肿瘤、脑卒中）[15]。

在 4—5 岁及以上儿童的神经系统检查中，可以对记忆能力进行简短的评估，这些儿童有能力理解和反应。在检查开始时，医生可以告诉患者记住 3 个与颜色相匹配的不相关物体（如红帽子、橙色伞、蓝色汽车）。通过在神经系统检查结束时，要求孩子回忆起这些项目，医生就有能力评估短期记忆。一个简单的长期记忆测试可以通过询问孩子，父母给的生日[16]礼物来完成。

5. 脑神经

脑神经评估可以揭示脑干病变，但它可能在一个年幼和不合作的儿童，出现非常不同的表现。

(1) 嗅神经（Ⅰ）：嗅神经不进行常规检查。医生必须记住，嗅觉丧失最常见的原因是鼻炎，所以首先检查鼻孔的通畅性是非常重要的。气味可以在 2 岁以上的合作儿童中通过使用宜人的气味（如巧克力）来进行测试。嗅觉永久性丧失的原因包括头部创伤、筛骨损伤和额叶肿瘤损伤[11, 13, 15]。

(2) 视神经（Ⅱ）：视神经的评估是通过检查视力、视野、眼底和瞳孔对光反射完成的。

婴儿的视力是通过观察他们的运动和跟踪物体或医生面孔的能力来评估的。标准的视觉图表显示图片而不是字母，可以用来评估幼儿和儿童[15]的视力。每只眼睛应分别测试[11]。

视野可以通过从儿童身后把一个物体（绳子上的红色玩具）带入视野来测试，有问题时儿童则直接关注于他 / 她面前的另一个物体。

眼底检查是评估视盘和视网膜的关键。例如，视盘边缘模糊、静脉走行迂曲和视盘隆起是视盘水肿[12]的征象，而严重的头部创伤经常发生视网膜出血。

瞳孔对光反射的存在或不存在区分了外周失明和皮质失明。对光反射减弱或消失提示前视通路（视网膜、视神经和视交叉）的病变。在这些病变中，弱视发生在一只眼，患侧瞳孔在直接光刺激时没有反应。然而，当另一只眼睛被照亮时，瞳孔会收缩（间接对光反射存在）。一侧瞳孔直接对光反射或对侧间接对光反射消失提示单侧视神经或视网膜病变。最好的证明是摆动闪光灯试验。当光线进入正常的眼睛时，两个瞳孔都会收缩。然而，当光线转向异常的眼睛时，两个瞳孔都未见明显收缩[11, 15, 17]。

(3) 动眼神经、滑车神经和外展神经（Ⅲ、Ⅳ、Ⅵ）：这些神经支配眼外肌，负责眼球的运动。它们可以通过使用一个彩色的玩具来检查，孩子们遵循 6 个主要的注视方向。医生应该首先观察休息时的眼睛，然后观察眼球运动的范围和性质（协调与不协调，平移与起伏或眼震）。重点应该是检测异常的运动（如眼球震颤）和异常的注视位置，如落日征（向下注视），表明颅内压升高。对于太小的婴儿或昏迷患者，医生可以通过旋转婴儿的头部[11, 15]来评估前庭反射（娃娃眼动作）。

(4) 三叉神经（Ⅴ）：用棉纱和针尖轻触面部，可以测试触觉。在婴儿的面部感觉中，可以通过轻轻抚摸或轻轻触摸其嘴角来评估觅乳反射[15]。

通过观察婴儿吮吸和吞咽动作[11]来检测三叉神经的运动功能。对于年龄较大的儿童，医生可以通过要求患者张口和闭口以抵抗阻力来评估运动功能。

在不合作或昏迷的患者中，三叉神经的感觉检测可以通过用棉质纸轻轻接触角膜引起的角膜反射来评估，并观察与对侧相比的闭眼程度。角膜反射的传出（运动）弧是由面神经[11, 16]介导的。

(5) 面神经（Ⅶ）：医生可以观察婴儿哭泣时的面部对称度，或者让大一点的儿童微笑，做鼓腮动作，眨眼和观察额纹[16]，如此可以很容易地评估面神经的功能。

下运动神经元病变导致的表情肌无力出现在同侧面部，而上运动神经元病变（肿瘤、脑卒中、脓肿）的特点是对侧面部主动运动减少和鼻唇沟[15, 16]变浅。

舌前 2/3 的味觉是由面神经（鼓索）提供的，可以在配合检查的儿童中通过在伸舌[16]的一侧放置少量糖溶液或盐溶液测试其味觉。

(6) 前庭蜗神经（Ⅷ）：对于婴儿，可以通过玩具或铃铛制造噪声来测试听力。当铃声出现在耳朵上时，他们会出现惊恐或眨眼动作[16]。至 3—4 月龄的时候，婴儿通常会把手转向声音的方向。在年龄较大的儿童中，听力可以通过在一侧耳部低语一个单词，同时覆盖另一侧[15]来评估。

前庭神经的功能障碍可引起眩晕、恶心、呕吐、出汗和眼球震颤。

(7) 舌咽神经和迷走神经（Ⅸ和Ⅹ）：医生可以通过观察进食和吞咽行为，以及让患者张开嘴说“啊”来观察腭部运动的对称性，从而评估舌咽神经和迷走神经。在单侧舌咽神经损伤时，悬雍垂向健侧偏移。咽反射测试舌咽神经和迷走神经[13]的感觉和运动成分。迷走神经功能障碍[12]可引起声音嘶哑。

(8) 副神经（Ⅺ）：副神经支配斜方肌和胸锁乳突肌。其功能可以通过耸肩和转动颈部对抗阻力[13, 15]来测试。

(9) 舌下神经（Ⅻ）：舌下神经支配着舌。医生应该检查舌是否有萎缩、无力和收缩。舌肌萎缩通常表示前角细胞病变（脊髓性肌萎缩）。如果病变是单侧的，舌就会偏离病变[15]的一侧。

6. 运动系统

运动系统检查包括评估肌容积、肌张力和肌力，以及观察异常运动[11]。

(1) 肌容积：医生必须注意到肌容积的对称性，因为某种程度的不对称性可能提示轻微的偏瘫[13]。肌肉萎缩可能表明病理变化，如下运动神经元、神经根、周围神经或肌肉等病变。Duchenne 肌营养不良症[11]常发现小腿肌容积增加。

(2) 肌张力：肌张力是一种无意识的、持续的、低水平的肌肉收缩，它对关节的被动运动产生阻力。对被动运动的阻力降低称为肌张力减退，见于下运动神经元和小脑病变。另外，最初的阻力增加后突然释放被称为痉挛，代表上运动神经元病变，而对被动运动的阻力增加，在整个关节的被动运动过程中阻力大小相同，被称为僵直，代表基底神经节病变[11, 15]。对于婴儿，评估肌张力的一个好方法是观察他 / 她躺在床[13]上的姿势。肌张力减退的婴儿表现出典型的蛙腿姿势（臀部弯曲，腿被屈曲到一定程度，导致大腿外侧贴敷在检查台上）。体格检查显示头部后仰（图 2–2），因为肩关节和肘部肌肉在受到牵引反应时收缩无力，当支撑力在腋窝下时，无法收缩肩及肘部肌肉而出现婴儿“滑过”现象（图 2–3）。“围巾征”指将上臂绕颈部搭向对侧，正常为肘关节不能超胸部中线；如果围巾征阳性，即肘部超越胸部中线，提示上肢张力低下。婴儿的足背可向背侧翘起，拇指可轻松紧贴同侧前臂，足趾轻易触碰面颊而无不适感也提示肌张力下降。水平托起试验指患儿水平置于检查者前臂，四肢自然下垂，表现为整体呈“倒 U 形”，即头部、手臂、腿部向下悬垂，肘部或膝盖无弯曲，躯干呈圆顶形[20]（图 2–4）。

(3) 肌力：在婴儿中，肌力可以通过观察主动运动来评估。四肢的运动必须是对称的，患儿必须能够在重力的作用下移动四肢。对于 2 月龄的婴儿，可以通过诱发掌握反射（远端肌力）和 Moro 反射（近端肌力）[11, 15]来测试肌力。在幼儿中，肌力是通过观察幼儿行走、从沙发站起来、从椅子上起来、玩物体等活动来测试的。年龄较大的合作儿童可以通过包括所有肌肉群在内的正式肌力测试进行评估。此外，确定肌无力的模式（近端和远端）是非常重要的。近端肌无力提示肌病，而远端肌无力提示神经病变。

Gower 征是指当孩子从蹲下、坐姿或仰卧位到站立时，用手推着腿站立（图 2–5），通常发生在近端肌无力的病例中（如 Duchenne 肌营养不良）[21]。

肌力记录[17]如表 2–3 所示。

(4) 异常运动：医生必须观察患者的任何不自主或异常运动，抽搐、舞蹈病、肌张力障碍和异常运动表明基底节或锥体外系病变，肌肉震颤则表明下运动神经元病变[1]。

7. 反射

深部肌腱反射可以在所有年龄组中进行测试。最常见的反射测试是二头肌、三头肌、肱桡肌、髌骨和跟腱反射[17]。深反射[11, 17]的分级如表 2–4 所示。

深反射减弱或消失通常发生在下运动神经元或小脑功能障碍的病例中，深反射亢进多出现在上运动神经元损害中。然而，需要强调的是，急性上运动神经元损伤最初可导致深反射[11]减弱或缺失。

持续的阵挛始终被认为是一种病理体征。然而，小于 3 月龄的婴儿通常可以有 5～10 次阵挛，年龄较大的儿童可以有 1～2 次阵挛，前提是对称的[11]。

足底伸肌反射或 Babinski 征，表现为蹈趾背屈，其余各趾呈扇形展开[13]。它是通过用钝性物体从一侧足后跟开始刺激足底并延伸到足趾[16]而诱发的。Babinski 征阳性提示上运动神经元病变，但在 18 月龄[13]以下正常。不对称的足底伸肌反射总是被认为是异常的[22]。

8. 感觉系统

对婴幼儿感觉系统的评价往往是困难的，其结果的诊断价值有限。因此，感觉可能需要在以后的、更合适的时间内重新检查。在这个年龄组中，可以通过用棉签触碰不知情的患者来进行大体感觉检查。正常情况下，婴儿和幼儿对这种刺激的反应是哭泣、肢体躲避或另一种警报反应[11, 12, 15]。

在年龄较大的儿童中，感觉功能可以通过与成人相同的方式进行测试。医生应评估轻触觉、痛觉、温度觉、振动觉和关节位置觉（本体感觉）。轻触感可以通过让患儿闭上眼睛来测试。医生应触摸患儿的四肢（连续或同时），然后询问他 / 她

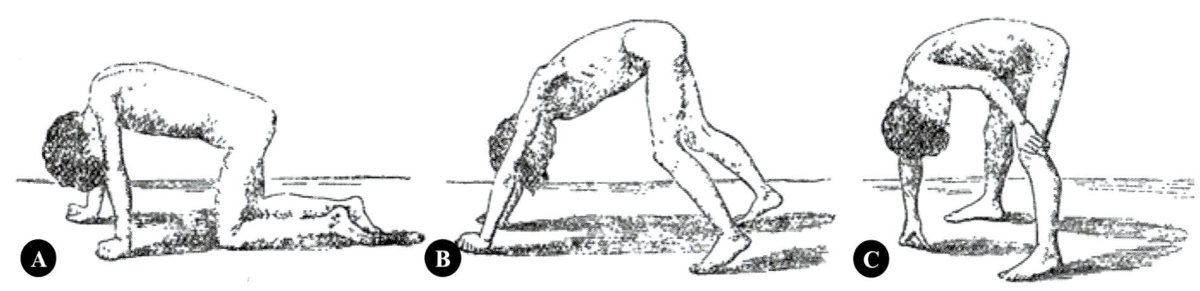

▲ 图 2–5　**Gower 征**

经许可转载，引自 Gowers WR. Clinical lecture on pseudohypertrophic muscular paralysis. Lancet 1879;il:73–5.

表 2–3　肌力评分系统

5	正常肌力
4	可抵抗轻阻力，无法抵抗中等阻力
3	无法抵抗轻微阻力，但可抵抗重力，并保持位置
2	可移动肢体，在重力作用下无法主动运动
1	有肌肉收缩，但无法移动肢体（最小运动）
0	无肌肉收缩（完全瘫痪）

表 2–4　深反射分级

0	反射消失
1	肌肉收缩存在，但无相应关节活动，为反射减弱
2	肌肉收缩并导致关节活动，为正常反射
3	反射增强
4	反射亢进并伴有阵挛

在哪里感觉到触摸。痛觉/温度觉可以在同样的过程中进行测试，同时使用大头针或冷叉（通常不需要同时测试痛觉和温度觉；两者之一就足够了）[23]。振动觉可以通过用音叉接触患者的拇指和足趾，并询问他/她是否有振动的感觉来测试。通过让患儿闭上眼睛，稍微上下移动患者足趾来确定运动的方向和感觉。医生可以通过闭目难立征来测试患儿的本体感觉。在这个测试中，患儿最初被要求双足一起站着，睁开眼睛，然后被要求闭上眼睛。医生会记录患者是否能保持[12]身体平衡。

在年龄足够大的儿童中，可以让其闭眼，用圆珠笔在孩子手掌上画一个从0到9的数字，然后让他/她识别这个数字。同样，立体认知也可以通过让患儿在闭眼时识别出医生放在其手中的一个小物体来进行测试。每只手都应分别进行测试[23]。

9. 共济运动

共济运动主要由小脑控制。小脑疾病通常表现为共济失调，指的是随意自主运动行为的执行出现障碍。小脑蚓部的病变倾向于影响中线，导致躯干性共济失调（坐着、站立或行走时不稳，串联步态）。另外，小脑半球的病变导致患侧共济失调（患者不能进行指鼻试验、跟–膝–胫试验等）。

运动障碍（不能快速交替运动），可以通过要求患儿交替将手放在体表（如大腿上部），同时对侧手保持静止来测试。医生必须分别测试每只手，并记录是否发生连带运动（镜像运动）。小脑功能障碍的其他症状包括辨距功能障碍，即无法正确判断到目标的距离，以及意向性震颤，即接近目标[17]时的粗大、高振幅震颤。

10. 步态

步态检查是神经系统评估的一个主要方面，最好通过观察患儿的行走来完成。为了更准确的观察，患儿必须赤足，穿着最少的衣服。蹒跚学步的孩子通常走路的步域很宽，但步态会随着年龄的增长而变窄。一名6岁以上的合作儿童，应被要求进行踵趾步态检查（后足的足趾接触前足的足后跟）[11, 12, 15, 17]。

医生必须仔细观察任何步态的病理模式。痉挛性步态与脑性瘫痪或其他上运动神经元损伤有关，其特征是足趾行走、士兵状僵硬和剪刀步态。偏瘫步态的特征是下肢通常伸直、外旋、足内翻并下垂，步行时膝关节与踝关节不能屈曲，而同侧上肢肘关节屈曲，前臂内旋，手呈半握拳状，行走时无摆动。摇摆不定且步基宽的步态表明小脑功能障碍。摇摇摆摆（像鸭子一样行走）或肌病步态，伴有躯干的摆动，发生在由下运动神经元或神经肌肉疾病（如Duchenne肌营养不良）引起的近端无力，通常伴有腰椎前凸。拍打的步态（足前部在足后跟之前撞击地面）意味着周围肌无力[16]。

三、总结

儿科患者的神经系统检查可能具有挑战性，因为它受年龄和发育阶段影响，从出生到青春期，一个全面的神经系统检查可以通过系统的方法和仔细地观察新生儿、婴儿和儿童来完成。神经系统检查在鉴别神经病理受累的位置和程度，以及在制订治疗计划方面具有极高的价值。

第二篇

先天性和发育性颅骨畸形

Congenital and Developmental Cranial Anomalies

第3章 脑积水
Hydrocephalus

Marcos V. D'Amato Figueiredo　Roberta Rehder　著
李国俊　译　　金　鑫　校

脑积水是最常见的神经外科疾病之一，其特点是脑脊液（cerebrospinal fluid，CSF）在脑室内过度积聚。根据国际脑积水工作组（International Hydrocephalus Working Group）的共识定义，脑积水可定义为"由脑脊液从脑室内的生成点到全身循环的吸收点之间的通道不足而导致的脑室系统进行性扩大……"。它可以是发育性的（原发性），也可以是获得性的（继发于其他神经损伤，如肿瘤、出血、感染和先天性畸形）。婴儿脑积水的发病率约为每 1000 例新生儿中有 1 例[2]。

脑脊液由侧脑室的脉络丛和第三、四脑室的脉络丛以 20ml/h 的速度产生[3]。它对神经组织的保护和平衡至关重要。正常成人的 CSF 容量为 125～150ml，在蛛网膜和软脑膜之间的蛛网膜下腔循环，并被蛛网膜颗粒吸收。CSF 再吸收是基于矢状窦和 CSF 之间的压力梯度，与流动阻力成反比[4]。CSF 生成与吸收之间的失衡会导致颅内压升高。

脑积水分为交通性脑积水和非交通性脑积水两种[2, 5]。在非交通性脑积水中，CSF 在脑室内流动受阻；在交通性脑积水中，CSF 在蛛网膜下腔发生吸收障碍[6]。在非交通性脑积水的病例中，CSF 的流动受阻，可以是近端（第三脑室或导水管）受阻，也可以是远端（第四脑室流出道或枕骨大孔）受阻。在本章中，作者将介绍脑积水的病因、诊断、治疗和预后。

一、历史

1910 年，芝加哥的泌尿科医生 Victor Darwin Lespinasse（1878—1946 年）使用硬质膀胱镜对 2 名婴儿进行了首次内镜神经外科手术，以治疗脑积水[7]。随后，Walter Dandy（1886—1946 年）于 1918 年提出了脉络丛切除术的概念，以减少 CSF 的产生[8]。Dandy 在 1922 年报道了使用硬质膀胱镜观察脑室的方法，并将其命名为"脑室镜"[9]。20 世纪 40 年代初，Putnam 和 Scarff 对内镜进行了改进，增加了用于脉络丛烧灼的电极[10]。

治疗脑积水的分流系统研发成功后，CSF 引流时代开始了，最初由 Torkildsen 开始，随后是 Matson、Nulsen 和 Spitz、Pudenz 等[11-13]。虽然已开发出多种设备，但与分流有关的并发症仍在继续，包括功能障碍和感染。分流手术的并发症发生率很高，患者一生中往往需要进行多次手术。

在巴黎光学研究所的 Fourestier 和 Vulmière 发明冷光发生器之前，神经内镜技术在近 50 年里几乎没有任何进展[14]。1963 年，GerardGuiot 首次描述了冷光发生器在颅内的应用[15]。1973 年，Takanori Fukushima 推出脑室纤维镜，这是现代脑室内镜活检的首次描述[16]。

二、病因

根据病因，脑积水可分为先天性和后天性。每 1000 名新生儿中就有 1 名患有先天性脑积水，它与胎儿和新生儿的发病率和死亡率密切相关。

各种影像学成像方法和相应技术的进步提高了产前畸形的早期诊断。早在第 18 孕周和第 20 孕周的超声检查中就可以看到脑积水的征象[17]。

先天性脑积水的原因包括导水管狭窄、先天性脑穿通畸形、髓母细胞瘤、Dandy-Walker 畸形及第四脑室侧孔正中孔闭锁综合征（图 3-1）[18]。

最常见的遗传性脑积水是伴有中脑导水管狭窄的 X 连锁脑积水，占特发性脑积水男性患者的 10%[2]。*L1CAM* 突变是导致中脑导水管狭窄的最重要诱因[19]。其他与先天性脑积水相关的突变包括编码 MUPP-1 的 *MPDZI*（一种紧密连接蛋白）和编码 DAPLE 的 *CCDC88C* 突变（Wnt 信号通路）[6, 20]。原发性纤毛疾病，包括 Meckel-Gruber 综合征和 Joubert 综合征也与先天性脑积水有关[21]。

后天性脑积水可继发于脑或脊柱肿瘤、外伤、中枢神经系统感染和脑出血。早产新生儿继发于生发基质出血的脑室内出血是后天性脑积水最常见的原因[2, 22]。尾状核头部的生发基质是一种富血管结构，中至重度脑室内出血的婴儿患脑积水、智力障碍和脑性瘫痪的风险很高。

三、临床表现

在新生儿和婴儿中，头围增大、头部静脉充血和囟门隆起是颅内压增高的信号。临床表现包括呕吐、烦躁、喂养不良、惊厥、嗜睡、持续向下凝视或“落日征”。透光试验阳性是另一种诊断脑积水的体征，该试验采用在前囟照射强光进行（图 3-2）[23]。

大龄儿童脑积水的临床表现包括脑神经麻痹、癫痫发作、头痛、嗜睡、呕吐和步态障碍。这些病例通常会出现视盘水肿。脑积水是一种医学急症，如果不及时治疗可能会导致死亡。

四、影像学检查

胎儿超声是产前诊断脑积水的首选方法。经囟门超声在脑积水婴儿的诊断和管理中发挥着重要作用。它是一种无创、床旁和快速的方法，可用于确定胎儿和新生儿多种脑畸形的特征。

在急诊科，计算机断层扫描（computed tomography，CT）是颅内压增高（如脑积水、分流功能障碍或出血）疑似病例的常规检查方法。CT 是一种快速检查方法，可显示提示脑积水的影像学标准，包括脑室扩张、脑肿胀、胼胝体弯曲和脑部病变（图 3-3）。不过，最近大多数科室更倾向于磁共振检查，以避免患儿接受过多的辐射，尤其是对有分流的儿童[24]。诊断脑积水的 CT/MRI 影像学标准包括胼胝体变薄和隆起、第三脑室凹

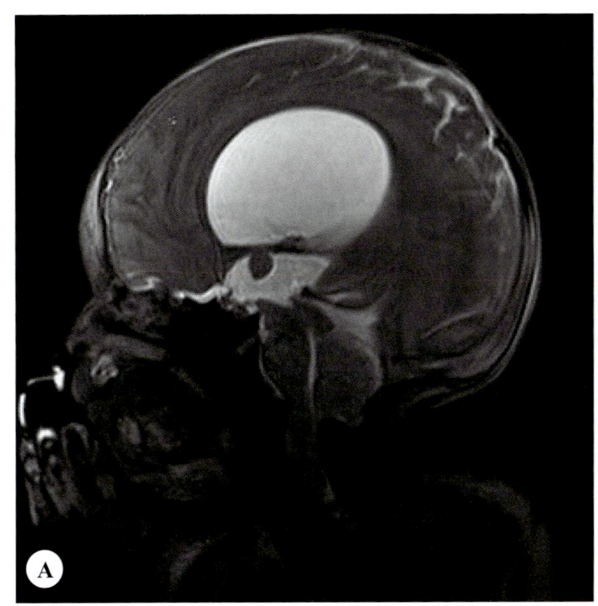

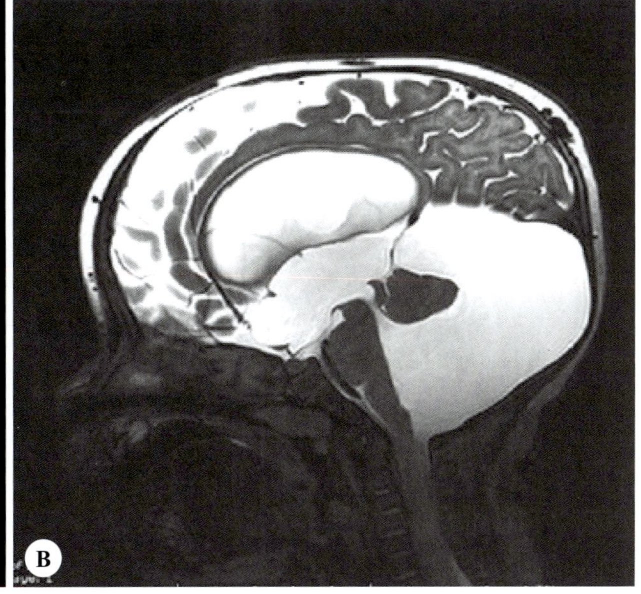

▲ **图 3-1 先天性脑积水矢状位 MRI（T_2WI）可见胼胝体变薄，侧脑室和第三脑室扩张，第三脑室底膨出**

A. 患有脊髓脊膜膨出症和 Chiari 畸形 2 型的新生儿；B. 1 岁儿童的 Dandy-Walker 畸形，包括小脑蚓部发育不全、蚓部残基头侧旋转、第四脑室囊性扩张、小脑脑幕抬高和颅后窝扩大

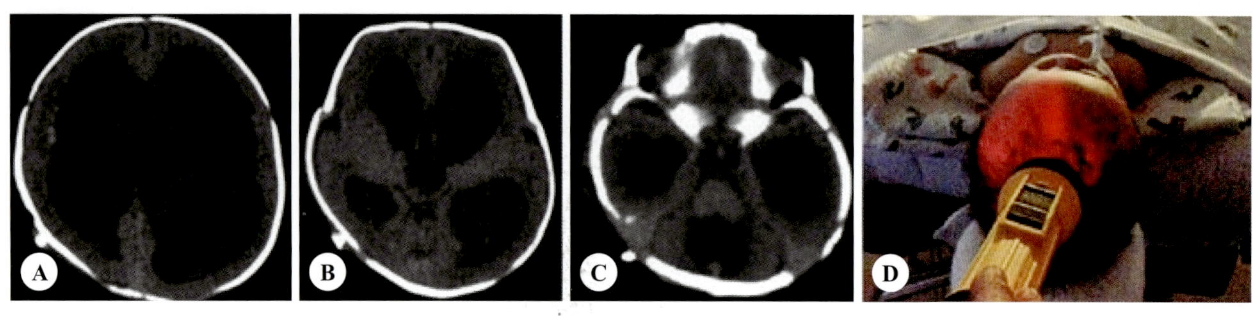

▲ 图 3-2 透光征

3 月龄婴儿表现为囟门凸出、日落征和呕吐。A. 轴位 CT 显示侧脑室扩张，邻近实质变薄；B. 轴位 CT 显示第三脑室扩张和跨室管膜渗出；C. 轴位 CT 显示交通性脑积水；D. 透光征阳性，分流术前检查

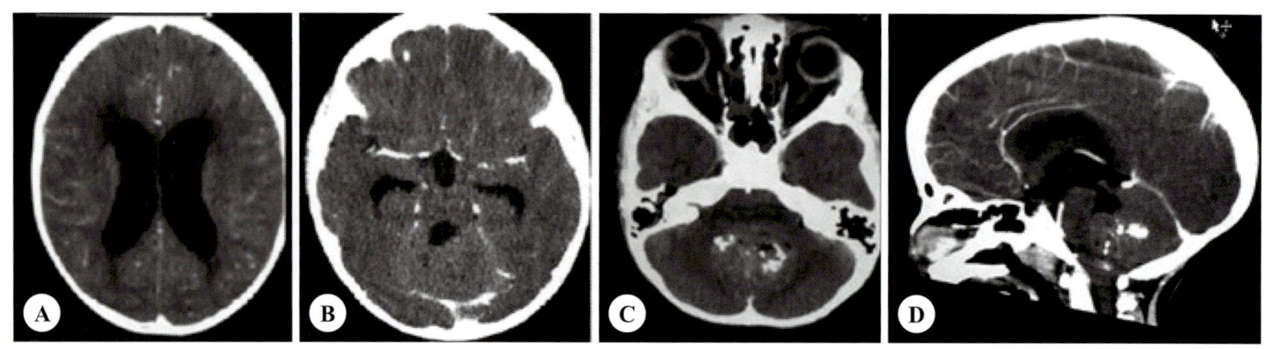

▲ 图 3-3 **6 岁男孩因呕吐、头痛和嗜睡到急诊科就诊，增强 CT 显示为非交通性脑积水**

A. 轴位 CT，额角扩张并伴有脑室旁渗出；B. 轴位 CT，颞角扩张；C. 颅后窝肿块伴有异常增强；D. 矢状 CT，侧脑室和第三脑室增大，胼胝体变薄，颅后窝巨大肿块导致第四脑室出口受阻

陷和侧脑室角增大、皮质沟正常或变窄、脑室周围白质高密度和 Evan 系数大于 30%（图 3-4）[25, 26]。Evan 系数是通过轴位 CT 和 MRI 图像中侧脑室前角最大宽度与同一水平颅骨最大内径之比计算得出的。

其他标准还包括两个颞角的尺寸均大于 2mm，脑室旁渗出，由于双侧脑室额角和第三脑室球形扩张形成的“米老鼠”征（图 3-5）[1, 27]。

五、治疗

急性脑积水是一种神经外科急症。脑室外引流术（external ventricular drain，EVD）是一种挽救生命的临时脑脊液引流方法，引流管通常插入右侧侧脑室。EVD 的手术适应证包括急性脑积水、继发性颅内出血伴脑室内出血、脑外伤、脑膜炎和蛛网膜下腔出血[28]。

传统上，置入分流系统是治疗脑积水最常用的方法，包括脑室 – 腹腔分流、脑室 – 静脉分流和脑室 – 心房分流[29, 30]。据报道，分流术后第一年的功能不良率约为 30%，此后每年约为 10%[31, 32]。虽然每次手术的感染风险仅为 5%～8%，但每例患者的累积感染风险接近 20%[33]。几种方案报道，手术室内的“分流”可减少与“分流”相关的手术并发症，其中的一些建议包括优先安排为当日的第一台外科手术，以及减少手术室内的流动人数。

经过很长时间的常规分流管植入术后，人们对脑室镜下第三脑室造瘘术（endoscopic third ventriculostomy，ETV）治疗脑积水的兴趣与日俱增[34]。光学、小型化和计算机技术的进步为微创神经外科的新领域打开了大门。在内镜引导下使用精密器械进行较小的显露，可减少对大脑的创伤，加速患者的恢复[25]。ETV 已发展成为非交通性脑积水特定病例的首选治疗方法。其应用范围

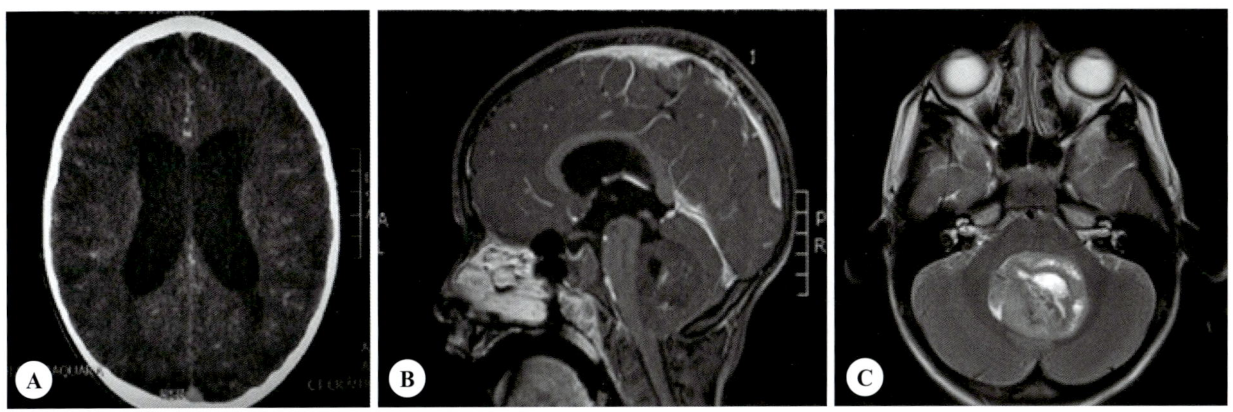

▲ 图 3-4　**11 岁男孩因头痛和呕吐就诊，影像学检查显示第四脑室肿瘤，病理显示为髓母细胞瘤**

A. 轴位 CT 显示侧脑室增大，Evan 比值大于 30%；B. 矢状位 T_1WI 磁共振成像对比增强显示颅后窝肿块，胼胝体变薄，侧脑室和第三脑室增大；C. 轴位 T_2-FLAIR 磁共振成像显示一个巨大的第四脑室内肿瘤

可能会扩大到交通性脑积水、分流管功能不佳和先天性脑积水的特定病例。虽然这种手术和其他神经内镜手术都是微创手术，但并非没有风险，而且可能会导致严重的并发症和高死亡率[35-37]。

ETV 成功率评分是预测 ETV 成功的有效标准。该评分由年龄、病因和既往分流情况的总和计算得出，得分为 0 分（成功率低）至 90 分（成功率高）[38, 39]。根据 ETV 成功率评分，继发于感染的脑积水婴儿和曾接受过分流术的儿童很可能无法从 ETV 手术中获益。ETV 手术的理想患者包括年龄较大、之前未进行过分流、导水管狭窄或顶盖病变的患者。

微创神经外科手术在治疗包括脑积水在内的不同神经外科疾病方面发挥着重要作用。虽然脑室镜治疗的并发症发生率较低，但也不容忽视。随着脑室镜手术领域的不断发展，新技术将不断问世，为手术的实施提供便利，并将相关并发症的风险降至最低。

六、结论

急性脑积水是一种急症，必须通过手术治疗。其临床表现包括头痛、呕吐、婴儿头围增大、落日征和癫痫发作。为了减轻颅内压力，脑脊液分流是首选治疗方法。多年来，人们一直通过置入分流管来治疗脑积水。近年来，光学和微型化技术的进步使得微创技术得以发展，使之可用于治疗包括脑积水在内的多种颅内病变。虽然 ETV 是一种微创技术，但并非没有风险。明确的诊断和充分的术前评估将使神经外科医生能够在决策过程中选择最佳手术方案，从而降低发病率和死亡率，优化预后和提高整体生活质量。

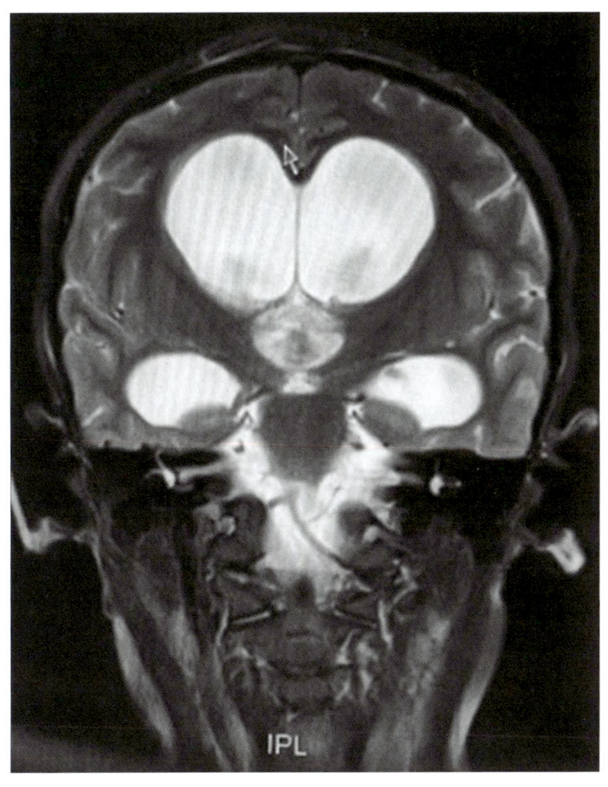

▲ 图 3-5　“米老鼠”征脑室

8 岁女孩，伴有呕吐和癫痫发作。冠状位 T_2WI 磁共振成像，显示侧脑室和第三脑室膨胀，颞角扩张

第4章 新生儿脑室内出血

Intraventricular Hemorrhage in the Newborn

Young-Soo Park 著

李国俊 译 金 鑫 校

脑室内出血（intraventricular hemorrhage，IVH）主要好发于早产儿，很少发生在足月儿。特别是，IVH 主要发生于出生后 72h 内的极低出生体重儿（very low birth weight，VLBW；＜1500g）和超低出生体重儿（extremely low birth weight，ELBW；＜1000g）[1-3]。在成人中，IVH 与高血压性脑内出血和动脉瘤破裂性蛛网膜下腔出血有关。早产儿 IVH 的病因与成人 IVH 完全不同。

新生儿重症监护的进步极大地提高了 VLBW 和 ELBW 婴儿的生存率，但 IVH 仍是最严重、最棘手的新生儿科并发症之一[4, 5]。严重的 IVH 与高死亡率和后遗症高发病率相关。治疗的主要目的是控制出血性脑积水（post-hemorrhagic hydrocephalus，PHH），但早产儿固有的脆弱性使得治疗更加复杂。置入永久性脑室 – 腹腔（ventriculo-peritoneal，VP）分流装置并不一定能解决临床问题[6-9]。在使用各种方法进行短暂治疗后，成功置入永久性 VP 分流管并不能完全避免脑白质损伤。与分流相关的并发症发生率很低，但不可忽视。

本章介绍了 IVH 的发病机制和预后、新生儿 PHH 的各种治疗方法，并介绍了旨在减少永久分流需求和改善神经发育结果的最新临床研究。

一、脑室内出血的发病机制

早产儿 IVH 的病理生理因素是多因素和复杂的[1, 10]。IVH 主要是由于流向生发基质（germinal matrix，GM）微血管的脑血流发生了不稳定的改变。胚胎学上，生发基质是神经元和神经胶质细胞的来源，在胎龄 8—28 周最为活跃[3]。在解剖学上，GM 是位于发育中大脑侧脑室下方的一个高度血管化区域。GM 最初产生神经元，随后产生胶质细胞，并迁移到大脑皮质中[10]。GM 向丘脑尾状核沟的退化开始于妊娠中晚期，并在妊娠 32 周时基本完成[3]，因此，妊娠 34 周后，GM 出血明显减少。

GM 微血管系统脆弱，容易出血。这种脆弱性源于其解剖学特征：周围只有一层内皮细胞，缺乏周细胞。研究表明，GM 微血管缺乏基底膜沉积、紧密连接和星形胶质细胞脚板围成的神经胶质膜，这些在生理上构成了血脑屏障[10]。

因此，早产儿常见的脑血流波动会影响脆弱的解剖特征。呼吸窘迫综合征是不可避免的，呼吸和循环动力学也相应变得不稳定。在低血压、缺氧、高碳酸血症或酸中毒的作用下，脑血流量会增加，导致 GM 内出血[1, 10, 11]。血液很容易渗入侧脑室，临床上被诊断为 IVH[11]（图 4–1A 和 B）。IVH 后进行性脑室扩张导致 PHH，需要神经外科治疗[5, 12]（图 4–1C 和 D）。

此外，除不成熟的解剖特征外，各种全身特征，包括心肺、代谢、血液和免疫因素，也是 IVH 的危险因素之一[1]。

二、脑室内出血分级和出血性脑积水的定义

原则上，新生儿 IVH 病例可分为Ⅰ～Ⅳ级。IVH 的严重程度最初是根据计算机断层扫描结

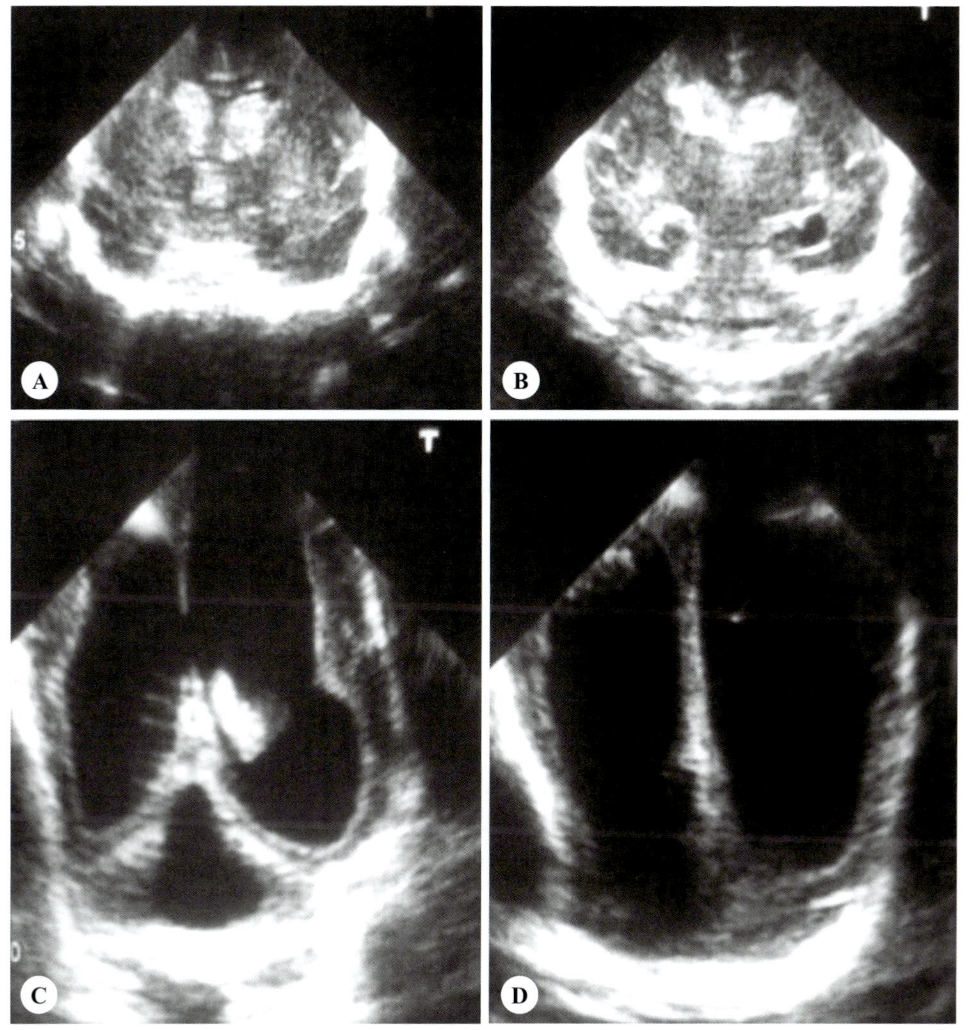

◀ 图 4-1　脑室内出血和出血性脑积水

A 和 B. 生发基质（GM）出血很容易渗入侧脑室（出生后第 2 天发病）；C 和 D. 随后出现进行性脑室扩张（出生后 42 天）

果来划分的[13]，目前则根据超声检查结果来划分[14, 15]（图 4-2）。

Ⅰ级：GM 出血（IVH 从 GM 延伸至侧脑室，但涉及的脑室面积<10%）。

Ⅱ级：脑室内积血，但脑室系统没有扩张（IVH 占据侧脑室面积<50%，但脑室没有扩张）。

Ⅲ级：积血和脑室系统膨胀（IVH 占据侧脑室面积>50%，通常会扩大脑室）。

Ⅳ级：实质受累，也被称为脑室周围静脉栓塞（IVH 扩展到周围脑实质）。

据了解，Ⅳ级出血是由于静脉梗死后发生静脉引流闭塞，出血进入周围组织，不是原始出血的延伸[12]。

一些大型队列研究报道了各级 IVH 的发病率。根据美国全国范围内登记的 9575 例早产儿（孕龄<28 周，体重<1500g）的报道，Ⅰ级出血的发生率为 10%，Ⅱ级为 6%，Ⅲ级为 7%，Ⅳ级为 9%[16]。总体而言，16% 的早产儿患有严重 IVH。日本国家登记报道，在 2145 名早产儿中（体重≤1500g），13% 有 IVH，其中 7% 的婴儿被诊断为重度 IVH（Ⅲ级或Ⅳ级）[2]。

在过去的 10 年中，严重 IVH 的发病率有所下降，但其发生率并不稳定，而且从未完全消失。

IVH 后进行性脑室扩张被诊断为 PHH（图 4-1B）。PHH 是由于血肿和溶血导致脑脊液（cerebrospinal fluid，CSF）循环受阻。神经内镜检查结果经常证实中脑导水管阻塞(图 4-5E)。此外，PHH 还可归因于蛛网膜肉芽纤维化、脑膜纤维化和髓鞘下胶质细胞病变，这些都会加重 CSF 吸收障碍[1, 17]。

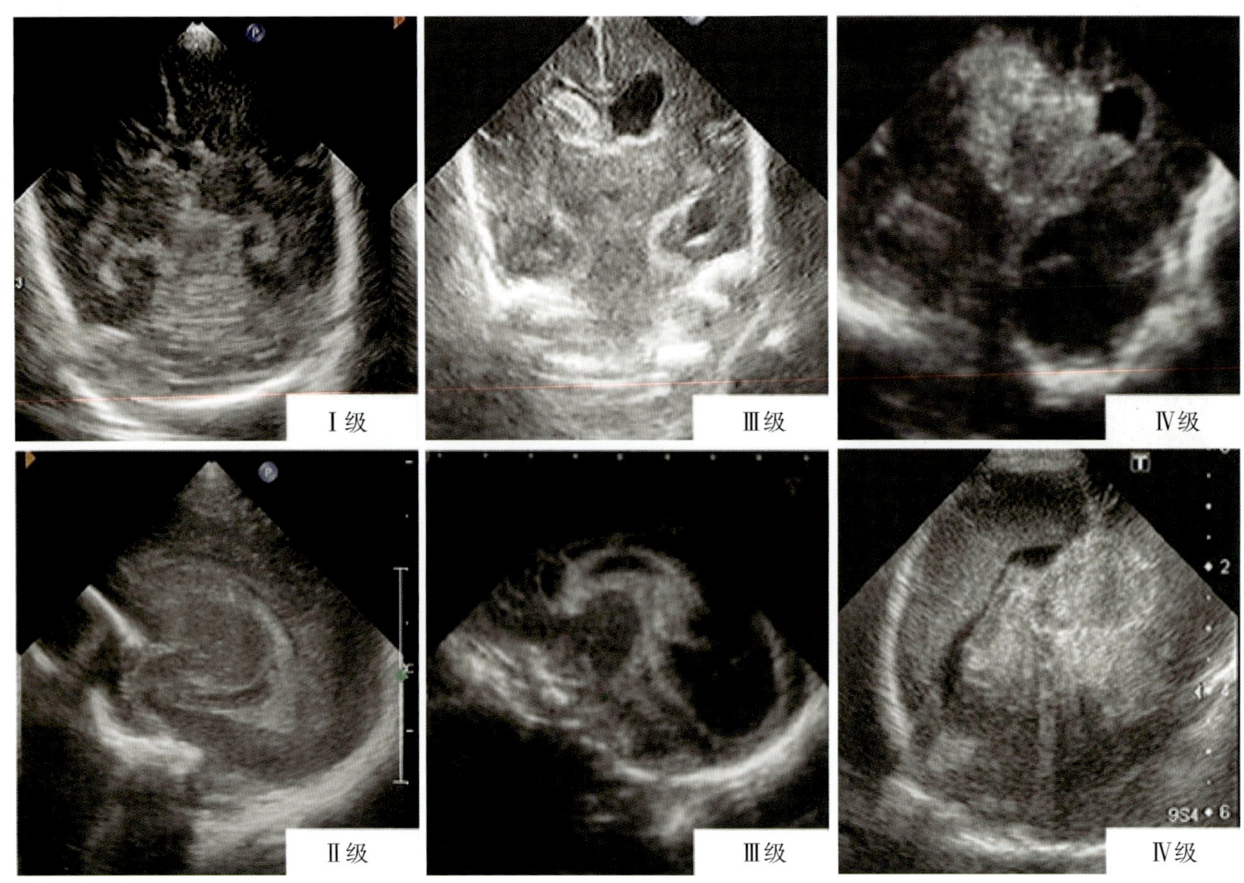

▲ 图 4-2 脑室内出血分级

根据 Volpe 分级和超声检查结果划分的Ⅰ～Ⅳ级

人们对 PHH 的分子发病机制仍然知之甚少[18]。一种假说认为，CSF 中的转化生长因子 $-\beta_2$（TGF-β_2）会刺激细胞外基质蛋白在神经髓质和血管周围间隙的沉积，从而影响 CSF 的重吸收[17, 19]。

脑室扩张的定量测量有多种指标。最常见的是基于胎龄确定的脑室指数（ventricular index，VI）[5, 20]（图 4-3A）。VI 是指从脑室中线到脑室左右侧壁的距离之和。当病例的脑室指数超过 97 百分位数 4mm 时，应考虑进行治疗。然而，这条参考线只存在于妊娠 27 周（图 4-3C）。近来，胎龄<27 周的 IVH 病例已很常见；因此，仅凭这一指数并不足以作为脑室扩张的指标。

测量前角宽度（anterior horn width，AHW）、第三脑室宽度（third ventricular width，TVW）和丘－枕距（thalamo-occipital dimension，TOD）可提供额外的参考指标。这三个测量值的组合（AHW>4mm、TVW>3mm 和 TOD>26mm）已被用作检测 PHH 的替代诊断指标[5, 12, 21]。此外，脑室扩张的严重程度可通过侧脑室宽度方便地定义：轻度，0.5～1.0cm；中度，1.0～1.5cm；重度，>1.5cm[22, 23]（图 4-3A 和 B）。

另一个临床指标是头围增大。头围每天持续增加 2mm 被视为增长过快。2 天内增加 4mm 有可能是增长过快，而 7 天内增加 14mm 则肯定是增长过快[5]。

三、出血性脑积水的治疗方式

低级别 IVH（Ⅰ级和Ⅱ级）患儿通常没有症状，不需要治疗。相反，高级别 IVH（Ⅲ级和Ⅳ级）患儿的 PHH 进展率很高，需要治疗和仔细随访。一般来说，治疗的目的不是清除血肿本身，而是控制进行性脑室扩张。在永久性 VP 分流术之前的这段时间里，治疗 PHH 的最佳策略是临床实践中最重要的问题[5, 7, 9, 16]。

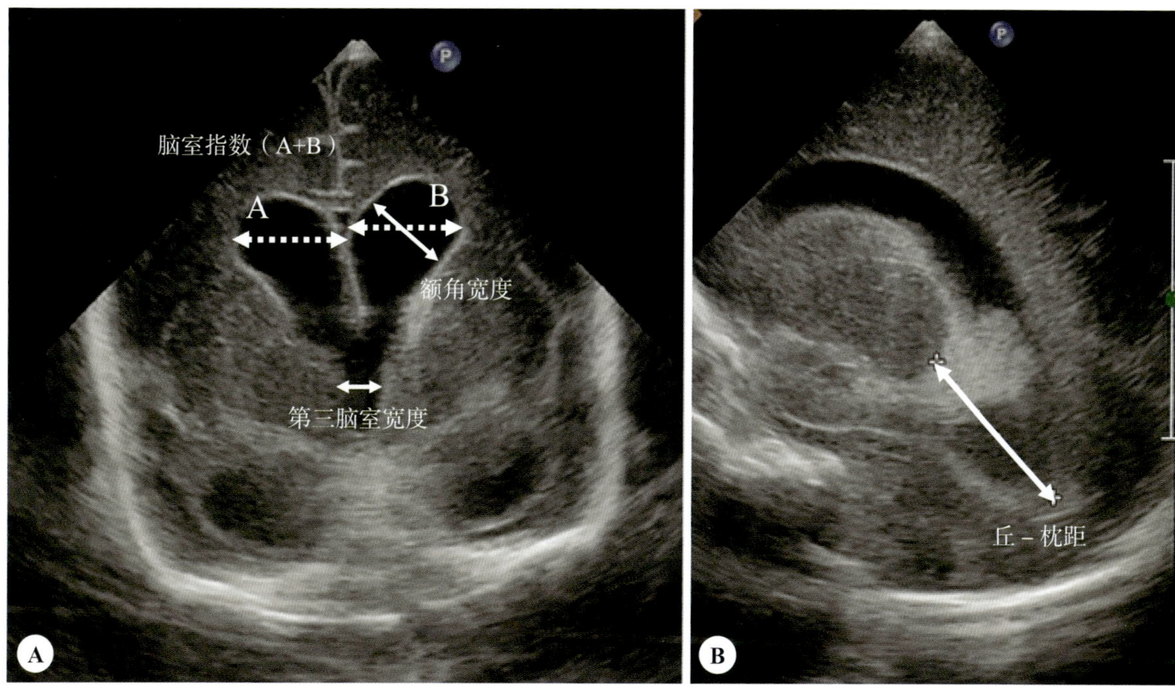

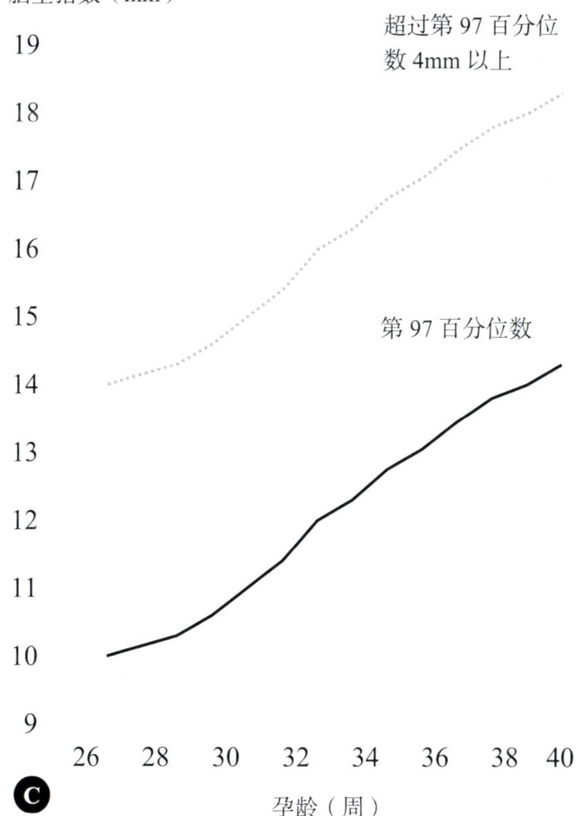

▲ **图 4-3 头部超声测量**

A. 脑室指数、额角宽度、第三脑室宽度；B. 丘 – 枕距；C. 脑室指数参考值

早产儿 PHH 的治疗方法有多种，疗效也得到了验证。从过去到现在，主要有以下几种治疗方法：①反复腰椎穿刺和脑室穿刺；②利尿药物治疗；③脑室心房分流术（ventricular access device，VAD）；④脑室 – 帽状腱膜下分流术（ventriculo-subgaleal，VSG）；⑤脑室外引流术（ventricular drainage，EVD）；⑥脑室内纤维蛋白溶解疗法；⑦神经内镜干预。

脑室穿刺是引流 CSF 的最简单也是最有效的方法。然而，反复脑室穿刺可能会引起继发性出血、颅内感染和意外的穿通畸形。因此，这种方法很少被采用。虽然偶尔也会进行腰椎穿刺，但这一手术在技术上很难操作，而且对于 ELBW 婴儿来说，实现充分的 CSF 引流也是一项艰巨的任务。四项临床对照试验对早期腰椎或脑室 CSF 穿刺治疗 PHH 进行了评估。总体而言，没有证据表明这种方法可减少 VP 分流手术率或残疾的发生率，与这些治疗方法相关的感染率为 7%，发病率不可忽略[24]。

通过药物治疗减少 CSF 分泌是一种很好的方法，因为它可以避免与侵入性手术相关的感染风险。然而，一项关于乙酰唑胺和呋塞米的国际随机对照试验结果表明，利尿药治疗与较高的分流置管率和神经系统发病率有关，因此不推荐使用[25]。

通过 VAD 和 VSG 的 CSF 穿刺是 PHH 最常用的两种治疗方法，治疗效果众所周知[3, 26, 27]。前者需要反复穿刺，后者的手术过程相当复杂，除导管移位外，手术切口还有 CSF 渗漏的风险。除这些问题之外，还需要更好地了解每种感染风险和永久性 VP 分流的需求率。根据之前一项单中心临床研究的结果，4%～11% 的 VAD 病例和 3.3%～8% 的 VSG 病例发生了感染。据报道，在 VAD 治疗中，永久性 VP 分流需求率在 69%～90%，而在 VSG 管理中，永久性 VP 分流需求率在 60%～86%；这些结果显示不同治疗方法之间没有显著差异[7, 8, 26–29]。此外，一项比较两组治疗方法的 Meta 分析显示，感染率、阻塞率、VP 分流依赖率、后续分流感染率、死亡率或长期残疾率均无明显差异。一项系统性研究显示，目前还没有随机对照试验对这种临床等效性进行调查，许多机构都选择并应用了更为熟悉的 VAD 或 VSG 疗法[8]。

EVD 是成人脑积水最常用的短暂性治疗方法，但由于早产儿感染的高风险和 PHH 管理的复杂性，一般不采用 EVD。虽然很少单独使用 EVD 治疗 PHH，但也有报道称 EVD 可与纤维蛋白溶解疗法结合使用。

根据 20 世纪 90 年代至 21 世纪初进行的少量临床研究的结果，似乎对脑室内纤维蛋白溶解疗法持否定态度[30]。然而，纤维蛋白溶解疗法旨在避免永久性 VP 分流、减少脑室周围白质损伤并改善神经发育预后，其概念和目的应得到理解[31]。Whitelaw 等进行的引流、冲洗和纤维蛋白溶解项目（DRainage，Irrigation，and Fibrinolytic Therapy，DRIFT）是早产儿 IVH 治疗领域划时代的临床研究[31]，他们将纤维蛋白溶解药 tPA（tissueplasminogenactivator）注入侧脑室，并详细验证了治疗效果[31]。然而，在一项前瞻性随机对照研究的 2 期试验中，与标准治疗组相比，DRIFT 组的 VP 分流手术率和死亡率并没有降低（44% vs. 50%）；继发性 IVH 的发生率也很高（35%）[32]。评估 2 岁时神经发育结果的 3 期试验结果如下：DRIFT 组的死亡率或严重残疾发生率明显低于标准治疗组（54% vs. 72%）；严重认知障碍的发生率也显著降低（31% vs. 59%）[33]。此外，他们还对一项随机对照试验的 10 年随访进行了评估，并得出结论，试验客观地证明了 DRIFT 是治疗出血性脑室扩张后持续改善认知能力的首选干预方法[34]。

Park 等进行的另一项关于使用尿激酶进行纤维蛋白溶解治疗的研究报道称，尽管 ELBW 婴儿存在Ⅳ级 IVH，但尿激酶治疗可使 86% 的患者避免永久性 VP 分流，并使 76% 的患者获得良好的功能预后。图 4–4 强调了早期积极治疗的重要性[35]。

最后，有两种不同类型的神经内镜方法治疗 IVH，即脑室镜下第三脑室造瘘术（endoscopic third ventriculostomy，ETV）和脑室镜下脑室灌洗术（endoscopic ventricular lavage，EVL）（或称神经内镜灌洗术）。ETV 已成为治疗非交通性脑积水的标准方法，但其成功率取决于各种临床因素（图 4–5）。根据 ETV 成功率评分[36]，新生儿 PHH 的成功率仅为 30%～40%。鉴于新生儿头部小、脑结构脆弱，挑战风险高但成功率如此之低的 ETV，

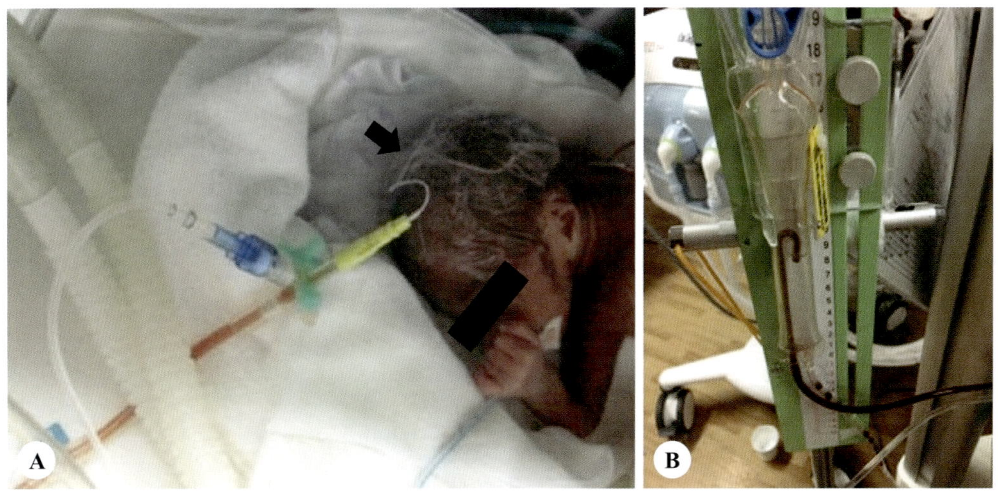

◀ 图 4-4　A. 脑室灌洗（VL）治疗，一根很细的导管用于脑室外引流术（箭），尿激酶（UK）输注注射泵连接到三通阀；B. 通过纤维蛋白溶解疗法溶解血肿并经脑室外引流管排出体外

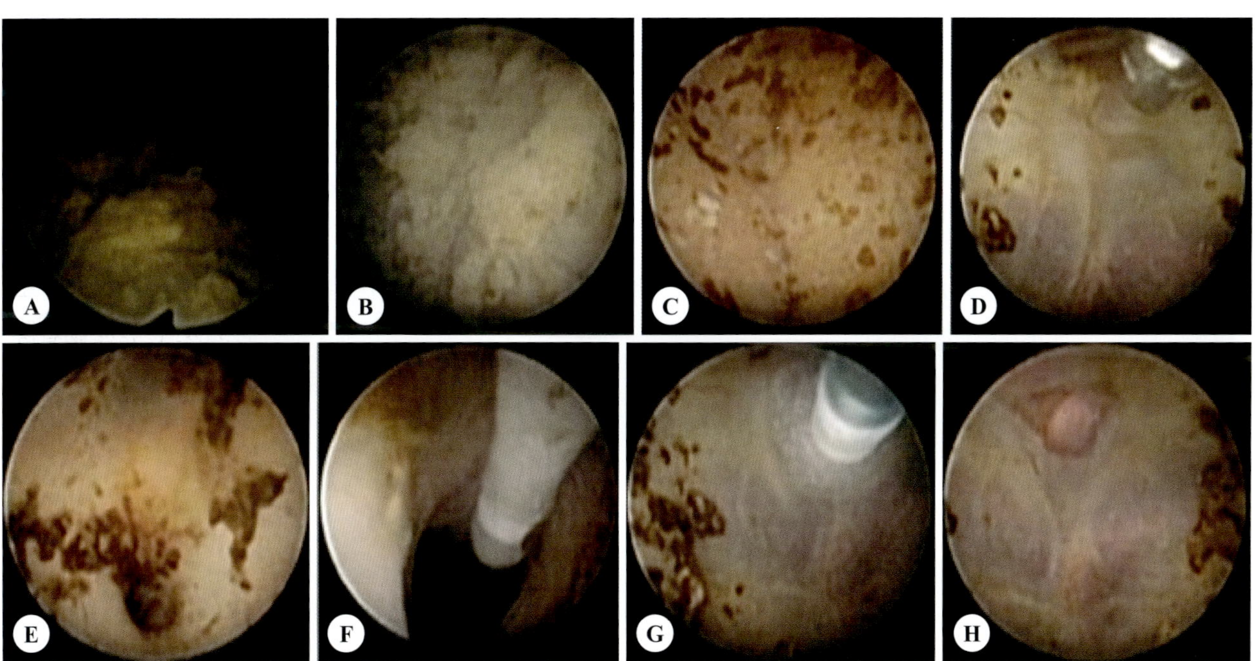

▲ 图 4-5　神经内镜手术和视图

A 和 B. 灌洗前脑室内血肿存在时间较长；C. 仔细灌洗后，可见侧脑室壁上有含铁血黄素沉积；D. 位于第三脑室底部的灰结节；E. 中脑导水管阻塞；F. 使用球囊导管进行导水管成形术；G. 第三脑室造瘘术；H. 造瘘成功

没有理论依据和临床益处。

最近有报道称，EVL 是另一种很有前景的治疗方式[37]。虽然 EVL 治疗针对的是严重的 IVH 病例，但这种新术式可将 VP 分流需求降至 60%，而且神经发育结果优于历史病例系列报道[37-39]。不过需要注意的是，EVL 是在相对较大的婴儿（手术时平均体重＞1600g）中进行的，6%～22% 的病例会发生感染，13% 的病例会发生 CSF 渗漏[38, 39]。目前正在进行一项前瞻性国际多中心研究［出血性脑积水术后治疗登记研究（TROPHY）］，预计很快就会有结果[40]。

四、预后

死亡率和并发症率随着 IVH 分级的升高而升高。低分级 IVH 病例（Ⅰ级和Ⅱ级）通常无症状，临床结局一般与无 IVH 的早产儿相似[41]。

最近的大规模队列研究不仅调查了死亡率，还调查了幸存者的神经发育预后。一项基于人群的队列研究利用纽约州和内布拉斯加州住院患者数据库（2005—2014年）报道了7437名胎龄36周或不足36周、诊断为IVH的早产儿的住院死亡率为10.0%，按IVH严重程度分层，Ⅰ级死亡率为3.1%，Ⅱ级死亡率为7.8%，Ⅲ级死亡率为21.3%，Ⅳ级死亡率为36.1%[41]。

在过去20年中，即使是Ⅳ级IVH患者，死亡率也在稳步下降。因此，必须对幸存者的神经发育结果进行调查。根据最新的详细报道，PHH治疗后2岁时的功能结果如下：16%的婴儿死亡，88%的婴儿患有脑性瘫痪/发育迟缓，48%的婴儿不会说话，55%的婴儿不能行走，33%的婴儿患有癫痫，41%的婴儿视力受损，9%的婴儿耳聋，5%的婴儿接受了气管切开术，24%的婴儿需要留置胃管。根据IVH严重程度进行的结果比较显示，74%的Ⅲ级IVH婴儿患有脑性瘫痪（cerebral palsy，CP）/发育迟缓，32%不懂语言，37%不能行走；而97%的Ⅳ级IVH婴儿患有CP/发育迟缓，59%不懂语言，68%不能行走。许多婴儿表现出多种神经系统缺陷。事实上，53.3%的婴儿有3种以上的缺陷，只有7.8%的婴儿没有任何缺陷[42]。另一项基于人群的队列研究显示，Ⅲ级IVH婴儿的总死亡率和CP分别为26%和18%，Ⅳ级IVH婴儿的总死亡率和CP分别为47%和39%[43]。

具有高分级IVH的早产儿的死亡率一直在改善，但神经发育结果仍然很差，并且几乎没有改善[5]。永久性后遗症源于脑室周围白质损伤。脑白质损伤的病理生理学是复杂的[44]。当然，脑白质损伤是由脑室增大引起的。然而，血肿本身及其裂解液也会损害脑白质。

脑白质损伤与许多不利因素相关[3, 5]。最明显的病理变化是脑室高度扩张引起的缺血性改变。CSF的逐渐积聚使侧脑室的形状从狭缝状变为气球状扩大。最终，大脑皮质变得像纸一样薄。扩张的脑室使发育中的大脑变形，压力持续升高。由于早产儿头骨的顺应性很好，脑室可以在不增加初始压力的情况下扩张。最终，压力可以上升到10～15mmHg[5]。由于脑灌注压降低，正在发育的大脑不仅会受到形态损伤，还会受到缺血性损伤。

血肿及其裂解物的破坏因素也很重要。游离铁离子是自由基的潜在来源，游离铁离子在未成熟大脑中存在数月，可能是脑白质进行性损伤的另一个重要机制[45]。此外，促炎细胞因子也与脑白质损伤和随后的脑损伤有关[46–48]。

综上，由于压力、脑组织形态改变、自由基损伤和炎症，IVH和PHH会在数月内造成渐进性脑室周围白质损伤[4, 5, 16]。

五、如何减少脑室周围白质损伤并改善神经发育结果

以往的临床研究报道显示，大多数PHH病例都需要永久性VP分流手术。金标准治疗策略是否认为VP分流置管是不可避免的？从事新生儿治疗的小儿神经外科医生不这么认为。新生儿的VP分流手术及其管理经常会引起棘手的并发症[3, 6, 9]（图4–6）。毫无疑问，分流管感染会造成灾难性的脑损伤。此外，分流管故障也经常发生，孤立的第四脑室扩大是众所周知的一种特殊且难以治疗的并发症。在某些病例中，由于坏死性小肠结肠炎导致肠道穿孔，可能无法进行VP分流[41]。原则上，VP分流必须推迟到新生儿体重增加到1800～2000g时进行，在此期间，PHH会逐渐并持续地导致脑损伤[5]。因此，“不分流就是最好的分流”。

改善神经发育预后的要点应考虑以下治疗理念：①从PHH早期阶段开始持续控制颅内压；②尽快恢复脑皮质容积；③积极血肿溶解和冲洗；④减少促炎细胞因子和自由基；⑤防止永久性VP分流管置入。这些治疗方法将有助于最大限度地减少脑室周围白质的损伤[5, 31, 34, 35]。

六、未来发展方向

迄今为止，治疗IVH和随后的PHH的主要目的是降低死亡率，因为患者都是脆弱的早产儿；

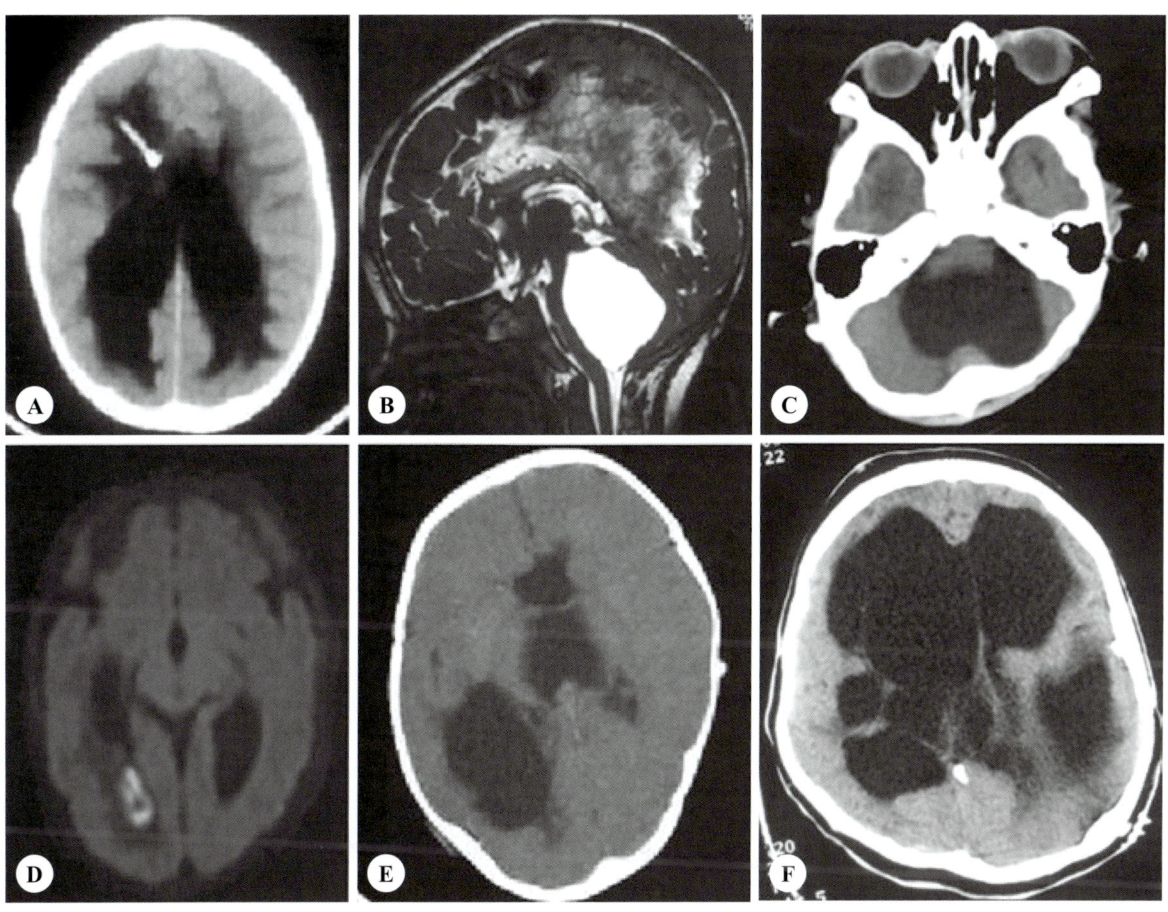

▲ 图 4-6　分流相关并发症

A. 因脑室端导管闭塞导致的分流管故障；B 和 C. 孤立的第四脑室扩张；D. 与分流管感染相关的脑室脓肿；E 和 F. 分流管感染后的脑室内分隔型脑积水

次要目的是防止需要进行永久性 VP 分流术。从现在起，儿科神经外科医生的任务是降低脑白质损伤的风险，改善神经功能预后。因此，除传统的治疗指南外，亟须制订新的治疗干预措施，如姑息性的 VP 分流置管方式和长时间等待自发性溶血。

七、结论

早产儿 IVH 和随后的 PHH 的治疗是困难的、具有挑战性的和争议性的。虽然 GM 微血管的脆弱与 IVH 有很大关系，但 IVH 的发病机制却很复杂。PHH 通常需要永久性 VP 分流术，但儿科神经外科医生必须考虑如何改善神经发育结局。

第5章 蛛网膜囊肿
Arachnoid Cysts

Ahmed El Damaty 著
李国俊 译 金 鑫 校

蛛网膜囊肿（arachnoid cysts，AC）可位于颅内或脊柱。约有2.6%的人患有蛛网膜囊肿[1]。作者回顾了11 738例0—18岁儿童的连续磁共振成像研究，发现309例存在蛛网膜囊肿。男女比例为1.8∶1。AC最常见的位置是颅中窝（49%），其次是颅后窝（38%）、四叠体池（6%）、大脑凸面（4%）、蝶鞍上（2%）、颅前窝（2%）、大脑半球间（1%）和脑室内（0.3%）。左侧颅中窝为好发部位，左右比例为1.7∶1[2]。平均随访3.5年，111个蛛网膜囊肿中有11个（9.9%）增大（3个出现症状）、13个（11.7%）缩小、87个（78.4%）保持不变。诊断时患者年龄越小，越有可能需要手术[1]。

Spiller和Skoog分别于1903年[3]和1915年[4]报道了椎管硬脊膜内囊肿的成功治疗。后来的病例报道描述了一些罕见病例，如果囊肿位于高位颈髓或颅颈交界处，则会致命[5]。脊髓空洞症在所有年龄组中都非常罕见。年龄和性别对0—20岁脊髓空洞症的发病率没有影响。确诊脊髓空洞症的发病率有所上升，这很可能是由于磁共振成像（magnetic resonance imaging，MRI）质量的提高。3T磁共振成像技术的引入提供了更高的分辨率，使术前规划变得更好[6]。

一、分类

（一）颅内蛛网膜囊肿

颅内蛛网膜囊肿可根据位置、大小和病因进行分类。如前所述，根据位置，蛛网膜囊肿主要发生在颅中窝和颅后窝，其余分布广泛。颅中窝蛛网膜囊肿按大小分为小型、中型和大型（分别为Galassi Ⅰ型、Ⅱ型和Ⅲ型）[7]。最近又对鞍上蛛网膜囊肿进行了分类[8]。大多数蛛网膜囊肿都是原发性的。继发性蛛网膜囊肿与感染、既往手术、出血、外伤和转移性疾病有关，其发病率尚无详细报道。

（二）脊髓蛛网膜囊肿

脊髓蛛网膜囊肿的分类较为复杂，一项研究将脊髓蛛网膜囊肿简化为三大类：①无神经根纤维的硬脊膜外囊肿（Ⅰ型），细分为ⅠA脊膜膨出和ⅠB骶管脊膜膨出或隐匿性脊膜膨出；②有神经根纤维的硬脊膜外囊肿（Ⅱ型）；③硬脊膜内囊肿（Ⅲ型）[9]。脊髓蛛网膜囊肿多位于胸段中下部[6, 10, 11]，男性居多，多在患者10—20岁出现症状[10, 11]。骶管内的蛛网膜囊肿可扩大骨性椎管，但与闭合性神经管缺损明显不同，闭合性神经管缺损的硬脊膜通过椎弓后部的缺损延伸至椎管外[12]。有人怀疑开放性神经管缺损患者的硬脊膜内蛛网膜囊肿是由继发感染所致。与脊柱裂畸形相关的硬脊膜积液更有可能是先天性的。

二、蛛网膜囊肿与脑积水的关系

颅内蛛网膜囊肿可导致脑脊液（cerebrospinal fluid，CSF）循环通路堵塞，从而引起梗阻性脑积水[13]。鞍上蛛网膜囊肿就是一个例子。与其他蛛网膜囊肿不同，这些囊肿通常会持续增大。这是因为基底动脉周围的基底膜发挥了瓣膜机制的作用，每次动脉搏动都会将更多的脑脊液推入囊肿内，而这些脑脊液可能不会再流出。囊肿的生长缓慢而持续，需要很长时间才能导致第三脑室受压和导水管堵塞，形成典型的梗阻性脑积水（图 5–1）。在所有颅内蛛网膜囊肿中，17%～30% 的囊肿会导致颅内压增高，引起巨脑畸形[14]。脑积水在中线和颅后窝囊肿中更为常见[15, 16]。治疗的目的始终是使囊肿与正常脑脊液循环间隙相通，以实现囊肿减压，同时重新开放正常的脑脊液通路。应尽量避免置入分流器，因为问题并不在于囊液的吸收，而在于颅内脑脊液通路的梗阻。例如，在小脑后部蛛网膜囊肿的病例中，小脑和第四脑室向腹侧受压导致脑积水，手术选择是经小脑延髓池开孔，或是通过造瘘与侧脑室建立沟通，并放置或不放置支架。其他罕见的情况包括透明隔囊肿（图 5–2），其症状为周期性颅内压增高，但无明显脑积水[17, 18]及脑室内囊肿[19]。在这些病例中，外科医生的经验在手术决策中起着重要作用。如果存在局部压迫效应或脑脊液循环通路阻塞，基本上建议采用神经内镜下的脑室系统造瘘术。

三、临床表现

（一）颅内蛛网膜囊肿

在婴儿期，颅内蛛网膜囊肿的存在往往伴随着头围的异常增大，这是由于蛛网膜囊肿增大或脑脊液循环受阻[20]。罕见的情况是蛛网膜囊肿上方的颅骨因长期局部受压而向外弯曲。与颅内压升高有关的最常见症状是头痛、恶心、呕吐、嗜睡和视盘水肿，其次是头围异常增大。较少见的

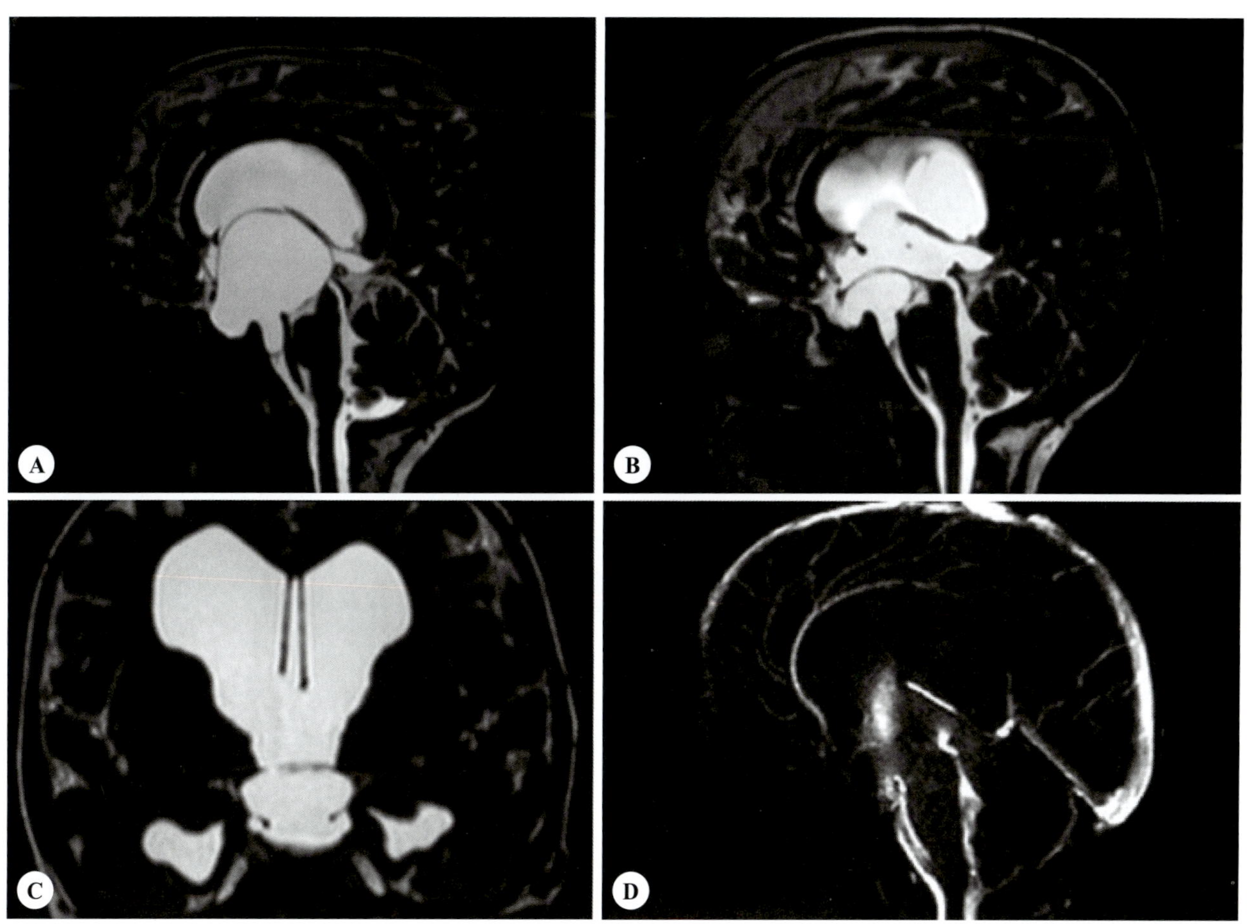

▲ 图 5–1　**A.** 正中矢状位 **CISS MRI**，显示鞍上蛛网膜囊肿与导水管闭塞；**B.** 正中矢状位 **CISS MRI**，显示手术 **4** 年后蛛网膜囊肿和游离导水管缩小；**C.** 冠状位 **CISS MRI**，显示蛛网膜囊肿基底部造瘘口；**D. CINE** 相 **MRI**，显示脑室囊肿造瘘成功后蛛网膜顶端和底部的血流情况

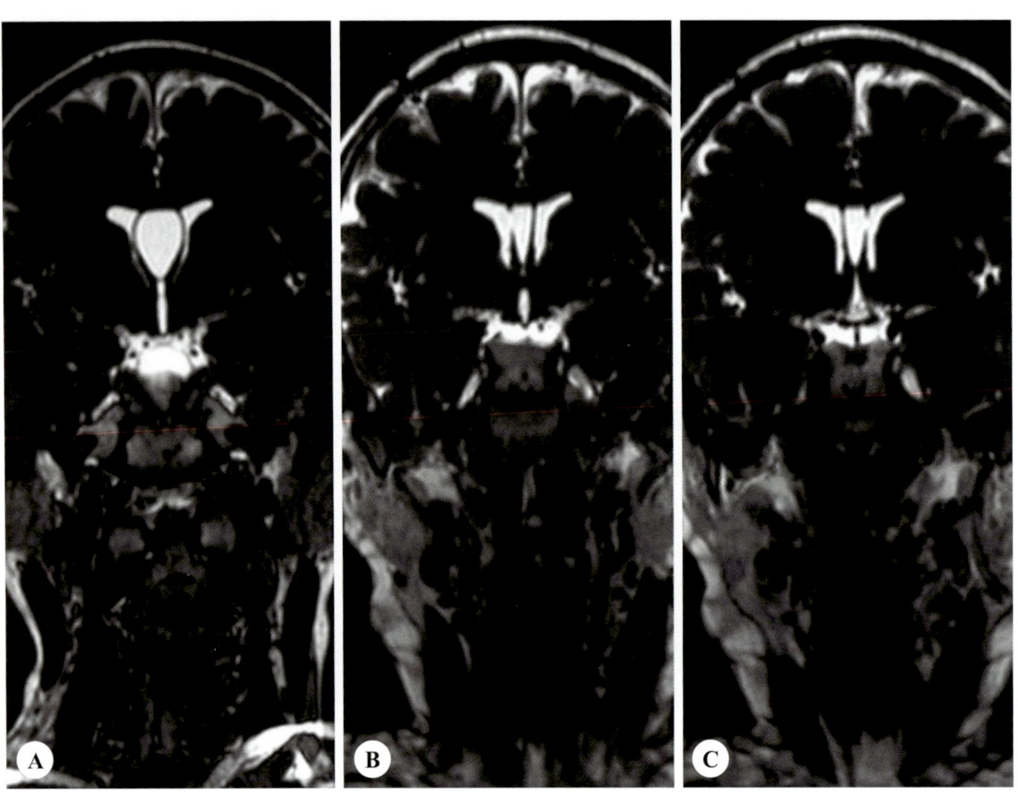

◀ 图 5-2 A. 冠状位 CISS MRI，显示透明隔囊肿和双侧 Monroi 孔狭窄；B. 手术 2 年后的冠状位 CISS MRI，显示透明隔右侧瓣造瘘口；C. 手术 2 年后的冠状位 CISS MRI，显示透明隔左侧瓣造瘘口

症状有癫痫发作、小脑症状、脑神经功能缺损、偏瘫、视力障碍和内分泌病变，这些症状是基于囊肿的位置和邻近结构及其局部空间占位效应产生的。许多报道指出，自发性或轻微头部外伤后，蛛网膜囊肿或邻近硬脑膜下间隙可发生破裂或出血[21]。据报道，以癫痫发作为首发症状的发生率在 5%～20%[1, 22, 23]。如果出现异常电活动，可能与蛛网膜囊肿的位置有关，也可能无关。Koch 等简单地指出“蛛网膜囊肿是与癫痫有关的先天性脑囊肿畸形”[24]。

（二）颅内蛛网膜囊肿与认知障碍

现有 11 项研究对相对较大范围的有症状的蛛网膜囊肿患者进行了系统的神经心理调查，另一项研究观察了无症状老年患者的心理功能。这些研究中有 10 项报道了严重的精神障碍，主要是但不仅仅是在认知方面，而 7 项报道的术前和术后结果发现了术后认知方面明显的正常化。正如 Soukup 等[25] 所建议的，认知测量可提供结果疗效的替代功能指标，而不是依赖传统的结果测量（即解剖学减压或临床症状缓解），因为它们可能会低估手术干预对这些患者的疗效。目前的研究表明，颅内压增高确实会影响患者的精神功能，而且这种影响是可逆的。术前的临床症状似乎与囊肿的大小无关，而是与囊内压力有关，压力越高，症状越强烈[26]。另一个常见的误解是，术后好转一定与术后囊肿体积缩小相关。

大多数蛛网膜囊肿被认为是先天性的，因此，囊肿压力对周围脑组织的影响是终生的。一些前瞻性研究表明，囊肿对周围脑实质的压力并不一定会造成脑组织的永久性破坏，而更可能是一种可逆的脑功能抑制，这可能与脑灌注紊乱有关。这就解释了为什么在囊肿的压力消除后，受累脑结构的灌注恢复了正常，从而使术后患者的认知能力得到改善。此外，结构性神经影像学研究表明，与蛛网膜囊肿相邻的颞叶比对侧颞叶更小，代谢更不活跃[27]，左半球的语言区被蛛网膜囊肿转移，但没有转移到对侧半球[28]，蛛网膜囊肿周围的皮质组织变薄[29]。最重要的是，研究还表明，囊肿可能会降低周围皮质区域的灌注和新陈代谢[14, 30-35]，而这些变化在囊肿减压后是可逆的，这也是患者认知能力得到改善的原因。这些发现非常重要，因为它们清楚地表明，囊肿减压后，通过改善相应皮质区域的灌注，功能改善与新陈代谢正常化之间存在关联。

（三）脊髓蛛网膜囊肿

脊髓蛛网膜囊肿的临床表现通常为脊髓病、神经根病或两者兼而有之，症状通常是隐匿性的，很少是急性的。出现的症状按频率递减的顺序排列为：疼痛、下肢无力、步态障碍、脊柱侧弯、痉挛、感觉缺失和神经源性膀胱[36]。以脊柱侧弯为表现的蛛网膜囊肿通常伴有其他症状，而继发于脊髓空洞症的脊柱侧弯通常很少或没有神经功能缺损。由于胸椎管最长且直径最小，该部位的蛛网膜囊肿可能比颈椎或腰椎部位的蛛网膜囊肿更早出现梗阻症状。

四、诊断

（一）颅内蛛网膜囊肿

磁共振成像是诊断的金标准。一个非常常见的鉴别诊断是前颞部蛛网膜下腔（subarachnoid space，SAS）增大，这是一种正常的变异，蛛网膜下腔的大小也是如此。有两个因素有助于确定是否为蛛网膜下腔增大，第一个因素是邻近结构的移位（即占位效应），第二个因素是磁共振 T_2 加权成像中出现信号流空洞，这可能表明与邻近的脑脊液间存在沟通。一种新的磁共振成像技术，即时间 – 自旋标记（Time-SLIP），是在动脉自旋标记的基础上发展而来的，能够通过视频显示相邻脑脊液间隙之间定性的脑脊液流动[37, 38]。该成像技术可帮助确定前颞部蛛网膜下腔或扩大的脑池是否与周围的蛛网膜下腔相通，从而确认是否存在蛛网膜囊肿。这种磁共振成像序列也可以在进一步的随访中明确蛛网膜囊肿造瘘后的通畅性。

由于产前超声检查现在已成为妊娠期常规监测的一部分，蛛网膜囊肿可在宫内检测到，其中 2/3 在妊娠 6 个月可检查出，其余 1/3 在妊娠 9 个月[39]可检查发现。蛛网膜囊肿的增大很少与胎儿的生长不成比例。除非囊肿与中枢神经系统偶发畸形有关，否则神经系统发育是正常的。蛛网膜囊肿的大小和位置通常不是形成脑积水的主要因素，但如果蛛网膜囊肿主要位于鞍上区，则可能出现脑积水、视力障碍和内分泌障碍。因此，在非鞍上位置的蛛网膜囊肿继发脑积水的情况很少见。

（二）脊髓蛛网膜囊肿

磁共振成像的使用，尤其是 3.0T 磁共振成像，使脊髓蛛网膜囊肿的诊断相对清晰。对比增强可能仅适用于首次检查，但随后很少需要。最有用的是 T_2 加权成像，因为它能显示脊髓空洞症，并能勾勒出脊髓内脑脊液流动和信号强度变化。最近推出的磁共振成像脑脊液可视化技术对观察脑脊液与附近脑脊液间隙的沟通非常有益。由于为了避免辐射危害，CT 在儿童患者中使用较少，但如果进行 CT 检查，可以帮助确定骨质变化，如椎管扩大、椎弓根侵蚀、椎孔增大等，这些发现通常有利于硬脊膜外与硬脊膜下蛛网膜囊肿鉴别。CT 脊髓造影很少被需要，但其有助于确定脑脊液间隙的通畅性，尤其是在脊柱内固定术在磁共振成像和 CT 上产生明显伪影的情况下。

髓内蛛网膜囊肿非常罕见，这种形式的囊肿，其起源和增大机制尚不清楚。据报道，这类蛛网膜囊肿表现为渐进性四肢瘫痪或截瘫，疼痛不是其突出特征。鉴别诊断包括脊髓空洞症或脊髓肿瘤相关囊肿，这两种情况都应通过磁共振成像加以鉴别。

五、治疗指征

（一）颅内蛛网膜囊肿

颅内蛛网膜囊肿可导致邻近的脑组织移位，尤其是在颅中窝部位，因为囊肿可变得相当大。问题是这种移位 / 压迫是否会对神经功能产生长期影响，尤其是对婴儿。如果会，那么缩小蛛网膜囊肿的体积可以被认为是改善长期神经功能的一种手段[33, 40–42]。

在 Mørkve 等最近的一项研究中，对接受颅中窝蛛网膜囊肿手术的成人进行了多项问卷调查，以评估他们在接受手术后的生活质量是否有所改善。手术前囊肿的大小和手术后囊肿的缩小与手术效果没有相关性。大多数患者表示他们的生活质量得到了改善。这项研究的作者认为，头痛、头晕和认知障碍得到了明显改善，足以抵消手术干预的风险。我们仍需要更多的研究来证实这一假设[40]。

（二）脊髓蛛网膜囊肿

如果是脊髓蛛网膜囊肿，则主要根据症状和发现的大小动态变化（如果有的话）来决定是否进行治疗。因此，患者相对更容易做出对脊髓空洞症进行手术的决定，这是因为脊髓空洞症通常伴有症状，而且与颅腔相比，椎管较小，对脊髓有明确的占位效应。

六、手术治疗

（一）颅内蛛网膜囊肿

蛛网膜囊肿的手术方法有开颅手术[23, 26, 40, 41, 43–45]、神经内镜下手术[43, 46–49]和各种分流术[43, 50, 51]。无论采用哪种方法，成功的治疗都需要对囊肿壁进行切除，并在囊肿和正常蛛网膜下腔之间建立沟通（图 5–3），或者进行囊肿 – 腹腔分流术，从而减轻囊肿对周围组织的压力。目前还没有随机对照试验对这些不同的手术方法进行比较，不同中心根据经验和主治医生的偏好对特定患者选择的手术方法也可能不同。

在过去的几十年里，人们一直在争论治疗蛛网膜囊肿的最佳方法是分流术还是开颅手术。目前大多数关于蛛网膜囊肿治疗的文献都在讨论开颅手术和内镜技术[23, 48, 52–54]。考虑到微创神经外科的概念，手术操作越少越好，因此内镜的使用越来越多[55]。尽管我们更倾向于内镜手术。但最近对分流术、开颅手术和内镜手术进行比较的研究发现，结果或并发症并无差异[43, 52]。

其他研究证明，在进行脑室内蛛网膜囊肿操作时优势明显[56]。分流可能会产生更多的长期并发症，本章稍后将对此进行讨论。

在选择接受手术治疗的患者时，也应采用个体化治疗策略。长期以来，蛛网膜囊肿患者是否应该接受手术治疗一直存在争议[40, 44, 57–61]。对这些患者来说，手术通常并不是挽救生命，而是建议以减轻症状和提高生活质量为目的，因此，只有

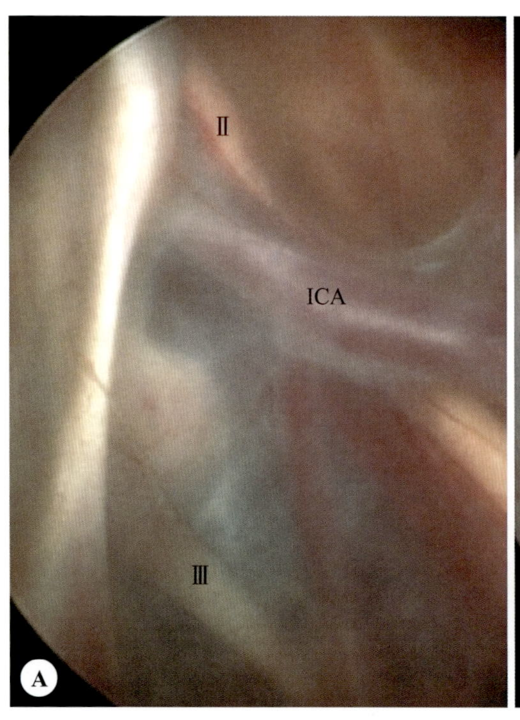

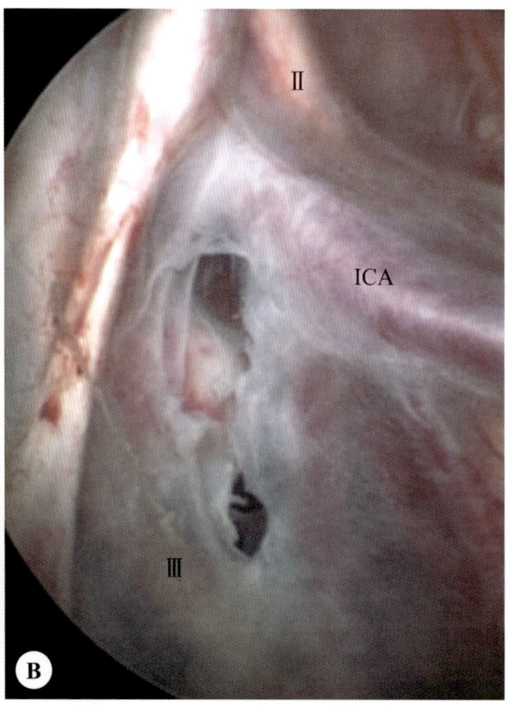

◀ 图 5–3 **A.** 蛛网膜周围囊肿内侧壁的内镜视图显示视神经（Ⅱ）、颈内动脉（ICA）和动眼神经（Ⅲ）；**B.** 成功将囊肿造瘘至基底池的内镜视图

在并发症风险很低的情况下才应该进行手术。据报道，手术相关的并发症发生率为 6%，最高可达 20%[23, 40, 44, 49, 50]。这使得一些学者倾向于采取保守治疗方法[59, 60]，尽管现在大多数学者都认为有症状的蛛网膜囊肿有必要进行手术治疗[40, 42–44]，但也有一些学者认为有明显脑积水症状、颅内压升高或其他客观可验证症状的患者，才有手术机会[59]，头痛和头晕的明显减轻表明患者术后的生活质量得到了显著改善[40]。

如果出现客观的脑积水症状、颅内压升高或潜在的空间占位效应导致的局灶性神经功能缺失，那么手术治疗的指征和决策就非常明确了。不过，如果所有或大多数症状都是非特异性的，那么主治医生就有责任确定哪些患者的症状严重到足以证明接受颅内手术的风险。我们建议在手术前进行一次神经心理评估，尤其是对儿童患者，以便在手术后量化病情的改善情况。然而，无论采用哪种方法进行评估，患者及其父母（如果是儿童）都必须获得关于手术治疗和药物治疗的风险和潜在益处的公正、量化的信息，然后再由他们自己做出最终决定，即症状是否足以让患者无法忍受，以至于他们愿意接受手术治疗所带来的风险。

（二）脊髓蛛网膜囊肿

由于文献中报道的几乎所有硬脊膜外脊髓蛛网膜囊肿都位于背侧，因此可以通过手术进行治疗。通常，硬脊膜外囊肿的囊壁可以与硬脊膜分离。重要的一点是要确保蛛网膜下腔与硬脊膜外腔囊肿之间的沟通完全闭合。这通常只需缝合即可，必要时可使用脂肪或硬脊膜替代物进行加固。由于 50% 的硬脊膜内蛛网膜囊肿位于脊髓背侧，与位于脊髓前方者相比，它们更容易被缝合。其余硬脊膜内蛛网膜囊肿位于脊髓腹侧，手术挑战性更大（图 5–4）。通常在打开硬脊膜后，脊髓会通过硬脊膜开口向上隆起。为了更好地显露蛛网膜囊肿，可以从脊髓侧方打开囊肿，释放脑脊液。

在释放内部压力，特别是在切断齿状韧带并进一步增加脊髓活动度后，显露囊肿会变得更加容易。应通过神经根之间切除脊髓两侧其他部位的囊肿。髓内蛛网膜囊肿实际上就是脊髓空洞。如果囊肿非常大且周围有较薄的脊髓边缘，可以在脊髓边缘组织最薄的部位做髓内切开术，同时放置或不放置支架，将脊髓空洞内脑脊液持续引流至脊髓蛛网膜下腔。躯体感觉和运动诱发电位是蛛网膜囊肿节段切除术的常规监测方法。神经根刺激疗法可能会在切除围绕神经根的蛛网膜囊肿时有所帮助。

七、术后并发症

无论是开颅手术还是内镜手术，任何颅脑手术在术中或术后都可能出现多种并发症，而且这些并发症在一定程度上取决于蛛网膜囊肿的位置。与疾病本身相关的最常见并发症是脑脊液循环障碍，导致必须进行另一种手术来治疗脑积水。一项研究指出，这种并发症在 2 岁以下的婴儿中发生率更高[20]。通过分流术进行脑脊液分流还可能出现其他并发症。蛛网膜囊肿 – 腹腔（cystoperitoneal，CP）分流术因其在神经外科实践中的熟悉程度，几十年来一直是首选治疗方案[62]。除脑脊液分流的常见并发症（感染、梗阻、引流管断开等）外，囊肿 – 腹腔分流管的置入还可能导致分流管依赖[63, 64]。目前文献资料已明确定义了使用囊肿 – 腹腔分流管所产生的危害，尤其是与过度分流有关的危害，如直立性头痛、裂隙脑室综合征[64]、颅后窝结构拥挤[65]、颅脑比例失调[65–67]和获得性（假性）Chiari 畸形[68, 69]。

很少有研究试图解释这些并发症的连锁反应。关于蛛网膜囊肿过度分流的主要并发症是脑脊液压力低。囊肿分流后，脑室最初增大并向囊肿移位，同时脑脊液被分流。之后，大脑会努力填满囊肿减压后留下的空隙。颅内静脉系统开始扩张和充血，产生脑膜充血，进而演变为脑膜纤维化。颅骨会因骨质内嵌而变厚，鼻旁窦也会因血容量不足、颅内压和大脑搏动压减弱而扩张以填补空隙。这些骨性变化也会影响颅后窝，导致后颅过度拥挤和扁桃体下疝（图 5–5）。所有这些特征也会引起脑脊液重吸收减少。最后，当颅骨变得僵硬时会出现颅脑比例失调，这通常是不可逆的，迫使神经外科医生采取更激进的手术，如减压和扩张手术[65, 70]。

总之，尽管囊肿－腹腔分流术似乎是一种大多数神经外科医生都熟悉的安全手术，但从长远来看，脑脊液大量分流及由此导致的颅容量减少会引发一系列事件，从而导致分流依赖。脑脊液流量、大脑、脑膜、静脉和静脉窦的变化，以及最后颅骨的增厚，都会导致过度引流综合征。所有这些疾病都很难处理，而且每种疾病都需要个性化治疗。因此，如今大多数神经外科医生都尽量避免放置脑脊液分流管，而是采用显微外科技术或神经内镜手术进行囊肿切除和造瘘。

致谢：海德堡大学医院儿科神经放射学 A. Seitz 博士。

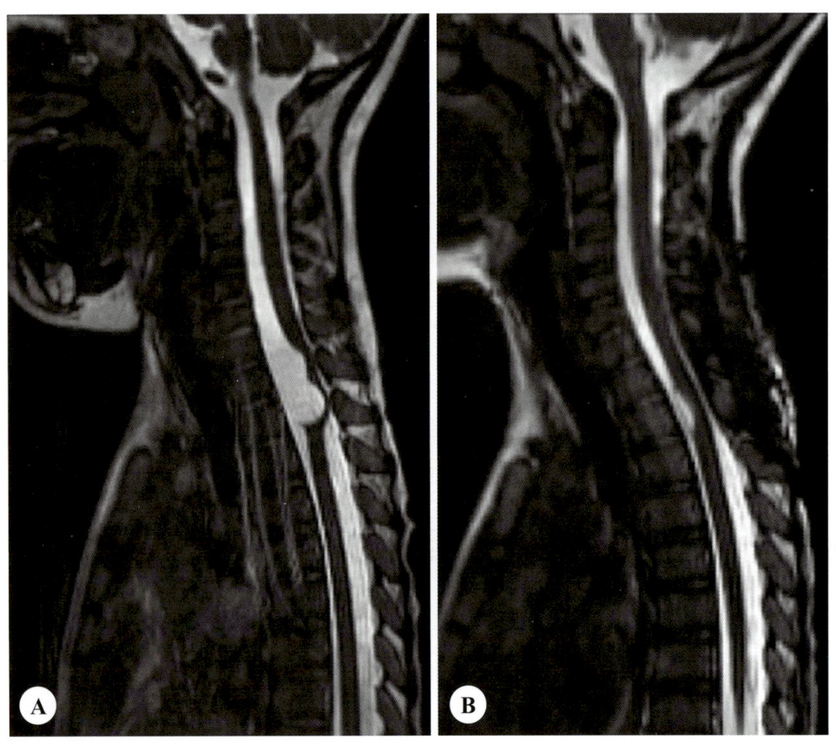

◀ 图 5-4 **A. 3 岁儿童的颈椎矢状位 CISS MRI，显示静脉位置的硬脊膜内蛛网膜囊肿；B. 通过 3 层椎板成形术成功进行微创手术切除囊肿 6 个月后的矢状位 MRI**

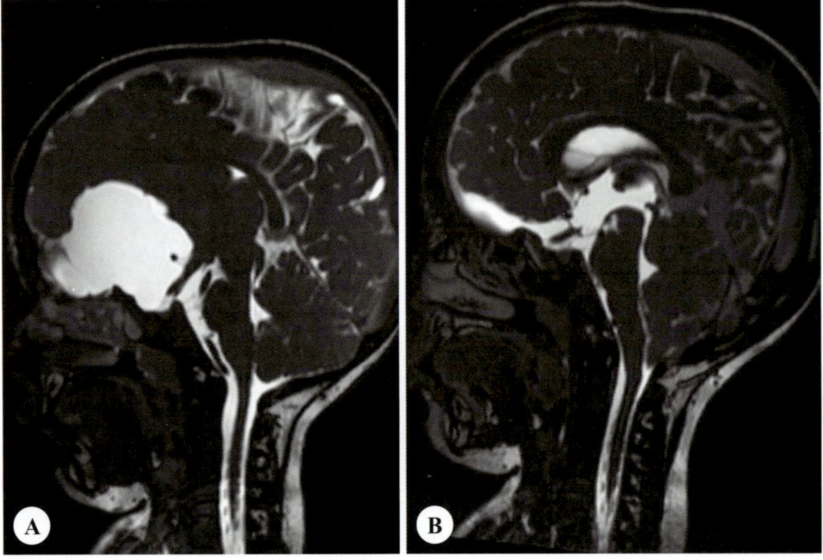

◀ 图 5-5 **A. 患有巨大蛛网膜囊肿的 1 岁儿童的矢状位 CISS MRI；B. 囊肿－腹腔分流术 1 年后的矢状位 CISS MRI，显示扁桃体下疝和静脉窦充血**

第6章 Dandy-Walker 畸形
Dandy-Walker Malformation

Georgios Alexiou　Neofytos Prodromou　著
傅雨林　译　　李国俊　校

Dandy-Walker 畸形（Dandy-Walker malformation，DWM）是一种影响颅后窝的先天性脑畸形。这种发育异常的特征是小脑蚓部完全或部分缺失、第四脑室囊性扩张，而小脑幕、横窦和窦汇向上移位[1]。Dandy-Walker 畸形的变异型是一种较轻的类型，没有颅后窝的扩大。每 2.5 万名新生儿中就有 1 名 Dandy-Walker 畸形患者，女性发病率稍高[2, 3]。最近在欧洲进行的一项流行病学研究显示，新生儿 Dandy-Walker 畸形的总患病率为 6.79/10 万。其中 39.2% 的病例为活胎，4.3% 的病例为胎龄 20 周以上的胎儿死亡，56.5% 的病例为妊娠期诊断出胎儿异常后终止妊娠[4]。据报道，Dandy-Walker 变异型的发病率为 2.08/10 万[4]。80%～90% 的 Dandy-Walker 畸形病例并发脑积水。另外，4%～8% 的脑积水病例存在此畸形。在治疗方面，分流或内镜治疗效果良好。

一、病因

Dandy-Walker 畸形的确切病因在很大程度上仍不清楚。Luschka 孔和 Magendie 孔闭锁历来被认为是导致此畸形的原因。最近的研究表明，后脑顶部相关发育异常是主要致病因素。大多数 Dandy-Walker 畸形病例为散发性，但 Bragg 等报道称，Dandy-Walker 畸形可能通过常染色体遗传[5]。在一些 Dandy-Walker 畸形患者中发现 *FOXC1*、*ZIC1*/*ZIC4*、*COL4A* 和 *DVL2* 发生了突变[6, 7]。*DVL2* 与 Wnt 信号有关，而 Wnt 信号又通过调节祖细胞的增殖和迁移影响小脑的正常形态发生[6]。Dandy-Walker 畸形还可能与 13 三体综合征、18 三体综合征或其他综合征（如 Crouzon 综合征）有关[8]。

二、影像学检查

产前超声检查（ultrasonography，US）中最常见的颅窝畸形是 Dandy-Walker 畸形和 Chiari 畸形Ⅱ型，Dandy-Walker 畸形通常伴有其他神经发育异常，发生在妊娠第 4 周。因此，产前检查可以进行诊断，这相应地又对预后评估和分娩计划非常重要。小脑蚓部的发育在妊娠 18 周后完成，因此 Dandy-Walker 畸形通常在妊娠后 3 个月的超声检查中确诊。在一项欧洲登记中，产前诊断的中位胎龄为 20 周（10～38 周）[4]，产妇的平均实际年龄为（29.8 ± 5.9）岁。美国的超声诊断依据是胎儿的小脑延髓池大于 10mm，小脑蚓部缺失或发育不良，侧脑室大于 10mm[9]。胎儿磁共振成像（magnetic resonance imaging，MRI）通常是下一个诊断方法，以验证是否存在 Dandy-Walker 畸形，并排除其他内脏或全身畸形，高达 80% 的病例可能会发现 Dandy-Walker 畸形。应进行羊膜腔穿刺术，以进行遗传学评估并排除感染[9]。磁共振成像可将 Dandy-Walker 畸形与其他颅后窝囊性疾病区分开来。颅后窝蛛网膜囊肿的蚓部正常，小脑和第四脑室受压。在 Blake 囊肿中，囊肿与第四脑室相通，小脑和蚓部正常，通常伴有脑积水。最后，巨枕大池表现为小脑半球和小脑蚓部结构完整，对第四脑室无压迫[10]。

三、症状学

Dandy-Walker畸形通常在出生后1年内被诊断，主要是由于脑积水和颅后窝囊肿导致的颅内压增高。前囟隆起、头围增大和发育迟缓是促使进行神经影像学检查的常见表现[2]。年龄较大的儿童通常会出现头痛、恶心和呕吐、视力障碍、癫痫发作和小脑功能障碍等症状。然而，严重程度根据结构不同而变化，也可能出现晚期表现。震颤和脊髓空洞症的病例也有报道[11]。也有报道称，Dandy-Walker畸形患者会出现认知行为症状和精神改变，如精神分裂症和强迫症。产生小脑认知情感综合征的皮质小脑束破坏被认为是一个致病因素[12]。

四、中枢神经系统异常

Dandy-Walker畸形通常与中枢神经系统（central nervous system，CNS）异常有关[2]。报道中最常见的畸形是胼胝体或胼胝体的一部分（如压部）缺失或发育不良、脑中隔缺失、全脑畸形、精神分裂症、多脑畸形、脑畸形、灰质异位症、脑干畸形、鞘膜积液、Crouzon综合征和Klippel-Feil畸形[2, 3, 8, 11]。一项研究描述了Dandy-Walker畸形变异型的神经元形态学和形态计量学改变，结果发现大脑皮质树突棘密度降低。小脑扁桃体和蚓部出现胶质细胞病变，浦肯野细胞的胞体大小和树突轴化厚度减小。最后，形态计量分析显示，蚓部神经元数量减少了23.77%，大脑半球神经元数量减少了19.4%[13]。

五、非中枢神经系统异常

有报道称，Dandy-Walker畸形会伴有多种结构异常，高达93%的患者会出现这种情况[14]。在一项对734例病例（562例Dandy-Walker畸形和172例变异病例）的研究中，心脏异常最为常见，占11.4%。这些异常包括室间隔缺损和房间隔缺损、动脉导管未闭、主动脉共动脉症、肺动脉瓣、三尖瓣和主动脉瓣狭窄、法洛四联症和左心发育不全[2, 4]。其次是泌尿系统异常，包括先天性肾积水、膀胱输尿管反流、肾积水、多囊性肾发育不良和肾缺如[4, 15]。约4.6%的病例有肢体畸形，如联合畸形、多指畸形和肢体缺损[4]。较少见的是消化系统畸形，包括先天性肠固定畸形、巨直肠、食管和十二指肠闭锁。面部畸形常见的有小耳症、先天性青光眼和白内障、斜视、肥大性斜视、面部血管瘤、上腭裂和腭裂[2, 4]。

六、治疗

对Dandy-Walker畸形患者的治疗主要涉及脑积水和颅后窝囊肿的处理。文献中描述的常见治疗方法包括脑室－腹腔（VP）分流术、囊肿－腹腔（CP）分流术、VP和CP联合分流术、脑膜切除术/脑膜瓣膜切除术及内镜手术，包括脑室镜下第三脑室造瘘术（endoscopic third ventriculostomy，ETV）和脑膜瓣膜切除术[2]。与分流术相比，内镜手术可能具有某些优势，因为分流术失败率可能高达30%～40%[16]。Mohanty等在对72例Dandy-Walker畸形患儿采用上述手术技术进行治疗的大型系列研究中指出，导水管阻塞是做出正确治疗决定的关键点。如果导水管通畅，通常只需进行ETV。如果ETV失败，可考虑进行VP或CP分流。如果导水管狭窄，除ETV外，还需要进行导水管成形术或支架置入术。然而，分流术可使脑室体积缩小，CP分流术可使囊肿体积缩小[17]。在一系列19例Dandy-Walker畸形病例中，所有病例都进行了分流术。其中4例只进行了VP分流，10例进行了CP分流，5例需要使用三通连接器进行脑室系统和颅后窝囊肿引流。在19例患者中，有4例需要进行分流改造。事实证明，分流术是一种安全的手术，所有患者的临床症状均有所改善[2]。

七、预后

先天性小脑畸形与儿童的多种神经、发育和功能障碍有关[18]。关于小脑畸形，这些患者的预后各不相同，有的发育正常，有的则出现严重的认知障碍。有报道称，近50%的患者认知能力正常，而其他患者即使早期治疗脑积水，智力发育也不会正常[19]。最近的一项研究显示，10 例患者中有 10 例语言发育迟缓，78% 的患者有全面发育迟缓[18]。

在一个由 45 名儿童组成的系列研究中，49% 的患者发育正常，29% 有轻度发育迟缓，22% 有严重发育迟缓[17]。多发性先天性生殖器缺陷会影响预期寿命。

八、结论

Dandy-Walker 畸形是一种罕见的先天性疾病，伴有多种中枢神经系统和非中枢神经系统畸形。手术治疗通常包括使用分流术或内镜手术治疗脑积水。预后与伴随症状相关。

第 7 章 Chiari 畸形
Chiari Malformation

Amin Tavallaii 著
康正文 译 李国俊 校

Chiari 畸形（chiari malformation，CM）用于描述影响小脑、脑干和颅颈交界处的一系列复杂的先天性畸形，通常表现为神经组织向颈椎管疝出。关于小脑组织通过枕骨大孔疝出的病例报道可以追溯到约 130 年前。奥地利病理学家 Hans Chiari 首次在尸体解剖系列中，发现了影响已故脑积水婴儿小脑和脑干的各种发育畸形[1, 2]。这些畸形后来被归类为 Chiari 畸形Ⅰ～Ⅲ型。Chiari 所描述的最轻微畸形包括小脑扁桃体通过枕骨大孔进入颈椎管，而最严重的畸形则是后脑结构经枕骨大孔或颈椎管疝出，形成枕部或颈部的脑膜膨出。Chiari 的同事 Julius Arnold 在引入一种特殊类型的畸形方面做出了重大贡献，这种畸形表现为小脑扁桃体和蚓部下降，同时延髓下部通过枕骨大孔伸长或向下移位。因此，这一亚型的 Chiari 畸形被命名为 Arnold-Chiari 畸形，现在也被称为 Chiari 畸形 2 型（CM-2）。在 Chiari 及其同事们发现了畸形之后，其新亚型的发现并没有停止，截至目前，文献中已经发现并介绍了这种发育畸形的许多其他亚型，我们将在本章中详细介绍这些亚型。

Chiari 畸形通常与神经轴的其他发育畸形和先天畸形相关，如脑积水、脊髓空洞症、脊柱裂、脊柱侧弯和脊髓栓系综合征等。本章将详细介绍相关的畸形现象，强调了关注 Chiari 畸形的潜在病理生理学和胚胎学的重要性，以更好地理解病因学和这些相关疾病。

尽管随着磁共振成像（magnetic resonance imaging，MRI）的出现和发展，以及引入了多种病理生理学理论作为 Chiari 畸形的潜在原因，但这种畸形在诊断、治疗和预后方面仍存在许多具有挑战性、不确定性和争议，我们将在本章中对其进行深入讨论。

一、分类

1981 年，当 Hans Chiari 描述 Chiari 畸形的 3 种亚型时，他可能没有想到自己的分类会有如此大的扩展。如今，文献中已经报道了 9 种不同的 Chiari 畸形亚型。其中有几种亚型非常罕见，而且病情严重，患者几乎会因此而死亡。我们的目标是呈现一个综合全面的分类，其中包括所有已报道的 Chiari 畸形亚型（表 7–1）。

（一）Chiari 畸形 0 型

这种 Chiari 畸形的特点是脊髓空洞症形成，但没有任何神经组织疝出或脑干受压的征象（图 7–1A）。这种分类的逻辑依据是，这些患者的临床表现与 Chiari 畸形 1 型（CM-1）患者相似，而且在采用治疗其他类型 Chiari 畸形的手术后，临床症状有所改善。其基本病理生理学似乎是第四脑室出口处的膜或瘢痕形成，影响了颅颈交界处的脑脊液（CSF）流动[3, 9, 10]。

（二）Chiari 畸形 0.5 型

这是最近发现的一种 Chiari 畸形亚型，其临床表现与 CM-1 相似，但没有明显的扁桃体通过枕骨大孔疝出。相反，在该亚型中，小脑扁桃体向腹侧疝出并包裹延髓，导致延髓外侧和后组脑神

表 7-1　最新的 Chiari 畸形分类

类　型	定　义	特　点
0	脊髓空洞症，无任何神经结构突出	第四脑室出口阻塞
0.5	小脑扁桃体包裹延髓，延髓外侧受压	最新发现的亚型
1	小脑扁桃体尾部疝出超过 5 mm，穿过枕骨大孔	最常见的类型
1.5	小脑扁桃体、蚓部和脑干向尾部疝出，第四脑室通过枕骨大孔延伸	—
2	小脑扁桃体、蚓部、脑干向尾部疝出，第四脑室通过枕骨大孔延伸并伴有脊髓脊膜膨出	—
3	颅后窝内容物可疝出到颈枕部膨出的脑膜中	严重且罕见，患者通常会死亡
4	小脑发育不全或发育不良	非常严重，非常罕见，患者几乎总是死亡
5	小脑发育不良伴枕叶通过枕骨大孔疝出	最严重和最罕见，患者几乎总是死亡

经受压（图 7–1B）[4]。

（三）Chiari 畸形 1 型

Chiari 畸形 1 型是最常见的 Chiari 畸形，小脑扁桃体通过枕骨大孔疝入颈椎管（图 7–1C）。文献中报道了多种扁桃体下移的临界值作为 CM-1 的影像学诊断标准，但最被接受的标准是扁桃体下移超过 5mm 可明确诊断为 CM-1，而扁桃体下移 3～5mm 则疑似诊断为 CM-1。

（四）Chiari 畸形 1.5 型

该亚型的特点是小脑扁桃体、蚓部和延髓下部通过枕骨大孔疝出，第四脑室延伸，但不伴有髓脑膜膨出（图 7–1D）。有报道称，经过保守治疗的 CM-1 患者在影像学上逐渐发展为 Chiari 畸形 1.5 型，因此可以认为这种畸形是 CM-1 的一种更严重的变异型。然而，该亚型患者的自然病史与 Chiari 畸形 2 型患者几乎相似[5, 11]。

（五）Chiari 畸形 2 型

这种众所周知的亚型也被称为典型的 Chiari 畸形或 Arnold-Chiari 畸形，包括 Chiari 畸形 1.5 型中描述的所有异常，如小脑扁桃体、蚓部和延髓下部疝出（通过枕骨大孔），但同时伴有脊柱裂和脊髓脊膜膨出等（图 7–1E）。

（六）Chiari 畸形 3 型

这是一种罕见的 Chiari 畸形，包括小脑组织疝出，有或没有脑干结构，进入枕骨大孔或高位颈部脑膨出（图 7–1F）[12]。

（七）Chiari 畸形 4 型

在 Chiari 畸形 5 型提出之前，这曾是最严重和最罕见的 Chiari 畸形。在这一亚型中，尽管颅后窝发育正常，但仍可看到小脑发育不良或发育不全，同时伴有脑干形成异常（图 7–1H）。这种畸形几乎总是导致过早夭折。

（八）Chiari 畸形 5 型

这是最严重的 Chiari 畸形，包括小脑发育不全和枕叶通过枕骨大孔疝出（图 7–1I）[8]。除这些已报道的 Chiari 畸形类型外，还有一种称为 Chiari 畸形 3.5 型的畸形，该畸形是根据 1894 年的一例病例报道而得出的。该畸形被描述为早产新生儿的脑脊髓膨出，无颈椎区，枕部有一突出肿块，尾部与肩胛区相连，前部与腹部内脏相连（图 7–1G）。然而，由于缺乏类似的文献报道，我们对是否将该异常病例纳入 Chiari 畸形分类中犹豫不决[7, 13]。

二、胚胎学

现有的胚胎学解释大多是基于 Chiari 畸形 1

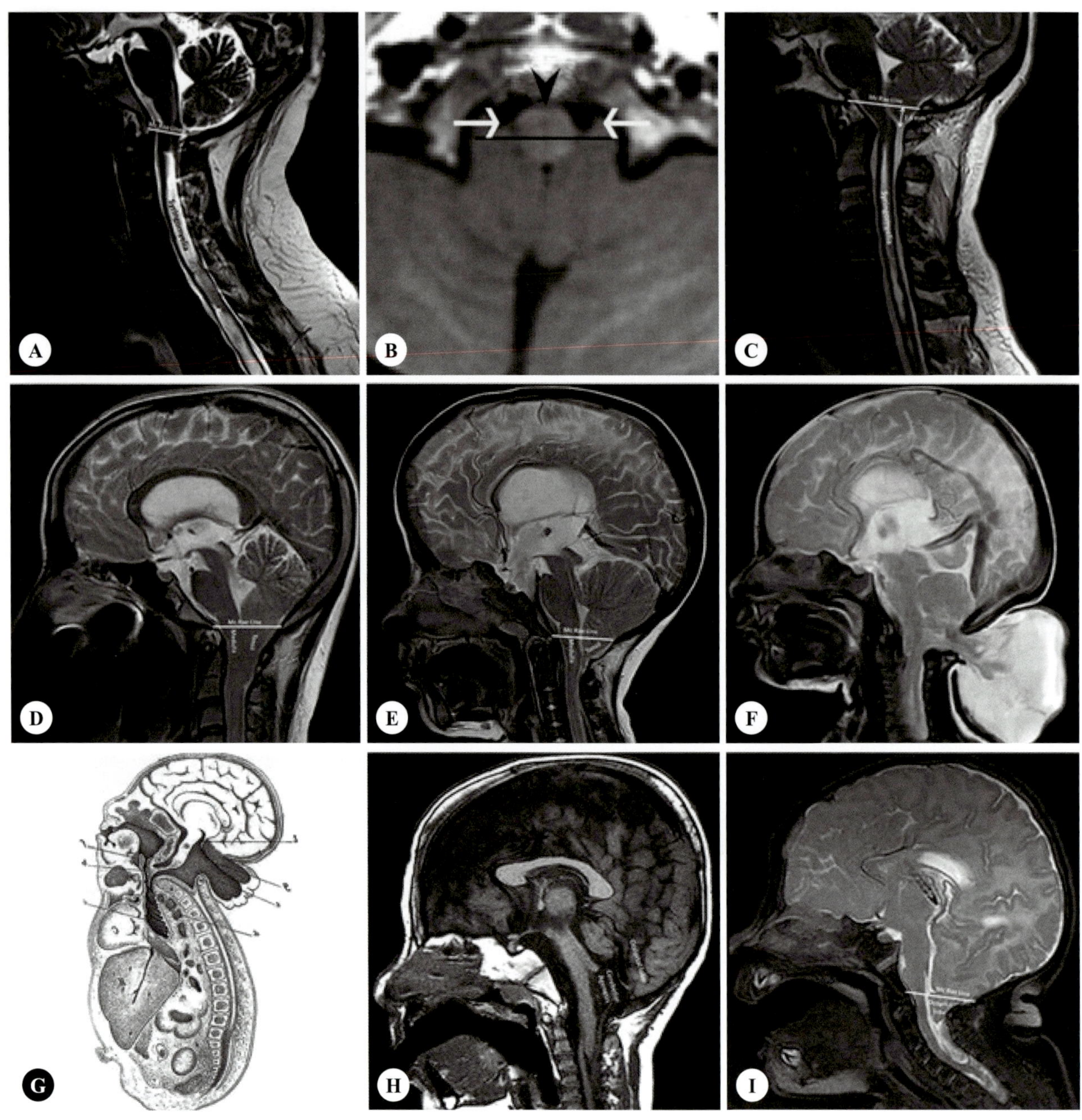

▲ 图 7-1 各种类型 Chiari 畸形的 MRI

A. Chiari 畸形（CM）0 型患者的矢状位 T_2 加权 MRI，显示存在脊髓空洞，但无任何疝出[3]；B. CM-0.5 患者的轴位 T_1 加权 MRI，显示小脑扁桃体腹侧疝出（白箭）和延髓侧向受压（黑箭）[4]；C. CM-1 患者的矢状位 T_2 加权 MRI，显示小脑扁桃体向 McRae 线下方下降 7.5mm，并伴有脊髓空洞；D. CM-1.5 患者的矢状位 T_2 加权 MRI，显示小脑扁桃体疝和延髓向下移位[5]；E. 伴有脊髓脊膜膨出症的 CM-2 患者的矢状位 T_2 加权 MRI，显示延髓和小脑扁桃体通过枕骨大孔同时疝出（注意被延伸的第四脑室）；F. 患有 CM-3 的新生儿矢状位 T_2 加权 MRI，显示小脑组织疝出而形成一个大的脑膜脑膨出[6]；G. CM-3.5 示意[7]；H. CM-4 患者的矢状位 T_1 加权 MRI 显示小脑发育不全和天幕向下移位；I. 患有 CM-5 的新生儿的矢状 T_2 加权 MRI，显示颅后窝完全缺失，枕叶通过枕骨大孔疝出[8]

型和 2 型。一些报道认为，CM-1 的根本原因是轴旁中胚层发育障碍。这种发育不良可能会导致颅后窝变小变浅，从而造成颅后窝过度拥挤和压力升高[14]。

小脑扁桃体的形成发生在妊娠中期之后。因此，妊娠中期之后，颅后窝压力的轻微增加都可能导致小脑扁桃体向尾部移位和小脑扁桃体在枕骨大孔内的嵌顿，就像在 CM-1 中看到的那样。如果这种压力上升发生在妊娠中期，则疝出的神经结构将是小脑蚓部，由此导致的异常将是 Chiari 畸形 2 型[15]。同时存在脑膜膨出和大量脑脊液从缺损处流失会增加向下的压力梯度，加剧颅后窝神经结构向下移位。脑脊液过度引流也会导致幕上脑室的脑脊液压力过低，进而导致脑室塌陷，这可能是胼胝体发育不全或丘脑间联合变大等相关异常出现的原因[16]。

简而言之，中胚层异常似乎是导致 CM-1 发生的胚胎学基础。另外，CM-2 背后的主要胚胎异常包括神经外胚层畸形，尽管中胚层发育不良在其发病机制中也起着不太重要的作用。Chiari 畸形 3 型和 4 型也被称为神经外胚层异常，但由于其罕见性，这些类型的 Chiari 畸形所涉及的确切胚胎学发生过程至今仍不甚明了[17]。

三、病理生理学

颅后窝神经结构通过枕骨大孔疝出可能是各种遗传性或后天性疾病的结果。例如，由于颅后窝内存在肿瘤或血肿等占位性病变，小脑扁桃体向下脱位，这种情况可以用“继发性 Chiari 畸形”来描述[18-21]。不过，本章的重点是原发性 Chiari 畸形，它是一种发育和先天性异常，我们将讨论导致这种畸形的病理生理过程。许多作者和研究人员都试图通过病理生理学理论来阐明 Chiari 畸形的病因，但大多数理论都无法单独涵盖与 Chiari 畸形相关的所有复杂和多样的异常现象。在此，我们介绍 6 种最流行的理论，其中前 3 种理论更适用于 Chiari 畸形 1 型（CM-1），后 3 种理论则更好地描述了 Chiari 畸形 2 型（CM-2）的潜在病理生理学。

（一）过度拥挤理论

胚胎枕骨发育过程中的中胚层紊乱可能会导致形成一个小而发育不全的颅后窝，进而引起颅后窝狭小和颅后窝代偿性疝出。随后导致颅后窝过度拥挤，小脑扁桃体通过枕骨大孔代偿性疝出，以缓解颅后窝内的压力升高[22-27]。由于扁桃体疝，CSF 流动在颅颈交界处发生障碍，从而发展成脑积水和颈椎管内向下的压力梯度，导致小脑扁桃体疝加重并出现临床症状和体征[28]。最近一项有趣的研究评估了搏动性颅内压（intracranial pressure，ICP）和搏动性压力梯度对 CM-1 患者小脑扁桃体异位的影响，结果表明低颅内顺应性在 CM-1 的潜在病理生理学中起着重要作用，并支持过度拥挤理论[29]。该理论也可以解释 CM-1 并发颅缝早闭的病理过程。

（二）生长异常理论

这一理论背后的关键概念是，神经轴不同节段的生长方向不同。该理论的支持者认为，两种生长波（一种是负责颅骨生长的尾向生长波，另一种是与颈椎生长相关的颅向生长波）的碰撞可能会导致颅颈交界处的发育异常，从而导致 CM-1 的发生[30, 31]。

（三）分子遗传理论

在这一理论中，负责颅后窝及其神经内容物生长和发育的遗传通路异常可能在 Chiari 畸形的发病机制中发挥作用[32-34]。然而，绝大多数 Chiari 畸形并没有遗传背景，而且已知的病例都是散发性畸形。因此，如果我们接受这一理论作为 Chiari 畸形的原因之一，那么自发的新突变或胎儿暴露于致畸剂更可能是该结果的解释。文献中有关于家族性 Chiari 畸形（特别是 CM-1）的报道，但似乎非常罕见[35-37]。遗传性结缔组织病（hereditary connective tissue disorder，HCTD）、Marfan 综合征、Ehlers-Danlos 综合征、Klippel-Feil 综合征、Pierre-Robin 综合征、Beckwith-Wiedemann 综合征和 Costello 综合征等遗传性综合征都可能与 CM-1 相关[14, 17]。

（四）水动力学理论

这是 Hans Chiari 提出的最古老的理论，用于解释 CM-2 患者的颅后窝内神经结构向尾部移位的病理生理学原因。在这一理论中，CM-2 患者脑积水的最初发展对颅后窝内容物造成向下的压力，导致这些结构通过枕骨大孔疝出[2]。然而，有

10%～20% 的 CM-2 患者并不伴有脑积水。此外，胎儿通过影像学检查可在出现任何脑积水的征象之前找到相应依据，并优先诊断出 CM-2。

（五）牵引理论

牵引理论的支持者从整体力学的角度来看待 CM-2 的病理生理学，认为脊髓空洞症导致的脊髓栓系可能会对脑干和小脑等颅后窝神经结构造成明显的向下牵引，并迫使这些结构通过枕骨大孔向尾部移位。不过，这是对复杂现象的简单化理解，无法解释大多数与 CM-2 相关的异常现象。此外，事实证明脊髓的弹性特性不允许将牵引力从腰骶部传递到颅后窝这么长的脊柱水平[38, 39]。

（六）统一理论

如前所述，简单的理论似乎无法涵盖 Chiari 畸形尤其是 CM-2 的所有病理生理学方面。因此，我们认为所谓的“统一理论”在解释 CM-2 患者所见的一系列并存畸形方面是最贴切、最可接受的。在这一理论中，CSF 通过神经中央管缺陷而流失和渗漏，导致颅内腔 CSF 压力异常降低。这种颅内低压导致脑室系统塌陷，这一现象可以解释颅后窝发育不良和生长不正常，以及颅后窝过度拥挤导致的神经结构疝出。枕骨大孔水平的嵌顿阻碍了通过第四脑室出口的 CSF 流动，导致脑积水的发生。我们知道，脑室周围区域在中枢神经系统（central nervous system，CNS）的发育和组成中起着关键作用。脑室塌陷可能会影响大脑结构的正常发育，导致与 CM-2 相关的各种发育异常的发生[40]。

在 Chiari 畸形的背景下，形成脊髓空洞症背后的病理生理学是这一疾病的另一个争论点。这方面的文献有多种理论，但最容易被接受的是 Oldfield 等的理论，即小脑扁桃体在每个收缩期时，在枕骨大孔内进行活塞式运动（锤击效应），从而导致脊髓蛛网膜下腔内的压力间歇性升高，进而诱导 CSF 通过脊髓内部；另外，封闭的脊髓蛛网膜下腔内的间歇性动脉搏动会促进 CSF 从外周流向脊髓中心。CSF 在脊髓实质内的积聚最终导致脊髓空洞的形成[41, 42]。

四、流行病学

Chiari 畸形历来被认为是一种罕见的异常。根据磁共振成像诊断的病例，其发病率为 0.5%～0.7%[43, 44]。然而，由于相当一部分 CM 患者终生无症状，也从未接受过磁共振成像诊断评估，因此 CM 的实际患病率似乎要高得多。关于最常见的 CM 类型是 CM-1 还是 CM-2，目前还没有达成共识。尽管如此，在将无症状的 CM-1 患者考虑在内后，CM-1 的发病率似乎大大超过了 CM-2。在所有文献中，CM-1 的发病率为 0.1%～0.5%。其他 CM 亚型的发病率和患病率尚不确切，但毫无疑问，它们的发病率远远低于 CM-1 和 CM-2。其中，Chiari 畸形 3 型、4 型和 5 型极为罕见，几乎总是导致患者过早夭折。

CM 的首发症状最常出现在幼儿期或成年期[43]。CM-1 患者很少在婴儿期被确诊，大多数患者在发病和确诊时是青少年或年轻的成人[45]。此外，相当一部分 CM-1 患者没有症状，是偶然被诊断出来的。由于畸形的性质更为严重，CM-2 的临床表现往往发生在婴儿期或幼儿期[46]。然而，尽管 CM-2 患者严重出现发育异常，有趣的是，只有 1/3 伴有 CM-2 的脊髓脊膜膨出患者出现与 CM 相关的体征和症状[46]。

绝大多数报道都没有显示出任何性别差异，但有少数流行病学调查报道显示女性略占优势，发病率略高[17, 47, 48]。尽管有少量的文献报道家族背景或种族易感性特征，但这些因素与 CM 的发病没有强关联性[17, 36, 37, 49]。

五、体征和症状

大多数 CM-1 患者终生无症状，但有症状的患者多在儿童期晚期和成年早期发病[50, 51]。相反，约有 1/3 的 CM-2 患者是在出生后 5 年内被诊断出的，通常是在出现与脑干功能障碍相关的体征和症状之后，这些有症状的患者中有近 1/3 无法存活[17]。

CM-1 和 CM-2 在临床表现上的巨大差异主要

是由于 CM-2 的性质更为复杂，而且伴发脑积水对脑干压迫和脑神经牵引的加重作用[46]。表 7–2 概述了与 CM 相关的临床症状和体征。根据我们目前对潜在病理生理机制的认识，我们可以将这些体征和症状分为以下三类。

（一）与脑脊液流动障碍有关的体征和症状

疼痛是儿童和成人 CM（主要是 CM-1）患者最常见的症状，47% 的患者主诉头痛，疼痛部位在枕部和上颈部，用力、大笑、打喷嚏或咳嗽、Valsalva 动作等会加剧疼痛。这种疼痛通常是一过性的，以短暂发作的形式出现，与一过性的 ICP 上升和随后的硬脑膜牵引同时发生。疼痛与 C_2 皮肤神经支配区的感觉障碍是常见症状[52, 53]。由于无法沟通，年龄较小的儿童患者可能会表现出疼痛的间接症状，如烦躁、哭闹和喂养不良[54, 55]。

表 7–2　依据潜在病理生理学概述 Chiari 畸形相关的临床症状和体征

病　因	体征 / 症状	分　类
颅颈交界处的脑脊液流动障碍	• 易怒 • 过度哭闹 • 喂养不良	婴儿和幼儿
	• 头痛、颈椎痛 • C_2 节段皮肤感觉异常	大龄儿童和成人
压迫或牵引颅后窝内的神经结构	• 共济失调 • 眩晕 • 头晕 • 眼球震颤	小脑功能障碍
	• 中枢性睡眠呼吸暂停 • 窦性心动过缓 • 血压不稳	脑干功能障碍
	• 吞咽反射受损 • 吞咽困难 • 声音嘶哑 • 喘鸣 • 复发性吸入性肺炎 • 面神经麻痹 • 感觉神经性听力损失 • 复视 • 构音障碍	脑神经功能障碍
脊髓压迫或脊髓空洞症	• 括约肌功能障碍 • 下肢反射亢进和痉挛 • 共济失调	脊髓压迫
	• 分离性感觉缺失 • 手部小肌肉萎缩 • 中央脊髓综合征 • 进行性脊柱侧弯	脊髓空洞症

（二）与脑干和小脑压迫或牵引有关的体征和症状

中枢性睡眠呼吸暂停是脑干受压的最常见表现，尤其是在 CM-2 患者中。约 13% 的儿童患者会出现这种情况，而且更多出现在年龄较小的儿童身上[47, 56, 57]。约 20% 的患者会出现脑神经功能障碍。舌咽神经和迷走神经更常受累，导致咽反射受损、吞咽困难、声音嘶哑和喘息，并有误吸和继发肺炎的风险。患者可能较少出现与其他脑神经（如三叉神经、外展神经、面神经和舌下神经）功能障碍有关的体征和症状[57, 58]。小脑受压和功能障碍的表现可能包括眼球震颤、共济失调（多见于躯干）、眩晕和头晕[58–60]。由于延髓受到压迫，还可能出现心动过缓或血压不稳等自主神经功能障碍。

（三）与脊髓压迫症或脊髓空洞症有关的体征和症状

这一组体征和症状包括一系列可归因于上运动神经元（upper motor neurons，UMN）和下运动神经元（lower motor neurons，LMN）受累的体征和症状。与上运动神经元受累相关的体征可能表现为反射亢进和下肢痉挛，而与下运动神经元受累相关的体征包括反射减弱和上肢肌肉萎缩。CM 合并脊髓空洞症的患者通常诊断年龄较小、病程较早[60]。脊髓空洞症伴有一系列体征和症状，包括：①一种明显的感觉障碍，被称为分离性感觉缺失，痛觉和温度觉丧失，轻触觉和本体感觉较少累及；②中枢性脊髓综合征，以上肢运动无力为主；③手部小肌肉明显萎缩；④进行性脊柱侧弯[18, 61, 62]。这些感觉运动症状和体征通常是不对称的[63]。CM患者因脊髓压迫或脊髓空洞症引起括约肌功能相关通路紊乱，也可出现尿失禁或大便失禁。

另一种方法是根据患者发病时的年龄对CM最常见的体征和症状进行分类，因为CM的主要表现在儿童和成人群体中有所不同。造成这种差异的原因之一是婴幼儿无法进行交流和沟通，这导致该年龄组的患者更倾向于出现与脑干相关的体征，而非疼痛等主观症状[64]。因此，婴儿期最常见的体征是中枢性呼吸暂停、四肢瘫痪、肌张力低下、发育迟缓和哭声微弱。1—3岁的儿童通常在出现与后组脑神经相关的症状和体征（如喘鸣、吸入性肺炎、声音嘶哑、呛咳、喂养不良和发育不良）后被确诊。在年龄较大的儿童中，危及生命的症状和体征较少，进展缓慢，包括疼痛及与脊髓相关的症状和体征更常见，如运动无力、痉挛和共济运动失调[17]。

六、相关疾病

与CM相关的并发症可分为两类。第一类是由导致CM的相同潜在病理生理过程引起的异常，如脑积水和脊柱侧弯。这些实际上是Chiari畸形和（或）并发脊髓空洞症的表现。脑积水多见于CM-2，而只有4%～18%的CM-1患者会出现脑积水。脑积水发生的机制似乎是颅颈交界处或第四脑室出口处的CSF流动障碍[17, 53]的结果。脊柱侧弯通常在合并脊髓空洞症的情况下被诊断出来，在一大批患有CM-1的儿童患者中，脊柱侧弯的发病率估计为18%[53]。左侧脊柱侧弯（曲线顶点向左）可作为同时患有CM和脊髓空洞症的指征，而右侧脊柱侧弯通常被认为是特发性的[53, 65]。一项有趣的研究比较了有或无脊髓空洞症的CM-1患者的脊柱侧弯特征，结果发现，在CM-1和脊髓空洞症患者中，左侧脊柱侧弯、严重弯曲和神经功能缺损等非典型特征明显更常见[66]。由于脑室系统功能受到影响，脑室周围区域在正常大脑发育和组成过程中的协调作用随之受损，与CM-2相关的大脑发育异常也不胜枚举。相关的发育异常包括胼胝体发育不全、脑皮质组织多回畸形（大脑皮质组织异常）、丘脑间联合增大和透明隔缺失[67]。

另一类相关疾病包括在CM发病机制中可能起作用的原发性疾病。这类疾病主要与CM-1有关。寰枢椎不稳定是其中之一，有报道称相当一部分CM-1患者的寰枢椎不稳定是导致CM发病的根本原因[68, 69]。颅底凹陷症（basilar invagination，BI）是CM-1另一种常见相关性疾病[25]。颅底凹陷症可能表现为枕骨发育不全，从而导致颅后窝过度拥挤和CM-1的发生[70]。另一种理论认为，与BI相关的寰枕不稳定可导致CM-1的发生。然而，这种关联背后的机制尚不清楚，这两种发育异常的发生也可能是独立的、互不相关的[71–73]。人字缝的早闭会影响枕骨的正常发育，并形成小的颅后窝，导致小脑扁桃体疝出。这种早闭可能是非综合征型的，也可能是发生在颅缝早闭综合征的一种，如Crouzon综合征、Pfeiffer综合征、Apert综合征或Kleeblattschadel综合征[17, 74]。另外颅骨发育异常所致骨质疏松疾病（如Paget病）和骨矿物质缺乏综合征（如家族性抗维生素D佝偻病）也可能与CM-1有关[75]。

七、诊断

在对疑似CM患者进行诊断评估时，检查重点应放在与CM相关的发育异常上，并寻找可能导致类似CM的神经结构继发性疝出的占位性病变或其他原发病因。与许多其他神经外科疾病一样，CM的诊断方法也随着时间的推移发生了显著的变化，尤其是MRI及其衍生成像模式的出现。在此，我们将简要介绍有助于诊断与CM相关的广泛异常的所有可用诊断工具。

（一）X线片

尽管在计算机断层扫描（computed tomography，CT）出现之前，X线片在诊断与CM相关的颅后窝颅骨畸形的诊断中具有重要作用，但随着MRI

的普及，X 线片在诊断 CM 方面已不再发挥关键作用。然而，静态和动态颈椎 X 线片在发现潜在的颅颈椎不稳定或与颅颈椎骨骼异常相关的疾病方面仍有很大帮助，如寰枕融合、颅底凹陷或 Klippel-Feil 综合征[76, 77]。此外，脊柱影像学评估仍然是脊柱侧弯患者的形态学评估和手术计划的主要内容。

（二）超声检查

超声检查在 CM 诊断中的作用主要体现在产前时期，其描述的一些特征性模式可用于早期宫内 CM 相关畸形的检测。所谓的"柠檬征"（lemon sign）是指由幕上脑室系统发育不良导致了额骨凹陷（而非凸起），显示胎儿头骨酷似柠檬（图 7–2A）。经典的"香蕉征"（banana sign）是另一种超声造影征象，其原因是小脑畸形并向尾部移位，同时颅后窝中缺乏可见的小脑延髓池，就像香蕉一样（图 7–2B）。这两个特征性体征是 CM-2 所特有的[78]。其他发现，如低垂的小脑幕和窦汇，或发现过度拥挤和狭小的颅后窝，也可提示 CM 的诊断。

（三）计算机断层扫描

颅后窝被高密度的骨性结构所包围，这一解剖特征会造成明显的骨性伪影，从而降低 CT 检查颅后窝神经发育异常的准确性和可靠性。

然而，CM 相关的幕上异常（如脑积水或胼胝体发育不全）可通过 CT 进行更准确的诊断。CT 是检查与 CM 相关的颅骨畸形（大多与 CM-2 相关）的首选方式，如枕骨大孔增宽、斜坡缩短和 Luckenschadel 颅骨（与 CM-2 相关的颅骨发育不良）[79]。此外，如果有磁共振成像禁忌证或无法使用磁共振成像，CT 脊髓造影（鞘内注射碘造影剂）也可以作为评估脑脊液间隙和颅颈交界处小脑扁桃体位置的主要工具[80]。

（四）磁共振成像

与大多数其他中枢神经系统疾病类似，CM 的首选诊断方法是磁共振成像。高空间分辨率的头颅和脊柱磁共振成像可有效检查神经结构疝出情况和其他与 CM 相关的异常，如脊髓空洞症、脑积水、颅颈脑脊液间隙消失等。CM-1 的诊断依据是小脑扁桃体疝通过枕骨大孔，无论是否伴有脊髓空洞。据报道，与 McRae 线（在矢状位图像上以枕骨大孔水平向前方画的一条线）相关的各种小脑扁桃体下降量是 CM-1 的诊断阈值。小脑扁桃体疝出 2mm 以下被认为是生理性的[81]。另外，普遍认为小脑扁桃体向枕骨大孔下方下降超过 5mm 即为 CM-1，而下降 3～5mm 则可视为临界型 CM-1[82]。不过，也有报道称小脑扁桃体会随着年龄的增长而生理性上升。因此，将特

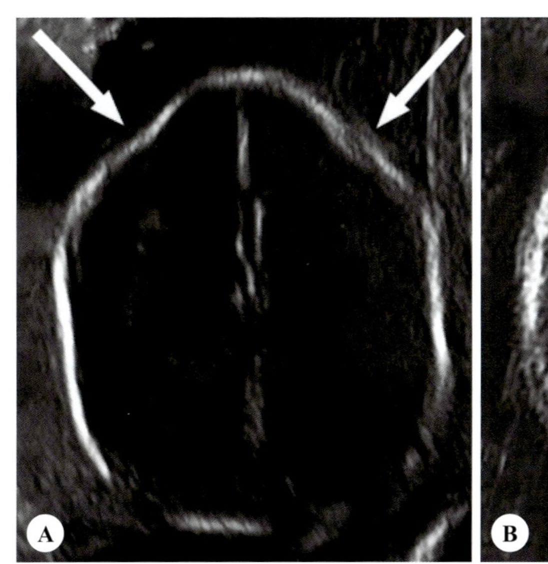

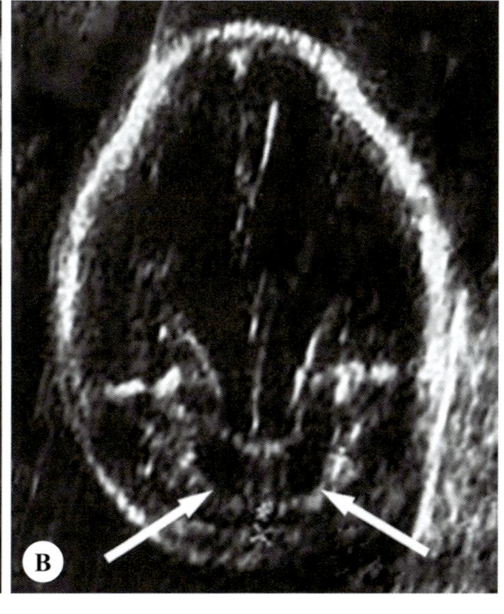

◀ 图 7–2　产前头颅超声成像显示 **Chiari** 畸形 **2** 型胎儿的"柠檬征"（**A**）和"香蕉征"（**B**）

定年龄的阈值作为 CM-1 的诊断标准似乎更为合适。建议的特定年龄阈值为 10 岁前＞6mm，10—30 岁＞5mm，30—80 岁＞4mm，各年龄段＞3mm，但稳定 10 年以上无进展[76, 80]。尽管量化小脑扁桃体下降值在 CM-1 诊断标准中起着关键作用，但研究表明，小脑扁桃体下降数值与自然病史或临床表现的严重程度并无显著相关性。小脑扁桃体尖端的形态似乎与 CM 的临床病程密切相关。与小脑扁桃体尖端呈圆状和圆钝状相比，小脑扁桃体尖端呈尖状时，则表示可能存在更严重、隐匿的病理改变，症状可能更严重[83, 84]。

CM-2 的诊断标准更为复杂，包括除脊髓脊膜膨出外的各种中枢神经系统异常。延髓延长和闩部（obex）向下移位（即第四脑室底最尾端的最具代表性的部位，第四脑室可能在此与脊髓中央管相通）是 CM-2 的主要诊断标准之一。由于延髓向下移位，且脊髓因齿状韧带的存在而相对不活动，在 CM-2 患者的高位颈髓区域可能会出现延髓–脊髓扭结。这一征象的出现通常与更严重的临床表现相吻合[17]。“顶盖喙”是 CM-2 患者磁共振成像中的另一种异常表现，包括位于四叠体的上丘和下丘融合，以及指向后方的顶盖喙的形成。

脊髓空洞症是指脊髓内充满脑脊液的空腔，更常见于 CM-1，在 CM-1 和 CM-2 病例中分别约占 65% 和 40%。它更常见于颈髓或颈胸部脊髓，但在 CM 的情况下形成全脊髓空洞并不罕见[43, 85]。有趣的是，研究表明小脑扁桃体下降的程度与脊髓空洞形成的发生率和严重程度无关[86]。

弥散张量成像（diffusion tensor imaging，DTI）是一种较新的基于磁共振成像的模式，可显示髓质内白质束的被挤压状态和功能障碍，也可以通过这些白质束的扩散状态来比较术前和术后减压的效果[87, 88]。

（五）脑脊液流动性研究

颅颈交界处的 CSF 流动障碍在 CM 的病理生理学和症状学中起着举足轻重的作用。因此，人们一直在努力研究 CSF 的流动模式，并以此为指导对 CM 患者进行最佳治疗。Cine-MRI 是一种动态模式，可在轴位和矢状位显示 CSF 存在的通路和流动速度[89]。尽管有证据支持减压手术后 CSF 流动情况改善与临床症状改善之间存在相关性[90, 91]，但术前 CSF 流动性研究在确定手术指征和最佳手术方法方面的作用尚不清楚。临床研究结果表明，Cine-MRI 的结果与 CM 患者的临床表现无明显相关性[91–95]。此外，在评估 CM 患者时，Cine-MRI 的检查者间可靠性相当低，只有在 CSF 流动严重障碍的病例中，其可靠性才达到可接受的水平[93]。因此，术前 Cine-MRI 似乎并不是 CM 诊断路径中的一个关键甚至有益的步骤。

（六）电生理研究

脑干听觉诱发电位（brainstem auditory evoked potential，BAEP）可评估脑干内听觉神经通路的完整性和功能情况，是评估 CM（尤其是 CM-2）的有用工具。患者由于脑干受到挤压和移位，Chiari 畸形牵拉第Ⅷ对脑神经导致 BAEP 异常。BAEP 可以作为确定手术减压效果和跟踪术后改善结果的标志，但其作为术前诊断工具的应用尚未得到广泛认可[96, 97]。

八、治疗

手术是治疗 CM 的主要方法，这一点已得到普遍认可。CM-1 和 CM-2 患者的手术指征和治疗方案各不相同。CM-2 患者出现脑干相关症状和体征的原因更可能是 ICP 升高和延髓、脊髓的内在功能障碍，而非延髓或脊髓直接受到机械性压迫。因此，与 CM-1 患者不同，手术进行的枕骨大孔减压术（foramen magnum decompression，FMD）并非 CM-2 患者的首选手术方式[98]。有症状的 CM-2 患者的第一步治疗步骤应该是缓解潜在的脑积水。这可以通过不同的脑脊液分流技术或脑室镜下第三脑室造瘘术（endoscopic third ventriculostomy，ETV）来实现。如果在对脑积水进行适当的手术治疗后症状仍然存在或复发，则应进行仔细的重新评估，以排除任何分流故障或 ETV 失效导致脑积水复发的可能性。如果上述情况属实，则应计划进行分流管调整或重新进行 ETV，或者可以采取两种不同的治疗方法。一种方法包括提供支持性治疗，如实施气管切开术和（或）胃造瘘术，以暂时缓解进食和呼吸困难。这种方法较为保守，但支持者认为，许多 CM-2 患者的症状会随着时间的推移得到明显改善，这种方法可以避免许多患者接受不必要的 FMD 治疗[98, 99]。另外，如果这些患者出现严重的、危及生命的体征和症状，也可以使用 FMD 进行治疗。应根据患者的具体情况决定采用哪种方法。

CM-1 患者的手术干预指征仍存在争议。不过，在做治疗决策时，普遍认同的适应证值得考虑。同时存在脊髓空洞症和 CM-1 似乎是最被接受的适应证之一[100]。有关 CM-1 患者脊髓空洞自然缓解的报道很少，保守治疗脊髓空洞后出现不可逆神经功能缺损的可能性高于脊髓空洞自然缓解的可能性[51, 101, 102]。由 CM-1 引起的一系列严重症状是另一个几乎被普遍接受的手术干预指征：这些症状和体征包括咳嗽的 Valsalva 动作引起的头痛、进行性脊柱侧弯、枕骨大孔水平神经结构受压引起的神经功能缺损，以及与脑神经功能障碍相关的体征或症状[103]。因此，对于无症状、症状或体征轻微或不明显的患者，如果没有脊髓空洞症的影像学证据支持，可以采取保守治疗，并进行密切随访[47, 104]。研究表明，这些接受保守治疗的患者有机会随着时间的推移逐渐好转，并有明显的小脑扁桃体上升的影像学证据[104]。尽管如此，如果在随访期间出现或加重任何可归因于 CM-1 的体征和症状，或在随访影像学检查中发现明显的脊髓空洞，则应立即进行 FMD 手术治疗。

对于合并脑积水的 CM-1 患者，确定脑积水是 CM-1 的原发病因还是继发结果至关重要。明确小脑扁桃体疝与脑积水之间的关系可指导临床医生谨慎选择适当的治疗方法。不过，如果没有按时间顺序排列患者的完整临床和影像学证据史，这可能是一个具有挑战性的问题。

CM 手术的主要目的是减轻压迫，恢复颅颈交界处正常的 CSF 流动[105]。FMD 被认为最终会导致小脑扁桃体上升，并通过恢复颅颈交界处正常的 CSF 流动和扩大小脑延髓池，逆转导致脊髓空洞形成的病理过程[106]。神经外科医生在治疗 CM 患者时面临的挑战之一是如何选择最合适的 FMD 技术，既能最有效地缓解患者症状，又能降低复发率和并发症发生率[55, 107]。传统上，最广为接受和熟知的技术是 FMD，打开硬脑膜，之后使用自体移植物、异体移植物或合成硬脑膜替代物进行减张硬脑膜成形术。根据神经外科医生的偏好和术中观察，也可以在这种方法中进行其他硬脑膜内干预，如小脑扁桃体的烧灼或部分切除、蛛网膜粘连松解或部分蛛网膜切开，这些都会影响 CSF 通过第四脑室出口流出。Dlouhy 等为接受 FMD 的 CM 患者提供了一份硬脑膜内可能存在的异常情况列表，这些异常情况在 CSF 流动障碍中起重要作用，如果条件允许，将在 FMD 时行一期处理。几乎所有这些异常情况最终都会导致作为第四脑室主要出口的 Magendie 孔严重阻塞，包括（但不限于）小脑扁桃体之间的蛛网膜粘连、双侧小脑后下动脉（posterior inferior cerebellar artery，PICA）内侧移位[108]。在这些病例中，以恢复正常 CSF 流动为目的，进行对硬脑膜内组织结构的操作至关重要。

鉴于进行 FMD 过程中使用硬脑膜成形术可能会引起严重的并发症（大多与 CSF 有关，如 CSF 渗漏、假性脑膜形成和无菌性脑膜炎），神经外科医生引入了更为保守的硬脑膜保留手术技术，以降低并发症发生率。在这些非开放性硬脑膜外入路的手术方法中，可以单独进行枕骨大孔骨性减压术，或同时切除寰枕筋膜或部分硬脑膜（即切开硬脑膜外层而保留内层完整）。

神经外科医生在选择这些创伤较小的方法时，应该权衡得失，即既能减轻硬脑膜下组织结构的病理学变化，又能减少并发症发生率。文献中有一些原始研究和综述比较了这些微创方法与传统的 FMD 联合硬脑膜成形术的利弊[105, 109–113]。在一项 Meta 分析中，与 FMD 联合硬脑膜成形术相比，单用 FMD 而不对硬脑膜进行任何操作的术式并发症发生率较低，但复发率和再次手术的需求也明显较高[114]。为了更好地识别采用这些硬脑膜成形术后复发率较高的患者，我们做了大量努力，如使用术前 CSF 流动情况的研究和（或）术中超声检查来确保减压的充分性。尽管有报道称这些评估技术有一定的益处，但它们仍未能形成神经外科医生在选择手术技术时普遍采用的标准方法[109, 115–118]。有报道称，与成人患者相比，儿童患者进行枕骨大孔骨性减压术，无论是否同时行硬脑膜外层切开术，其手术效果更佳。儿童组织的不同特点，如硬脑膜的弹性更大，使其能够扩张并形成扩大的椎管，可能是导致这一结果的根本原因[119–122]。我们曾对文献中的可用数据进行了系统回顾和 Meta 分析，这些数据涉及采用硬脑膜外层切开术治疗儿童 CM-1 患者后的临床和影像学结果，并将这些结果与传统 FMD 联合硬脑膜成形术的结果进行了比较，但结果尚未公布，我们在此首次公布我们的研究结果[123]。在对包括 615 例儿童 CM-1 患者在内的 8 项有效研究进行数据提取后，Meta 分析表明两种手术技术在复发率、临床或影像学结果测量方面没有统计学意义上的显著差异。此外，使用硬脑膜外层切开术与较低的并发症发生率、较短的住院时间和较短的手术时间有明显关联。这些发现凸显了微创手术方法的有效性和安全性，尤其是鲜为人知的硬脑膜外层切开术在治疗儿童 CM-1 患者中的应用。正如我们之前提到的，神经外科医生对在成人 CM-1 患者的治疗中采用非硬脑膜切开技术有更多的抵触情绪，因为有报道称这些技术在成人中的复发率和再次手术率更高[124]。尽管在成人中采用 FMD 联合硬脑膜成形术是大势所趋，但现有文献证据并不支持硬脑膜成形术在成人患者中的优越性。我们最近发表的关于成人 CM-1 患者的系统回顾和 Meta 分析结果显示，硬脑膜外层切开术的临床和影像学结果与传统的硬脑膜成形术相似。有趣的是，在并发症发生率（包括 CSF 相关并发症和感染）、术中失血量和手术持续时间等方面，硬脑膜外层切开技术更有优势[125]。因此，神经外科医生似乎应该在治疗成人患者时，更加大胆地采用更新、创伤更小的手术技术，如硬脑膜外层切开技术。

Goel 等根据 C_1/C_2 不稳定在 CM-1 发展过程中发挥重要病理生理作用的理论，提出了一种完全不同的手术治疗 CM-1 患者的方法。该理论认为，小脑扁桃体通过枕骨大孔疝出是对寰枢椎内在不稳定性的自然反应，通过形成所谓的“自然安全气囊”来保护在不稳定层面上的脊髓不受损伤。因此，在不进行任何颅后窝减压的情况下，通过器械固定和融合来稳定 C_1/C_2 椎面关节，可能会逆转这一过程，从而改善 CM-1 的临床和影像学状况。尽管有少数研究支持这种手术方法及其背后的理论，但仍需要更多高水平的证据来证实和认可这种治疗方法[126–128]。

经过 FMD 治疗的 CM 患者，脊髓空洞通常会缓解[55]。在极少数病例中，FMD 治疗后临床和影像学无明显改善，随访研究中脊髓实质变薄和（或）蛛网膜下腔明显阻塞，此时应考虑直接手术治疗脊髓空洞，如脊髓空洞切开术或脊髓空洞－蛛网膜下腔分流术[129]。

尽管 FMD 的技术细节不在本章讨论范围之内，但我们还是试图在此简要说明我们的手术技巧。该手术最好采用俯卧位。对于 2 岁以下的患者，我们倾向于将其头部放置在马蹄形头托上；对于年龄较大的患者，我们则倾向于将其头部固定在 Mayfield 头架上，使其处于略微屈曲的位置。切口从枕骨隆突延伸至 C_2 的棘突。双侧肌肉组织之间的解剖可通过白线，以减少出血。在充分显露枕骨和 C_1 后弓后，使用高速钻头铣开一个直径约为 2cm × 2cm 的骨瓣。然后使用小磨头切除枕骨大孔后缘和 C_1 后弓中线旁 2cm 宽的椎体。在治疗 CM-1 患者时，我们更倾向于使用硬脑膜外层切开术。我们以 Y 形方式浅层切开硬脑膜，然后在手术显微镜下从切口线处钝性剥离并切除硬脑膜外层，注意不要无意中破坏硬脑膜内层的完整性。

根据我们的经验，与耗时较长的硬脑膜成形术相比，这种手术出血量较少，手术时间明显缩短。

九、并发症

FMD 减压后最常见的并发症是脑脊液相关并发症，如脑脊液漏、假性脑膜膨出形成和无菌性脑膜炎。其中，经缝合线修补而出现的脑脊液渗漏最为常见，术后患者发生中枢神经系统感染的风险较高，因此应及时处理。假性脑膜膨出的形成本身可能没有显著的临床意义，但一些报道表明脑脊液进入假性脑膜膨出对脊髓空洞的消退有不利影响[130]。虽然这些并发症可以通过细心的硬脑膜修补和伤口缝合来预防，但这些措施不能为伴有颅内压升高和脑积水的患者提供有效的封闭。因此，治疗的第一步是评估患者是否存在脑积水，并通过放置脑脊液分流系统或进行 ETV 等适当治疗[28, 131, 132]。在没有脑积水的情况下，仔细缝合皮肤和（或）放置腰大池引流管，通常可以防止渗漏。

出血性并发症也可能因不慎损伤动脉或静脉而发生，不幸的是，硬脑膜下腔出血可能导致更多的蛛网膜下腔形成粘连，从而导致更高的复发 / 再手术率。在解剖和对小脑扁桃体进行操作时损伤小脑后下动脉或在显露和切除 C_1 椎体后弓时损伤椎动脉，都可能导致术中动脉出血。这些并发症可以通过使用仔细的显微锐性解剖技术和将所要显露的骨质限制在中线旁 2cm 宽度范围内来避免[133]。由于儿童的枕窦和环窦等硬脑膜窦通常是通畅的，在硬脑膜开口时，儿童患者可能会发生大量静脉出血。要避免这种情况，可以在硬脑膜上做一个小切口，逐渐扩大切口，及早发现硬脑膜窦，并使用缝合线或临时夹子及时控制这些硬脑膜窦。

寰枢关节不稳定是 FMD 的另一种并发症。这种并发症可能是由解剖和切除 C_1 后弓时损伤了 C_2 椎板或断开了 C_2 椎体的肌肉插入所致。因此，在显露过程中应注意不要损伤 C_2 及其周围的肌肉组织[134, 135]。

即使是在小脑扁桃体全切术的情况下，FMD 术后发生局灶性神经功能缺损也十分罕见，而且随着现代显微外科工具和技术的普及，这种情况也不再令人担忧。术后感染仍被视为 FMD 术后致死性并发症的一个可能原因。几乎毫无疑问的是，接受硬脑膜成形术的患者感染率明显更高（硬脑膜成形术为 15%，硬脑膜外层切开术为 4%），这与前面提到的 CSF 相关并发症类似[125]。

十、疾病结局和预后

人们一直在努力寻找一种客观的方法来规范和量化 CM 患者术前和术后的临床和影像学特征。多种评分系统的引入就是这些努力的结果。然而，这些评分系统都没有得到广泛应用和深入研究，因此，其有效性和一致性仍然未知[136–138]。

虽然大多数 CM 患者在 FMD 术后都能获得良好的预后和显著的临床改善，但也有可能出现临床状况无改善或恶化的情况。在我们的研究中，64% 的儿童 CM-1 患者的临床症状有所改善，而术后临床症状恶化的比例估计为 7.4%。改善最多的是头痛[43, 58, 60]。典型的 CM 特异性头痛在术后会有所改善，复发率很低，但与 CM 无关的头痛在 FMD 术后往往会持续存在[53]。儿童患者（73.6%）的脑神经或脑干功能障碍的体征和症状在几个月内会得到明显改善，但这种改善在成人患者中较少发生[53, 125, 139]。在 10 岁以下儿童中，轻度和中度脊柱侧弯在 FMD 后趋于稳定或改善[53, 140]。与健康患者相比，CM-1 患者的整体认知能力较低，这种认知缺陷在手术治疗后通常不会明显改善[141]。在预测 CM 患者术后临床病程方面，有研究表明，术前颅后窝形态的临床结果并无预后价值[142]，但颅后窝容积增加或小脑延髓池扩大与临床症状（尤其是头痛）改善之间存在显著相关性[143]。

关于儿童 CM-1 患者的复发率 / 手术率，有许多不同的文献报道。小于 3 岁的患者复发率为 43.8%，小于 6 岁的患者复发率为 12%[45, 64, 144]。文献中报道的复发率范围如此之大，原因之一是 CM-1 在年龄较小的儿童中相对罕见，这些复发率大多来自小型病例系列。然而，在我们最近对615例年龄小于18岁的儿童CM-1患者的研究中，这一比例估计为8.7%。

手术减压后，73%～85%的患者脊髓空洞会完全消失或缩小。不过，即使在这些病例中，多年后仍有复发的可能，因此有必要进行长期随访，以便尽早诊断出这些晚期复发病例[53, 145, 146]。我们最近的研究结果表明，分别有25%和21%的病例术后脊髓空洞可能会表现为无改善状态或进一步恶化。这种影像学改善的失败可能是由于第四脑室出口处仍存在闭塞，而在FMD期间没有得到解决[147]。

第 8 章 脑膨出
Encephaloceles

Elie Hammam Sarut Chaisrisawadisuk Mark H. Moore Stephen Santoreneos 著
康正文 译 李国俊 校

一、定义

脑膨出是大脑和脑膜通过颅骨缺损处疝出，每万例活产中仅有 0.8～5.6 例[1]，虽然并不常见，但却是神经管畸形家族中的一种常见形式。

在神经外科文献中，脑突出（cephalocele）和脑膨出（encephalocele）这两个术语几乎可以互换使用。然而，了解两者之间的区别非常重要。脑突出是一个总括术语，定义为颅骨的先天性缺损，颅内的内容物疝出情况多种多样。如果头颅疝的病理内容物包括蛛网膜和脑脊液，则称为脑膜膨出。如果缺损内容物进一步包括大脑和（或）小脑组织，有时还包括脑室延伸和脉络丛，则称为脑膜脑膨出[2]。它们通常是散发性的，但枕叶型可能是遗传性脑膨出综合征的一部分[3]。脑突出这个术语被用于原发性先天性缺陷，同时也可被用于手术、外伤或面部裂等继发性缺陷[4]。在本章中，与小儿神经外科学相关的内容我们将只关注先天性脑膨出。

除内容物外，还可根据骨缺损的解剖位置进行分类。脑膨出的孔通常沿着骨缝处或位于几块颅骨连接处，但有时也会出现在骨化中心与穹窿交界处[5]。如果疝位于前囟与筛骨前缘之间，则称之为前顶型或前额型脑膨出（图 8-1），而经筛骨和蝶骨疝出则称之为基底部型脑膨出（图 8-2）。如果疝出孔位于人字缝与枕骨大孔之间，则称之为枕骨型脑膨出，而向后延伸至颈椎的则称之为枕颈交界型脑膨出（图 8-3）。顶骨型脑膨出是指发生在前囟与后囟之间的头颅畸形。下文将进一步详细介绍每个类别的亚分类。

在颅骨缺损的外部开口处，硬脑膜通常与颅骨骨膜融为一体。然而，在某些情况下，膨出物可能完全被硬脑膜包裹。更重要的是，外表面可以被头部的皮肤保护，或者根据解剖位置，可以被鼻和鼻旁窦内的黏膜包裹。

（一）发病率和遗传

脑膨出亚型发病率与种族有关。例如，在欧洲血统的澳大利亚人中，大多数（2/3）的脑膨出位于枕部，只有 2.2% 的脑膨出位于前顶部[6]。北美和西欧的情况也是如此，约 85% 的脑膨出发生在枕部[7]。另外，来自东南亚、俄罗斯部分地区和非洲中部的患者大多患的是前顶型脑膨出，而不是枕骨型脑膨出[8]。

母体叶酸水平与脑膨出发病率之间的因果关系不是必然的[9, 10]。有学者提出了一些环境危险因素，但大多数因素要么相关性较弱，要么仍在争论中，没有确定性[9]。社会经济地位低和高龄产妇可能与前顶型脑膨出的风险有关[11]，较高的经济地位和高龄产妇则可能与较高的枕骨型脑膨出发病率有关[9]。然而，迄今为止，大多数研究都没有发现脑膨出与产妇年龄有关[8, 9]。

该病与一些常染色体隐性遗传综合征的联系证明了遗传因素的作用。例如，Meckel 综合征是一种常染色体隐性遗传病，表现为枕脑膨出、多指畸形、全前脑畸形、小眼畸形、口面裂等全身性畸形。另一个例子是额叶发育不良，表现为额

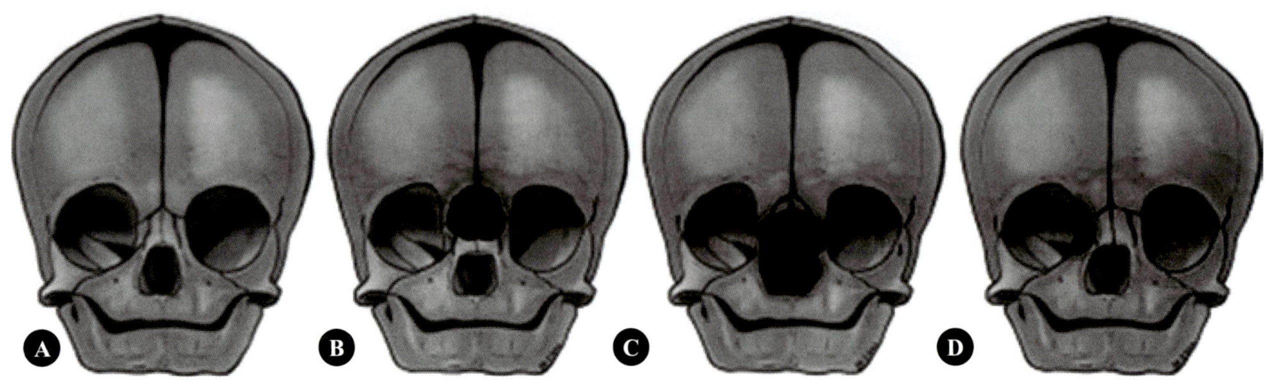

▲ **图 8-1 正常新生儿颅骨发育示意和 3 种类型的前顶型脑膨出**

A. 正常新生儿头骨无缺损；B. 鼻额型脑膨出示意，显示额骨与鼻骨之间的外部缺损；C. 鼻筛骨型脑膨出示意，显示鼻骨与上外侧软骨之间的缺损；D. 鼻眶型脑膨出示意，显示眶壁内侧缺损导致囊疝（图片由 Dr Zameer Gill 提供）

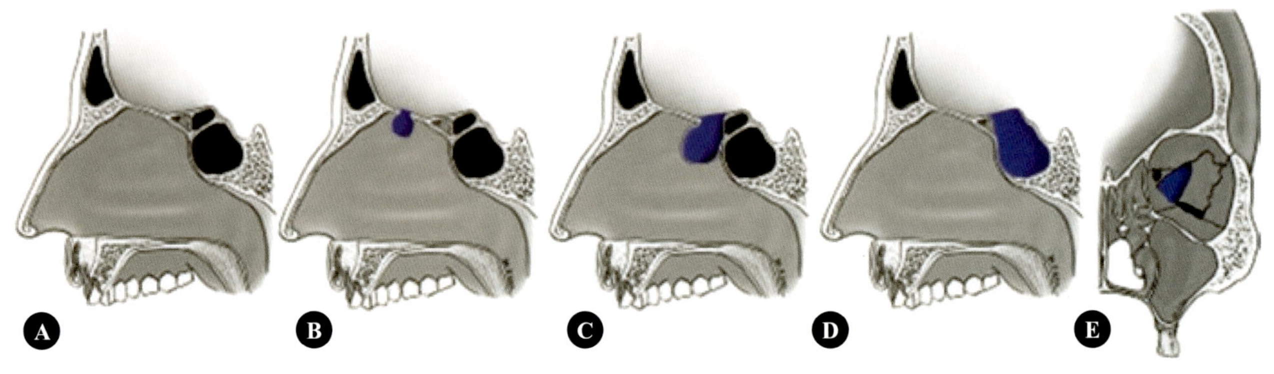

▲ **图 8-2 基底部型脑膨出示意**

A. 正常发育的颅前窝；B. 经筛骨脑膨出，显示筛板的外部缺损；C. 经蝶 – 筛脑膨出，显示蝶骨和筛骨交界处的缺损；D. 经蝶窦脑膨出，显示蝶骨体的部分缺损；E. 经蝶窦脑膨出冠状切面，显示缺损可通过内侧眶壁（图片由 Dr Zameer Gill 提供）

叶型脑膨出。孤立性、非综合征性脑畸形大多为散发性，与家族性无关。

与脑膨出相关的其他神经异常包括胼胝体发育不全、视神经异常、颅骨发育不全、Chiari 畸形、Dandy-Walker 畸形和髓母细胞瘤。脑积水的发病率因脑膨出的位置而异。前顶型脑积水的发病率较低（10%～15%），而枕骨型脑积水则相对常见，有研究报道称其发病率为 60%～90%[12-14]，不过这种情况主要发生在疝修补术后，而非新生儿期。

（二）前顶型脑膨出

这种类型早在 19 世纪中期就已被确认。在早期，Mesterton 于 1855 年根据颅骨外部缺损的位置将前顶型脑膨出分为鼻额、鼻筛和鼻眶三组。1890 年，von Meyer 报道了一个病例，并发表了相同的分类方法[15]。1903 年，Stadfeldt 将所有三种形式的前顶型脑膜膨出统称为“前额 – 筛脑膨出”，并给出了以下理由：“因为所有这些类型的前顶型脑膨出症一般都具有这样的特征，即在颅骨内部有一个疝的出口，可在额骨和筛骨之间进行区分”。然而，许多报道仍在使用这一令人困惑的命名法。1972 年，Suwanwela 等研究了 12 个尸检报告的前额 – 筛脑膨出（fronto-ethomoidal encelphalomenignocele，FEEM）头骨，并通过其外部缺损更明确地定义了 FEEM 的异常解剖学[16]。

内部缺损几乎总是在盲孔处，该处是额骨和筛骨的交界处，鸡冠和筛板的前方（图 8-4）。脑膨出的内容物会从这个孔疝出到外部，造成各种

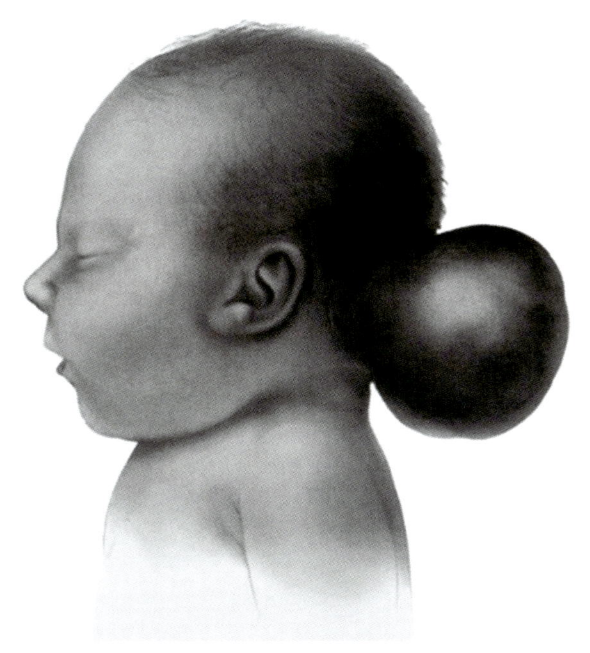

▲ 图 8-3　枕骨型脑膨出示意

改编自 Centers for Disease Control and Prevention, National Center on Birth Defects and Development Disabilities.

外部缺损。如果外部缺损位于额骨与鼻骨之间，则定义为鼻额骨型。如果外部缺损位于鼻骨和上外侧软骨之间，则属于鼻筛骨型。最后，如果缺损位于内侧眶壁，则为鼻眶骨型（图 8-1）[16]。

（三）基底部型脑膨出

基底部型脑膨出是颅底畸形并伴有神经组织疝出，多发于东南亚，是最不常见的类型，发病率低至 1.5%[2, 17]。与前顶型脑膨出一样，基底部型脑膨出也具有多种亚型，并根据疝出部位进行分类[18]。颅底脑膨出的 4 个亚型如下。

① 经蝶 – 筛型：指颅内容物通过蝶骨和筛骨连接处后部，进入后鼻腔的情况。

② 经蝶窦型：指内容物通过蝶骨体疝入蝶窦或上颌窦的情况。

③ 经蝶 – 眼眶型：指内容物通过眶上裂或骨缺损疝入眼眶的情况。

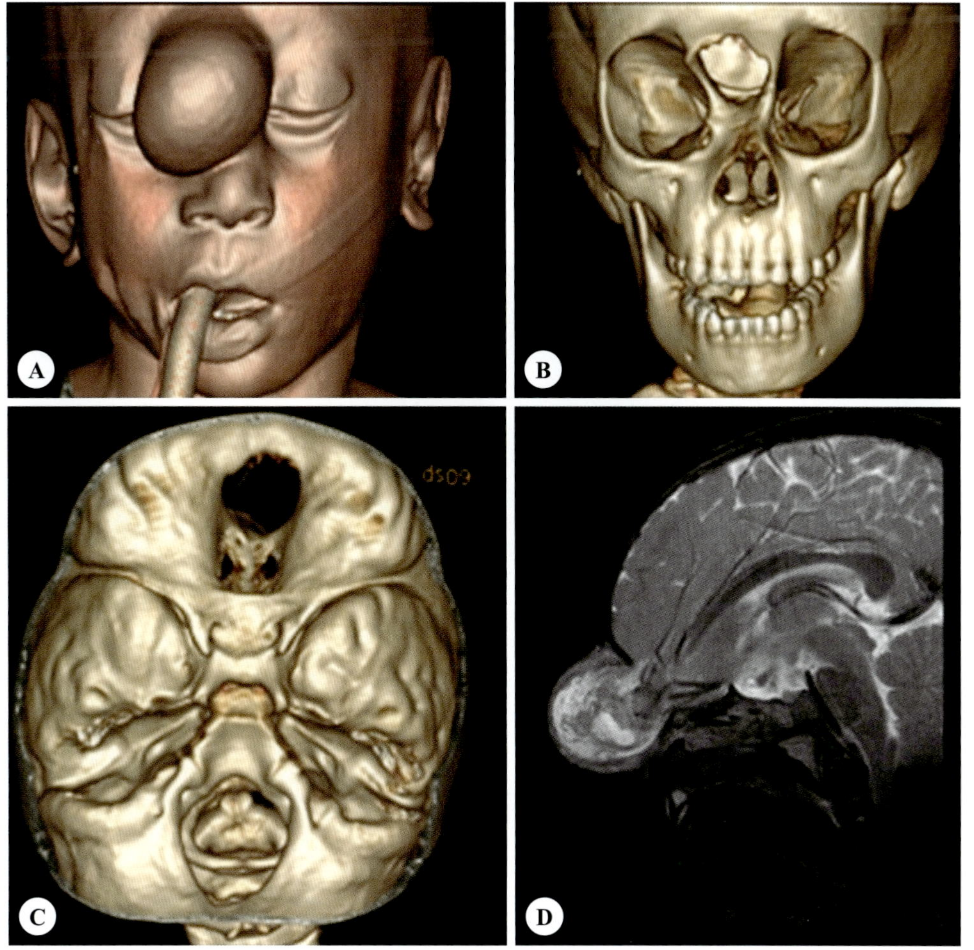

◀ 图 8-4　**A.** 软组织 CT 三维重建，显示患有前顶型脑膨出的儿童；**B.** 头骨 CT 三维重建，显示额骨部分缺损及合并内眦距增宽；**C.** 同一扫描的颅内重建，显示以额骨和筛骨为中心的内部缺损；**D.** 矢状位 MRI，显示额筛脑膜膨出，囊内容物中有大脑前动脉

④ 经筛骨型：指内容物通过筛骨板内缺损处疝入前鼻腔的情况。

与基底部缺损并存的特征性病变经常发生在面部、视神经系统和中枢神经系统。它们可能与中线畸形有关，包括腭裂、眼距过远和颅缝早闭。虽然它很大程度上是隐匿的和偶然诊断的，但症状根据部位和位置的大小而不同。由于解剖位置的原因，呼吸困难是可以预见的，鼻阻塞（包括阻塞性睡眠呼吸暂停）、吞咽困难和发育不良是鼻咽部直接受压所致（图 8–5）。其他异常包括垂体功能障碍和视力障碍。

（四）枕骨型脑膨出

枕骨型脑膨出的大小、内容物和严重程度各不相同。虽然确切的病因尚不清楚，但一般认为这是表面外胚层和神经外胚层分离失败的残留物，从而造成颅骨缺损，导致颅内容物疝出。颅骨缺损的位置各不相同，可能发生在枕骨高处或枕骨下，接近枕骨大孔处，或在某些情况下延伸至颈椎。内容物没有神经组织是一个很好的预后指标。然而，囊内可能包括大脑组织、小脑组织和其他发育不良的神经组织。在一个病例系列中，Simpson 等[6] 检查了 34 例颅后部脑膨出，报道称 32% 包含可识别的皮质，11% 包含小脑和第四脑室结构，20% 包含胶质结节。此外，脑干可能部分或完全疝出，而在 20% 的病例中发现了丘脑的疝出。

与此同时，常伴随包括大脑镰和小脑幕的解剖畸形。颅内内容物向颅后窝移位，导致间脑或额叶和颞叶分别占据颅中后窝，脑干扭曲。由于神经组织扩张，对视神经造成异常影响，导致视神经拉伸、弯曲和萎缩[19]。发生低位枕骨型脑膨出伴颅底缺损、小脑和脑干畸形是 Chiari 畸形 3 型的特征[20]。

患有枕骨型脑膨出的儿童的预后在很大程度上取决于囊的大小和内容物。囊内若只有脑脊液或内含发育不良组织的小结节，患儿可能会达到正常的神经发育水平。然而，囊越大，神经组织越多，涉及身体损伤和造成智力迟钝的可能性就越高。如前所述，枕骨型脑膨出与脑积水显著相关，但根据病例系列，脑积水的发生率各不相同。脑积水的存在可能会增加残疾的严重程度[12]（表 8–1）。

二、胚胎学

脑膨出被认为是神经管缺陷（neural tube defects，NTD）家族的一个成员。虽然确切的机

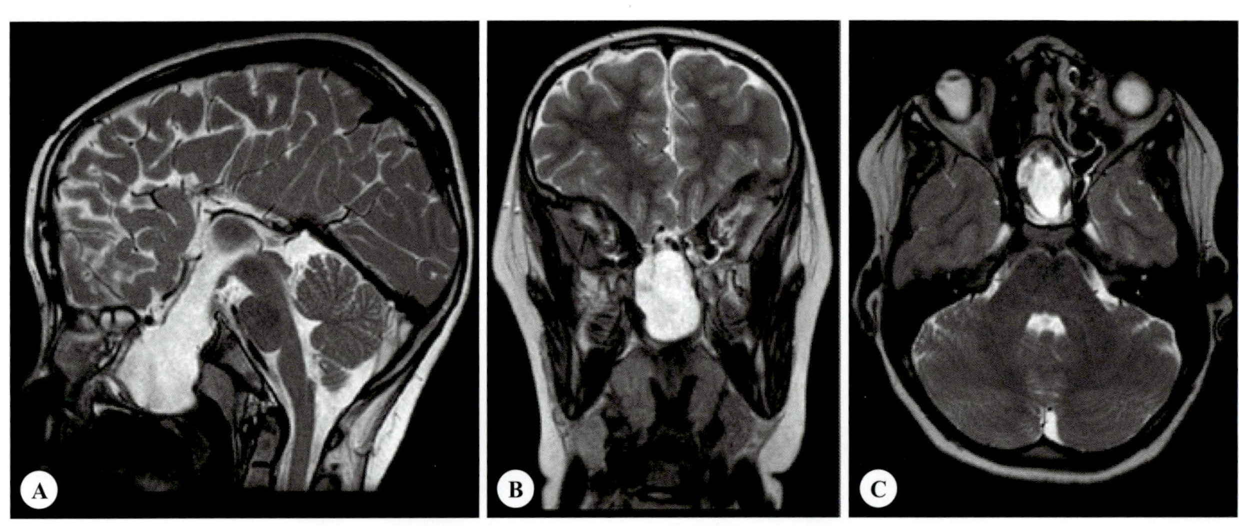

▲ 图 8–5　患有基底部脑膨出（经蝶 – 筛脑膨出）儿童的磁共振成像

A. 矢状位 MRI 显示脑膨出口位于软腭和硬腭上；B. 冠状位 T_2 加权成像；C. 轴位 MRI 显示囊性内容物末端范围及其与周围结构的关系

制还不完全了解，但不同类型 NTD 的发病机制各不相同。正常情况下，在妊娠约 18 天时，脑神经系统是一片扁平的细胞（神经板），随后在约 28 天时发生显著的形状变化，在流体空间周围形成神经组织管，最终成为脑室系统和脊髓管。神经管形成过程中的缺陷会导致包括中枢神经系统、中轴骨骼和覆盖的皮肤在内的各层组织出现异常[22]。

然而，闭合性的覆盖皮肤缺陷（如脑膨出）是神经管和皮肤闭合后发育异常的结果。因此，“脑膨出”被认为是一种神经管发育后疾病，其发生机制可能与开放性神经管缺损不同，一般是中胚层缺损，导致大脑和脑膜向颅腔外突出。

问题是脑膨出的原因是什么？主要是由于发育不全的融合还是继发于脑发育异常导致囊内高压的“吹出现象”？目前，对于颅前窝（经盲孔），有两种理论可以解释前顶型脑膨出的原因。

表 8-1 Suwanwela 等根据颅骨缺损的解剖位置对脑膨出进行的分类[21]

Ⅰ. 枕骨型脑膜膨出

Ⅱ. 顶骨型脑膜脑膨出
- A. 额骨间型
- B. 前囟型
- C. 顶骨间型
- D. 后囟型
- E. 颞部型

Ⅲ. 额筛型脑膜脑膨出
- A. 鼻额骨型
- B. 鼻筛骨型
- C. 鼻眶骨型

Ⅳ. 基底部型脑膨出
- A. 经筛骨型
- B. 经蝶 – 筛型
- C. 经蝶窦型
- D. 经额蝶窦型或经蝶 – 眼眶型

Ⅴ. 颅裂畸形
- A. 颅 – 面部上裂
- B. 基底部 – 面部下裂
- C. 枕颈裂
- D. 无颅骨和无脑畸形

（一）原发性盲孔缺损

前颅底源自神经嵴细胞。它是通过软骨内骨化形成的。颅底的早期胚胎前体是软骨板，也称之为软骨颅骨，很快就会被骨取代。正常情况下，它从尾部到喙部逐渐骨化，由许多骨化中心形成[23]。在人类的神经形成过程中，前神经孔或原始前鼻骨区在胎儿期的第 3 周发育。在胎儿出生后的第 8 周，会发生一些复杂的事件，存在着临时的缺口。第一个缺口位于额骨和鼻骨之间，称为额骨间隙（fonticulus frontalis），第二个缺口位于额骨和筛骨之间，称为盲孔（foramen caecum）。在妊娠第 4～7 周，一过性硬脑膜憩室穿过盲孔平台、鼻前间隙，并终止于鼻梁皮肤、鼻骨和上外侧软骨之间。在正常过程中，疝出的硬脑膜会回缩。这些部位的内陷失败会导致鼻腔皮样囊肿、脑膨出或胶质瘤[24]。

（二）继发于颅内异常

第二种理论推测与压力有关，即病理过程导致颅内压升高，使硬脑膜和部分脑组织通过颅骨缝周围的薄弱点及其突起形成袋状。许多研究表明，颅内异常和 FEEM 可同时出现。Suwanwela 等发现 14 例患者中有 3 例在术后出现脑积水[25]。David 等[4]报道 2 例患者术后颅内压继发性升高，导致继发性脑积水。Rojvachiranonda 等在 2003 年发现，17% 的患者伴有其他先天性脑畸形。其中，蛛网膜囊肿占 8.7%，脑室扩张占 4.4%，脑积水占 4.4%[26]。菲律宾的一项研究显示，37% 的与 FEEM 相关的其他异常包括异常脑脊液隔室、蛛网膜囊肿、胶质变性、Chiari 畸形、眼眶和眼球破坏及压力性颅骨重塑[27]。

颅底由基底骨、蝶骨、筛骨、额骨和颞骨融合而成。这是一个软骨板的演化过程，由多个骨化嵴融合形成骨骼。成对的软骨硬化包括鞍旁软骨（基枕骨的前身）、垂体软骨（基蝶骨的前身）、鼻前（小梁）软骨、眶蝶骨（蝶骨小翼的前身）和蝶翼软骨（蝶骨大翼的前身）。在大多数情况下，前方是一个单一的筛骨软骨[28-30]。与长骨生长板类似，生长中心发育并融合成一个基底板－软骨颅骨，后来在许多中心形成成骨。这种骨化在出生后继续完成。

基底部型脑膨出的确切胚胎发生过程仍不清楚。不过，最有可能的理论认为，神经外胚层与表面外胚层的继发性分离失败，阻碍了后来形成头骨的中胚层内容的发育，是造成这种情况的原因。其他理论包括筛骨板未能围绕嗅觉神经闭合，或蝶骨骨化中心发育不良，或胚胎期静脉内压力增加导致发育不全的骨骼出现“吹出”现象。另一种推测的理论是，颅咽管通过蝶骨的持续存在导致颅脑膨出[31]。

枕骨有 4 个主要的软骨中心，枕骨大孔周围有 1 个膜中心。后颅骨并非起源于神经嵴，因此枕骨型脑膨出的发生机制不太可能与前顶型或基底部型脑膨出的发生机制相同。相反，它可能代表骨骼的发育缺陷。

三、临床表现

脑膨出的亚型、位置和相关异常的范围，会依据缺损的严重程度产生各种各样的主诉。所有临床医生都应该意识到需要紧急治疗的预警信号，包括覆盖皮肤破裂、囊内脑脊液渗漏、感染和（或）脑膜炎。

（一）额筛型脑膨出的临床表现

“特征性肿块”的大小、部位、形状、囊液性状和皮肤覆盖程度各不相同[32]。虽然肿块可小至 0.5cm，但随着儿童的成长，病变可能会逐渐增大，导致颅骨缺损扩大。FEEM 侧面的巨大或渐进性增大的囊性肿块会使眼眶移位，造成相关的内眦距过宽[8]。囊性肿块可能是软的、纯囊性和囊液透明的，提示内容物主要是脑脊液。如果黏稠度越高，硬度增加，则所含的神经组织就越多。覆盖的皮肤厚度不同，但颜色通常比面部的其他颜色深。泪道引流功能障碍继发于相应解剖关系的扭曲和发育不良，甚至无解剖结构。

神经系统表现包括癫痫发作和脑积水。虽然精神发育迟滞和发育延迟很明显，但必须强调的是，大多数病例的发育和智力都正常或接近正常。相关的颅内检查结果包括常见的胼胝体发育不全、蛛网膜囊肿和脑穿通畸形囊肿。

虽然很多患者在出生时就被诊断出来，但也有很多患者在儿童期甚至成年后才被偶然发现。例如，基底部型脑膨出在被诊断出之前神经内分泌功能障碍（下丘脑和垂体）可能一直是隐匿性的。它可能伴有视交叉或神经移位引起的视力障碍。受影响的患者还可能主要表现为呼吸困难、鼻阻塞（包括阻塞性睡眠呼吸暂停）、吞咽困难，以及因咽喉直接受压而导致的发育不良。

（二）重要前驱表现的总结

重要前驱表现有特征性肿块、内眦距过宽、长面中部畸形、泪漏（流泪）、搏动性囊肿、脑积水、癫痫发作、嗅觉完好、气道并发症。

（三）枕骨型脑膨出的临床表现

大多数都是在产前超声筛查或出生时被诊断出来的。这些脑膨出的特点是后中线缺损。其部位、大小和形状会有所不同。部位可以是枕骨高位、枕骨低位或包括颈椎在内的骶管。较大的缺损更有可能主要由神经组织构成，而较小（<2cm）的囊则可能包含一个小结节和脑脊液[8]。囊的大小与神经功能缺损有直接关系，因为这与神经发育不良的程度和相关的颅内功能缺损后遗症有关。脑积水是枕骨型脑膨出的常见特征表现，其他症状包括失明、癫痫发作或发育迟缓。

四、诊断

很多情况下，产前超声检查或出生时的临床检查就能做出诊断。然而，有些病例可能是隐匿性的，如许多伴有并发症的基底部型脑膨出（图 8–5）。

超声检查是胎儿成像的首选方式，然而，胎儿 MRI 也越来越多地被用于研究胎儿异常[33]。MRI 具有较高的软组织分辨率，因此能够区分胎儿的各个结构，并有助于观察脑室及其相关异常[34]。然而，由于胎儿的大小和运动，MRI 在妊娠早期可能会受到限制。

产后神经成像是 CT 和 MRI 的结合，对于了解脑膨出的缺损部位和神经胶质及血管结构的特征都至关重要。带有三维重建功能的 CT 能很好地确定骨骼解剖结构，被认为是分析骨骼变异和缺陷的金标准[35]。

另外，MRI 能很好地确定颅内脑组织和血管组织内容物的范围。MRI 还能更好地显示与某些脑膨出相关的颅内异常（图 8–4）。例如，基底部型脑膨出与胼胝体发育不全之间的关系。同样，在枕骨型脑膨出中，当脑膨出影响了小脑幕的形成，进而破坏了静脉通道的发育，导致了永存镰状窦和发育不全的直窦[36]。诊断静脉异常需要 MR 静脉造影。颅脑内经常可见动脉内容物，如大脑前动脉（anterior cerebral artery，ACA），如果术前没有进行适当的研究，可能会因手术并发症而导致脑区梗死[37]。因此，MRA 有利于研究脑膨出的动脉供应和内容物，应在术前完善检查（图 8–4）。

五、治疗

（一）前顶型和基底部型脑膨出

在考虑手术治疗时，除非出现脑积水、囊破裂和脑脊液渗漏或感染等并发症，否则应选择性地修复脑膨出。手术的目的是切除膨出的囊，回纳神经组织，矫正颅面缺损，并在一定程度上重建正常的面部发育（图 8–6）。对于未经治疗的脑膨出，其最形象的表现就是在部分颅骨畸形中心区，疝出的内容物就好比一朵绽放的花[38]。由于肿块占据了面中部的中央区域，加上现有的缺损和囊的生长，额骨在鼻额突处向两侧移位，鼻骨向尾侧移位，内侧眶壁向前外侧移位（内侧眦角向该方向拉伸）。这反映了挤压的颅内内容物对面部生长的扭曲影响[39]。

因此，早期矫正不仅可以限制受力的变化，还可以避免覆盖皮肤层受损导致脑脊液渗漏、脑膜炎和继发性疝的风险增加（图 8–6）。

修复和重建的原则包括：①切除突出的肿块并进行硬脑膜修复；②封闭骨缺损；③通过内侧眼眶移位术和外眦固定术，矫正内眦距过宽；④附加鼻部整形术。

手术修复额叶脑膨出有两种常见方法：①经颅（开放式），最常见；②经鼻（神经内镜）。

在开放式方法中，手术最初分为两期。一期手术主要是闭合骨缺损和切除疝出的肿块。之后再进行二期手术，以矫正内眦距过宽和面部畸形[6]。然而，Mahatumarat 等在 1991 年提出了一种同期行颅外修复和重建的手术[40]，后来由 Boonvisut 在 2001 年进一步修改为 MOCUT 技术。这是修复技术，其中“MOCUT”是内侧眼眶移位（medial orbital composite-unit translocation）的首字母缩写。与 Mahatumarat 最初的方法不同，MOCUT 包括眶内侧壁的移位，而不处理内侧眼角[41]。在 2009 年提出了另一种改良的技术“HULA”（H= 硬组织密封剂，U= 切除肿块，L= 降低眶上壁，A= 隆鼻）。该技术还能矫正眶下内侧畸形和降低鼻根，从而改善长鼻畸形[42]。

经颅骨治疗基底部型脑膨出的疗效已得到充分证实[4]。手术首先是做冠状双侧皮瓣，然后是额部开颅，然后解剖颅前窝，显露脑膨出的出口。缩小肿块，修复硬脑膜缺损，随后用小块植骨修补原骨缺损。开放式修复术的缺点包括：双额切口会造成失血、脑回缩、生长中心受到破坏；前颅底切口有可能损伤眶上 / 滑车上神经血管复合体。

近来，使用神经内镜经鼻手术（endoscopic endonasal surgery，EES）矫正前鼻窦畸形的情况越来越多[43]。神经内镜经鼻手术的原理是：①采用鼻中隔黏膜瓣，随后用于重建颅底骨质缺损；②抽吸脑脊液，为脑膜脑膨出的囊内减压；③剥离囊壁后，将缩小的囊轻轻放回颅腔内，无须切除；④用各种植入物修补原骨缺损，但最重要的是用鼻中隔黏膜瓣皮瓣进行修补。

神经内镜手术的好处是避免额叶、嗅球的牵拉损伤或出血过多。以前，神经内镜手术的有效

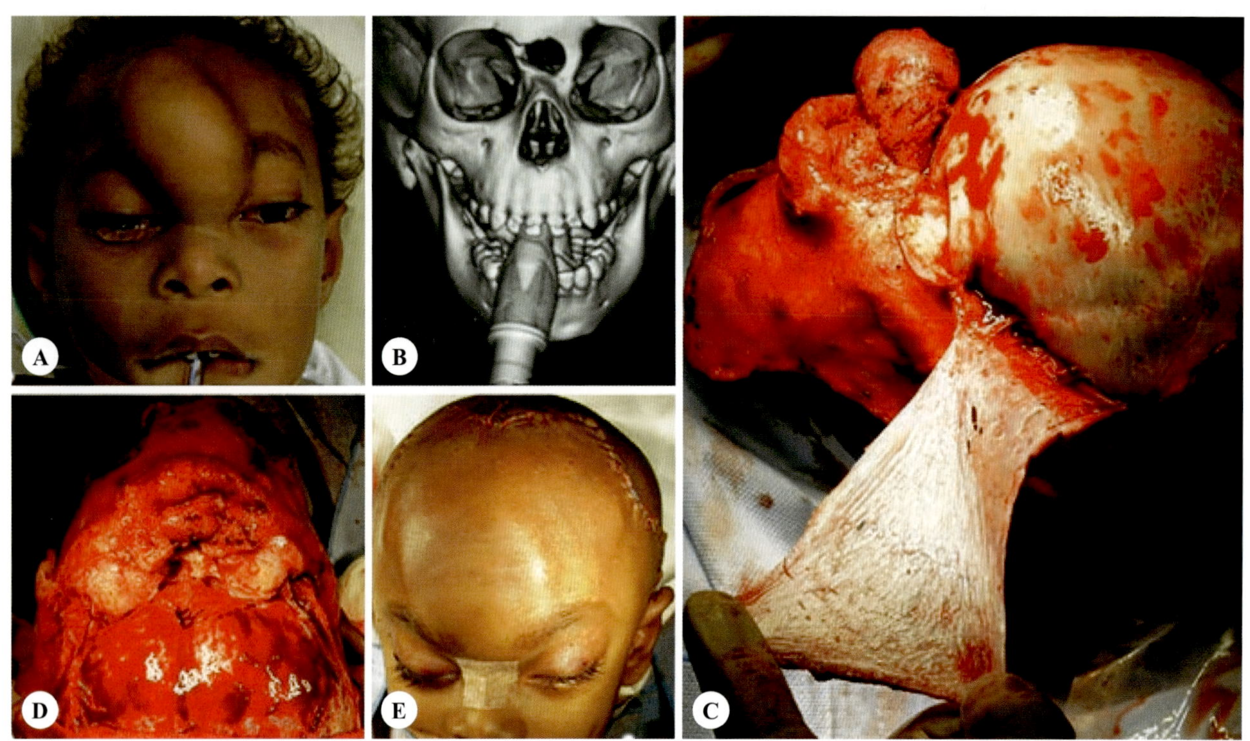

▲ 图 8-6 **A.** 前顶型脑膨出患儿的术中照片；**B.** 颅骨 CT 三维重建显示额骨缺损及其相关的内眦距增宽；**C.** 经双冠状缝切开头皮瓣，游离骨膜，显露疝出的囊状物；**D.** 进行双额开颅手术，疝囊缩回颅内，修复硬脑膜缺损；**E.** 术后即时图像，脑膨出已经明显回缩了

性和安全性只在成人身上得到过验证，因此在将结果推广到儿童患者身上时有所保留。小儿解剖学上鼻腔狭窄，使得神经内镜手术更具挑战性。此外，儿童的病因几乎都是先天性的，而成人的病因很可能是外伤后或先天性的。最后，过度切除鼻腔壁的骨或软骨可能会阻碍儿童患者的鼻腔发育[44]。不过，最近的研究证明，在小鼻腔和鼻窦发育不良的 1.5 月龄婴儿中进行 EES 是安全的，不会影响颅面部的生长[45-47]。已发表的文献表明，对患有先天性和后天性颅骨缺损的儿童和成人而言，EES 同样安全[43]。然而，EES 受到缺损大小的限制，当缺损大于鼻中甲 / 鼻中隔时，鼻中隔皮瓣就无法将其封闭。EES 的缺点包括术后腭裂、颅底缺损复发、脑脊液漏和脑膜炎。

（二）枕骨型脑膨出

很多患者的情况并不严重，只需简单切除脑膨出内容物和硬脑膜成形，而颅骨的小缺损则不需要任何特殊处理[48]。手术指征是防止脑膨出的并发症，如进展性脑膨出和（或）颅骨缺损范围增大、脑脊液漏、皮肤溃疡和感染。手术的目的是在保留正常大脑的前提下，将疝囊缩小后还纳回颅内，手术步骤如下所示。

① 先在表面设计一个椭圆形的切口，解剖平面位于皮肤与硬脑膜之间。

② 显露并确定颅骨缺损。

③ 进行硬脑膜切开，目的是给囊腔内减压，同时探查内容物。

④ 如果内容物为纤维组织、胶质成分和无功能组织，则应安全地横跨基底进行横切。

⑤ 如果内容物涉及大脑 / 小脑组织，则可采用覆盖脑膨出区域的，充分显露至颅骨和硬脑膜，以保留神经组织并便于修补颅骨和硬脑膜。

第 9 章 颅缝早闭

Craniosynostosis

Marios Lampros　Georgios Alexiou　George Sfakianos　Neofytos Prodromou　著
李国俊　译　　张海波　校

颅缝早闭是儿童颅面畸形最常见的原因之一，每 1800～2500 例新生儿中就有 1 例存在颅缝早闭[1, 2]。在颅缝早闭中，一个或多个颅缝提前融合，从而导致颅骨结构显著改变。通常，在生命的最初几年，颅缝不会融合，因此婴儿期大脑可以快速且对称地生长。当颅缝过早骨化（“颅缝早闭”）时，大脑的生长被导向骨缝尚未闭合或刚性较低的颅骨区域。因此，颅骨的发育与融合的颅缝相平行，而不是垂直（Virchow 定律）。尽管这种异常的生长模式在本质上具有代偿性，并允许大脑发育，但会导致多种并发症，包括颅面形状异常、颅内高压和神经认知障碍[3–5]。颅缝早闭有两种不同类型：非综合征型（或孤立型）颅缝早闭，仅累及颅骨；综合征型颅缝早闭，伴发面部、四肢和躯干畸形的[6, 7]。非综合征型颅缝早闭是最常见的颅缝早闭类型，占所有颅缝早闭病例的 70%～80%。Crouzon 综合征、Apert 综合征、Pfeiffer 综合征、Saethre Chotzen 综合征是与颅缝早闭相关的一些最常见综合征。在综合征型颅缝早闭中不止一个颅缝过早融合，而在孤立型颅缝早闭中，通常只有一个颅缝过早融合[8]。在本章中，我们介绍了非综合征型颅缝早闭儿童的流行病学、类型、病因学、临床评估、影像学特征和治疗。

一、流行病学

非综合征型颅缝早闭的发病率约为 0.5‰[9]。在 Di Rocco 等关于非综合征型颅缝早闭的研究中，矢状缝融合率较高（约 50%），其次是额缝（25%）和单侧冠状缝（15%）（表 9–1）。其余病例为双侧冠状缝畸形或合并矢状缝畸形（头尖或顶头畸形）。近年来观察到额缝早闭的发生率增加[10]。总体而言，颅缝早闭以男性多见，但不同亚型间性别比不同。男性以矢状缝早闭和额缝早闭（对称性颅缝早闭）多见，女性以冠状缝早闭和人字缝早闭（非对称性颅缝早闭）多见[11]。非综合征型颅缝早闭的发生率为 70%～80%，通常以 Mendelian 模式[12] 遗传。近年来观察到的颅缝早闭发病率上升的部分原因可能是人们对这种疾病的认识水平发生了变化[13]。地理或社会经济因素对该病病因的

表 9–1　非综合征型颅缝早闭的流行病学和形态学特征概述

类　型	融合率（%）	性别偏好	头部形状	头部对称性
矢状缝	50	男	舟状头	对称
额缝	25	男	三角头畸形	对称
单侧冠状缝	15	女	前斜头畸形	非对称性
人字缝	5	女	后斜头畸形	非对称性

影响仍有争议[14]。

二、临床特征：定义

矢状缝早闭是最常见的非综合征型颅缝早闭，约占病例的 50%。在矢状缝早闭中，矢状缝部分或全部提前融合，因此，颅骨的外侧方向生长明显受限。为了代偿，颅骨朝前后方向生长。矢状颅缝早闭又被称为“舟状头”，因为代偿机制导致前额突出（额骨隆起）和枕骨突出（枕骨子弹状）[15]。然而，在约 90% 的病例中，融合处多位于矢状缝的前、中央或后节段，只有 10% 有复杂形式的融合[16]。

额缝早闭是第二常见的非综合征型颅缝早闭，约占所有颅缝早闭病例的 25%。在这种类型中，额缝过早融合，导致融合部位出现“龙骨样”畸形。额缝过早闭合引发颅骨代偿性生长，导致颅骨后径大，正面径短。从上往下看，整个头骨的形状像一个三角形，因此这种类型的颅缝早闭被称为“三角头”。三角头畸形与额叶和筛骨发育不良引起的眼距过小有关[17-19]。

冠状缝早闭是另一种常见的颅缝早闭，如果冠状缝完全融合，则可分为单侧或双侧。单侧颅缝早闭是第三常见的类型，占所有非综合征型病例的 15%。由于颅缝不在中线，单侧融合导致不对称的代偿性生长。结果，头部由于骨缝提早融合而在同侧变平，并且在对侧凸出。在这种情况下，头部呈梯形，前外侧凸出。因此，单侧冠状缝早闭又被称为“前斜头畸形”。这种代偿性生长导致同侧上颌骨向下挤压到融合部位，导致面部旋转，称为“面部扭曲”[20, 21]。双侧颅缝早闭比单侧少见，与单侧不同的是，整个颅缝均累及，正如 Virchow 定律[22]所预测的那样，最终导致以顶部增宽和枕部增厚为特征的对称性代偿性生长。

人字缝早闭约占所有非综合征型颅缝早闭的 5%，是一种类似于单侧冠状缝早闭的疾病。通常，人字缝单侧融合，因此头部生长不对称，导致顶骨向对侧隆起（“后斜头畸形”）。由于对侧生长产生的压力，同侧颅底向下移位，颈椎上部可能发生旋转，而乳突突出[21, 23]。后斜头畸形应与更常见的体位性斜头畸形相鉴别。

术语“尖头畸形”“塔形头畸形”和“全缝早闭”用于描述 2 个或多个颅缝的过早闭合。在文献中存在关于每个术语的具体定义的混淆，并且被一些作者认为是同义的。尖头畸形是指突出的前囟门过早融合而出现的圆锥形头部形状[24]。而全缝早闭是所有颅缝过早融合时的首选术语[25]。无论术语如何，所有这些类型都对应于最严重的颅缝早闭类型，并且与严重的神经系统并发症有关。幸运的是，这些变异非常罕见，文献中只报道了很少的病例（占所有病例的 1%～3%）[10, 25, 26]。

三、遗传和危险因素

迄今为止，非综合征型颅缝早闭的病因和遗传状况尚不清楚且研究很少。该病的孤立型通常为散发性，只有少数病例（约 5%）具有 Mendelian 遗传模式。最近，非综合征型颅缝早闭的发病机制被认为是遗传和环境因素相互作用的结果。*FGFR1-3*、*TWIST1*、*SMAD6*、*BBS9* 和 *FREM1* 基因的突变已在非综合征型颅缝早闭儿童中得到描述。有趣的是，*FGFR 1-3* 和 *TWIST* 的突变也与综合征型变异的发病机制密切相关（如在 Muenke[FGFR3P250R] 综合征中）。在某些病例中，区分非综合征型颅缝早闭和 Muenke 综合征可能具有挑战性，而确定诊断的唯一方法是识别 *FGF3P250R* 突变，该突变是 Muenke 综合征的确定性突变[27, 28]。Timberlake 等建议对矢状缝或额缝非综合征型颅缝早闭患儿进行 *SMAD6* 突变的基因筛查，因为这些基因的突变具有较高的遗传风险[12]。最后，各种环境、母体和其他危险因素也与非综合征型颅缝早闭的发生有关，如母亲年龄偏大（40 岁以上）、男婴、早产儿、双胞胎、母亲使用枸橼酸氯米芬的生育治疗、母亲吸烟、妊娠糖尿病、剖宫产和颅缝早闭家族史等[29-32]。

四、临床评估

新生儿颞部颅缝重叠可能是正常现象，不应

与颅缝早闭相混淆。此外，胎儿通过产道可能引起头部形态的颞侧改变。因此，颅缝早闭的确诊通常需要延迟到婴儿早期[33]。将颅缝早闭与头部发生的其他疾病（如体位性斜头畸形）区分开来非常重要。体位性斜头畸形是一种类似人字缝早闭的疾病，通常由于在睡眠期间，长期以特定姿势躺着而导致枕骨持续受压。与人字缝早闭不同，这种疾病可以自行缓解，并伴有斜颈，而且体位性斜头畸形的头部形状更倾向于平行四边形而不是梯形[33, 34]。

在临床怀疑颅缝早闭时，需要对颅骨进行全面的形态学评估，包括头围和颅骨长度的测量。建议从上方观察头部以显示任何形式的颅骨不对称[34]。除颅骨外，儿科医生还应评估患儿的眼、鼻、齿、足趾、脊柱和其他器官系统，以观察到如综合征类型中可能存在的其他异常（Pfeiffer 综合征、Crouzon 综合征等）。在诊断有疑问的情况下，可进行基因检测以评估是否存在综合征变异。全面评估和进一步治疗方案在颅缝早闭研究中心完成[35]。

除外观问题外，颅缝早闭还与多种严重并发症有关，如颅内高压、眼科问题、神经认知障碍，以及呼吸问题（阻塞性睡眠呼吸暂停）等。虽然这些并发症通常发生在综合征型颅缝早闭的儿童中，但在非综合征型颅缝早闭中也可以观察到较轻微的并发症。大多数并发症的发生是颅内高压（intracranial hypertension，ICH）的结果，而 ICH 的发生概率与过早融合的颅缝数量直接相关。约 20% 的非综合征型颅缝早闭儿童能观察到颅内压升高，直至 5—8 岁恢复正常。在最严重的病例中，患者通常会出现头痛或恶心。为防止视神经萎缩和永久性失明，有必要定期进行眼底镜检查以评估乳头水肿[36]。神经认知障碍与 ICH 有关。然而，一项研究发现，约 50% 已矫正的颅缝早闭患儿在后期出现神经认知功能减退[37]。阻塞性睡眠呼吸暂停在非综合征型儿童中并不常见，通常是由于面中部发育不全而导致的颅面综合征的一部分。最后，在多个颅缝过早闭合的病例中，还会出现癫痫、脑神经受压等其他严重表现，并伴有颅内压明显升高[3, 36]。

五、影像学检查

尽管临床评估是颅缝早闭诊断的基石，但影像学检查的应用是明确诊断和制订治疗方案的常见做法。在 CT 之前的时代，X 线片是评估颅缝早闭的首选影像学方法。最近，一种综合的影像学方法被用于颅缝早闭患者的全面评估，包括三维 CT 检查、超声检查和磁共振成像（MRI）[38]。“黑骨”（black-bone）MRI 等新型成像技术有望被引入颅缝早闭患儿的评估中，以减少婴儿暴露于电离辐射，从而降低未来患恶性肿瘤的风险[38, 39]。

头颅 X 线片是诊断颅缝早闭的一种特异度高，但灵敏度低的检查。因此，排除颅缝早闭的诊断不能仅仅基于 X 线片。X 线片需要同时获得正、侧位片。在 X 线片中，融合的颅缝变直、硬化并失去清晰度，与未闭合颅缝的非线性和透亮性相反[1, 38]。由于颅骨厚度低且存在钙化[40]，在出生后 3 个月内 X 线片的诊断价值可能有限。

超声检查被认为是评估儿童颅缝早闭的有效影像学技术。最近的研究表明，超声检查评估颅缝的灵敏度和特异度均在 95%～100%。最近，在一些机构，由于超声检查技术的高效，已经取代 X 线作为初始的影像学检查方法。此外，超声检查不涉及辐射暴露，在儿童中应用是一种安全的技术。未闭合颅缝线显示为高回声颅骨之间的一个低回声间隙。这种间隙的缺失符合颅缝早闭的诊断[38]。然而，随着婴儿的成长，由于儿童颅骨的动态变化，如颅缝的闭合，该技术的诊断准确性降低[38, 41, 42]。最后，超声检查的另一个潜在作用是产前诊断颅缝早闭。然而，产前超声检查诊断单缝型颅缝早闭的效能可能有限，主要用于伴有其他颅外表现的综合征型的诊断。颅骨畸形多见于妊娠中晚期胎儿的产前超声检查[43]。

三维 CT 检查被认为是诊断颅缝早闭和制订手术决策的“金标准”成像技术（图 9–1A），是评价颅缝通畅性和颅底情况准确性最好的方法。此外，它还可以对脑室系统的脑积水征象及Chiari畸形或前脑无裂畸形等其他先天性畸形进行评估。然而，由于高剂量的辐射暴露，它主要适用于综合征型或多条颅缝早闭的病例，或诊断有疑问的病例[44]。

MRI对儿童颅缝早闭的诊断作用已经超越了对任何并存先天性畸形的颅内结构的描述。“黑骨”MRI通过最小化周围软组织的对比度，可以直接显示颅缝。该技术应用三维低翻转角梯度回波MRI序列，也被称为“黑骨”序列，来评估各种颅底病变[45]。Tan最近进行的一项研究表明，“黑骨”MRI由于其高效率和无电离辐射，有潜力在不久的将来取代三维CT检查[46]。

六、治疗

儿童颅缝早闭的治疗是多学科的，需要多学科的医生进行综合评估，包括儿科医生、神经外科医生、神经内科医生、颌面外科/牙科医生、放射科医生和眼科医生，以制订治疗方案。此外，心理学家、言语和语言病理学家及社会工作者也参与了治疗团队，为受影响的儿童及其家庭提供适当的支持[47]。在某些病例中，颅缝早闭的治疗可采用开放手术或内镜手术。绝大多数颅缝早闭病例有手术治疗的指征，除了一些轻度病例可以使用塑形头盔作为初始治疗。后者只在外观畸形有限且并未发现其他颅内病变的儿童中进行[48, 49]。

颅缝早闭的手术目标包括以骨条切除形式将早闭的颅缝切开，然后用颅骨重塑技术纠正异常代偿性颅腔（图9-1B和C）。因此，建议在婴儿早期（4—9月龄）和1岁前进行手术，以防止代偿性异常[36]。目前有多种颅骨重塑技术可用于矫正不同类型的颅缝早闭。一般来说，凸面畸形通过径向截骨术矫正，而扁平异常则通过径向楔形切除术进行纠正。该手术的风险相对较低，头皮出血是最常见的并发症。使用肾上腺素头皮注射和常规止血方法可以减少失血量。一旦出现异常失血，应怀疑静脉窦撕裂[50]。

在开放式手术方面，1岁以下矢状缝早闭儿童是通过早闭颅缝骨条切除术+矫形头盔塑形，以减少颅骨的前后长度并延长外侧宽度。先进行双侧额骨、枕骨和顶骨切开术，然后在额骨和枕骨放射状进行颅骨切开径向矫正颅骨狭长状，在顶骨进行截骨以矫正颅骨的扁平状。此外，还可通过颞骨垂直截骨术（桶状–凹槽截骨术）实现宽度矫正。对于年龄较大的儿童（3岁以上），用典型的重塑方法矫正畸形是不可行的，因此需要进行完全不同的手术，包括对额骨、顶骨和枕骨等进行重塑[50]。对于额缝早闭，典型的手术方式包括颅骨重塑和额眶前移，以增加颅前窝容积，纠正“龙骨样”畸形。“龙骨样”畸形的矫正是通过额骨的径向移植截骨术实现的，而头部的侧向扩张则是通过顶骨平行截骨术实现的。然而，许多

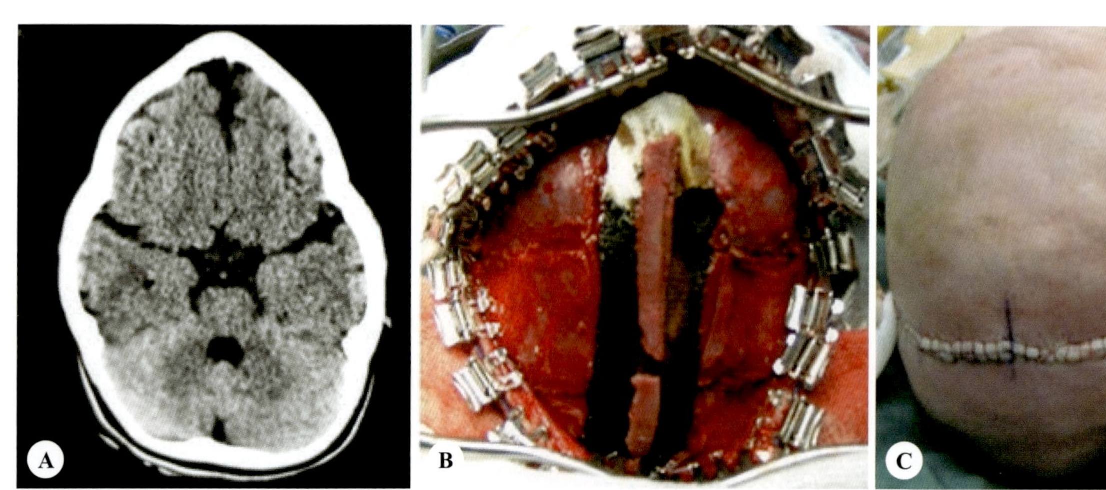

▲ 图9-1 A. 患有三角头畸形儿童的CT；B. 矢状缝早闭修复手术，矢状缝切开和矢状缝旁截骨术；C. 术后

改良或替代技术已被提出。治疗偏侧颅骨发育不良的一种流行替代方法是通过“C 形”截骨术切除额骨和“眼眶带”。然后将两块颅骨放回原处，并在两块颅骨之间放置可吸收骨板，从而达到加宽狭窄额骨的目的[4, 50]。改良前颅穹窿重建术用于治疗前斜头畸形。该手术包括将分离眶带同侧向前方推进，并试图使两个眼眶对称。此外，还需要在分离的眶带之间进行骨移植，以弥补宽度上的差异[3, 4]。另外，眶上缘之间的不对称或眼眶大小不对称也可以用钻头矫正，而穹窿重建技术则可用于矫正斜头畸形[51]。

20 世纪 90 年代，Vicari[52]、Barone 和 Jimenez[53]提出了另一种通过神经内镜治疗颅骨发育不良的微创方法。在神经内镜治疗颅缝早闭的过程中，通常是在神经内镜的辅助下对融合缝进行条状颅骨切除。根据 Proktor 的建议[54]，这种方法与传统的重塑技术相比，在矫正机制上有很大不同。神经内镜方法的目的是恢复正常的解剖结构，而开放式重塑技术则是改变头骨的解剖结构，使头部对称生长。手术 1 周后，患儿头部将戴上矫形头盔，持续 1 年左右，以引导头骨发育。此外，应告知家属，外观的改善会延迟，不会像开放式手术那样立竿见影。内镜手术的理想年龄是 3 月龄左右，正是患儿大脑快速发育期。不对称的矫正是通过颅骨扩张实现的，因此手术应在确诊后尽早进行。不难理解的是，该技术对 7 月龄以上儿童的疗效有限，在这种情况下，开放式手术是更可取的选择。尽管如此，拱顶扩张装置（如弹簧和牵引器）的引入允许较大婴儿可以选择内镜手术。不过，这些装置必须取出，因此，不可避免地要进行第二次手术取出。内镜治疗的优点与其他内镜手术相似，包括出血少、感染风险低、住院天数少[36, 54, 55]。迄今为止，只有少数文献对开放式手术和内镜手术的疗效和安全性进行了比较。一般而言，开放式手术被许多学者认为是“标准治疗”[36]。最近，一项 Meta 分析比较了这些入路的围术期结果，发现内镜入路与显著降低的出血量、并发症和二次手术相关。然而，作者报道的证据等级很低，因此需要进一步研究以明确任何一种方法相对于另一种的优劣性[56]。

第 10 章　颅面综合征
Craniofacial Syndromes

I. N. Mavridis　W. S. B. Wimalachandra　D. Rodrigues　著
李国俊　译　　张海波　校

与颅缝早闭相关的颅骨异常生长的科学研究起源于 18 世纪后期[1]。颅缝早闭是指一个或多个颅骨缝的过早融合（骨化）[2–6]。颅缝是由非骨性间充质细胞组成的纤维性关节，在健康颅面骨骼的发育中起着重要作用[6]。一旦颅缝骨化，垂直于颅缝的正常生长就会终止，并趋向平行于颅缝生长[4]。颅缝的过早融合会导致大脑发育不全，可能引发严重的并发症，包括癫痫发作、脑损伤、精神迟缓、复杂畸形、斜视、视觉和呼吸问题[6]。

根据表型描述，颅缝早闭分为非综合征型和综合征型两种[2, 6]。综合征型患儿更有可能出现多条颅缝过早融合，其他骨骼异常，并有明显的家族史[2]。综合征型颅缝早闭是一种临床和遗传异质性的先天性异常[5]，似乎是间叶细胞发育异常的全身性疾病[1]。颅骨畸形和脑组织受压是颅缝早闭较常见的问题，这类患者的面部受累还会引发功能（如呼吸困难）和形态（如眼球错位）问题[7]。综合征型颅缝早闭的表现从轻微的颅缝闭合受累到严重的泛发型不等，并伴有一系列颅面部外的畸形表现[8]，会导致特征性的颅面部生长受限、畸形和其他相关异常，如关节异常和认知功能障碍[9]。

迄今为止，约有 200 种综合征与颅缝早闭有关，50 多个与颅缝早闭有关的基因已被确认[6]。最常见的颅缝早闭综合征有 Crouzon 综合征、Apert 综合征、Pfeiffer 综合征、Saethre-Chotzen 综合征和 Muenke 综合征（表 10–1）[2, 8]。其他颅缝早闭综合征包括 Carpenter 综合征、Jackson-Weiss 综合征、Boston 型颅缝早闭、颅额鼻综合征、Shprintzen-Goldberg 综合征、Antley-Bixler 综合征、Baller-Gerold 综合征和 Beare-Stevensoncutisgyrate 综合征[2]。

一、流行病学

颅缝早闭的发病率为（0.4～0.6）/ 1000 名活产婴儿[1, 2, 4, 5]。综合征型颅缝早闭的发病率要低得多[1]，最高可达 1/(25 000～30 000）名活产婴儿[7, 9]。在 25%～30% 的患者中，颅缝早闭表现为一种遗传综合征的特征，这是由相互连接的信号通路中的染色体缺陷或基因突变引起的[5]。在颅缝早闭患者中，8% 有家族形式的早闭，其余患者为自发性孤立缺陷[3]。Crouzon 综合征的发病率为 1/25 000 名活产婴儿[1, 7]，家族性病例的频率为 26%～75%[4, 7]，其余为散发性[4]。Apert 综合征的发生率为 1/(10 万～16 万）名活产婴儿[1, 7]。大多数病例为散发性（95%）[4, 7]，由于病情严重，很少有患者生育子女[7]。Saethre-Chotzen 综合征的估计发病率为 1/5 万[12]。据报道，新生儿 Muenke 综合征[10] 的发病率为 1/3 万，而新生儿 Pfeiffer 综合征的发病率为 1/10 万[13, 14]。虽然在一般人群中很罕见，但这些综合征在小儿神经外科中并不罕见。

二、病因学 – 遗传学

颅面综合征的遗传基础具有相似性，因为某些基因能够广泛影响骨的生长和发育过程。这就解释了为什么这些综合征中经常出现一些共同特征，如面中部、颅底和足骨异常[2]。颅缝早闭可由多种基因突变引起。成纤维细胞生长因子受体（fibroblast growth factor receptor，*FGFR*）基因和编码转录因子的 *TWIST* 基因突变是导致绝大多数颅缝早闭综合征的原因[2]（表 10–1）。

功能缺失突变和功能获得突变是两种主要的遗传机制。*TWIST* 就是第一类的一个例子。它通常抑制骨缝的形成过程，该基因的功能缺失突变会导致骨形成和骨缝融合。相反，表皮生长因子受体是 *TWIST* 的下游基因，其过度表达会导致功能获得和骨缝融合。位于不同染色体位置的不同基因可能导致相同的综合征，而同一基因的突变可能导致不同的疾病[2]。常染色体显性遗传是这些综合征的一般规律[1–3]，通常具有可变外显率[2]。常染色体隐性遗传疾病，如 Carpente 综合征，并不常见[1, 15, 16]。虽然许多综合征都是家族遗传，但自发突变也有可能发生[1, 15, 16]。父亲年龄大与散发性病例有关[2]。

关于特定的综合征，Crouzon 综合征是常染色体显性遗传，表达差异很大，但散发性病例也有发生[7]。遗传学在 Crouzon 综合征显著的表型异质性[17]的病因学中起着重要作用。相反，虽然大多数 Apert 综合征病例是散发的，但完全外显的显性传播也可发生[7]。虽然 Pfeiffer 综合征属于常染色体显性遗传，具有完全外显率和可变表达，但大多数病例似乎是散发性的[7]，特别是在该综合征的Ⅱ型和Ⅲ型中[2]。此外，Saethre-Chotzen 综合征也具有不完全外显和[7]表达可变的常染色体显性遗传[7]。最后，Muenke 综合征是一种常染色体显性遗传病，具有较低的外显率和多变的表达方式，导致其临床表现的多样性[10]。

表 10–1 常见的颅缝早闭综合征及相关的突变基因[2, 8, 10, 11]

综合征	基 因
Crouzon 综合征	*FGFR2*
Apert 综合征	*FGFR2*
Pfeiffer 综合征	*FGFR1*、*FGFR2*
Muenke 综合征	*FGFR3*
Saethre-Chotzen 综合征	*TWIST*

FGFR. 成纤维细胞生长因子受体

三、病理学和影像学表现

病理学表现决定了临床表现，肉眼可见的病理表现常可视为影像学表现。影像学模式可用于辅助诊断，尤其是颅内压升高或脑畸形等并发症的诊断，以及用于监测和制订手术治疗计划[18, 19]。

（一）Crouzon 综合征

典型的三联征包括冠状缝早闭、上颌发育不全和眼球突出。颅缝早闭通常是双侧冠状缝，甚至是多颅骨缝，包括颅底[2, 4, 20–23]的闭合。几乎所有病例均累及冠状缝和矢状缝，并经常涉及人字缝。整个额面部骨骼存在向后水平移位[7]。面部骨骼发育不良可能严重，并伴有颧骨后移、蝶骨和眶骨的异常。眼眶变浅可导致眼球突出；气道畸形可能同时存在[2, 4, 7, 20–23]。62.5% 的患者会出现颅内高压，35% 的患者会出现视盘水肿，10% 的患者会出现视神经萎缩。相关的脑畸形包括 Chiari 畸形 1 型（小脑扁桃体下疝）、脑积水、非进行性脑室扩张和脊髓空洞症[7]。最后，颅外畸形可导致颈椎或肘关节的融合[24]。

（二）Apert 综合征

这种疾病的严重程度差异很大[2]，表现为（双侧）冠状缝、颅底或全骨缝早闭（2 岁时完全形成）、并指畸形、上颌骨发育不足、眼眶变浅和眼球突出[2, 4, 7, 25–27]（图 10–1）。45% 的患者会出现颅高压。相关的脑畸形包括非进行性脑室扩张、胼胝体发育不全或缺失、透明隔发育不全、室间隔囊肿、Chiari 畸形 1 型[7]和脑积水[4, 7]。此外，腭裂很常见，内脏、皮肤畸形也会出现[2, 28]。并指畸形（手指融合）严重，几乎影响所有手指[7]（图 10–1）。桡肱骨融合可能是该综合征的另一种表现[2]。

（三）Pfeiffer 综合征

它与面颅缝早闭和四肢[7]畸形有关。在这种

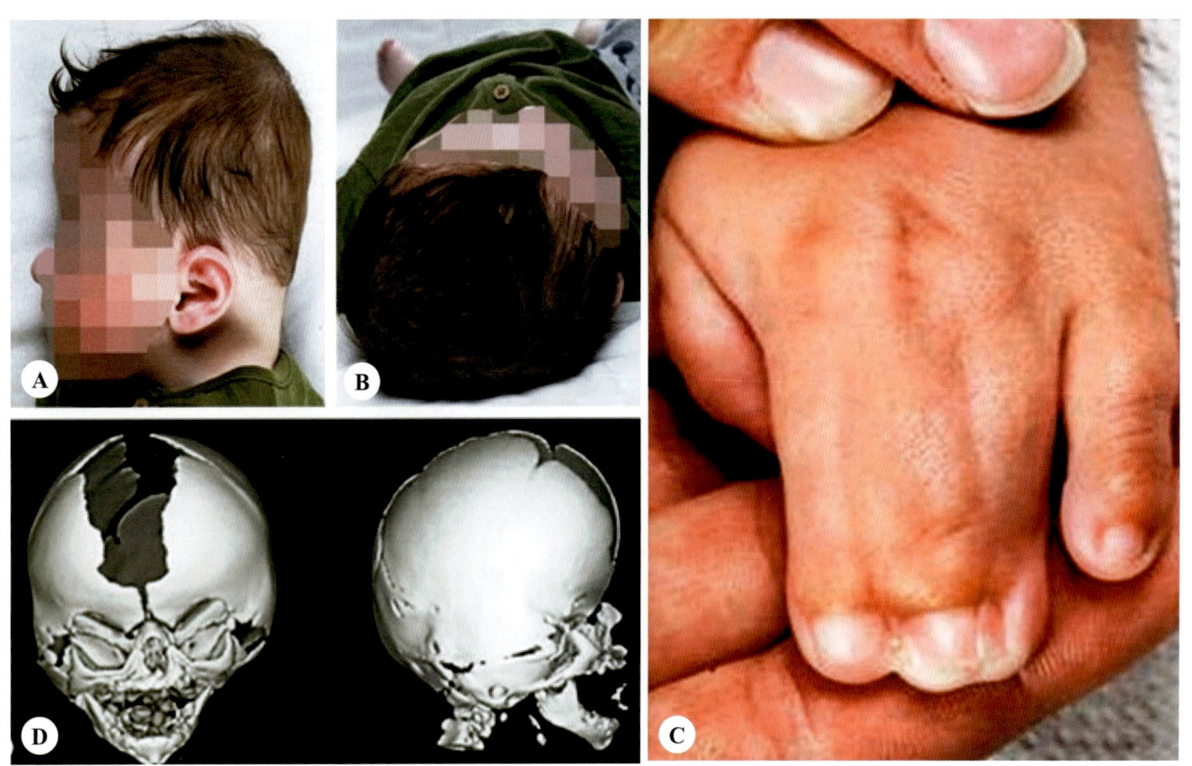

▲ 图 10-1 Apert 综合征

A. 患儿头部侧位视图；B. 从头顶上方观察同一患儿头部视图；C. 多指的并指畸形；D. 计算机断层扫描（CT）三维重建患者的颅骨（正、侧位）

疾病中，骨缝早闭的严重程度从（双侧）冠状位到全骨性闭合不等。肢体畸形包括桡肱骨骨性融合和软组织（部分）并指[2, 7, 29, 30]。面部骨骼的特征性表现包括上颌骨发育不足、眶浅、眼球突出[2, 7]。根据发育不良的严重程度可分为三种不同类型[2, 31]。三叶草形颅骨（Kleeblatschädel）畸形[4]，是Ⅱ型的特征。颅内压升高和脑积水在本组患者中更为常见[32, 33]。

（四）Saethre-Chotzen 综合征

其特征是高度可变的，包括（双侧）冠状缝早闭伴特征性的肢体和面部异常，如部分并指畸形、上颌骨发育不足和眼球突出[2, 7, 34, 35]（图 10-2）。

（五）Muenke 综合征

（双侧）冠状缝早闭也是这种综合征的典型表现[2, 10, 32]。其他病理或影像学检查结果包括锥形骨骺和腕骨、跗骨及跟骨融合[2, 10]。

四、临床特征

潜在的病理异常是造成患儿临床表现的原因。在复杂颅面发育畸形的病例中，除了形态学表现外，气道和喂养问题也很常见[36]。

（一）Crouzon 综合征

常见的临床特征是头短、眼球突出、眼距宽、面中部发育不全伴 3 级下颌咬合不良和“喙状”鼻（图 10-3）[2, 20-23]。偶可观察到舟状头或三叶草状颅骨[7]，也可出现颅内高压、Chiari 2 型畸形、脑积水、脊髓空洞症[2, 7]、呼吸障碍[21]等症状和体征。尽管存在这些畸形，但患儿智力通常不受累及，严重颅面发育不良患儿更容易出现学习困难[24]甚至智力低下[2]。颅外表现包括骨科问题和黑棘皮病[24]。

（二）Apert 综合征

前高而后短（腕头畸形）是这些患者的典型头部形状（图 10-1）。短头畸形是常见的，新生儿

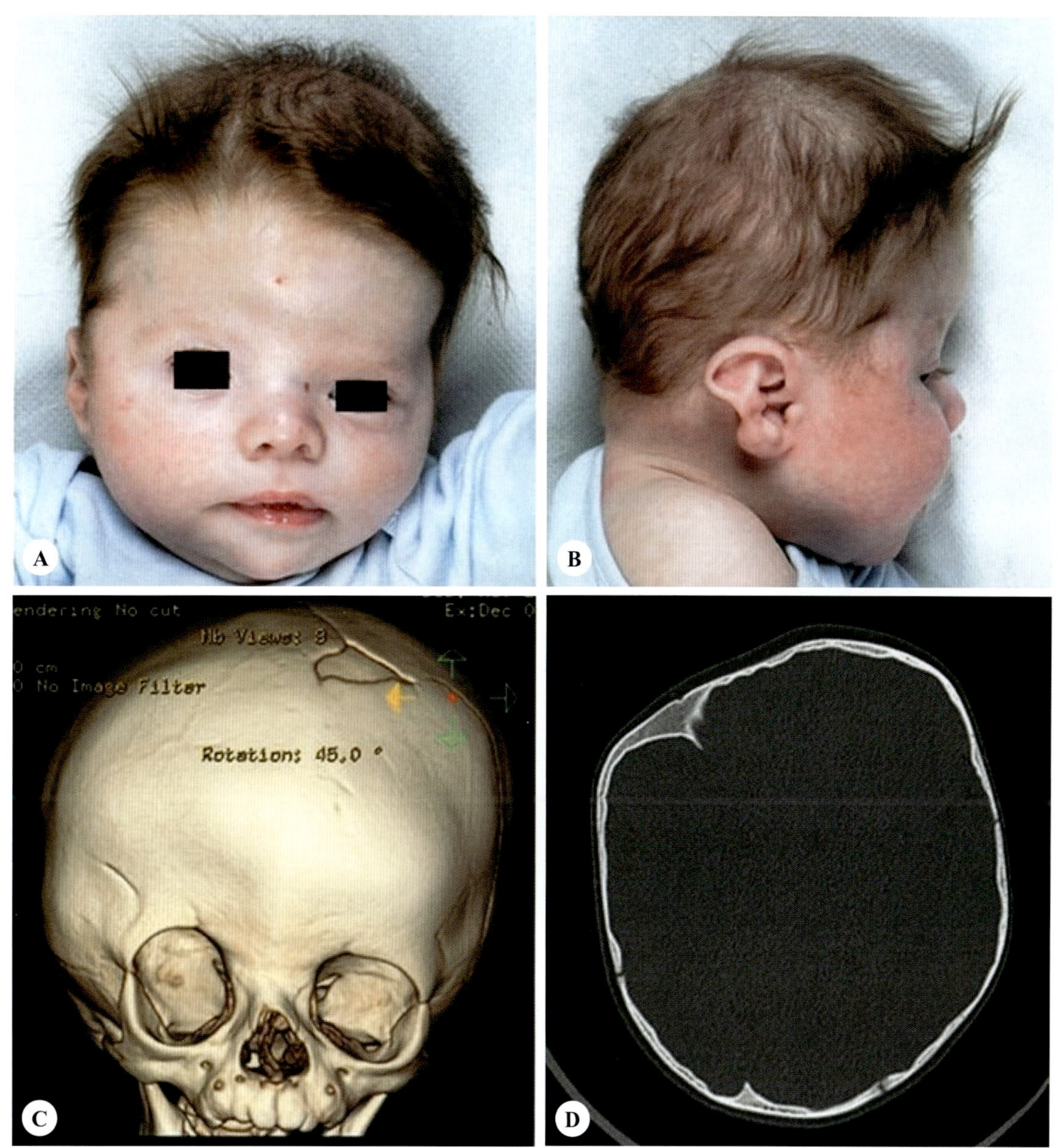

▲ **图 10–2　Saethre-Chotzen 综合征**

A. 患儿面部视图；B. 同一患儿侧位视图；C. 患儿颅骨的计算机断层扫描（CT）三维重建（正位视图）；D. 同一患儿颅骨的计算机断层扫描（CT）（中脑水平的骨窗横切面）

前囟广泛开放[7]。重度并指畸形与颅面特征共存（图 10–1）。与 Crouzon 综合征相似，这些儿童也有面中部发育不全、眼球突出和眼距增宽[2, 7, 25–27]。其他面部特征还包括短鼻、鼻梁凹陷[2]、不同程度的面部后缩和脸部异常宽大[7]。与 Crouzon 综合征相比，Apert 综合征的患儿在发育和学习方面有明显的困难[28]。认知能力发育不良是 Apert 综合征的常见症状，如前所述，Apert 综合征还可能出现脑积水和（或）颅内高压[7]。骨科问题包括上肢缩短[4]，皮肤科表现包括严重的痤疮[2]。

（三）Pfeiffer 综合征

虽然没有 Apert 综合征那么严重，但这种情况通常会导致手指异常，如短拇指、大拇指和内翻畸形的大脚趾，以及部分并指[2, 7, 29, 30]。这些患者的面部可能有小鼻、鼻梁低、眼距增宽、眼球突出和斜视等畸形[2]（图 10–4）。关于不同类型的严重程度和预后，Ⅰ型（典型）病情较轻，而Ⅱ型

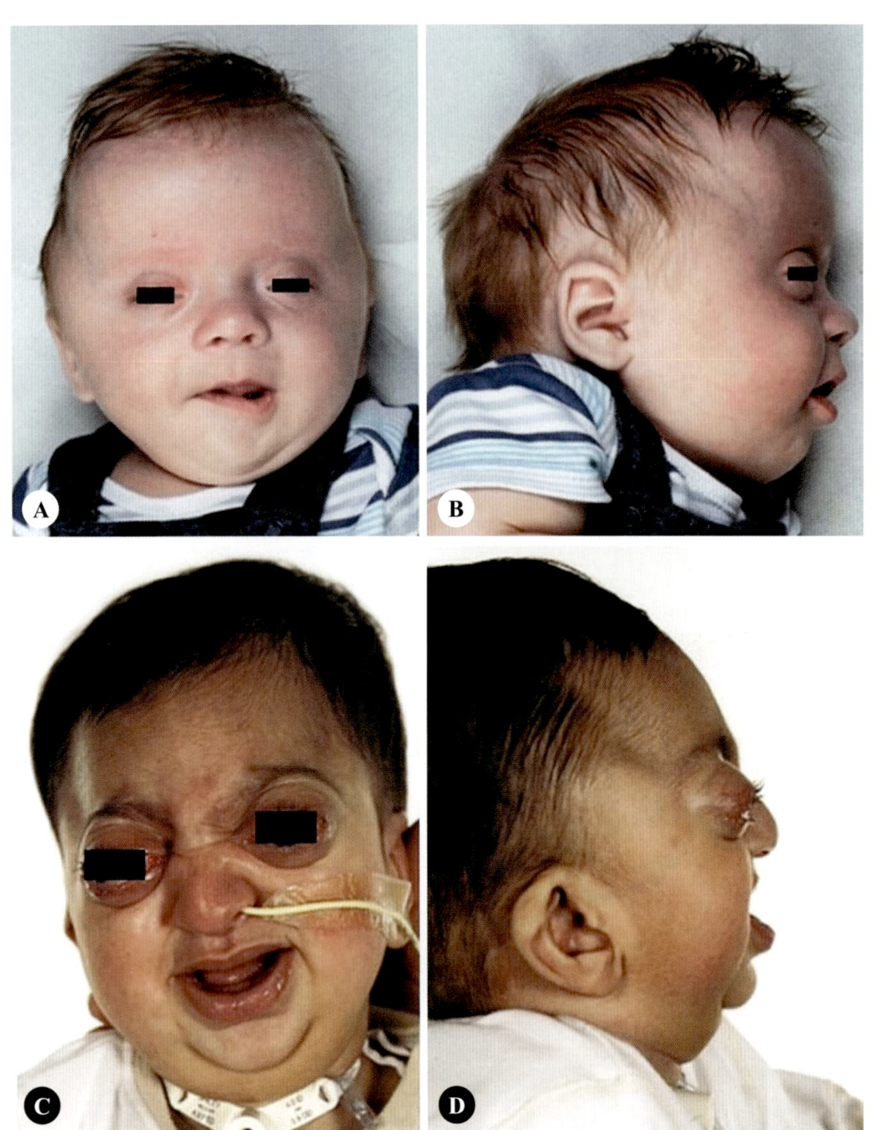

◀ 图 10-3 Crouzon 综合征

A. 患儿面部视图；B. 同一患儿侧位视图；C. 严重患儿面部视图，伴有右眼斜视；D. 同一患儿侧位视图

和Ⅲ型病情较重，会导致早期死亡[2]。

（四）Saethre-Chotzen 综合征

头部通常为短头，但偶尔可出现斜头或尖头畸形[7]。该综合征与目前讨论的不同，即面中部异常和气道并发症，以及 ICP 升高[32]并不常见。临床特征包括额部发际线低，鼻子突出[34, 35]，小耳朵，面部不对称[2]，面中部轻度后缩[7]，短指（趾），部分并指（趾）（图 10-2）[2, 34, 35]。

（五）Muenke 综合征

该综合征具有显著的表型变异性，以感音神经性耳聋、发育迟缓、关节问题、短指和行为问题为特征[2, 10]。常见眶上区较浅，额部较突出。与其他常见的颅面综合征相比，该病较少引起 ICP 升高和学习困难[32]。

五、诊断

完整的病史和体格检查显然是至关重要的[9]，因为临床表现是诊断的基础[19]。大多数情况下，在婴儿出生时疑诊，临床表现指向异常。例如，并指（趾）的出现，结合其他颅面特征，可以诊断为 Apert 综合征[25-27]。在某些病例中，直到约 2 岁时，骨性闭合的全部症状才明显。Crouzon 综合征是一种典型的疾病，在出生后 1 年内很难做出诊断，因为面中部在出生后 6 个月才会出现病变。熟悉颅缝早闭导致的特征性头型有助于床旁诊断，

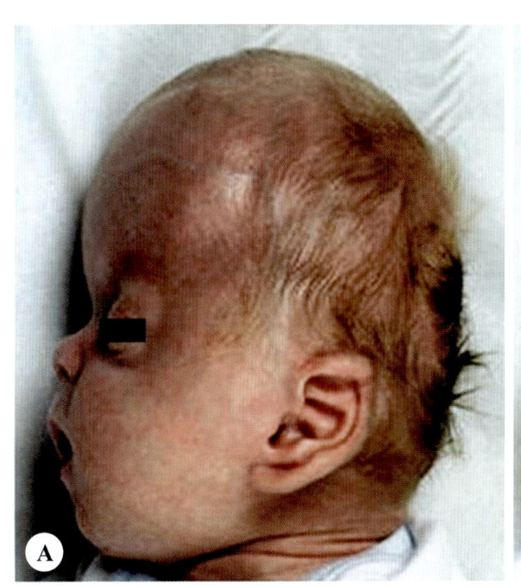

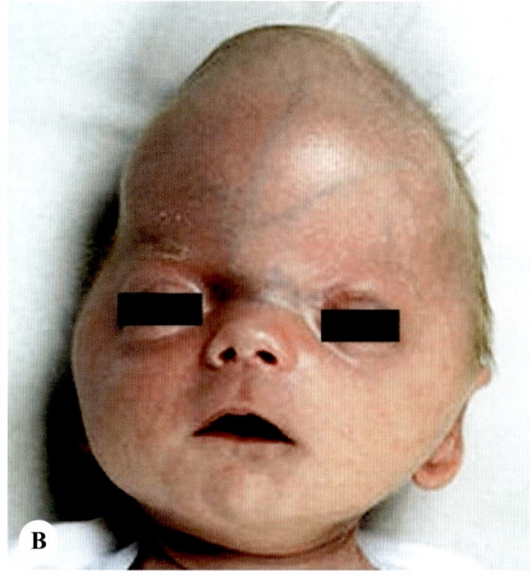

◀图 10-4 **Pfeiffer 综合征**
A. 患儿侧位视图；B. 同一患者面部视图

并与非综合征（如较常见的体位性颅骨发育不良）进行鉴别[3]。此外，表型的高度变异性和冠状缝早闭与多种颅缝早闭综合征的关联，使得基因检测常常是建立诊断的必要条件，如 Muenke 综合征[2]。

最后，影像学检查的目的是确定骨性闭合的完全程度和可能的其他畸形[19]。

计算机断层扫描（CT）是一种快速而详细地评估颅脑情况[37]的方法。CT 三维重建有助于观察颅缝受累的程度和面部畸形。当怀疑有潜在的脑部畸形时，应进行脑部 MRI 检查。

六、治疗

综合征型颅缝早闭给治疗带来了挑战。了解多方面的综合征表现，同时认识到各种不同的表现，是提供必要的个体化治疗的核心[8]。发育不良的复杂性和多样性要求采取多学科方法，这涉及多个医疗和相关卫生专业人员，最好由专门的颅面机构提供[23, 36, 39–42]。所提供治疗的一个重要组成部分是评估合并症，如气道、喂养（图 10–3），以及营养问题、心肺异常、骨科问题、学习和发育、听力和视力。

由于未经治疗的颅缝早闭会带来风险，通常在诊断后立即进行手术治疗[3]。多学科团队可以为复杂的重建方法提供最佳治疗[8]。目前的手术方法包括开放颅骨重建术（图 10–5）、使用术后塑形头盔的微创条状颅骨切除术、使用弹簧植入的微创条状颅骨切除术和颅骨牵引术。早期转诊到儿童颅面中心可以探索所有的治疗方案。

卫生服务部门必须协调开展工作，为这些儿童提供治疗和康复。外科治疗主要针对颅骨、眼眶和颌面部的重塑，显示了亚专科外科参与的程度和手术的复杂性。开放性矫正术可能是标准治疗，包括切除融合的缝线并扩大颅腔（图 10–5）或额眶前移重建术（图 10–6），骨板被移除、重塑和重新应用，以增加颅腔容积和所需的颅骨形状[43, 44]。颅骨重塑的目的是解除颅内压升高和颅脑发育受限，恢复正常形态[8]。弹簧和牵引器被用于动态颅骨扩张技术（图 10–7）。复杂的颅面畸形需要扩展的手术，如单侧额面部前移和面部双分割术[43, 44]。并发症包括术中出血[45, 46]，以及较少见的脑脊液漏、感染、手术伤口问题和神经系统后遗症[38, 47, 48]。

治疗不仅包括颅面畸形，还包括其他相关的异常范围，这可能具有挑战性。从颅面外科的角度来看，确定手术矫正的驱动因素很重要。特别是在综合征型颅缝早闭中，颅内压升高是一种已确定的并发症[28, 49–51]，并可导致视力和认知障碍[28, 52]。伴有 Chiari 畸形 1 型的脑室扩张通常不需要手术治疗，因为它们是相对稳定的畸形，并对颅骨重塑有反应[53]。重要的是确定颅内压增高

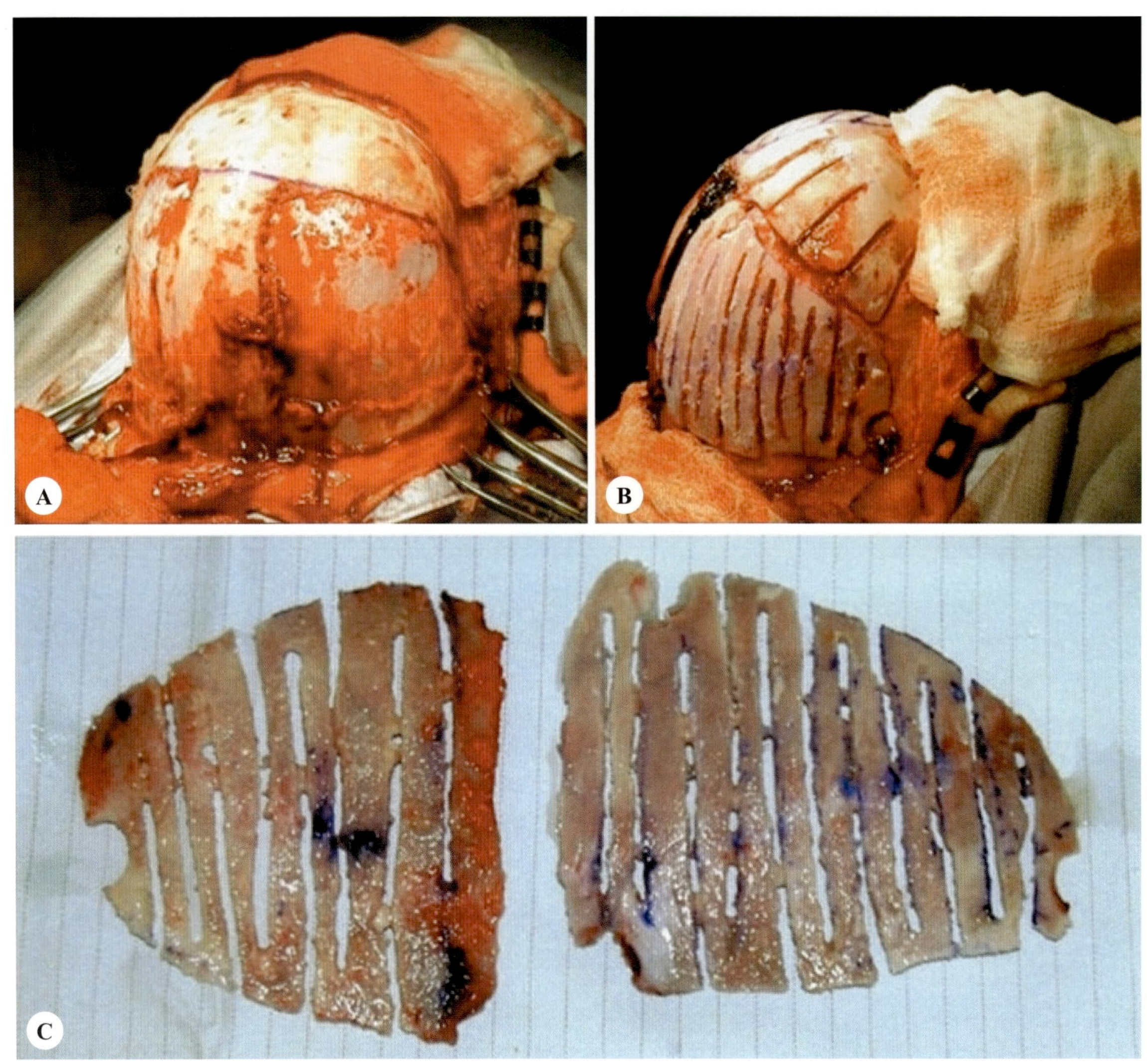

▲ 图 10-5　全颅骨重塑（术中照片）

A. 开颅部位；B. 重塑的颅骨；C. 在重塑前植入的颅骨

的临床（前囟膨出、视盘水肿）和影像学（X 线片上颅骨呈铜打样）表现，在适合的情况下，应考虑对颅内压进行有创测压[54]。ICP 升高的重要原因是睡眠时气道阻塞导致的脑缺氧[55]、静脉间隙狭窄导致的颅内静脉高压[53, 56, 57]和脑积水[19]，而不是颅脑失衡[58]。气道阻塞和角膜暴露等并发症需要特殊的干预措施。美容当然是患者心理社会发展的一个重要方面。

七、结论

综合征型颅缝早闭是一种具有临床和遗传异质性的先天性畸形。颅面综合征遗传基础的相似性解释了这些综合征中许多常见的特征，如颅骨和手指的骨性异常。一般表现为常染色体显性遗传。病理结果决定临床表现，肉眼可见的病理结果常可视为影像学表现。颅骨畸形明显，面部受累导致功能和形态问题，其表现从轻微的颅缝受累到严重的全骨缝闭合不等，伴有特征性的颅面生长受限和颅外畸形的表现。临床表现是确诊的基础，影像学检查及基因检测可辅助诊断。综合征型颅缝早闭在治疗上非常具有挑战性，通常在专门的儿童颅面服务的背景下，需要多个卫生专业人员采取多学科方法。外科治疗通常在诊断后立即进行，并发症评估是提供治疗的重要组成部分。

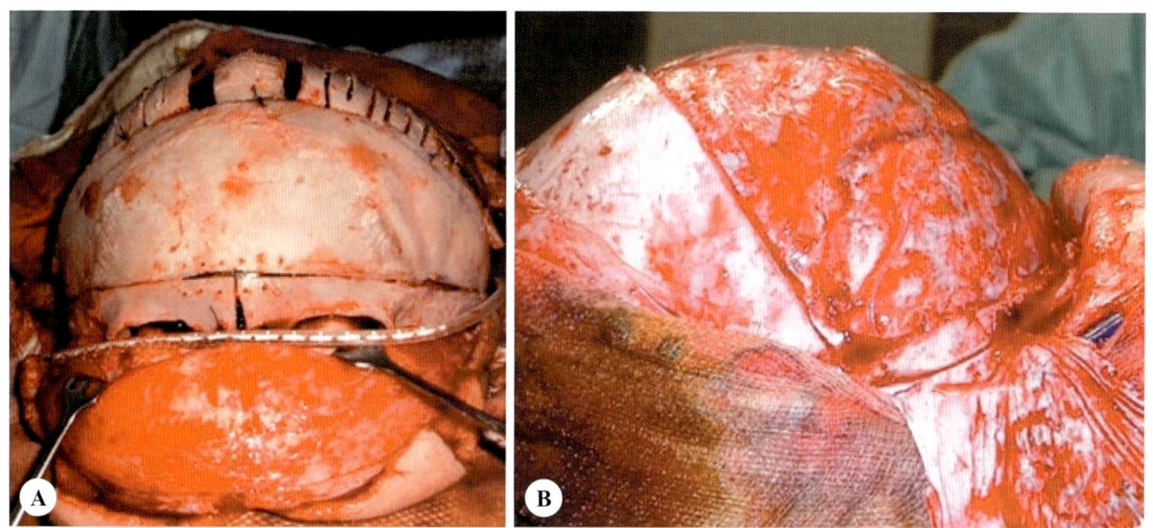

▲ 图 10-6　额眶前移重建（术中照片）
A. 额眶区骨重建；B. 额部开颅部位

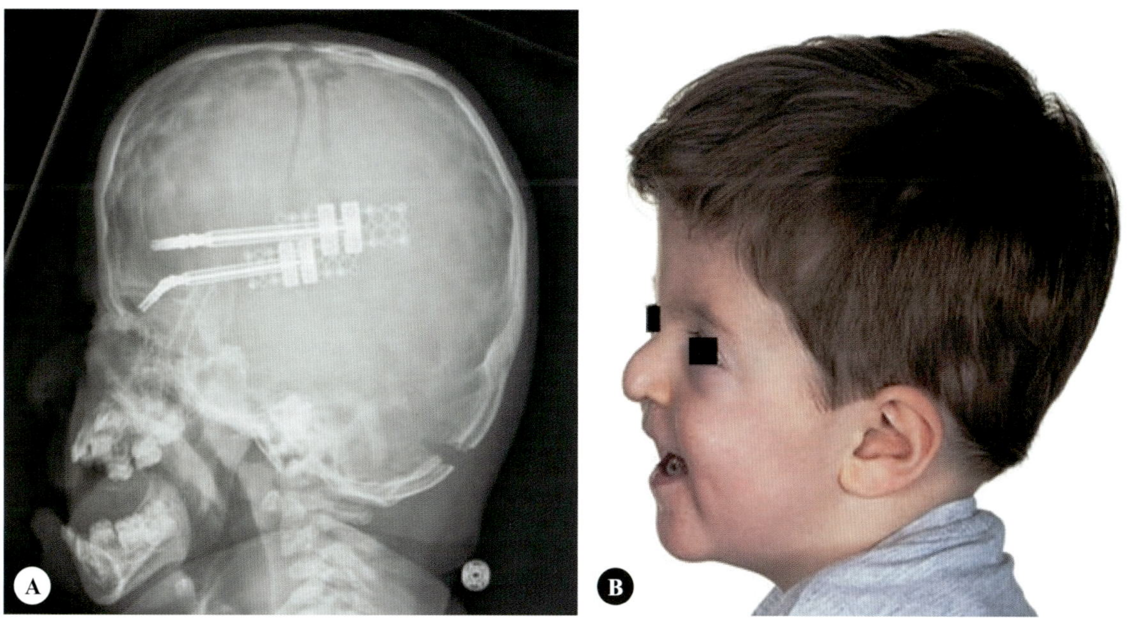

▲ 图 10-7　**A.** 颅骨侧位 **X** 线片显示双侧植入牵开器进行动态颅骨扩张；**B.** 同一患者术后 **2** 年的复查结果

第三篇

先天性和发育性脊柱畸形
Congenital and Developmental Spinal Anomalies

第 11 章 脊髓脊膜膨出 – 脊髓脊膜膨出合并脂肪瘤
Myelomeningocele-Lipomyelomeningocele

Dimitrios Pachatouridis 著
尹靖宇 译 张 松 校

脊柱神经管闭合不全是一个总称，它描述了出生时脊柱中线结构无法融合的一系列情况。脊柱神经管闭合不全出现在胚胎发育的第 3 周。神经管的顶部形成大脑，其余的神经管发育成脊柱和脊髓。神经板折叠形成神经管并发育为脊柱和脊髓。

脊柱神经管闭合不全分为两种类型。①囊性脊柱裂（显性脊柱裂，开放式脊柱裂），这个类型包括了不含脊髓和其包膜的脊髓脊膜膨出，在出生时就明显突出于骨缺损和皮肤；②隐性脊柱裂，一种单个或多个棘突和不同数量的椎板的先天性缺陷导致的脑膜或神经组织不可见的显露。这个类型包括脊髓脊膜膨出（脊髓脂肪瘤）、表皮窦道、终丝紧张和脊髓栓系。脊柱神经管闭合不全患者可能同时存在多种类型的病变。

一、脊髓脊膜膨出

脊髓脊膜膨出是最常见的涉及脊柱重大出生缺陷并导致毁灭性的终身残疾。在世界范围内，每 1000 个活产婴儿中有 0.8～1 个脊髓脊膜膨出患儿，而在美国，发病率估计为每 1000 例活产 0.2～0.4 例[1]。脊髓异常只是更广泛的中枢神经系统异常的一部分，其中包括脑积水、Chiari 畸形和脑回异常。脊髓脊膜膨出多见于骶部或腰骶部，但胸椎和颈部也有脊髓脊膜膨出（图 11–1）。最近的一项研究表明，约 70% 的脊髓脊膜膨出病例在 302 个基因中具有极其罕见的缺失性变异，这些基因先前已被证明在动物模型和人类中会导致神经管缺陷表型[2]。这些基因与细胞迁移、细胞外基质和细胞骨架的重构、SHH 和 WNT 信号通路有关[2]。

在过去的几十年里，胎儿畸形产前诊断的发展已使脊髓脊膜膨出的识别司空见惯。妊娠的前 3 个月就可能诊断脊髓脊膜膨出。羊膜穿刺术有助于诊断，通常适合高危妊娠。而超声检查无创、安全、有效，常用于妊娠中期非常规扫描[3]。如果检查不足以诊断，胎儿核型分析和磁共振成像（MRI）也可以是一个选择[4]。

脊髓脊膜膨出治疗的基石是由一个多学科协作团队进行初步评估，这将为父母提供完善的咨询服务，并为未来的持续护理提供帮助[5]。管理新生儿的第一步是由儿科医生进行的体格检查。重要的是我们一定要记住，分娩后应对新生儿进行详细检查，并且检查时避免使用乳胶手套。大多数患有脊柱裂的儿童都对乳胶过敏，这使得他们容易出现严重的问题，如过敏反应[6]。系统完整的评估可以发现肾、呼吸和心脏并发症，这是脊柱裂患者死亡的常见原因，也可能是手术修补缺陷的禁忌证[7]。同时存在 Chiari 畸形 2 型和脑积水等疾病，可使患者病情复杂化，降低生存率（图 11–2）[8]。虽然只有 10% 的新生儿在出生时临床上有明显的脑积水，但在出生后的第 1 周内，这种发病率会增加到 85%，需要行脑室 – 腹腔分流术，以防止脑积水继发的神经和智力损害[9]。据报道小儿脊髓脊膜膨出还可能存在其他几种大脑异常，如胼胝体完全或部分发育不全、半球间裂宽、透明

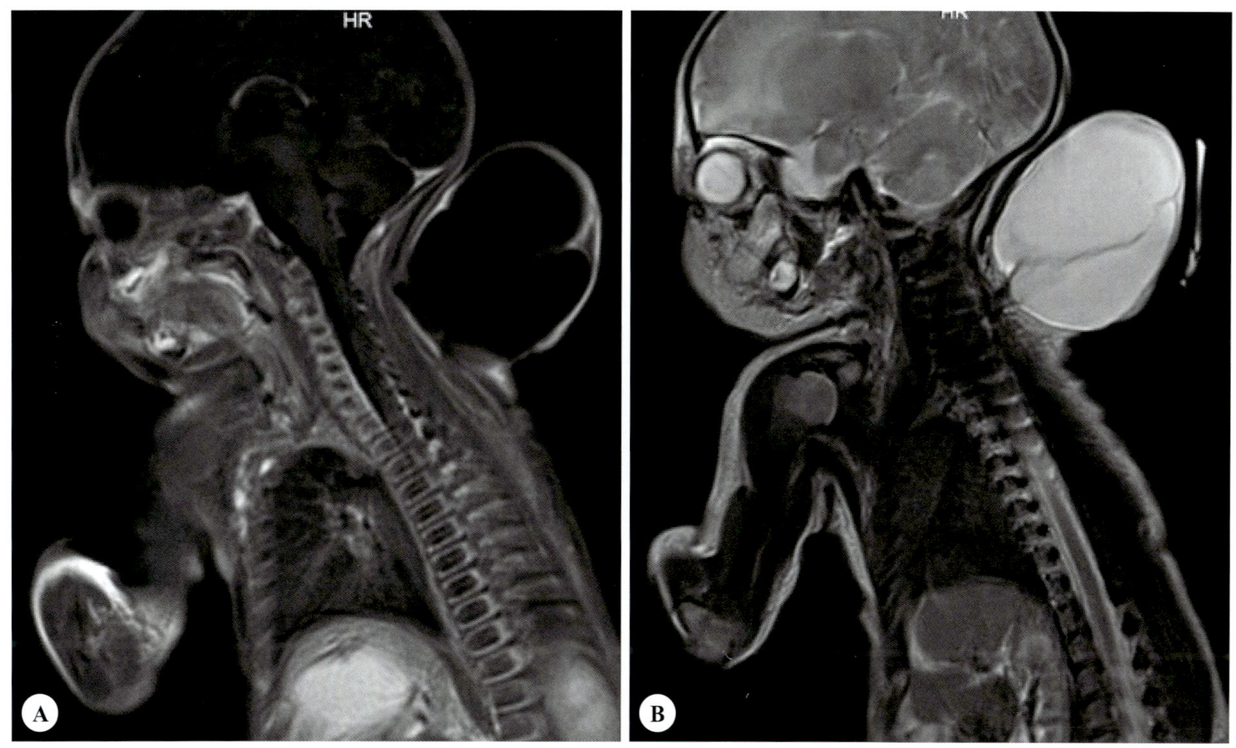

▲ 图 11–1 婴儿颈髓脊膜膨出的 MRI
A. T_1 加权成像；B. T_2 加权成像

隔缺失和空洞脑。除 Chiari 畸形 2 型外，在颅后窝还可观察到小脑和脑干发育不全（主要是脑桥发育不全）[8]。

脊柱裂的临床表现取决于受累的脊髓水平。神经系统临床表现包括疼痛、运动或感觉改变、步态改变、肠和膀胱改变。骨科会发现诸如脊柱侧弯、肢体长度差异、足大小不等、足内翻和马蹄畸形以及脚趾爪状畸形等，均提示神经管缺陷[10]。脊髓脊膜膨出通常表现为腰骶部中线的皮肤异常，初步检查时，该区域仅表现为红色、溃疡和渗出面，显露的颗粒状神经基板被原始神经元上皮包围[1]。

一旦确诊，早期手术修复脊髓病变（在最初 24h 内）是至关重要的，不仅可以改善神经功能，还可以防止进一步的缺损和神经损伤，并通过早期闭合创面降低感染率。产前手术被证明比产后手术更有效地降低未来并发症的发生[7, 11–13]。宫内修复可减少脑积水和后脑疝，并持续改善儿童的运动功能到学龄期[14]。产前手术的其他长期好处是分流器放置和翻修手术减少，但没有发现其改善认知功能的有力证据[15]。

二、脊髓脊膜膨出合并脂肪瘤

脊髓脊膜膨出合并脂肪瘤占脊柱裂病例的 14.4%。有趣的是，与所有其他类型的脊柱发育不良相反，补充叶酸后脊柱裂的病例并没有减少。它通常位于腰骶部，其特征是脂肪瘤组织嵌入神经结构，并通过骨发育不良缺陷延伸到皮下组织，与异常低的脊髓终丝合并[1]。脂肪瘤通常被皮肤覆盖，但可能有色素沉着、毛发或皮肤凹陷。脂肪脊膜膨出可能与其他发育异常有关，如脊髓空洞症、Chiari 畸形和脑积水。MRI 扫描和神经生理学检查有助于识别脊髓病理改变、协助手术计划切除肿块及确定其与神经组织的关系[13]。脊髓脊膜膨出合并脂肪瘤患者最初可能无症状，但在以后的生活中可能会出现明显的神经后遗症。大多数神经外科医生主张在确诊后应进行手术治疗，甚至在患者超过 3 月龄时进行预防性治

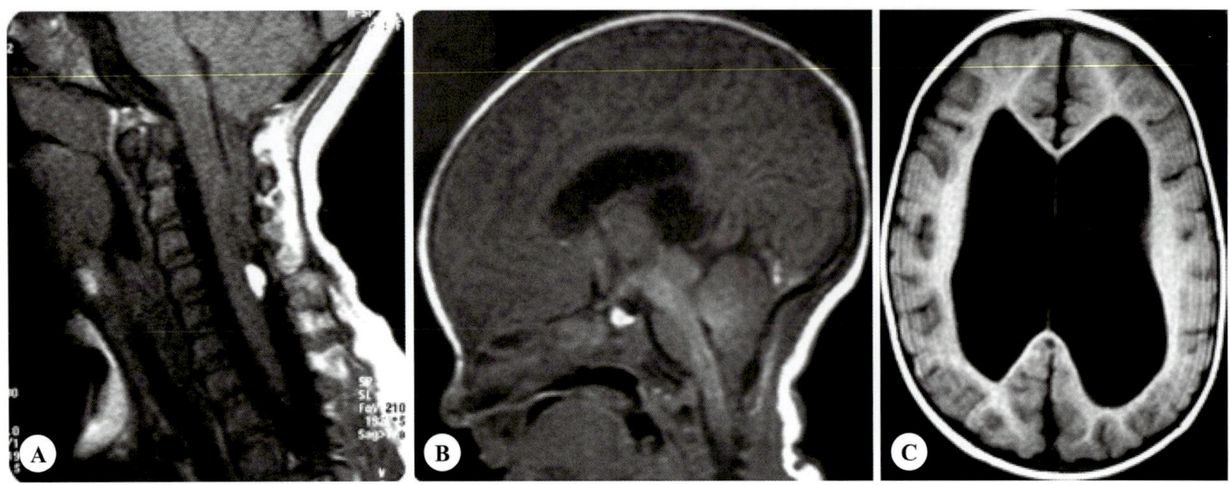

▲ 图 11-2 **A.** 小儿脊髓脊膜膨出的颈椎矢状位 T_1 加权 MRI，显示 Chiari 畸形 2 型和硬脊膜内脂肪瘤；**B.** 婴儿脊髓脊膜膨出的脑矢状位 T_2 加权 MRI，显示脑干和小脑下段移位进入颈椎管内，颅后窝增宽，其表现符合 Chiari 畸形 2 型；**C.** 脊髓脊膜膨出婴儿的颅脑轴位 MRI，显示脑积水

疗[16-19]。早期手术干预的目的是避免继发于脊髓栓系的神经和泌尿系统功能恶化的风险。手术的目标是在不损伤神经组织的前提下尽可能多地切除脂肪瘤。硬脊膜重建以避免脑脊液渗漏和防止复发是最后一步[20]。早期手术干预对逆转神经功能缺损有积极作用。在 MRI 上，发现盲管和部分切除的脂肪瘤被认为是延迟功能恶化的独立危险因素[21]。

第 12 章　脊髓纵裂畸形

Split Cord Malformations

Anastasios Nasios　Georgios Alexiou　George Sfakianos　Neofytos Prodromou　著

尹靖宇　译　　张　松　校

脊髓纵裂畸形（split cord malformations，SCM）是与脊髓发育不良相关的一类先天性畸形，其部分脊髓沿其长轴的一部分分裂成两个半脊髓。脊髓纵裂畸形相对罕见，占所有脊髓发育不良的 3.8%～5%，常与其他形式的脊髓发育不良合并发病，最常见的是脊髓栓系综合征[1, 2]。通常在儿童早期诊断，成年期只有零星的病例[3]。由于脊髓纵裂畸形患者有神经功能受损的风险，所以早期诊断和适当的治疗是必需的。

一、胚胎学

原肠胚形成是胚胎在妊娠期的发育过程，通过这一过程产生了外胚层、中胚层和内胚层。外胚层生殖细胞形成神经管和神经嵴，中枢神经系统和周围神经系统分别由神经管和神经嵴形成，这一过程称为神经形成。

中胚层负责脊索的形成，脊索产生髓核和体节，从而最终形成脊柱。在这些不同阶段的发育失败，会导致神经系统的各种先天性异常。脊髓纵裂畸形的发病机制被认为是由于存在外 – 内胚层粘连，最终在神经形成过程中形成两个半神经板和两个半神经索[4]。

二、分类

多年来，脊髓纵裂畸形的命名发生了变化。在过去人们曾使用过一些术语，如脊髓纵裂、副脊髓、双脊髓等来描述。脊髓纵裂指的是一根脊髓，脊髓尾部被带有两个不同硬脊膜囊的分隔开。副脊髓是指副脊髓位于原脊髓的背侧或腹侧，包裹在单一硬脊膜囊中。双脊髓是指存在两个分离的脊髓和两个不同的硬脊膜囊。Pang 等在 1992 年提出了一种描述两种不同类型的脊髓纵裂畸形的分类体系，即脊髓纵裂畸形 Ⅰ 型和 Ⅱ 型[5]。脊髓纵裂畸形 Ⅰ 型由两条不同的半脊髓组成，每一条都包裹在自己的硬脊膜囊中，从前后骨或纤维软骨骨间隔中分离出来。这种类型的畸形通常位于腰椎和下胸椎。脊髓纵裂畸形 Ⅱ 型是指在一个硬脊膜囊内存在两个半脊髓，并在硬脊膜内被纤维带分开[6]。这种类型的畸形也可在颈椎区发现。2005 年 Mahapatra 和 Gupta 提出了一种基于产生分裂的骨间隔位置的脊髓纵裂畸形 Ⅰ 型的新分类系统。所提出的分类包括四类：Ⅰa 骨刺位于中间，脊髓被均匀分为上下部分；Ⅰb 骨刺位于上极，上极无空间，下极有一根大的重复脊髓；Ⅰc，骨刺位于较低的极点，上面有一根大的重复脊髓；Ⅰd，骨刺横跨分叉，骨刺上方或下方无空间[7]。

三、与其他异常的关系

脊髓纵裂畸形通常与几种先天性异常有关。这些畸形是由所有三个胚层相关的异常引起的，大多数是由外胚层 – 内胚层异常粘连引起的复杂颅脊髓先天性畸形。常见的表现包括脊髓脊膜膨出、髓内脂肪瘤、真皮窦、神经管原肠囊肿、半椎体、Klippel-Feil 综合征和 Chiari 畸形[8]。颅脊髓外畸形也有报道，如肠重复和憩室。

四、临床表现

脊髓纵裂畸形的临床特征包括多种多样的表现。有些患者可能无症状，但在大多数情况下，可以看到各种症状。两种类型的 SCM 都是栓系病变。大多数儿童在出生时可能无症状，神经退化通常在出生后 2～3 年开始[7]。症状包括多种神经系统缺陷、脊柱或四肢畸形及各种皮肤异常表现。患者通常主诉下肢疼痛和持续性背部疼痛。神经系统缺陷最常累及下肢。运动和感觉缺陷，如无力、下肢萎缩、步态障碍、神经根性疼痛、感觉减退或感觉异常是常见的表现。20%～40% 的患者也可出现膀胱和肠道紊乱，应引起临床医生怀疑[2, 7]。骨骼畸形也可以存在，通常以脊柱侧弯或脊柱后凸的形式出现，在 SCM Ⅰ 型中更为常见。因此，所有患有先天性和进行性脊柱侧弯的患者都应接受 MRI 检查。先天性马蹄足内翻在这些患者中很常见，出现时应仔细评估。皮肤异常可以以毛细血管瘤、皮下脂肪瘤、色素沉着斑的形式出现，但多毛是最常见的皮肤异常[9]。SCM Ⅰ 型症状更为严重，而 SCM Ⅱ 型的症状可能很轻微或偶然发现[8]。

五、影像学检查

诊断脊髓纵裂畸形是通过仔细的临床评估和适当的影像学技术。脊柱 X 线片传统上用于患者的初步检查。它的作用在于描述与脊髓纵裂畸形相关的几种骨骼异常，如脊柱后凸、脊椎或肋骨异常，但在诊断脊髓纵裂畸形方面缺乏敏感性。计算机断层扫描可以提供与脊柱骨骼病理相关的更详细信息，也可以显示骨性或纤维软骨隔的存在，这是脊髓纵裂畸形的图示（图 12-1）。金标准成像方式是磁共振成像（MRI）。由于其在显示神经成分方面的优势，它可以根据所遇到的畸形类型，通过描述半脊髓和包含它们的硬脊膜囊或囊的存在，以及通过显示与脊髓纵裂畸形相关的其他异常，如脊髓栓系，来明确脊髓纵裂畸形的诊断[10]。

六、治疗

脊髓纵裂畸形的治疗主要是手术治疗。脊髓纵裂畸形患者如果不进行治疗，神经系统恶化的概率会增加，术后完全恢复的机会也很低。由于脊髓栓系，年龄的增长与神经功能缺陷的风险和严重程度之间存在关联。因此，所有有症状的脊髓纵裂畸形患者都需要手术治疗，大多数无症状的患者在诊断时也需要手术治疗。手术的目的是脊髓栓系松解，包括切除骨性或软骨性骨刺，去除脊髓的任何其他栓系附着物，如粗终丝，以及治疗其他同时存在的颅脊髓异常。Ⅰa 型手术治疗较易，而Ⅰd 型手术治疗最难。在约 10% 的Ⅰ型 SCM 病例中，骨刺可能是斜的，将椎管分成大室和小室。晚期有症状的再栓系在成人中相对不常见，但在儿童中常见。应建议再次手术，并能提供数年的缓解[8, 11]。SCM Ⅰ 型的严重脊柱侧弯是所有脊柱畸形中最复杂的情况之一，因为骨刺的存在增加了畸形矫正手术中神经功能恶化的风险。此类患者通常采用二期手术治疗。首先，进行骨刺去除，然后 3～6 个月后进行脊柱侧弯矫正。近年来，一期骨间隔切除 + 脊柱畸形矫正，以及不需预防性切除骨刺的一期脊柱短缩后路椎体切除术取得了良好的效果[12, 13]。

七、结论

脊髓纵裂畸形是一种罕见的先天性畸形，传统上分为两种类型。这些畸形常合并其他先天性畸形，导致脊髓栓系和神经功能障碍。仔细的临床检查，早期明确诊断，及时手术治疗至关重要。

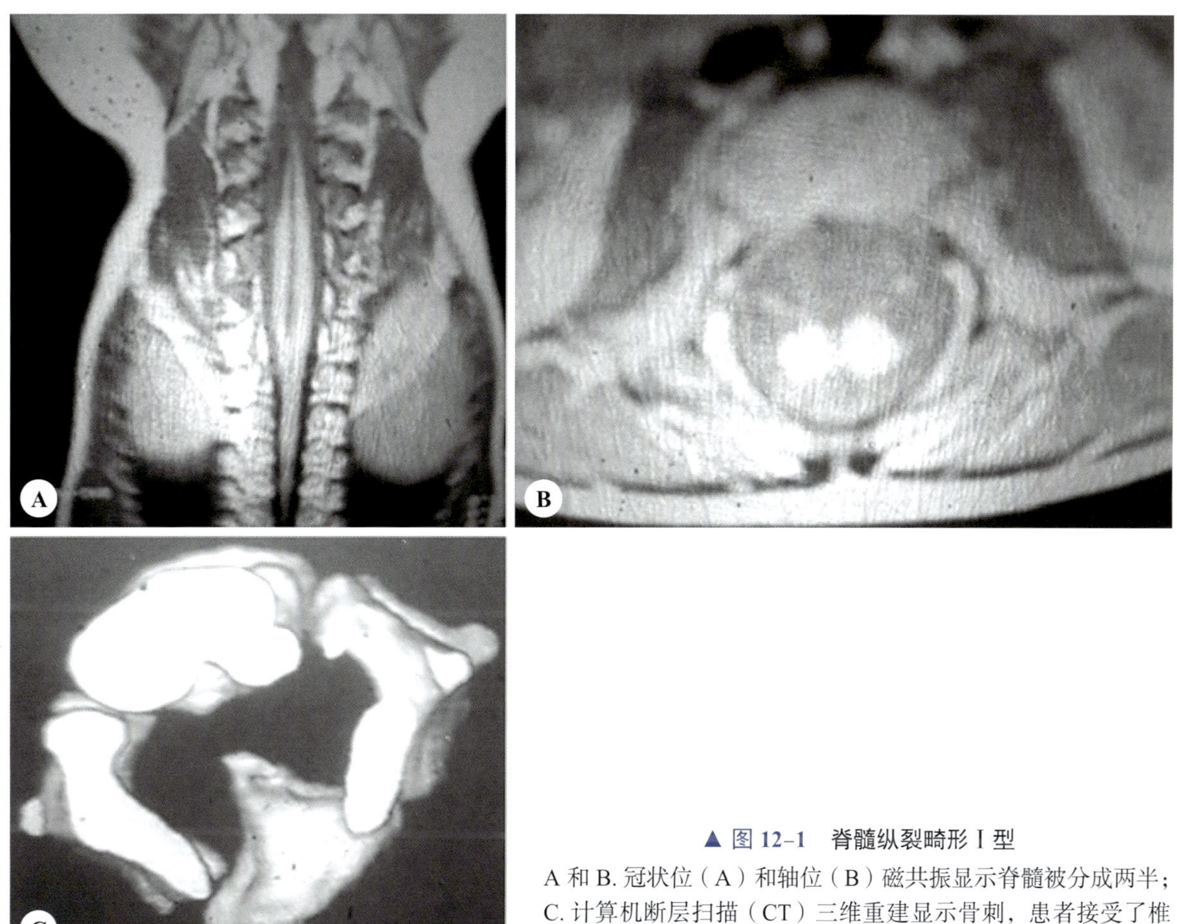

▲ 图 12-1 脊髓纵裂畸形 I 型

A 和 B. 冠状位（A）和轴位（B）磁共振显示脊髓被分成两半；C. 计算机断层扫描（CT）三维重建显示骨刺，患者接受了椎板切开术，骨刺在两个硬脊膜囊之间被剥离，并被咬碎切除

第 13 章 脊髓裂

Myeloschisis

Sandip Chatterjee Arjun Dasgupta 著

张 松 译 尹靖宇 校

开放性神经管缺陷（open neural tube defects，NTD）是指在胚胎发育过程中，神经管无法完全闭合的脊髓和大脑畸形。根据定义，这些缺陷可被认为有两种类型：有脑脊液填充囊或脑膜层覆盖神经组织的缺陷（称为囊性脊柱裂）或神经管显露于表面的缺陷（称为脊髓裂）。因此，脊髓裂本质上是指无脑脊液覆盖的脑膜膨出。

一、流行病学

随着导致终止妊娠的产前诊断的普及和叶酸补充的普及，开放性神经管缺陷的患病率逐年下降。据报道，补充叶酸[1]后，神经管缺陷的患病率下降了 19%。据报道，在全球范围内，脊柱裂的患病率在非洲原住民中为 0.1/1000 活产，在凯尔特人中为 12.5/1000 活产[2]。

二、胚胎学

在排卵后第 4 天，人类胚胎形成一个由 32 个细胞组成的细胞团，称为囊胚，其中包含一个偏心位置的内细胞团，即胚胎细胞本身，以及一个被称为滋养层的薄细胞环。内细胞团形成两层：背侧上胚层和腹侧下胚层。原始条带于第 13 天在囊胚尾端发育，第 16 天达到全长。这条原始条纹的头部末端是 Hensen 结，沿原始条纹长度的中线原始沟在 Hensen 结处结束，这就是原始凹。准中胚层细胞进入由下胚层发育而来的外胚层和内胚层之间。这种由两层胚胎转变为三层胚胎的过程称为原肠胚形成。

脊索突是由 Hensen 结内的细胞围绕一个叫作脊索管的中央腔排列而成。到排卵后 17 天，神经沟发育为中线脊索[3]上方的一个槽。不久，神经板的边缘向外侧抬高，形成神经皱褶。成对的背外侧铰链点（dorsolateral hinge points，dlHP）在脑神经管和未来腰椎脊髓中发育，使神经皱襞向中线汇聚，从而确保汇聚的神经皱襞在 POD 21～23 天相遇融合形成闭合的神经管。当神经管闭合时，它通过一个分裂过程与皮肤外胚层分离。

神经管闭合失败产生开放的神经管缺陷，未闭合的确切位置决定了缺陷类型[4]。以往的“过度膨胀”理论认为神经管闭合，但过度膨胀和破裂导致神经管缺陷，该理论已不再成立[5]。

三、叶酸和开放性神经管缺陷

当对患 NTD 的妊娠妇女进行叶酸补充试验时，观察到未补充叶酸的孕妇中有 4% 的 NTD 复发，而补充叶酸的孕妇中有 0.5% 的 NTD 复发[6]。随后的试验毫无疑问地证实了叶酸的作用，以至于现在的指南建议所有计划怀孕的妇女从受孕前 1 个月开始每天服用 0.4～0.8mg 叶酸[7]。叶酸促进神经管闭合的机制仍是一个研究的课题。一种假设是叶酸缺乏导致产生的核苷酸不充分，从而减慢了神经皱襞的发育。叶酸在甲基化中的作用也可能导致 NTD。

四、产前诊断

孕妇血清甲胎蛋白（maternal serum alphafoetoprotein，MSAFP）是妊娠 16～18 周孕妇理想的血清检测指标，其诊断准确性为 75%～90%[8]。超声检查提高了检测的灵敏度和成本效益。取每个椎节段的连续横断面，以检测分叉脊柱及其下方的脊髓缺损。"柠檬征"指额骨在横断面上呈扇形、顶骨呈凹面，"香蕉征"指中脑、小脑形态异常。97% 的脊柱裂胎儿出现这两种征象[8]。

对于 MSAFP 升高且超声检查异常的患者，可考虑行羊水穿刺。染色体核型分析、甲胎蛋白（AFP）和乙酰胆碱酯酶（AChE）检查是可行的。目前，对于更详细的脊柱缺损成像，使用 1.5T 磁体的胎儿 MRI 被认为是安全的。产前咨询也可由小儿神经外科医生在了解到所有产前检查后进行。

五、产前修复

脊髓脊膜膨出管理研究（management of myelomeningocele study，MOMS）[9] 是一项针对脊髓脊膜膨出产前和产后修复的随机试验，发现产前手术减少了 12 月龄时的后脑疝和对分流的需求，并改善了 30 月龄时的运动功能。随后，世界各地的一些中心开始了脊髓裂的产前修复。胎儿手术由多学科团队进行，可以是开放手术，也可以是内镜手术，即打开子宫，修复脊髓裂，然后关闭子宫。尽管胎儿预后良好，但产前手术与较高的产妇发病率相关，包括 PPROM（46%）、早产（38%）、子宫切开术部位完全或部分裂开（30%）、绒毛膜羊膜分离（26%）和分娩时产妇需要输血[10]。

六、临床特征

出生时，由于脊柱中线缺损，神经组织显露在表面，没有任何膜覆盖，很容易诊断脊髓裂（图 13-1）。这与脊膜膨出不同，脊膜膨出是在缺损处有一层膜或异常的"皮肤"，而有限的背侧脊髓裂是在中线膨大部被正常皮肤覆盖。

本病当然也可能伴有神经功能缺损和脑积水。也非常有必要检查其他先天性异常，包括泌尿生殖系统异常。

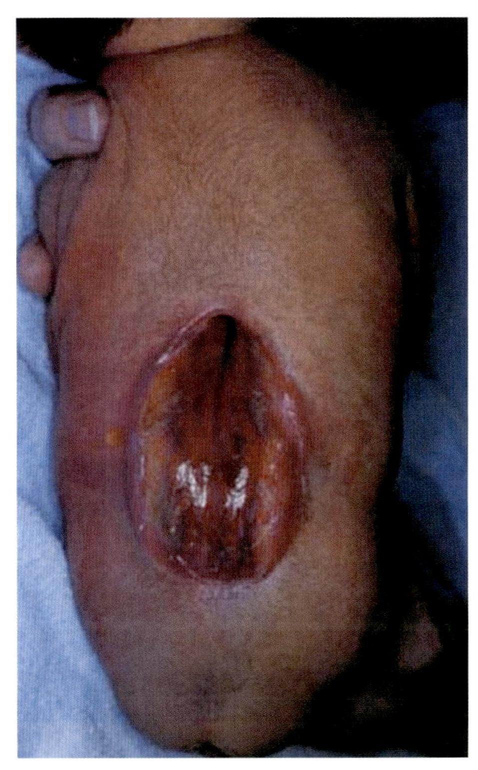

▲ 图 13-1 脊髓裂表面观

七、检查

在我们的临床实践中，新生儿常规进行全脊柱 MRI 扫描和脑部筛查，但这不是每个地方都能完成的标准检查。MRI 扫描不仅能提供脊髓裂的详细解剖信息，而且还能显示 Chiari 畸形 2 型的存在。泌尿系统及必要时颅脑超声检查也要做，颅脑 MRI 不可用时则做后者。胸部 X 线片在我们的临床实践中也是常规检查，超声心动图在怀疑先天性心脏病的病例中也是常规检查。

考虑到这一人群中乳胶过敏的发病率增加，在处理这些新生儿时应常规使用不含乳胶的手套[11]。

八、产后管理

一旦新生儿病情稳定，应检查缺损并用无菌生理盐水清洗。然后用无菌盐水浸泡的敷料覆盖缺损。然后将婴儿置于俯卧位或侧卧位，同时进行全面检查。

手术时机应在出生后尽早进行。有人建议在出生后 72h 内修补缺陷，因为不这样做会增加脑膜炎和脑室炎的风险[12, 13]。

九、外科修复技术

诱导气管插管麻醉后，患儿俯卧位，胸部和髋部下垫枕或者垫卷起的毛巾。背部用聚维酮碘溶液消毒，静脉注射一剂抗生素。我们倾向于整个手术过程在手术显微镜下完成。在正常和异常皮肤交界处切开皮肤，切口加深，直至遇到硬脊膜或筋膜。从近端到远端，将神经鞘膜与周围皮肤和硬脊膜分离。

将分离出来的神经鞘膜和软脊膜两侧缝合成新的神经管。然后将外翻的硬脊膜作为筋膜，单独缝合一层（图 13–2）。

然后缝合皮肤，我们习惯以最小的吸力放置引流管。

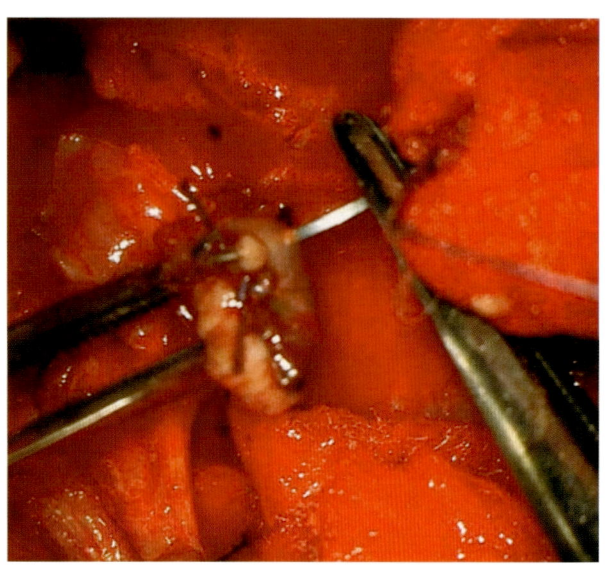

▲ 图 13–2　术中照片显示神经管扩张重建的过程。用止血钳夹住神经鞘膜，进行神经鞘膜和软脊膜的缝合重建神经管

十、术后护理

我们的做法是术后继续使用抗生素 72h。对于俯卧位的新生儿，通常用防水敷料进行护理，防止伤口被污染。随时监测新生儿头围的增加或 Chiari 畸形 2 型引起的脑干体征。

对于与脊髓裂相关的脑积水病例，我们的做法是在修复的同时进行脑脊液分流，并且在婴儿俯卧位前先进行分流手术。至于分流方式，更倾向于做脑室 – 帽状腱膜下分流术。

十一、并发症

伤口裂开和感染是两种最常见的并发症。出生后延迟 1 天以上的脊髓脊膜膨出闭合与感染率和住院时间增加相关[14]。如果发生脑脊液漏，可能是脑积水的征象，需要注意。这种手术后神经功能缺损罕见[15]。

毫无疑问，新生儿脊髓裂的管理需要必要的培训和多学科护理[16]。

十二、未来

我们需要做的主要工作是使叶酸补充在社区得到更广泛的实践[17]。需要承认的是，开放性神经管缺陷的致病因素仍不清楚，我们的知识仅基于小鼠和低等脊椎动物[18]的神经管闭合的分子和遗传基础。与此同时，胎儿外科手术在生理学[19]和经济学方面的效益都有很大的影响，值得继续推广[20]。

第 14 章　非闭合不全脊髓脂肪瘤

Non-Dysraphic Spinal Lipomas

Chandrashekhar Deopujari　Mayur Mhatre　Harshal Agrawal　著
尹靖宇　译　　张　松　校

非闭合不全脊髓脂肪瘤（non-dysraphic spinal lipomas，NDSL）的特征是无皮肤或骨性异常（椎管闭合不全），病变上方有完整的硬脊膜，圆锥通常位置正常。NDSL 是一种罕见的先天性疾病，在早期的报道中仅占所有脊柱肿瘤的 1%，当时只有软膜下（髓内）类型被认为是 NDSL [1]。在许多无症状儿童中经常发现丝状脂肪瘤（7%～46%）可能会改变这一概念 [2, 3]。脂肪瘤不是肿瘤，因为它们在组织学上与正常脂肪组织相同，除了在体重快速增加时生长外，平时通常不生长，可称为错构瘤。

文献中描述了脊髓脂肪瘤的几种分类。Chapman 在前 MRI 时代（1982 年）首次根据解剖和形态学的考虑将其分为背侧型、移行型和尾侧型 [4]。虽然大多数腰骶部脂肪瘤伴有椎管闭合不全，但 McLone 和 Naidich 在 1985 年的手术经验中描述了其中一小部分（4%）表现为硬脊膜完整的软脊膜下脂肪瘤 [5]。随后的分类根据 MRI 表现将腰骶部脂肪瘤进一步细分为背侧型、移行型、脂肪脊髓脊膜膨出型、尾侧型和终丝型（Arai 等）[6]。1995 年，Pang 等将胚胎学的观点加入分类中，将其分为背侧型、过渡型和末端型，随后又加入了混杂型 [7, 8]。基于对交界性神经胚形成阶段的认识，Morota 等最近将脊髓脂肪瘤重新分类为 4 种类型 [9]。

最具有临床意义的分类可能是简单地分为 3 大类：圆锥型、终丝型和软脊膜下型（Finn 和 Walker）[10]。虽然软脊膜下和终丝类型的硬脊膜完整，但一些圆锥脂肪瘤也很少没有闭合并覆盖正常硬脊膜。这包括 Pang 分类法的终末型，以及 Morota 等在新分类法中描述的锥状脂肪瘤亚型（3 型）。

因此，非闭合不全脊髓脂肪瘤可分为 3 种类型：①终丝型脂肪瘤（最常见的一种）；②圆锥型脂肪瘤；③背侧型（颈胸段软膜下髓内型，最罕见）。

一、胚胎学

人们提出了多种解释脊髓背侧脂肪的理论，包括 Virchow [11] 和 Chiari [12, 13] 在邻近软脊膜组织中观察到脂肪细胞，Taubner [14] 在脊膜中观察到胶质细胞脂肪变性，Ehni 和 Love [15] 在脊髓血管中观察到间质细胞化生。NDSL 最相关的理论描述如下。

1. 背侧脂肪瘤原发性神经胚形成期间的过早失连接现象

背侧脂肪瘤形成的最被接受的理论是由于神经皱襞融合之前皮肤外胚层与神经上皮的过早分离而引起的异常初级神经胚形成。神经外胚层与同侧表面外胚层分离，从而使间充质组织侵入中央管的理论被称为过早失连接（premature dysjunction），最早由 Naidiich 等在 1983 年 [16] 描述。如 Pang 等 [17] 进一步阐述的，初级神经胚化过程始于神经孔的形成，然后是神经板的形成，最后是神经管的形成 [16]。早发性脊髓不连接可为双侧或单侧，分别产生中线背侧脂肪瘤或伴脊髓旋转的偏心脂肪瘤。一项使用鸡胚模型来确定腰骶部脂肪瘤发病机制的研究充分支持这一理论[18]（图 14–1）。通常，伴有宽椎管和硬脊膜等后结构缺失的闭合不全畸形常伴有椎管狭窄，这可能使病变延伸到椎管外。然而，在过早连接障碍期间，当异常间充质与脂肪形成嵌入中央管时，邻近神经管外基表面的间充质可被正常诱导形成硬脊膜，这可以解释在非硬脊膜下或髓内脂肪瘤病例中存在完整的硬脊膜[16]。

2. 引起圆锥和终丝型脂肪瘤的继发性神经胚形成缺陷

继发性神经胚形成始于排卵后 26～27 天，包括间质细胞上皮化和小管生成的过程。在次级神经胚形成的早期阶段，随着融合过程的开始，尾侧隆起发育（在妊娠的 20～22 天）。尾侧隆起产生了消化道、血管及 S_1 和 S_2 的体节。尾侧神经孔的空化始于第 26 天，形成连接初级神经管的次级管。次级管远端发生逆行分化并转化为终丝。

2014 年，Dady 等利用鸡胚模型阐明了一个确保初级和次级神经管之间连续性的复杂过程。这一过程被他们称为“交界性神经胚形成”，这一过程中的一个错误被假设是胸腰段神经管发育缺陷的原因之一[19]。Eibach 等在 2017 年进一步提出了连接型神经管缺陷的概念，他们发现初级和次级神经管之间的连接不足，从而形成与脊髓分离的功能性圆锥，导致闭合缺损[20, 21]。这一现象随后被 Morota 等用来解释 2 型脂肪瘤的形成，并将其与 3 型脂肪瘤区分开来，他们将其归因于次级神经胚形成早期的失败[9]。

根据 Morota 及其同事提出的这一新的理论和分类，异常的原发性神经胚形成导致 1 型脂肪瘤，交界性神经胚形成失败可能导致闭合不全圆锥脂肪瘤（2 型）的形成，而非闭合不全圆锥脂肪瘤（或 3 型）在继发性神经胚形成的早期发生，并累及与[9]其直接相连的脊髓圆锥。脊髓栓系常在近端空洞形成后发生。偶尔，这些脂肪通过骶裂孔与皮下脂肪相连，但它们与解剖闭合不全（无硬脊膜或骨缺损）无关。它们代表了旧分类中的尾型脂肪瘤和 Pang 分类中的终末型脂肪瘤。在这一生长时期，泄殖腔和生殖器官的发生也开始了，这有助于理解 3 型脂肪瘤与肛门直肠和泌尿生殖

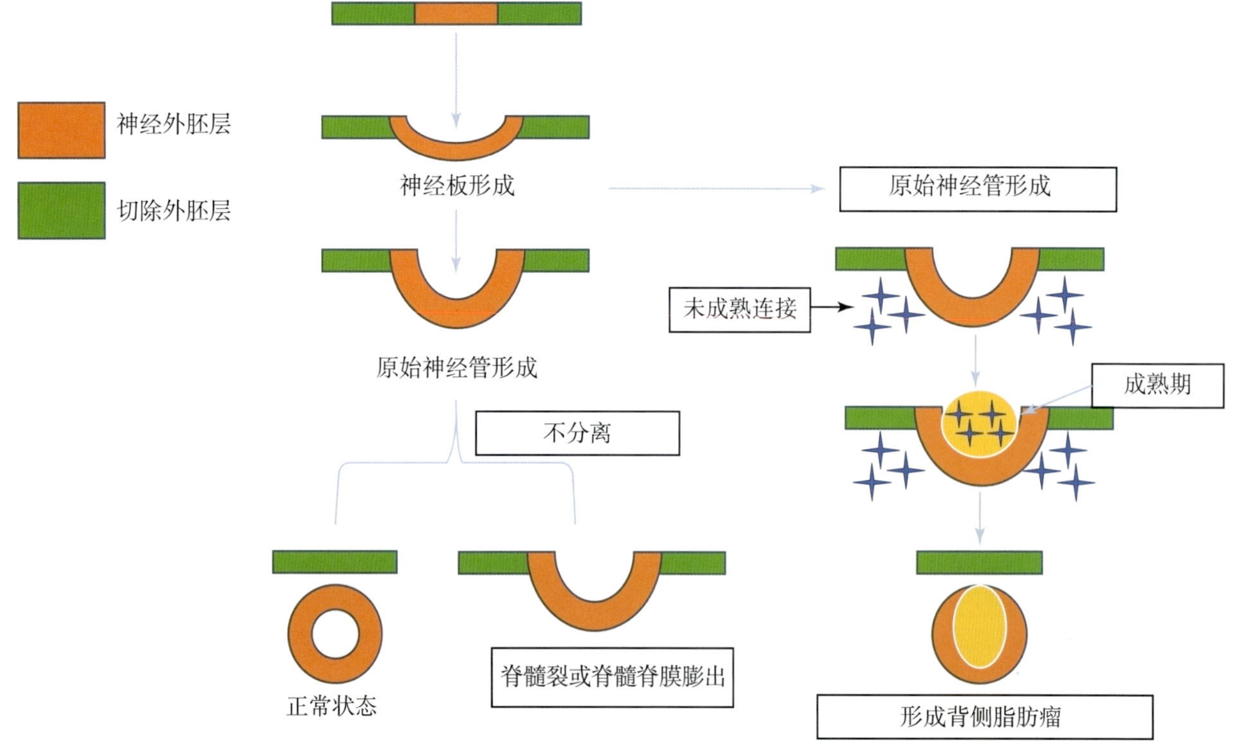

▲ 图 14–1 背侧或髓内脂肪瘤的胚胎学，背侧脂肪瘤形成期间过早失连接理论的图示

系统畸形的密切关系。

终丝型脂肪瘤是最常见的非闭合不全脂肪瘤，在 Morota 等的新分类中被归类为 4 型脂肪瘤，它们发生在继发性神经胚形成的晚期阶段[9]。在退化分化形成终丝时，这些脂肪瘤位于终丝内。这些也与解剖性闭合不全（无硬脊膜、筋膜或骨缺损）无关。在早期的报道中，它们被描述为脂肪管或紧密管，其厚度标准为＞2mm[22]。在终丝型脂肪瘤中，圆锥可能是正常的或位置较低，并可能由于生长发育时脊髓上升过程中的栓系现象而引起神经功能缺损[23]。这些脂肪瘤通常不伴有肛门直肠畸形（图 14–2A）。

二、临床表现

这取决于临床症状出现的年龄，包括局部、泌尿生殖、肛门直肠以及包括括约肌受累在内的神经系统表现，并且在不同亚型中有所不同。

脊髓背侧脂肪瘤：这些脂肪瘤通常位于脊髓颈胸段的背侧表面。常见的发病年龄是青年，很少出现在更晚的年龄[24]。这些是最不常见的一种脊髓脂肪瘤，约占所有脊髓脂肪瘤的 4%[25]。这些脂肪瘤主要存在于背侧软膜下 – 髓内平面，常伴有外生成分和硬脊膜侵犯（图 14–3）。颈部脂肪瘤延伸到颅内引起第四脑室阻塞的罕见病例也有报道[26]。

患者通常主诉脂肪瘤部位疼痛，躺下时疼痛加剧，尤其是在夜间（索型）。这种类型的疼痛是最常见的特征，其次是感觉异常和双侧上运动神经元体征（upper motor neuron，UMN），而膀胱和肠道的主诉出现较晚。晚期可表现为步态僵硬、痉挛步态，近端和远端肌无力。通常表现为鞋子松动、上楼困难、下蹲困难、写字困难、扣扣子困难、把东西放在头顶困难等。患者可能主诉行走不平衡，尤其是夜间行走不平衡、脸盆征（泼水时不平衡）和 Lhermitte 现象（颈部突然屈曲，产生所有肢体的痛觉异常）这些后柱受累表现。尿急、尿意窘迫感和排尿频率增加等刺激症状提示上运动神经元型膀胱功能障碍。这些病例的局部检查显示没有闭合不全的皮肤红斑。神经系统检查可出现肌张力增高（痉挛状态）、反射亢进、足底伸肌反应、浅反射消失伴关节位置觉和振动觉异常（后柱受累）等 UMN 体征。肛周感觉通常正常，并以逼尿肌括约肌协同失调的形式累及膀胱。

圆锥型和终丝型脂肪瘤：在这些脂肪瘤中（Morota 3 型和 4 型脂肪瘤），终丝型比圆锥型更常见[9]。这些脂肪瘤没有解剖闭合不全的征象。终丝型脂肪瘤通常在婴儿期或生命早期出现，而圆锥型脂肪瘤可能出现得更晚，见于幼儿或年龄较大的儿童。在大量病例中，终丝型脂肪瘤可能终生无症状。这些脂肪瘤可伴发骶尾部凹陷，常表现为脊髓栓系引起的 UMN 征象；肠道和膀胱受累多较晚，多为 LMN 型。与泌尿生殖系统或肛门直肠畸形无关。另外，圆锥脂肪瘤可表现为下运动

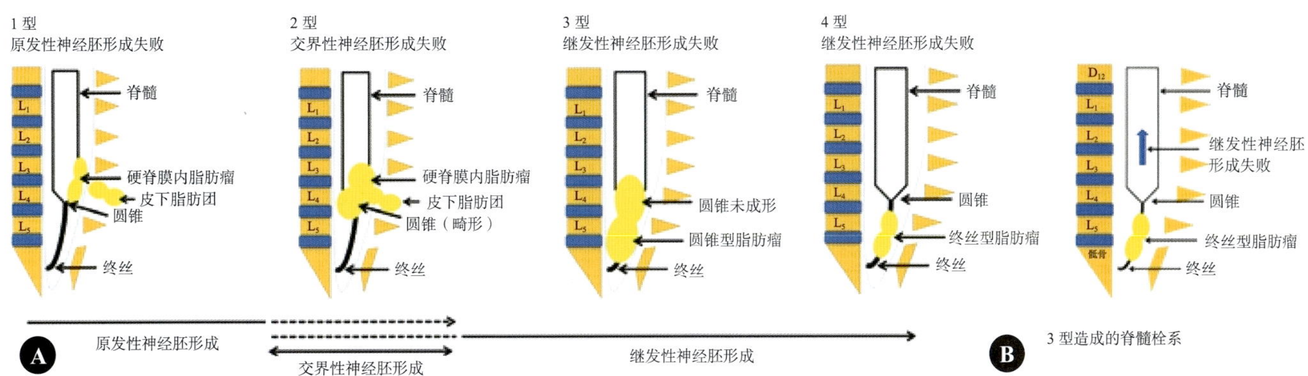

▲ 图 14–2　**A.** 脊髓脂肪瘤的类型；**B.** 圆锥 / 终丝型脂肪瘤导致的栓系概念。原发性、继发性或交界性神经胚形成失败引起的各种类型脊髓脂肪瘤的发展图示。继发性神经胚形成失败导致圆锥和终丝型脂肪瘤。这些脂肪瘤可引起低位圆锥的脊髓栓系

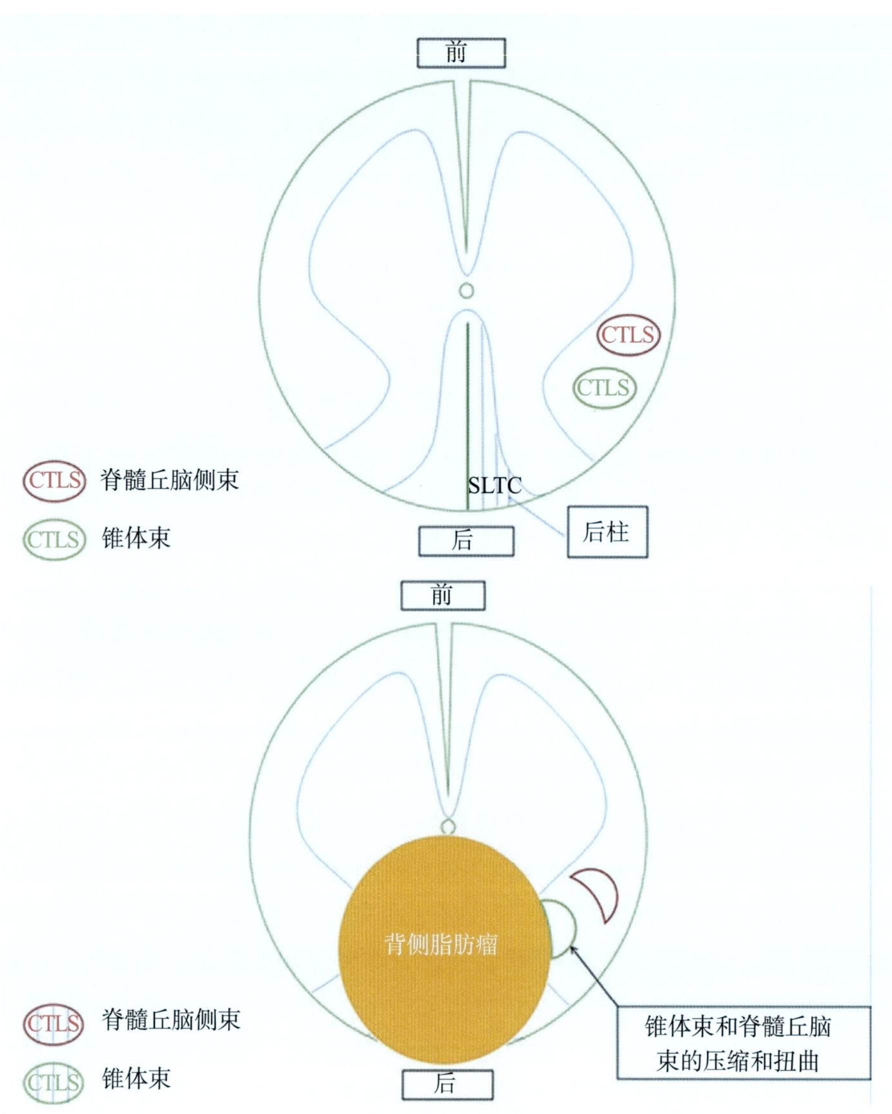

◀ **图 14-3　脊髓背侧脂肪瘤的解剖位置。显示脊髓背侧脂肪瘤与导致特征性临床表现的长束受压关系的脊髓轴向切面图示**

神经元（lower motor neuron，LMN）型下肢无力伴足部畸形。LMN 型可早期出现肠、膀胱受累（肛周麻醉、肛门张力降低、滴漏性尿失禁、球海绵体反射消失）。可能伴有肛门直肠或泌尿生殖系统畸形或骶骨发育不全。

三、脂肪瘤导致脊髓栓系的概念

背侧脂肪瘤仅表现为疼痛或肿块，并有轻微的神经系统体征和症状，而非闭合不全的腰骶部脂肪瘤则因栓系而出现临床表现。儿童出生时，圆锥（脊髓末端）通常止于 L_3，成年时上升至 L_1 水平。随着患儿身高的增长，在上升过程中，由于椎管和脊髓的不成比例生长，脊髓损伤可能会发生，原因是圆锥或丝状脂肪瘤的栓系效应引起的拉伸剪切应力，而脊柱屈曲时这种剪切应力会大大增加。表现为双下肢上运动神经元型临床症状和体征伴上、下运动型膀胱。这种现象在生长突增时期更为明显（图 14-2B）。在婴儿期接受脊髓脊膜膨出修复术的患儿在松解过程中可能出现迟发性神经功能恶化，这是由于脊髓与瘢痕组织的再栓作用。

除了机械性栓系外，栓系脊髓出现特征性症状的原因还包括栓系导致的脊髓灌注减少，从而导致圆锥的缺氧缺血性损伤[27, 28]，Yamada 等在人类和动物模型[29]中已经证明了这一点。栓系神经功能恶化的其他可能原因可能是远端固定的脊髓对脑脊液压力[27]变化的顺应性降低。

四、检查与诊断

1. 腰骶椎或颈胸椎 X 线片（正位和侧位）

通常，除腰骶部脊柱侧弯外，可能看不到骨骼异常。

2. 颈胸椎或腰骶椎 MRI 及全脊柱筛查（图 14–4A 至 D）

磁共振成像是最重要的诊断工具[30, 31]。根据临床症状和体征，颈椎、背侧或腰骶部的 MRI 将是主要的检查区域，并辅以全脊柱筛查，以检查圆锥末端和管腔内的脂肪及可能的 Chiari 畸形。虽然罕见，但也应检查一个颅脑序列，以查看脑室大小和（或）任何其他相关异常。可能很少需要对比检查，因为偶尔可能伴有皮样 / 表皮样病变。不应遗漏在原肠胚形成过程中的其他缺陷（泌尿生殖系统或胃肠道）。

(1) 髓内或背侧软膜下脂肪瘤是导致脊髓受压的局限性硬脊膜内髓内病变。T_1WI 呈高信号，T_2WI 呈低信号。特征性表现为脂肪抑制图像呈低信号，无对比剂强化[31]。轴位图像对于理解脂肪瘤与脊髓结构的关系很重要（图 14–5）。

(2) 圆锥型脂肪瘤多表现为圆锥低位，典型表现为 T_1WI 高信号，T_2WI 低信号伴脂肪抑制。脂肪瘤附着于圆锥的背侧表面并延伸至马尾区域。脂肪瘤常伴有近端脊髓空洞症。可见脂肪瘤通过骶裂孔延伸至皮下脂肪，没有明显的硬脊膜缺损（图 14–4E 至 H）。三维 CT 脊柱骨窗重建图像有助于识别骶骨发育不全或发育不全。3 型脂肪瘤可合并 Chiari 畸形 I 型和其他缺陷，如先天性肠原肠发育异常。根据临床检查结果，应进行腹部和盆腔超声或 CT 检查，以确定是否存在其他先天性畸形。

(3) 终丝型脂肪瘤通常表现为较厚的裂孔和内部的脂肪条。这可能与低位圆锥和终丝下降有关，在 T_1 矢状位图像上最容易看到，并在轴位 T_1 切面上得到证实。在这些病变中没有硬脊膜外成分的证据（图 14–4I 和 J）。4 型脂肪瘤很少与脊髓空洞症相关。

3. 对肾、输尿管、膀胱应进行超声检查

进行超声检查以发现肾积水伴输尿管积水和残余尿。残余尿（post viod residue，PVR）是尿空前容量的 1/3 或更多被认为是重要的。显著的 PVR 告诉我们膀胱的下运动神经元类型。尿动力学检查对于了解膀胱动力学以区分膀胱类型和比较术后状态是很重要的。婴儿难以进行尿动力学检查。泌尿系感染在这些患儿中很常见，应常规进行尿培养 / 药敏检查。

4. 肌电图、神经传导和体感诱发电位等电生理检查

有助于评估神经功能障碍的程度，有助于预测和评估术后恢复情况。

5. 脊柱超声检查

可疑病例出生后的脊柱超声检查可用于评估椎管内脂肪瘤，但任何异常都应通过 MRI 确诊。

五、治疗

（一）脊髓背侧脂肪瘤

手术的目的是减压脊髓以改善神经功能[19]。这通常在术中电生理监测（intraoperative electrophysiological monitoring，IONM）的帮助下完成。由于这些病例的边界不清晰，完全切除通常是困难的，关于神经预后和预后的咨询是非常重要的。

神经监测和麻醉计划下的手术：麻醉团队有额外的责任在神经外科医生和监测电生理学家之间进行协调。应采取的特别步骤如下。

① 维持 MAP 70～80mmHg，常温，最低肺泡浓度（minimum alveolar concentration，MAC）0.3～0.4，双频谱指数（bi-spectral index，BIS）60 左右。

② 麻醉方式为全凭静脉麻醉（total intravenous anaesthesia，TIVA），主要使用丙泊酚、右美托咪定、瑞芬太尼和吸入气体剂，如地氟醚等。监测过程中不得使用肌肉松弛药。

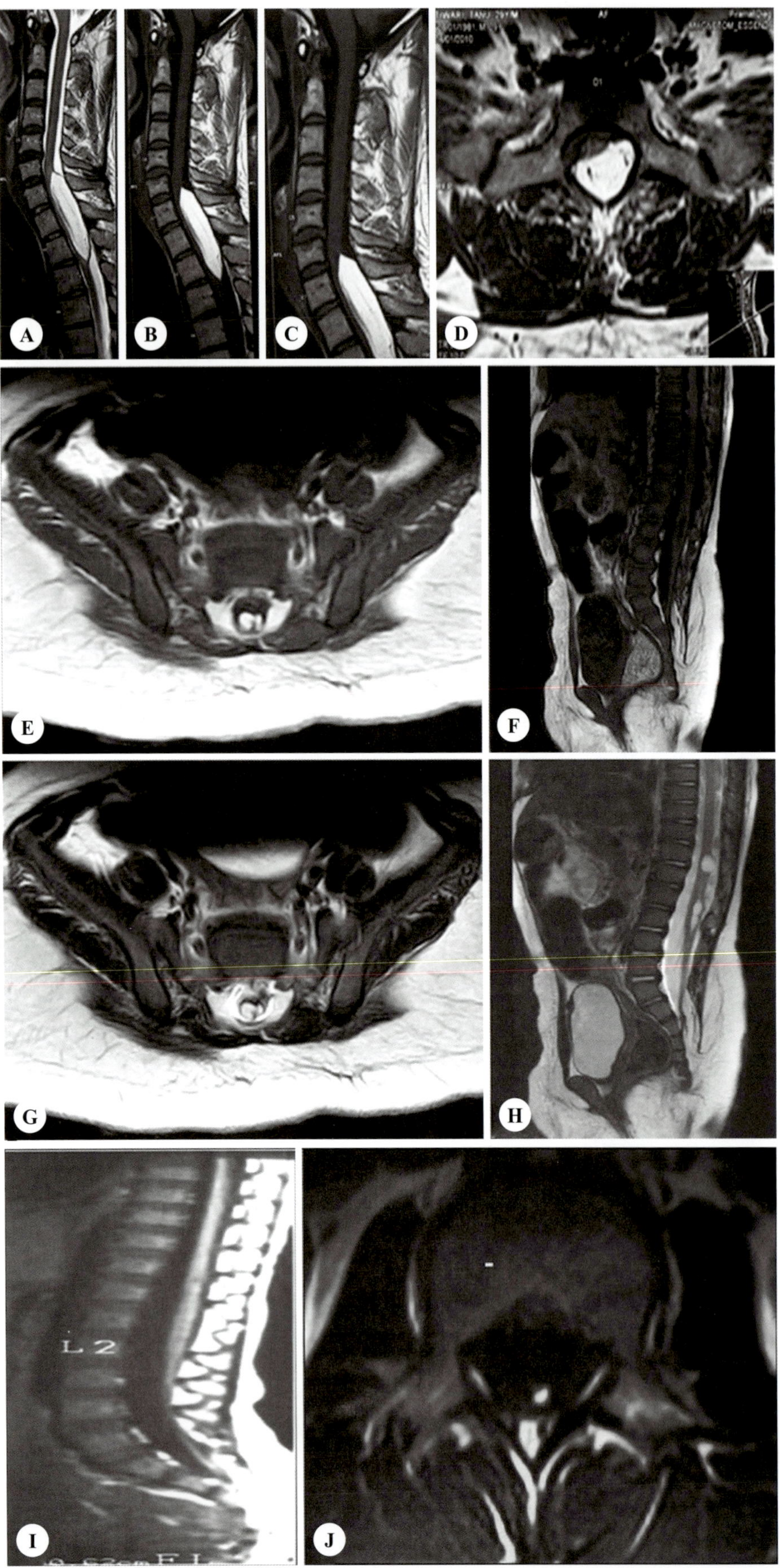

◀ 图 14-4 病例的 MRI

A 至 D. 颈胸软膜下脂肪瘤。E 至 H. 圆锥型脂肪瘤。I 和 J. 终丝型脂肪瘤。A 至 D. 颈胸椎矢状位和轴位 MRI 显示颈胸椎髓内脂肪瘤位于背外侧，从 $C_{6\sim7}$ 椎间盘间隙延伸至 $T_{2\sim3}$ 椎间盘水平。E 至 H. 腰骶部轴位和矢状位 T_1WI（E 和 F）和 T_2WI（G 和 H）成像，显示未成形的圆锥，硬脊膜内脂肪瘤，伴低位脊髓和近端脊髓空洞。I. 圆锥水平（正常范围内）和增粗终丝的矢状位图像。J. 轴位图像显示包裹终丝的脂肪

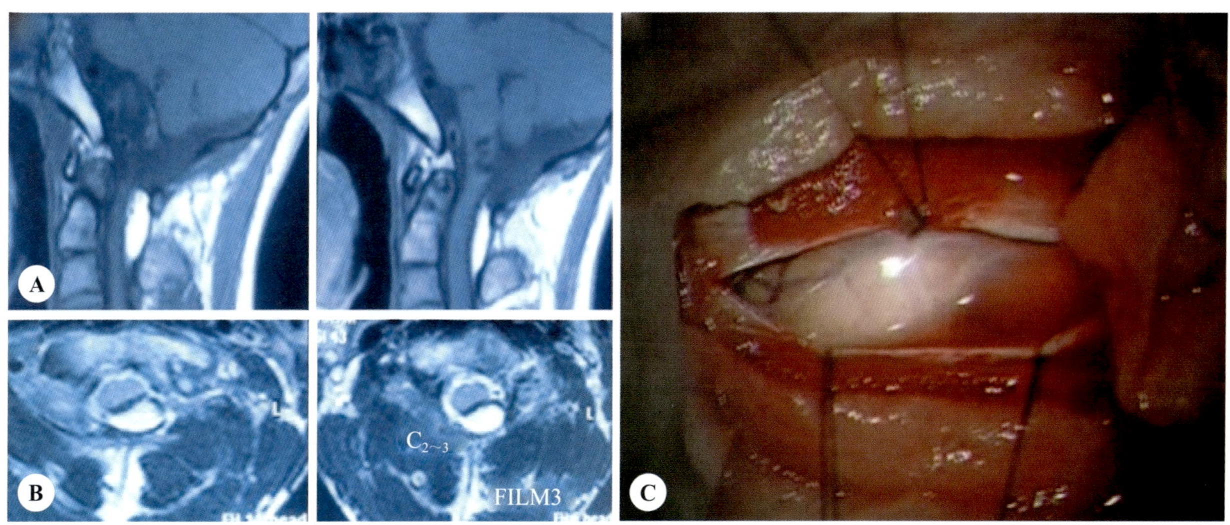

▲ 图 14-5 手术打开硬脊膜后软脊膜下脂肪瘤的 MRI

A 和 B. 矢状位（A）和轴位（B）MRI 显示颈部背侧软脊膜下脂肪瘤；C. 打开硬脊膜后软脊膜下脂肪瘤的形态

③ 我们团队在手术中给予初始创伤剂量的类固醇（甲泼尼松龙）。

电生理学家进行这种监测，包括用于肢体肌肉和括约肌控制的运动诱发电位（motor evoked potentials，MEP）和体感诱发电位（somatosensory evoked potential，SEP）。术中可采用单极和双极探针刺激和 D 波监测。IONM 通过计算 MEP 的振幅、潜伏期和波形或波的完全消失，从而调整进一步的手术步骤，在预防和预测不可逆性神经功能缺损方面发挥了主要作用（图 14-6）。背侧软脊膜下或髓内脂肪瘤的手术步骤如下（图 14-7）。

① 患者取俯卧位，上肢放置躯干两侧。应注意压迫部位，防止神经受压。

② 在定位患者之前，要采集基线神经监测读数。

③ C 臂主要使用前后位图像确定手术平面。

④ 后正中切开，椎体后部部分切除（首选椎板切开术）；术中超声有助于确定硬脊膜下病变的位置和范围[32]。

⑤ 止血后，用缝线悬吊打开的硬脊膜。

⑥ 在切开蛛网膜前，再次确认神经监测读数。

⑦ 当肿瘤不在软脊膜下，也没有达到表面时，有时需要解剖脊髓后柱。如果能找到合适的切面，则进行锐性剥离和凝血，并维持监测。脂肪瘤的切除可采用双极电凝和微型剪刀或超声吸引器（cavitron ultrasonic surgical aspirator，CUSA），也可采用 CO_2 激光。在脂肪瘤切除过程中，电生理检查不应出现波幅下降<50%，以防止发生神经功能缺损。通过使用低功率凝血和持续灌溉，而产生更少的热量。在缺乏适当平面的情况下，脂肪瘤的薄边缘可保留在脊髓的背侧面。用来形成脊髓神经的软膜缝合特别重要。关闭手术伤口前，复查监测参数。

⑧ 硬脊膜用单股线缝合（PDS 是首选），组织胶可以用来加强防水闭合。术前、术后进行神经系统检查并进行比较。应在接下来的 24h 内维持良好的血压和氧合。

切除这类病变的目的是在保留神经功能的同时减压脊髓。因此，完整切除的可能性较小。我们可以将切除分为部分切除、次全切除和完全切除。Bhatoe 等描述了 14 例主要位于颈胸段的硬脊膜内脂肪瘤，强调了这些病例边界不清，手术的目标是减压，并报道了采用这种策略的所有病例均恢复良好[33]。临床结果与另一项研究报道的积极切除不一致，该研究报道了 5 例这些罕见病变患者的治疗经验，他们提出的指南也建议不积极切除[34]。虽然 Pang 在他最近的一篇关于脊髓脂肪瘤的文章中建议对大多数脂肪瘤进行根治性切除，

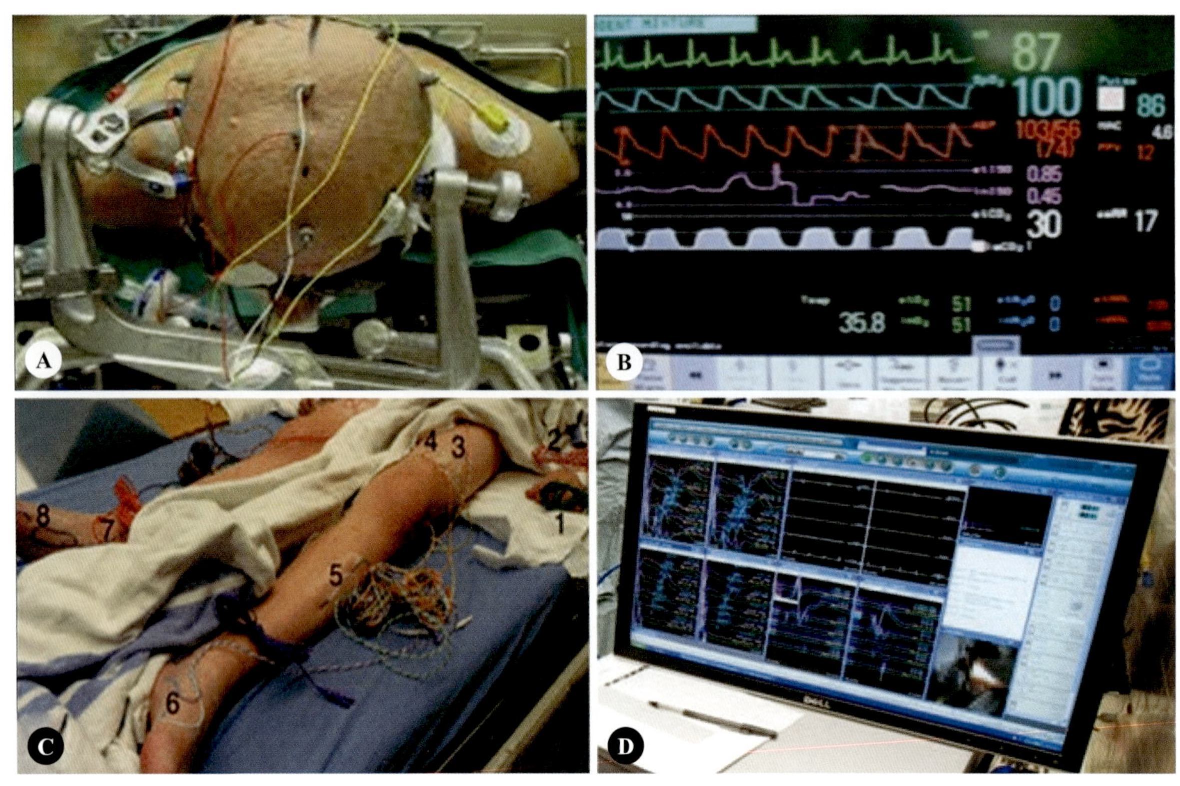

▲ 图 14-6 术中神经监测（IONM）

A. 应用颅骨螺钉进行运动诱发电位（MEP）和体感诱发电位检查；B. 麻醉监测；C. 电生理监测（MEP 电极在下肢的位置）；D. 监测 MEP 波形

但除混杂型脂肪瘤外[35]，硬脊膜下或硬脊膜下非闭合不全脂肪瘤也不适合根治性切除。

（二）圆锥型脂肪瘤的手术

圆锥型（3 型）脂肪瘤手术的目的是阻止和切除脂肪瘤。圆锥被脂肪瘤和终丝栓系。松解可以通过切断终丝和通过去除脂肪瘤组织而减压圆锥和神经根来实现。完全或足够数量的脂肪瘤切除后，用单股线或 PDS 缝线修补神经管，形成神经鞘，有助于防止日后再栓系（图 14-8）。

整个过程需要神经监测作为辅助。在切割终丝之前识别终丝是很重要的。在椎板成形术后关闭硬脊膜也是一个重要步骤。术后脑脊液漏和切口并发症的发生取决于硬脊膜的适当闭合和皮下脂肪的最佳保存。应注意迟发栓系。相关的先天性肛门直肠病变应由小儿外科团队进行治疗。

（三）终丝型脂肪瘤的手术

Blount 和 Elton 根据圆锥的位置和临床症状将终丝型脂肪瘤大致分为 4 种类型。由于该病变的手术发病率非常低，因此他们强烈建议对 1 级脂肪瘤（有症状的圆锥低位伴脂肪槽的患者）进行手术，并强调对 3 级脂肪瘤（有症状的圆锥位置正常伴脂肪槽的患者）应酌情处理。然而，手术在无症状患者（2 级圆锥低垂，4 级圆锥位置正常伴有脂肪沟）中的作用仍然不明确，因为他们中的许多人在生命周期中保持无症状和稳定[27]。

在终丝型脂肪瘤中，由于没有压迫性肿块病变，松解是手术的目标。通常圆锥处于低位，首先识别终丝，然后切断终丝可以有效地达到这一目的。我们通过其典型的形态来识别终丝，因为它通常包含一些脂肪，并伴有螺旋状静脉，不像邻近的神经根。进一步的确认可以通过监测探头刺激来完成。用 Liga 夹在相隔 1cm 的两个地方切断终丝，并将其分开，以避免出血和凝固（图 14-9）。

术后要拍摄 X 线来观察 Liga 夹的分离情况，这一距离在进一步的随访中可能会增加（图 14-10A

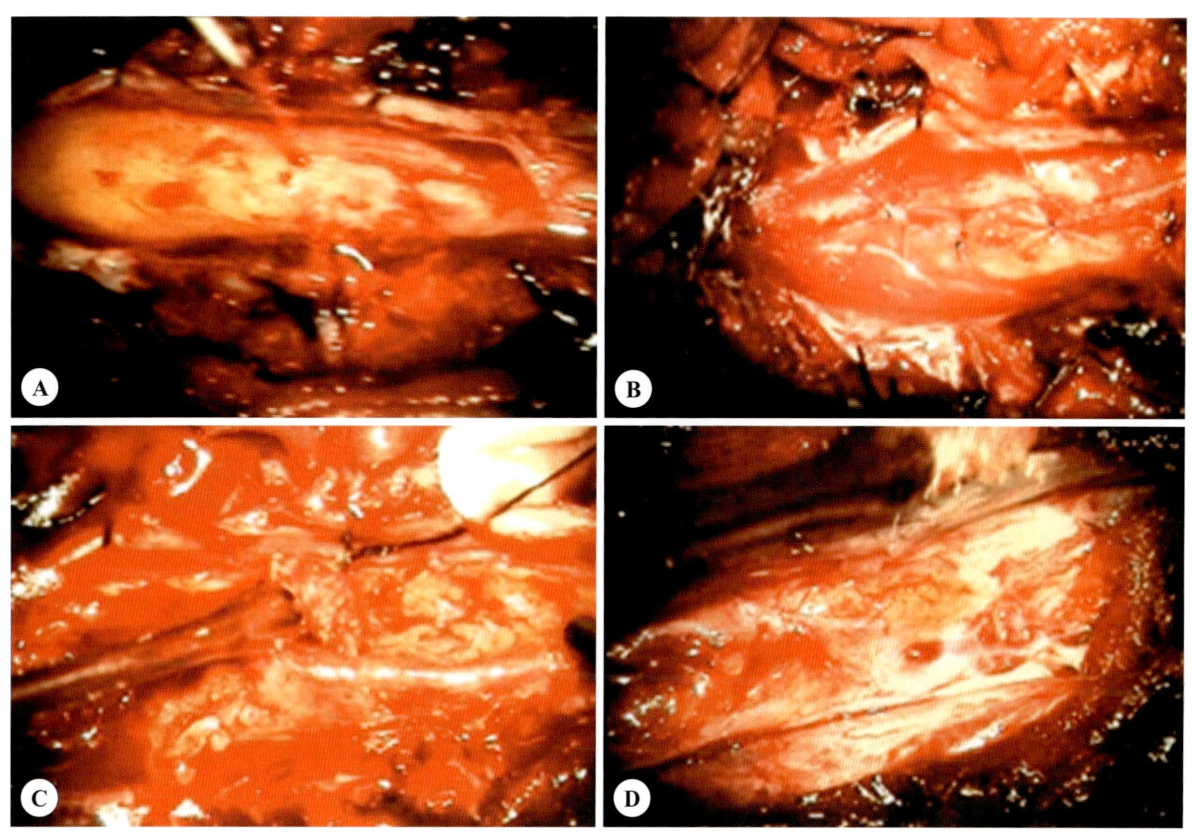

▲ 图 14-7　颈胸区背侧（软脊膜下）脂肪瘤的手术步骤，硬脊膜内 – 软脊膜下脂肪瘤的手术步骤
A. 切开硬脊膜；B. 在超声引导下切除脂肪瘤，注意病变位于软脊膜下；C. 在切除结束时；D. 实现适当的神经束成形（MRI 见图 14-4A 至 D）

至 C）。关闭硬脊膜后，可使用一层脂肪和纤维蛋白胶来加强缝线。适当闭合胸腰筋膜对防止脑脊液漏和假性脊膜膨出的形成也很重要。随访 MRI 通常显示无后方附着的丝末端松弛（图 14-10D 和 E）。在大样本该类型脂肪瘤的随访中，没有术后恶化或再栓系的报道[36]。术中不需要进行详细的电生理监测，只是偶尔需要确定终丝。

六、术后管理

患者在最初的 24～48h 不能活动，但可以在床上翻身。序贯加压装置（sequential compression device，SCD）可用于预防深静脉血栓形成。术后 48～72h 不能行走者可开始应用低分子肝素。然后在理疗师的帮助下，患者被动员起来下床。术后 48～72h 更换敷料。14 天或 14 天后拆除缝线。LMN 型膀胱患者需留置硅胶导尿管 4～6 周。其他患者在活动后拔除导尿管。可进行超声检查以确定残余尿量（post void residual，PVR）。如果 PVR 显著，则建议采用清洁间歇自我导尿（clean intermittent self-catheterization，CISC）方案。术后 3 个月行 MRI 随访。

手术的总体目的是稳定神经功能缺损和控制疾病。神经功能改善见于有效减压和松解的患者，即使是晚期就诊的患者[37]。康复是术后管理的一个重要方面，包括神经功能缺损的物理治疗、膀胱护理和父母咨询。

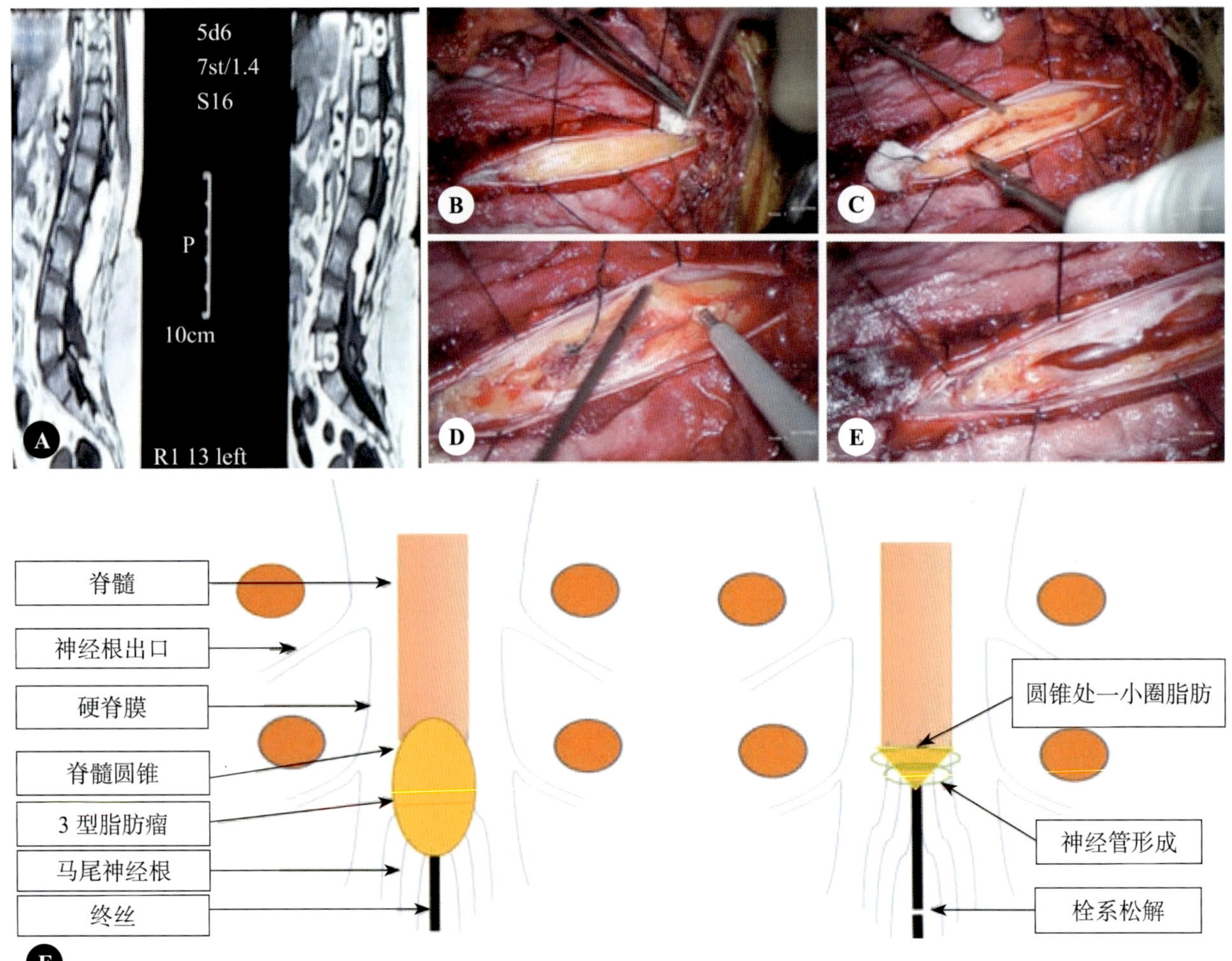

▲ 图 14-8 圆锥型脂肪瘤的手术步骤

A. 脊柱腰骶部 T_1WI 显示圆锥的 3 型脂肪瘤；B 至 E. 圆锥型脂肪瘤的术中图片，展示了手术步骤；B. 圆锥型脂肪瘤的显露；C. 通过脂肪瘤的中间切口；D. 在 CUSA 的帮助下减瘤；E. 切除结束时圆锥处的小部分残留；F. 3 型脂肪瘤的位置图示，以及部分切除 3 型脂肪瘤并在圆锥处残留一个小病灶，然后通过软脊膜缝合形成神经突起和脊髓栓系的图示（图片 A 至 E 由 Dr. N. Venkataramana 提供）

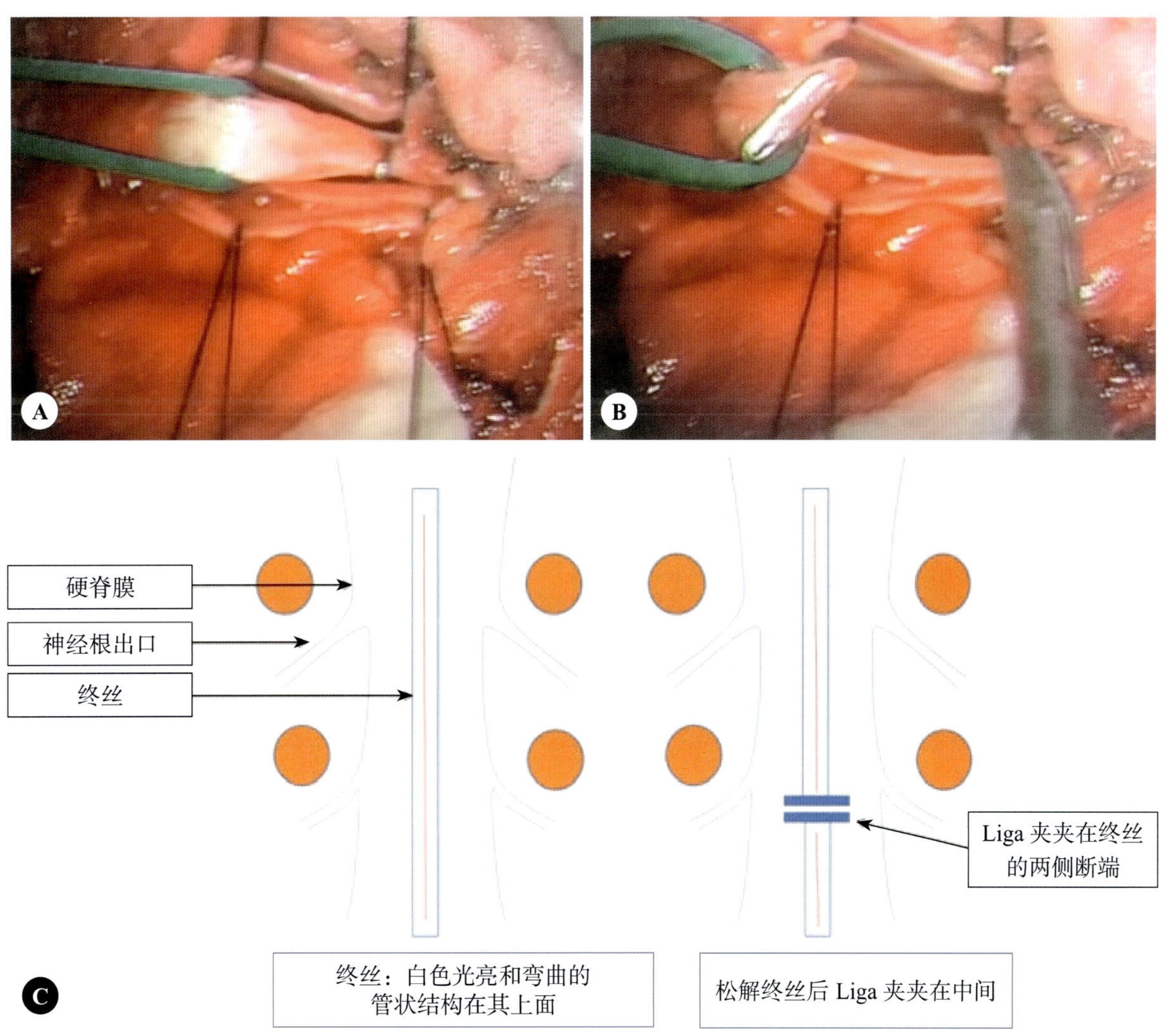

▲ 图 14-9　**终丝型脂肪瘤的手术步骤，终丝型脂肪瘤切除的术中图像**

A. 终丝型脂肪瘤，终丝和内部脂肪绷紧；B. 通过切断（在边缘的 Liga 夹之间）终丝来松解脊髓；C. 终丝型脂肪瘤松解的图示

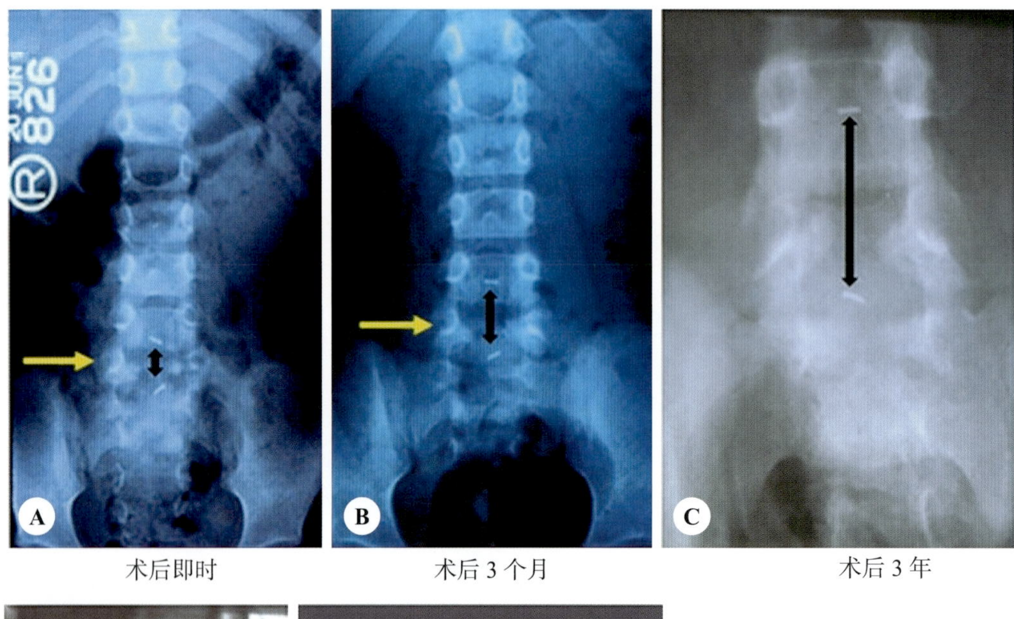

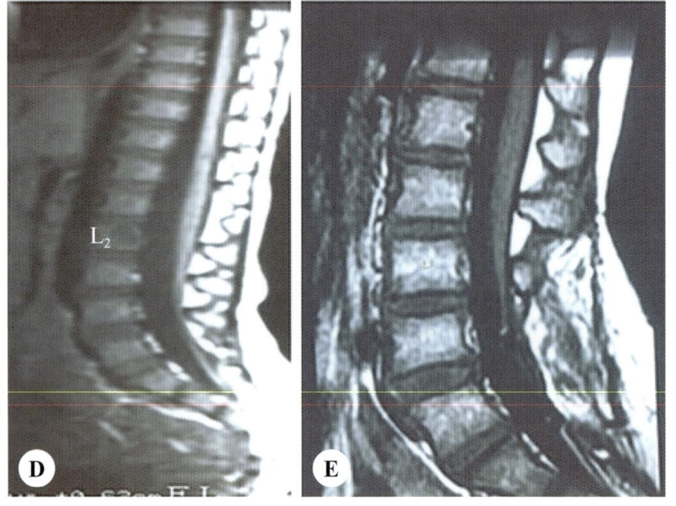

▲ 图 14-10 **A 至 C.** 切开终丝型脂肪瘤后的术后脊柱 **X** 线片（正位视图），显示在一段时间内两个 **Liga** 夹之间的距离相对增加，表明脊髓充分上升；**D 和 E.** 同一病例术前和术后脊柱腰骶部 **MRI**（矢状位）显示终丝型脂肪瘤完全分离，终丝末端松弛，与后壁硬脊膜脱离

第四篇

肿　瘤
Tumors

第 15 章 易感综合征
Predisposing Syndromes

Kalliopi Stefanaki 著
王 强 译 张旺明 校

中枢神经系统（central nervous system，CNS）肿瘤是儿童最常见的实体肿瘤，是仅次于白血病的第二大恶性肿瘤。尽管大多数神经系统肿瘤是散发性的，但仍有相当一大部分肿瘤存在遗传易感性[1]。遗传学和分子生物学的最新进展揭示了几种与中枢神经系统肿瘤风险增加有关的遗传性疾病。大多数肿瘤易感综合征具有常染色体显性遗传模式，如神经纤维瘤病 1 型和 2 型及 Li-Fraumeni 综合征[1]。在最近的一项关于儿童的癌症队列基因改变的分析中，发现 7.6% 的样本与致病性胚系突变有关。大多数胚系突变与错配修复和双链断裂修复相关的 DNA 修复基因有关。一个重要发现显示，52% 的原发性儿童肿瘤都蕴藏着潜在的靶向基因事件[2]。最常见的中枢神经系统家族性肿瘤易感综合征是神经纤维瘤病 1 型和 2 型、结节性硬化症、Turcot 综合征、Li-Fraumeni 综合征、Cowden 综合征、横纹肌样瘤易感综合征和 DICER1 综合征[1, 2]。在此，我们将与上述遗传综合征相关的中枢神经系统肿瘤的特征作一综述。

一、神经纤维瘤病 1 型

1882 年，von Recklinghausen 将神经纤维瘤病 1 型（neurofibromatosis type 1，NF1）定义为一种独特的疾病。神经纤维瘤病 1 型是一种常染色体显性遗传病，发病率约为 1/3000，其特征是位于常染色体 17q11.2 上的 *NF1* 基因发生突变[3]。该基因跨度约为 350kb，包含 60 个外显子。*NF1* 基因编码神经纤维瘤蛋白，该蛋白是一种位于细胞质中的蛋白，属于 GTP 酶激活蛋白组。*NF1* 基因的失活反过来激活 RAS 信号级联，并导致 cAmp、AKT、ERK1/2、RAF、PI3K 和 mTOR 等有丝分裂介质的激活[4]。

神经纤维瘤病 1 型是神经皮肤病中最常见的一种，约有一半的病例是自发性突变。临床诊断上，至少需要以下条件中的两项才可做出诊断：6 个以上咖啡斑或色素沉着斑、视神经胶质瘤、皮肤皱褶、2 个以上典型神经纤维瘤或 1 个丛状神经纤维瘤、Lisch 结节、蝶骨发育不良或长骨异常（如假关节）和一级亲属患有神经纤维瘤病 1 型[5]。神经纤维瘤是这些患者最常见的表现之一，但也可以发生在未患有神经纤维瘤病 1 型的患者中[6]（图 15–1）。

在神经纤维瘤病 1 型患者中，中枢神经系统肿瘤更常观察到的是毛细胞型星形细胞瘤、弥漫性星形细胞瘤和高级别胶质瘤；在周围神经系统中，常观察到的有恶性程度较高的恶性周围神经鞘瘤（malignant peripheral nerve sheath tumors，MPNST）和恶性蝾螈瘤或胃肠道间质瘤（gastrointestinal stromal tumors，GIST）[7]。此外，神经纤维瘤病 1 型患者还可能出现相关非肿瘤性疾病，如巨脑症、脑血管疾病、癫痫或神经认知障碍[3]。

中枢神经系统肿瘤

在中枢神经系统肿瘤中，毛细胞型星形细胞瘤是与神经纤维瘤病 1 型相关的最常见的肿瘤，而视路胶质瘤则影响 15%～20% 的儿童。此外，约 1/3 被诊断为毛细胞型星形细胞瘤的患者同时患有神经纤维瘤病 1 型。视路胶质瘤通常不需要在

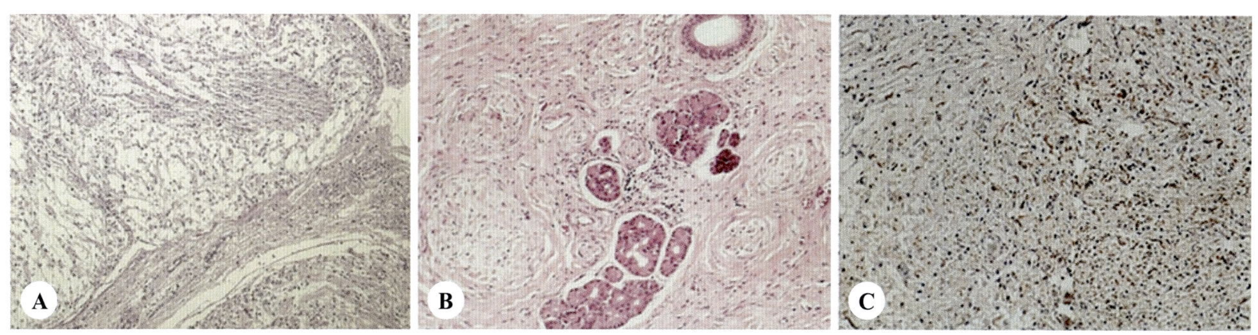

▲ 图 15-1 **A. 丛状神经纤维瘤的组织病理学表现，胶原纤维和黏液样物质组成的可变基质中的施万细胞和成纤维细胞是主要的细胞成分；B. 在丛状神经纤维瘤神经束中有唾液腺腺泡；C. 在施万细胞中有异源性 S-100 表达**

治疗前进行病理形态学检查，而且它能保持稳定或缓慢生长，甚至可能会消退。然而，有一半的患者存在视力障碍。女孩视力下降的频率可能是正常人的 5 倍，需要接受治疗[8]。化疗通常采用卡铂和长春新碱，而司美替尼，一种可口服给药的 MAPK 激酶（MAPK kinase MEK）1 和 2 选择性抑制的抗肿瘤药物，相比较前者在长期剂量调整治疗后也能显示出肯定的部分反应，而且服用司美替尼并不会产生过多毒性反应[9]。

神经纤维瘤病 1 型和毛细胞型星形细胞瘤是在某些方面相似的肿瘤，两者都是细胞密度低至中等，边界清楚，具有疏松的多极细胞和具有 Rosenthal 纤维的单极细胞的双相组织学形态（图 15-2）。免疫组化显示，胶质纤维酸性蛋白主要表达于致密的双极细胞，少突胶质细胞转录因子 2（oligodendrocyte transcription factor 2，OLIG2）则主要表达于疏松的多极细胞。Ki-67/MIB-1 指数较低，为 0%～3.9%（平均为 1.1%）。相反，视路毛细胞型星形细胞瘤在神经内弥漫分布，难以分期。弥漫性星形细胞瘤主要为低级别肿瘤，通常发生在 10 岁以上的儿童身上。高级别胶质瘤和胶质母细胞瘤并不常见[3]。在一项对 4 例神经纤维瘤病 1 型患者的胶质母细胞瘤的研究中，所有肿瘤边界清楚。这些肿瘤均无 *IDH1*、*BRAF* 基因突变或 *TERT* 基因启动子突变。患者的预后相对较好[10]。

二、神经纤维瘤病 2 型

1822 年，Wishart 首次阐释了符合神经纤维瘤病 2 型（neurofibromatosis type 2，NF2）的综合征特点。神经纤维瘤病 2 型为常染色体显性遗传，每 4 万名新生儿中会有 1 例发病。该综合征是由于位于常染色体 22q12 上的 *NF2* 基因失活所致。该基因跨度约 110Kb，该基因编码的 Merlin 蛋白隶属于细胞骨架相关的 ezrin、radixin 和 moesin 超家族。Merlin 下调 mTOR 复合物 1 又与神经鞘瘤和脑膜瘤的生长有关[11]。其他一些信号通路，如 Wnt/β-catenin、PI3K-Akt、Ras、Rac/Rho 和 Hippo 也与之有关[12]。有报道称，*NF2* 基因的一些胚系和体细胞突变支持其肿瘤抑制功能，以及在 60% 的散发性脑膜瘤和神经鞘瘤中存在 *NF2* 基因的失活突变。目前神经纤维瘤病 2 型的曼彻斯特诊断标准被广泛使用，并描述了除双侧前庭神经鞘瘤或神经纤维瘤病 2 型家族史外的其他诊断标准。甚至目前有报道称存在双侧前庭神经鞘瘤是偶然发生的。在一份包含 2777 例分子检测个体的数据库中，室管膜瘤的存在显示出 100% 的阳性预测值[13]。

（一）多发性神经鞘瘤（WHO，Ⅰ级）

绝大多数神经鞘瘤（90%）是单发和散发的，约 4% 与神经纤维瘤病 2 型有关。然而，神经鞘瘤是神经纤维瘤病 2 型患者中最常见的肿瘤。当肿瘤位于颅内时，它们对第Ⅷ对脑神经有很强的抑制作用，仅在极少数情况下对三叉神经或运动神经有抑制作用。这些肿瘤由肿瘤性施万细胞组成，其中 Antoni A 区细胞细长，有栅栏、轮纹和 Verocay 小体（图 15-3）。此外，Antoni B 区的细

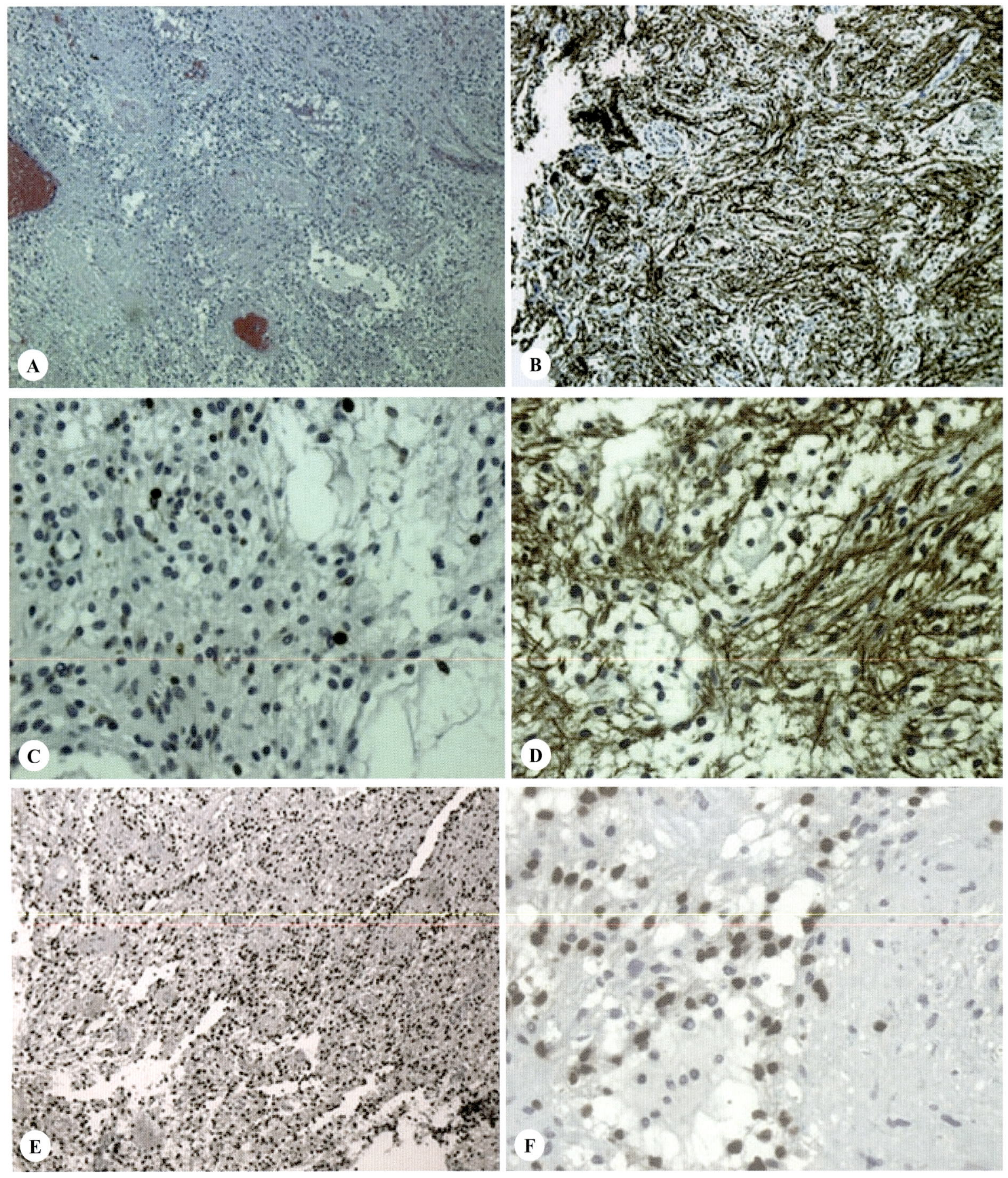

▲ 图 15-2 **A.** 一种神经纤维瘤病 1 型相关的毛细胞型星形细胞瘤，表现出与散发型相似的双相模式，有致密的双极细胞与小的囊腔相间；**B.** GFAP 免疫组织化学表达主要见于双极少突胶质细胞；**C.** 低 Ki-67/MIB-1 免疫组化表达；**D.** GFAP 表达增高；**E.** OLIG-2 免疫组织化学表达主要定位于多极细胞的细胞核；**F.** OLIG-2 表达增高

胞纹理不清，突起不明显，脂质化程度不一。免疫组化显示，S-100 蛋白和基底膜标志物呈弥漫性强染色。此外，GFAP、CD57/Leu-7 和钙凝蛋白也有不同程度的表达。免疫组化化学分析显示，100% 的前庭神经鞘瘤中都有 VEGF 表达，32% 的肿瘤血管中都有 VEGFR-2 表达。使用贝伐单抗阻断 VEGF 表达，一些神经纤维瘤病 2 型患者的听力得到了改善。根据免疫组化分析显示，前庭神

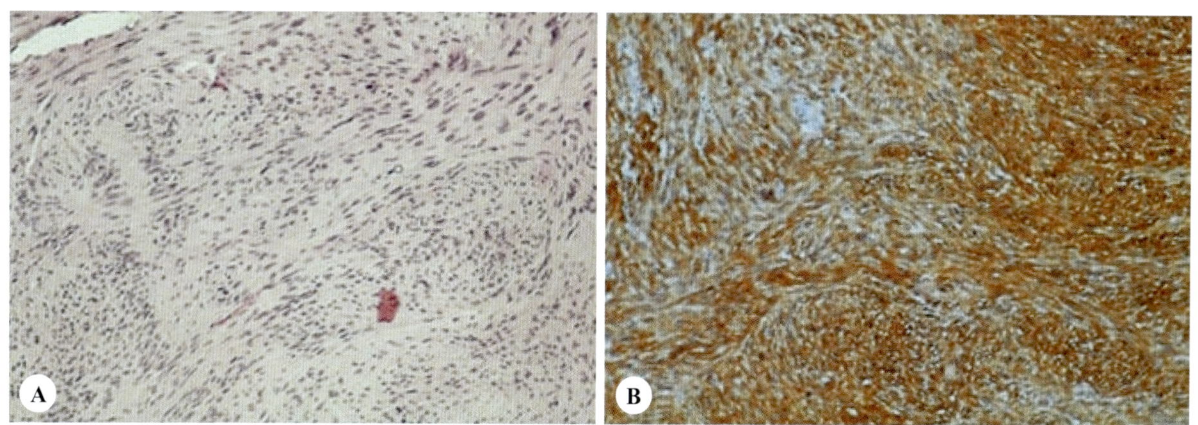

▲ 图 15-3 A. 在细胞 Antoni A 区，肿瘤细胞核可能表现出交替平行排列的趋势，形成核栅栏，如图所示，当被标记时，核栅栏被称为 Verocay 小体；B. S-100 在肿瘤细胞中弥漫性强表达（胞质和核）

经鞘瘤中 VEGF 的表达率为 100%，肿瘤血管中 VEGFR-2 表达率为 32%，给予贝伐单抗治疗就是根据这一结果的应用[14]。

（二）脑膜瘤

脑膜瘤是成人最常见的原发性脑肿瘤。在神经纤维瘤病 2 型患者中，脑膜瘤是第二常见的肿瘤，约 50% 的患者发生在颅内，而在 20% 的患者发生脊膜瘤。多发性脑膜瘤是该综合征的特征之一，与散发性脑膜瘤不同，与神经纤维瘤病 2 型相关的脑膜瘤发病年龄较早。在组织学上，可以发生所有的良性亚型，但纤维变异型是最常见的[15]。非典型组织学形态和瘤周水肿也常有报道，并且与术前癫痫发作显著相关（图 15-4）[16]。

（三）室管膜瘤

室管膜瘤可见于 1/3～1/2 的神经纤维瘤病 2 型患者，通常为Ⅱ级。脊髓室管膜瘤通常为多发性，可位于椎管内，也可位于马尾。组织学上，血管周围假菊形团和室管膜菊形团是主要的诊断特征（图 15-5）。毛细胞型和弥漫性星形细胞瘤并不常见。贝伐单抗治疗已被证明可以改善神经纤维瘤病 2 型相关的脊髓室管膜瘤的症状，但半数的患者在治疗后 3～6 个月出现了射线照相反应[17]。

（四）其他肿瘤

与神经纤维瘤病 2 型相关的其他不太常见的神经系统表现有：①施万病，施万细胞增生，但不形成肿瘤；②脑膜血管瘤病是脑膜上皮细胞和成纤维细胞围绕小血管的皮质斑块样增生，与神经纤维瘤病 2 型相关的脑膜血管瘤病通常是多发性且无症状的，而散发性脑膜血管瘤病与癫痫有关，在出现顽固性癫痫中应该考虑该病，全切除通常会带来良好的结果[18]；③胶质微血管瘤是另一种罕见的表现，由成群的小星状细胞组成，细胞核呈非典型多形性，S-100 和 Merlin 免疫阳性，GFAP 表达低下[1]。

三、结节性硬化症和室管膜下巨细胞星形细胞瘤

结节性硬化症（tuberous sclerosis complex，TSC）是一种常染色体显性遗传疾病，是由位于染色体 9q 上的 *TSC1* 基因发生突变所致。*TSC1* 基因编码 hamartin 蛋白，而位于染色体 16p 上的 *TSC2* 基因编码 tuberin 蛋白。这两个基因都是肿瘤抑制因子，主要参与 mTOR 调控途径[19]。结节性硬化症的新生儿患病率约为 1∶6000，诊断依据 1998 年修订的临床标准[1]。2012 年国际结节性硬化症共识小组对该标准进行了修订，其中包括基因检测，并将可能的、极有可能的和确定的诊断等级分类减为仅可能的和确定的[20]。错构瘤是一种良性肿瘤性病变，是结节性硬化症影响中枢神经系统和一些非神经组织的标志性病变。中枢神经系统的主要表现有皮质错构瘤（结节）、皮质下胶质神经

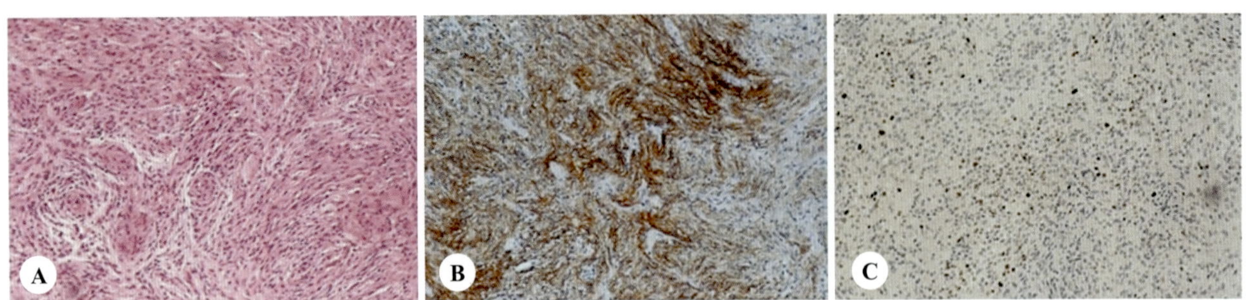

▲ 图 15-4 **A.** 神经纤维瘤病 2 型相关脑膜瘤 1 例；**B.** EMA 免疫组化表达；**C.** Ki-67/MIB1 在肿瘤细胞核中度表达

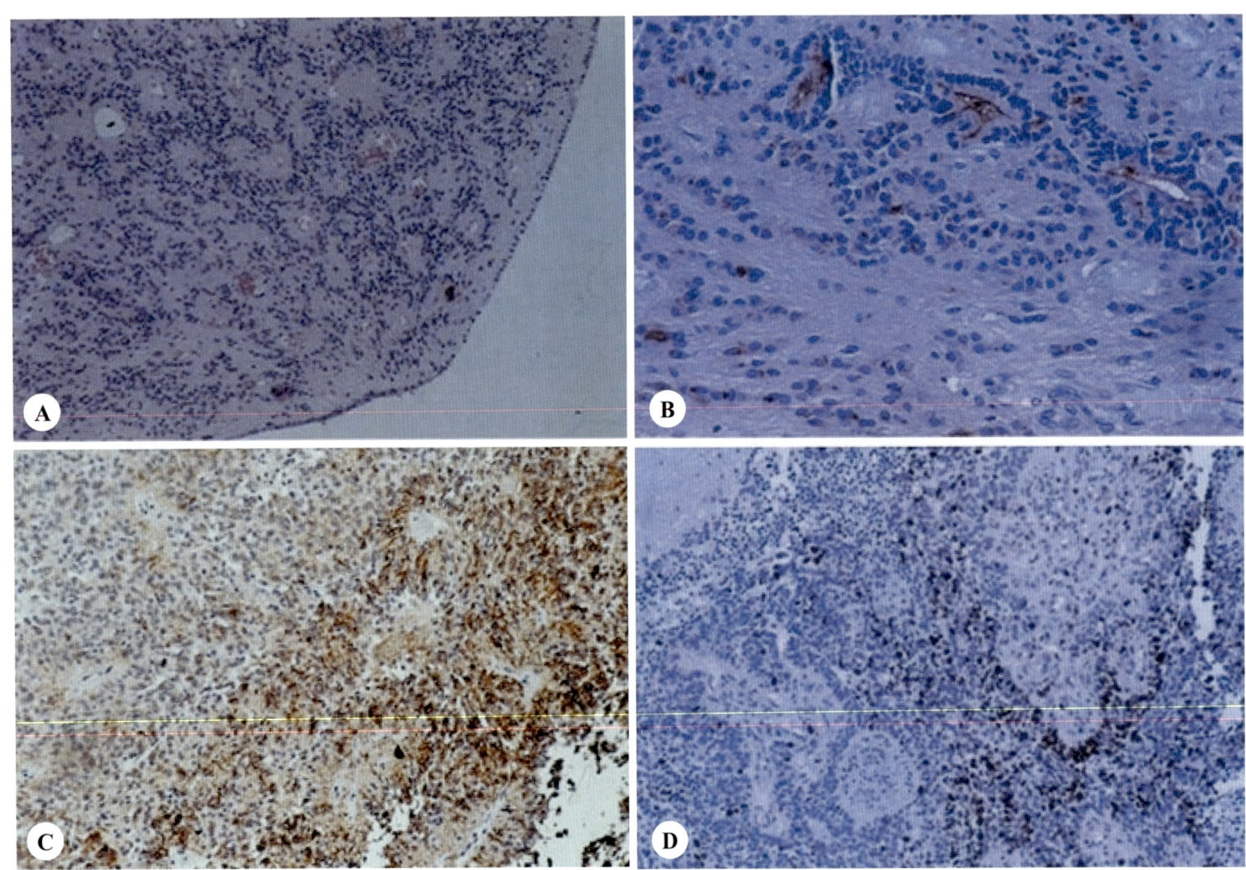

▲ 图 15-5 **A.** 经典室管膜瘤，可见特征性的血管周围假菊形团和室管膜菊形团；**B.** 经典室管膜瘤 EMA 在室管膜菊形团（膜性）的免疫组织化学表达，在邻近的肿瘤细胞中呈点状胞质表达；**C.** 间变性室管膜瘤 GFAP 的免疫组织化学表达；**D.** 间变性室管膜瘤中 Ki-67/MIB-1 的表达

元错构瘤、室管膜下胶质结节和室管膜下巨细胞星形细胞瘤（subependymal giant cell astrocytoma，SEGA）（图 15-6）[1, 19]。神经纤维瘤病 2 型的神经外表现包括皮肤血管纤维瘤、内脏囊肿、脓疱疮、甲下纤维瘤、心脏横纹肌瘤、肠息肉、淋巴管平滑肌瘤病和肾血管平滑肌脂肪瘤。

室管膜下结节是结节性硬化症的一个主要诊断标准，可在侧脑室中发现。病理上与 SEGA 相似。SEGA 是一种缓慢生长的肿瘤，根据 2016 年世界卫生组织（WHO）的分类，属于 I 级，通常发生于 5%～15% 的 TSC 患者的侧脑室尾丘脑室壁。室管膜下结节被认为是 SEGA 的前驱病变。尽管也有婴儿和先天性病例的报道，但 SEGA 多见于患者出生后的前 20 年。这些病变可能会因为室间孔的阻塞和癫痫导致脑积水，极少的情况下会出现大出血。从组织学角度看，SEGA 由成群

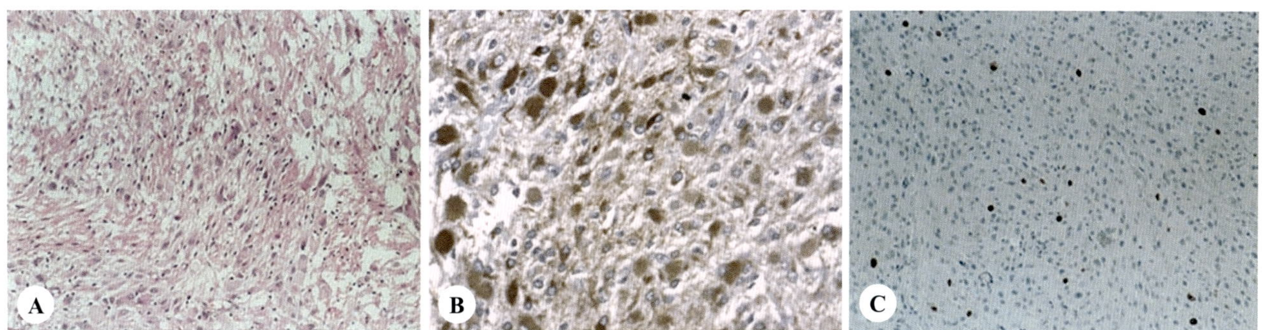

▲ 图 15-6 A. 巨细胞星形细胞瘤，可见纤维基质中的大星形胶质细胞样细胞和梭形细胞；B. GFAP 在肿瘤细胞中异质性表达；C. Ki-67/MIB-1 在肿瘤细胞核中低表达

的大星形胶质细胞组成，这些细胞具有不同的星形胶质细胞表型，梭形细胞和神经节样细胞，分布在不同的纤维基质中。其特征性表现为：①存在大的粒细胞样胶质细胞，胞质呈玻璃样嗜酸性；②肿瘤细胞在血管周围排列，并且有不同程度的钙化。

偶尔会观察到巨细胞、多形性和核分裂象的情况，而坏死或微血管增生即使存在，也不是恶性肿瘤的明确征兆。免疫组化表现为混合性胶质神经元表型，包括 S-100 蛋白、神经胶质细胞标志物（如 GFAP）、神经元标志物（如 Neuroflaments、b-Tubilin-Ⅲ）和极少数突触素的不同程度表达（图 15-5）。除手术切除外，一种哺乳动物雷帕霉素靶蛋白的抑制药依维莫司，已被证明可以减少这些肿瘤的体积和癫痫发作频率，具有临床意义[21]。

四、Cowden 综合征

Cowden 综合征（Cowden disease，CD）是一种常染色体显性遗传疾病，由位于第 10 号染色体（10q23.3）的 *PTEN* 抑癌基因的胚系突变引起。*PTEN* 基因编码一种双重磷酸酶蛋白，是 PI3K 信号转导的唯一中心负调控因子[22]。Cowden 综合征的发病率约为 1∶250 000，而与 Cowden 综合征相关的小脑发育不良性神经节细胞瘤（Lhermitte-Duclos 病）的发病率尚不清楚[23]。其主要表现为累及三个胚层组织的多发错构瘤，口腔黏膜乳头状瘤，胃肠道息肉以及增加患乳腺癌、子宫内膜癌、非髓样甲状腺癌和其他癌症的风险。Cowden 综合征的诊断标准由国际考登病综合征联盟制订，包括主要标准和次要标准[23]。小脑发育不良性神经节细胞瘤是一种良性肿瘤，由多个具神经节细胞组成，其核仁明显，根据世界卫生组织 2016 年的分类，属于Ⅰ级病变。一个重要的诊断依据是小脑神经结构的保留不伴有叶的消失。而且经常出现微钙化和血管瘀血。免疫组化显示有突触素的表达和浦肯野细胞标志物（leu4、L7、PEP19）的表达。在发育不良的神经元中，存在 PTEN 蛋白核表达缺失。由于 CS 蛋白与 PTEN 失活导致的 PI3K-Akt-mTOR 通路的激活有关，因此研究人员将 mTOR 抑制药作为治疗药物。在 18 例 CD 患者中，西罗莫司被证明具有良好的耐受性，并显示出一些临床改善的证据，如在皮肤和胃肠道病变、小脑功能（通过修改的共济失调评估和评级量表进行评估）以及 mTOR 信号的下调[24]。

五、Li-Fraumeni 综合征

Li-Fraumeni 综合征（Li-Fraumeni syndrome，LFS）是一种常染色体显性遗传病，由位于染色体 17p13.1 的 *TP53* 基因突变引起。位于 22q12.1 的检查点激酶 2 基因（checkpoint kinase 2 gene，CHEK2）被认为是第二个易感基因位点。*TP53* 是一种抑癌基因，在细胞凋亡、基因组稳定性和血管生成中具有举足轻重的作用[1, 25]。目前已提出几种诊断 LFS 的标准。其中，Chompret 标准用于界定需要进行种系 *TP53* 检测的患者[26]。通常发生在 LFS 的肿瘤有肉瘤、骨肉瘤、乳腺癌、脑肿瘤

以及儿童和青壮年的肾上腺皮质癌。一项对 91 个家系 475 例肿瘤进行的分析表明，12% 的患者发生脑肿瘤[27]。在婴幼儿中最常见的脑肿瘤是脉络丛癌，在儿童中最常见的脑肿瘤则为髓母细胞瘤中（图 15-7），通常属于 SHH 和 WNT 分子亚型，在成人中最常见的脑肿瘤则为浸润性星形细胞瘤。儿童星形细胞瘤通常为 IDH 野生型。从组织学角度上看，LFS 患者中的脑肿瘤与散发性肿瘤相似。对于高度怀疑 LFS 且符合 LFS 临床标准的患者，应行 *TP53* 胚系检测。根据美国国立综合癌症网络（National Comprehensive Cancer Network，NCCN）的规定，LFS 患者需要每年进行一次头颅 MRI 以进行密切监测。

六、Turcot 综合征

Turcot 综合征（Turcot syndrome，TS）可分为 TS 1 型和 TS 2 型。Ⅰ型患者没有家族性腺瘤性息肉病（familial adenomatous polyposis，FAP），DNA 错配修复基因（*MMR*、*PMS2*、*MHL1*、*MSH2*）[1, 27]存在种系突变。在 TS 1 型中，存在与遗传性非息肉病相关的结直肠癌，而关于脑肿瘤，胶质母细胞瘤通常在 30 岁之前发生，预后较好。TS 2 型可见于 FAP 患者，FAP 呈常染色体显性遗传，存在 *APC* 基因突变（5q21）。*APC* 基因编码一种与 β-catenin 相互作用并介导其降解的蛋白质[1]。这些患者通常会在 10 岁以后发生髓母细胞瘤，通常属于 WNT 分子亚型。在组织学上，该中枢神经系统肿瘤与散发性肿瘤相似，因此也要进行相应的治疗。

七、非典型畸胎样横纹肌样瘤 / 横纹肌样瘤易感综合征（RTPS1 型和 2 型）

非典型畸胎样横纹肌样瘤（AT/RT），Ⅳ级，可散发或作为横纹肌样瘤易感综合征（rhabdoid tumour predisposition syndrome，RTPS）的一部分[28–30]。AT/RT 占小儿脑肿瘤的 1%～2%，占婴幼儿中枢神经系统肿瘤的 10%，具有侵袭性。AT/RT 可发生于幕上或幕下，而脊柱则很少见。RTPS 是一种以恶性横纹肌样瘤（AT/RT、肾、肾外颅外横纹肌样瘤）发病风险增加为特征的疾病，通常是由于染色体 22q11.2 上的抑癌基因 *INI1*/*hSNF5*/*SMARCB1* 的一个等位基因的缺失或失活所致。位于 22q11.2 的 *INI1*/*SMARCB1* 基因位点的突变或缺失是 AT/RT 的遗传特征。INI1 蛋白是哺乳动物 SWI/SNF 复合物的一个组成部分，控制染色质重塑，并被招募到调节生长、细胞周期和分化基因的启动子上。几乎所有 AT/RT 病例均存在 INI1 蛋白的缺失，其中 75% 的 AT/RT 病例存在 *INI1* 基因的缺失或突变。SWI/SNF 复合物的一个交换位点 *SMARCA4*/*BRG1* 的突变则可导致 RTPS 2。尽管 AT/RT 在遗传学上很简单，但最近的分子研究表明，AT/RT 由 3 个不同的表观遗传亚组组成：AT/RT-TYR、AT/RT-SHH、ATR/RT-MYC。AT/RT-TYR 多位于幕下，具有广泛的 *SMARCB1* 缺失和

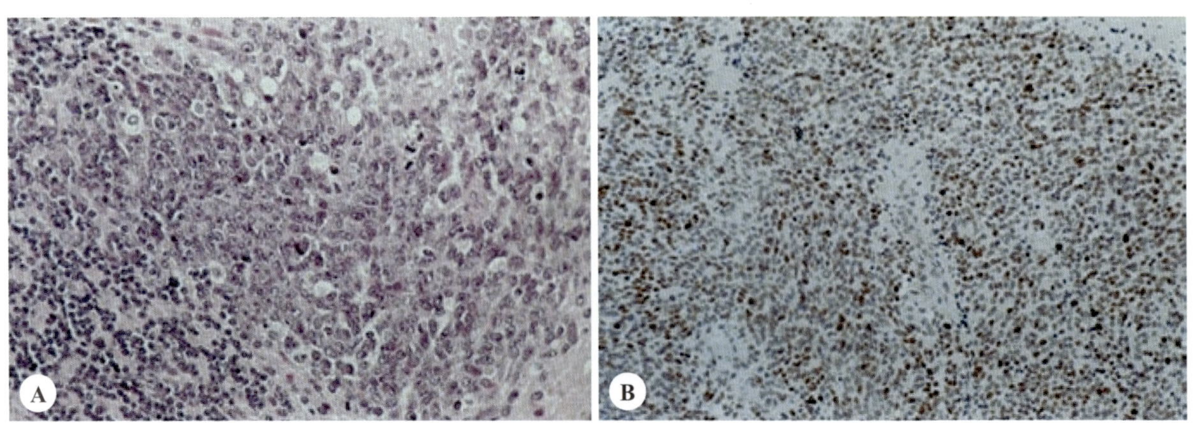

▲ 图 15-7 **A.** 与 Li-Fraumeni 综合征相关的大细胞髓母细胞瘤；**B.** TP53 蛋白在肿瘤细胞核中的免疫组织化学表达

黑素小体抗原过表达[28-30]。AT/RT-SHH 在幕上和幕下均有局灶性 SMARCB1 异常和 SHH 通路的过度表达。AT/RT-MYC 多位于幕上，伴有局灶性 SMARCB1 缺失和 MYC 及 HOX 簇过表达。

从组织学角度上看，AT/RT 的特征是异质性。横纹肌样细胞是许多病例的特征性表现。在 2/3 的 AT/RT 病例中，小细胞成分占优势，而间质分化和上皮分化较少见。大量的有丝分裂和局部坏死是其常见特征。免疫组织化学揭示了反映 AT/RT 多表型分化的各种标志物的表达。在横纹肌样细胞中可持续检测到波形蛋白、上皮膜抗原（EMA），较少检测到平滑肌肌动蛋白，而胶质纤维酸性蛋白、神经纤维、角蛋白尤其是角蛋 -8 、突触素在横纹肌样细胞很常见。还有报道称在 AT/RT 中可发现磷脂酰肌醇蛋白 -3、SALL-4 和桥蛋白。免疫组化染色检测 INI1 蛋白的表达是 AT/RT 一个敏感而特异的标记，因为 *INI1* 基因的双等位基因失活导致肿瘤细胞核表达缺失，而正常细胞和其他胚胎性肿瘤保留细胞核染色。

八、DICER1 综合征

DICER1 综合征是一种新近描述的癌症易感综合征，是一种由位于 14 号染色体上的 *DICER1* 基因的遗传改变引起的常染色体显性遗传病[31]。该基因编码一种参与微小 RNA（miRNA）加工处理的 RNase Ⅲ 酶。一项关于致病性 *DICER1* 变异流行率的研究显示，其流行范围在 1∶10 600 至 1∶310[32]。与 *DICER1* 相关的肿瘤有胸膜肺母细胞瘤（pleuropulmonary blastoma，PPB）（常见于 7 岁以下儿童）、囊性肾瘤和卵巢 Sertoli-Leydig 细胞瘤。在中枢神经系统表现方面，PPB 向脑转移最常见，其次为垂体母细胞瘤、松果体母细胞瘤和睫状体髓上皮瘤。此外，最近在 DICER1 综合征患者中还发现了 *DICER1* 相关的中枢神经系统肉瘤和多层菊形团胚胎性肿瘤（embryonal tumor with multilayered Rosettes，ETMR）样小脑肿瘤[31]。

九、结论

家族性肿瘤易感综合征的诊断对患者及其家系均有重要意义。针对几种综合征都存在一定的监测和筛查建议。此外，许多家族性肿瘤易感综合征影响神经系统。在过去的几年中，新的综合征不断被发现确定，而全基因组和转录组分析必将提供更多的数据，以更好地描述这些综合征，并提供潜在的新的治疗靶点。

第16章　头皮和颅骨肿瘤
Scalp and Skull Tumors

Georgios Alexiou　Georgios Kafritsas　Neofytos Prodromou　著
王　强　译　　张旺明　校

儿童头皮和颅骨病变发生率相对较高，而且往往是诊断上的难题。患儿的年龄缩小了鉴别诊断考虑的范围，新生儿和婴儿更多见先天性和良性病变，而在年长儿童中，则需要鉴别炎症性病变，特别是肿瘤性病变[1, 2]。对于需要活检的病变以及增大的肿块，应进行彻底切除，同时注意转移的风险。在某些情况下，切除后可能需要立即重建。对怀疑朗格汉斯细胞组织细胞增生症（Langerhans cell histiocytosis，LCH）的患者应进行全身性疾病评估。

一、诊断程序

即使在超声、计算机断层扫描（computed tomography，CT）和磁共振成像（magnetic resonance imaging，MRI）时代，普通X线片结合临床数据资料，对于头皮和颅骨肿瘤的鉴别诊断仍具有重要价值。CT可用于评价骨质破坏程度。MRI则可提供病变组织的性质、延伸和浸润（如板障骨）以及血管的证据[2]。核医学技术可能有助于研究潜在的多灶性病变。例如，在嗜酸性肉芽肿（eosinophilic granuloma，EG）的病例中，^{99m}Tc- 亚甲基二膦酸盐核素显像可以提供很多病例必要的信息，因为局灶性EG预后更佳[3]。

二、头皮病变

儿童头皮病变的病理类型多种多样，既有先天性病变、血管性病变、良性肿瘤，也有恶性肿瘤，极少发生转移。在先天性病变中，脑膨出是最常见的，最常发生于枕区，其次是额筛部和基底区。枕部脑膨出可能与脑积水有关[4]。先天性皮肤发育不全是一种非常罕见的皮肤缺失性疾病。在较严重的病例中，颅骨和脑膜都会受到影响，在缺损面积较大的情况下，则需要植皮[5]。Jadassohn皮脂腺痣（nevus sebaceous of Jadassohn，NSJ）是一种常见于儿童的皮肤错构瘤，表现为黄橙色无毛斑块。黑素细胞瘤和青少年黄色肉芽肿发病率较低，但需要密切监测以排除恶变可能[6]。脉管异常是指血管瘤和脉管畸形。β受体阻滞药普萘洛尔，它改变了婴幼儿血管瘤的治疗方法，是目前首选的治疗方法，可减少多达90%的病例对外科手术的需求[7]。

脂肪瘤是脂肪组织在皮下组织的堆积。它是一种可移动的、无痛性的良性病变，可能需要手术切除，主要是为了美观。若包膜未完全切除，有复发的风险。肌纤维瘤是一种良性间质病变，通常发生于2岁以下儿童中，表现为无痛性紫红色至粉红色皮下肿块。完全切除可治愈。颅底筋膜炎是一种罕见的婴幼儿良性纤维增生性病变，通常位于颞顶区。它可能出现局部侵犯，也可能侵蚀颅骨外板，但及时诊断和切除通常可以治愈[8]。先天性婴儿型头皮纤维肉瘤极为罕见，但应纳入鉴别诊断。该肿瘤发生与一种特殊的基因型有关，即12p13的*ETV6*基因与15q25的*NTRK3*基因融合。肿块通常生长迅速，并可发生骨侵蚀。完整切除预后良好[9]。

三、颅骨病变

（一）表皮样囊肿和皮样囊肿

表皮样囊肿和皮样囊肿是儿童颅骨最常见的病变之一。它们可能是先天性的，完全起源于外胚层并涉及胚胎学闭合线，也可能是外伤的结果，表皮或真皮成分包含在板障骨内[2]。它们通常位于骨缝或前囟附近。表皮样囊肿和皮样囊肿多见于 3 岁以下的儿童，表现为无痛性皮下肿块。它们往往会增大和侵蚀骨骼，并向硬脑膜外扩展（图 16–1）。皮样囊肿可伴有皮窦，皮窦感染可引起细菌性脑膜炎或脓肿形成。为最大限度减少复发或恶变的风险（图 16–1）[10]，首选彻底切除皮窦及肿瘤。在颅后窝，皮样囊肿、真皮窦和颅静脉汇合处之间可能存在连接，意外性损伤可能导致急性失血，危及生命[11]。对于鼻区的皮样囊肿，应始终考虑采用颅内和颅外双重路径方法，以保证彻底切除[12]。

（二）动脉瘤样骨囊肿

动脉瘤样骨囊肿（aneurysmal bone cyst，ABC）于 1942 年由 Jaffe 和 Lichtenstein 首次提出[13]。它是一种罕见的良性骨病变，通常累及长管状骨，位于颅骨中的病例极为罕见，约占所有 ABC 病例的 1%。ABC 主要在儿童期被诊断，在大多数病例中都为原发性的。它们也可能继发于某些潜在病变，如软骨母细胞瘤、骨母细胞瘤、纤维异常增殖症甚至骨肉瘤。其发病机制尚不清楚，目前认为可能与头部外伤或先天性异常有关，还可能与 16q22 和 17p13 的染色体易位有关[14, 15]。动脉瘤样骨囊肿由数个大小不等的充满血液的囊腔组成，中间被覆有薄皮质骨的由成纤维细胞增生的隔膜分隔开来。在 MRI 上显示，病灶边界清楚，可见明显的囊壁和其隔膜信号增强及液平面。症状包括局部疼痛和肿胀，但 ABC 可以无症状地生长，并因局部压力而引起脑积水、脑神经麻痹或癫痫[16]。单纯手术切除是治疗的主要方法，并且可以保持硬脑膜完整。对于残留或复发的 ABC，可采用放射治疗。而颅底病变的治疗则很困难。目前伽马刀立体定向放射外科手术在这些病变的治疗中显示出良好的前景，可使 ABC 的消失和保持长期的稳定[16]。

（三）朗格汉斯细胞组织细胞增生症

朗格汉斯细胞组织细胞增生症（Langerhans cell histiocytosis，LCH）包括一系列涉及组织细胞克隆性增殖的疾病。嗜酸性肉芽肿（EG）是 LCH 最常见的形式，是一种良性的骨骼局部疾病，好发于儿童和青壮年。EG 最常以单发病灶的形式发生于颅骨、下颌骨、脊柱、肋骨和长骨。在颅骨中，EG 通常表现为逐渐增大的无痛性颅骨肿块。在 X 线片上，这些病变在骨头中显示出破坏性的穿凿样外观（图 16–2）。在 CT 上，病变表现为伴骨侵蚀的软组织肿块；在 MRI 上，病变在 T_1 加权成像上呈中等信号，在 T_2 加权成像上呈高信号。LCH 患者应进行骨扫描，以排除全身系统性疾病[3]。显微镜下，病变的特点是可以看到大的单核巨细胞，胞核呈锯齿状，胞质淡染（朗格汉斯细胞）。在免疫组化中，Langerin 和 CD1a 可作为诊断 LCH（图 16–2）的特异性诊断标志物。手术切除是首选的治疗方法；LCH 很少有肿瘤扩展到硬脑膜的情况，可以进行缺损的重建，可以使用自体颅骨。有研究表明将皮质类固醇注射到病灶中，并服用磺胺甲噁唑、甲氧苄啶和吲哚美辛显示出良好的治疗前景[17]。

（四）骨瘤

骨瘤是一种罕见的、生长缓慢的、由成熟致密骨或髓质骨组成的良性肿瘤。骨瘤可表现为儿童颅骨的无痛性病变。它通常是无症状的，往往是偶然发现的，通常只需要监测，但发生外观毁损则可能需要及时治疗。如果是多发性骨瘤，应排除 Gardner 综合征的可能。

骨母细胞瘤比骨瘤更具侵袭性，直径大于 15mm。颅骨骨母细胞瘤很罕见，占所有病例的 2%～4%，且患病率无性别差异[18]。额骨是最常受累的部位。骨母细胞瘤可能会扩展至软组织，切除后易复发，并与肉瘤的去分化和转移有关[19]。

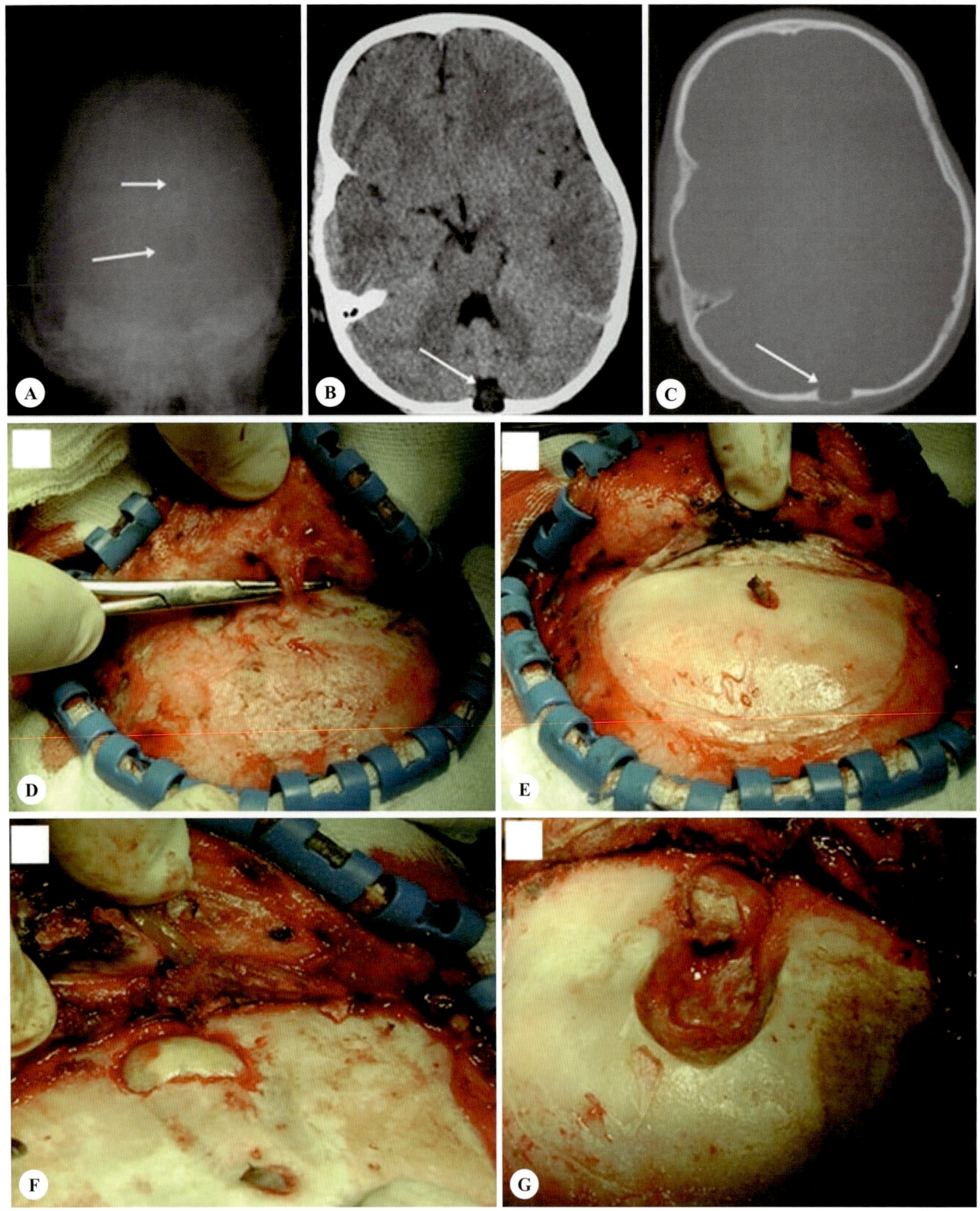

▲ 图 16-1 A. 皮样囊肿，正位 X 线片（Towne 视图）显示 1 个皮样囊肿的 2 个溶骨区（箭），并有 1 个真皮窦；B 和 C. 头颅计算机断层扫描（CT）显示枕下正中线病灶侵蚀骨质；D 和 E. 皮样囊肿，术中图像显示其窦道；F. 皮样囊肿包膜；G. 皮样囊肿全切除

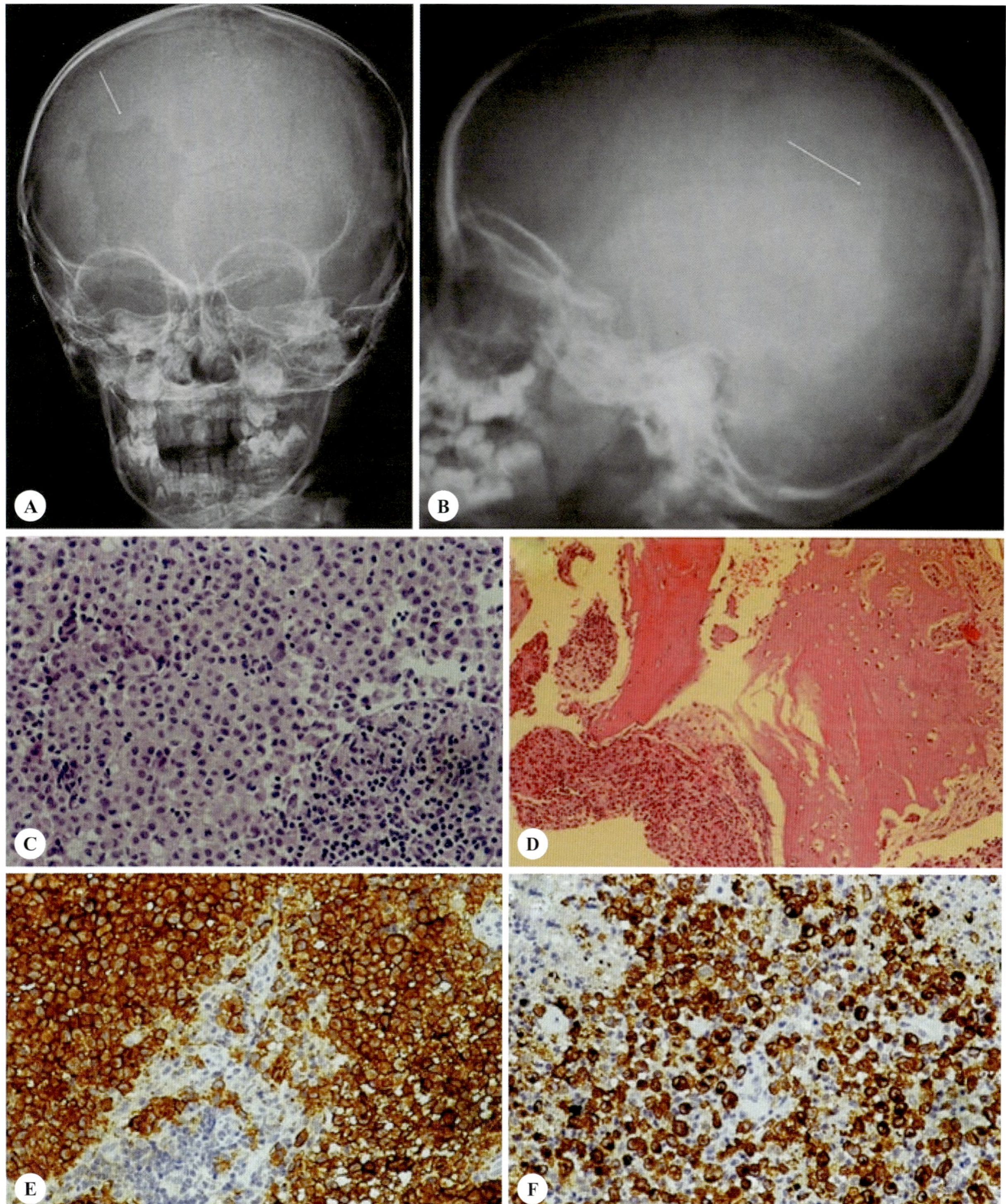

▲ 图 16–2　**A** 和 **B.** 朗格汉斯细胞组织细胞增多症 **X** 线片：头颅正位（**A**）和侧位（**B**）**X** 线片显示边界清楚的溶骨性病变（箭），边缘有斜角，病变涉及内、外两层，组织学检查证实了嗜酸性肉芽肿的诊断；**C** 和 **D.** 朗格汉斯细胞组织细胞增多症组织学检查：嗜酸性肉芽肿的经典组织病理学特征是单核组织细胞样卵圆细胞，具有突出的核仁和嗜酸性的细胞质；**E** 和 **F.** 朗格汉斯细胞组织细胞增多症免疫组化结果：肿瘤对 **CD1a**（**E**）和 **Langerin**（**F**）有较强的免疫反应性

出于这些原因，应进行彻底切除。手术入路以肿瘤位置为导向，以不产生美容缺陷为目标。在一组病例中，一般64%的病例可以行肿瘤全切除，82.8%的患者可以行手术治疗。该病术后需严密监测，如果复发，应该进行再次手术，并且通常会取得良好的效果[20]。化疗或放疗在部分切除病灶中的作用尚不清楚。

（五）纤维异常增殖症

纤维异常增殖症（fibrous dysplasia，FD）是正常骨骼被纤维组织替代的一种良性疾病。FD可能是单发的，也可能是广泛分布的，影响多块骨骼。FD伴有咖啡斑和性早熟，是McCune-Albright综合征的标志[21]。该综合征与*GNAS1*基因的激活突变有关。在核素骨扫描显像中，FD表现为放射性示踪剂的致密堆积，骨扫描用于了解骨骼疾病的病变程度。每4例病例中就有1例表现为颅骨病变，其病史为无痛性畸形加重，一直持续至成年。如果累及眼眶，FD可能会导致面部不对称，最严重的并发症是失明。FD还可能引起颅底畸形，如有报道称6.3%的病例出现Chiari畸形Ⅰ型，7.6%的病例出现继发颅底内陷[22]，因此颅面部FD患者应经常进行颅底畸形的筛查。恶性转化发生率为0.4%～4%[23]。在情况允许的条件下，理想治疗是全切除，然后进行一期重建。双膦酸盐已被用于治疗FD，因为它们可以抑制骨吸收并缓解疼痛，但疗效不一。在FD中检测到白细胞介素-6（interleukin-6，IL-6）水平的增加，这导致正常的破骨细胞聚集和骨吸收增加。托珠单抗是一种人源化的抗IL-6受体抗体，在双膦酸盐治疗难治性的FD伴有疼痛的患者中显示有疗效[24]。

（六）骨肉瘤和尤因肉瘤

骨肉瘤起源于原始间充质细胞，在儿童中通常发生于四肢。颅骨骨肉瘤占所有骨肉瘤的10%。临床表现为颅骨膨胀性肿块，疼痛难忍。位于眼眶的肿瘤可引起眼球突出和复视，位于鼻腔可引起鼻出血。在CT上，病灶主要表现为成骨性细胞增生，伴或不伴溶骨性成分，边缘不规则。在MRI上，骨肉瘤在T_1和T_2加权成像上没有特异性的影像学表现，通常有对比增强[25]。一般情况下，完整的手术切除预后良好，但在局部和远处复发的情况下，预后较差。

尤因肉瘤由James Ewing于1921年首次提出。尤因肉瘤好发于骨盆或长骨中，颅骨受累少见，占所有尤因肉瘤的1%～6%。颞骨最常受累。这些肿瘤与典型的染色体易位*t*（11;22）（q24;q12）以及第7外显子*EWS*和第5外显子*FLI*之间的融合有关。X线片显示溶骨性病变伴软组织影，骨膜反应和无钙化。典型的CT表现为轴外溶骨性颅骨穹窿病变。在MRI上，病灶在T_1加权成像上呈等或低信号，在T_2加权成像上呈低至高信号，钆剂注射后可强化。骨肉瘤和尤因肉瘤均有报道称该病可发生在放疗[26, 27]后，放疗后的中位潜伏期为2.5～14年。根治性手术切除是治疗尤因肉瘤的主要手段。质子治疗是颅骨和颅底尤因肉瘤的另一种治疗选择，4年局部控制率、无病生存率和总生存率分别为96%、86%和92%。有报道称在这种治疗后，听力损失，颅内血管病变和神经内分泌失调[27]。

（七）转移性神经母细胞瘤

神经母细胞瘤（neuroblastoma，NB）是儿童第三大常见的恶性肿瘤，也是儿童最常见的颅外实体肿瘤。NB通常在小于5岁的儿童中被诊断，40%的患者在1岁之前被诊断。NB最常发生于肾上腺，且有转移倾向，主要转移至淋巴结、肝脏和骨髓。转移扩散至颅骨的情况很少见。转移至眼眶是最常见的部位，并导致眶周瘀斑和眼球突出。治疗通常包括化疗、放疗、自体造血干细胞移植，必要时可行手术治疗。预后取决于患者的年龄，以及肿瘤[28, 29]的分期和组织学分级。

第 17 章　星形细胞瘤
Astrocytomas

Matheus F. M. Ballestero　Luciano Furlanetti　Guilherme G. Podolsky　Ricardo S. de Oliveira　著
王　强　译　　张旺明　校

星形细胞瘤是神经外科医生，尤其是小儿神经外科医生必须熟悉的神经胶质肿瘤。世界卫生组织（World Health Organization，WHO）将中枢神经系统（central nervous system，CNS）肿瘤进行分类，20 世纪 70 年代第 1 版以来，近 50 年来该分类系统一直都是脑肿瘤分类的标准诊断系统。该系统最初是根据肿瘤细胞的形态外观、与起源细胞的相似性和推测的分化水平来设定的，其分类系统以肿瘤不进行任何治疗干预的临床结果为基础，最近为了满足目前的临床需求，对其进行了重新编排[1]。最新修订的第 4 版的一大进步就是首次除了在组织学上，还加入肿瘤分子特征来定义肿瘤实体。新分类的目的是增加诊断的客观性，与以前的分类相比，具有更多的生物同质性和明确定义，从而改进了该疾病的诊断、患者管理以及治疗和相关咨询[1]。根据 2007 年 WHO 对脑肿瘤的分类，低级别胶质瘤（low-grade glioma，LGG）包括以下几种类型的肿瘤，即星形细胞瘤、少突胶质细胞瘤和少突星形细胞瘤，但通常不考虑分子异常作为常规的诊断标准。

另外，恶性星形细胞瘤是成人最常见的原发性脑肿瘤，可由间变性或弥漫性胶质瘤新生或退化而来[2]。如前所述，包括星形细胞瘤在内的中枢神经系统肿瘤的诊断标准通常基于形态学特征，如有丝分裂活动和间变性核的存在，以区分Ⅱ级和Ⅲ级肿瘤，此外微血管增生和（或）坏死可定义为 WHOⅣ级肿瘤[1]。然而，一些研究表明，IDH 野生型的弥漫性和间变性星形细胞瘤，分别归为Ⅱ级肿瘤和Ⅲ级肿瘤，其总生存期（overall survival，OS）与 IDH 野生型胶质母细胞瘤（glioblastoma，GBM）相当接近。另外，仅凭 IDH 的状态不足以确定肿瘤的分级和预后，因为一些中枢神经系统肿瘤在其他生物学特征更有利，如毛细胞型星形细胞瘤、多形性黄色星形细胞瘤等缺乏 IDH 突变[1, 3]。因此，将 IDH 状态纳入第 4 版世界卫生组织（WHO）分类修订版，是对组织学上研究成果的补充，并极有可能在未来的分类中纳入其他遗传标志物。

本章旨在讨论 3 种最常见的星形细胞瘤：毛细胞型星形细胞瘤、弥漫性星形细胞瘤和多形性胶质母细胞瘤，介绍每种肿瘤的典型临床病史、体格检查、影像学、鉴别诊断、治疗方案、并发症和预后。

一、毛细胞型星形细胞瘤（WHO Ⅰ级）

根据目前的 WHO 分类系统，毛细胞型星形细胞瘤（pilocytic astrocytomas，PA）约占所有胶质瘤的 5.1%，且多见于儿童[1, 4]。男性略多于女性，PA 是 0—19 岁人群中最常见的原发性脑肿瘤，经年龄调整后的年平均发病率（按 2000 年美国人口调整）为 0.84（每 10 万人），并且 15—19 岁年龄组相对于 10—14 岁年龄组的发病率明显下降[5]。其他研究表明，美国的发病率为每百万居民每年 4.8 例[6]。毛细胞型星形细胞瘤占儿童和青少年（0—19 岁）原发性中枢神经系统肿瘤的 15.4%，占儿童原发性脑肿瘤（0—14 岁）的 17.6%。然而，PA 可以发生在任何年龄，随着年龄的增加变得不多见[5]。PA 可以发生在中枢神经系统的任何部位，但它更常发生在小脑（42%），其次是幕上室（36%），视路和下丘脑（9%），脑干（9%）和脊髓（2%）[4]。在儿童中，最常见的发病部位是小脑（67%），仅有极少数病例发生在幕上；在成人中，幕上和小脑区域的肿瘤发生率为 33%[6, 7]。

（一）临床病史

由于肿瘤生长缓慢，症状一般会比较隐匿，而且能否发现首发症状取决于肿瘤的位置和患者年龄（年龄较小的儿童不会像成人那样报告感觉或视觉症状）。

小脑肿瘤的常见症状包括共济失调、脑神经麻痹和恶心、呕吐、嗜睡和头痛等颅内压（intracranial pressure，ICP）增高的症状。当肿瘤存在于视路时，可导致视力或视野的丧失；当肿瘤位于下丘脑时，可导致内分泌综合征，如尿崩症、性早熟或水电解质失衡。幕上病变也可表现为癫痫发作[8]。

脑脊液流动受阻可导致脑积水，这种脑积水可能是无症状的，也可能表现为偶发的头痛、认知功能下降和步态障碍。急性脑积水在年龄较小的患儿表现为嗜睡、恶心、呕吐、头围增长、垂直共轭凝视麻痹（构成 Parinaud 综合征，其典型症状还包括瞳孔散大、瞳孔对光反应消失和不能辐辏）和落日征。在成人患者中，头痛、恶心、呕吐和嗜睡等症状更为常见[8]。

（二）体格检查和影像学

对于中枢神经系统膨胀性病变的筛查检查通常是断层扫描，其中 PA 通常表现为轮廓清楚的圆形或椭圆形病灶，等密度或稍低密度，通常具有明显的增强后强化（图 17–1A 和 B）。20% 的检查可见钙化[9]。

在 MRI 上，PA 通常在 T_1 序列呈低或等信号（图 17–1C），伴有重要的对比增强（图 17–1D 和 F），在 T_2 或 FLAIR 成像呈高信号（图 17–1E）。它们可能包含囊肿或由囊肿与壁结节肿瘤组成（后者尤其常见于小脑和半球肿瘤）[9]。

累及视神经和视交叉的毛细胞型星形细胞瘤通常形成梭形肿块，并伴有这些结构的增大，该位置是神经纤维瘤病 1 型患者最常见的双侧肿瘤部位。在颅后窝，PA 可累及脑干，在此位置，与弥漫性内在型脑桥胶质瘤的膨胀和扩张相反，PA 通常位于背侧，具有外生性生长模式，而且很少累及脊髓[8]。

（三）鉴别诊断

下文将解释说明主要的鉴别诊断及其特点。

1. 脓肿：与 PA 的囊性肿块在 MRI 和 CT 图像上可能相似，但脑水肿更强烈，患者可出现临床和炎性 / 感染性标志物。

2. 转移：孤立病灶可以模拟 PA 的囊性肿块和实性成分，尤其是在老年人中。转移的诊断可以通过其他恶性肿瘤或其他器官的病变来解决。

3. 血管网状细胞瘤：常见于成人。在儿童中，常伴有 von Hippel-Lindau 病。囊肿壁通常对比度增强，且无钙化，表现为一个较小的具有血管造影对比呈红棕色的壁结节。

4. 髓母细胞瘤：通常起源于中线（尤其是蚓部和第四脑室顶部），而非小脑半球。多见于年龄较小的儿童（2—6 岁）。

5. 室管膜瘤：倾向于累及第四脑室，突出于第四脑室外侧孔和正中孔外，囊性成分较少见。

6. 阿米巴病、囊虫病、包虫病：增强后可引起独特的囊性病变，居住于或前往流行区的临床病史以及脑脊液中存在嗜酸性粒细胞和嗜酸性粒细胞这一临床特点很重要。

7. 脱髓鞘 / 炎症：急性多发性硬化症中的视神经炎、急性播散性脑脊髓炎中可表现为类似 PA 的视神经病变，但这些病变并不像 PA 那样表现为典型的眼眶内扩大。

半球型 PA 伴囊肿伴壁结节的鉴别诊断是神经节胶质瘤。神经节胶质瘤一般起源于大脑皮质，并经常钙化。多形性黄色星形细胞瘤可以以同样的方式出现，但它们是好发于青壮年的肿瘤，常

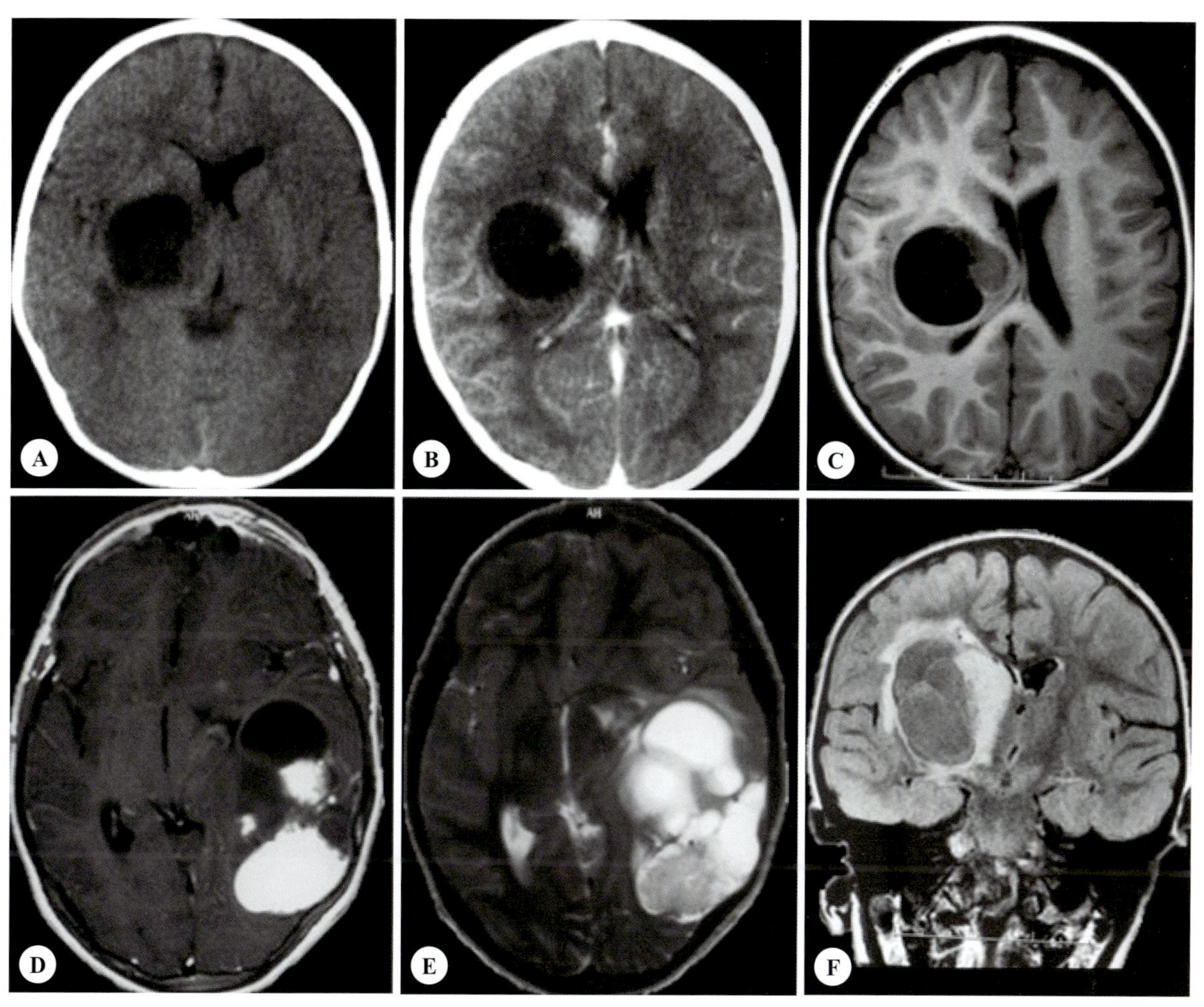

▲ 图 17-1　毛细胞型星形细胞瘤

A. 增强前 CT；B. 增强后 CT；C. T_1 加权非增强 MRI；D. T_1 加权钆增强后 MRI；E. T_2 加权 MRI；F. 头颅冠状位 FLAIR MRI

引起脑膜反应，出现“脑膜尾征”[8]。

（四）治疗方案

PA 主要通过手术治疗，力求病灶的根治性切除。随后可进行放疗，特别是手术切除不彻底的情况下。在肿瘤恶化进展且不可能再次手术的情况下可以考虑化疗[10]。最常用的化疗药物为长春新碱和卡铂，然而它们不是对每个患者都有效，因此，迫切需要开发新的疗法以改善临床疗效[11]。

一般来说，PA 预后极好，10 年总生存率大于 90%。然而，对于下丘脑和视交叉区域的肿瘤以及无法完全手术切除的肿瘤，预后较差。在这种情况下，总生存率较低。此外，表现为软脑膜播散的罕见 PA 预后也较差[12, 13]。

在 PA（尤其与神经纤维瘤病无关的 PA）中，约 70% 的患者存在 7q34 位点的串联重复，导致 KIAA1549 与 BRAF 融合。此外，在 5%～9% 的肿瘤中发现 BRAF（V600E）激活点突变。一般来说，约 80% 的 PA 会发生 RAF 的变化，导致随后的 MAPK 致癌通路的持续激活[12, 14]。使用 BRAF 抑制药治疗这些肿瘤仍处于临床试验阶段中（ClinicalTrials.gov：NCT01677741 和 NCT01748149）。

（五）并发症

颅后窝肿瘤患者可能会出现脑积水，需要急诊或急救实行内镜下脑室造瘘术或 VP 分流术。PA 很少进展为恶性肿瘤，绝大多数即使在多次复发后，其形态学仍为 WHO Ⅰ级。不过，也有少量恶变的病例被记录[15]。

PA 最重要的并发症与手术方式、手术体位及个体年龄有关。相对于手术而言，术后感染的风险与任何开颅手术一样，而且出血和脑脊液漏的风险在颅窝病变中更高。在手术体位方面，半坐卧位可能和并发空气栓塞有关，而且应注意骨骼止血和经食管多普勒的使用。

年龄较小的儿童可能不耐受失血，因此进行手术通常需要血库备好血。在老年人中，由于头皮的脆性较大，我们必须注意是否存在心脏和呼吸系统疾病以及与伤口溃烂有关的并发症。

（六）要点

1. PA 是儿科群体中较为常见的肿瘤。

2. WHO 分级为低级别（Ⅰ级）。

3. 与 NF1 相关性强：5%～20% 的 NF1 患者主要于视路发生 PA。

4. MRI：通常为囊性病变伴有壁结节，尽管也可能是完全实性的。

5. 在没有神经纤维瘤病的患者中，完全手术切除的患者预后良好；不需要常规使用放疗和化疗。

6. 典型表现为小脑改变和颅内高压。

7. 必须尽快治疗的脑积水。

二、弥漫性星形细胞瘤（WHO Ⅱ级和Ⅲ级）

新的研究进展已迅速转化为进一步修订的脑肿瘤诊断类别。异柠檬酸脱氢酶（isocitrate dehydrogenase gene，*IDH*）基因突变和 1p/19q 状态等分子标志物现已成为脑肿瘤鉴别诊断的核心[1]。与单独的经典组织病理学相比，胶质瘤的分子再分类包含了更多有关预后的信息。弥漫性星形细胞瘤（diffuse astrocytoma，DA）是低级别胶质瘤的一种类型，历史上被归类为 WHO Ⅱ级肿瘤。这类肿瘤生长缓慢，侵犯脑实质，给全切手术带来了挑战。

根据文献[16, 17]，DA 的中位生存时间范围为 3.9～10.8 年。然而，将分子分析和基因组学纳入星形细胞瘤的修订分类，带来了关于这些肿瘤的分类、预后判断和治疗模式的转变。

由于 DA 是最常见的原发性成人脑肿瘤[2, 17]，因此新修订的弥漫性胶质瘤分类的变化对于神经肿瘤学团队的研究实践来说无疑是最相关的。在这里，我们旨在总结目前弥漫性和间变性星形细胞瘤（WHO 分级分别为Ⅱ级和Ⅲ级）分类和管理的主要变化，包括 IDH 突变型和野生型肿瘤[1]。其他类型的胶质瘤，如少突胶质细胞瘤、胶质母细胞瘤、弥漫性脑桥内胶质瘤、视路胶质瘤等将单独讨论。

（一）临床病史

膨胀性弥漫性星形细胞瘤在青年和中年患者中通常会出现癫痫发作。约 60% 发生在 20—45 岁。男性患者居多（男女比例为 1.18∶1）[2]。DA 可能位于大脑的任何区域，但它最常发生在额叶和颞叶内。癫痫发作是最常见的首发症状[2, 17, 18]。部分患者可因占位效应或脑积水而出现进行性头痛和颅内压增高的症状，尽管大多数患者在就诊时症状较轻。然而，根据受累脑区的不同，可能会出现一些细微的神经症状，如行为、言语、视觉和躯体感觉异常可能会存在[17]。

（二）体格检查和影像学

大多数患者在就诊时神经系统检查可能正常，但即使在没有明显神经系统表现的情况下，也可能需要更详细的认知和神经心理评估来发现早期功能异常[2, 17, 19]。在神经放射学评估方面，DA 在计算机断层扫描（CT）上通常表现为无对比增强均匀的低密度区，也可能出现钙化和囊性改变[2, 16, 17]。钙化在 DA 中并不常见，可能与少突胶质细胞瘤有关。磁共振成像（MRI）常表现为不明确的无造影剂增强的肿瘤，在 T_1 加权上呈低信号，而在 T_2/ 液体抑制反转恢复（fluid-attenuation-inversion-recovery，FLAIR）加权上呈高信号，而钆剂增强往往提示肿瘤进发展为间变性星形细胞瘤（WHO Ⅲ级）（图 17–2）。所谓的 T_2-FLAIR 不匹配表现是在 T_2WI 上表现为均匀的高信号，在 T_2-FLAIR 上表现为相对低信号伴边缘高信号，相对于其他低级别胶质瘤（low-grade glioma，LGG），DA 被认为具有高度特异性[17, 20]。

根据个体风险状况定制治疗方案的可能性已在神经肿瘤学中备受关注。现代神经放射学方法中，如波谱（MRS）、扩散张量和通过 O-（2-^{18}F-氟乙基）-L- 酪氨酸正电子发射断层扫描（^{18}F-FET-PET）进行分子成像可能有助于改善脑肿瘤亚型的预后分类[21]。根据 WHO 肿瘤分类可知：较低的表观弥散系数（apparent diffusion coeffcient，ADC）值、较高的 MRS 胆碱 / 肌酸比值和较高的 MR 灌注相对脑血容量可能提示肿瘤恶化程度越高[2, 17]。与此相一致的是，氨基酸 PET 可显示恶性肿瘤高代谢的区域。因此，最近的一项研究表明，在对比度增强的胶质瘤中，ADC MRI 和 ^{18}F-FET PET 的联合使用比单独的标准 MRI 或 ^{18}F-FET PET 更好地

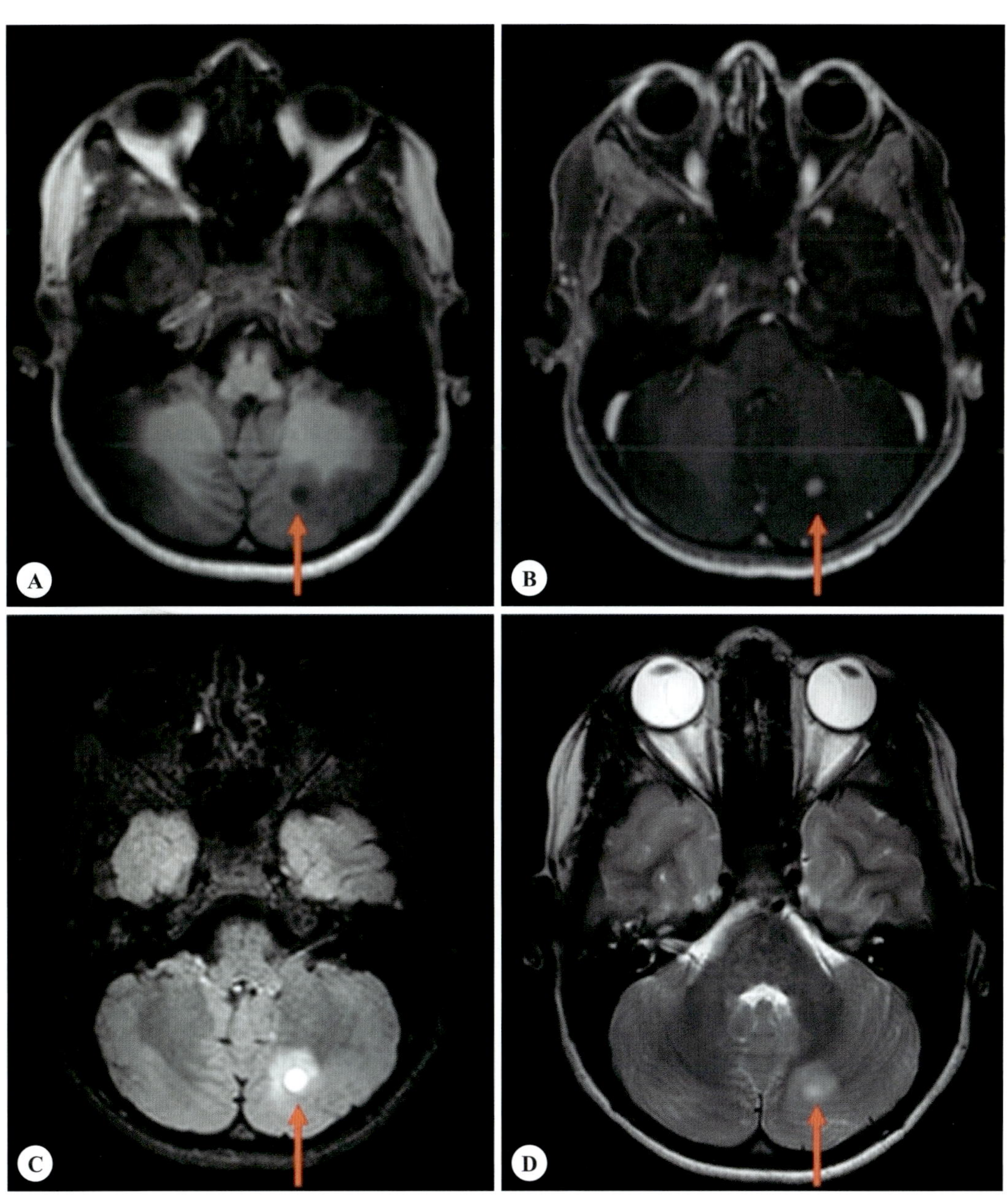

▲ 图 17–2　弥漫性星形细胞瘤（红箭）

A. 轴位 T_1 加权成像；B. 轴位 T_1 加权钆增强后成像；C. 轴位 FLAIR MRI；D. T_2 加权成像

检测胶质瘤的浸润情况，从而可能允许更好地在图像引导下进行手术切除、照射或活检[21]。

（三）鉴别诊断

可以从术前神经放射学检查结果以及结合术后的肿瘤形态学和遗传学特征，探讨 DA 的鉴别诊断。在术前评估时，脑卒中、脑炎、中枢神经系统炎症性和感染性病变、其他原发性和继发性肿瘤都应作为鉴别诊断[2, 11, 17]。

在神经病理学评估方面，DA 在组织学上与之前面描述的毛细胞型星形细胞瘤亚型相同。原浆性纤维细胞瘤仍然是一个独特的亚型，而原浆型星形细胞瘤已不再被世界卫生组织修订的中枢神经系统肿瘤分类认定为一个独立的实体[1]。因此，DA 主要根据是否存在 *IDH* 突变进行分类，然后根据组织学结果分为 WHO Ⅱ～Ⅳ级（图 17–3）。与 *IDH* 野生型肿瘤相比，存在 *IDH* 突变的肿瘤预后更佳。在近 90% 的弥漫性Ⅱ级胶质瘤、60% 的弥漫性Ⅲ级胶质瘤和 5% 的原发性胶质母细胞瘤中可以发现 *IDH* 突变，而在其他脑肿瘤中没有发现[22]。

其他遗传标记，如 1p/19q 状态（存在或缺失基因编码），7 号和 10 号染色体拷贝数改变评估，*TERT* 启动子、*BRAF*、*EGFR*、*PTEN* 和 *H3F3A* 突变等可考虑作为常规检测[1, 17]。例如，伴有 7 号染色体多倍体和 10q 缺失的 *IDH* 野生型 DA 应被认为是胶质母细胞瘤（WHO Ⅳ级），以便进行预后评估和治疗。此外，如果肿瘤具有少突胶质细胞形态，出现 *IDH* 突变，但没有 1p/19q 共缺失，应作为星形细胞瘤处理。另外，如果肿瘤具有胶质母细胞瘤组织学特征，但 *IDH* 突变和 1p/19q 缺失的特点，将被认定为间变性少突胶质细胞瘤。因此，少突星形细胞瘤的诊断已被排除在新的分类之外，因为基因型和表型的应用使得几乎所有病例都可以将其归类为星形细胞瘤或少突胶质细胞瘤[1]。遗憾的是，分子诊断仍未被广泛普及。在表型和基因型参数无法整合以确定肿瘤实体的情况下，诊断将基于组织学和（或）称为“分型不明确”（not otherwise specified，NOS）[1, 17]。

尽管遗传信息很重要，但目前还无法纯粹基于分子诊断进行分类。为了解特异性基因异常的

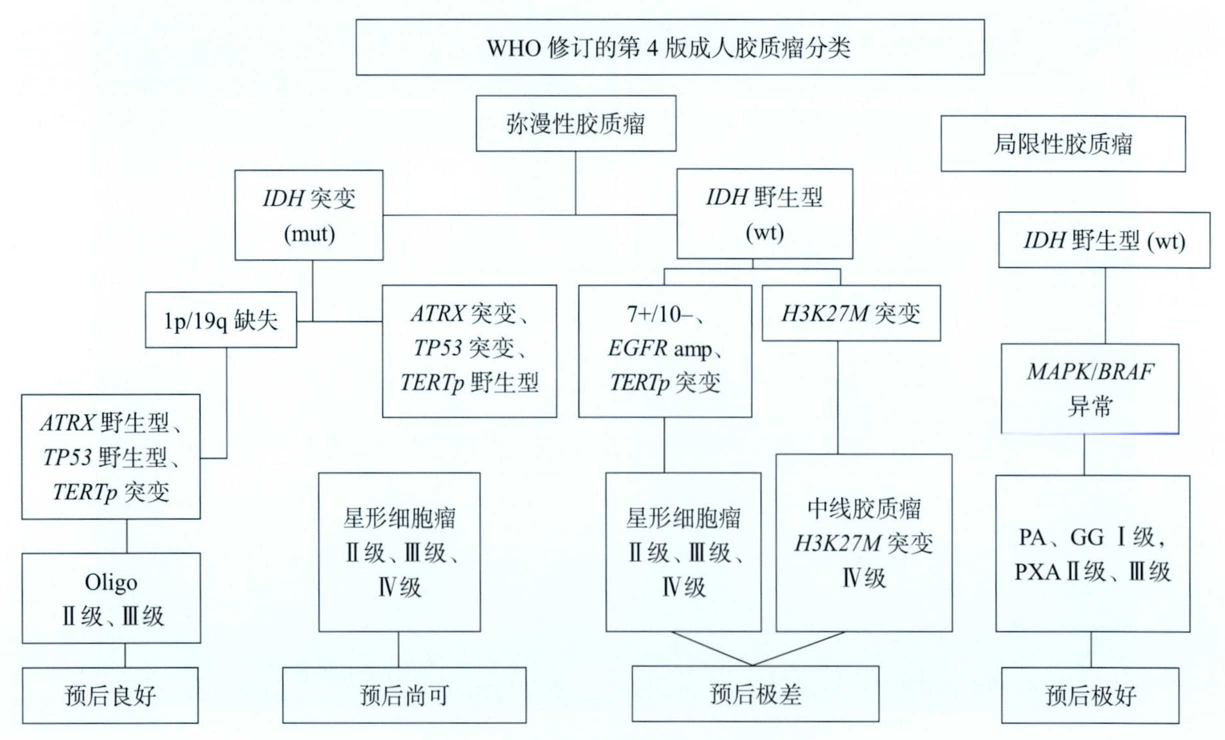

▲ 图 17–3　胶质瘤的组织学和遗传学特征

PA. 毛细胞型星形细胞瘤；GG. 神经节细胞胶质瘤；PXA. 多形性黄色星形细胞瘤

疾病分类学及临床意义，形态学分析仍然是必不可少的。最后，“弥漫性星形细胞瘤”这一名称终将消失，因为它似乎代表了一组具有星形细胞组织学模式的肿瘤但遗传特征独特的肿瘤[1, 22]。

（四）治疗方案

“低级别胶质瘤”这一术语可能会引起患者和护理人员产生错误的积极期望，因为他们面对的是一种进展性疾病和使人衰弱的疾病[2, 16, 17]。关于DA的最佳管理，包括活检、手术切除的适指征和时机以及化疗和放疗等肿瘤学治疗方法仍存在争议。目前正在进行的几项前瞻性随机研究旨在阐明其中的大多数问题，并评估新的药物和技术在弥漫性胶质瘤治疗中的影响。尽管由于伦理原因，对DA患者进行随机临床试验来评估早期根治性切除与仅观察等待的影响可能并不可行，但一些回顾性和前瞻性研究表明，切除范围越大，总生存期越高[2]。

最近，挪威的一项研究采用前瞻性非随机设计分析了这些不同治疗方法的影响，结果显示，在所研究的人群中，手术切除可提供了更长的总生存期（14.4 岁 vs. 5.8 岁）[23]。此外，在对分子表型进行分层和调整后，手术切除的潜在积极影响仍然存在，例如，*IDH*-mut 1p/19q 编码、*IDH*-mut 1p19q 非编码与 *IDH* 野生型三者相比[23]。此外，Englot 等在 2012 年的一项综合系统综述中表明，颞叶内 LGG 的全切除比次全切除能更好地控制癫痫发作[24]。

最近，Yordanova 和 Duffau 2017 年主张在详细的术前和术中脑功能网络神经电生理监测指导下，对 LGG 进行早期诊断和超大范围切除，这可能有助于提高患者的总生存期，同时降低恶性转化的风险，并保证患者的生活质量[25]。有鉴于此，尽管仍需要进行随机对照试验来解决关于 DA 治疗的未解决的问题[18]，但目前的国际指南一致认为，无论基因亚型如何，只要安全且技术上可行，手术都应作为胶质瘤的一线治疗方法[16, 22, 26]。

尽管不一定能保证进行全切术，但有证据表明，残余肿瘤体积（residual tumor volume，RV）的大小而非切除范围（百分比）［extent（percent）of resection，EOR］应成为关注的重点，因为这与总生存期有关[19, 27–29]。关于辅助治疗方案和预后，除了分子和组织学特征外，肿瘤直径（＞6cm）、诊断年龄较大（＞40 岁）、肿瘤越过中线以及存在神经系统缺陷似乎与 DA（WHO Ⅱ级）的较差 OS 有关[30]，而在间变性星形细胞瘤（AA，WHO Ⅲ级）中，年龄、KPS 评分和肿瘤直径是主要的预后因素[17]。随着脑肿瘤的重新分类，包括 DA 在内的 LGG 患者的辅助治疗标准最近也进行了修订。

（五）并发症

目前，手术切除在 DA 的治疗中起着核心作用[17]。然而，在过去人们认为，对于位于岛叶、运动皮质、皮质脊髓束和语言区等高度活跃的脑区的肿瘤，手术切除并不是一种可行的策略。术前功能评估的发展、术中图像引导以及实时皮质和皮质下功能网络神经电生理学图谱的应用，彻底改变了脑肿瘤手术的方法[25, 31–33]。Chang 等在 2003 年罗列了参加胶质瘤预后项目的 788 例患者中在第 1 次和第 2 次开颅手术后最常见的围术期并发症[34]。第 1 次和第 2 次手术患者围术期并发症发生率分别为 24% 和 33%。关于神经功能状态，虽然大多数患者没有变化或更好，但更多的患者在第 2 次接受开颅手术时出现恶化（8%：18%）[34]。

胶质瘤手术围术期常见的并发症有颅内出血、感染、癫痫发作、神经功能恶化、深静脉血栓形成（deep vein thrombosis，DVT）、肺栓塞（pulmonar embolism，PE）和抑郁症[2, 34]。胶质瘤患者 DVT 和 PE 的报道发病率惊人地高达 25%～39%，以及每月生存事件的风险高达 2%，而且近一半发生在术后期间[35]。其他与辅助治疗相关的常见晚期并发症有药物不良反应、放射性坏死、脑水肿、辐射诱发的中枢神经系统肿瘤和认知问题[2, 17, 26]。

（六）要点

1. WHO 中枢神经系统肿瘤分类第四版修订重

新编写了胶质瘤的治疗方法，将这些肿瘤的遗传学特征与其组织学表型结合起来考虑，使治疗和预后处理更加正确和个体化。

2. 在可行的情况下，建议对所有新诊断的胶质瘤患者进行最大限度的安全切除。

3. 术前和术中脑功能成像等技术的进步为肿瘤的安全切除提供了额外的指导，即使在高度脆弱区也是如此。

4. 肿瘤活检在胶质瘤治疗中的作用仍然存在争议。不过，大多数指南都认为，结合先进的术前成像技术，肿瘤活检可能是鉴别放射性坏死和肿瘤进展的有用策略。在无法进行手术切除的情况下，它还可能有助于指导辅助治疗。

5. 应特别注意胶质瘤患者血栓栓塞事件的预防。术前常规行超声多普勒检查，以及采取药物和非药物预防措施。如果确诊 DVT 时，有抗凝禁忌证的患者应考虑使用下腔静脉滤器（inferior vena cava，IVC）。

6. 肿瘤的遗传学和形态学组织学特征决定如何对个别病例的适当辅助治疗（如有必要）。

三、胶质母细胞瘤（WHO Ⅳ级）

胶质母细胞瘤（glioblastoma，GBM）是成人中枢神经系统最常见的原发性恶性肿瘤，在北美和欧洲的发病率估计为每 10 万人 2～3 例[36]。

GBM 约占成人恶性原发性中枢神经系统肿瘤的 45.2%，中位 OS 为 15 个月[37]，男性发病率略高（1.5∶1），常发生于大脑半球，平均发病年龄为 53 岁，发病高峰在 65—74 岁[38]。GBM 的 5 年生存率为 3.3%，而较低级别的胶质瘤，如毛细胞型星形细胞瘤、少突胶质细胞瘤和室管膜瘤的 5 年生存率超过 70%，而非特异性星形细胞瘤、间变性星形细胞瘤、恶性胶质瘤和淋巴瘤的 5 年生存率低于 40%[39]。

GBM 根据其遗传学特征可分为原发性和继发性两种生物学亚型。原发性 GBM 约占其中的 85%，通常发生在 50 岁以上的患者[1, 3, 26, 37]。其遗传学特征为 *EGFR* 扩增和突变、10q 染色体杂合性缺失、7 号染色体扩增、*TERT* 启动子和 *PTEN* 抑癌基因突变及 *p16* 缺失[1, 3, 26]。另外，继发性 GBM 很少见，且多发于年轻人中，并呈现完全不同的遗传特征。虽然它们也可能存在染色体 10q 的杂合性缺失、*p16* 异常和 *TP53* 抑癌基因的突变，但这些肿瘤来源于弥漫性和间变性星形细胞瘤，具有野生型 *TERT* 启动子、突变型 *ATRX* 和异柠檬酸脱氢酶基因（*IDH1* 和 *IDH2*）的特异性突变[1, 3, 26]。与生存、增殖、抑制凋亡、侵袭和血管生成有关的通路可能是原发性和继发性 GBM 共同之处[2, 3, 40]。图 17–3 总结了目前胶质瘤的组织学分类和分子诊断方法。

（一）临床病史

患者通常表现为头痛，也常伴有颅内高压的体征，如恶心、呕吐、嗜睡、视物模糊和复视。与 DA 相似，多达 1/3 的 GBM 患者伴有癫痫发作[2]。由于非特异性症状，医生应高度怀疑恶性肿瘤，同时考虑到这些肿瘤的流行病学和详细的临床病史。

（二）体格检查和影像学

胶质母细胞瘤的症状和体征可能没有特异性，也可能因肿瘤在脑内的位置而异。当出现神经系统缺陷时，可能是很不明显，这使得早期临床诊断具有挑战性。极少数情况下，GBM 可出现瘤内出血，引起脑卒中样症状和体征。计算机断层扫描（CT）的应用非常广泛，通常是急诊科初步筛查的首选方法。在 CT 上，它们可能表现为对比增强的肿瘤，边缘不规则高密度，中心则为低密度（坏死），偶尔伴有出血和周围明显的血管源性水肿。

磁共振图像是指定临床和手术治疗计划以及随访和评估患者对治疗反应的一个选择方法。在 MRI 上，GBM 可表现为白质内的低至等信号肿块，在 T_1 加权序列上，具有明显的钆后对比增强。T_2 加权 / FLAIR 成像显示肿瘤高信号伴血管源性水肿，由于血管高度扩张，偶见流空影（图 17–4）。

GBM 还可能累及胼胝体，穿过中线，在影像学上表现为蝶形模式。与低级别肿瘤相比，MRI 灌注可显示 rCBV 升高，而 MRI 波谱显示出胆碱、乳酸和脂质的增加，N– 乙酰天冬氨酸和肌醇的减少，以及显示出较高的细胞周转率和坏死。如前所述，FDG-PET 在评估 GBM 方面也可能具有优势，可在有指征时对这些肿瘤进行有针对性的图像引导手术切除、照射或活检。此外，最近的研究表明，定量 PET/MRI 结合动态磁敏感对比灌注 MRI 可能有助于区分 GBM 的放射性坏死和肿瘤复发[41]。

（三）鉴别诊断

高级别胶质瘤的主要鉴别诊断概述如下。

1. 脑转移：常为多灶性。通常位于灰白质过渡区。

2. 原发性中枢神经系统淋巴瘤：经钆剂均匀强化。多见于免疫抑制患者。

3. 瘤样脱髓鞘病变：环形强化。弥漫性浸润，多见于年轻患者。

4. 脑脓肿：中央出现 DWI 高信号。在 T_1 上，中央呈低信号；在 T_2 上，中央及周边呈高信号。MR 波谱显示出升高的脂质、乳酸、琥珀酸、乙酸和氨基酸。

（四）治疗方案

对已确诊的胶质瘤（包括胶质母细胞瘤在内）患者的治疗应由经验丰富的多学科团队在治疗中心行整体的临床和手术治疗管理。在治疗这些患者时，最常见的临床问题是癫痫发作、脑水肿、血栓栓塞事件、疲劳、恶心、认知功能障碍和抑郁[42]。对于未出现癫痫发作的患者，不建议预防性使用抗癫痫药物。应避免使用可能与凝血功能和（或）化疗药物相互作用的药物[42]。在脑水肿或在辅助治疗期间，可考虑使用皮质类固醇，但应注意与之相关的并发症，如免疫抑制、伤口问题、库欣综合征及骨质疏松[26, 42]。应注意血栓事件的筛查和预防，因为在这些患者的治疗过程中，血栓事件发生率较高[2, 34]。

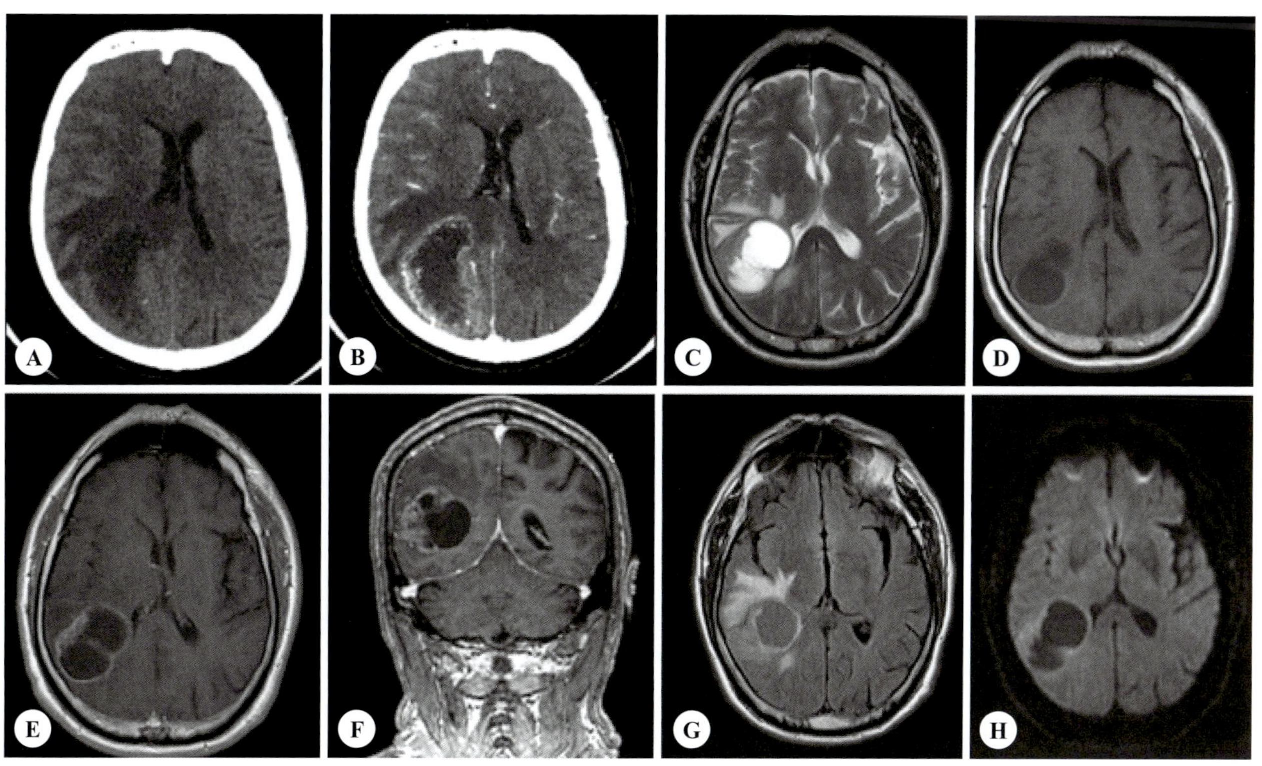

▲ 图 17-4　胶质母细胞瘤（Ⅳ级）

A. 轴位 CT 增强前扫描；B. 轴位 CT 增强扫描；C. 轴位 T_2 加权 MRI；D. 轴位 T_1 加权非增强 MRI；E. 轴位钆增强后 T_1 加权 MRI；F. 冠状位钆增强后 T_1 加权 MRI；G. 轴位 FLAIR MRI；H. 轴位弥散加权成像（DWI）

与治疗弥漫性星形细胞瘤类似，手术也是胶质母细胞瘤治疗的主要方法之一。显微外科手术切除的主要目的是：①确认肿瘤的组织病理学诊断和遗传学特征；②减小肿块效应；③改善神经症状及生活质量。虽然缺乏支持最大限度切除的1级证据，但越来越多的证据表明切除范围与总生存率之间存在正相关，因此支持在可行的情况下，应首选最小残余肿瘤的概念而不是单纯活检的概念[26, 27, 43–49]。例如，在一项大型回顾性研究中，分析了1215例接受手术治疗的Ⅲ级和Ⅳ级星形细胞瘤患者，结果显示切除范围是影响生存的独立因素，与年龄、术前KPS评分、肿瘤的WHO分级或术后治疗类型无关[49]。

目前，术前诊断和功能评估以及术中辅助设备（如神经电生理评估、超声、荧光显微镜、神经导航和实时成像控制）方面的技术进步，使手术干预更加安全高效[31, 33]。因此，大多数指南一致认为，对于手术切除不可行的病例，或在放射性坏死和肿瘤进展的鉴别诊断中，应仅采取活检。此外，应避免在未经组织学诊断的情况下进行辅助或姑息治疗，除非认为风险太高或患者尽管接受了任何治疗，但预后仍不乐观。

尽管在了解这些肿瘤的生物学和遗传学特征方面取得了很大进展，但治疗方法的发展速度却较为缓慢。自2005年以来，Stupp及其同事[50]在术后使用替莫唑胺（temozolomide，TMZ）配合放疗和辅助治疗已成为治疗胶质母细胞瘤[26, 50]的主要方法。Nordic试验和NOA 08引入了对老年患者MGMT启动子状态的评估，目的是对TMZ或单纯放疗的指征进行分层分析，以便满足对不符合联合模式治疗条件的患者。综上所述，MGMT甲基化的患者应单独接受TMZ治疗，而MGMT未甲基化（或MGMT状态未知）的患者应仅接受[51, 52]的大分割放疗法。

其他治疗GBM的药理学和非药理学辅助方法也在研究中。在肿瘤切除腔内局部使用卡莫司汀聚合物晶片的作用仍然在讨论中。Westphal等（2003年）的研究表明，与单纯放疗相比，局部卡莫司汀可以提高高级别胶质瘤患者的生存率（OS为13.9个月vs 11.6个月），但不能改善胶质母细胞瘤的预后[53]。与此相一致的是，一些研究证实，无论对于新诊断的患者还是复发的GBM患者，在标准治疗的基础上加入局部卡莫司汀聚合物晶片并不能改善疗效，反而毒性和治疗相关并发症显著增加[54]。另外，最近的一项Meta分析表明，与单独接受TMZ治疗的患者相比，切除腔内植入卡莫司汀治疗GBM具有优势，可提高生存率[55]。一些治疗中心提倡在肿瘤复发时将其作为补救治疗的一部分。

抗血管生成药物在GBM治疗中的应用也一直是一个有争议的课题[56]。尽管有强有力的证据表明贝伐单抗可延长新发和复发GBM的无进展生存期（progression-free survival，PFS），但并没有显著改善OS。抗血管生成药物对生活质量（quality of life，QoL）和实际获益的影响尚不清楚，但对于肿瘤较大、对类固醇激素耐药、不耐受放疗的患者可能存在获益[26, 56]。贝伐单抗在一些国家已被批准用于复发性GBM [26]。肿瘤治疗场（tumor-treating field，TTF）是最近开发的并获得FDA批准的一种治疗脑肿瘤的非药理学方法，通过头皮皮肤脉冲产生温和的电场，“破坏”癌细胞的分裂能力[57]。继最初的开放标签实验之后，最近的其他随机临床试验表明，与标准放疗和化疗治疗相比，使用TTF的PFS（7.1个月vs. 4个月）和OS（20.5个月vs. 15.6个月）均有所增加[57]。但在作用机制、数据分析及解释、成本效益和对生活质量的影响等方面仍存在有待解决的问题[26]。

最近，人们在开发个性化的检查点抑制药、靶向治疗和治疗胶质瘤有效的疫苗（包括GBM）方面做出了巨大的努力[58, 59]。在临床试验中，已经评估了几种方法的抗GBM活性。例如，在一项3期交叉临床试验中，将自体肿瘤裂解物致敏的树突状细胞疫苗（lysate-pulsed dendritic cell vaccine，DCVax®-L）添加到新诊断GBM的标准治疗中，提供的证据表明该策略可能提高GBM

患者的生存期，而且在 GBM 中是可行和安全的[58]。其他方法，如胶质瘤主动个性化疫苗联盟（glioma actively personalized vaccine consortium，GAPVAC），对使用未突变的肿瘤抗原和新表位的疫苗开发提出了新的见解，展示了其在胶质母细胞瘤患者中显示出持续的诱导免疫反应[59]。其他途径如肽疫苗、热休克蛋白疫苗和过继免疫治疗[60]，这一领域正在迅速发展，使人们乐观认为有效的免疫治疗会改善疗效。

（五）并发症

在胶质母细胞瘤的临床和手术治疗中，常见的围术期并发症有颅内出血、感染、癫痫发作、神经功能恶化、深静脉血栓形成（deep vein thrombosis，DVT）、肺栓塞（pulmonary embolism，PE）和抑郁症[2, 34]。其他常见的与辅助治疗相关的晚期并发症有药物不良反应、放射性坏死、脑水肿、放射性中枢神经系统肿瘤和认知障碍[2, 17, 26]。

（六）要点

1. 在可行的情况下，建议对所有新诊断的胶质母细胞瘤患者进行最大限度的安全切除。

2. 术前和术中的功能脑图谱等技术的进步为肿瘤的安全切除提供了额外的指导，即使在高度脆弱的领域也是如此。

3. 对于高危患者，当认为手术切除不可行时，应保留肿瘤活检，以及在怀疑复发时用于鉴别诊断放射性坏死和肿瘤进展。

4. 无论遗传特征如何，TMZ 与放疗的联合治疗和辅助治疗仍是术后治疗 GBM 的主要方法。生物分子信息可能有助于预后和辅助治疗反应的预测。

5. 根据 NOA-08 和 Nordic 试验结果，应考虑对老年人群中进行 MGMT 状态检测，以指导辅助治疗。

6. TTF 在 GBM 的管理中可能具有优势，但其高成本、有限的医疗保险覆盖率、对 QoL 影响以及实际净收益的影响引起了人们的担忧。

7. 从初诊到治疗的整个过程中，应特别关注此类患者的临床护理，包括血栓栓塞事件、癫痫发作、脑水肿、抑郁等常见问题的预防和处理。

8. 在 GBM 的治疗中，免疫治疗似乎是一种安全且有广阔前景的方法。

第 18 章 胚胎肿瘤
Embryonal Tumors

Jean-Paul Bryant Toba N. Niazi 著
李永事 译 张旺明 校

脑肿瘤是影响儿童最常见的实体肿瘤，也是儿童癌症相关死亡的主要原因[1, 2]。据估计，儿童脑肿瘤占儿童恶性肿瘤的15%～20%，仅次于白血病[3]。近年来，人们对儿童脑肿瘤的分子基础的认识取得了重大进展，这主要归功于先进的基因分析技术的发展。这些创新对胚胎性脑肿瘤产生了深远的影响，胚胎性脑肿瘤是一组主要影响年幼儿童或婴儿的异质性肿瘤。例如，髓母细胞瘤曾被分为标准和高危两个亚组，现在由四种具有不同分子亚型组成，它们具有不同的肿瘤生物学特性和临床表现。这些知识改进了这些侵袭性肿瘤的特征描述和治疗策略。

整体而言，胚胎性肿瘤是由密集排列和有丝分裂活跃的细胞组成的一组具有遗传学和生物学异质性的神经上皮性肿瘤[4]。这些肿瘤具有在整个神经轴转移的趋势。据估计，这些肿瘤占全部脑肿瘤的0.9%，占0—14岁儿童脑肿瘤的13.3%，且男性多于女性[5]。胚胎性肿瘤是0—4岁儿童最常见的脑肿瘤变异型[5]。据估计，诊断为胚胎性肿瘤的儿童的5年和10年生存率分别为62.6%和56.4%，但因组织病理学分类的不同而存在显著差异。不论其组织病理学特征如何，胚胎性肿瘤都具有高度侵袭性的表型，所有亚型均被归类为恶性、世界卫生组织的Ⅳ级肿瘤[6]。

本章的主要目的是讨论与每种胚胎性肿瘤相关的流行病学、组织病理学和临床特征。此外，我们还将讨论这些肿瘤患者的预期临床表现。最后，本章还将概述与每种肿瘤相关的典型影像学检查结果，同时讨论疾病处理方法和可能的治疗结果。

一、髓母细胞瘤

（一）流行病学

在美国每年约有500名儿童被诊断为髓母细胞瘤[7]。髓母细胞瘤是儿童最常见的原发性恶性脑肿瘤，约占所有中枢神经系统肿瘤的20%[8, 9]。髓母细胞瘤的年发病率在5—9岁的儿童中达到高峰，发病率为0.58/10万人口，并随着年龄的增长而进一步降低[5]。在0—14岁的儿童中，髓母细胞瘤占所有确诊胚胎性肿瘤的62.4%。髓母细胞瘤男女发病比例为1.4∶1，男性略占优势，尤其在小于4岁的儿童更明显，但根据分子特征分类（表18-1）又有所不同[10]。虽然胚胎性肿瘤的生存率很低，但相对于多层菊形团胚胎性肿瘤（embryonal tumors with multilayered rosettes，ETMR）和非典型畸胎样横纹肌样瘤（AT/RT），髓母细胞瘤具有最高的10年生存率（64.9%）。5%～6%的髓母细胞瘤继发于肿瘤易感综合征，包括Li-Fraumeni综合征，痣样基底细胞癌综合征（又名Gorlin综合征），或Turcot综合征[11]。

（二）临床表现

髓母细胞瘤是起源于小脑的幕下、颅后窝的肿块（表18-1）。髓母细胞瘤诊断的临床症状和体征通常表明与第四脑室梗阻导致的脑积水有关。梗阻是由于确诊时肿瘤生长体积较大，因为

表 18-1 根据参考文献 [6, 10] 中的数据回顾了胚胎肿瘤亚型的概述

胚胎肿瘤类型	髓母细胞瘤	AT/RT	ETMR（*C19MC* 突变）	其他中枢神经系统胚胎肿瘤
年龄组	• 婴儿 • 儿童 • 青少年 • 成人	• 婴儿 • <3 岁的儿童	<4 岁的儿童	• 儿童 • 青少年
性别优势	取决于分子亚型	没有明显的性别优势	估计男女比例为（1.6～2）：1	没有明显的性别优势
肿瘤位置	小脑	主要在颅后窝，可能在幕上或幕下	70% 眶上（额叶、顶颞叶），30% 眶下	上半脑（非特异性，大脑半球）
预后	非常好至差，取决于亚型	差	非常差	非常差
世卫组织等级	Ⅳ	Ⅳ	Ⅳ	Ⅳ

AT/RT. 非典型畸胎样横纹肌样瘤；ETMR. 多层菊形团胚胎性肿瘤

在临床表现之前，患者通常无症状或只有轻微症状[10]。大多数髓母细胞瘤的患儿会表现出颅内压（intracranial pressure，ICP）升高的症状，如晨起呕吐和头痛，但也可能经历明显的恶心或精神状态改变（altered mental status，AMS）。在肿瘤发生的早期阶段，患儿可能会出现头痛，呕吐可缓解。随着肿瘤的进展，症状间断的时间逐渐缩短，转而变为持续性出现。

发生于小脑中线的肿瘤，常伴有躯干不稳，或有第Ⅵ对脑神经麻痹而继发的复视症状[12]；发生于小脑外侧型肿瘤可引起四肢共济运动失调或不协调。神经系统查体的结果将在很大程度上取决于肿瘤在颅后窝的典型位置。发生于中线的肿瘤患者可能会出现踵趾步态测试障碍，表现为宽基步态或眼球震颤。发生于小脑半球的肿瘤患者可能表现为指鼻测试障碍、跟胫测试障碍或表现为轻微的意向性震颤。

髓母细胞瘤的鉴别诊断包括毛细胞型星形细胞瘤、室管膜瘤和其他胚胎性肿瘤，如 AT/RT 和 ETMR。然而，仅根据症状学难以区分这些实体，因为非胚胎性脑肿瘤的初始临床表现略有不同。室管膜瘤患儿通常会描述颈部疼痛或僵硬的病史，而毛细胞型星形细胞瘤患儿往往比髓母细胞瘤患儿在更长的时间内逐渐出现症状。根据发病年龄的不同，也会出现不同的症状，例如，婴儿处于颅骨骨缝尚未闭合，可以出现巨头畸形。其巨头畸形还可能伴随着嗜睡、前囟膨隆和顶盖压力增加引起的向下凝视。幼儿对于继发于脑积水的初始颅内压（ICP）的升高的耐受性较好，因此，在其病程后期往往会出现更严重的症状，包括呼吸暂停、心动过缓或 AMS。

（三）影像学检查结果

虽然计算机断层扫描（CT）仍被用于疑似颅内病变的患者的急诊检查，但磁共振成像（MRI）已成为首选方式[13, 14]。使用钆剂的 MRI 是评估颅后窝可疑病变的首选方法[10]。髓母细胞瘤在 T_1 加权成像（图 18-1）上通常会出现相对于周围灰质的等信号或低信号。钆剂给药导致这些病变在 T_1 加权成像上变得高信号。在 T_2 加权成像上的信号是不均匀的，与灰质（图 18-1）相比，肿块的实性部分通常是等信号或低信号。肿瘤无强化是少数病例出现的异常表现[15]。在 MRI 上可以发现软脑膜强化以及囊肿的存在，这些囊肿通常较小且数量较多。肿瘤扩散到脑脊液是常见的，并且在 T_1 加权序列上识别最好。点状转移的髓母细胞瘤通常表现为在脊髓中可见的对比增强包膜，或在

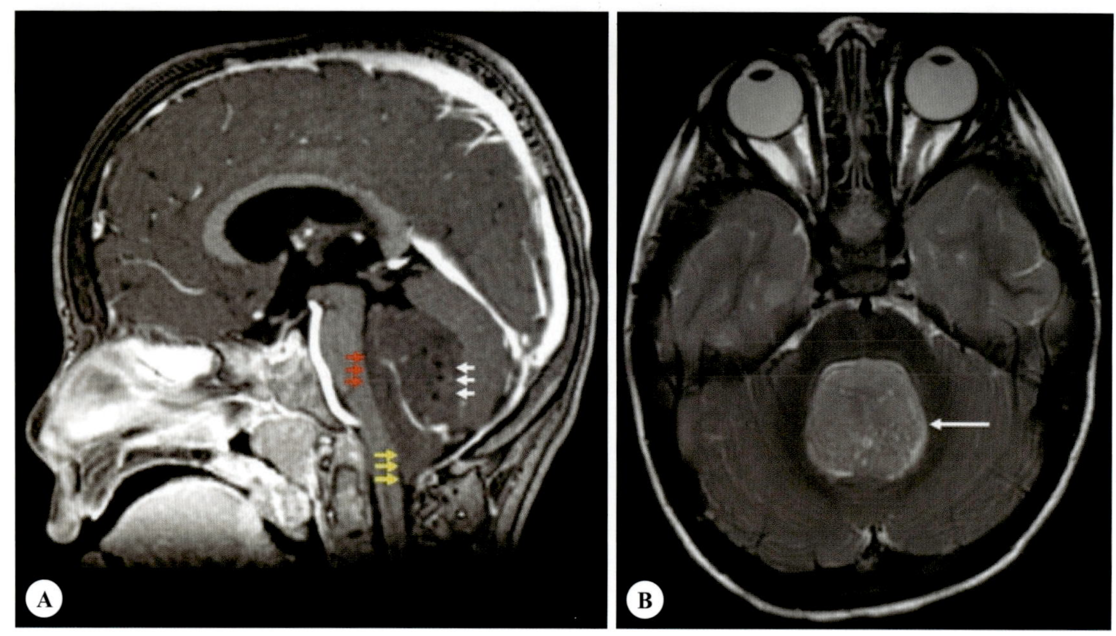

▲ 图 18–1 髓母细胞瘤患者的 MRI

A. 矢状位 T_1 加权增强 MRI；B. 轴位 T_2 加权颅脑 MRI。图像显示在第四脑室（B，箭）范围内的颅后窝有一边界清楚的圆形肿块。肿块经 Magendie 孔延伸至颈部，经双侧 Luschka 孔（A，白箭）。肿块 T_2 信号强度较低，T_1 信号强度居中，扩散受到限制，且对脑干（A，红箭）有占位效应，向颅颈交界（A，黄箭）延伸

椎管内通常沿后方可见明显的、强烈增强的肿瘤灶。手术前必须通过脊柱 MRI 检查诊断是否侵犯软脑膜，因为残余的肿瘤组织和出血可能难以与术后的点状转移瘤相鉴别。MRI 扩散加权成像有助于髓母细胞瘤与其他星形细胞瘤或室管膜瘤的鉴别，髓母细胞瘤表现为弥散受限，而室管膜瘤和毛细胞型星形细胞瘤通常不弥散受限[16]。

髓母细胞瘤的 CT 表现是无特异性的，不能与室管膜瘤或 AT/RT 明确区分。在无造影剂给药的 CT 上，髓母细胞瘤通常表现为中线上的高密度肿块，周围伴有血管源性水肿。使用造影剂给药显示病灶均匀强化。大多数患者初期在 CT 上会表现脑积水。

（四）病理学

要明确诊断髓母细胞瘤，需要进行显微镜下组织病理学检查。髓母细胞瘤的经典镜下表现为小的圆形蓝色细胞肿瘤，其细胞排列致密，细胞核突出，染色质丰富，细胞质稀少（图 18–2）。最新的 WHO 中枢神经系统肿瘤分类将髓母细胞瘤分为 4 种组织学亚型：经典型、促纤维增生 / 结节型、广泛结节型和大细胞型 / 间变型[6]。经典型髓母细胞瘤占已报道组织学亚型的绝大多数（72%），具有典型的小圆蓝色细胞外观（图 18–2）。肿瘤细胞排列密集且未分化，具有大量有丝分裂象，这归因于其高增殖指数。可观察到假菊形团（为分化细胞包绕神经原纤维形成的假花环结构）。据估计，促纤维增生 / 结节型髓母细胞瘤占所有病例的 20%，最常见于 3 岁以下儿童（约占该年龄组髓母细胞瘤诊断的 44%）[17, 18]。促纤维增生 / 结节型亚型的组织学特征是结节状、苍白岛结构（无网硬蛋白区），周围是未分化、密集排列的细胞，具有中度多形性的细胞核、细胞间有致密的网状纤维网[19]。肿瘤细胞胶质纤维酸性蛋白（glial fibrillary acidic protein，GFAP）阳性。在肿瘤结节内突触素染色增高，而在结节外 Ki-67 指数增高。据报道，广泛结节型髓母细胞瘤占所有髓母细胞瘤变体的 3.2%～4.2%[18, 20]。广泛结节型与促纤维增生 / 结节型的髓母细胞瘤不同之处在于其组织结构

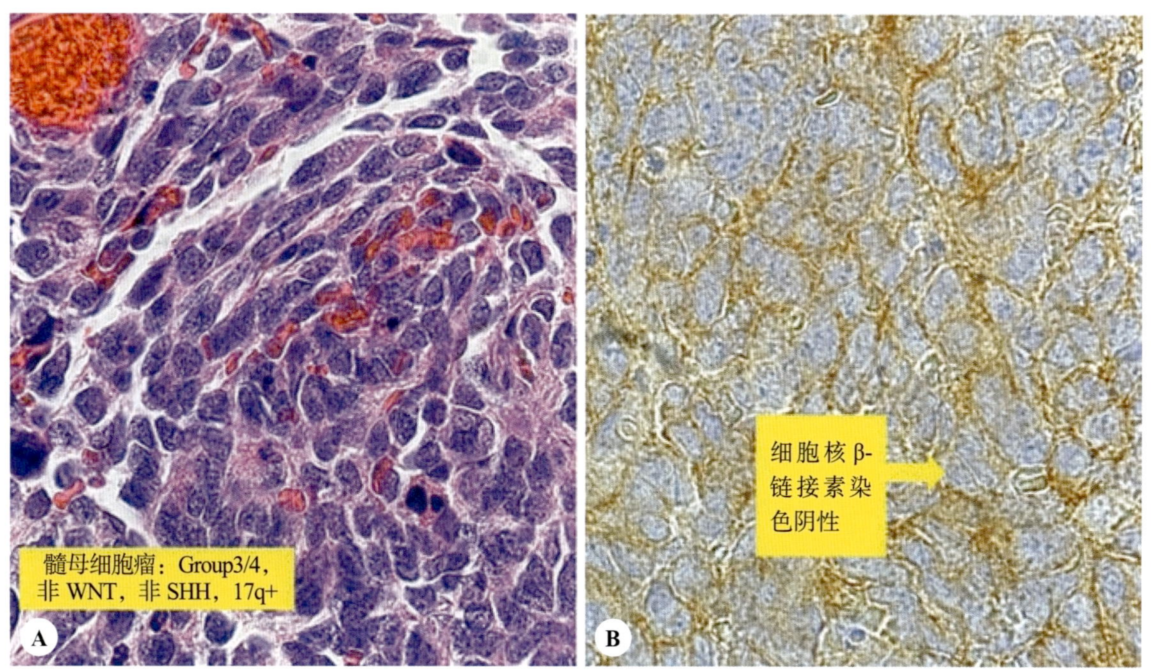

▲ 图 18-2 组织病理切片

A. HE 染色，Group 3/4，非 WNT，非 SHH，17q+ 髓母细胞瘤样本可能反映了经典的组织学亚型；B. 免疫组织化学，细胞核 β- 链接素染色阴性，呈苍白色

大而扩张。这种扩张是由无网状蛋白区的大量神经纤维样组织引起的。在这些无网状蛋白的区域中可以看到具有圆形细胞核的小细胞，显示神经细胞分化。大细胞型 / 间变型髓母细胞瘤约占髓母细胞瘤变体的 10% [20]。其特征是肿瘤细胞的大小和形状缺乏可变性。肿瘤细胞大且呈单一形态，具有突出的核仁，具有高细胞周转率，这是间变性肿瘤的典型特征。

髓母细胞瘤共有 4 个一致的分子亚型：WNT、SHH、Group 3 和 Group 4（表 18–2）[21]。这些亚型的重要性在于与其显著的预后价值和总生存期的差异相关。WNT 亚型的定义是由组成性 WNT 通路激活和携带 β – 连环蛋白基因 *CTNNB1* 突变的髓母细胞瘤 [22, 23]。WNT 通路激活的肿瘤预后良好，通常发生在婴儿期以外，主要影响 4 岁以上儿童和青少年 [9, 24]。WNT 型肿瘤是髓母细胞瘤中最小的分子亚群，约占这些肿瘤的 10% [25]。WNT 激活的肿瘤通常表现出经典型髓母细胞瘤的组织学特征，但也有极少数表现为大细胞型 / 间变型髓母细胞瘤的特征。

SHH 亚型以 SHH 通路激活为特征，具有双峰年龄分布，主要影响患有促纤维增生 / 结节型的髓母细胞瘤的婴儿和成人 [10]。该亚组是髓母细胞瘤的第二大流行变异型，占髓母细胞瘤的 30% [25]。虽然它通常表现出前述的年龄和组织学偏好，但也可能在成人中出现，并且可以表现出所有的组织学变体 [10]。SHH 激活型髓母细胞瘤在婴儿预后良好，但在其他年龄组中预后不一。

Group 3 亚型的髓母细胞瘤预后最差，确诊时转移率很高（40%～45%）[9]。它们约占所有病例的 25%，几乎都发生在婴幼儿中 [9, 26]。Group 3 亚型的髓母细胞瘤的遗传学特点通常以 MYC 扩增为特征，这使得其生存期特别短。在显微镜下，Group 3 亚型的髓母细胞瘤可能表现为经典型或大细胞型 / 间变型的组织学特征。Group 4 亚型的髓母细胞瘤是最常见的分子亚型，约占所有病例的 40% [26]。该病预后中等，好发于 3—16 岁的儿童，男性发病率较高 [27]。Group 4 亚型的髓母细胞瘤可能表现为经典型或大细胞型 / 间变型的组织学特征。Group 4 亚型的髓母细胞瘤的 5 年生存率在某

表 18-2　髓母细胞瘤亚组的临床和分子特征

分子分组	WNT	SHH	Group 3	Group 4
病例百分比（%）	10	30	25	35
年龄组	• 儿童>4 岁 • 青少年	• 婴儿 • 成人	• 婴儿 • 儿童	• 儿童 • 青少年
性别比例（男：女）	1：1	1：1	2：1	3：1
组织学	• 经典 • LCA（罕见）	• 去鳞屑 / 结节型 • 经典 • LCA	• 经典 • LCA	• 经典 • LCA
基因突变	• *CTNNB1* • 变异	• *PTCH/SMO/SUFU* 突变 • *GLI2* 扩增 • *MYCN* 扩增	*MYC* 扩增	• *CDK6* 扩增 • *MYCN* 扩增
预后	非常好	• 婴儿预后好 • 其他人群预后中等	较差	中等
估计 5 年总体生存率（%）	95	75	<60	60～90

基于参考文献 [9, 10, 25] 中的数据，使用 BioRender.com 创建

些低危变异型中可达到 90% 以上，但在高危变异型中可降至 60%[28]。

（五）治疗和成果

髓母细胞瘤最常用的初始治疗包括经枕下行开颅手术对颅后窝肿物进行全切除。该手术的目标应该是尽可能多地切除肿瘤，同时保证切除范围不延伸至脑干。髓母细胞瘤可高度血管化，因此术中应注意防止大出血，特别是幼童和婴儿。理想情况下，术后 MRI 应在术后 72h 后进行，以确定手术中的切除范围。在这个时间窗内成像可能因胶质增生或血液制品而被遮蔽。肿瘤切除术后最常见的并发症是颅后窝综合征（又称小脑性缄默症）[29]。颅后窝综合征具有典型的三联征，即言语减少或缄默、共济失调和行为症状，如情绪不稳定或易怒[29]。这些症状通常出现在术后 24～48h。膀胱失禁的症状也有报道，但并不常见[30]。颅后窝综合征的病理生理机制尚不完全清楚，但有人认为是由于手术切除造成的近端的齿状回皮质通路的紊乱。

对于年龄大于 3 岁的中危或高危患者，手术切除后常接受放射治疗和辅助化疗[10]。在婴幼儿中，首选的治疗方式是化疗，以推迟或消除后续放疗的需要。由于放疗会导致严重的神经系统后果，包括认知障碍、生长障碍和甲状腺功能异常，因此不建议在这一年龄组进行放射治疗。3 岁以上的中危患儿，接受手术切除后减少剂量的化疗和放疗的 5 年生存率可达 85%。年龄大于 3 岁的高危患儿采用相同的治疗方案仅有 70% 的生存率[31]。

二、非典型畸胎样横纹肌样瘤

（一）流行病学

非典型畸胎样横纹肌样瘤（atypical teratoid tumor/rhabdoid tumor，AT/RT）是罕见的肿瘤，约占儿童中枢神经系统原发性脑肿瘤的 1.3%[32]。AT/RT 主要发生在<3 岁的儿童中，因此估计在婴儿中占原发性中枢神经系统原发性脑肿瘤的 10% 以上（表 18-1）[33]。2 岁以下儿童所占比例更大，

占所有报道病例的 66%[34]。AT/RT 在男性中的患病率多于女性，估计男女比例为（1.6～2）：1（表 18–1）[6]。AT/RT 是一种侵袭性肿瘤，中位总生存期低，为 6～17 个月[35]。AT/RT 患儿的预后不佳归因于其较早的平均诊断年龄和容易发生脑脊液转移。

（二）临床表现

AT/RT 患儿的临床表现多种多样，很大程度上取决于患者的年龄和肿瘤的位置。小于 3 岁的婴儿和儿童表现出非特异性症状，包括嗜睡、生长迟缓和呕吐[6, 36]。多数患儿在诊断时出现与肿瘤位置相符的症状。大多数 AT/RT 发生在颅后窝，因此儿童可能会在其他明显症状之前就已经出现头部倾斜。体格检查还可能见到累及第Ⅵ、第Ⅶ对脑神经的脑神经麻痹。偏瘫和头痛可能是 3 岁以上的儿童中最常见的症状[36]。

疑似 AT/RT 患儿的鉴别诊断包括髓母细胞瘤和颅内畸胎瘤。髓母细胞瘤好发于年龄较大的群体，与 AT/AT 相比有一些不同的影像学特征。AT/RT 可发生于幕下或幕上，与髓母细胞瘤相比更常累及桥小脑角[37]。一系列病例研究还表明，AT/RT 在 MRI 上更易表现为瘤内出血征象。颅内畸胎瘤是一种罕见的肿瘤，通常发生在产前或新生儿期。颅内畸胎瘤是最常见的胎儿脑肿瘤，约占已报道病例的 50%[38]。虽然年龄和影像学特征是潜在的区别特征，但 AT/RT 通常类似于其他胚胎性肿瘤，因此组织病理学检查是必要的。

（三）影像学检查结果

与大多数颅内肿瘤一样，MPI 是评估 AT/RT（图 18–3）的首选影像学检查。这些肿瘤在液体抑制反转恢复（fluid-attenuated inversion-recovery，FLAIR）图像上，表现为与灰质相对的等信号至高信号的不均匀肿块，并表现为扩散受限[39]。在 T_2 加权成像（图 18–3）上可观察到继发于囊性和（或）坏死的区域、既往出血、水肿或钙化的不均匀信号区。绝大多数肿瘤在影像学检查上表现为不同程度的对比度增强。据报道，高达 25% 的 AT/RT 患者存在软脑膜播散，这凸显了 AT/RT 通过脑脊液转移的倾向[39]。AT/RT 最常发生于颅后窝，但可发生于幕上，可为多灶性，而且可同时出现于两个间室[40]。CT 图像可表现为中等或略高于灰质的强化，低强化区可继发于囊变和（或）坏死的改变。

（四）病理学

这些肿瘤的大体形态往往与髓母细胞瘤和其他胚胎性肿瘤相似。它们呈现粉红色，有坏死区域，可能是出血性的。它们在质地上往往比较柔软，但当含有明显的间叶组织时，它们反而因为侵袭到灰白交界区域变得硬韧。当 AT/RT 发生于桥小脑角时，AT/RT 通常会缠绕脑神经和血管，并向小脑和脑干延伸。骨骼受累很少见，但也有报道[41]。

在组织学上，AT/RT 表现为由横纹肌样、上皮、原始神经上皮和间充质成分（图 18–4）组成的复合体的异质性病变。组织的异质性和不同的组织学形态有时会导致 AT/RT 的误诊，并使这些病变难以根据组织病理学标准进行识别。在许多病例中最容易辨认的组织学特征是肿瘤细胞具有原始的横纹肌样特征，包括突出的嗜酸性核仁，丰富的细胞质，偏心定位的细胞核、具有囊泡状染色质以及细胞边界清晰（图 18–4）。病灶通常会有丰富的核分裂象。肿瘤细胞既有典型的横纹肌样表型，也有异型性不太明显的细胞（图 18–4）。在超微结构表现上，通常可见中间丝的轮状细胞胞质小球占据胞体[42]。还有小细胞胚胎成分存在于 2/3 的肿瘤中，而间充质分化则较少见。当存在间充质成分时，可观察到具有梭形细胞特征的区域[6]。上皮分化是最不常见的组织学特征，表现为腺瘤性区域或乳头状结构。

AT/RT 可能是散发性的，也可能是横纹肌样瘤易感综合征（rhabdoid tumor predisposition Syndrome，RTPS）的结果。RTPS 主要发生于 3 岁以下的婴幼儿[43]。AT/RT 的遗传特征包括 *SMARCB1* 基因的种系缺失或突变，以及在几乎所有病例中 SMARCB1 蛋白的表达缺失。小部分的

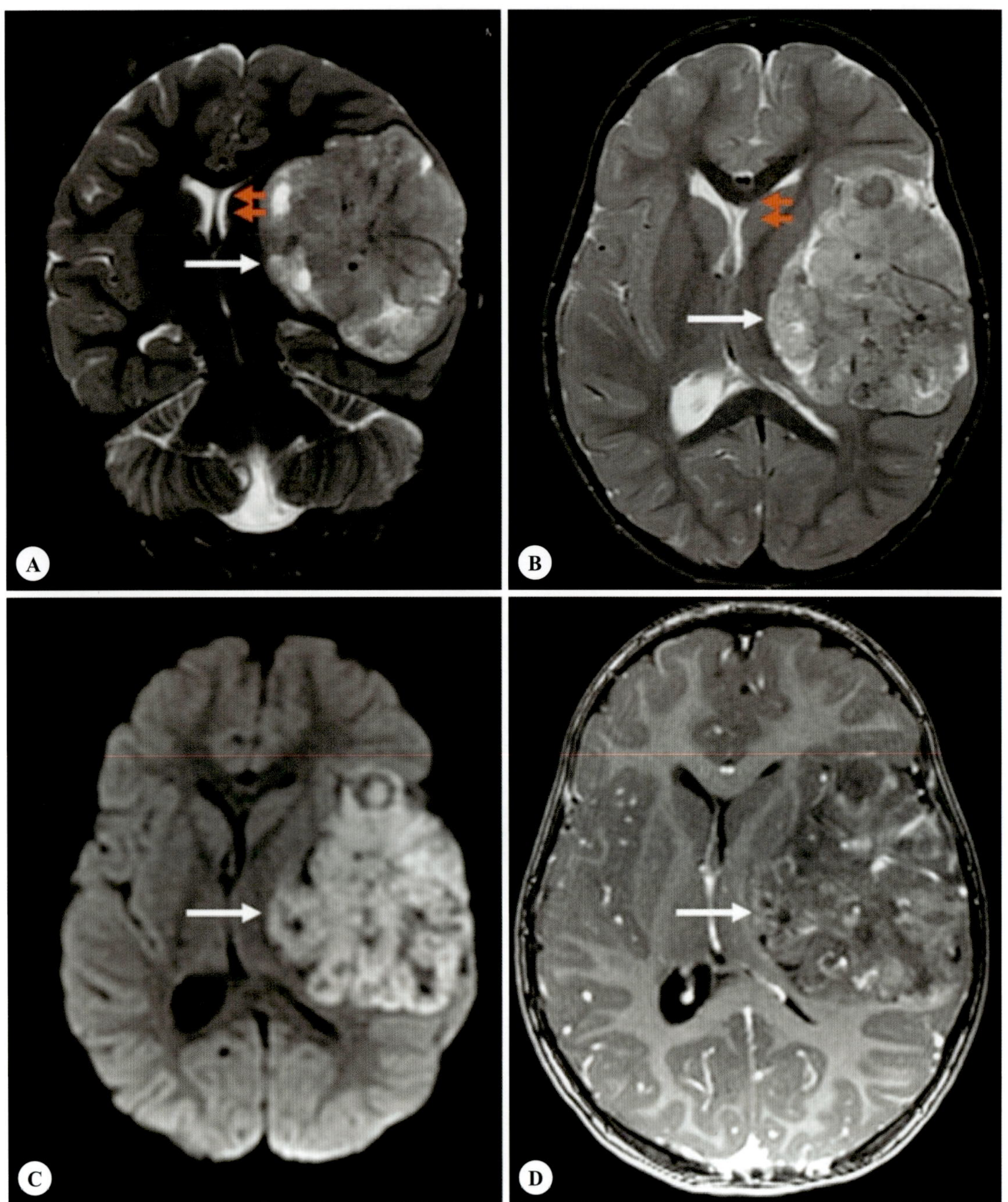

▲ **图 18-3 非典型畸胎样横纹肌样瘤患者的 MRI**

A. 颅脑冠状位 T_2 加权 MRI；B. 颅脑轴位 T_2 加权 MRI；C. 轴位弥散磁共振成像 ；D. 颅脑轴位 T_1 加权增强 MRI。白箭：左侧大脑半球有一较大的不均质团块，占据外侧裂区，向外移位并浸润。红箭：对邻近脑组织有明显的占位效应，中线移位，左侧侧脑室几乎完全消失。A. 鞍上池因钩回疝而部分消失，左侧大脑脚受压。D. 显示病灶信号极不均匀，在 T_1 加权成像上有散在的高信号灶，合并有钙化和出血，病灶内有数个流空影和数个不对称的液性区

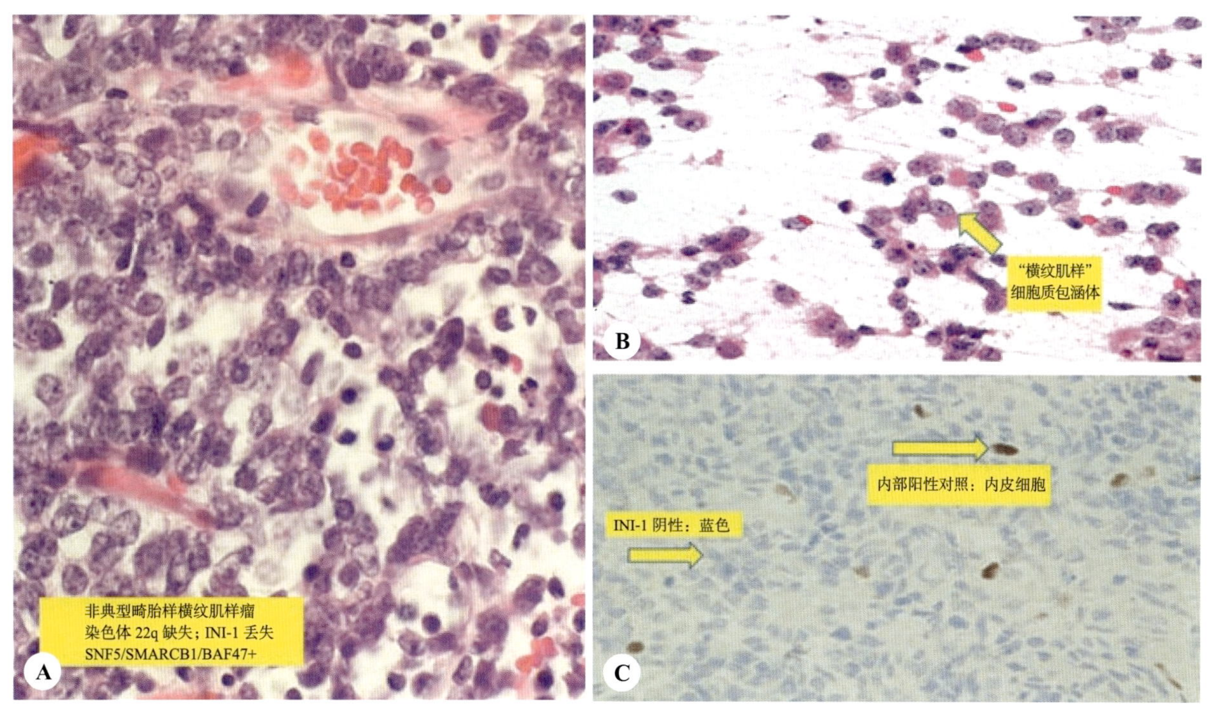

▲ 图 18-4　组织病理切片

A. HE 染色；B. 触片细胞学，可见典型的横纹肌样细胞伴横纹肌细胞质包涵体；C. *C19MC* 突变 – 多层菊形团胚胎性肿瘤样本的免疫组织化学染色，示免疫组织化学呈蓝色的细胞为 INI-1 阴性

肿瘤中也存在 *SMARCA4* 基因的突变或缺失，其中除 *SMARCB1* 外，*SMARCA4* 还编码参与了 SWI/SNF 复合物的蛋白[43, 44]。AT/RT 中最罕见的遗传类型是 SMARCB1 蛋白的完整表达，而 *SMARCA4* 的异常表达。这种罕见的基因变异见于非常年轻的患者，预后极差[45]。

（五）治疗和成果

目前尚无治疗 AT/RT 患者的标准疗法。这些肿瘤由于其巨大的体积和与附近血管有关联，患者对血容量波动高度敏感，因此治疗具有挑战性。越来越多的证据表明，新辅助化疗可用于治疗 AT/RT 患儿[34, 46, 47]。有报道称，新辅助化疗增加了肿瘤的纤维化，有利于在肿瘤与周围正常脑组织之间形成更清晰的手术平面[34, 48]。此外，由于肿瘤供血血管的胶原化增加，新辅助化疗可以减少肿瘤大小和富血供性肿瘤切除中的出血量[46, 49, 50]。

尽管进行了积极的多模式治疗，AT/RT 的总生存率仍然很低，有报道称其中位生存期低至 9 个月（表 18-1）[51]。对于出现转移的患者，预后很差，估计中位生存期只有 3 个月[52]。全切除是少数几种持续延长生存期的策略之一[53]。考虑到这些肿瘤的巨大体积和血管密度，必须权衡切除的益处和手术的风险。此外，化疗方案必须谨慎使用，因为该肿瘤特有的并发症，如瘤内出血和化疗诱导的血小板减少症已被报道[47]。

三、多层菊形团胚胎性肿瘤（*C19MC* 突变型）

（一）流行病学

多层菊形团胚胎性肿瘤（embryonal tumor with multilayered rosettes，ETMR）曾被称为具有丰富神经纤维和真菊形团的胚胎性肿瘤（embryonal tumor with abundant neuropil and true rosettes，ETANTR），是于 2000 年由 Eberhart 等首次描述的罕见肿瘤[54]。*C19MC* 突变的 EMTR 的准确发生率难以确定，因为这些肿瘤很罕见，而且难以与其他胚胎性肿瘤区分，术语也不尽相同，并且需要基因分型。以前被分类为 ETANTR，而且室管膜母细胞瘤和髓鞘瘤的胚胎性肿瘤现在都包含在这一肿瘤亚型中，它们具有共同的遗传畸变[6]。病例报道是关于ETMR的发表的主要研究设计类型，其最大的系列详细介绍了近100个样本的肿瘤特征[55]。这些肿瘤几乎都发生在4岁以下的儿童，绝大多数发生在出生后的前2年内。ETMR无性别差异，男女发病比例几乎相等，为1.1∶1（表18–1）[6]。

（二）临床表现

ETMR的临床表现因肿瘤影响的解剖结构而异。大多数病例描述的肿瘤位置在幕上，约30%的病例影响小脑和脑干[56]。影响大脑半球的病变通常涉及额区和顶颞区（表18–1）。幕下病变在某些情况下可侵入桥小脑角池，但此部位发生较少见。发生于脊髓的ETMR也被报道过，但很少发生[57]。最常见的临床表现为恶心、呕吐、头痛等ICP增高的症状和体征。局灶性神经功能障碍，如肢体共济失调或单侧肢体无力，通常影响年龄较大儿童或幕下病变的患者。据报道，ETMR患儿的其他临床症状包括意识模糊、癫痫发作、小脑综合征、斜颈和视力障碍，但这些症状的发生率低于ICP升高和单侧无力的症状[57]。

（三）影像学检查结果

MRI序列最常用于对疑似ETMR的患者进行检查，这些患者往往在影像上通常被误诊为髓母细胞瘤、AT/RT、室管膜瘤或毛细胞型星形细胞瘤。在MRI上，这些肿瘤表现为大的、不均匀的实性肿块，其中可能含有囊性成分。也可能出现微钙化。这些肿瘤通常表现为分布不均匀或无对比增强，在T_1加权成像上低信号，在T_2加权成像上低信号（图18–5和图18–6）。由于其紧密的细胞结构限制扩散，它们伴随着轻微的水肿。已有许多关于伴有硬脑膜附着的ETMR的病例被报道[55, 56, 58–60]。

（四）病理学

在外观方面，ETMR通常为灰粉色，边界清楚的肿块，伴有坏死、出血和（或）较少见的微钙化区域。可能存在囊性成分。*C19MC*突变的ETMR都有一个共同的分子变异，其特征是在19q13.42的*C19MC*基因座上均存在扩增和融合，但在某些组织病理学特征上有所区别。同样地，所有*C19MC*突变型通常会有由多层、有丝分裂活跃的假复层神经上皮组成的菊形团（图18–7

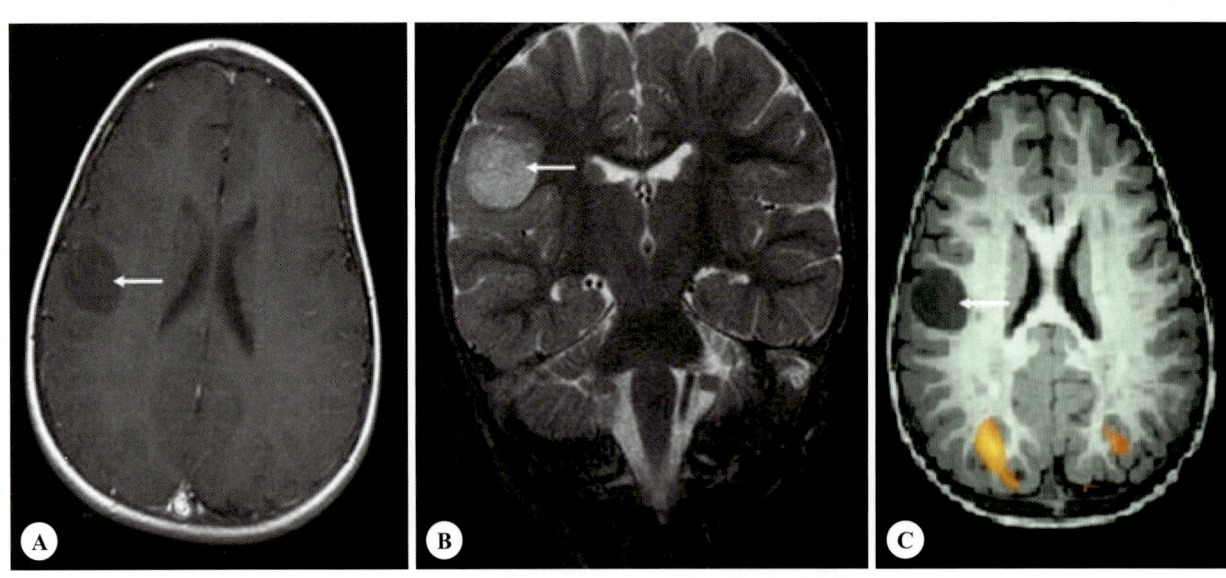

▲ **图18–5　*C19MC*突变的多层菊形团胚胎性肿瘤患者的MRI**

A. 颅脑轴位T_1加权MRI；B. 颅脑冠状位T_2加权MRI；C. 颅脑轴位T_1加权功能MRI。图像显示右侧中央前回下方边界清楚的病灶，累及皮质及皮质下区域（箭）。在T_1加权成像上呈低信号，在T_2加权成像上呈高信号。水的弥散受到轻微的限制，没有明显的增强（C）

和图 18–8）。管腔可呈中央型、圆形或裂隙状，空腔或含有嗜酸性碎屑。据推测，*C19MC* 突变的 ETMR 的 3 种组织病理学亚型代表了形态谱上的某一点或单个肿瘤内可能存在的不同分化。这些亚型包括具有丰富神经纤维和真菊形团的胚胎性肿瘤（ETANTR）、室管膜母细胞瘤和髓上皮瘤。ETANTR 呈双相结构，其特征为密集排列的小肿瘤细胞簇，细胞核呈圆形或多角形，细胞质稀少（图 18–8）[54, 60]。通常可见大的神经纤维区域，可能包含肿瘤细胞、神经元细胞和神经节细胞，但这种发现并不常见（图 18–8）[54]。高细胞区域包含具有高有丝分裂活性的细胞和凋亡小体。多层菊形团通常存在于小细胞的聚集体中（图 18–8）。室管膜母细胞瘤的特征是分化不良的细胞成片和成簇，具有丰富的多层菊形团。这种 ETMR 亚型通常缺乏神经纤维区域和神经节细胞成分。菊形团通常夹杂着中等大小的胚胎细胞，含有较高的核质比。髓上皮瘤也许是组织学上最容易区分的亚型，在儿童中表现为一种独特的肿块。其特征是假复层上皮呈管状、小梁状和乳头状。可见丰富的有丝分裂，通常靠近管腔表面。除明显的乳头状和管状结构外，还发现大片分化不良的细胞，含有深染的细胞核，具有较高的核质比。在这个区域内有时存在菊形团的分散团簇。从胚胎期到

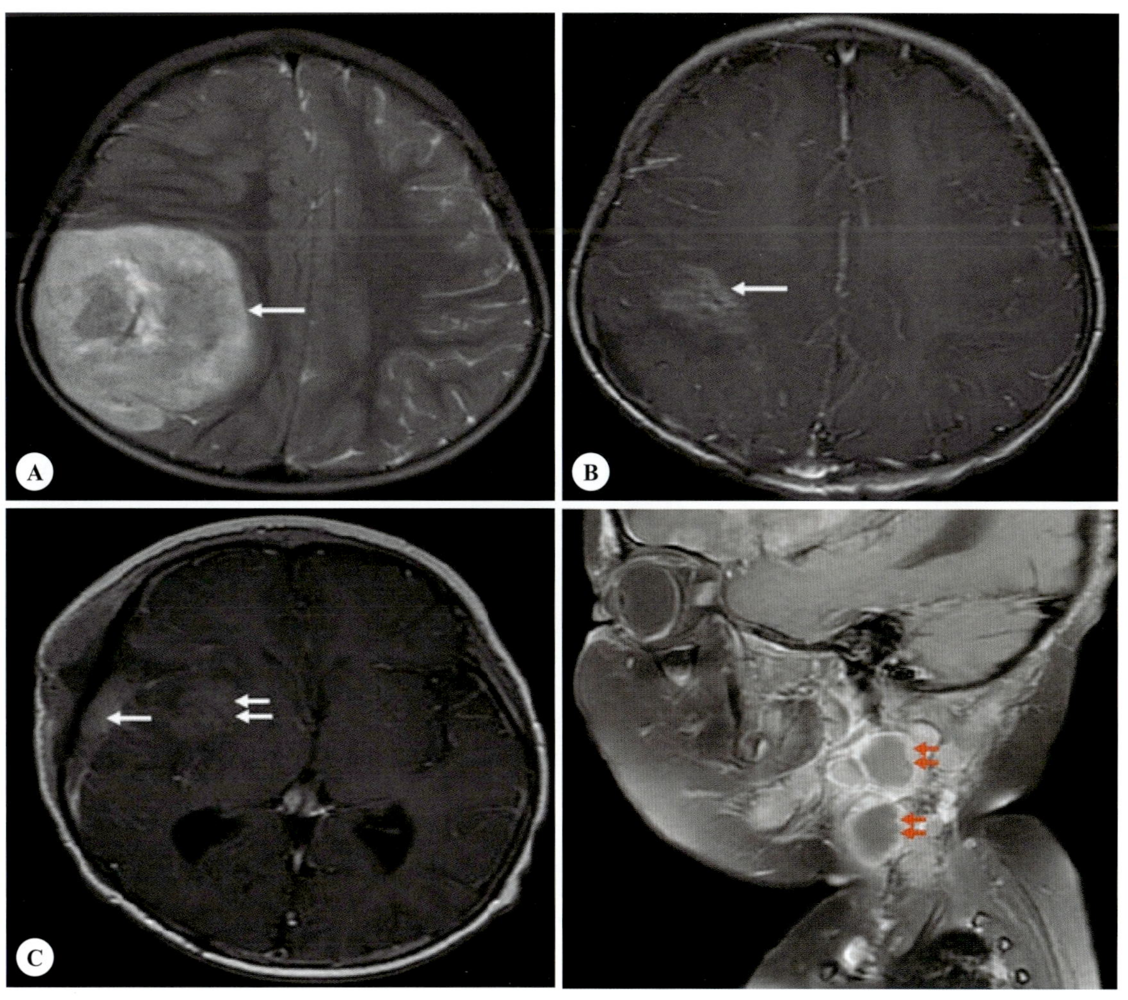

▲ **图 18–6　*C19MC* 突变的多层菊形团胚胎性肿瘤（ETANTR 亚型）患者的 MRI**

A. 首次颅脑对比增强 MRI 显示病灶位于右侧顶叶（箭）；B. 首次术后 10 个月颅脑 MRI 显示切除腔内复发（箭）；C. 二次术后 1 年颅脑及颈部 MRI 显示局部复发（箭），右侧颞叶软组织强化（白箭），同侧腮腺及颈部淋巴结受累（红箭）

成熟的神经元或星形胶质细胞都可以是肿瘤细胞。间充质分化或含有黑色素的肿瘤细胞在此亚型中也已有报道，但较为少见[61]。这些肿瘤的遗传特征是C19MC扩增。在Korshunov等的系列研究中，无论组织病理学分类如何，在97例ETMR肿瘤样本中，荧光原位杂交（fluorescence in-situ hybridization，FISH）显示96%的样本含有这种特殊的遗传畸变[55]。因此，在临床上，FISH是诊断ETMR特别有用的工具。

（五）治疗和成果

关于ETMR的标准治疗方案尚未出台。研究者建议进行最大限度的切除以降低ICP，必要时术后行全身化疗和全脑全脊髓放疗[57]。将手术切除范围至周围浸润的脑组织扩大1cm，已显示可适度改善患者的预后[62]。手术切除后的颅脊照射和大剂量化疗也显示了一定的疗效。Horwitz等的研究报道该治疗方案的1年无事件生存率（event free survival，EFS）为36%，OS率为45%[57]。相反，仅依靠术后大剂量化疗的治疗策略，估计1年EFS为16%，OS率为14%[55]。组织学变异和反复发生的染色体畸变并未显示对临床结果有显著影响[6]。

ETMR是一种快速生长的肿瘤，临床病程凶险。多模式治疗后平均生存期约为1年。复发通常是由于局部肿瘤再生长，少数患者通过软脑膜浸润或颅外侵犯软组织而发生发展远处、全身性转移。一些病例报道了治疗后的长期无病生存，然而，这是一个极其罕见的结果[56]。

四、其他中枢神经系统胚胎性肿瘤

世界卫生组织在其最新的更新中，将髓上皮

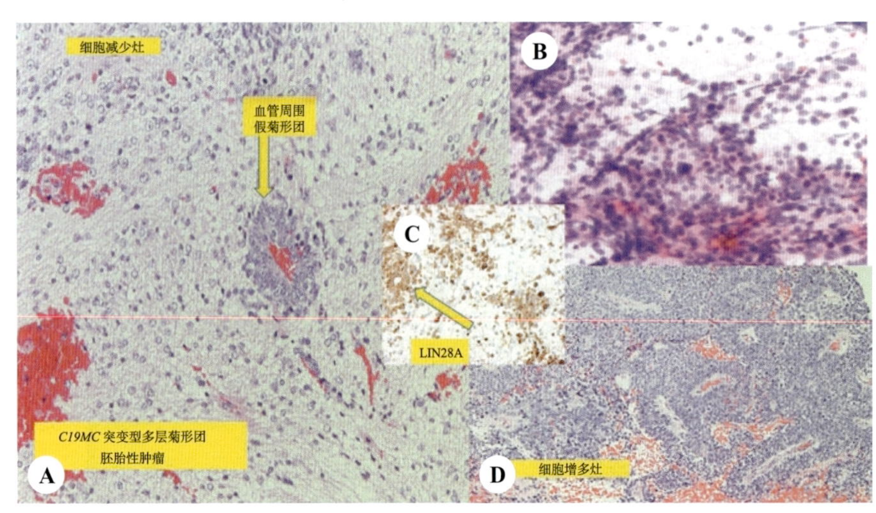

◀ 图 18-7 *C19MC* 突变型多层菊形团胚胎性肿瘤样本的组织学，包括HE染色（A和D），触片细胞学（B），免疫组织化学染色（C）。肿瘤同时表现为细胞减少灶（A）和细胞增多灶（D），显示肿瘤的异质性。A中HE染色可见血管周围假菊形团

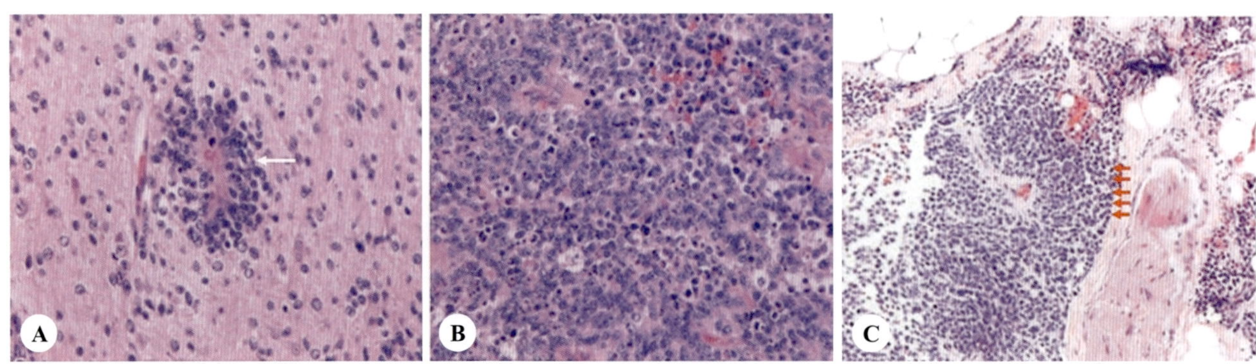

▲ 图 18-8 *C19MC* 突变型多层菊形团胚胎性肿瘤（ETANTR亚型）的HE组织学显微图片，显示出真正的花环，周围有丰富的神经纤维（A，白箭），ETANTR的恶性胚胎成分（B），以及ETANTR转移至淋巴结（C）

瘤（非 *C19MC* 突变）、中枢神经系统神经母细胞瘤和中枢神经系统节细胞神经母细胞瘤归为一个肿瘤亚群，该肿瘤缺乏其他中枢神经系统肿瘤所特有的组织病理学特征或遗传畸变[6]。这些肿瘤分化很差，极为罕见，起源于神经外胚层（图 18–9）。自 ETMR *C19MC* 突变亚型的划分以来，使得对未明确其基因突变的胚胎性肿瘤的检测变得复杂起来。诊断标准的改变也使得收集准确的流行病学信息变得困难。尽管如此，据估计，这些肿瘤约占所有脑肿瘤的 1%，但占 0—14 岁的儿童脑肿瘤的 13%（表 18–1）[5]。这些肿瘤的肿瘤生物学相似，大多数发生在大脑半球，起源于脑干和脊髓起源的肿瘤罕见[63, 64]。MRI 成像通常显示相对于灰质的 T_1 低信号和 T_2 低信号，囊变或坏死区域呈现高信号。服用钆剂后可见对比增强。

约 25% 的肿瘤在就诊时发生转移扩散，通常种植在蛛网膜下腔，并通过椎管延伸。这就强调了腰椎穿刺细胞学诊断和脊柱 MRI 的重要性，这两者对于所有疑似中枢神经系统胚胎性肿瘤的患者都是必不可少的[65]。治疗通常包括最大限度的手术切除，然后进行辅助化疗[66]。考虑到患者的平均确诊年龄非常小，由于放疗可能会对发育产生不良反应，放疗对这部分患者的治疗效果相对甚微。中枢神经系统胚胎性肿瘤的临床表现很凶险，因此，这些肿瘤的预后极差（表 18–1）。多发性复发和软脑膜扩散很常见。据估计，儿童中枢神经系统胚胎性肿瘤的 5 年生存率为 29%～57%[6]。

五、结论

胚胎性肿瘤对小儿神经外科医生带来了独特的挑战。总体而言，它们往往表现出侵袭性临床表现，其中最具侵袭性的肿瘤亚型表现为广泛的软脑膜播散。不幸的是，大多数胚胎性肿瘤的 OS 很差，这归因于它们的诊断年龄早，肿瘤位置靠近重要的大脑结构，以及这些肿瘤即使经过手术和化疗治疗后仍有复发的倾向。虽然文献中关于这些肿瘤的特征和最佳治疗方面还存在空白，但近年来已经获得了具有影响力的遗传学和生物学信息。此外，随着免疫治疗等创新治疗模式在成人脑肿瘤治疗中的进展，已经在临床前和临床环境中发展到儿科人群[67, 68]。可以想象，这持续的研究将改善治疗疗效，从而减轻儿童及其家庭的身体和心理负担。

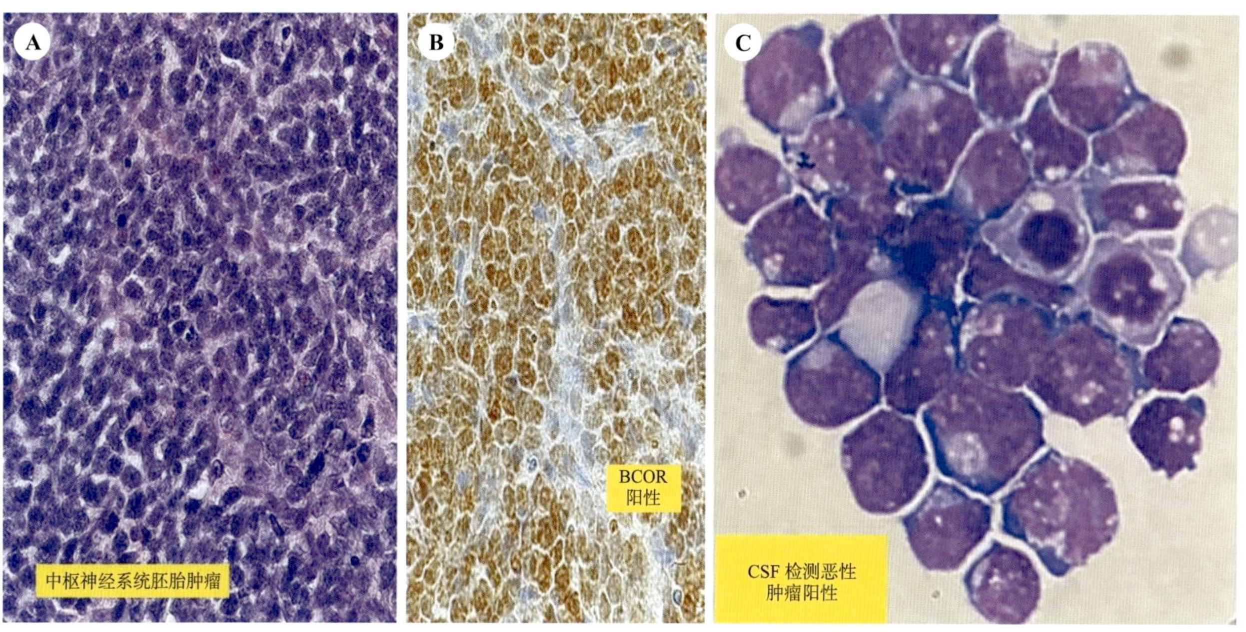

▲ **图 18–9** 中枢神经系统胚胎肿瘤样本的细胞分析，包括 **HE** 染色（**A**）、免疫组织化学染色（**B**）和脑脊液（**CSF**）分析（**C**）。肿瘤细胞对 **BCOR** 呈阳性反应（**B**），**CSF** 样本中含有恶性细胞，提示有转移性播散（**C**）

第 19 章　室管膜肿瘤

Ependymal Tumors

Georgios Alexiou　Neofytos Prodromou　著

李永事　译　　张旺明　校

在 0—14 岁的儿童中，脑肿瘤的发病率几乎和白血病一样高，而且脑肿瘤是最重要的死亡原因。在 0—14 岁儿童中，中枢神经系统（central nervous system，CNS）肿瘤总体发病率为 5.37/10 万[1]。室管膜瘤是继毛细胞型星形细胞瘤和髓母细胞瘤之后的儿童第三常见的中枢神经系统肿瘤[2]。室管膜瘤占所有肿瘤的 5.7%，多见于男性[1]。室管膜瘤被认为是起源于整个神经轴突的放射状胶质细胞。大多数病例发生于颅后窝（2/3 的病例），其次为幕上位置。脊髓室管膜瘤占全部病例的 10%。根据世界卫生组织（WHO，2016）最新的分类法，将其分为 3 种恶性程度[3]。在遗传性肿瘤综合征中，1/3～1/2 的神经纤维瘤病 2 型（neurofbromatosis type 2，NF2）患者会发生室管膜瘤。与 NF2 相关的室管膜瘤通常为Ⅱ级，最常位于脊柱的颅后窝和延髓区域[4]。迄今为止，关于室管膜瘤分级对预后的意义尚存在争议，因此，为了更好地阐明室管膜瘤的特征，人们开展了分子研究。最近，一个从遗传学角度定义的室管膜瘤变异型也被包括在内，即 *RELA* 融合阳性，该变异型涉及大多数幕上儿童室管膜瘤[3]。手术全切除是首选的治疗方法。

一、临床特征

室管膜瘤的平均诊断年龄为 4—6 岁，1/3 的室管膜瘤在 3 岁以下的儿童中被诊断。室管膜瘤可见于幕下、幕上及脊髓或马尾。中枢神经系统以外的室管膜瘤也可见到，主要见于骶尾部，但极为罕见。它们通常表现为可触及的软组织肿块，应与藏毛窦囊肿、脂肪瘤、脊柱裂、脓肿和其他罕见的肿瘤性病变相鉴别[5]。脊髓室管膜瘤将在脊柱肿瘤部分进行详细的讨论。幕下室管膜瘤是最常见的，通常伴有第四脑室梗阻导致的颅内压增高症状。他们还可能伴有共济失调和脑神经功能障碍。这些肿瘤被认为起源于穹窿部、侧方，较少发生于第四脑室顶部。幕上肿瘤罕见，通常与脑室系统无关，通常位于皮质表面附近。头痛和癫痫是最常见的首发症状，视盘水肿是最常见的体征[6]。

二、病理 – 遗传学特征

室管膜瘤的主要特征是存在血管周围假小叶和室管膜玫瑰花结。免疫组化示胶质纤维酸性蛋白（glial fibrillary acidic protein，GFAP）、S100、波形蛋白和上皮膜抗原（epithelial membrane antigen，EMA）呈阳性。室管膜瘤的 DNA 甲基化分析显示至少有 9 个不同的分子亚型和许多额外的亚型。每个好发解剖部位（幕上、颅后窝及脊柱）都有三个亚型，这些亚型构成了独立的实体（表 19–1）[7]。有 70% 的幕上室管膜瘤中伴有 *RELA* 融合，被认为是一个不同的实体。这些肿瘤通常位于大脑皮质，以囊性为主。*RELA* 融合通过激活 NFKB 通路具有致癌功能。迄今为止，已经报道了 7 种不同的 *RELA* 融合变异型[8]。具有 *RELA* 融合的肿瘤在形态学上表现为透明细胞和分支毛细血管，并有不良预后。

表 19-1　儿童室管膜瘤分子亚型

幕　上	幕　下	脊　柱
室管膜下瘤	室管膜下瘤	室管膜下瘤
YAP1 融合	EPN-A	黏液乳头状
RELA 融合	EPN-B	EPN

EPN. 颅后窝室管膜瘤

最近，有报道称，YAP1–MAMLD1 融合的室管膜瘤是幕上区的一个独特实体。这些肿瘤通常体积较大，位于脑室内或脑室周围，呈多结节状，有囊性区域，增强后不均匀强化。多见于 3 岁以下女性，与 *RELA* 融合的肿瘤相反的是它们预后良好[9]。组织学特征为细胞核呈圆形，染色质呈细颗粒状，细胞胞质有圆点状 EMA 表达[9]。颅后窝室管膜瘤分为 A、B 两组。在 A 组中存在 EZ-HIP 过表达和体细胞突变，这些肿瘤预后极差，5 年生存率约为 50%。B 组肿瘤好发于年龄较大的儿童和成人，很少复发或转移，染色体不稳定，预后良好[10]。

三、影像学特点

颅后窝室管膜瘤的典型影像学表现为第四脑室不均匀肿块，内有囊性及实性成分、出血、坏死区和钙化灶。桥小脑角区通过第四脑室侧隐窝延伸是其特征性表现。A 组颅后窝室管膜瘤通常起自第四脑室的侧隐窝，延伸至桥小脑角区（cerebellopontine angle，CPA）并向脑干外侧移位，而 B 组室管膜瘤起自第四脑室的下方，可侵及枕骨并向脑干前方移位[11]（图 19–1）。

幕上区的室管膜瘤多发生于额叶，其次为顶叶[6, 12]。平均直径约为 6cm，常从软脑膜表面延伸至侧脑室边缘，较少发生于脑室内[12, 13]。幕上区的室管膜瘤在外观上具有异质性，有实性和囊性区域。半数病例可见钙化。这些肿瘤通常在 T_1 加权成像上呈低或等信号，在 T_2 加权成像上呈高或等信号，且边缘相对清晰（图 19–2）。在先进的 MRI 技术中，这些肿瘤与其他高级别胶质瘤有相似之处，灌注指数升高，弥散受限，肿瘤内多发易感灶，胆碱 /N- 乙酰天冬氨酸比值增加[13]。

四、治疗

（一）外科手术

手术范围是室管膜瘤最重要的预后因素。对于初次进行次全切除的患者，应考虑再次切除以达到全切除的目的。对于位于第四脑室的肿瘤，可采用坐位或俯卧位，这两种手术都很安全。坐位可以更好地显示和定位肿瘤，并减少出血，然而并发症如静脉空气栓塞和血流动力学不稳定也有被报道[14]。颅后窝的室管膜瘤可经小脑蚓部入路或膜髓帆入路[15]。后者与神经组织的最小损伤有关，因为无须切开小脑的任何部分。不过，对于压迫蚓部或第四脑室前半部分的大型肿瘤，经小脑蚓部入路可能更好[16]。膜髓帆入路可早期显示并保护第四脑室底部，虽然这种方法被认为可以减少术后小脑缄默综合征的发生率（近 1/3 的病例可能会出现这种情况），但这在后来的研究中没有得到证实[16]。桥小脑角区肿瘤或脑干腹侧肿瘤可能包绕神经血管结构，这与显著的发病率有相关性[17]。第四脑室肿瘤切除术后的其他常见并发症有脑神经病变、步态异常、复视和感觉障碍，而出现以下并发症则提示需要再次手术，如血肿需要清除、脑脊液漏或感染，但很少见（$<5\%$）[16]。5- 氨基 –Y— 戊酮酸（5–Aminolevulinic acid，5–ALA）也被用于最大限度地切除儿童室管膜瘤。据报道，在大多数Ⅱ级和Ⅲ级室管膜瘤中都有强荧光[18]。

（二）辅助疗法

尽管我们对室管膜瘤在生物学的认识取得了重大进展，但治疗方案仍然有限。放射治疗已被证明可以提高生存率[19]。由于对神经认知、学习结果和内分泌后产生影响，目前放射治疗通常只适用于 3 岁以上的儿童。尽管如此，接受 GTR 或 NTR 并接受术后即刻适形放射治疗（conformal radiation therapy，CRT）的极低龄儿童与其他拒绝

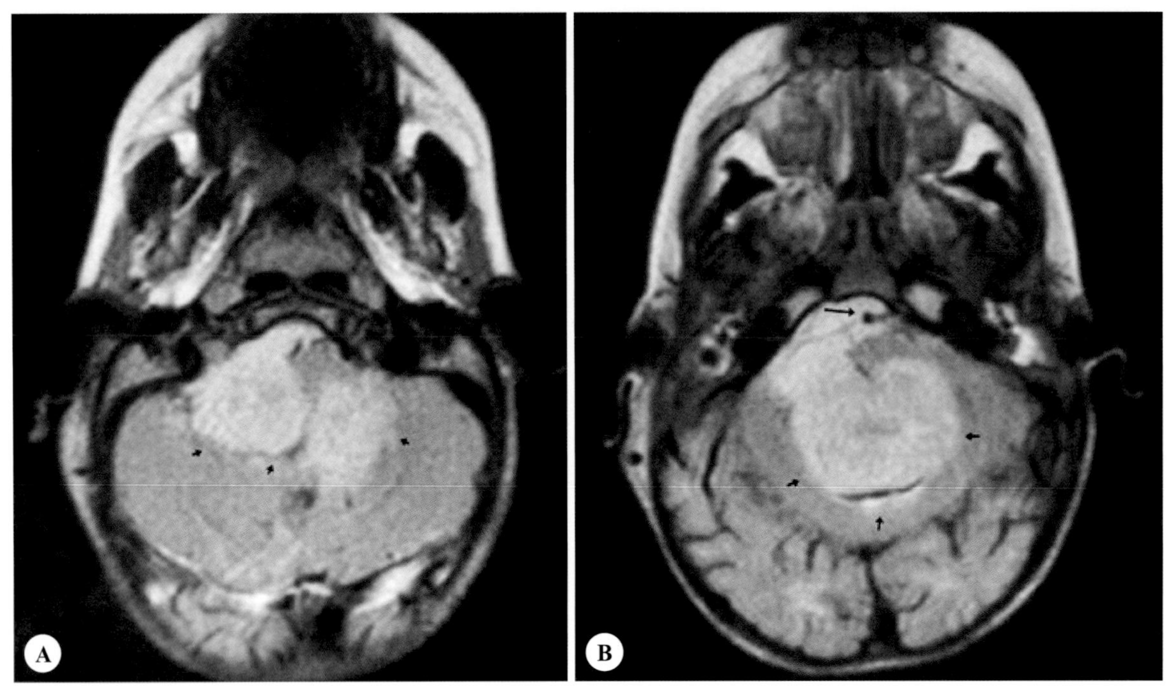

▲ 图 19-1 液体抑制反转恢复序列 MRI，室管膜瘤（箭头）移位至脑干并延伸至桥小脑角，可见基底动脉包绕（箭）。病灶采用经翼点入路完全切除

放疗的策略相比，其无事件生存率和总生存率显示出超过 2 倍。对于接受手术和 CRT 的颅后窝的室管膜瘤，且无 1q 扩增的患者预后最好[20]。因此，肿瘤全切除后局部放疗是标准的治疗方法。对于伴有播散的室管膜瘤，需要手术进行诊断，通常需要进行全脑全脊髓照射[20]。化疗对室管膜瘤的益处在很大程度上仍未得到证实。

五、预后、未来展望

手术切除范围和确诊年龄是最重要的预后因素。3 岁以下儿童由于放疗延迟或放射剂量较低，预后较差。肿瘤复发通常发生在瘤床，中位复发时间为 13～25 个月[21]。复发时，应以全切为治疗目标，全切可显著提高 5 年总生存率（为 48.7%），而未全切或接近全切的 5 年总生存率仅为 5.3%。放射治疗只有在无法进行全切或近全切的情况下才有积极的作用[22]。针对复发性肿瘤的放射手术或大分割立体定向放射治疗是一种可行的选择，其耐受性良好，无明显不良反应[23]。在神经认知、学业和功能结果方面，复发肿瘤患者的全量表智商、知觉推理、字词阅读、数字运算和生存质量均显著降低[24]。

室管膜瘤通常对化疗不敏感，替莫唑胺几乎没有效果，大多数病例都在不断进展[22]。表皮生长因子受体（Epidermal growth factor receptor，EGFR）在相当多的肿瘤中被报道，并可能参与肿瘤的转化[25]。EGFR 也可以作为治疗靶点。最近，CXorf67 蛋白作为一种抑制 DNA 修复的蛋白，被发现在颅后窝室管膜瘤（expressed in posterior fossa，EPN-A）中高表达。这些肿瘤预后较差且 CXorf67 高表达对聚腺苷二磷酸核糖聚合酶［poly（ADP-ribose）polymerase，PARP］抑制药的敏感性增加，与放疗联合使用时效果更佳[26]。最近在复发性室管膜瘤中发现 3 个细胞表面靶点，即 EPHA2、HER2 和白细胞介素 13 受体 α_2，这三个表面靶点选择性表达于肿瘤细胞。还发现在多种转移小鼠模型中，在脑脊液中给予嵌合抗原受体 T 细胞加或不加氮杂胞苷是一种有效的治疗方法[27]。由于这些肿瘤通常对化疗耐药，因此最大限度地安全切除后局部放疗是治疗的主要方法，并能提高生存率。如果首次手术不能达到完全切除的效果，应考虑再次手术。

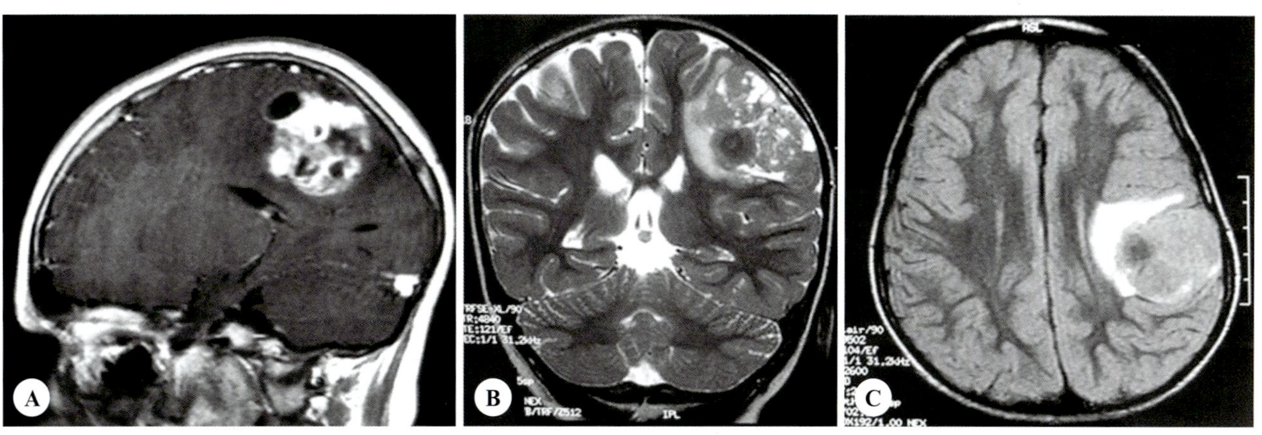

▲ 图 19-2　患儿男，10 岁，因头痛、呕吐 2 周就诊。幕上室管膜瘤矢状位钆增强 T_1 加权 MRI 表现为实性和囊性成分的区域（A）。T_2 加权（B）和 FLAIR MRI（C）显示瘤周水肿

第 20 章　神经元肿瘤和混合性神经元 – 胶质肿瘤
Neuronal and Mixed Neuronal-Glial Tumors

Marios Lampros　Georgios Alexiou　Neofytos Prodromou　著
王　强　译　　张旺明　校

神经元肿瘤和混合性神经元 – 胶质肿瘤包括一组罕见的异质性的单纯神经元肿瘤或具有混合性神经元和神经胶质成分的肿瘤。这些肿瘤通常是良性的，生长缓慢，通常发生在儿童期或成年早期。据估计，它们约占儿童脑肿瘤的 10%。癫痫是这些肿瘤的典型临床表现，许多患者对治疗癫痫药物耐药。这些肿瘤可以在中枢神经系统（central nervous system，CNS）的任何地方发现，但主要累及颞叶[1, 2]。

在 2016 年世界卫生组织（World Health Organization，WHO）中枢神经系统肿瘤分类中，“神经元肿瘤和混合性神经元 – 胶质肿瘤”包括以下肿瘤：神经节细胞胶质瘤（Ⅰ级 /WHO），间变性神经节细胞胶质瘤（Ⅲ级 /WHO）、神经节细胞瘤（Ⅰ级 / WHO）、胚胎发育不良性神经上皮瘤（Ⅰ级 / WHO）、发育不良性小脑节细胞瘤（Lhermitte-Duclos 病）（Ⅰ级 / WHO）、婴儿型促纤维组织增生型星形细胞瘤 / 节细胞胶质瘤（Ⅰ级 / WHO）、乳头状胶质神经元瘤（Ⅰ级 / WHO）、弥漫性软脑膜胶质神经元肿瘤（低级别，目前未分类）、中枢神经细胞瘤（Ⅱ级 / WHO）、脑室外神经细胞瘤（Ⅱ级 / WHO）、小脑脂肪神经细胞瘤（Ⅱ级 / WHO）、菊形团形成性胶质神经元肿瘤（Ⅰ级 / WHO）、副神经节瘤（Ⅰ级 / WHO）。除间变性神经节细胞胶质瘤为Ⅲ/ WHO 级肿瘤外，本组所有肿瘤均为低级别（Ⅰ级或Ⅱ级 / WHO）[3]。

神经元肿瘤和混合性神经元 – 胶质肿瘤的患者的总体预后非常好，5 年生存率为 75%～90%，但间变性神经节细胞胶质瘤生存率较低。一般来说，手术切除通常足以作为治疗手段，而对于肿瘤复发或存在转移病灶的患者可采用辅助治疗。在此，本章将讨论这些肿瘤的临床、病理、影像学和治疗特点[1, 2, 4]。

一、神经节细胞胶质瘤和神经节细胞瘤

（一）概述

神经节细胞胶质瘤（ganglioglioma，GG）和神经节细胞瘤是罕见的低级别混合性神经胶质细胞肿瘤，占所有儿童 CNS 肿瘤的 2%～4%。好发于儿童和青壮年，平均发病年龄为 12 岁。男性发病率更高，男女发病比例为 1.5∶1。在 50%～70% 的病例中，肿瘤位于颞叶。然而，它们也可能发生在 CNS 的任何地方，包括其他脑叶、脑干（5%）和脊髓（3%）[5]。

（二）病理特征

在 2016 年 WHO 中枢神经系统肿瘤分类中，GG 被定义为低级别（Ⅰ级 / WHO）肿瘤，而间变性 GG 被认为是高级别（Ⅲ级 / WHO）肿瘤。Ⅱ级标准已经提出，但尚未得到 WHO 的认可。绝大多数 GG 为低级别，而且间变性 GG 极为罕见。GG 典型的组织病理学特征是大群发育不良的神经元，失去正常的细胞结构，出现尼氏体聚集和双核细胞。此外，还可观察到一种肿瘤性胶质成分（主要来源于星形胶质细胞），它的存在对于 GG 诊断是必要的。否则，在没有肿瘤性胶质成分

的情况下，神经节细胞瘤的诊断不成立。GG 中发现的其他组织学特征包括嗜酸性粒细胞颗粒体（eosinophil granular body，EGB）、罗森塔尔纤维和钙化。胶质成分中出现间变性特征的表现，如有丝分裂活性增加和细胞异型性，则可诊断间变性 GG 的诊断。间变性 GG 可能是新发的，也有 10% 的病例是由以前的低级别 GG 恶性转化而来。使用 MAP2、突触素、CD34 抗原和神经丝的免疫化学标记可以用来突出显示肿瘤神经元的存在。神经元的存在对间变性 GG 与胶质母细胞瘤（一种单纯的神经胶质肿瘤）的鉴别诊断具有重要意义。免疫组化显示，胶质纤维酸性蛋白（glial-fbrillary-acidic-protein，GFAP）和 BRAFV600E 在胶质细胞中呈阳性[1, 3]。

（三）临床表现

临床表现与 GG 的位置有关。癫痫是最常见的临床表现，在 70%～80% 的脑 GG 患者中可以观察到。GG 被认为是儿童肿瘤相关性癫痫的首要原因。可观察到局灶性功能障碍、肢体无力和脑脊液（cerebrospinal fluid，CSF）阻塞引起的颅内压升高的症状，如头痛、恶心和呕吐。脑干 GG 可出现脑神经麻痹、轻度瘫痪和括约肌功能障碍。脊髓 GG 可出现腰痛和脊髓病变。GG 一般为生长缓慢的肿瘤，低级别 GG 从出现症状到确诊的时间为 7～12 个月。而在间变型 GG 中，由于其生长迅速且具有浸润性，因此从出现症状到确诊的时间要短得多，通常为几周[5, 6]。

（四）影像学检查

在磁共振成像（MRI）中，GG 通常表现为边界清楚的囊性病变，并伴有小壁结节或仅表现为实性病变。T_1 加权成像呈低信号，T_2 加权成像呈高信号。通常在钆（Gd）给药后观察到壁结节的增强。可有轻度瘤周水肿和 CSF 流出道梗阻引起的脑积水。当仅基于影像学特征时，鉴别 GG 与毛细胞型星形细胞瘤可能具有挑战性。在计算机断层扫描（CT）中，GG 表现为边缘清晰、密度不同程度的衰减，20% 的病例可观察到钙化[4]。

（五）治疗和预后

手术切除是 GG 的最佳治疗方法，是患者生存的关键因素。在可能的情况下，所有 GG 病例中都应该尝试肿瘤的全切除（gross total resection，GTR），这与极好的生存率和低复发率有关。在一项 12 例胶质细胞瘤患者且接受全切除术后的研究中，经过平均 4.4 年的随访，未见肿瘤复发[2]。所有 GG 的 GTR 率约为 75%，脊髓和脑干 GG 的 GTR 率较低（50%）。在无法实现 GTR 的病例中，最大限度的手术切除（关系到正常薄壁组织）仍具有重要意义，因为超过 95% 的肿瘤切除与显著降低的复发率和更有利的生存率有关。手术切除范围也是间变性 GG 最重要的预后因素。放疗和化疗在 GG 治疗中的作用值得讨论。最近的研究表明，放疗对患者的生存率没有明显的益处。肿瘤复发病例、间变性病例以及无法手术治疗的病例可采用辅助治疗（对总生存率方面仍然没有明显的益处）。非脑干的低级别 GG 患儿预后极好，总体 5 年生存率约为 95%。如前所述，切除范围是影响患者生存的另一个因素，因为它最大限度地降低了复发风险。最后，间变性 GG（5 年生存率为 65%），而位于脑干（GTR 很少实现，除非肿瘤有外生成分）的 GG，以及发生在 1 岁以下儿童的 GG 预后则一般[5–8]。

二、胚胎发育不良性神经上皮瘤

胚胎发育不良性神经上皮瘤（dysembryoplastic neuroepithelial tumor，DNET）是一种低级别（Ⅰ级 / WHO）胶质神经元混合性肿瘤，占所有儿童 CNS 肿瘤的 0.5%。DNET 的组织起源目前仍存在争议。尽管如此，有证据表明它起源于次级生发层的细胞。与 GG 一样，儿童和青壮年（以男性稍占优势）主要受影响，癫痫是最常见的临床表现[2]。DNET 主要发生于颞叶（50%～60%）或其他幕上结构（通常在大脑皮质）甚至脑室内（图 20–1）[9]。

（一）病理特征

目前，DNET 有三种组织学亚型，即简单型、

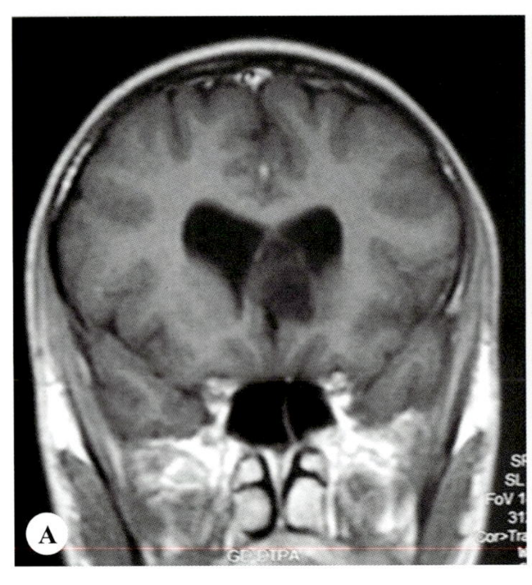

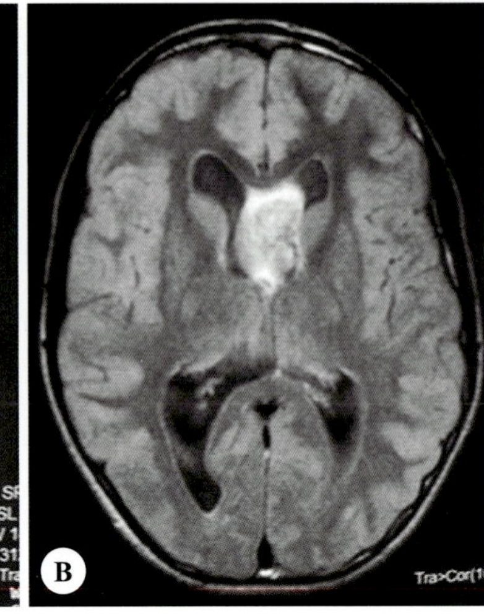

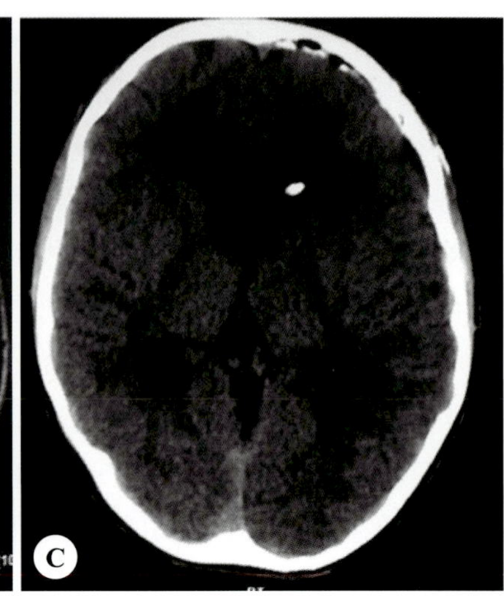

▲ **图 20-1　12 岁顽固性癫痫男孩**

A. MRI 显示脑室内占位，经钆剂注射后无增强；B. 在 FLAIR 序列中观察到信号强度增加；C. 患者经左侧额部皮质入路对肿瘤进行手术，并将病灶完全切除，病理学显示存在胚胎发育不良性神经上皮瘤，Ki-67/MIB-1 指数为 1%～2%

复杂型和非特殊型。特异性胶质神经元成分的存在是决定 DNET 分类的主要因素。特异性胶质神经元成分是指少突胶质样细胞沿垂直于大脑皮质方向排列而成的柱状结构。其存在黏液基质，并在少突胶质细胞样细胞束之间可以观察到空泡神经元。在简单型中，特异性胶质神经元成分是活检标本中观察到的唯一特征。在复杂型中观察到胶质结节和（或）邻近局灶性皮质发育不良与特异性胶质神经元成分一起存在，而在非特异性型中，特异性胶质神经元成分不存在，但胶质结节或皮质发育不良存在。DNET 与节细胞胶质瘤的鉴别诊断可能非常具有挑战性。免疫组织化学标志物可用于辅助诊断 DNET。Neu N、MAP2 和神经丝染色可用于突出显示特异性胶质神经元，而 GFAP 染色可突出复杂型和非特殊型 DNET 的胶质结节。CD34+ 染色通常在非特殊型中呈阳性，有助于 DNET 与星形细胞肿瘤或其他胶质肿瘤的鉴别诊断[1, 9, 10]。

（二）临床表现

在大多数病例中，DNET 会出现顽固性复杂部分性癫痫发作，且无进行性神经功能障碍，占所有用于治疗癫痫而行切除脑病灶的 20%～30%。儿童组癫痫发作的平均年龄约为 8—10 岁。通常没有神经系统缺陷和颅内压增高的症状。神经纤维瘤病 Ⅰ 型和 Jacobs 综合征被认为是 DNT 发生的可能危险因素[9]。

（三）影像学检查

在 MRI 中，DNET 通常表现为皮质病变，几乎没有瘤周水肿和占位效应。通常在 T_1WI 呈低信号，在 T_2WI 呈高信号，增强后呈不均匀强化。DNT 的 MRI 分型已被提出，除具有诊断意义外，还可用于术前规划。在该分类中，DNT 可分为 3 种类型：1 型，DNT 在 T_1WI 上表现为低信号的囊性 / 多囊性病变；2 型，DNT 在 T_1WI 上表现为不均匀信号的结节状病灶；3 型，DNT 在 T_1WI 上表现为边界不清的等 / 低信号的发育不良病灶。单纯型和复杂型与 1 型相关，非特殊型与影像学 2 型和 3 型相关[4, 9]。

（四）治疗和预后

手术切除肿瘤是最佳的治疗方法，并且在完全切除后，通常可以治愈患者的癫痫发作。据估计，术后癫痫无发作率为 80%～90%。三种 MRI 亚型的切除程度不同。在 1 型中，致痫区位于病灶内部，因此切除是足够的。在 2 型中，致痫区可能延伸到病灶周围的皮质，因此切除范围应扩大到瘤周皮质。3 型中的致痫区可能占据大的皮质区域，因此可能需要前颞叶切除术或杏仁核 – 海马切除术。皮质脑电图是另一种工具，可以帮助外科医生定位致痫区并确定切除范围。在治疗 DNET 时，一般不采用辅助治疗[4, 9]。

三、中枢神经细胞瘤和脑室外神经细胞瘤

中枢神经细胞瘤（central neurocytoma，CN）和脑室外神经细胞瘤（extraventricular neurocytoma，EVN）是少见的低级别（Ⅱ级 / WHO）神经元肿瘤，占所有颅内肿瘤的 0.3%～0.5%。它们是由均一的圆形细胞分化而来的神经上皮肿瘤。CN 和 EVN 具有相同的组织学表现，但根据定义，CN 位于侧脑室，靠近室间孔，而 EVN 是主要位于额叶和顶叶的脑实质内病变。这些肿瘤主要影响三十多岁的年轻人，没有明显的性别差异。CN 约为 EVN 的 3 倍[10, 11]。

（一）病理特征

CN 和 EVN 在组织学上与少突胶质细胞瘤相似，都有均一的小细胞和特征性的核周空晕。约 50% 的病例存在钙化。此外，还可观察到纤维间质，而免疫组织化学通常是突触素、神经纤维和 NeuN 阳性。GFAP 阳性区域并不少见，代表被捕获的星形胶质细胞。神经节样分化并不常见，如果存在，通常在 EVN 中观察到。间变性特征和坏死极为罕见[11, 12]。

（二）临床表现

CN 常因脑脊液流经室间孔受阻引起 ICP 升高（头痛、恶心、呕吐）。症状的前驱期很短（持续时间小于 6 个月）。EVN 的临床表现无特异性，与其发生部位有关。EVN 通常伴随癫痫发作、局灶性功能障碍和 ICP 升高的症状[12, 13]。

（三）影像学检查

在 MRI 上，CN 表现为脑室内明确的病变，在 T_1WI 上表现为等或低多相信号，在 T_2WI 上表现为高信号。由于肿瘤恶化，可能会出现多个小囊肿。EVN 通常表现为囊性病变，实性结节位于脑实质内。注射钆后，CN 和 EVN 显示其实性成分的中度或显著增强。在 CT 上，CN 和 ENV 通常是边界清楚的高密度病灶，半数病例存在钙化[13]。

（四）治疗和预后

手术全切除（GTR）是 CN 的最佳治疗方法，如果达到 GTR，则预后良好，复发率低（图 20–2）。尽管如此，CN 的 GTR 率约为 40%，而且次全切（STR）术后复发风险较高。因此，在 STR 病例中使用辅助放疗。化疗的作用是值得商榷的，在肿瘤复发的情况下是首选的。GTR 或 STR 联合放疗也在 EVN 中进行，但尽管它们的组织学与 CN 相似，但它们往往更具有侵略性的生物学行为，生存率较低[11–13]。

四、发育不良性小脑节细胞瘤（Lhermitte-Duclos 病）

发育不良性小脑节细胞瘤（dysplastic cerebellar gangliocytoma，DCG）或 Lhermitte-Duclos 病是一种少见的良性病变，可累及小脑。在全世界范围内报道的病例不到 300 例。这种病变在本质上很可能是错构瘤而非原发肿瘤，并且与 *PTEN* 基因突变相关的 Cowden 综合征（多发性错构瘤综合征）密切相关。尽管如此，散发形式的 DCG 更为常见。青壮年是主要的患者群，没有性别差异[14, 15]。

（一）病理特征

通常单侧小脑叶的扩大，伴随着小脑分子层的显著增厚。其浦肯野细胞层缺如，而颗粒层的结构因大神经元细胞的渗入也发生了显著变化[15, 16]。

（二）临床表现

DCG 生长速度缓慢，许多患者持续无症状数年，症状进展通常缓慢。临床表现多样，包括共济失调、眼球震颤等小脑功能障碍症状，或第四脑室水平脑脊液流动受阻引起的 ICP 升高[15, 16]。

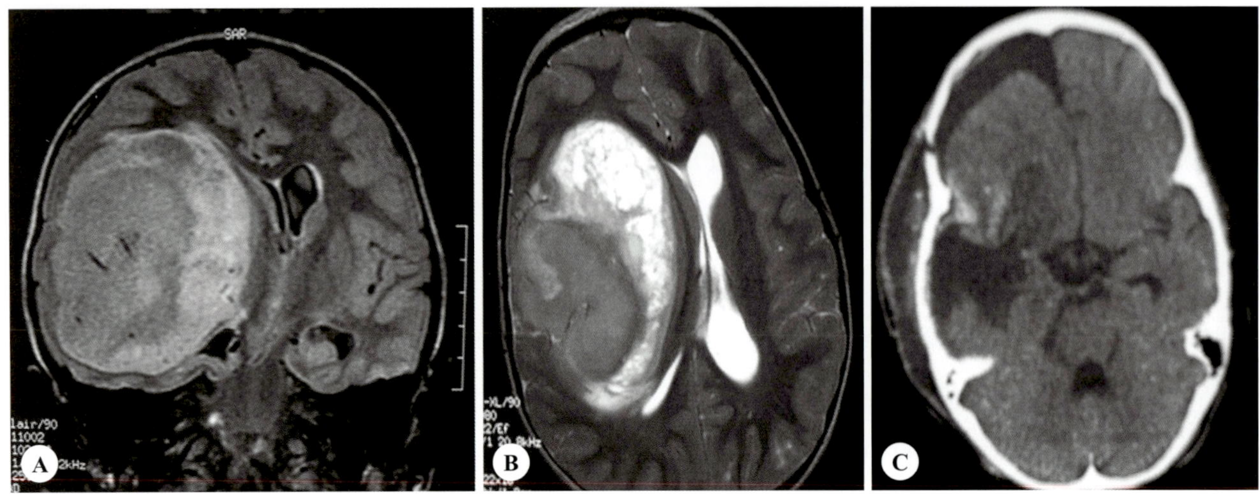

▲ 图 20-2 A 和 B. 4 岁女童巨大脑室外神经细胞瘤，表现为偏瘫；C. 对患者进行了手术，并进行了大部分全切除

（三）影像学检查

MRI 具有重要意义，可以在不需要活检的情况下确诊疾病。病灶在 T_1WI 上通常为低信号，在 T_2WI 上为高信号。小脑回的表现具有特征性，便于疾病诊断。该病灶不显示对比增强，如存在，应考虑其他鉴别诊断[4, 16, 17]。

（四）治疗和预后

该病是否需要治疗取决于患者的临床状态。在无症状的患者中，由于瘤体的缓慢增长，在没有任何干预的情况下，影像学随访就足够了。对于 ICP 升高的患者，应进行脑积水的治疗，而当出现严重的神经症状时，应尝试行肿瘤切除术。由于病灶的边界可能不是很清楚，且与正常小脑实质的过渡可能是渐变的，因此可能无法做到全切除。尽管如此，部分切除病灶也能改善患者的症状并治疗脑积水[16, 17]。

五、婴儿型促纤维组织增生型星形细胞瘤 / 节细胞胶质瘤

婴儿型促纤维组织增生型星形细胞瘤（desmoplastic infantile astrocytoma，DIA）和婴儿型促纤维组织增生型节细胞胶质瘤（desmoplastic infantine ganglioglioma，DIG）是非常罕见的肿瘤，几乎只发生于婴儿。它们属于低级别（Ⅰ级 /WHO），通常发生于幕上的脑实质表面，且与硬脑膜相邻。肿瘤主要位于额叶和顶叶。脊髓或幕下 DIG 和 DIA 的病例已有报道，但并不多见。它们占所有中枢神经系统肿瘤的比例不到 1%，但可能占所有婴儿期原发性中枢神经系统肿瘤的 5%～10%。据报道，男性发病率较女性高[18, 19]。

（一）病理特征

DIG/DIA 具有紧邻硬脑膜的实性成分和位于脑实质内的大的单分叶或多分叶囊性成分。在实性结节和邻近的软脑膜中可以观察到促结缔组织增生的特征。在周围有网状纤维的结缔组织增生区域可看到梭形细胞是其特征表现。鉴别 DIG 和 DIA 的关键是 DIG 除了具有肿瘤性星形胶质细胞成分外，还具有神经元成分，而在 DIA 中，神经元成分缺失[1, 18, 19]。

（二）临床表现

临床表现包括头围异常增长、囟门膨隆、颅内压升高等症状。15%～20% 的儿童出现癫痫发作。发病时间通常较短，平均确诊时间少于 3～6 个月[18, 19]。

（三）影像学检查

在 MRI 中，可观察到单发或多分叶病灶伴实性结节。肿瘤位于脑实质表面，与硬脑膜相邻。囊性部分在 T_1WI 信号强度低，T_2WI 信号强度高。

实性结节在 T_1 和 T_2 序列上信号均较低，但增强后呈明显强化。在 CT 上，囊性成分通常呈低密度，而实性结节呈等或高密度，增强后呈明显强化。出血或钙化的区域很少出现，若出现可能预示着胶质成分的恶性转化[1, 18, 19]。

（四）治疗和预后

肿瘤的全切除是最佳的治疗方法，但脑膜和脑实质粘连的存在可能会限制切除的范围。对于大的 DIG/DIA 病例，可在肿瘤切除前抽吸囊性成分，以便在手术操作过程中为大脑减压并防止疝发生。如进行次全切，可能需要进行辅助化疗，而放疗的作用还存在争议，常只在特定的病例（通常在年龄较大的儿童中）中进行。DIG/DIA 患儿预后良好，病死率约 5%。对于 STR 患者，无复发生存时间可能为数月到数年，建议密切随访。肿瘤播散的病例已有报道，可能与星形胶质细胞成分的恶性转化有关。若出现以下组织上改变，如坏死和有丝分裂活性增加，则提示肿瘤有转移[18, 19]。

六、乳头状胶质神经元瘤

乳头状胶质神经元瘤（papillary glioneuronal tumors，PGT）是中枢神经系统低级别（Ⅰ级 /WHO）混合性胶质神经元肿瘤，目前仅有少数病例被报道。它们位于幕上区域，好发于颞叶，通常位于脑室系统周围。该肿瘤可能起源于具有多向分化潜能的室管膜下干细胞，但其确切的组织起源尚不清楚。所有年龄段的患者均可发病，包括儿童和老年人，但青壮年肿瘤发病率较高，发病无性别差异[20]。

（一）病理特征

PGT 具有典型的组织学特征，包括来自肿瘤性星形胶质细胞的胶质成分和来自神经元分化细胞（主要是神经细胞）的神经元成分。星形胶质细胞由透明化血管周围的立方细胞形成单层或伪层状的假乳头状结构。在乳头状结构之间，存在来自神经元细胞的结节。肿瘤边界可显示反应性胶质增生的特征。通常观察不到新生血管增生或坏死的区域。免疫组织化学显示胶质部分 GFAP 阳性，神经元部分突触素和 NeuN 阳性。最近，一些学者对该病变的完全良性性质提出了质疑[21]。

（二）临床表现

临床表现不典型，包括症状为 ICP 升高（30%～40% 的病例）、癫痫发作（30% 的病例）、局灶性障碍、意识模糊等症状[20, 22]。

（三）影像学检查

肿瘤宏观上边界清楚，囊性和实性成分相结合，常见囊肿 – 壁结节复合体。实性成分在 T_1WI 呈低信号，在 T_2WI 呈高信号，增强后结节可呈不均匀强化。肿瘤引起的瘤周效应及占位效应轻微甚至没有。在 CT 上，病灶边界清楚，与正常脑组织相比，呈等或稍低密度。给药后囊壁可强化，并可观察到钙化[1, 20, 22]。

（四）治疗和预后

在大多数病例中（约 80%）通常都能行 GTR，但近年来肿瘤复发的病例报道越来越多，因此建议密切随访。有丝分裂指数较高是影响肿瘤复发的一个可能的因素。辅助化疗和放疗通常在肿瘤 STR、肿瘤复发或存在高增殖指数的情况下进行。尽管如此，在肿瘤复发的情况下，应首先考虑再次手术[20, 22, 23]。

七、小脑脂肪神经细胞瘤

小脑脂肪神经细胞瘤（cerebellar liponeurocytoma，CLN）是另一种罕见的中枢神经系统肿瘤，全世界报道的病例不到 100 例。在大多数情况下（约 80%），如其名称所示，它位于小脑。不过，在幕上结构（主要位于脑室系统周围或内部）中也有与 CLN 具有相似特征的肿瘤病例被报道。在 2016 年 WHO 中枢神经系统肿瘤分类中，CLN 被列为 2 级肿瘤。在以前的 WHO 分类中，它被归类为 1 级肿瘤，但文献报道的肿瘤高复发率导致了这一等级的修改。CLN 可发生于各个年龄段，但以 50 岁以上患者发病为主，平均年龄 45 岁。女性发病相比男性较高[24, 25]。

（一）病理特征

出现神经元样分化细胞、星形胶质细胞及脂肪瘤样分化细胞是 CLN 的典型组织学特征。脂肪瘤细胞可能是含有脂质的神经上皮细胞，而不是成熟的脂肪（间质）细胞。CLN 的细胞有丝分裂指数通常较低，缺乏恶性特征。当出现高有丝分裂指数时，应考虑与髓母细胞瘤的脂质化细胞进行鉴别诊断[1, 24, 25]。

（二）临床表现

CLN 患者可出现小脑功能障碍症状，如共济失调、站立不稳或脑脊液受阻引起 ICP（恶心、呕吐、头痛）升高的症状[24, 26]。

（三）影像学检查

在 MRI 上，CLN 表现为边界清楚的小脑病变，呈等或低 T_1 信号（80% 的病例）或高信号，与脂质含量密集的肿瘤区域相对应。T_2WI 呈高信号。造影剂给药后，表现为不均匀增强。在 CT 上，CLN 呈低密度或等密度，增强扫描呈不均匀强化。瘤周水肿和钙化少见，如果出现，应考虑其他鉴别诊断[24, 25]。

（四）治疗和预后

GTR 是最佳的治疗方法，在约 2/3 的病例中可以达到。GTR 术后复发率较低（约 15%），而 STR 术后半数病例出现肿瘤复发。在 Gemburch 等进行的系统回顾性研究显示，GTR 联合辅助放疗后未见肿瘤复发，而仅进行 STR 未行辅助放疗后的复发率约为 80%。因此，肿瘤切除程度和辅助放疗的使用可能是影响肿瘤复发的最重要的预后因素[24–27]。

八、弥漫性软脑膜胶质神经元肿瘤

弥漫性软脑膜胶质神经元肿瘤（dlGNT diffuse leptomeningeal glioneuronal tumor）一词由 Gardiman 等于 2010 年首次提出，但名称在最近的 2016 年修订版才被认可并纳入 WHO 中枢神经系统肿瘤分类。Gardiman 等描述了 4 例具有胶质神经元肿瘤的形态学和免疫组织化学特征的肿瘤患者。该肿瘤具有独有的特征，不同于其他已知的胶质神经元肿瘤，因此他们建议将其定义为一个新的独立的实体肿瘤。目前，尚未对该肿瘤进行分级。由于这个术语的新定义，流行病学特征在很大程度上并不为人所知。尽管如此，dlGNT 病例可能在先前的文献中以不同的名称被报道了，如弥漫性软脑膜少突胶质细胞瘤或被误诊为结核性脑膜炎或脑膜癌病。该肿瘤好发于年幼儿童，平均发病年龄 4 岁，好发于男性[3, 28]。

（一）病理特征

正如 Gardiman 等所述，肿瘤可能起源于原始迁移过程中软脑膜中的前体细胞。在肿瘤标本中可以观察到来自神经元和胶质细胞的双相群体，其特征是肿瘤细胞侵入软脑膜。肿瘤细胞形态单调，呈直线状或小分叶状。dlGNT 细胞在组织学上与少突胶质细胞瘤中观察到的具有圆形细胞核和核周晕的特征相似。软脑膜基质通常增厚，呈纤维化（促结缔组织增生）或黏液样。因此，该肿瘤与少突胶质细胞瘤和脑室外神经细胞瘤具有显著的组织学特征。其有丝分裂指数通常较低，有丝分裂指数越高，肿瘤侵袭性越强[3, 28, 29]。免疫化学通常表现为突触素、OLIG-2、MAP2、S-100 阳性，Neu N、上皮膜抗原阴性。肿瘤细胞常出现 1p 缺失或 1p/q19 共缺失。1pq19 共缺失和少突胶质细胞样细胞的存在，是该肿瘤曾被文献描述为少突胶质样软脑膜肿瘤的主要原因。尽管如此，dlGNT 细胞并不显示少突胶质细胞瘤中观察到的 IDH 突变，这与少突胶质细胞瘤的鉴别诊断提供了明确的途径[1, 3]。

（二）临床表现

临床表现无特异性，除 ICP 增高症状外，其余症状因人而异，均与主要累及的 CNS 部位有关。患者通常主诉头痛、恶心、呕吐。在幼儿中头围增加，可能会出现小脑功能障碍、脑神经麻痹、局灶性神经功能障碍、癫痫发作、步态不平衡等症状[29, 30]。

（三）影像学检查

在 dlGNT 患者中观察到 3 种典型但非特征性的影像学表现。第一个特征是存在颅内和椎管内弥漫性结节状软脑膜增厚，在基底池、小脑和脊髓中更强烈。造影剂给药后软脑膜致密强化。在 dlGNT 患者中观察到的第二个特征是在小脑、脑干和脊髓周围存在多个无强化的小囊肿，在 T_2WI 上呈高信号。这些囊肿可能代表了血管周围（Virchow-Robin）间隙的扩张。dlGNT 的第三个影像学特征是没有实质性的中枢神经系统病变，尽管在脊髓中可以观察到实性成分，这个成分很可能是由于肿瘤细胞在血管周围浸润引起的。尽管如此，也有未显示这些特征的病例已被报道，因此不应该因为没有这些特征而排除 dlGNT 诊断。在 40%～80% 的病例中，可出现交通性脑积水[28, 30]。

（四）治疗和预后

dlGNT 的最佳治疗非常复杂，主要的治疗目标是治疗脑积水和稳定疾病的进展。脑积水的治疗是通过放置脑室－腹腔分流器。长期的化疗药物（通常是替莫唑胺或卡铂 / 长春新碱组合）可稳定病情发展。手术可获得活检标本，但由于弥漫性转移，无法全部切除肿瘤。放疗的作用还有待商榷。该病变通常呈惰性生长，但由于出现严重的神经功能障碍和脑积水，发病率和死亡率增加[28-30]。

九、菊形团形成性胶质神经元肿瘤

菊形团形成性胶质神经元肿瘤（glioneuronal tumor，RGT）是一种罕见的低级别（Ⅰ级 /WHO）中枢神经系统胶质神经元肿瘤。多数情况下（约 60%）位于第四脑室。其他发生部位包括大脑半球、丘脑、脊髓、松果体区。患者以青壮年为主。患者的平均年龄为 33 岁，女性偏多[31]。

（一）病理特征

RGT 是一种神经－胶质混合性肿瘤。胶质成分占主导地位，并形成类似于毛细胞型星形细胞瘤中观察到的组织学特征。神经元成分是形成特征性的血管周围假菊形团或神经细胞网状结构。免疫组化显示，在神经胶质成分中对 GFAP 和 S100 等神经胶质标志物呈阳性，在神经元成分中对 NSE 和 MAP 呈阳性[31-33]。

（二）临床表现

ICP 增高的症状可能是由于第四脑室水平的 CSF 流动受阻所致。肿瘤通常呈惰性生长。可能会出现与肿瘤发生位置相关的症状[32, 33]。

（三）影像学检查

肿瘤通常边界清楚，可能由实性、囊性或具有实性和囊性相结合成分组成。实性成分信号不一，而囊性成分在 T_2WI 上呈高信号。对比剂注射后，观察到实性成分的不均匀增强[1, 32]。

（四）治疗和预后

手术 GTR 是最佳治疗方案。由于肿瘤位于第四脑室，使得肿瘤切除具有挑战性，术后可能出现神经功能障碍。而且肿瘤成功切除后不需要辅助治疗，预后非常好[1, 32, 33]。

十、副神经节瘤

副神经节瘤是一种罕见的起源于副神经节系统的肿瘤。这些细胞属于弥漫性神经内分泌或胺类前体摄取及脱羧系统（amine precursor uptake decarboxylase，APUD）。在中枢神经系统中，副神经节瘤通常起源于终丝副神经节细胞。颅内原发副神经节瘤极为罕见，通常是由于颈静脉球副神经节瘤向颅内延伸所致。尽管如此，原发性颅内副神经节瘤也已有报道（主要位于松果体区和颅后窝）。CNS 副神经节瘤通常发生于六十多岁的成人中，在儿童中极为罕见[1, 34, 35]。

（一）病理特征

中枢神经系统副神经节瘤的病理特征与中枢神经系统外的副神经节瘤相似，均为由神经元 1 型 / 主细胞（Zellballen）组成的巢状结构，周围包围支持细胞（2 型）。肿瘤通常质地柔软，边界清楚，可能有明显的血管。1 型细胞 NSE、突触素免疫组化呈阳性，2 型细胞 S-100、GFAP 免疫组化呈阳性[1, 34]。

（二）临床表现

临床特征与肿瘤发生部位有关。脊柱副神经节瘤通常伴有背部疼痛（80%～90%）或坐骨神经痛（70%～80%）。马尾神经损伤是脊柱副神经节瘤的另一种少见表现。颅内副神经节瘤患者可出现耳鸣、神经功能障碍、听力下降等症状。中枢神经系统（CNS）副神经节瘤通常不具有功能性，但功能性（儿茶酚胺分泌型）脊柱副神经节瘤已有报道，并表现为皮肤潮红[34-36]。

（三）影像学检查

在 MRI 上，脊柱副神经节瘤表现为边界清楚的病变，在 T_1WI 上呈等或低信号，在 T_2WI 上呈高信号。出血导致的含铁血黄素可能出现于 T_2WI 中。如前所述，颅内副神经节瘤通常继发于颈静脉球副神经节瘤。在 MRI 上，这些肿瘤表现为瘤内小出血形成的“椒盐征”和因血流量增加而形成的流空征。注射对比剂后，脊髓和颈静脉球副神经节瘤明显强化[34]。

（四）治疗和预后

肿瘤全切除是最佳的治疗方式，脊柱副神经节瘤行 GTR 率较高，而颈静脉球瘤由于解剖复杂，确诊时肿瘤已转移，行 GTR 率较低。其他干预措施包括放射治疗和血管栓塞治疗。脊柱部位复发率低，预计不会出现肿瘤转移，但半数的颈静脉球副神经节瘤患者会出现肿瘤复发，3%～5% 的病例可出现转移灶[1, 34,35]。

第 21 章 颅咽管瘤和其他鞍区肿瘤

Craniopharyngioma and Other Sellar Tumors

Amets Sagarribay Irañeta 著

王 强 译 张旺明 校

一、脑垂体发育、解剖和功能

垂体腺发育的胚胎学基础有助于理解垂体肿瘤的形成。垂体腺是位于蝶鞍窝中线的最重要神经内分泌器官[1, 2]，具有维持体内平衡和调控生殖功能的关键作用[3]，其调节多种器官(包括甲状腺、肾上腺、生殖腺、乳腺和肝脏等）的多肽激素的产生和分泌[2]。

垂体约在胚胎第 4 周中期形成，由口腔外胚层（stomodeum）向内凹陷形成的 Rathke 囊演变而来[3]。在妊娠 3 周左右，神经胚层形成，即从外胚层发育出神经板[4]。神经板的前部将发育成前脑、视神经、下丘脑、前脑以及垂体前、后叶[1]。为了了解垂体的发育，人们使用了小鼠模型，因为它与其他脊椎动物和人类相似[5-7]。在小鼠模型中，垂体器官的发育始于 E8.5（胚胎第 8.5 天）左右，表现为 Rathke 囊的出现，即来自口腔外胚层的前垂体板的内陷。囊的背部与腔隙的中线接触，其外凸部分（约在 E10）作为其组织和细胞分化的主要组织者[8]。因此，下丘脑（来自神经外胚层的部分）影响并调节垂体腺的发育（来自外胚层）[7]。在 Rathke 囊原基发育 24h 后，下丘脑的漏斗（腔腹侧）内陷以与 Rathke 囊接触，并从口腔外胚层分离，最终形成一个完全发育形态的囊[1]。

垂体腺的最终形态包括三个叶：产生内分泌激素的前叶和起源于口腔外胚层的中叶（Rathke 囊），以及起源于上面神经外胚层的后叶（神经垂体），它与垂体腺柄的发育过程相一致[1]。

腺垂体（垂体前叶）产生六种不同激素：由皮质 – 垂体细胞产生的促肾上腺皮质激素（adrenocorticotropic hormone，ACTH），生长激素（growth hormone，GH）由生长激素细胞产生，促甲状腺激素（thyroid-stimulating hormone，TSH）由甲状腺激素细胞产生，黄体生成素（luteinizing hormone，LH）和卵泡刺激素（follicle stimulating hormone，FSH）由性腺激素细胞产生，催乳素（gonadotrophs and prolactin，PRL）由催乳素细胞产生[1, 2]。所有这 6 种激素的生成和分泌都受到由下丘脑神经元轴突端合成并释放到垂体门脉系统的因子的控制[9, 10]，因此下丘脑不仅调节后叶而且调节前叶。下丘脑分泌：促肾上腺皮质释放激素（corticotropin-releasing hormone，CRH）控制 ACTH，生长激素释放激素（gonadotropin-RH，GHRH）调节 GH 分泌，促甲状腺激素释放激素（thyrotropin-RH，TRH）调控 TSH 的分泌，性腺激素释放激素（gonadotropin-RH，GnRH）调控 LH 和 FSH 的分泌；多巴胺抑制 PRL 分泌。上述释放激素都属于营养因子，通过调节细胞增殖、激素合成和分泌的方式来调节垂体前叶的功能[9]。

神经垂体包含来自下丘脑的轴突末梢，可分泌催产素和抗利尿激素。这些激素由下丘脑的神经元合成，并输送到轴突末端。来自后叶的神经元则被垂体细胞（星形胶质细胞）包围[9]。

二、垂体瘤和鞍区肿瘤

如前所述，垂体瘤是儿童罕见的肿瘤。在美国，儿童中枢神经系统肿瘤的发病率和为每年每

10万人中的新发病例4.9例，总患病率为35.4/10万[11]。有文献估计高达15%的儿童颅内肿瘤为颅咽管瘤[9]，但总体而言，它似乎是一种较为罕见的肿瘤，占所有儿童颅内肿瘤的1.2%～4%[12]，因此我们可以估算其年发病率为（0.06～0.2）/10万，患病率为（0.4～1.4）/10万。垂体腺瘤是垂体窝第二大常见肿瘤，但发病率低于颅咽管瘤。

（一）颅咽管瘤

Zenker于1857年首次描述了颅咽管瘤，但颅咽管瘤一词是由Cushing于1932年提出的[13]。颅咽管瘤是儿童最常见的垂体窝肿瘤，占儿童垂体瘤的80%～90%[9]。颅咽管瘤的发病率呈双峰分布。第一个高峰是5—14岁，第二个高峰是50岁[14, 15]。颅咽管瘤是一种良性肿瘤，可能是腺垂体和垂体柄腺体部分（源于口腔憩室）退化的垂体－咽管或Rathke囊上残余上皮细胞化生的结果[16]。

颅咽管瘤有两种不同的组织学形态：造釉质型颅咽管瘤（发生于儿童和成人）和乳头状颅咽管瘤（几乎只发生在成人中）。关于颅咽管瘤发展与垂体腺胚胎学相关的两种理论：胚胎发生学理论认为，造釉质型颅咽管瘤起源于颅咽管或Rathke囊（来源于形成腺垂体和垂体柄的咽迹的部分）上皮残留物。肿瘤化生理论认为，乳头状肿瘤起源于鳞状上皮细胞残留物的化生（形成颊黏膜的咽囊的残余部分）[16-19]。

目前，遗传学和表观遗传学研究显示，两种颅咽管瘤亚型之间存在不同的突变和信号传导途径，因此未来可能会有新的治疗策略来治疗或控制肿瘤的生长和进展[15]。

1. 临床表现

儿童的临床表现与肿瘤压迫效应或内分泌紊乱有关。颅咽管瘤的早期症状往往没有特异性，诊断可能相对较晚。儿童确诊前最常见的症状是头痛（68%），其次是视力障碍（55%）、生长迟缓（36%）、恶心（34%）、神经功能缺损（23%）、多饮/多尿（19%）和体重增加（16%）[12, 20, 21]。从最初症状到确诊的时间与肿瘤大小、下丘脑受累情况、功能障碍或生存率无关[22]。对出现体重增加和生长迟缓的儿童进行检查是非常重要的，因为这可能是儿童颅咽管瘤的早期征兆。急性表现为颅内压升高的体征和症状，或由于梗阻性脑积水引起的急性视力丧失，与不良预后相关，其10年总体生存率较低[22]。

2. 诊断

(1) 影像学检查：颅咽管瘤可位于鞍内和（或）部分或全部位于鞍上。儿童颅咽管瘤的经典CT图像是一个增强的鞍内/鞍上肿块，存在钙化（90%的儿童颅咽管瘤会钙化）和囊性病变。当这三个特征中有两个出现时，颅咽管瘤是最有可能的诊断[23, 24]。通常，实性部分主要位于鞍区，而囊性部分则在其上方[24]。磁共振成像通常显示T_1高信号，反映了肿瘤囊肿中“机油样”液体的蛋白质或胆固醇含量[25]。其他导致颅咽肿瘤T_1高信号的原因包括：脂肪、出血甚至轻度钙化[26]。在T_2加权序列［包括液体抑制反转恢复（fluid attenuated inversion recovery，FLAIR）］上，实性部分通常也是不均匀的，而囊肿则始终保持高信号。使用对比剂后，CT和MR上实性部分和囊性部分的边缘出现强化（图21-1）。

颅咽管瘤最常见的鉴别诊断包括垂体腺瘤、下丘脑或视通路胶质瘤、Rathke囊肿和上皮样肿瘤。垂体腺瘤是一种非钙化性病变，有向蝶鞍扩展的趋势，上部延伸较少。如果存在囊性成分，在T_1加权成像上通常呈低信号[27]。下丘脑或视通路胶质瘤很少有蝶鞍成分（只有大病灶才有），很少发生钙化，通常在T_1上呈等信号，通常缺乏囊性成分[24]。大的Rathke囊肿通常不包含实性成分，无强化和钙化。对于小的病灶可能难以区分[28]。在鞍上区域，上皮样瘤很少见，可以通过其受限扩散的特征来鉴别，表现为高信号。在上皮样瘤中，边缘强化较不常见[29]。

(2) 激素和下丘脑的评估：由于对下丘脑－垂体轴的干扰，52%～87%的儿童在疾病出现时可能存在内分泌缺陷。它们影响生长激素分泌（75%）、

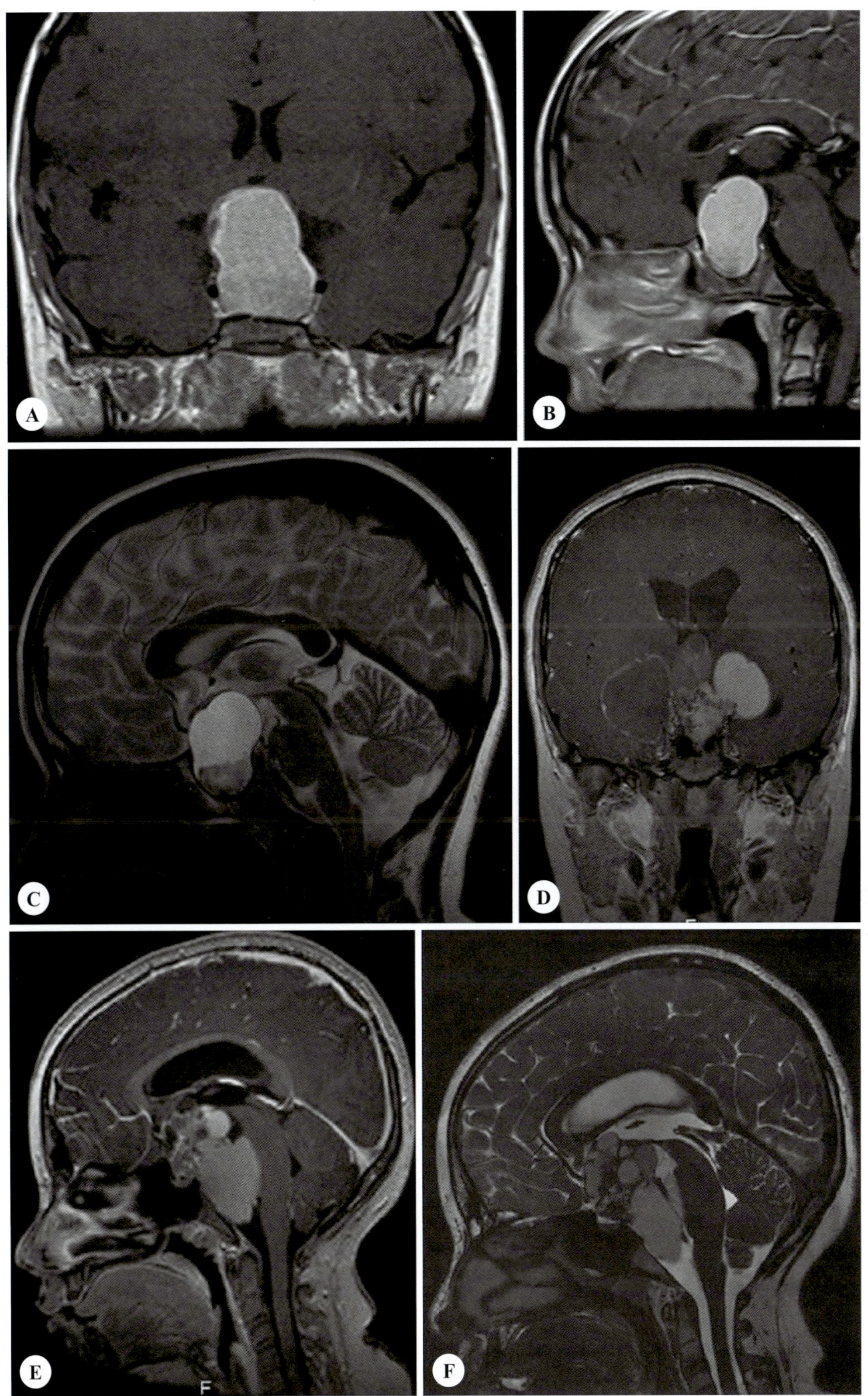

▲ 图 21-1　颅咽管瘤的 MRI 特征

A. 7 岁男孩，具有鞍内和鞍上颅咽管瘤，无下丘脑受累，主要为囊性，冠状位 T_1 加权成像；B.（同一患者）对比增强的矢状位 T_1 加权成像；C.（同一患者）矢状位 T_2 加权成像；D. 9 岁女孩，具有鞍内、鞍上和鞍旁颅咽管瘤，怀疑下丘脑受累，冠状位对比增强的 T_1 加权成像；E.（同一患者）对比增强的矢状位 T_1 加权成像；F.（同一患者）矢状位 T_2 加权成像

促性腺激素（40%）、促肾上腺皮质激素（25%）和甲状腺刺激激素（25%）[30]。报道有 17%～27% 的患者患有神经性尿崩症[31-33]。因此，在诊断时必须测试所有的下丘脑－垂体轴、排尿和饮水情况。

35% 的颅咽管瘤患者在确诊时已出现下丘脑功能障碍症状。这些症状包括肥胖、行为改变、昼夜节律紊乱和睡眠不规律、白天嗜睡，以及对体温、口渴、心率和（或）血压调节失衡[33]。由于下丘脑受累，导致体重迅速增加和严重肥胖是严重的神经内分泌并发症，且难以控制。12%～19% 的患者在首次发病时报告有肥胖[31, 32, 34, 35]，通常在诊断前数年就已发生[36]。

(3) 眼科检查：颅咽管瘤常常导致儿童视力障碍，因此在诊断时可能需要进行眼科检查和转诊[37, 38]。几乎有 50% 的儿童在诊断时可能有视力障碍：视力下降（41.3%），视野丧失（38.3%），视盘水肿（25.8%）和视神经萎缩（44.8%）。12.5% 的患者在视力检查中发现斜视、复视和脑神经缺陷等异常[37]。

3. 治疗

儿童颅咽管瘤的治疗一直存在争议，因为颅咽管瘤的最佳治疗策略尚存在争议[39, 40]。尽管颅咽管瘤是良性病变，而且从历史上看，大体全切一直是首选的治疗方法，但由于肿瘤邻近、包裹和侵犯下丘脑、额叶、脑室、脑神经和 Wills 环等重要结构，因此在许多病例中完全切除肿瘤是不可行且不安全的，而且易导致下丘脑－垂体和(或)视力损伤[41-45]。

据报道，在颅咽管瘤手术中，围术期致命并发症的发生率高达 3%[52]。在激进的手术治疗后，神经内分泌下丘脑功能障碍的发生率显著增加，既往报道的某些病例系列中可高达 65%～80%[30, 33, 34]。患有颅咽管瘤的患者的肥胖程度与下丘脑损伤程度呈正相关[53-55]，而快速体重增加通常发生在治疗后的第 1～12 个月[35, 55, 56]。与治疗前相比，严重肥胖的患病率更高，可达 55%[30]。肥胖和进食障碍增加了代谢综合征[57]和心血管疾病[55]的风险，包括突发死亡事件[58]、多系统发病和死亡[59]。

由于肿瘤靠近甚至侵犯下丘脑－垂体轴，术后垂体激素缺乏的发生率增加[30, 32, 33, 36, 60-64]。术后短暂性尿崩症在所有病例中发生率高达 80%～100%[30, 34, 60]，而术后永久性尿崩症的发生率在 40%～93%[30, 32-35, 60, 61, 65]。治疗后生长激素缺乏在患者中占 70%～92%[30, 36, 53, 66, 67]。

在过去的 20 年里，许多研究小组回顾研究了他们的手术结局，以设计新的策略来减少由于手术治疗而导致的死亡率和致残率[13, 40, 46-51]。

一些肿瘤的分类基于术前临床和影像学，但更侧重于颅咽管瘤对下丘脑的关系 / 侵袭以及手术过程中的保护[13, 21, 49, 68-71]。现在人们普遍接受的观点是，对于没有下丘脑受累并且能够“安全”解剖神经、血管的情况下，可以采用手术切除颅咽管瘤，目标是完全切除。当不能保护下丘脑时，原则上应采取更保守的手术管理，通常与残余肿瘤的放疗联合使用。这种新的颅咽管瘤治疗方法表现出良好的长期疾病控制和生存率，死亡率更低，主要原因在于术中保留下丘脑[3, 40, 41, 48-51, 53-56, 62, 63]。

手术方法可以是开颅手术（经翼点、经胼胝体半球间、额底中线、额下），也可以是经鼻内镜或扩大鼻内镜方法，还可以是经脑室内镜方法。此外，还有一些放射治疗方法用于颅咽管瘤的辅助治疗。关于手术技术和放射治疗方法的详细介绍不在本章讨论范围之内。

总生存率反映了颅咽管瘤的良性起源，也反映了治疗方案的复杂性和结局，主要是在下丘脑受累时。儿童病例的总生存率显示：5 年的生存率为 83%～96%，10 年的生存率为 65%～100%，20 年的平均生存率为 62%。颅咽管瘤累及丘脑下部时，不仅生存率会受到影响，生活质量也会受到影响，因此在这种情况下，推荐的治疗策略是有效的下丘脑保留手术后再进行放疗[46]。

（二）垂体腺瘤

儿童中垂体腺瘤非常罕见。尸检研究的数据显示，垂体腺瘤在普通人群中的发生率为 17%～

25%，放射影像研究的数据显示相似的发生率，高达 20% [72–74]。仅有 3.5%～8.5% 的垂体腺瘤在 20 岁以下的人中被诊断，占儿童所有颅内肿瘤的 3% [75–78]。然而，许多在早年成年生活中出现的腺瘤可能起源于儿童时期 [79]。

与成人腺瘤相比，儿童的垂体腺瘤更常具有功能性（80%～97%）。分泌促肾上腺皮质激素（ACTH）的腺瘤（库欣病）在儿童早期最常见，其次是分泌催乳素（PRL）的腺瘤和分泌生长激素（GH）的腺瘤 [80]。催乳素瘤主要发生在年龄较大的儿童和青少年 [3, 81, 82]。除皮质腺瘤外，大多数垂体腺瘤都是巨腺瘤（直径＞1cm），而且经常具有侵袭性。

虽然这些肿瘤大多是散发性的，但它们也可能是易患垂体瘤和其他肿瘤遗传病的一部分。即使是散发性肿瘤也有遗传异常：大多数垂体瘤都是单克隆突变和各种致癌基因或抑癌基因表达的改变。近年来已发现许多基因缺陷，包括参与细胞信号传导或细胞生长和增殖的基因 [79, 81, 83–87]。垂体细胞克隆扩增似乎与其他因素和遗传事件有关，而癌基因激活是肿瘤生长的必要条件 [3, 83, 85]。家族性病例占垂体腺瘤的 5% [79, 81, 86, 87]。一些遗传综合征与垂体腺瘤有关：MEN-1、McCune-Albright、Carney 综合征和家族性孤立垂体腺瘤（familial isolated pituitary adenomas，FIPA）[88]。

临床和实验室诊断取决于肿瘤分泌的激素（腺瘤亚型）。垂体磁共振成像是检测垂体腺瘤的首选方式。主要序列为注射钆（Gd）前后的垂体 T_1 加权自旋回波。腺垂体（垂体前叶）通常与大脑其他部位呈等信号。腺瘤表现为低增强病变，因为正常垂体组织比腺瘤增强得更快（图 21-2）。垂体柄向肿瘤对侧偏移和腺垂体垂直高度不对称，这两个征象有利于诊断垂体腺瘤，但不是特异性诊断。动态磁共振技术依靠快速重复扫描，捕捉造影剂的注入和排出，显示与时间相关的早期腺体增强模式，随后是延迟的腺瘤增强，从而优化病变的可视化 [88]。

1. 催乳素瘤（分泌催乳素的腺瘤）

它产生于腺嗜酸细胞。它起源于前垂体嗜酸性细胞。这些细胞来源于与垂体生长激素和甲状腺激素释放激素相同的胚胎谱系，因此肿瘤也会分泌生长激素，在极少数情况下也会分泌促甲状腺激素 [3, 89]。催乳素腺瘤是儿童最常见的腺瘤，一般占肿瘤的 48%～52%，但在 10—20 岁中更为常见。事实上，促肾上腺皮质激素释放肿瘤（库欣病）在 0—10 岁比催乳素瘤更为常见（71%：16%）[90]。在儿童晚期、青春期和成年期，催乳素腺瘤的发病率明显高于促肾上腺皮质激素腺瘤 [3]。女孩的发病率高于男孩（1.9：1 至 4.5：1，视年龄而定）[79]。

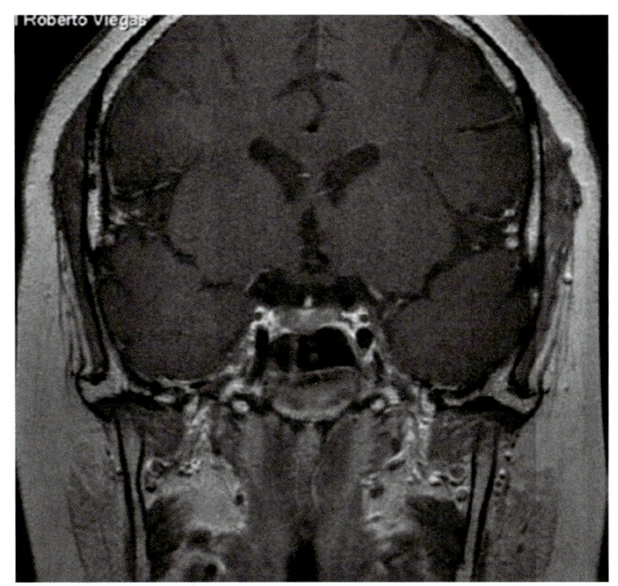

▲ 图 21-2 垂体腺瘤的 MRI 特征
冠状位 T_1 加权增强期显示低信号腺瘤被高信号的垂体包围

青春期前的儿童的临床表现是头痛、视力障碍和生长发育迟缓的综合症状。由于高催乳素血症或垂体腺局部压迫 / 破坏抑制了促性腺激素的分泌，青春期女性常常表现为青春期停滞、性腺功能减退，有时伴有乳汁分泌。临床医生可能会询问，也会检查乳房，以排除乳汁分泌，因为青少年可能不会主动谈论这一症状，也可能不会自发发生。在男性中，大腺瘤在首次发病时更为常见，因此可能会出现头痛和（或）视力障碍。表现也可能是青春期停滞或生长发育迟缓，但较少见，可能是因为促性腺激素释放对高催乳素血症的影响较为敏感，这使得在女性中更早地检测到肿瘤 [89, 91–93]。

基础催乳素水平具有很高的诊断价值，并与肿瘤的大小相关[80, 94, 95]，但由于催乳素分泌具有脉冲性，至少应在不同的日期进行两次测定，并采集2～3份间隔20min的样本[96, 97]。排除继发性高催乳素血症的生理原因（乳头刺激、胸壁损伤、身体或情绪压力）、医源性原因（服用吩噻嗪类药物、甲氧氯普胺、中枢作用的降压药）和病理原因（垂体、脑下垂体、下丘脑的肿瘤和浸润性病变）是非常重要的[79, 89]。高于正常的催乳素水平，但在100ng/ml以下可能归因于所谓的“垂体柄效应”，高于100ng/ml则相对确定为催乳素瘤，高于200ng/ml则确定为催乳素瘤——尽管低于这些阈值的结果并不排除真正分泌型催乳素瘤的可能性[88, 97, 98]。

催乳素瘤的治疗主要是使用多巴胺激动药，以降低催乳素水平和减少肿瘤体积，除非视力受到严重威胁、出现脑积水、脑脊液漏或其他外科急症[79, 89]。在大多数病例中，多巴胺激动药可在治疗的前6个月控制80%～90%的患者的催乳素水平[97, 99]。主要有2种药物可供选择：卡麦角林（0.5～3.5毫克/周）或溴隐亭（2.5～15mg/d）。在治疗的第一年，高达80%的微腺瘤和25%的大腺瘤会出现肿瘤体积缩小。在催乳素值正常和磁共振检查肿瘤消失后，药物治疗必须持续至少2年。

如果最大剂量治疗3个月后高催乳素血症持续存在，且肿瘤大小缩小＜50%，则可认为肿瘤对药物治疗产生耐药性，应考虑垂体手术治疗。药物和手术治疗失败后，可尝试放射治疗[96, 97]。

2. 促肾上腺皮质激素瘤（分泌促肾上腺皮质激素的腺瘤，库欣病）

导致库欣病的腺瘤是青春期前儿童最常见的垂体腺瘤[3]，占0—11岁腺瘤的54.8%，占12—17岁腺瘤的29.4%[80]。在出生后的头5年，分泌促肾上腺皮质激素的腺瘤占患库欣综合征儿童的80%～90%[89]。青春期前的病例中男性占多数[101, 102]，占63%[103]。促肾上腺皮质激素瘤明显小于其他类型的垂体瘤（通常为3mm或更小），很少侵犯海绵窦或向蛛网膜下腔生长[3]。也有肿瘤起源于后叶的病例报道[101]。

典型的表现是体重迅速增加并伴有条纹、高血压、头痛、生长发育迟缓、青春期发育不良或停滞、青春期发育延迟和闭经，尽管青春期前的儿童往往有明显的男性化和多毛症以及过早的青春期发育[3, 89]。胰岛素抵抗很常见，但症状明显的糖尿病很少发生[89]。儿童库欣病的特征与成人患者有一些不同之处[79]，儿童和青少年通常不会报告睡眠中断、肌肉无力、记忆力或认知能力等问题[3]。与抑郁、记忆问题和睡眠障碍不同，库欣综合征患儿经常会有强迫倾向且在学校成绩很好[89]。

诊断分泌促肾上腺皮质激素的腺瘤需要证明垂体源性促肾上腺皮质激素依赖性高皮质醇血症[79]。虽然微腺瘤是大多数库欣综合征的病因，但鉴别诊断时必须考虑原发性肾上腺肿瘤（多见于出生后头3年）、异位ACTH分泌（支气管或胸腺类癌）以及极少数异位CRH分泌肿瘤[89]。诊断的第一步是根据每个实验室通过多次24h尿游离皮质醇（urine free cortisol，UFC）测量并校正体表面积的正常值范围来确诊库欣综合征。另一项重要数据是，午夜服用小剂量地塞米松后，血清皮质醇分泌未能在早晨抑制到3mg/dl以下[89]。

要确定库欣综合征是由分泌促肾上腺皮质激素的垂体腺瘤引起的，还需要做更多的检查：注射羊源性CRH（注射后皮质醇升高）后刺激促肾上腺皮质激素和皮质醇，以及在午夜给予大剂量地塞米松后，皮质醇减少分泌50%以上。后者的灵敏度为85%，可在门诊进行[89]。

如果化验结果表明是促肾上腺皮质激素瘤，而垂体磁共振成像显示是腺瘤，则诊断已经完成。如果磁共振成像呈阴性，可以使用羊源性CRH刺激双侧岩下窦取样来确认ACTH来自垂体腺体，还能帮助肿瘤定位，准确率约为75%。该检查在确认垂体促肾上腺皮质激素依赖性方面的灵敏度为97%[89]（图21-3）。

儿童库欣病的治疗主要是手术，经蝶鞍垂体

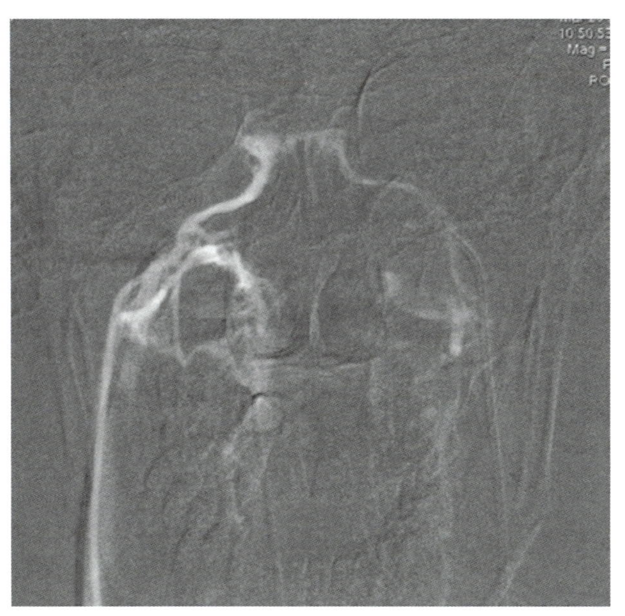

▲ 图 21-3 用于诊断库欣病的岩下窦取样

腺瘤切除术[3]。对于那些非侵袭性微腺瘤的患者，治愈率显著更高，成功率在 90% 以上，复发率低于 10%[3, 89]。如果肿瘤无法通过手术切除，或在第二次复发后，分次放射或伽马刀疗法将使大多数患者的皮质醇恢复正常，尽管预计延迟出现多种激素缺乏[3, 89, 104, 105]。放射治疗的治愈率为 70%～80%[106]。对于无法手术或复发的病例，可能考虑进行双侧肾上腺切除术，然而这与出现 Nelson 综合征的风险显著相关[3, 107]。

3. 生长激素瘤（分泌 GH 的腺瘤、巨人症 / 肢端肥大症）

生长细胞分泌腺瘤占小儿垂体瘤的 5%～15%，男性发病率较高（59%），发病年龄中位数为 9 岁，确诊年龄中位数为 14 岁[79, 108]。约 90% 的病例为大腺瘤，30%～60% 为侵袭性肿瘤[3]。儿童生长激素分泌过多的原因可能是腺瘤，也可能是继发于生长激素细胞增生，在某些遗传条件下，如 McCune-Albright 综合征、MEN-1 或 Carney 综合征，生长激素细胞会受到刺激而发生增生。另一种导致使生长激素过多的原因几乎非常罕见，可能是下丘脑或异位肿瘤分泌 GHRH，也可能是局部肿块效应导致 GHRH 信号调节失调[3, 89]。

生长激素细胞被认为与泌乳激素细胞和甲状腺激素细胞具有相同的祖先胚胎学谱系，因此可能染色并分泌这些激素中的任何一个或全部，但这并不意味着肿瘤会在临床上大量分泌这些激素[3, 89]。

临床表现取决于骨骺生长板是否关闭[3, 79, 88, 89]。在骨骺闭合或融合之前，生长速度加快，身高偏离 2 个标准差以上很常见，这种情况也被称为“巨人症”。随着骺融合的临近，临床症状会变得与成人（肢端肥大症）相似，如面部特征粗糙、鼻子变宽、手脚粗大、肥胖、器官肥大、多汗、恶心和糖耐量减低[3, 79, 89]。与成人不同的是，目前还没有关于结肠息肉病、恶性肿瘤或甲状腺结节显著增加的报道[89]。由于生长激素型腺瘤通常是大腺瘤，头痛和视力障碍也常有报道[3, 89, 109, 110]。体重增加和青春期延迟也可能发生[79]。

诊断依据是临床、实验室和影像学结果。实验室诊断的依据是在血液检测中发现与年龄和性别相符的 IGF-I 和 GH 水平升高。进一步检查包括口服葡萄糖耐量试验。生长激素细胞瘤患者在口服 1.75g/kg 葡萄糖负荷后会出现 GH 抑制失败或 GH 反常升高的现象，但仅靠该试验可能会导致较高的假阳性率[89, 111]。最终诊断需要通过 MRI 扫描确定垂体腺瘤[79, 100]。

生长激素细胞瘤的一线治疗方法是经蝶窦手术切除蝶窦内微腺瘤和非浸润性大腺瘤，据报道，70% 的微腺瘤和 50% 的非浸润性大腺瘤可获得生化控制[100, 108, 112]。对于大的浸润性肿瘤，手术切除和减压是最有效的方法，但顽固性肿瘤非常常见，因此可能需要药物治疗和（或）放射治疗[3]。长效生长激素抑制物（奥曲肽或最近的兰瑞肽）等药物通常适用于手术前后，当手术治愈的可能性不大或手术未能达到生化控制时，这些药物已被证明能有效缩小肿瘤大小，并在 56% 的病例中使 IGF-1 水平恢复正常[79, 100, 113–119]。D2 激动药可用于伴有高催乳素血症的患者，或在使用大剂量生长激素抑制物仍未达到生化控制的情况下作为辅助治疗[79, 100, 108, 112, 118]。Pegvisomant（GH 受体拮抗药）已被证明是使 IGF-1 水平正常化的有效疗法，且不良反应较小[120]。一些研究小组发现，Pegvisomant 和长效体生长抑素类似物联合治疗的效果非常好[121]。遗憾的是，有关 Pegvisomant 治疗儿童的数据很有限[3]。

随着 GH 检测方法的改进，对分泌 GH 的肿瘤治愈的定义也越来越严格，从开始时未抑制的 GH 值小于 10mg/dl，到现在要求 IGF–I 水平恢复正常，还有葡萄糖诱导的生长激素抑制作用小于 1mg/dl[89]。

放疗被认为是第三线疗法。放疗后 30%～50% 的患者可能会出现垂体功能减退症[79]。对患者的随访和监测包括测量 IGF-I 和口服葡萄糖耐量试验后的 GH 水平，以及磁共振垂体成像[79, 100, 108, 112]。

4. 促甲状腺激素瘤（分泌促甲状腺激素的腺瘤）

促甲状腺激素瘤在儿童和青少年时期非常罕见，占儿童垂体腺瘤的 0.5%～2.8%[79, 81, 122]。文献报道的病例很少，且主要为大腺瘤（近 90%），症状为头痛、视力障碍以及甲状腺功能亢进的症状和体征[79, 89]。实验室检查显示游离 T_4 和 T_3 升高，但没有 TSH 抑制。鉴别诊断可能是孤立的中枢性甲状腺激素抵抗。药物抑制甲状腺激素合成可能会导致肿瘤生长加快[89]。

经蝶窦手术也是治疗这些肿瘤的首选方法，但由于其侵袭性和体积较大，可能需要辅助放射治疗。使用奥曲肽治疗可使 80%～90% 的患者甲状腺激素水平恢复正常，并使多达 50% 的患者肿瘤缩小[123, 124]。

5. 促性腺激素瘤（分泌 FSH/LH 的腺瘤）

在儿童中极为罕见，文献报道的病例很少，多为分泌 FSH 的腺瘤，临床表现与 FSH 分泌、性早熟、卵巢囊肿或巨睾丸症有关[81, 125]。诊断的依据是症状和体征、高水平的 FS 和抑制素 B、正常或偏低的 LH 和睾酮、促性腺激素释放激素刺激下 FSH 反应的增加以及磁共振成像中发现的垂体肿块[125]。尽管如此，也要有肿瘤增大引起的相关症状或检测垂体激素异常，才能做出诊断。

6. 无功能垂体腺瘤（不分泌激素）

无功能垂体瘤在儿童中非常罕见，仅占儿童病例的 4%～6%。在成人中，它们占垂体瘤总数的 33%～50%[77, 126, 127]。这些肿瘤被认为来源于促性腺激素细胞，确诊时常为大腺瘤，可能具有侵袭性，表现为生长和（或）青春期迟缓、高催乳素血症或腺功能减退症状，尤其是年轻女性，或伴有头痛和视力障碍[3, 79, 89, 122, 128]。在某些情况下，大腺瘤可能会阻塞室间孔，导致脑积水，也可能会生长到海绵窦，导致脑神经麻痹或海绵窦综合征[3]。

无功能的垂体腺瘤可能会出现激素缺乏：GH 缺乏的比例高达 75%，LH/FSH 缺乏的比例为 40%，或 ACTH 和 TSH 缺乏的比例为 25%[129]。高催乳素血症见于不到 20% 的患者，继发于垂体柄受压。仅有 9%～17% 的病例会出现尿崩症[3]。

手术是治疗无症状或生长期肿瘤的一线方法，但对小肿瘤则需要观察。手术切除鞍区内肿瘤或囊肿的建议取决于肿瘤的大小、位置和潜在的侵袭性[3, 89]。

（三）其他鞍区肿瘤

正如本章开头所述，垂体瘤在儿童中非常罕见。颅咽管瘤和腺瘤是垂体窝中最常见的肿瘤，占 90%～95% 的病例。其他病变在儿童中比垂体瘤更为罕见。现对其中一些病变进行概述。

1. Rathke 囊肿

Rathke 囊肿是一种非肿瘤性囊性病变，蝶鞍区含有黏液性成分，占垂体病变的 1.2% 以下[130–132]，与颅咽管瘤相同，两者都起源于胚胎期 Rathke 囊的残余组织[131, 132]，两者可能代表了从较简单的 Rathke 囊肿到较复杂的颅咽管瘤的连续过程[133]。有关其表现或治疗结果的数据很少，但在一项大型研究中，头痛、垂体功能减退和生长发育迟缓是最常见的表现[134]。在 CT 中，囊肿通常密度较低，对比不增强，缺乏钙化。在 MRI 上，囊肿信号在 T_1 和 T_2 加权成像上通常与脑脊液相似[135]。有症状时首选手术治疗。

2. 表皮样囊肿和皮样囊肿

表皮样囊肿和皮样囊肿是胚胎发育过程中上

皮成分包裹所致。皮样囊肿为脱屑上皮、皮脂腺物质，有时还包括真皮附属物，而表皮样囊肿则在薄囊内含有白色乳酪状物质（角蛋白）[136]。表皮样囊肿在 CT 上表现为无强化的低密度囊肿，在 MRI 上表现为低密度囊 [137]，在弥散加权成像中表现为弥散受限。

3. 脊索瘤

脊索瘤是中线生长缓慢的肿瘤，起源于斜坡中的胚胎残余脊索组织，通常对蝶骨和斜坡产生破坏和侵袭。蝶鞍区的脊索瘤很少见，但可沿整个颅底和蝶鞍生长（通常是破坏而不是扩展），因此根据肿瘤生长位置、骨质破坏情况和钙化可与垂体腺瘤相鉴别。症状为头痛、视力障碍、颈部疼痛、复视和鼻咽部阻塞。手术是首选治疗，通常与辅助放疗结合使用，因为完全切除可能存在困难 [135–137]。

4. 生殖细胞瘤

生殖细胞瘤是生殖细胞沿周边组织浸润生长的颅内恶性肿瘤。它们是生殖细胞类肿瘤中最常见的肿瘤，通常出现在儿童和青少年的松果体区（男性多见），但也可能出现在下丘脑、第三脑室和髓内（性别优势不明显）[138, 139]。80% 的病例出现的常见症状是尿崩症 [136]。另一种症状和体征可能是视觉症状，包括上视不能、性发育迟缓、垂体功能减退和性早熟 [140–142]。目前，活检、化疗和放疗相结合是治疗的金标准，预后良好与否取决于诊断前的扩散情况 [139, 140]。

5. 畸胎瘤

畸胎瘤分为生殖细胞肿瘤组中的三种不同亚型：成熟畸胎瘤、未成熟畸胎瘤和畸胎瘤伴体细胞恶变型 [138]。这些肿瘤最常见于松果体区，其次是鞍上区和丘脑区，很少见于鞍区 [136]。它们来自所有三个胚胎层（外胚层、中胚层和内胚层）的多潜能细胞：成熟畸胎瘤来自两个完全分化的胚胎层，未成熟畸胎瘤由来自一个或两个胚胎层的胚胎原始成分组成。畸胎瘤可主要或其次侵犯垂体 [136]。体征和症状与生殖细胞瘤相似。在影像学评估中，畸胎瘤表现为界限清晰的混合囊肿，并伴有钙化 [136]。如果是成熟型，可采用单纯手术治疗；如果是未成熟型和畸胎瘤并伴体细胞恶变，则可采用手术加化疗与放疗的综合治疗方法 [139]。

6. 朗格汉斯细胞组织细胞增生症

朗格汉斯细胞组织细胞增生症是一种组织细胞增生性疾病，来源于表达 CD34 表面抗原的髓系祖细胞，属于单核 – 巨噬细胞复合体 [136, 143]，在 15 岁以下儿童中的发病率为每年（3～4）/ 100 万，男性多发（2∶1）[144]。垂体前叶功能障碍相对较少见，而尿崩症可能在 10%～50% 的病例中存在。在 MRI 上最常见的发现是垂体柄增厚和 T_1 加权成像中缺乏垂体后叶的亮斑 [136]。诊断可基于症状、影像技术（排除全身性疾病）和对其他受累部位的手术活检。对垂体柄的活检仅用于增长性病变或无其他可能的诊断 [145]。主要治疗方法是化疗。

7. 蛛网膜囊肿

蛛网膜囊肿病因尚不清楚，但人们认为它可能是由于蛛网膜疝入垂体窝，这是由于鞍隔的不全引起的（胚胎学缺陷、创伤后或黏附性蛛网膜炎），因此真正的鞍区蛛网膜囊肿非常罕见 [136]。MRI 显示囊性病变，在所有序列中与脑脊液具有相同的强度，并且无对比增强 [135, 137, 142]（图 21–4）。

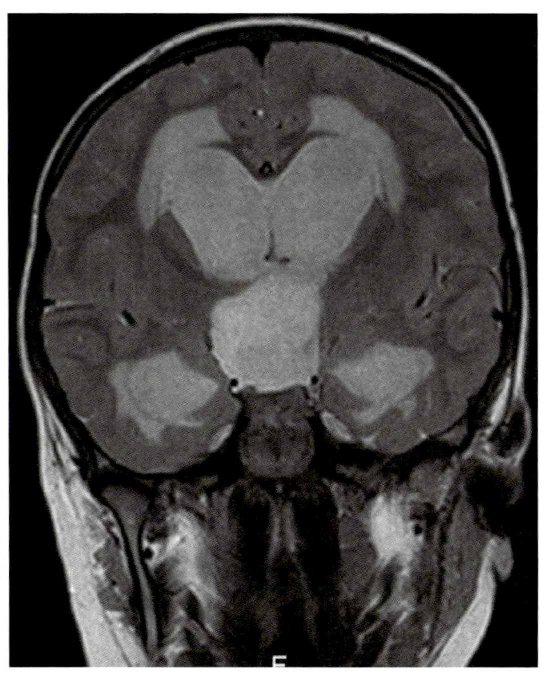

▲ 图 21–4　鞍上蛛网膜囊肿，冠状位 T_2 加权成像

8. 视路胶质瘤

视路胶质瘤占所有儿科中枢神经系统肿瘤的3%～5%，是最常见的视神经肿瘤[146]。30% 与神经纤维瘤病 1 型有关[136, 146]。儿童的表现因肿瘤位于视神经通路的位置而异[146]。最常见的症状是视力下降、头痛和突眼[136]。病变延伸至下丘脑区域的患者可能会出现脑积水、瞳孔综合征、性早熟或内分泌功能障碍[146]。间脑综合征与消瘦、生长加速、过度运动和欣快症有关[135, 146]。影像学检查显示肿瘤起源于视交叉或视神经，在 T_1 图像上通常为低信号病变，并伴有明显强化。虽然视路胶质瘤属于低级别肿瘤，但其行为可能具有侵袭性，其治疗通常具有挑战性，包括观察、手术、化疗和放疗[146]。

9. 垂体窝中其他极为罕见的病变

炎性疾病（结节病、黄色肉芽肿），肿瘤（星形细胞瘤、室管膜瘤、神经节细胞瘤、错构瘤、转移瘤、淋巴瘤、脑膜瘤），血管病变（动脉瘤）或感染性疾病（垂体脓肿、结核病、真菌感染）[136]。

第 22 章　小儿脑干肿瘤
Pediatric Brainstem Tumors

Ariana Barkley　Jason Scott Hauptman　著
王　强　译　　张旺明　校

中枢神经系统（central nervous system，CNS）肿瘤是儿童中最常见的实体肿瘤，其中脑干肿瘤占所有儿童中枢神经系统恶性肿瘤的 10%～20%，幕下肿瘤的 20%～25%[1-4]。儿童中枢神经系统肿瘤的平均诊断年龄为 6—9 岁，整体上没有性别差异[1]。脑干肿瘤是一组病理学多样的病变，其多样性导致了多种基于解剖、放射学或组织学特征的亚类别方案。从历史上看，这些病变中大多数被归类为弥漫性内生型脑桥胶质瘤（diffuse idiopathic pontine glioma，DIPG），它们占这类肿瘤的 75%～80%[5]，预示着中位生存时间为 9～11 个月，使其成为儿童脑瘤死亡的主要原因[1]。

一、手术干预和分类方案的演变

在 Alvisi 等于 1962 年首次提出手术治疗之前，脑干肿瘤一般被认为是不能手术的。在这份报道中，16 例患者在 20 世纪 50 年代单独接受了手术切除、活检、囊肿抽吸或减压；当时还没有 CT，因此除了使用气脑造影外，无法对肿瘤进行术前分类[6]。在这项研究中，他们对具有明显切除平面的脑干肿瘤进行了特定的亚分类，这些肿瘤在切除后的生存时间和生活质量都有所改善[6]。同样，Pool 等在 1968 年描述了 3 例病例：1 例内生性病变和 2 例外生性病变，患者接受手术减压和放射治疗后，总生存时间比当时传统文献报道的时间更长[7]。1971 年，Latimer 等利用气脑造影术确诊了 3 例疑似脑干肿瘤患者，并最终进行了手术探查。在 11 例患者中，他们对向外侧延伸或进入第四脑室的外生病灶进行了次全切除，或排空了一个巨大的肿瘤性囊肿，从而延长了患者的存活时间，进一步证明了手术干预的实用性。对这些肿瘤进行组织病理学鉴定的兴趣逐渐增长，进一步支持了进行活检的观点[8]。1978 年，随着 CT 技术的出现，Hoffman 等报道说，手术切除突入第四脑室的病灶可延长 10 例接受切除术患者的生存期，在 1 年和 5 年的随访中，没有患者出现肿瘤进展[9]。最终，Epstein 于 1985 年提出了基于放射学分类的手术干预方法，并将切除组织与组织病理学分级系统相结合，旨在预测预后[10]。

最初的分类尝试主要基于 CT 或 MRI 成像模式定义的放射学特征，其中后者成为诊断的金标准（表 22–1）[3, 10–13]。在 1985 年，Epstein 等根据 MRI 形态学特征将脑干肿瘤细分为三类：①弥散型；②外生型，包括弥漫性、局灶性和颈髓性；③内生型，包括小脑脑桥角、脑桥臂和第四脑室内[10]。在他 1986 年的报道中，Epstein 指出，所有弥散性肿瘤根据世界卫生组织组织病理学分类（WHO Ⅲ～Ⅳ级）均为高级别胶质瘤，所有颈髓性肿瘤均为低级别胶质瘤（WHO Ⅰ～Ⅱ级），而主要的局部性肿瘤为低级别肿瘤[14]。Stroink 等也强调了形态学，但相反地，他根据 CT 发现将脑干肿瘤分为外生型、弥散内生型、局灶内生型囊性和局灶内生型实性四类[15]。

直到 20 世纪 90 年代，解剖学特征才被纳入分类方案。Barkovich 等根据脑干肿瘤的生长模式和放射学特征，将解剖学起源与指南相结合[16]。

该分类方案基于位置（中脑、脑桥和延髓），病灶是弥漫性或局灶性，外生性生长的方向和程度、脑干增大的程度，脑积水的证据及是否有出血或坏死[16]。同样，Fischbein 等将脑干肿瘤细分为中脑型、脑桥型和延髓型[13]，Albright 等将脑干肿瘤分为弥漫性和局灶性，并将后者细分为中脑型、脑桥型和延髓脊髓型[17]，从而合并了解剖学和放射学形态学特征。Choux 等在 1999 年继续这一尝试，将肿瘤分为 4 型：弥漫性内生型肿瘤、局灶性内生型肿瘤、背侧或外侧外生型肿瘤和延髓脊髓型肿瘤[18]。

表 22-1　历史分类方案

作　者	成像方式	分类方案
Epstein 等（1985）	MRI	• 播散型 • 外生型：弥漫性、局灶性、颈髓性 • 内生型：小脑脑桥角、脑桥臂、第四脑室
Stronik 等（1986）	CT	• 外生型 • 弥漫内生型 • 局灶内生型：囊性、实性
Barkovich 等（1990）	MRI	• 位置：中脑、脑桥、延髓 • 病灶：弥散性、局灶性 • 生长方向 • 脑干增大的程度 • 脑积水 • 出血或坏死
Fischbein 等（1996）	MRI	• 中脑型：弥散性、局灶性、顶盖 • 脑桥型：弥散性、局灶性 • 延髓型
Albright 等（1996）	MRI	• 局灶性：中脑型、脑桥型、延髓型 • 弥散性
Choux 等（1999）	MRI	• 1 型：弥漫性内生型 • 2 型：局灶性内生型 • 3 型：背侧或外侧外生型 • 4 型：延髓脊髓型

这些肿瘤的组织学特征由世界卫生组织（WHO）引入，第一版于 1979 年出版。2016 年，他们首次将遗传学特征纳入中枢神经系统肿瘤分类，并引入了 H3K27M 弥漫中线胶质瘤分类，以取代 DIPG 亚类。

二、目前分类

目前文献中讨论的解剖学和放射学分类包括间脑（中脑）、背侧外生性、颈髓性、局灶性和弥漫性脑干内肿瘤。根据世界卫生组织的组织病理学诊断，从低级到高级星形细胞瘤、H3K27M 中线胶质瘤，以及更罕见的神经节胶质瘤、血管网状细胞瘤、原始神经外胚层肿瘤（primitive neuroectodermal tumor，PNET）、非典型畸胎性横纹肌瘤（atypical teratoid rhabdoid tumor，ATRT），其发生的可能性取决于解剖学和放射学的特征描述。

（一）中脑型

1. 临床表现

中脑型脑干肿瘤相对罕见，仅占脑干肿瘤的 5% 左右[19]。间脑或中脑大致分为腹侧被盖和背侧顶盖，它们环绕着中脑导水管这一狭长通道，其是脑脊液从第三脑室到第四脑室流出的必经之路。中脑还包含分别参与听觉和视觉反射的下丘和上丘，但在结构上不涉及感觉、运动白质束。

在考虑中脑型脑干肿瘤时，文献中更多讨论的是构造病变，因此从涉及的解剖学性质来看，患儿往往表现为继发于导水管压迫的梗阻性脑积水症状。也可能出现 Parinaud 综合征，其特征是继发于后联合中双睑提肌抑制纤维损伤所致的眼睑后缩（Collier 征）、瞳孔光近反射分离、向上凝视麻痹和会聚 – 回缩性眼球震颤神经症状，但很少出现感觉运动的长束纤维和脑神经障碍[19–21]。症状持续时间从数天的急性期到较长时间不等，一些研究报道称可持续长达 9 年[21–23]。

2. 放射学特征

有症状的中脑型脑干肿瘤的影像学特征表现

为导水管受压，伴有第三脑室梗阻性脑积水。CT可见脑室扩大，偶尔可见等密度肿瘤中伴有钙化[24, 25]。在磁共振成像中，它们通常呈T_1低或等信号，T_2高信号，很少强化。病变边界通常不清晰。很少有丘脑扩展或向邻近的四脑室外生的情况，这种情况多见于高级别肿瘤或松果体区肿瘤（图22-1）。预测将来因肿瘤进展而需要手术治疗的影像学指标包括：囊性病变、大小超过2.5～3cm和（或）对比增强[20, 22, 25, 26]。

3. 病理学

中脑型脑干肿瘤大多为低级别星形细胞瘤。Dağlıoğlu等进行的文献回顾发现100多名接受活检的中脑脑干肿瘤患者中，85%为乳头状星形胶质细胞瘤、其他为低级别星形胶质瘤或少突胶质瘤，极少数为神经胶质瘤，其余为高级别胶质瘤，罕见的为神经节胶质细胞瘤[22]。Liu等、Robertson等和Ternier等也进行了类似的评估，发现这些病变中有高达83%是乳头状星形胶质细胞瘤[20, 22, 27]。这些肿瘤中有25%检测到BRAF复制，没有组蛋白H3K27M突变[20]。

4. 预后和治疗

对中脑型脑干肿瘤的外科干预，通常仅限于通过脑室－腹腔分流术或脑室镜下第三脑室造瘘术（endoscopic third ventriculostomy，ETV）解决梗阻性第三脑室积水问题，据报道，ETV的成功率为70%～90%[28-30]。考虑到这些病变与低级别肿瘤的关联，以及它们典型的惰性病程，一些研究报道治疗后肿瘤的5年无进展生存率高达100%，10年无进展生存率为89%，因此提倡保守治疗[27, 31, 32]

手术干预或放射治疗的阈值仍存在争议。一些学者认为，肿瘤体积增大和增强后强化是预测病情恶化、需要手术或放射治疗的重要指标[22, 33]。Poussaint等对32名儿童进行了中位数5年的随访，发现不需要进一步手术或放疗的一组患者的肿瘤最大直径平均为1.8cm，只有10%的患者在初次MRI扫描时出现增强后强化，而需要后续治疗的一组患者的初次扫描肿瘤最大直径平均为2.5cm，76%的患者出现增强后强化[25]。Liu等也报道说，病灶大小超过$3cm^2$、对比度增强和出现囊性改变是病情恶化的危险因素[20]。然而，这些危险因素的重要性仍存在争议，因为一些学者认为，即使观察到低级别肿瘤的进展，大多数患者仍无症状[31]。也有罕见的恶性进展潜在报道[21]，但增强后强化本身的意义也存在争议，Bognar等认为这些脑干病变的生物学行为与造影剂摄取之间存在不一致[34]。

鉴于高级别和低级别病变都有可能出现影

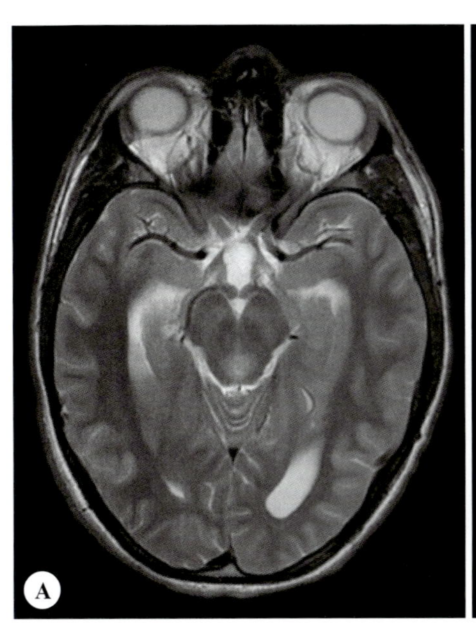

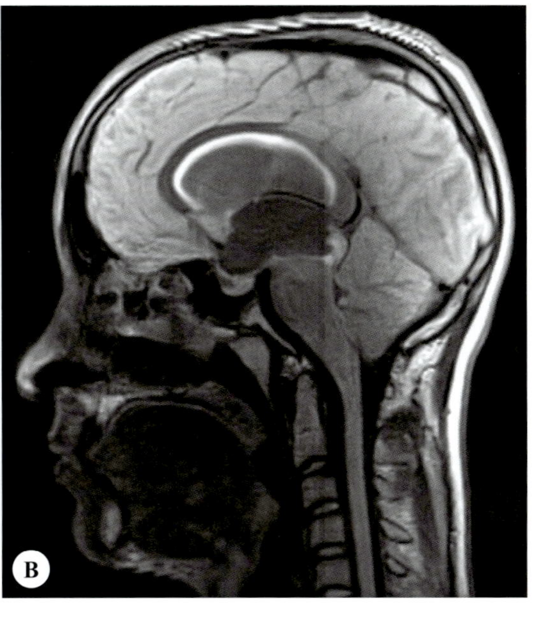

◀ **图22-1 中脑型脑干肿瘤**

A. 轴位T_2加权MRI显示中脑导水管周围有T_2强化病变，颞角和脑室体部增大；B. 矢状位FLAIR MRI显示巨大间脑胶质瘤

像学进展，保守治疗方案建议包括在第一年进行 3～6 个月间隔的定期监测影像学检查，之后每年一次[35, 36]。大多数经过治疗的梗阻性脑积水患者可保持 10 年无进展[33, 37, 38]。在有症状的肿瘤进展病例中，放射治疗已证明可使肿瘤消退或稳定[35, 37]，手术活检结合辅助放疗的治疗方案已证明可控制肿瘤进展[19, 20]。在非常年轻的患者中，化学治疗被用于稳定肿瘤进展，以避免放疗的不良反应，每周使用一次的长春新碱和卡铂与硫鸟嘌呤、丙卡巴嗪、洛莫司汀和长春新碱（thioguanine，procarbazine，lomustine and Vincristine，TPCV）方案相比，在治疗小儿低级别胶质瘤方面显示出大致相同的疗效[39, 40]。

（二）背侧外生型

背侧外生型脑干肿瘤来自背侧延髓、脑桥或脑桥 – 延髓交界处，并延伸至第四脑室，据报道占脑干肿瘤的 8%～22%[41]。最常见的症状与脑积水有关，包括发育不良、共济失调、乳头水肿、恶心和呕吐，此外还有后组脑神经功能障碍，症状持续时间为 2～24 个月[41–43]。由于其位置和生长模式，感觉和运动长纤维束通常不会出现相应症状[44]。

1. 放射学特征

背侧外生型肿瘤通常表现为脑室增大，在 CT 上呈等密度和增强后明显强化，生长范围从背侧脑桥或延髓延伸至第四脑室，偶尔也会延伸至枕大池[41]。在磁共振成像上，它们往往呈 T_1 低或等信号，T_2 高信号，压水像的高信号和对比度增强（图 22–2）。其尾部范围仅限于延髓，腹侧范围与背侧脑桥或延髓相融合，缺乏明确的分界，据报道低级别肿瘤有明确白质束和延髓边界，而高级别的肿瘤病理缺乏明确的边界。

2. 病理学

大多数背侧外生型肿瘤为低级别星形胶质瘤。Khatib 等发现，92% 的病例组织学符合毛细胞型星形胶质瘤[45]，而 Stroink 等报道背侧外生性肿瘤 90% 为低级别星形胶质瘤[41]。节细胞瘤或Ⅱ级星形胶质瘤也存在，尽管比毛细胞瘤更为罕见[4, 45, 46]。低级别肿瘤的流行可能是这部分患者在诊断前症状持续时间较长的原因[45]。

3. 预后和治疗

与局灶性或弥漫性脑干肿瘤相比，背侧外生型肿瘤的总生存率和无进展生存率较高，分别为 100% 和 67%[45]，这可能是由于这些病变的组织学分级较低，且易于手术切除[9]。Pollack 等和 Khatib 等发现，分别有 75% 和 70% 的患者在 113 个月和 26 个月后无进展[4, 45]。因此，鼓励尝试切除，手术目标是清除外生肿瘤。鉴于其典型的腹

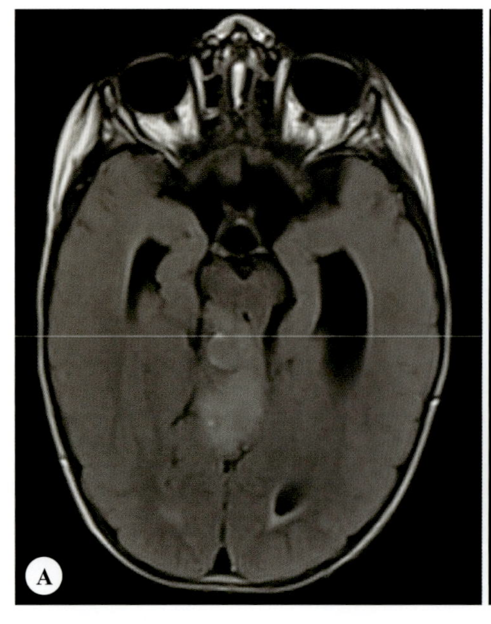

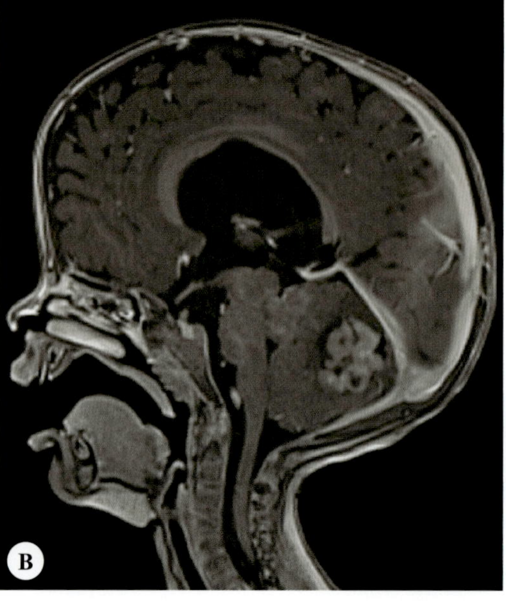

◀ 图 22–2　背侧外生型脑干肿瘤

A. 轴位 FLAIR MRI 显示高信号从右侧中脑后部延伸至小脑；B. 矢状位 T_1 加权 MRI，对比增强显示该外生型病变源自背侧脑桥

侧间界不清，后组脑神经核和脑桥或延髓的白质束受累程度不一，因此次全切往往多于全切。

只有高级别病变或进展迅速的低级别肿瘤才考虑术后放疗[12]。对于复发肿瘤的再次切除仍然是有效的选择，可用于控制病变的进展，在进行了这种二次切除手术的病例中，尚无报道出现恶变或偏离肿瘤首次病理结果的情况[4]。由于Luscka和Magendie孔附近存在阻塞，术前或术后可能会出现脑积水，因此需要行脑室–腹腔分流术或第三脑室底造瘘术。化疗方案仅限于年轻患者和极少数复发且肿瘤更具侵袭性的患者。

（三）延髓脊髓型

位于延髓颈髓交界处的脑干肿瘤占脑干肿瘤的5%～10%[3, 12, 47]，病程相对缓慢，据报道高达80%的脑干肿瘤患者症状持续1年以上[27]。临床表现取决于病变是以延髓为中心还是以颈髓为中心。当病变位于延髓时，患者往往表现为后组脑神经症状，涉及吞咽困难、构音障碍、面瘫等球部麻痹，以及恶心和呕吐，但不一定是由脑积水所致，而是因为病变靠近远处小脑核和孤束核。颈髓肿瘤的生长受到白质束的限制，如锥体束和小脑下角，导致肿瘤向脑室闩部生长。因此，这些病变的患者会出现不同程度的四肢瘫痪或偏瘫以及包括脊髓平面在内的长束征[48, 49]。更罕见的症状包括打嗝、晕厥、共济失调、呼吸暂停和脑积水[50]。

1. 放射学特征

一般来说，延髓脊髓型病变在MRI上表现为T_1低信号、T_2高信号、FLAIR高信号和不均匀或均匀强化（图22–3）。根据组织病理学的不同，病变可为囊性或实性。Morota等通过切除时的术中刺激发现，这些肿瘤倾向于将脑神经核推向更腹侧的位置[51]。从组织病理学角度看，低级别病变可能会局限在由锥体交叉、小脑下角和橄榄核所形成的延髓白质束屏障内，而向脑室闩部生长[11, 52, 53]。跟低级别肿瘤相反，较高级别的病变会越过这些屏障侵犯低位颅脑神经核。

2. 病理学

绝大多数的延髓脊髓型脑干肿瘤属于WHO Ⅰ级毛细胞型或纤维状星形胶质瘤，手术活检或切除的患者中有84%报道为WHO Ⅰ级或Ⅱ级肿瘤[48, 49, 54]。其他观察到的组织病理学类型包括神经节胶质瘤、室管膜瘤和Von Hippel Lindau病患者的血管网状细胞瘤。高级别肿瘤如间变性星形胶质瘤则很少见[48, 54]。

3. 预后和治疗

首次确诊为延髓脊髓型肿瘤的患者，长期预后较好，但多达45%的患者在初次治疗后出现复发[48]。手术切除作为初始治疗后的4年无进展生存率和总生存率分别为60%～70%和89%～100%[48, 49]。对于在肿瘤进展时接受手术的患者，无进展生存率和总生存率分别降至41%和62%，而高级别肿瘤的患儿在进展期接受手术后，短期无进展率和生存率增高[48]。

推荐进行手术活检或切除，但要注意，如果术中发现肿瘤与周围核团和白质束的边界不清楚，

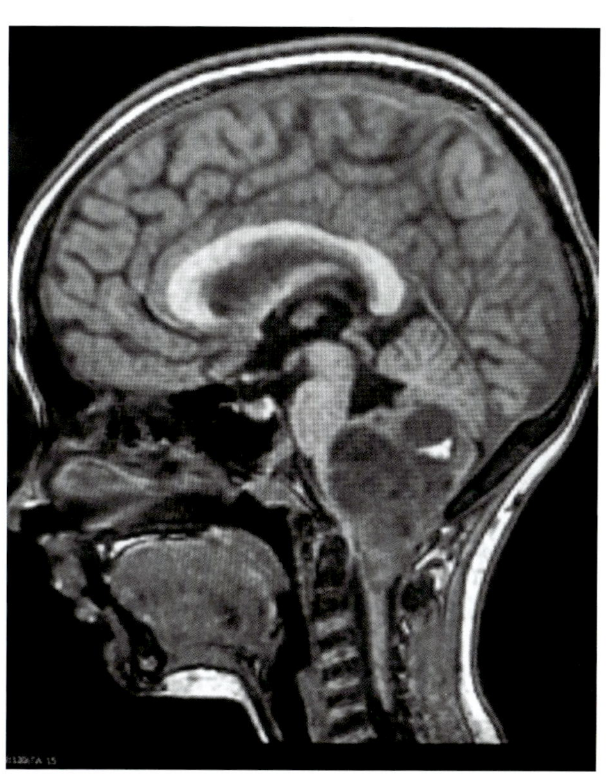

▲ 图22–3　延髓脊髓型脑干肿瘤矢状位T_1加权MRI，显示低信号延髓脊髓病变向后方生长至闩部

则应进行次全切除而不是大体全切除。无论如何，实现大体全切除的概率很高，之前有报道称 75% 的肿瘤都能成功切除[48]。除非肿瘤有明显的进展，否则不建议进行放疗。对于年龄小于 7 岁的患者，考虑到其相对较长的预期寿命，应探索化疗方案，以尽量减少放疗的不良反应[11, 48, 50]。

（四）局灶型

与之前的脑干肿瘤分类不同，局灶型脑干肿瘤除了很少发生在腹侧脑桥外，并没有特定的解剖学偏好[55]。因此，表现出的症状往往千差万别，包括头痛、长束征以及各种脑神经病变（取决于病变位置）。

1. 放射学特征

与弥漫性脑干肿瘤相比，局灶型脑干肿瘤的边缘更清晰。在磁共振成像上，肿瘤呈 T_1 低信号、T_2 高信号和 FLAIR 高信号，不均匀强化，无明显的实性或囊性成分倾向（图 22-4）。局灶性脑干肿瘤的最大直径一般小于 2cm，占脑干横截面积的比例小于 50%[35, 55-57]。

2. 病理学

局灶型脑干肿瘤中最常见的病理类型为低级别肿瘤，如毛细胞型或纤维状星形细胞瘤，以及较少见的神经节胶质瘤[54, 55, 57]。

3. 预后和治疗

在接受随访监测与放疗或化疗治疗的患者队列中，其中 66% 采用了放疗或化疗作为主要治疗方式，两组患者预后相似，5 年无进展生存率和总生存率分别为 70% 和 74%[58]。年龄小于 8—10 岁、病理分级较高或颈髓部位的患者预后较差[58, 59]。然而，在一项对接受手术切除的患者进行评估的研究中，5 年和 10 年的总生存率分别为 98% 和 90%[55]。因此，如果病变范围较小，建议尝试手术切除；如果组织病理学结果考虑为低级别胶质瘤（如毛细胞型星形细胞瘤），则建议活检并计划切除[35, 55, 59]。

对于无法切除的病灶，伽马刀放射治疗仍然是一种可行的选择，Yen 等的研究表明，80% 的患者在治疗后肿瘤不再增大或消退[60]。

（五）弥漫性内生型

弥漫性内生型肿瘤主要发生在脑桥内，在历史上与弥漫性内生型脑桥胶质瘤（DIPG）同义。它们占小儿脑干肿瘤的 80%，具有局部浸润性。无性别差异，诊断时的平均年龄为 6—7 岁[1]。患者往往在症状出现后 1 个月内表现出典型的三联征，其中包括以展神经受累最为常见的脑神经症状、共济失调和锥体束功能障碍[54, 61, 62]。

1. 放射学特征

弥漫性内生型肿瘤的影像学特征包括磁共振成像上的 T_1 等低信号、T_2 高信号和 FLAIR 高信号（图 22-5）。这些肿瘤边界不清，可能来自小脑

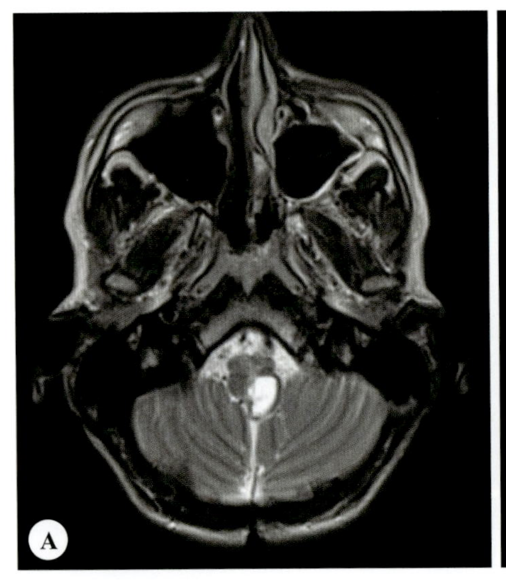

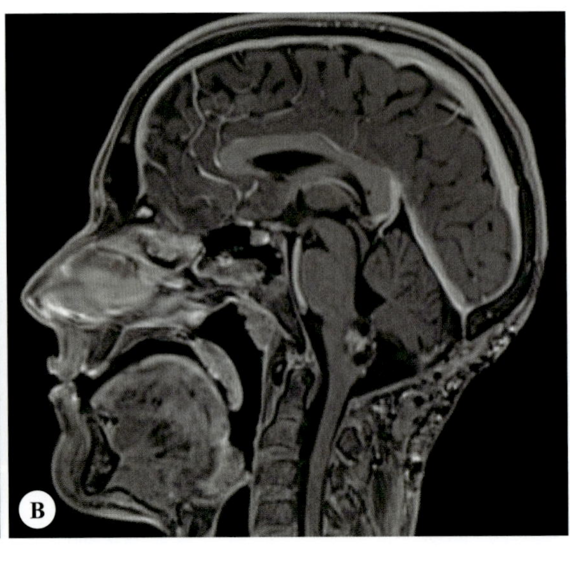

◀ 图 22-4 局灶型脑干肿瘤

A. 轴位 T_2 加权 MRI 显示高信号灶，局限于左侧后部延髓，侵犯第四脑室正中孔；B. 冠状位 T_1 加权 MRI 显示延髓后部局灶病变的不均匀强化

脚，也可能延伸至中脑并包裹基底节。如果出现增强，仅占肿瘤体积的 0%～25%，并可能伴有坏死[35, 63, 64]，但弥散受限仅见于非典型 DIPG。其放射学特征非常典型，以至于历史上的诊断主要基于 MRI。在整个神经轴扩散的情况并不少见，一项尸检研究显示，在额叶等结构中存在转移病变[65]。

磁共振波谱和正电子发射断层扫描（PET）等先进的成像技术被认为有助于评估预后。胆碱与 N- 乙酰天冬氨酸比值大与总生存率下降和组织学分级较高相关[66, 67]。PET 显示出较高代谢活性的肿瘤，即氟脱氧葡萄糖摄取增加，亦与更短的总生存期相关[35, 68, 69]。

2. 病理学

从历史上看，DIPG 的 WHO 分级为 2 级至 4 级，但由于其弥漫性和不良预后，普遍被认为是 4 级病变。2012 年，几项具有里程碑意义的研究分离出组蛋白 3K27M 突变（*H3K27M*），80% 的 DIPG 病例中发现了这种突变[70–72]，从而产生了一种病理诊断性的癌基因，促使 2016 年 WHO 补充将 DIPG 重新分类为弥漫性中线胶质瘤 *H3K27M* 突变 WHO 4 级。

H3K27M 分类中的突变变体包括 H3.1（*HIST1H3B/C*）、H3.2（*HIST2H3C*）和 H3.3（*H3F3A*）。事实证明，从 *H3K27M* 中识别突变变体不仅对预后很重要，而且对临床试验资格也很重要。具体而言，H3.1 变体在女性中出现的频率较高，年龄也较小[73]，而相比之下，H3.3 变体患者对放疗的反应较差，无进展生存期较短，转移性复发率较高[74, 75]。由于对这种毁灭性基因特征的深入了解，越来越多的呼声要求对弥漫性脑干肿瘤进行活检，不仅有助于进一步研究，还能确定适合参与针对相关分子靶点的临床试验的患者[61, 63]。

3. 预后和治疗

弥漫性脑干内肿瘤自 1926 年首次被描述以来，普遍预后较差[76]。中位无进展生存期一般为 7 个月左右，总生存期为 9～11 个月[1, 62, 77–79]。唯一被证实能提高儿科 DIPG 患者总生存期的干预措施是局灶适形光子放射治疗，一旦发现疾病进展，即进行再照射[80, 81]。然而，这种疗法的益处微乎其微，因为疾病会在确诊后 8～9 个月出现进展，并在发现进展后迅速恶化[35]。细胞毒性化疗和髓鞘脱落化疗都无法改善总生存期[82]。

对于理解和治疗这种致命疾病的尝试已经导致了对手术干预角色的思想演变。在历史上，手术干预一直不被提倡，1993 年，Albright 等反对在放射学上诊断的 DIPG 中进行任何手术干预，称其并发症不可接受[83]。然而，随着更先进的术中神经导航和立体定向技术的出现，几项跨机构的国际研究表明通过经小脑途径进行基于框架或无框

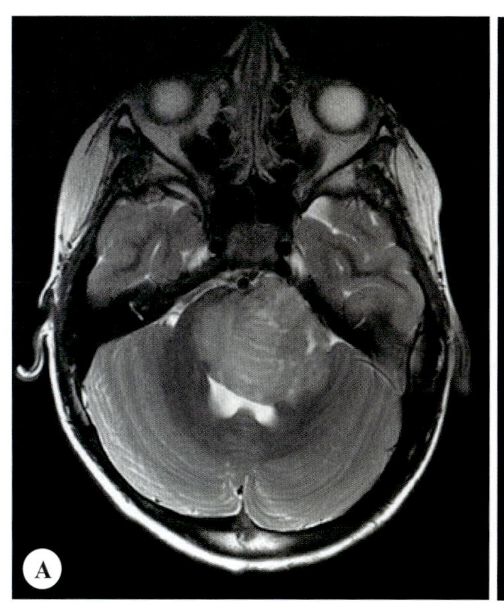

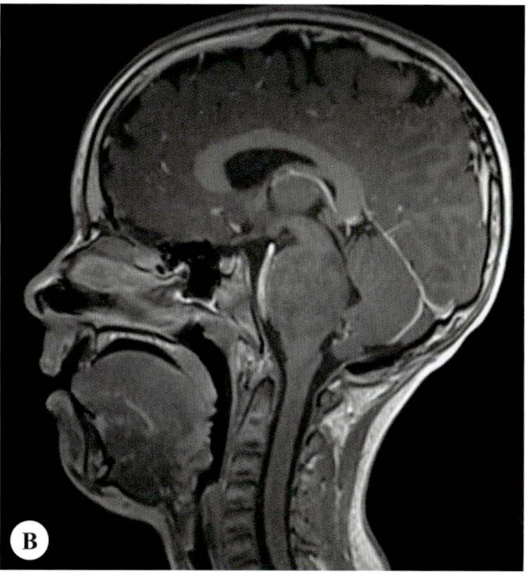

◀ **图 22-5 弥漫性内生型脑桥内肿瘤**

A. 轴位 T_2 加权 MRI 显示 T_2 高信号病变向脑桥扩展，延伸至小脑脚，并开始包裹基底动脉；B. 矢状位 T_1 加权 MRI 显示等至低信号病变累及脑桥

架的立体定向活检是安全而有效的，引用率最高的研究报道此项技术的死亡率和大部分短暂并发症率分别为 0.6% 和 7%[84–88]。事实上，手术活检可能是最终战胜这一致命疾病的关键所在，肿瘤病理组织的获得推动了分子特征的阐明，从而产生了新的治疗靶点和临床试验。

三、结论

小儿脑干肿瘤是一组具有不同临床表现、组织病理学特征、预后和治疗方法的异质性病变。目前的分类方法包括中脑型、背侧外生型、延髓脊髓型、局灶型和弥漫性内生型。中脑型、背侧外生型、延髓脊髓型和局灶型病变的组织病理学分级较低，长期预后良好，而弥漫性内生型脑桥胶质瘤占脑干肿瘤的 80%，绝大多数患者预后不良，总生存期仅为 9～11 个月。基因特征鉴定的最新进展已将 DIPG 重新分类为弥漫性中线胶质瘤 *H3K27M* 突变体，并为临床试验提供了新的分子靶点，但放疗仍是标准治疗方法，对于活检的热情直到最近才有所增长。相反，中脑肿瘤往往需要脑脊液转流，可以保守治疗，只有在疾病进展时才进行手术或放射治疗；背侧外生型肿瘤倾向于手术治疗，切除外生成分并治疗脑积水；延髓脊髓型和局灶性病变如果在肿瘤组织与功能性组织之间有足够的分界，也可以通过手术治疗，以免除病变而不导致永久性缺陷。化疗方案适用于病情进展的年轻患者，而放疗则可使复发患者的病情稳定或消退。

第 23 章　儿童的松果体区肿瘤

Pineal Region Tumors in Pediatric Patients

Joham Choque-Velasquez　Roberto Colasanti　Danil A. Kozyrev　Szymon Baluszek
Sajjad Muhammad　Juha Hernesniemi　著
王　强　译　　张旺明　校

松果体区域是由四叠体池中包含的后切迹空间所组成的深度颅内腔隙。出现在松果体区域的肿瘤包括从松果体及其周围结构发生的广泛谱的病变。小儿患者具有与成年患者不同的特殊临床特征。因此，在小儿患者中评估松果体区域肿瘤的方法与成年人不同。在这里，我们旨在介绍并讨论有关小儿患者松果体区域肿瘤的临床、病理、治疗方式和长期评估的相关文献。

一、流行病学

儿童松果体区肿瘤占颅内肿瘤的 2.5%～8.5%，在亚洲国家发病率较高。在儿童人群中，生殖细胞肿瘤（germ cell tumor，GCT）是最常见的肿瘤，其次是松果体母细胞瘤（pineal parenchymal tumor，PPT）[1–9]。因此，血液和脑脊液肿瘤标志物对患者的预后、治疗反应和疾病随访监测至关重要。在这方面，人绒毛膜促性腺激素（human horionic gonadotropin hCG）β 亚基的增高值与绒毛膜癌和胚胎癌相关。同样，甲胎蛋白值升高与卵黄囊肿瘤、胚胎癌和未成熟畸胎瘤有关。胎盘碱性磷酸酶（placental alkaline phosphatase，PLAP）值升高可能与生殖细胞瘤的诊断有关。甲胎蛋白值超过 1000ng/ml 的患者预后较差[3, 6–9]。

有证据表明，松果体区肿瘤的分布因种族而异。因此，在芬兰赫尔辛基，松果体区肿瘤多见于年龄小于 20 岁的患者。年龄小于 10 岁患儿，最常见的松果体区肿瘤是毛细胞型星形细胞瘤，其次是 PPT。在这种情况下，与其他人群相比，肿瘤标志物和活组织检查对这些患者的益处可能较少[10]。

二、临床表现

患松果体区肿瘤的儿童往往发病较晚。最常见的症状包括两大类。第一类包括颅内压（intracranial pressure，ICP）升高和脑积水症状。第二类症状与肿瘤对周围结构的压迫效应有关。

大多数患者表现为第一类症状。这些患者通常被诊断为梗阻性脑积水。脑导水管受压导致阻塞。这种压迫导致梗阻性脑积水，并伴有 ICP 增高的症状。ICP 增高的最早征兆之一是头痛。头痛多发生在夜间和清晨，经常将患者从睡梦中唤醒。有时头痛会伴有呕吐，但这很少能缓解患者的症状。ICP 增高的其他症状在幼儿中也有明确的反应，包括囟门隆起、头围快速增长和日落眼征。对于颅骨发育较成熟的大龄儿童中，脑积水的进展可能导致视盘水肿，伴随视物模糊。此外还会出现其他非特异性症状，如记忆下降。

第二类症状通常与松果体区域的重大肿块有关。典型的症状是四叠体受压，并伴有 Parinaud 综合征。该综合征包括双眼垂直向上凝视麻痹、会聚麻痹和瞳孔光近反射分离。半数以上的松果体肿块患者至少患有一种 Parinaud 综合征的表现。松果体肿块的进一步增大还可能导致小脑受压，出现共济失调和震颤。

除此以外，一组松果体区肿瘤最初会出现同步病变。此类病变的一个典型例子是双灶生殖细胞瘤，肿瘤在鞍上区和松果体区呈双灶分布。目前还不清楚双灶病变是原发转移性疾病还是同时发生的肿瘤[11]。不过，可能是由于空间更有限以及下丘脑 – 垂体轴结构对压迫的敏感性更高，双灶生殖细胞瘤最初往往表现为与鞍上肿块相关的症状。因此，双灶生殖细胞瘤可能会因压迫视路而出现视力障碍，因下丘脑 – 垂体轴功能障碍而出现内分泌症状。内分泌症状包括发育迟缓、性早熟、月经不调、性腺功能减退或尿崩症。

松果体母细胞瘤是原发性播散性松果体肿瘤的另一个例子。这种病变可通过脑脊液（cerebrospinal fluid，CSF）途径扩散，引起与原发病变无关的远期症状。这些症状包括脊髓或视神经受压、背痛和交通性脑积水。

在极少数情况下，松果体区肿瘤的最初表现可能是松果体出血（脑溢血）。这种情况通常会出现以下症状的不同组合：意识水平下降、新发急性头痛、呕吐、视力障碍和假性脑膜炎。

因此，综上所述，脑积水症状是松果体区肿瘤最常见的相关症状，其次是与局部肿块压迫效应相关的症状，如帕里诺综合征和小脑功能障碍。较少见的松果体肿块症状包括内分泌和视觉障碍，以及与松果体出血有关的症状，如新发急性头痛、呕吐和意识水平改变。

三、影像学特征

松果体区肿瘤的神经影像包括两种主要成像方式：计算机断层扫描（computed tomography，CT）和磁共振成像（magnetic resonance imaging，MRI）。由于大多数松果体区肿瘤都伴有不同程度的脑积水和相关临床症状，因此全球大多数地方的急诊检查主要采用 CT 检查。这种方法有助于观察脑室的大小以及与肿瘤内钙化和出血有关的肿瘤影像学特征。另外，包括松果体肿块在内的任何脑肿瘤的标准检查方法都是磁共振成像。由于松果体区肿瘤（如生殖细胞肿瘤、松果体母细胞瘤、胶质瘤等恶性肿瘤）可能会出现脑室扩散，因此建议进行全面的中枢神经系统磁共振成像检查。

可能还需要额外的成像方法，如磁共振光谱和 ^{18}F– 氟脱氧葡聚糖正电子发射断层扫描。然而，这些方法在鉴别肿瘤类型方面并无明显优势[12, 13]。小儿松果体区肿瘤的病理发病率与成人不同。图 23–1 至图 23–3 展示不同松果体区肿瘤的 MRI 和 CT 图像。

（一）生殖细胞肿瘤

生殖细胞肿瘤分为生殖细胞瘤和非生殖细胞瘤（non-germinomatous germ cell tumor，NGGCT），是儿科最常见的肿瘤类型之一。由于生殖细胞瘤和非生殖细胞瘤的特征非常相似，因此无法通过影像学可靠地区分这两种亚型[14]。在 CT 中，生殖细胞瘤通常表现为中线局部同质高密度肿块，周围有钙化（图 23–1A）。在磁共振成像上，颅内生殖细胞瘤在 T_2WI 序列上呈高信号，在 T_1WI 序列上呈等或低信号。增强图像通常显示生殖细胞瘤为均匀或不均匀增强，无论肿瘤是否含有囊性成分（图 23–1B）。GCT 在脑成像上的一个特殊特征是在鞍上和松果体区域呈现双灶性。这一发现强烈提示 GCT 肿瘤的诊断。在所有确诊的原发性肿瘤中，颅内同步生殖细胞瘤平均占 30%～40%[15–17]。

（二）畸胎瘤

另一种常见的松果体肿瘤是畸胎瘤。在 CT 上，这些病变通常表现为多形异质肿块。这一特征代表了肿瘤内囊性成分、脂肪和钙化的不同密度（图 23–1C）。钙化可能出现在不同的肿瘤区域，不同于生殖细胞瘤的局部表现。在磁共振成像中，畸胎瘤通常表现为在 T_1WI 序列中为等或高信号病变，在 T_2WI 中为低信号。对比增强图像显示实性成分明显强化，而囊性 / 脂质成分无强化（图 23–1D）。

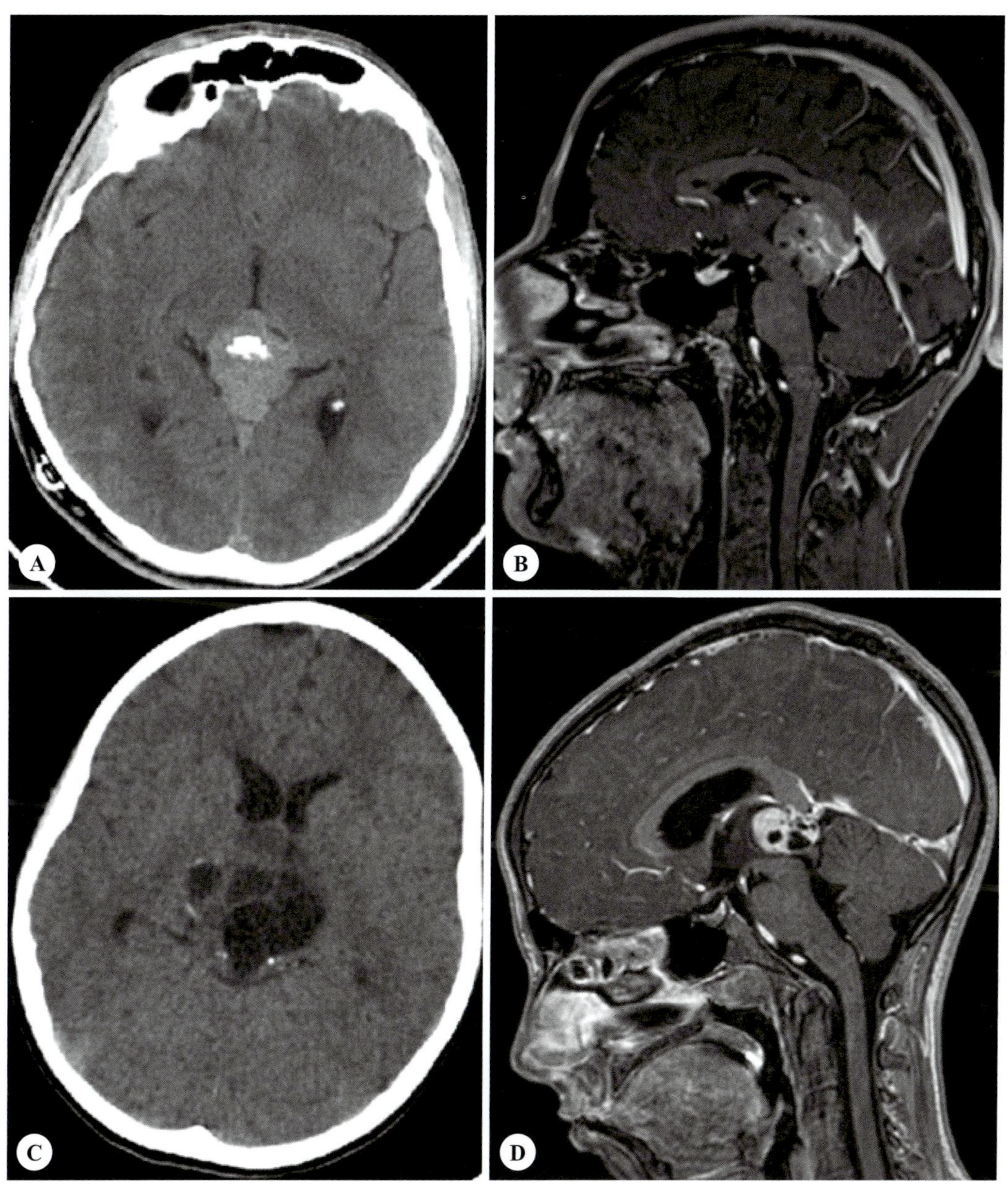

▲ 图 23-1　A. 松果体生殖细胞瘤的 CT；B. 松果体生殖细胞瘤的 MRI（注射造影剂后的 T_1WI）；C. 松果体畸胎瘤的 CT；D. 松果体畸胎瘤的 MRI（注射造影剂后的 T_1WI）

（三）松果体实质细胞瘤

这类肿瘤包括几个亚组，如松果细胞瘤、松果母细胞瘤、中度分化的松果实质肿瘤（pineal parenchymal tumors of intermediate differentiation，PPTID）和松果区乳头状肿瘤。在 CT 中，松果细胞瘤通常呈等密度，50% 以上的病例中可见囊肿和钙化（图 23-2A）[18]。这些囊性成分和钙化使得在肿瘤直径小于 2～3cm 时相对难以区分这些肿瘤与良性的松果囊肿。在 MRI 上，松果细胞瘤在 T_1WI 上呈低信号，T_2WI 上呈高信号。肿瘤的实质成分和囊肿壁通常在对比剂注入后增强（图 23-2B）。松果母细胞瘤通常不伴有钙化，而且与松果细胞瘤相比体积较大（＞3cm）[19, 20]。由于体积较大，松果母细胞瘤比松果细胞瘤更有可能伴随脑积水。

（四）胶质瘤

松果区胶质瘤包括与恶性程度相关的若干亚组。松果区胶质瘤可能从周围结构生长，如中脑、

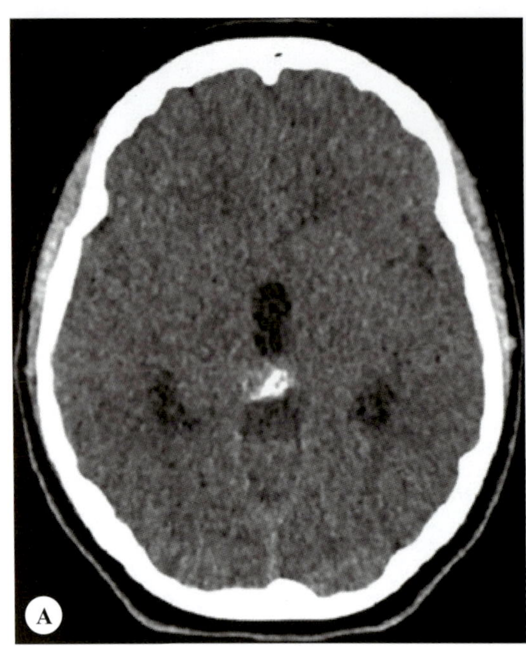
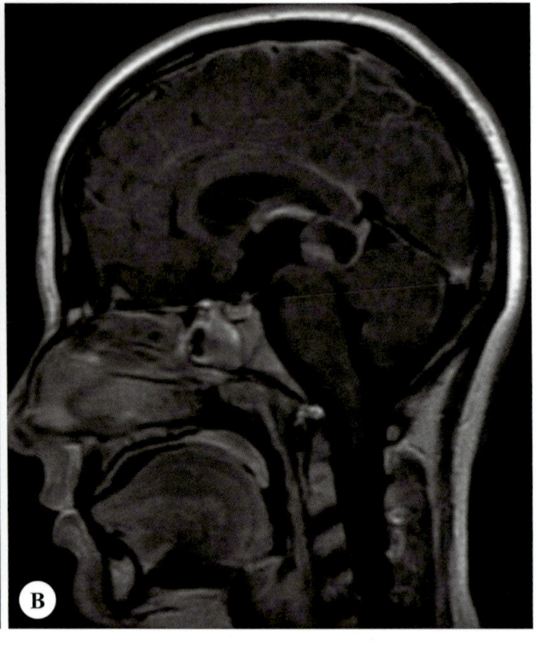

◀ 图 23-2 A. 松果体实质肿瘤的 CT；B. 松果体实质肿瘤的 MRI（注射造影剂后的 T_1WI）

后丘脑、第三脑室、脑导水管和胼胝体。对术前图像的准确分析能够正确确定每个特定肿瘤与周围结构的关系。对所有胶质瘤亚组的详细描述超出了本章的范围。然而，弥漫性胶质瘤在影像上差异较小，而非弥漫性胶质瘤是具有囊性成分和周围结构中低程度浸润的大病变。

一般来说，胶质瘤的放射学特征与大脑其他部位的病变相似。非弥漫性胶质瘤的 CT 会显示低密度或等密度肿块（图 23-3A）。高级别胶质瘤最初也可能伴有瘤内出血，在 CT 上表现为高密度信号（图 23-3C）。在磁共振成像上，非弥漫性胶质瘤在 T_1WI 上相对于邻近脑组织呈等或低信号，而在 T_2WI 上呈高信号（图 23-3B）。弥漫性胶质瘤的对比增强的表现呈均匀信号或混杂信号不等（图 23-3D）。

（五）顶盖肿瘤

这类肿瘤几乎只在儿科人群中发现[21]。随着神经影像技术的普及，在没有脑积水的情况下，顶盖胶质瘤通常会偶然发现[22]。然而，肿瘤进展可导致梗阻性脑积水，与松果体区域的其他病变类似。这些病变也可延伸至丘脑的枕核区，在神经影像学检查中可见。这种类型的肿瘤在造影剂注射后很少强化。由于顶盖胶质瘤可能导致慢性脑积水，因此评估脑脊液流动的磁共振成像模式（如矢状位 T_2-FSE/TSE、3D-SPACE/CISS）对制订适当的治疗计划至关重要。另外，即使是这种先进的成像方法也可能会产生误导，在极少数病例中会出现假性脑脊液流经整个第三脑室底的情况[23]。

（六）导水管肿瘤

导水管肿瘤是最近才被描述的罕见类型[24, 25]。既往导水管肿瘤被归类为顶盖和导水管周围肿瘤[26]，识别这类型肿瘤的重要性仍然在于治疗上的考虑，这可能与其他松果体肿瘤不同。因此，任何沿着导水管轴线之外的手术方法，因大多数情况下间脑都被肿瘤推上方，从而造成间脑的不必要损伤（图 23-4）。根据导水管区肿瘤的起源，其不断进展可引起特殊的放射学表现，如顶盖板升高和被盖压迹[24]。

四、分子研究结果和肿瘤微环境

如上所述，松果体区域蕴藏着多种病变。在这些肿瘤中，松果体细胞瘤属于 WHO 分级 Ⅰ 级良性肿瘤，而中间分化的松果体实质肿瘤属于 WHO Ⅱ～Ⅲ级肿瘤，其有丝分裂活性较高，生长具有不同程度的侵袭性。松果体区乳头状瘤（papillary

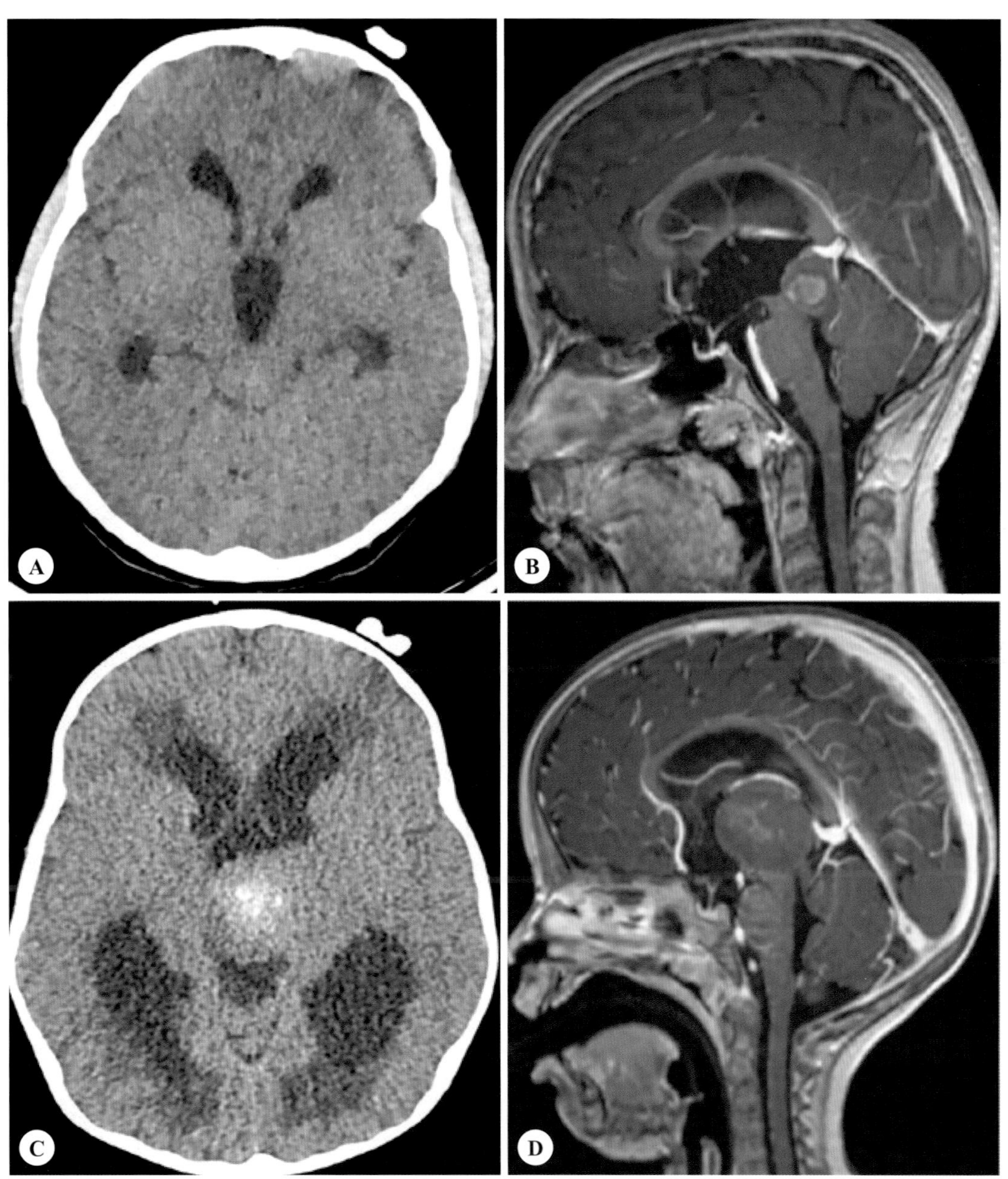

▲ 图 23–3 **A. 松果体毛细胞型星形细胞瘤的 CT；B. 松果体毛细胞型星形细胞瘤的 MRI（注射造影剂后的 T_1WI）；C. 松果体弥漫性胶质瘤的 CT；D. 松果体弥漫性胶质瘤的 MRI（注射造影剂后的 T_1WI）**

tumors of the pineal region，PTPR）也有类似的临床表现，这种罕见的病变被认为是由后第三脑室膜下的特化上皮细胞引起的。松果体母细胞瘤是恶性的Ⅳ级病变。与原始神经外胚层瘤一样，松果体瘤的特点是有 Homer-Wrightr 环、原始胚胎细胞、有丝分裂增多和弥漫性的坏死区。

最近对松果体实质肿瘤甲基化图谱的全面分析揭示了这些病变更广泛的遗传特征。松果体母细胞瘤包括 PB-GRP1A、PB-GRP1B 和 PB-GRP2，它们与多种 miRNA 处理异常有关，如 *DGCR8*、*DICER1* 和 *DROSHA* 基因突变[27]。较早有报道称，松果体母细胞瘤中存在 *DROSHA* 基因的同基因缺失以及 *myomegalin* 基因的拷贝数增加[28]。一般来说，属于这些类别的松果体母细胞瘤的总体 miRNA 水平较低，而且多发于年龄较大的儿童和成人[27]。内切酶 DICER（由 *DICER1* 基因编码）受 DICER1 综合征影响，这是一种常染色体显性遗传综合征，该基因 2 个等位基因的缺失会

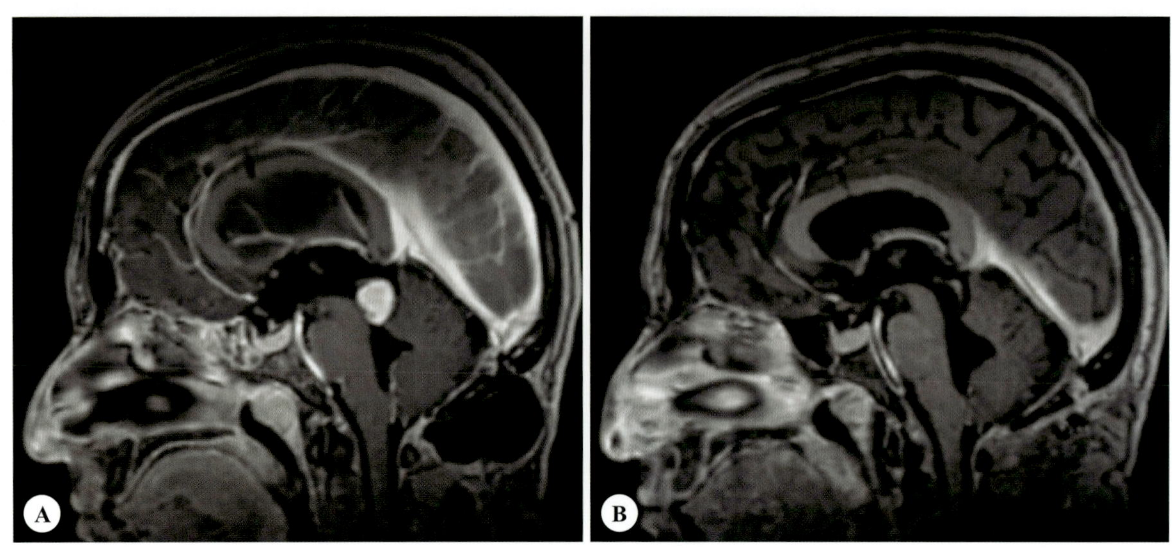

▲ 图 23-4 **WHO Ⅱ级室管膜瘤**

A. 术前 MRI；B. 术后 MRI（注射造影剂后的 T_1WI）

导致肿瘤发生。DICER1 综合征可能包括松果体瘤、多结节性甲状腺肿、胸膜肺泡瘤、囊性肾瘤、Sertoli-Leydig 细胞瘤、霍奇金淋巴瘤和威尔姆斯肿瘤[29, 30]。此外，还发现了松果体母细胞瘤的两个不同亚群：Pin-RB 与种系或散发性 *RB1* 基因突变有关，PB-MYC 与 *MYC* 基因扩增有关。这两种肿瘤都主要影响年轻男性儿童。带有生殖系或散发性 *RB1* 基因突变的 Pin-RB 肿瘤几乎没有甲基化原型。这些肿瘤通常表现为 1q 臂增益和 16 号染色体缺失，这是视网膜母细胞瘤的特征。它们还表现出类似的临床表现。因此，*RB1* 突变综合征有时被称为三侧性视网膜母细胞瘤综合征[31]。PB-MYC 松果体母细胞瘤与 *MYC* 扩增的髓母细胞瘤相似，也倾向于发生在年轻男孩身上，会导致病情迅速恶化和死亡[27]。

中间分化型松果体实质肿瘤的生物学特性与松果体母细胞瘤不同[27]。它们的特点是 KBTBD4 框内插入，DICER 缺失或 DROSHA 突变。值得注意的是，一些（第 3 组和第 4 组）髓母细胞瘤也存在类似的 *KBTBD4* 突变[32]。不过，在这些肿瘤中也发现了 *ATRX*[33] 和组蛋白 H3.3（*H3F3A H3K27M*）基因的突变[34]。良性松果体细胞瘤通常表达负责黑色素合成（*HIOMT*）和光传导（*OPN4*、*RGS16*）的基因[35]。在甲基化特征方面，它们与正常松果体实质的生物学特征相似[27]。这些肿瘤的患者在肿瘤切除前会出现褪黑激素水平升高，但这一发现很少与任何功能障碍相对应[36, 37]。将 PTPR 与上皮瘤或 PPTID 区分开来具有一定难度。然而，一些分子和遗传学特征可能有助于区分——所有 PTPR 都显示 10 号染色体缺失，表达与第三脑室亚组织器官（CALCA、FERD3L、SPDEF）相关的基因，并具有独特的甲基化模式[38]。

松果体区域也不成比例地受到 GCT 的影响。这一现象尚不十分清楚，但生殖细胞与间脑结构的相互作用似乎是其原因[39, 40]。首先了解生殖细胞的生物学特性是有帮助的，因为 GCT 可利用其特性进行自我繁殖。受精后一周左右，原始生殖细胞首先在外胚层分化，然后通过胚外中胚层迁移到尿囊。在那里成熟后，它们会在受精后十天左右到达中肾的生殖嵴[41]。这些肿瘤在扩散和转移时利用了相同的分子途径——SDF-1/CXCR4 轴[42]。受精后，DNA 上 CpG 岛的全局甲基化会发生迅速变化。精子细胞中 DNA 的甲基化程度略高于卵子。甲基化过程迅速下降，在卵泡期达到最低水平。之后，整个胚胎中的甲基化迅速上升，使细胞在个体的一生中实现特化和分化。然而，原始生殖细胞会在配子发育过程中使其 CpG 岛去甲基化，从而进入性别特异性甲基化过程[41]。

生殖细胞瘤就属于这种甲基化谱系。因此，生殖细胞瘤更接近 DNA 甲基化水平较低的原始生殖细胞，并表达各种基因。NGGCT 与胚胎组织相似，具有较高的特化程度、较高的甲基化水平和较低的表达基因总数[43]。因此，B 淋巴细胞和 T 淋巴细胞高度浸润胚胎组织就不足为奇了（这一特征甚至在经典组织病理学中也很明显）[44]。这一特征可引起强有力的免疫反应，从而抑制肿瘤扩散。因此，这些肿瘤中 PD-1/PD-1L 轴的激活可能与较差的预后有关[45, 46]。

松果体区域也经常出现胶质瘤[47]。在了解胶质瘤生物学方面的一个突破是发现了异柠檬酸脱氢酶突变在其中一些肿瘤中所起的作用。这些突变大多具有位点特异性（*IDH1R132H*），可改变酶的功能，使 2–羟基戊二酸（2–HG）取代 α- 酮戊二酸的生成。这一过程会导致细胞内的许多变化，包括 DNA 和组蛋白的全面甲基化以及缺氧诱导因子的激活[48, 49]。因此，这些肿瘤生长缓慢，免疫浸润少但充分。此外，*IDH* 突变可预测低级别胶质瘤对丙卡巴嗪、洛莫司汀、长春新碱化疗的反应。*IDH* 突变还与 *MGMT* 启动子的甲基化有关，可预测高级别胶质瘤对替莫唑胺治疗的反应[50, 51]。*IDH* 野生型肿瘤的特点往往是预后不良、坏死、新生血管生成以及免疫细胞无益的脂肪浸润[49, 52]。松果体区域也有 *BRAF* 突变的胶质瘤。有报道称，约 30% 的小儿松果体区胶质瘤存在 BRAF 分子改变[53]。*BRAF V600* 突变与预后不良有关，而 *KIA1549-BRAF* 融合则与预后较好有关[54, 55]。这些改变还通过激活 NF-KB 通路和与 CCL2 相关的肿瘤相关无效炎症来影响胶质瘤微环境[56, 57]。最后，人们认为松果体区域位于中线，应该藏有大量 *H3.3K27M* 突变的胶质瘤[58, 59]。然而，在一项关于 45 个顶盖区胶质瘤的研究中，没有发现 *H3.3K27* 突变体[53]。这些肿瘤的预后一致较差，免疫细胞浸润或反应明显不足[60]。

总之，近年来人们对松果体区肿瘤的生物学有了更好的了解。但这些发现尚未转化为对患者预后的有意义改善。希望随着免疫检查点抑制药治疗 GCT、DRD2 拮抗药治疗 *H3.3K27* 突变胶质瘤[61]、维莫非尼或 MEK/ERK 抑制药治疗 *BRAF* 突变胶质瘤[63, 64]等临床试验的不断进行，这种情况将发生重大改善。

五、肿瘤生物标志物

松果体区肿瘤的生物多样性决定了不同的治疗策略。其中一些病变对放射线敏感，一些是新型化疗药物的潜在靶点，还有一些需要手术切除。因此，精确识别肿瘤至关重要，以便找到最佳治疗方法[65]。GCT 的生物标志物在这一策略中至关重要[65, 66]。

甲胎蛋白（alpha-fetoprotein，AFP）是卵黄囊的产物，在胎儿体内的功能似乎类似白蛋白。此外，它还被认为具有激素结合分子、激素本身、免疫抑制、细胞周期调节和细胞凋亡调节等作用[67]。一些甲胎蛋白可能存在于成人体内，参考水平为 0～6ng/ml，在妊娠期间会出现生理性动态升高。与非整倍体一样，一些胎儿畸形与 AFP 水平下降有关，而另一些畸形（如神经管缺陷）则与孕期母体 AFP 水平下降有关[67]。此外，共济失调 – 特朗根综合征患者的 AFP 值也会升高[68]。肝细胞癌患者的 AFP 也会升高。不过，AFP 并非高度特异性的疾病标志物，肝硬化和肝炎患者的 AFP 水平也会升高[69]。卵黄囊瘤[70]、胚胎癌[71]、未成熟畸胎瘤[72]以及含有这些成分的混合型生殖细胞瘤等松果体区肿瘤会导致血清和脑脊液 AFP 水平升高[3]。目前还不清楚测量 CSF 中 AFP 浓度是否比测量血清中 AFP 浓度更有优势。但值得注意的是，血清中的甲胎蛋白浓度在检测具有卵黄囊成分的 GCT 方面是可靠的，无论其位置代谢状态如何[73]。根据国际生殖细胞共识分类，鉴于 AFP 浓度可将 GCT 患者分为中危组或高危组[74]。因此，从临床角度来看，甲胎蛋白水平升高意味着需要考虑切除、化疗和放疗相结合的积极治疗[3, 75]。

hCG 含有两个亚基：α 和 β。前者也是黄体生成素（luteinizing hormone，LH）、卵泡刺激素和甲状腺刺激素的组成部分。LH 和 hCG 有共同的受体，因此异位 hCG 的产生可导致假性性早熟[76, 77]。能产生 hCG 的松果体区肿瘤包括生殖细胞瘤、绒毛膜癌和胚胎癌[71, 77]以及含有这些成分的混合型 GCT[3, 77]。绒毛膜癌分泌的 hCG 与生殖细胞瘤不同，约 50% 的病例与血清 hCG 水平升高有关。分泌 hCG 的生殖细胞瘤代表具有合胞巨细胞的生殖细胞瘤[78]。复发性生殖细胞瘤的术前血清中 hCG 浓度超过 15mU/ml[78]，术前 CSF 中 hCG 浓度超过 1000ng/ml[79]。因此，仅根据血清或 CSF 中的 hCG 检测结果来做出治疗决定是困难的。

PLAP 通常在合胞滋养细胞中表达，可能参与向胎儿运送免疫球蛋白的过程。生殖细胞表达一种与 PLAP 高度同源的胎盘碱性磷酸酶样酶，通常可在 PLAP 检测中检测到。重要的是，吸烟也与 PLAP 血清水平升高有关[80]。CSF 中 PLAP 水平升高似乎与含有生殖细胞瘤成分的 GCT 相吻合。因此，有人提出了基于 CSF 中 PLAP 水平的新辅助治疗策略[81]。但也有证据表明，胚胎癌和绒毛膜癌可导致 GCT 患者血清 PLAP 浓度升高[80, 82]。

遗憾的是，其他松果体区肿瘤缺乏经临床测试的特异性生物标志物[83]。血清微 RNA 浓度被视为胶质瘤[84]、脑膜瘤[85]和 GCT[86]的潜在生物标志物，研究正在进行。虽然目前的生物标志物对决策过程至关重要，但应牢记的是，大量 GCT 患者携带混合成分[3]。因此，非生殖细胞瘤成分可在原发性肿瘤放疗后复发[77, 81]。

六、治疗

在选择松果体区域肿瘤的管理策略时需要考虑不同的因素，例如患者的临床状况和并发症、是否存在脑积水、是否存在血清 – 脑脊液标志物等。

（一）手术适应证

只有在出现恶性生殖细胞标记的情况下，才无须进行组织诊断，可以直接进行化疗和放疗。但是，当仅有部分肿瘤对放化疗有反应，下一步需进行手术切除残余肿瘤[16, 87–89]。

不同的是，当恶性生殖细胞标志物呈阴性时，了解病变的具体组织学亚型（因为松果体区域包含着多种不同的肿瘤）对于正确选择最佳治疗策略至关重要[6, 89–92]。

组织学诊断可通过活检（立体定向或内镜）或开放式手术方法完成，具体取决于患者的临床状态、肿瘤的侵犯范围和外科医生的经验[6, 90–92]。

通过开放性手术方法直接切除病灶，由于组织取样更广泛，可能会获得更精确的组织学诊断。松果体肿瘤细胞群的特殊异质性使得这一点尤为重要[6, 89–92]。此外，对良性肿瘤来说，切除全部病灶可能是治愈性的（图 23–4）。再加上适当的辅助治疗，可为恶性松果体瘤患者带来良好的长期疗效[6, 89–92]。最后，当出现梗阻性脑积水时，对病变进行直接根除，打开第三脑室后部，缓解肿瘤对第三脑室流出道和导水管的压迫，使 CSF 通路立即恢复畅通，从而避免在许多病例中进行分流手术[6, 89–92]。

另外，当患者的临床状况和病变的范围使得开放性手术方法具有风险时，建议对松果体肿瘤进行活检。事实上，对松果体病变进行立体定向和内镜下活检的效果一般都很好。此外，内镜方法还可以进行第三脑室造瘘术。不过，立体定向活检和内镜活检都有术中出血的风险。但是，据报道内镜和立体定向活检的诊断准确率低于开放手术方法，因为仅从一个部位取材的活检无法显示所有肿瘤特征[6, 91–93]。

（二）脑积水管理

大多数松果体区肿瘤患者都有梗阻性脑积水症状。根据患者的临床状况和外科医生的经验，可以采用多种技术重建通畅的 CSF 通路[6, 90–92]。内镜下第三脑室造瘘术，即从第三脑室底开口至桥前池，是一种微创、有效且常用的降低颅内压和逐渐恢复脑脊液流动的技术。此外，内镜方法允许对病变部位进行活检[6, 90–92]。这有助于选择病变的最佳治疗方案。

术前可采用脑室外引流术来缓解颅内压，但与内镜下第三脑室造瘘术相比，这种方法出现感染性并发症的风险较高。不过，脑室外引流可作为在实施永久性脑室－腹腔分流术之前的一种替代方案。事实上，过去经常使用的最后一种治疗方案可能会导致恶性细胞在脑室周围播种。此外，放置分流管可能会导致脑室静脉塌陷，造成潜在的肿瘤增大，从而使手术更加复杂，降低肿瘤的根治率[6, 90–92]。

基于上述原因，在治疗术后脑积水时，内镜下第三脑室造瘘术应优于脑室－腹腔分流术[6, 90–92]。

放疗和（或）化疗可在数周内使某些 GCT 大幅缩小，从而无须手术即可解决伴随的脑积水问题。在这种情况下，可以选择类固醇治疗来减轻与脑积水有关的症状，同时辅助治疗缩小病灶。

（三）放射治疗

放疗是治疗大多数松果体瘤的基础。然而，由于人们对颅脑和全脊髓放射治疗在儿童 GCT 和松果体母细胞瘤患者中公认的晚期影响（如听力和视力损伤、内分泌和神经认知功能障碍以及继发性恶性肿瘤）的担忧，人们对制订可减少放疗剂量和放疗野的治疗方案越来越感兴趣[94, 95]。

对于生殖细胞瘤，放射治疗的效果良好（治愈率为 90%～100%），但可能会对患者的功能产生不利影响[96–100]。因此，整个中枢神经系统放射治疗（30～60Gy）曾一度是标准的放射治疗野，通常在原发肿瘤部位进行 50Gy 的同步增强放疗，但现在正逐渐被针对局部病灶的较小放射治疗野和剂量所取代[98, 99, 101–103]。事实上，有证据表明，21～25Gy 的较低剂量可以很好地耐受，但不会降低脊髓复发的风险[98, 99, 101–103]。此外，研究还支持用全脑放疗取代整个中枢神经系统放疗，因为据报道，接受脊柱照射和未接受脊髓照射的患者复发率相似[98, 99, 101–103]。随后，多位学者的研究表明，在局部病灶的治疗中，全脑放疗可以安全有效地替代全脑室系统区域的放疗[98, 99, 101–103]。因为即便与诱导化疗相结合，小于全脑室的放射野也可能与较高的脊柱复发率有关[98, 99, 101–103]。然而，新型辅助化疗或放疗前化疗可减少放疗剂量和放疗量，降低长期放疗相关不良反应的风险[89]。

与生殖细胞瘤相比，NGGCT 对放射线的敏感性较差，据报道其 5 年生存率为 10%～27% 至 60%[3, 104]。因此，对于这些肿瘤，放射治疗通常与其他治疗方式相结合，或用于转移性病灶的颅脑照射。此外，精确的放射剂量和放射野尚不明确[89]。

放射治疗、放射手术和化疗可用作部分切除畸胎瘤的辅助治疗，因为最大限度的手术切除仍是此类肿瘤的金标准治疗方法[89, 105, 106]。

对于松果体实质肿瘤，更确切地说，是松果体母细胞瘤，可采用放疗结合化疗的辅助治疗方法。一些学者建议不要对 3 岁以下的儿童使用放射治疗，以防对发育中的大脑造成潜在的长期严重影响。然而，这往往与不良预后有关（诊断后 4～13 个月因疾病进展而死亡）[107]。对于 3 岁以上的患者，手术、化疗和放疗联合治疗的 5 年无进展生存率为 92.9%[108]。我们推荐的方案是神经系统的放射治疗 36Gy 加上肿瘤床的 25Gy 同步增强放疗，每日剂量为 1.8Gy[109]。

对于 PPTID，我们建议在部分切除、随访时复发较小、多形性变异且具有松果体母细胞瘤特征或增殖指数很高且有丝分裂活性很高的情况下进行放射治疗[110]。如果没有脊髓播种的放射学证据，进行预防性脊髓照射目前尚有争议[110]。

关于松果体区星形细胞瘤，病变活检后进行局部照射可能会决定长期生存率[111]。

（四）化疗

多项研究报道称，GCT 对多种药物化疗的反应率很高[112–115]。1994 年，Allen 等观察到 10 例生殖细胞瘤患者对卡铂单药治疗的反应率为 100%[116]。

第一次国际中枢神经系统生殖细胞瘤研究的结果显示，使用多药化疗（卡铂、依托泊苷和博来霉素加环磷酰胺治疗几个周期），生殖细胞瘤

（84%）和 NGGCT（78%）的反应率都很高[16]。2001 年，日本小儿脑肿瘤研究小组观察到，使用多药化疗（依托泊苷加卡铂或顺铂），生殖细胞瘤（83.6%）和伴有合胞滋养巨细胞的生殖细胞瘤的完全应答率相似。相比之下，NGGCT 患者则没有反应或反应有限[88]。尽管如此，这两项研究都发现，在随后的随访中，未经放疗的复发率很高[16, 88]。第一项研究报道称，在新辅助化疗完全反应后的 8～49 个月内，复发率为 51%。大多数复发患者接受了放疗和化疗的联合治疗。生殖细胞瘤组（84%）和 NGGCT 组（62%）的 5 年生存率存在统计学差异[16]。日本一项针对初始反应完全的生殖细胞瘤患者的研究报道显示，1.5 年内复发率为 50%[88]。

多项研究表明，NGGCT 经多药化疗后反应率较高[16, 87, 88]。此外，化疗还有助于降低某些恶性 NGGCT 的血管生成。在进一步治疗前，通常会对新辅助化疗后的残留肿瘤进行二次手术[16, 87, 88]。初次化疗后的残留病灶通常对放射治疗有抵抗力，如畸胎瘤或坏死组织[16, 87, 88]。

在新辅助化疗期间或之后可能会观察到成熟畸胎瘤的反常生长（生长性畸胎瘤综合征）[117, 118]。化疗还可减少因恶性 GCT 而进行 CSF 分流的患者肿瘤细胞向腹膜扩散的风险[16, 87, 88]。化疗和放疗联合使用可减少相对剂量，从而可能提高治愈率并减少相应的不良反应，包括垂体功能障碍[88, 119]。

关于松果体实质肿瘤，更确切地说，是松果体母细胞瘤，化疗可作为辅助治疗与放疗结合使用。一些学者建议不要对 3 岁以下的儿童使用放射治疗，以免对发育中的大脑造成潜在的长期严重影响。然而，这往往与不良预后有关（确诊后 4～13 个月因疾病进展而死亡）[107]。对于 3 岁以上的患者，将手术、化疗和放疗结合起来，5 年无进展生存率为 92.9%[108]。

曾使用过多种化疗药物，如环磷酰胺、长春新碱、顺铂和依托泊苷[120, 121]。在新诊断的松果母细胞瘤患者中，采用高剂量化疗联合自体干细胞移植以及放疗，取得了良好的结果，4 年的总体生存率和无进展生存率分别为 71% 和 69%[121]。

根据我们的经验，对松果体母细胞瘤进行适当的多学科治疗，包括对病灶进行显微外科全切，在肿瘤床进行精确的全脑全脊髓辅助放疗，以及在必要时进行充分而积极的髓母细胞瘤样化疗方案，可提高这些恶性肿瘤患者的总体生存率[109]。

七、远期预后

特定的组织学亚型是预后的单一、最具预测性的因素，因为松果体区域存在着非常不同的肿瘤。

生殖细胞瘤的预后通常很好，5 年、10 年和 20 年生存率分别为 93.7%、92.7% 和 80.6%[3, 89, 98, 99]。Denyer 等最近对颅内 GCT 的治疗效果进行了大规模多中心分析，证实单纯放疗的生存效果优于活检和切除术，但与单纯化疗相比，生存率没有差异[89]。

据报道，在目前的治疗模式下，NGGCT 的 10 年总生存率为 70%～80%，颅内绒毛状癌的生存率最差[3, 122]。对接受切除术的 NGGCT 患者加用化疗可延长生存期，优于放疗[89]。

Matsutani 等报道，成熟畸胎瘤和恶性畸胎瘤的 10 年总生存率分别为 92.9% 和 70.7%[3]。恶性畸胎瘤的 5 年总生存率为 68%～70.7%[3, 101]。

总之，据报道，所有颅内 GCT 的总体 5 年生存率超过 75%，其中生殖细胞瘤和成熟畸胎瘤的生存率往往高于 NGGCT[105, 123]。

关于松果体实质肿瘤，松果体细胞瘤切除后的长期预后良好[124]。

对松果体母细胞瘤而言，手术、化疗和放疗相结合的 5 年无进展生存率高达 92.9%[108]。我们最近报道了 3 例松果体母细胞瘤患者的长期良好疗效，这要归功于精确的多学科治疗（大体全切除、放疗和化疗）。其中 1 例患者在术后超过 14 年去世，另外 2 例患者在术后超过 12 年仍保持良好状态，没有复发[109]。

WHO Ⅱ级 PPTID 的 5 年生存率为 74%，WHO Ⅲ级则为 34%[125–127]。我们记录了 15 例 PPTID

患者的良好长期疗效（5 年和 10 年生存率分别为 92% 和 71%。这要归功于对部分切除、随访时小复发、具有松果体母细胞瘤特征或增殖指数很高且有丝分裂活性多形性变体的患者采用基于最大安全手术切除和放疗的治疗方案[110]。

四叠体的星形细胞瘤在大多数情况下进展缓慢，肿瘤活检后进行局部照射可改善长期生存期[111]。

八、未来展望

应进一步完善显微外科和内镜技术，同时应开发新的微创技术，以便在必要时对病灶进行更安全的全切除，且避免术后并发症。

建立更准确的诊断和治疗方法以及放射化疗给药方式的进步，有助于松果体区肿瘤获得最佳的长期疗效，同时减少不同疗法的潜在不良反应。在这方面，对不同松果体肿瘤进行多变量 Meta 分析，评估患者的临床状态和并发症、肿瘤分级、采用的治疗方法和长期疗效，有助于优化管理[89]。

影像学研究以及血清和脑脊液标记物的改进，再加上深度学习算法的发展，可以更精确地区分各种组织学亚型，从而更好地选择后续治疗方案。

此外，基因检测技术的进步也有助于肿瘤诊断和癌症风险预测。

第 24 章 儿童脑肿瘤的罕见类型

Paediatric Brain Tumours: Rare Variants

Jia Xu Lim Liming Qiu Sharon Y. Y. Low Wan Tew Seow 著
王 强 译 张旺明 校

影响儿科中枢神经系统（central nervous system，CNS）的肿瘤疾病多种多样，极具挑战性。这些疾病的罕见变种尽管数量众多，但只占一小部分，因此在临床医生的职业生涯中可能很少遇到。由于这些病变非常罕见，因此一般都不被充分认识，治疗应采用多学科的方法，同时考虑患者的年龄、表现、神经系统状况以及诊断时的病变范围。总体而言，我们仍然非常需要合作和知识共享，以进一步提高知识水平，为患者提供尽可能最好的治疗[1]。

在本书的这一章中，作者介绍了两种形式的胚胎性肿瘤（AT/RT 和 EMTR）、脉络丛肿瘤和去胚胎性婴儿肿瘤（DIG 和 DIA），重点阐述了它们的定义、诊断、发病机制、处理原则，并涉及了当前的争议和最新进展。

一、非典型畸胎样横纹肌样瘤

（一）定义

中枢神经系统胚胎性肿瘤是由大脑的胚胎细胞产生的恶性肿瘤[2]。非典型畸胎样横纹肌样瘤（atypical teratoid/rhabdoid tumour，AT/RT）是一种恶性中枢神经系统胚胎性肿瘤，主要由分化不良的细胞组成。这些病变经常包括横纹肌样细胞，并伴有 SMARCB1（INI1）或 SMARCA4（BRG1）失活。如果无法确认 SMARCB1 和 SMARCA4 的状态，则将肿瘤分类为带有横纹肌特征的中枢神经系统胚胎性肿瘤。其他形式的中枢神经系统胚胎性肿瘤包括髓母细胞瘤、多层菊形团胚胎性肿瘤（embryonal tumor with multilayered rosettes，ETMR）等（先前被称为原始神经外胚层肿瘤）[3-7]。

（二）流行病学

AT/RT 在所有儿童脑肿瘤中所占比例小于 5%，但在 3 岁以下儿童脑肿瘤中所占比例高达 20%[3, 4, 6-9]。该病在成人中非常罕见，仅有 86 例报道[10]。据推测，由于其放射学和组织学表现与其他中枢神经系统肿瘤相似，其真实发病率可能被低估[7, 9]。AT/RT 更常见于男性，男女比例为 2.1 : 1.6[7, 9]。相比于幕下位置，肿瘤更常位于在幕上位置[7]，并有 20% 的患者呈现为弥散性疾病，播散到脑脊液通路[7]。

（三）组织学和分子分类

AT/RT 在组织学上与 WHO Ⅳ级相对应[2]。最近的研究表明，国际上已就 AT/RT 达成共识，将其分为三个不同的分子亚组[11]：AT/RT-TYR、AT/RT-SHH 和 AT/RT-MYC，图 24–1 总结了这些发现。AT/RT-TYR 大多数病例中酪氨酸酶过度表达，而其他 AT/RT 亚群中没有这种情况。酪氨酸酶是一种有助于黑色素合成和神经管发育的蛋白质[12]。总体而言，AT/RT-TYR 中富含黑色素合成途径、酪氨酸代谢和上皮增殖。AT/RT-SHH 亚组过度表达 SHH 和 Notch 通路分子，而 AT/RT-MYC 则过度表达 *MYC* 致癌基因。这一分组对临床表现、预后和靶向治疗方案都有影响。

与其他亚组不同，AT/RT-TYR 患者是亚组中最年轻的，诊断年龄中位数为 12 月龄，而且肿

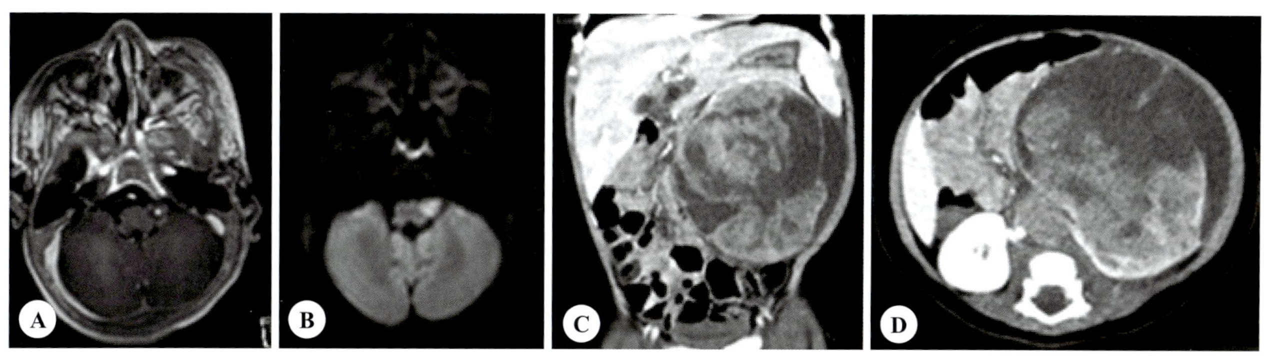

▲ **图 24-1** 横纹肌瘤易感综合征的影像学表现（患者病例来自 **KK** 妇女儿童医院神经外科）。颅脑 **MRI** 显示左侧髓质有一个小病灶，呈异质强化，弥散受限，与 **CT** 显示的左侧肾脏巨大异质肿瘤相关

A. 轴位 T_1W+C 图像；B. 轴位 DWI；C 和 D. 腹部轴位和冠状位对比增强 CT

T_1W+C. T_1 加权增强成像；DWI. 弥散加权成像

瘤大多数位于幕下。AT/RT-SHH 是唯一同时向幕上和幕下延伸的亚组，并进一步细分为主要位于幕上的 AT/RT-SHH-1 和主要位于幕下的 AT/RT-SHH-2。有趣的是，AT/RT-MYC 是唯一 AT/RT 发自脊柱的亚组。放射学上，AT/RT-TYR 呈带状强化，而 AT/RT-SHH 的强化程度较低，AT/RT-MYC 则伴有较强的周围水肿[13]（表 24-1）。

（四）相关疾病 / 综合征

横纹肌样肿瘤易感综合征（rhabdoid tumour predisposition syndrome，RTPS）是一种常染色体显性遗传病，其特征是罹患横纹肌瘤的风险明显增加。这些肿瘤可发生在颅内（AT/RT）、颅外肾外（头颈部、椎旁肌肉、肝脏、膀胱、纵隔、腹膜后、心脏、骨盆）或肾脏[14, 15]（图 24-1）。

受影响的患者通常在出生 1 年内就出现具有侵袭性行为的同步肿瘤。建议对 4 岁以下的患者进行密切监测，每月至每 3 个月定期体检，头部、腹部和盆腔超声波检查，或根据年龄进行脑部、脊柱和全身磁共振成像检查。诊断标准和监测指南见表 24-2[14-16]。这种疾病的推荐治疗方案需要采用多学科方法，通常包括手术、放疗和化疗。

（五）自然史和预后

由于其罕见性，对 RTPS 自然史的研究很少。手术切除、辅助化疗和放疗后的预后仍然不容乐观，中位生存期为 16.8 个月，中位进展生存期为 10 个月[7]。其他研究报道显示，2 年的无进展生存率为 53%，总生存率为 70%[17]，3 年的总生存率为 22%，无进展生存率为 13%[8]。由于 AT/RT 亚组最近才确定，因此基于这种新分类的预后研究仍在进行中。ASCL1 蛋白的表达与较好的预后有关，并且在 AT/RT-SHH 中高度表达[18]，这可能意味着该亚组患者的预后较好。

其他的预后良好的预测因素包括诊断时年龄大于 3 岁[9, 19]、诊断时疾病未扩散[20-22]、非 RTPS AT/RT、肿瘤位于幕上部[23]、可通过手术全切[19, 24]。

（六）临床表现和诊断

由于其恶性性质和快速进展，AT/RT 患者在初次发病时通常已患有转移性疾病。临床特征可能各不相同，神经系统症状与部位有关，即幕上或幕下。这些症状可能包括嗜睡或呕吐等颅内压升高的非特异性症状和体征，或由于肿瘤位于皮质位置导致的局灶性神经功能缺损。AT/RT 的诊断是基于以下几种方式进行怀疑和确认的：放射学、脑脊液（cerebrospinal fluid，CSF）和组织病理学评估。

（七）放射学特征[25, 26]

如前所述，AT/RT 更常见于幕上区域，通常位于半球，较少见于鞍上池、脑室和松果体区域。这些部位的病变对应于 AT/RT-MYC 和 AT/RT-SHH 亚型。在幕下，它主要发生在小脑半球，有

表 24-1 AT/RT 的 3 个分子亚型[10] 及其流行病学和致癌关联概述

分子亚型	AT/RT-TYR	AT/RT-SHH	AT/RT-MYC
中位年龄（月龄）	12	20	27
性别分布（男：女）	57∶43	55∶45	52∶48
肿瘤位置	• 幕上：25% • 幕下：75% • 脊柱：0%	• 幕上：65% • 幕下：35% • 脊柱：0%	• 幕上：50% • 幕下：38% • 脊柱：12%
主要致癌途径、转录特征	• BMP 信号 • 黑色素生成途径（TYR、TYRP、MITF） • 间充质基因（*OTX2*、*PDGFRB*、*BMP4*）	• 神经发生 • SHH 信号通路（GLI2、BOC、PTCHD2） • NOTCH 信号通路（ASCL1、CBL、HES1） • MYCN	• MYC • HOX 簇基因

AT/RT. 非典型畸胎样横纹肌样瘤

表 24-2 RTPS 的诊断和监测（RTPS 患者的诊断标准和推荐的影像学监测方式汇总表）

RTPS 的诊断

同时患有以下 2 种疾病的患者

- 横纹肌样肿瘤和（或）有横纹肌样肿瘤家族史和（或）多发性 SMARCA4- 缺陷肿瘤或 SMARCB1- 缺陷肿瘤（同步或不同步）
- 通过分子基因检测鉴定 SMARCA4 或 SMARCB1 的种系致病变异

RTPS 的监测

SMARCB1 相关 RTPS

- 1 岁以下：每月进行 1 次头部 US 扫描，每月进行 2～3 次腹部和骨盆 US 扫描，或每月进行 2～3 次头部、腹部和骨盆 MRI
- 1—5 岁：每月 3 次脑部、脊柱和全身 MRI，以及每月 3 次腹部和骨盆 US/MRI

SMARCB1 相关 RTPS 的错义变异被认为风险很低，因此不需要筛查。由于数据不足，SMARCA4 相关 RTPS 没有监测指南

RTPS. 横纹肌样肿瘤易感综合征；US. 超声波

时会发生在第四脑室、桥小脑角和脑干。这些病变最常见的是 AT/RT-TYR 亚型。

AT/RT 通常是异质性肿瘤，细胞高度增生，可能伴有出血、坏死、囊肿和（或）钙化。由于初次发现时广泛扩散的高发生率，应对这些患者进行整个神经轴的成像（图 24-2）。在表 24-3 中概述了 AT/RT 的重要鉴别诊断。脑脊液常规检查用于评估沿脑脊液途径的扩散情况。随后，还需要进行胸部、腹部和盆腔的 CT 检查，以评估患者是否存在其他脑脊髓外表现的横纹肌样肿瘤。

（八）治疗

目前，还缺乏大规模、多中心的随机研究来指导最佳治疗。此外，国际上也未就标准治疗方法达成共识[27, 28]。治疗的考虑因素包括患者的年龄、肿瘤位置和疾病扩散程度。最大限度的安全切除加上辅助化疗（放疗或不放疗）是目前的辅助治疗方法。靶向疗法的研究工作仍在进行中。

1. 外科手术

手术的目标是进行最大安全切除，包括组织学和生物学诊断。尽管多个较小的研究表明切

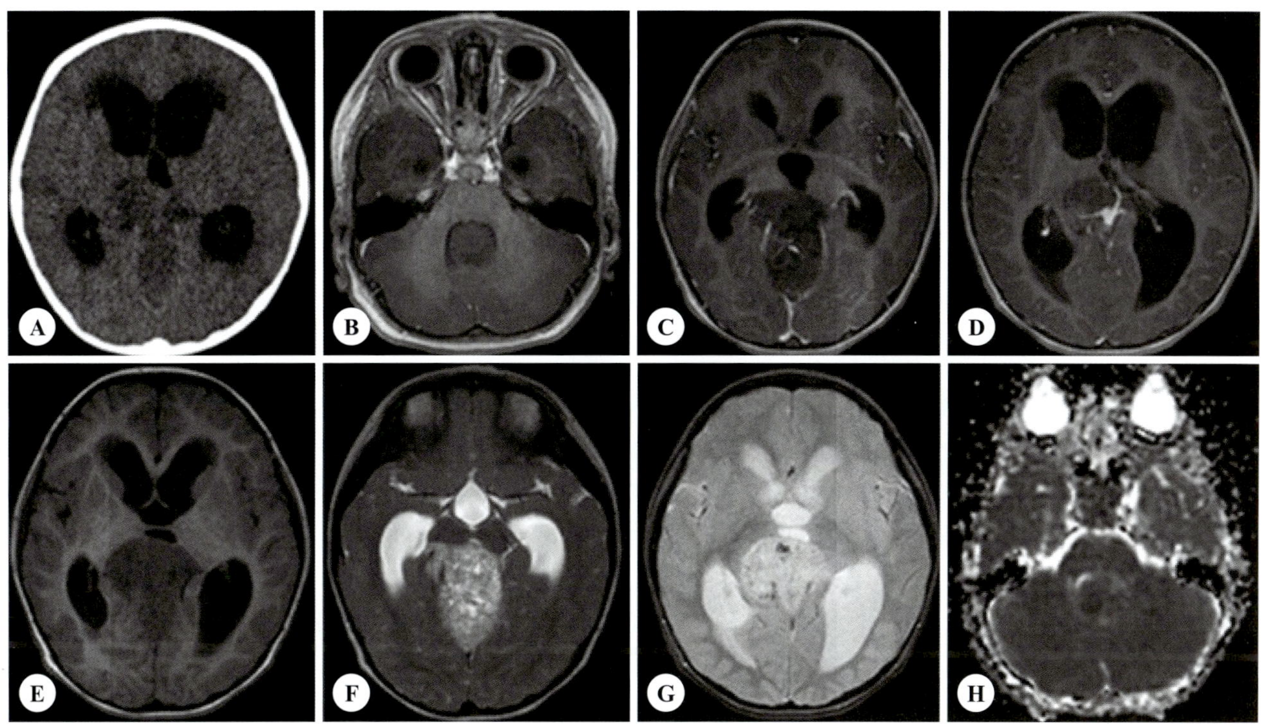

▲ 图 24-2　非典型畸胎样横纹肌样瘤（AT/RT）的神经影像（患者病例来自 KK 妇女儿童医院神经外科）。脑成像显示一个巨大的异质性病变，从第四脑室向上延伸至第三脑室和小脑上区，并向后延伸至四叠体池。病灶呈微小异质强化，内部有囊性变、钙化和弥散受限区。还可观察到阻塞性脑积水

A. 轴位 CT；B 至 D. 轴位 T_1+C，分别位于第四脑室、第三脑室和侧脑室水平；E. 轴位 T_1 加权成像；F. T_2 加权成像；G. 轴位 GRE 图像；H. 轴位 ADC 图像

CT. 计算机断层扫描；T_1W+C.T_1 加权增强成像；GRE. 梯度回波；ADC. 表观弥散系数

表 24-3　非典型畸胎样横纹肌样瘤（AT/RT）放射学鉴别诊断

- 幕上
  - 其他中枢神经系统胚胎性肿瘤伴有 *C19MC* 突变的多层菊形团胚胎性肿瘤
  - *RELA* 融合室管膜瘤
  - 畸胎瘤
  - 恶性星形细胞瘤
- 幕下
  - 髓母细胞瘤

基于幕上和幕下放射学特征的 AT/RT 鉴别诊断摘要

除程度与生存结果存在相关性，但在一项发表的 Meta 分析中，并未发现手术的切除程度与无复发和总体生存显著相关[28]。不过，在该 Meta 分析之前和之后发表的一些治疗方案中，都建议在诱导化疗后，如果有可切除的残留物，应重新进行手术[29]。

2. 化疗

AT/RT 的常规剂量化疗与其他报道存在冲突，大多数报道显示 1 年无进展生存率较低。尽管试图避免全脑照射，大剂量化疗仍能改善年幼和年长儿童的生存率。Head Start Ⅱ 方案[30]、圣裘德儿童研究医院[9]和加拿大儿童脑肿瘤联盟[24]都发表了关于这种化疗方案的不同形式的文章。最近，儿童肿瘤学组[31]公布了他们的术后辅助化疗方案，即先进行两个疗程的多药化疗，再进行三个疗程的大剂量化疗、干细胞治疗和介入放射治疗（取决于患者的年龄、发病部位和程度）。与历史队列相比，该队列的治疗效果有所改善，4 年后无进展生存率为 37%，总生存率为 43%。

鞘内化疗是在转移性 AT/RT 的预防和治疗管理中探索出的一个概念。关于鞘内化疗生存率和疗效的报道再次出现争论，2016 年进行的一项 Meta 分析显示，中位总生存期较高，但中位无复

发生存期无显著差异，结论是鞘内化疗可作为扩散性疾病多模式治疗的一部分[28]。

3. 放射治疗

目前，由于放射治疗的疗效报告再次出现矛盾和不确定的情况，在 AT/RT 中使用放射治疗还没有明确的指导方针。是否进行放射治疗、何时进行放射治疗、放射治疗的形式（光子还是质子）、放射治疗的部位（病灶、颅内还是脊髓）等问题尚未解决。目前这种治疗方式的原则是尽可能避免或推迟放射治疗，尤其是在患者年轻且没有扩散的情况下。在儿童肿瘤学组最近公布的方案中[31]，作者指出“对于年龄较大的非转移性疾病患者，单纯大剂量化疗和局部放疗可能足以达到疾病控制的目的”，他们“强烈建议将其作为未来试验中巩固的一部分”，原因是他们发现对于继续接受诱导治疗的患者，放射治疗的时机并不影响生存。然而，EU-RHAB 注册表报告称，放射治疗显著增加了婴儿的平均生存时间和 3 年总体生存率，且具有可接受的急性不良反应[32]。

（九）争议与当前进展

许多人认为，AT/RT 治疗的进步在于针对亚组的靶向分子疗法。目前正在研究表观遗传抑制药（EZH2 和组蛋白去乙酰化酶抑制药）、靶向和多激酶抑制药（CDK 和 TKI 抑制药）以及生长和线粒体特异性通路抑制药（ICG-IR、BMP 通路抑制药）的效果。体外研究显示，ATRT-SHH-1 细胞株对 EZH2 抑制药更敏感[33]。ATRT-MYC 与颅外横纹肌瘤有关，可能是一个治疗靶点，酪氨酸激酶抑制药可抑制横纹肌瘤细胞在体外和体内异种移植模型中的生长[34]。

二、多层菊形团胚胎性肿瘤，C19MC-变异型

（一）定义

多层菊形团胚胎性肿瘤（ETMR）是一种病理表现为多层菊形团结构并在 19q13.42 的 C19MC 位点变异（包括扩增和融合）的侵袭性中枢神经系统胚胎瘤[2]。如果 19q13 的 C19MC 位点的拷贝数未发生变异或未检测，则将病变分类为 ETMR，未特指（not otherwise specified，NOS）[1]。ETMR 的诊断于 2010 年提出，统一了各种胚胎瘤的诊断，包括具有丰富神经纤维和真菊形团的胚胎性肿瘤（embryonal tumour with abundant neuropil and true rosettes，ETANTR）、室管膜母细胞瘤和髓上皮瘤[35–37]。

（二）流行病学

这种疾病的中位诊断年龄为 31.1 月龄，女性居多。这些肿瘤大多位于脑幕上部（占 2/3），发病时多呈播散性（占 18%）[37]。

（三）组织学和分子分类

EMTR 在组织学上对应于 WHO Ⅳ 级[1]。LIN28A 是一种编码蛋白，参与干细胞全能性、新陈代谢和肿瘤发生。该蛋白的强免疫表达是 ETMR 敏感而特异的诊断工具[38, 39]。

（四）自然史和预后

ETMR 的预后很差，中位生存期约为 12 个月[36, 39]。目前还没有已知的相关疾病或遗传易感综合征。

（五）临床表现和放射学特征[25, 40]

最常见的表现是颅内压升高，并伴有头痛、恶心和呕吐，以及根据病灶位置而出现的局灶性神经功能缺损。据观察，EMTR 是一种生长迅速、巨大、不均匀强化的肿瘤，具有实性和囊性混合外观，包含钙化、内出血、囊肿和坏死。放射学特征见表 24–4 和图 24–3。

（六）治疗

由于组织学标志物各不相同，而且分子诊断标记的发现相对较晚，有关治疗和结果的数据十分有限。强烈建议采用多学科方法。治疗原则包括积极治疗，进行最大限度的安全切除，然后进行大剂量化疗[41]，如 PNET-HR 方案[42]，以及各种形式的放射治疗，包括预防性常规颅脑放射治

疗和质子治疗[43]。由于大多数 ETMR 患者年龄在 4 岁以下，因此在进行放射治疗时需要考虑带来的益处以及对神经认知发育和成长的长期毒性。

（七）争议与当前进展

最近的一项研究发现，C19MC 不常扩增的 ETMR 患者有 DICER1 或其他与 microRNA 相关的畸变，如 miR-17～92 microRNA（miRNA）簇。DICER1 功能的缺失导致 R 环相关的染色体不稳定，因此，使用拓扑异构体酶和 PARP 抑制剂靶向 R 环可能是治疗 ETMR 的有效策略[44]。其他研究表明，溴区结构域抑制剂 JQ1[45]、mTOR 通路抑制剂[46] 和 PLK1 抑制剂[47] 具有潜在疗效。

表 24-4　ETMR 的鉴别诊断

多层菊形团胚胎性肿瘤（ETMR）的影像学鉴别诊断

- 其他中枢神经系统胚胎性肿瘤：非典型畸胎样横纹肌样瘤
- *RELA* 融合室管膜瘤
- 畸胎瘤
- 恶性星形细胞瘤、胶质母细胞瘤
- 中枢神经系统神经母细胞瘤、神经胶质母细胞瘤

根据放射学检查结果得出的 ETMR 可能的鉴别诊断列表

三、脉络丛肿瘤

（一）定义

脉络丛肿瘤是由脉络丛上皮产生的肿瘤，可分为脉络丛乳头状瘤（choroid plexus papilloma，CPP）、非典型脉络丛乳头状瘤（atypical choroid plexus papilloma，aCPP）和脉络丛癌（choroid plexus carcinoma，CPC）[2]。CPP 是一种源自脉络丛上皮的良性静脉乳头状瘤，具有极低的癌变率，或无有丝分裂活动。aCPP 是脉络丛乳头状瘤，有丝分裂活动增加，但不符合脉络丛癌的标准。脉络丛癌是一种极度恶性上皮肿瘤，至少表现出五个生物学特征中的四个：有丝分裂频繁、细胞密度增高、核多形性、乳头状形态模糊、瘤细胞片状结构不良和坏死区[48]。CPC 有时会与其他中枢神经系统胚胎性肿瘤相似，几乎所有肿瘤中都保留了 SMARCB1 和 SMARCA4 的核表达，这有助于将其与 AT/RT 区分开来，而 LIN28A 阴性则将其与 ETMR 区分开来。

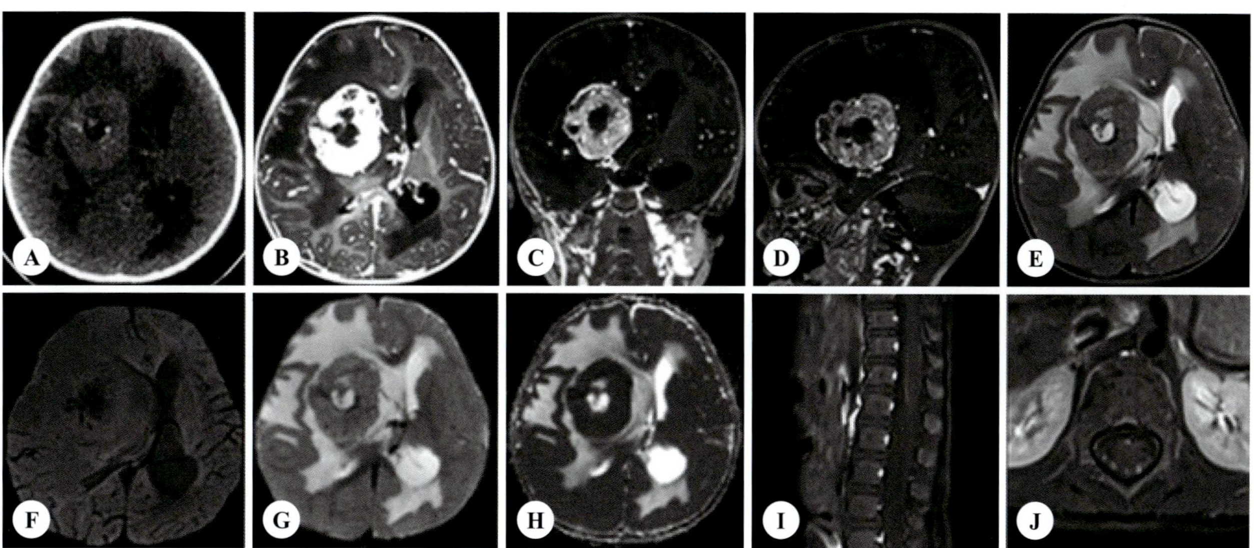

▲ **图 24-3　多层菊形团胚胎性肿瘤（ETMR）的脑部 CT 和 MRI（患者病例来自 KK 妇女儿童医院神经外科）。脑神经影像学显示，右侧外囊出现中等大小的异质性强化病灶，内部充血，弥散受限。同一患者具有代表性的脊柱成像，显示疑似向下转移的脑膜强化**

A. 轴位 CT；B 至 D. 轴位、冠状位和矢状位 T_1+C；E. 轴位 T_2 加权成像；F. 轴位 GRE 图像；G 和 H. 轴位 DWI 和 ADC 图像；I 和 J. 全脊柱矢状位和轴位 T_1W+C 图像

T_1W+C. T_1 加权增强成像；GRE. 梯度回波；DWI. 弥散加权成像；ADC. 表观弥散系数

（二）流行病学

脉络丛肿瘤非常罕见，在所有脑肿瘤中占比不到 1%[49, 50]，在 1 岁以下患者的脑肿瘤中占比 12%～20%[50, 51]。在脉络丛肿瘤中，CPP 最常见，占 58.2%，aCPP 占 7.4%，CPC 占 34.4%[50–55]。虽然脉络丛肿瘤可发生于任何年龄，但在儿科人群中更为常见。几乎一半的 CPP 发生在儿科年龄组，而一半的 CPC 发生在 3 岁以下的患者[56, 57]。脉络丛瘤存在轻微的男性易感性。

（三）组织学和分子分类[2]

CPP 和 aCP 在组织学上分别对应于 WHO Ⅰ级和Ⅱ级，而 CPC 则属于 WHO Ⅲ级。CPP 是位于脑室的环形菜花样肿块，可能包含囊肿和出血。它们通常与脑组织分界清楚。显微镜下，它们与正常脉络丛相似，但含有更密集、更细长或分层的细胞。脆弱的血管纤维结缔组织被均匀的单层立方上皮细胞至柱状上皮细胞覆盖，细胞核呈圆形或椭圆形，基底呈单形。aCPP 显示每 10 个高倍镜下增加 2 个或更多有丝分裂。CPC 则显示出有丝分裂频繁、细胞密度增高、核多形性、乳头状形态模糊和坏死区域，脑侵袭很常见。几乎所有脉络丛肿瘤都能表达细胞角蛋白和波形蛋白，大多数肿瘤的 CK7 和甲状腺素运载蛋白染色呈阳性，侵袭性较强的肿瘤显示较低的 S100 阳性和较高的 Ki-67 指数。

（四）相关疾病 / 综合征

CPP 与 Aicardi 综合征（胼胝体全部 / 部分缺失、脉络膜视网膜缺损和婴儿痉挛症三联征）有关。伊藤色素沉着症也与 CPP 有关，尤其是在 X；17（q12；p13）易位中。约 40% 的脉络丛乳头瘤与 Li-Fraumeni 综合征（Li-Fraumeni syndrome，LFS）/ *TP53* 基因的生殖系突变相关[58]。还会出现在髓母细胞瘤易感综合征（请参阅 AT/RT 部分中的 RTPS）。

Li-Fraumeni 综合征

Li-Fraumeni 综合征被定义为一种常染色体显性遗传疾病，其特征是儿童和年轻成人患多种原发性肿瘤，以软组织肉瘤、骨肉瘤、乳腺癌、脑肿瘤和肾上腺肿瘤为主。LFS 通常继发于染色体 17p13 上 *TP53* 抑癌基因的种系突变[58, 59]。诊断标准详见表 24–5。

（五）自然史和预后

如果完全切除，CPP 的预后良好，但有可能复发和扩散[64]。aCPP 的病程相对良性，其预后更类似于 CPP，而不是 CPC[65]。男性和高龄与总生存率降低有关。与此相反，CPC 表现为侵袭性，高达 30% 的病例会沿 CSF 通路播散[66]，5 年生存率为 26%～73%[67]。

（六）临床表现

脉络丛肿瘤的主要表现通常是由于脑积水的症状，可能是由于脑脊液通路阻塞或脑脊液过度产生。在婴儿中，这可能表现为枕额径长的增加、生长发育不良、囟门凸出、骨缝分离、呕吐或斜视。在较大的儿童或成人中，可能表现为头痛、恶心、呕吐、倦怠、视物模糊、视盘水肿等[68]。由于其恶性特性，与相对良性的 CPP 和 aCPP 相比，CPC 可能以更为亚急性的方式呈现。

（七）放射学特征[25, 69]

CPP 和 aCPP 具有相似的放射学特征。这些病变位于脑室内，轮廓清晰，呈分叶状，外观呈前沿样乳头状（菜花状），均匀强化，内部有细小斑点状钙化。这些病变可位于正常脉络丛所在脑室的任何部位，最常见于侧脑室，其次是第四脑室。CPC 与在外观上相似，但不均匀强化，并突破脑室外膜进入邻近大脑（图 24–4 和图 24–5）。血管源性水肿、坏死、内出血和囊性改变很常见。表 24–6 总结了这些细节和不同的诊断方法。位于桥小脑角和脑实质的室外脉络丛肿瘤也有报道。这些肿瘤非常罕见，有人推测是脉络丛的胚胎残余。所有脉络丛肿瘤都应进行整个神经系统的成像，因为有可能出现弥漫性的软脑膜扩散。

（八）治疗

脉络丛肿瘤的治疗包括外科手术全切，然后

表 24-5 Li-Fraumeni 综合征和 Li-Fraumeni 样综合征的诊断标准 [60-63]

Li-Fraumeni 综合征（LFS）	临床标准[60]	• 肉瘤发病年龄＜45 岁，且 • ≥1 名一级亲属患有任何肿瘤，年龄＜45 岁，且 • 一级或二级亲属患有癌症，年龄＜45 岁，或任何年龄患有肉瘤
Li-Fraumeni 样综合征（LFL）	LFL-E2 定义[61, 62]	• 任何年龄段的患者患有肉瘤，且 • 家族中有下列任何 2 项 – 乳腺癌患者年龄＜50 岁 – 脑肿瘤 – 白血病 – 肾上腺皮质肿瘤 – 黑色素瘤 – 前列腺癌 – 胰腺癌患者年龄＜60 岁 – 肉瘤
	LFL-B 定义[61]	• 任何儿童癌症或肉瘤、脑肿瘤或肾上腺皮质癌，且患者发病年龄＜45 岁，且 • 一级或二级亲属在任何年龄段患有典型的与 LFS 相关的癌症，且 • 同一血统的一级或二级亲属在年龄＜60 岁时被诊断患有任何癌症
	Chompret 标准[63]	• 原发性肿瘤患者的肿瘤属于 LFS 肿瘤谱系，年龄＜46 岁，且≥1 位一级或二级亲属患有 LFS 肿瘤，年龄＜56 岁或患有多种肿瘤，或 • 患者患有多种肿瘤，其中第一种肿瘤的发病年龄＜46 岁，且≥2 种肿瘤属于 LFS 肿瘤谱或 • 无论是否有家族病史，患者均患有肾上腺皮质癌或脉络丛癌

诊断 Li-Fraumeni 综合征和 Li-Fraumeni 样综合征的临床特征摘要

根据组织学诊断结果进行辅助治疗。对于没有表现出高风险特征的小的非阻塞性病变，可以考虑进行随访观察。对于 CPP，只需进行大体全切除，并定期进行放射学随访以排除复发。复发和残留肿瘤一般采用大体切除并辅助化疗的治疗方法。CPC 的治疗通常采用最大限度的安全切除和辅助化疗。考虑到年轻患者在神经认知和发育方面的并发症，一般只考虑对 3 岁以上的患者进行放疗。

根据包括 10 岁以下 CPC 患者的 Head Start 方案[67]，3 年和 5 年无进展生存率分别为 58% 和 38%，总生存率分别为 83% 和 62%。这些患者接受了最大安全切除和随后的密集诱导化疗。如果在此时残留有任何肿瘤，将重新手术。随后，患者接受骨髓抑制化疗和自体造血细胞移植进行巩固。仅对 6 岁以上在诱导化疗后仍有残留肿瘤的患者进行全脑脊髓照射。该方案有望实现长期缓解，避免使用放射疗法。

1. 随访监测

对于非手术治疗的脉络丛肿瘤，目前还没有明确的监测指南。在我院，对于 CSF 通路无阻塞、未显示 aCPP 或 CPC 典型特征的小病灶，通过定期临床检查和每年的神经影像学检查进行常规监测。进行性脑室增大、肿瘤体积增大、肿瘤特征变化提示 aCPP 或 CPC，是需要进一步干预的指征。

2. 外科手术

由于脉络丛肿瘤具有丰富血管性质，术中会造成大量失血，因此手术具有相当的挑战性。脉络丛癌尤其如此。早期识别血管供应和电凝肿瘤表面的手术策略有助于降低这种风险[70]。对 CPC 进行全切可提高生存率，2 年生存率可达 72%，5 年生存率可达 65%[68]。

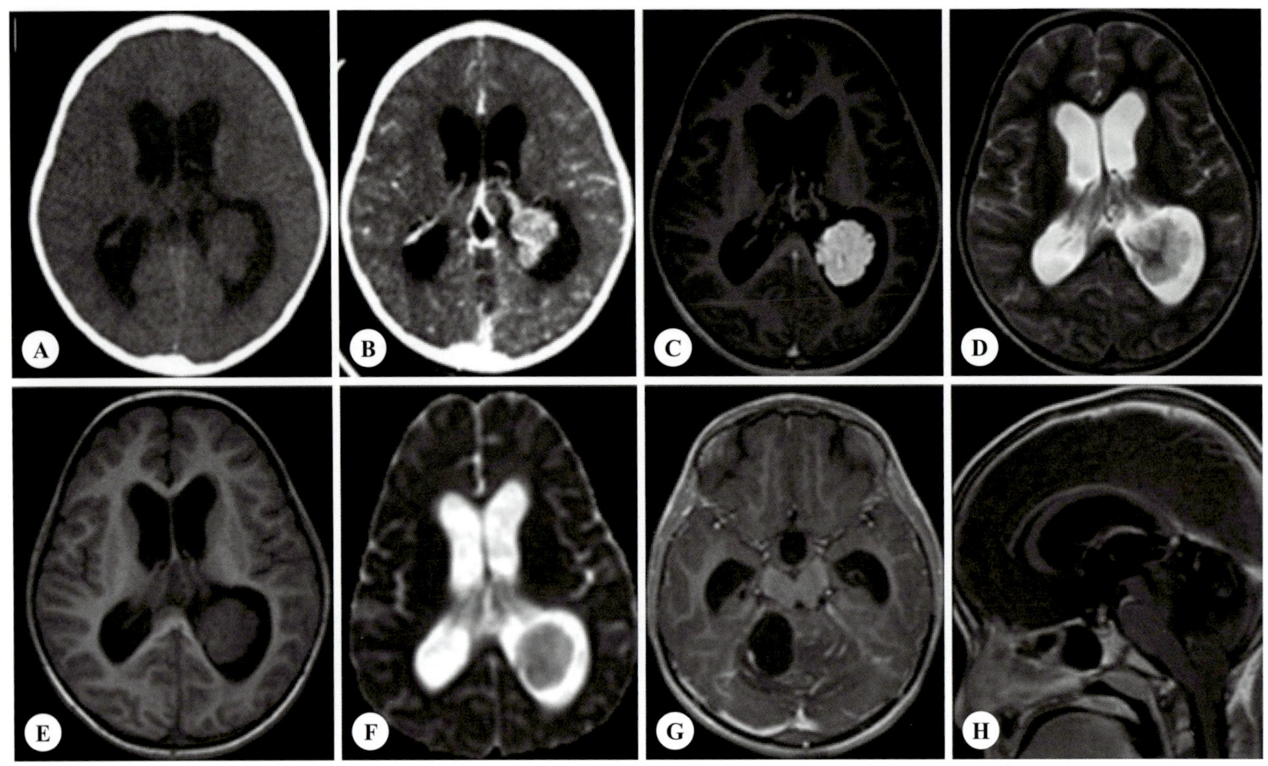

▲ **图 24-4 典型脉络丛乳头状瘤的神经影像（患者病例来自 KK 妇女儿童医院神经外科）。左侧侧脑室内的病灶分界清楚，呈菜花状，均匀强化，提示为脉络丛乳头状瘤。尽管病变级别较低，但沿着脑脊液通路扩散，右侧小脑半球和垂体柄出现实性囊性病变，突出了整个神经轴成像的重要性**

A 和 B. 轴位平扫和对比增强 CT；C 至 F. 侧脑室水平的轴位 T_1+C、T_2 加权成像、T_1 加权成像和 ADC 图像；G. 中脑水平的轴位 T_1W+C 图像；H. 矢状位 T_1W+C 图像

T_1W+C. T_1 加权增强成像；ADC. 表观弥散系数

这些肿瘤通常影响非常年幼的患者，其总血容量也较低。有文献报道术中大量失血达估计血量的 182% [68]，以及术后因术中失血引起代谢并发症而死亡 [67]。除了积极补充血容量外，还尝试了各种策略，如术前栓塞脉络丛肿瘤的脉络丛前动脉和后动脉 [57, 71]，以及对 CPC 进行新辅助化疗，结果表明这些策略可减少术中失血，增加切除范围。CPC 的复发手术可以考虑在以下情况中实施：第一次手术后已康复患者，需进一步切除；完成诱导化疗后切除残留肿瘤；影像学提示残留肿瘤进一步进展。对每种方案进行比较的文献都很有限。

3. 术前栓塞

如本章之前所述，术前栓塞可用于提高切除效果。据称，这种技术可以改善切除率并减少术中失血 [71]。由于并发症的风险，栓塞不在他们的治疗方案范围内 [65]。不过，当遇到脉络丛肿瘤考虑是脉络丛癌时，可以考虑采用这种方法，尤其患者在经验丰富且手术量大的神经介入中心时，可以考虑接受栓塞治疗。

4. 化疗

如前所述，新辅助化疗可提高切除范围并减少失血。新辅助化疗采用 2～5 个疗程的 ICE（伊福酰胺、卡铂、依托泊苷）方案 [68, 70]。关于辅助化疗，Head Start 方案 [67] 包括静脉注射长春新碱、顺铂、环磷酰胺和依托泊苷的诱导治疗，根据方案的不同，可使用或不使用大剂量甲氨蝶呤，或口服依托泊苷和替莫唑胺。巩固治疗包括卡铂、噻替帕和依托泊苷，然后输入自体造血细胞。综合癌症中心 – 中枢神经系统肿瘤组（CCC-CNS）采用长春新碱或伊夫法胺与顺铂或卡铂的组合疗法 [68]。

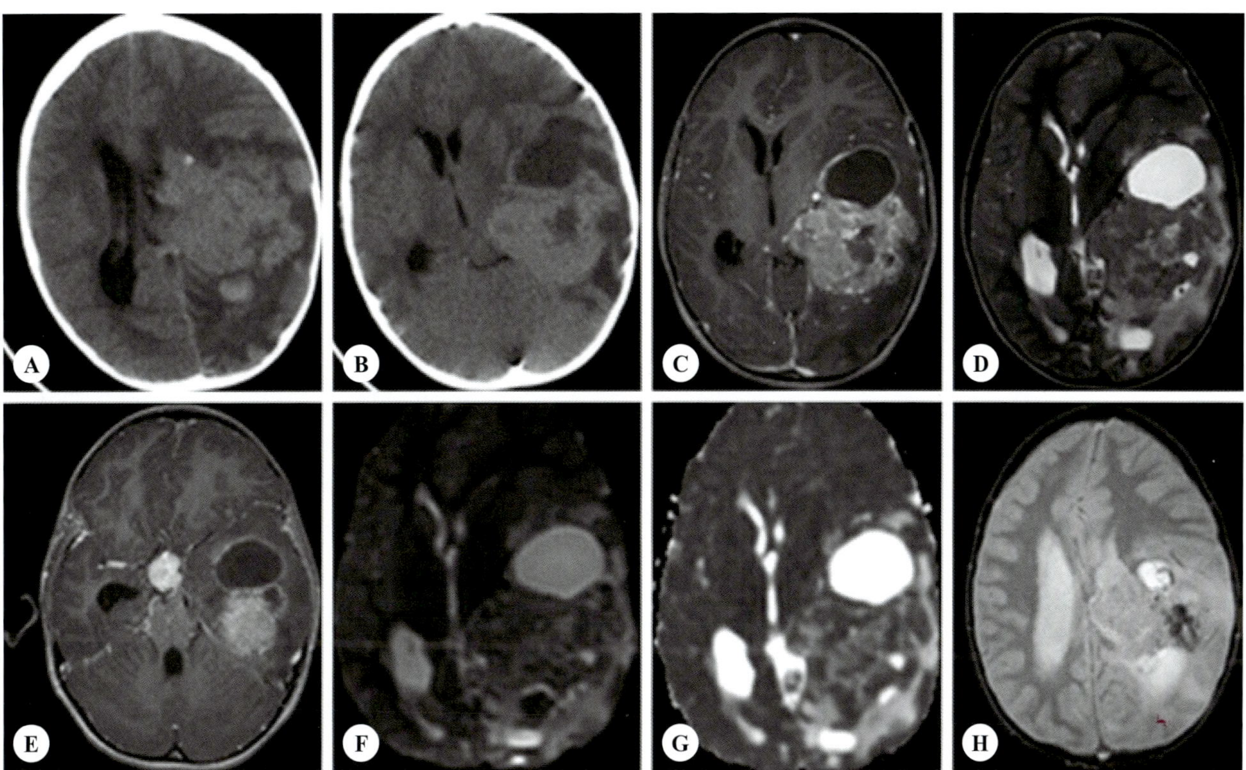

▲ **图 24-5 脉络丛癌的神经影像学检查（患者病例来自 KK 妇女儿童医院神经外科）。左侧侧脑室脉络丛大面积病变，呈分叶状，囊性改变，内部钙化，脑部受侵。病变还可能扩散到鞍上池和脑积水**

A 和 B. 侧脑室和第三脑室水平的轴位 CT；C. 第三脑室水平的轴位 T_1W+C 图像；D. 轴位 T_2WI；E. 鞍上池水平的 T_1WI+C；F. 轴位 DWI；G. 轴位 ADC 图像；H. 轴位 GRE 图像

CT. 计算机断层扫描；T_1WI+C. T_1 加权增强成像；DWI. 弥散加权成像；ADC. 表观弥散系数；GRE. 梯度回波

表 24-6 脉络丛肿瘤的鉴别诊断

脉络丛肿瘤的放射学鉴别诊断
儿科人群 • 幕上 - 其他脉络丛肿瘤：乳头状瘤、非典型乳头状瘤、癌 - 脉络丛增生：双侧和弥漫性增大 • 幕下 - 髓母细胞瘤 - 非典型畸胎瘤 / 横纹肌瘤 - 室管膜瘤
成年人群 • 脉络丛黄色肉芽肿：中老年人增强的脉络丛内存在的双侧多囊囊肿 • 脉络丛转移

根据放射学检查结果对儿童和成人脉络丛肿瘤的鉴别诊断摘要

5. 放射治疗

在撰写本文时，辅助放射治疗在治疗 CPC 方面还存在争议。CCC-CNS 仅对 3 岁以上的患者进行全脑脊髓照射[68]，而 Head Start 方案的截止年龄为 6 岁[67]。辅助放疗的使用方法不尽相同，有多家机构发布了相关做法，但没有明确的共识或指南。对于提供放射治疗建议的机构而言，接受这种治疗的患者的年龄界限存在差异（CCC-CNS [68] 为 3 岁；Head Start [67] 为 6 岁）。其他作者甚至对辅助放疗的使用提出质疑，声称无论切除范围大小，辅助放疗对生存都没有益处。还有一种侵袭性较低的 CPC 表型，即肿瘤总结构变异较低且无 TP53 功能障碍，无须放疗即可获得 82% 的 5 年生存率[72]。

四、婴儿促纤维增生性星形细胞瘤和神经节神经胶质瘤

（一）定义

婴儿促纤维增生性肿瘤（desmoplastic infantile tumour，DIT）是一种良性神经胶质细胞肿瘤，由突出的脱鳞细胞基质和神经上皮组成。它们包括婴儿促纤维增生性星形细胞瘤（desmoplastic infantile astrocytoma，DIA）和神经节细胞胶质瘤（desmoplastic infantile ganglioglioma，DIG）。DIA 涉及肿瘤性星形胶质细胞，而 DIG 则涉及星形胶质细胞和各种成熟的神经元成分，有时还伴有分化不良细胞的聚集[73]。还有一种更为罕见的 DIT 在 5 岁以上发病[74]。本章将不讨论这些肿瘤。

（二）流行病学

DIA 和 DIG 是罕见的儿科肿瘤，分别占脑肿瘤的 0.3%[74] 和 0.4%[75]。在绝大多数病例中，它们发生在幕上，累及皮质区域[76]。这种情况最常见于额叶和顶叶，而颞叶和枕叶则较少见。罕见的是，小脑上部 DIA 累及脑膜的病例也有报道[77, 78]。根据大型机构的系列研究，DIG 对男孩的影响多于女孩，诊断多在 2 岁内明确，一般小于 18 月龄[75]，但也有报道称年龄较大的儿童和年轻成人也可确诊[73]。与 DIG 不同，DIA 无性别差异[74]。

（三）组织学和分子分类

DIA 和 DIG 相当于 WHO 1 级[2]。从大体上看，它们是大型肿瘤，通常累及一个以上的脑叶，含有大量囊液和表层的固体成分，主要累及脑膜和表层皮质。组织学上，DIA/DIG 的基质中有纺锤形细胞，有玻璃样胞质大的星形胶质细胞，还有数量不等的未分化神经元或神经节细胞。肿瘤中神经节细胞成分的存在有助于将 DIG 与 DIA 区分开来[79, 80]。尽管组织学上存在有丝分裂象、细胞多形性和不典型性等侵袭性特征，但通过良好的手术切除，预后仍然良好。

（四）自然史和预后

DIA/DIG 在生存率、复发率和残余肿瘤进展方面显示出良好的长期预后，尤其是在全切的情况下。CSF 播种和恶性转化[83–86]很少见，仅在个别报道中有所描述。

（五）临床表现和放射学特征

DIA 和 DIG 具有亚急性颅内压增高的临床特征。据报道，这些患者在婴儿群体中的病程往往稍快，为 3～6 个月，而较大儿童的病程则为 6～9 个月[81]。DIA 和 DIG 的影像学检查通常会显示幕上区外围有一个巨大的不均匀强化囊实性病变。实性部分通常位于硬脑膜，而囊性部分通常位于肿瘤的深部[25, 87, 88]（表 24–7 和图 24–6）。

（六）治疗

手术是治疗的主要手段，化疗药物主要用于无法进行手术的复发或残留肿瘤[80, 89]。放射治疗对这类患者的疗效并不明显[77]。一般不建议进行保守观察，因为这些肿瘤大多体积较大，具有明显的肿块压迫效应。手术全切除表明，DIA 和 DIG 患者的长期生存率较高，且无复发[87, 90]，中位随访时间分别为 15.1 年[79] 和 8.7 年[75]。残余

表 24–7　DIA 和 DIG 的鉴别诊断

DIA 和 DIG 的放射学鉴别诊断
婴儿
畸胎瘤：比 DIA/DIG 异质性更强，可能向颅外扩展
• 原始神经外胚层肿瘤
• 这两种病变通常没有 DIA/DIG 那么大，其实体部分也不与硬脑膜相接
儿童和成人
• *RELA* 融合室管膜瘤：常有钙化和内出血

根据儿科和成人放射学检查结果对 DIA 和 DIG 的鉴别诊断摘要

DIA. 婴儿促纤维增生性星形细胞瘤；DIG. 神经节细胞胶质瘤

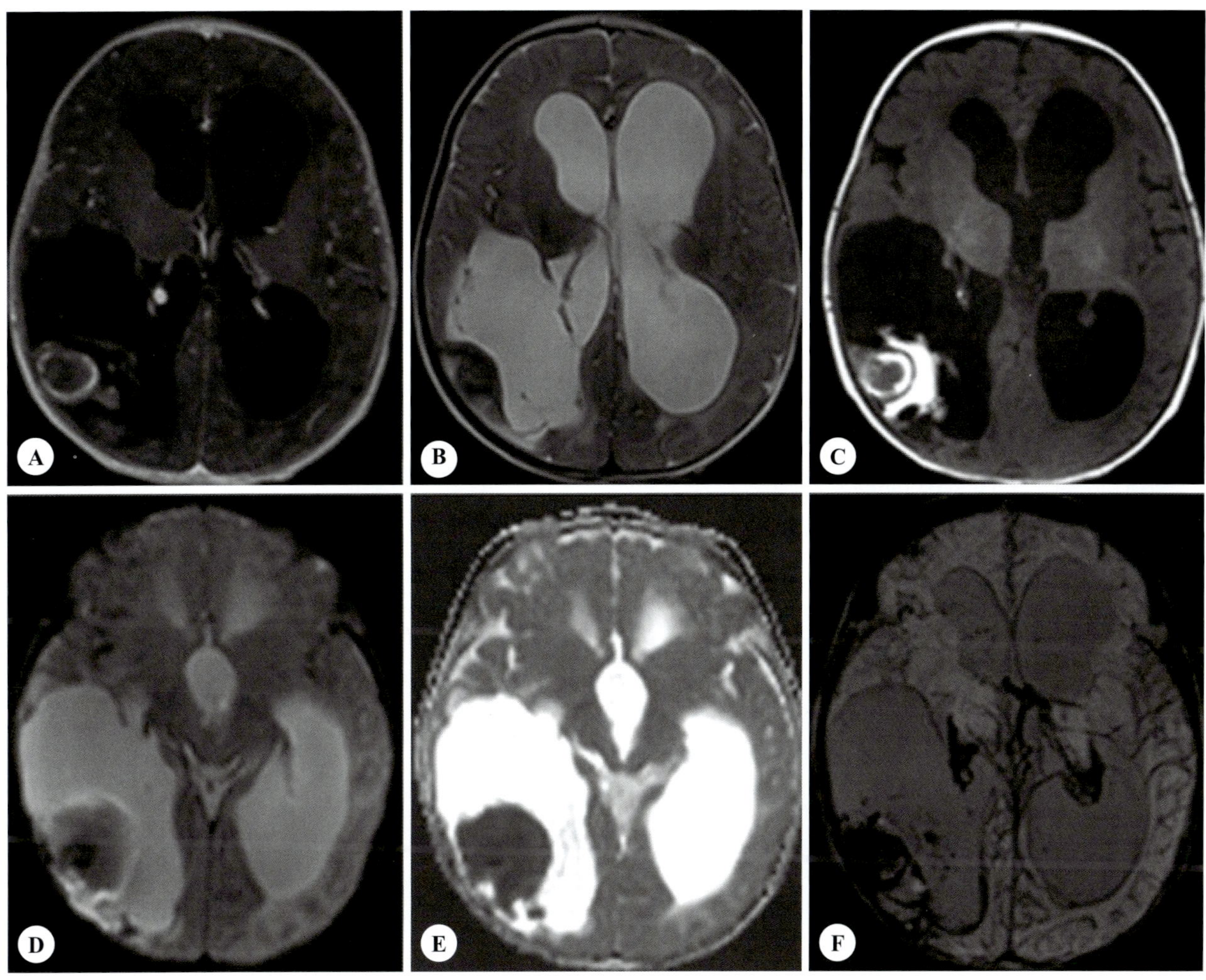

▲ **图 24-6 婴儿促纤维增生性星形细胞瘤的神经影像学检查（患者病例来自 KK 妇女儿童医院神经外科）。可见大面积实性囊性病变，实性部分位于顶叶硬脑膜，囊性部分位于深部，与右侧脑室相通。病变实性部分呈斑片状强化，部分囊壁强化，内出血。无局限性融合**

A. 轴位 T_1W+C；B. 轴位 T_2WI；C. 轴位 T_1WI；D. 轴位 DWI；E. 轴位 ADC 图像；F. 轴位 SWI
T_1W+C. T_1 加权增强成像；DWI. 弥散加权成像；ADC. 表观弥散系数；SWI. 磁敏感加权成像

肿瘤要么保持稳定，要么进展缓慢。也有个别肿瘤消退的报道。DIG 的切除并不简单，这是因为其血管丰富，缺乏明确的脑瘤界面，而且容易浸润有神经功能的区域。分期切除是推荐的手术策略之一[75]。化疗通常用于疾病进展且手术风险大的病例。放疗是化疗耐药患者的最后选择[88]。

（七）争议与当前进展

在 DIG/DIA 中发现了 *BRAF* V600E[91-94] 和 V600D 突变[95-97]、MYCN 扩增和表皮生长因子受体扩增[98]。一些病例系列报道称，高达 50% 的 DIG/DIA 患者存在 *BRAF* 突变。虽然它似乎与预后没有直接关系，但它是复发或不可切除肿瘤靶向治疗的潜在靶点，值得进一步研究[96, 99]。

第 25 章　脊柱肿瘤

Spinal Tumors

Georgios Alexiou　Marios Lampros　Neofytos Prodromou　著

王　强　译　　张旺明　校

脊柱肿瘤（spinal axis tumors，SAT）占儿童所有中枢神经系统（central nervous system，CNS）肿瘤的 0.5%～5%，发病率低于成人[1, 2]。SAT 通常根据其相对于硬脊膜的位置分为硬脊膜内和硬脊膜外肿瘤。硬脊膜内 SAT 又分为髓内和髓外两种[3]。在儿童中，硬脊膜内肿瘤的发生率与硬脊膜外肿瘤相近或更高，而成人中 2/3 为硬脊膜外肿瘤[4, 5]，但儿童脊柱肿瘤的总体发生率较低[6]。就组织学而言，星形细胞瘤和室管膜瘤是最常见的组织学类型，分别占所有原发性髓内 SAT 的 60% 和 15%～30%[1]。约有 3% 的儿童会出现转移性脊髓病变，并伴有系统性恶性肿瘤[7]。Desousa 及其同事在他们的病例系列研究中发现，在确诊时，75% 的 SAT 患儿年龄在 10 岁或 10 岁以下，50% 的患儿年龄在 5 岁以下[4]。患者确诊时的平均年龄约为 8 岁[5]。脊索瘤通常与遗传综合征相关，包括神经纤维瘤病（neurofbromatosis，NF）的 1 型和 2 型、结节性硬化症、Turcot 综合征等。当诊断出脊索瘤时，应该考虑与之相关的这些遗传综合征，反之亦然。特别是，患有脊髓血管网状细胞瘤的患者应该接受 von Hippel-Lindau（von Hippel-Lindau，VHL）病的评估[8]。

儿童中大多数（70%）的脊索瘤位于颈椎或胸椎水平，或涉及这两个水平[5]。约 10% 的患有髓内脊索瘤的儿童表现为全脊髓延伸。男性和女性的发病率相同，在任何特定的肿瘤中都没有性别偏好[9]。显微神经外科和整体肿瘤管理的新技术已经改善了患有脊索瘤的儿童的生活质量和生存率。

一、临床特征

大多数 SAT 进展缓慢，症状可能在数月甚至数年后才出现。最初的症状通常不典型且轻微，因此最终确诊往往要等到症状出现后 6～9 个月[8, 9]。高级别的 SAT 是个例外，它们会发展成严重的脊髓病，临床症状迅速恶化[2, 8, 10]。儿童 SAT 最常见的症状和体征包括背痛（40%～60%）、乏力和运动障碍（50%～80%）、排尿功能障碍（30%）、深部腱反射改变（55%～80%）、感觉障碍（40%）以及髓内肿瘤的步态障碍（60%～80%）[2, 4, 8–10]。排尿和步态障碍通常发生在运动和感觉障碍之后，提示 SAT 增大和严重程度增加[10]。婴儿膀胱和大便失禁可能很难诊断。约 10% 的 SAT 患儿脊柱区域可触及肿块[5]，5% 的患儿出现脊柱畸形，如脊柱后凸或脊柱侧弯；1/3 的髓内肿瘤患儿可能出现脊柱侧弯[5, 10]。无症状表现并不少见，约有 8% 的 SAT 儿童是在检查其他疾病时被确诊的[5]。肿瘤级别（颈椎、胸椎、腰椎）可能与症状持续时间无关[2]。如果儿童主诉背部疼痛逐渐加重，且近期没有外伤史或剧烈运动史，尤其是夜间疼痛更加剧烈或将儿童唤醒时，应高度怀疑其患有 SAT[8]。约有 10% 的 SAT 患儿的肿瘤是遗传综合征的一部分，因此应将 SAT 列入这类患者背痛的鉴别诊断中[5]。

原发性脊柱肿瘤患者的脑积水

脊柱肿瘤患者出现脑积水（hydrocephalus，HC）的情况非常罕见，但在一个病例系列中，发病率达 15%[11]。儿童 SAT 患者发生脑积水概率高于成人，估计有 90% 的病例发生在儿童。6 岁以下儿童的发病率似乎更高，但没有性别偏好。在患有原发性硬脊膜内 SAT 和 HC 的儿童中，肿瘤通常位于髓内（90%）、颈部（30%）、胸部（16%）或颈胸部位（26%）。在大多数病例中，肿瘤类型为星形细胞瘤（约占 60%），其次为上皮瘤（10%），而高级别星形细胞瘤是发生 HC 的潜在危险因素之一。尽管蛛网膜下腔阻塞脑脊液（cerebrospinal fluid，CSF）通路似乎是播散的肿瘤细胞或肿瘤性脑膜炎症造成的，但此类病例中 HC 的病理生理学很难解释。其他因素可能是脑搏动（流体力学理论）和 CSF 黏度的改变[12-14]。恶性 SAT 诊断后出现 HC 与颅内播散有关，死亡率较高（30%）[12]。由于只有 25% 的患者在切除肿瘤后才会出现 HC，因此大多数患者需要进行分流术以降低颅内压[15]。

二、影像诊断

磁共振成像（magnetic resonance imaging，MRI）是诊断 SAT 的首选检查方法[16]。磁共振成像上的表现可提示肿瘤的组织学类型，成像特征与肿瘤类型和分级有关。髓内病变在磁共振成像上通常表现为脊髓扩张，也可观察到囊肿或脊髓空洞。一般来说，低级别脊髓肿瘤均匀强化，而与星形细胞瘤相比，室管膜瘤的强化更快、更强[2, 17, 18]。室管膜瘤通常边界清晰，而星形细胞瘤则呈浸润性[8]。正如 Baleriaux 及其同事所指出的，病灶周围扩大的水肿应与恶性浸润鉴别[18]。

室管膜瘤的其他常见影像学特征是“帽征”和出血倾向（T_1 加权成像中的高信号）。帽征是 T_2 加权成像中的低密度边缘，代表血色素聚集。它通常出现在肿瘤两极。肿瘤类型也可从病变在脊柱中的位置来推断，星形细胞瘤多位于胸椎部位，而室管膜瘤体多位于颈椎部位。

原发性 SAT，主要是在室管膜瘤中，一个常见的影像学特征是存在位于肿瘤内的囊肿（瘤内囊肿）或肿瘤旁囊肿（极性卫星囊肿）[1, 18]。瘤内囊肿含有高浓度蛋白质，而卫星囊肿的蛋白质含量与 CSF 相似，因此会产生类似的信号（T_1 加权序列为低信号，T_2 加权序列为高信号）[18]。

脊髓空洞是 SAT 的另一个特征。脊髓积水是指位于中央管内的一个含有 CSF 的空腔。该空腔的壁被室管膜细胞覆盖。脊髓空洞指的是由于外膜壁剥离和 CSF 从中央管渗漏到脊髓实质而形成的实质空腔，其壁没有室管膜细胞覆盖[19, 20]。在日常临床实践和影像学检查中，很难区分这两种并存的疾病。因此，脊髓空洞称为“脊髓积水”或“脊髓空洞性脊髓积水”。在磁共振成像中，这些病变可能会显示出囊性成分，并伴有高密度的钙化。在 T_2 加权成像（CSF 部分）中呈低信号，而在 T_1 加权成像中呈低信号。脊髓空洞并不是 SAT 的致病因素，大多数是先天性的，与各种综合征（如Ⅰ型或Ⅱ型 Chiari、Dandy-Walker 畸形等）有关。它们也可能因外伤或炎症过程而发生。然而，一旦发现脊髓空洞，就应进行对比增强成像以排除脊柱肿瘤的可能性[17, 19, 20]。

约 95% 的髓内肿瘤是原发性的，转移性病变很少见。在磁共振成像上，髓内转移病灶表现为位置偏心的结节，有多种强化模式。在脊柱肿瘤中，出现边缘强化（“边缘征”）和肿瘤边缘模糊强化（“火焰征”）几乎可以诊断为转移病灶[17, 18]。儿童脊柱硬脊膜外转移性病变主要来自尤因肉瘤（Ewing’s Sarcoma，ES）和神经母细胞瘤，可对脊髓造成严重压迫[21]。

计算机断层扫描（computed tomography，CT）很少用于儿童 SAT 的诊断，因为这种成像程序的辐射剂量高，而且 CT 对中枢神经系统结构的显示能力有限。通常只有在紧急情况下（当患者出现严重脊髓病变时）才会为儿童进行脊柱 CT 检查。SAT 的典型 CT 结果是椎体侵蚀、椎管增宽和钙化[10, 16]。CT 脊髓造影很少用于患有脊髓肿瘤的儿童。

除 SAT 外，儿童脊柱病变还可能是炎症或其他非肿瘤性疾病的一部分。细菌性和病毒性炎症、横贯性脊髓炎、先天性畸形（如脑膜脊髓空洞症、脊髓空洞症）和血管畸形［如动静脉畸形（arteriovenous malformations，AVM）和海绵状血管畸形］应列入鉴别诊断。

有助于将其与肿瘤鉴别诊断的一个成像特征是，炎症过程不会对病变部位的脊髓维度造成明显改变[8]。

三、鉴别诊断

（一）髓内肿瘤

1. 星形细胞瘤

在儿童中，星形细胞瘤占所有髓内 SAT 的 60%，使其成为最常见的原发性脊柱肿瘤。它们是起源于星形胶质细胞恶性转化的硬脊膜内髓内肿瘤，因此是中枢神经系统胶质细胞的肿瘤[8, 22]。根据世界卫生组织（WHO），星形细胞瘤分为低级别（Ⅰ级、Ⅱ级）和高级别（Ⅲ级、Ⅳ级）。脊髓星形胶质瘤的分级的替代术语为：Ⅰ级为乳头状星形胶质瘤，Ⅱ级为弥漫性或纤维性星形胶质瘤，Ⅲ级为间变星形胶质瘤，Ⅳ级为胶质母细胞瘤（glioblastoma，GBM）（以前称为多形性胶质母细胞瘤）。约 80% 的脊髓星形胶质瘤为低级别，其中Ⅱ级为主要类型（50%）。高级别的脊髓星形胶质瘤占 10%～20%，与较差的生存率相关，尽管也有一些预后较好的病例（图 25–1）[22, 23]。高级别脊髓星形胶质瘤的一个重要特征是同一肿瘤内常观察到多种恶性成分。在这种情况下，肿瘤分级可能具有挑战性，一些病理学家将此类瘤型视为中间级别的Ⅱ～Ⅲ级星形胶质瘤[22]。高级别星形胶质瘤可以由先前的低级别星形胶质瘤的恶性转化发展而来，这需要较长的潜伏期[24, 25]。

脊髓星形细胞瘤患儿的平均年龄为 5 岁，没有性别偏好[9]。脊髓星形细胞瘤主要累及颈椎脊髓，其次是胸椎脊髓，也可能同时累及这两个脊髓水平[26, 27]。低级别脊柱肿瘤的早期症状包括休息时背部疼痛加剧、感觉和运动障碍。脊髓病症状，如排尿和步态异常，可能在整个疾病进展过程中都会出现，需要紧急治疗[2, 8]。在高级别星形细胞瘤中，从出现症状到确诊的平均持续时间是约 7 周，明显短于低级别肿瘤患者，原因是其浸润性和快速生长[2, 8, 27]。

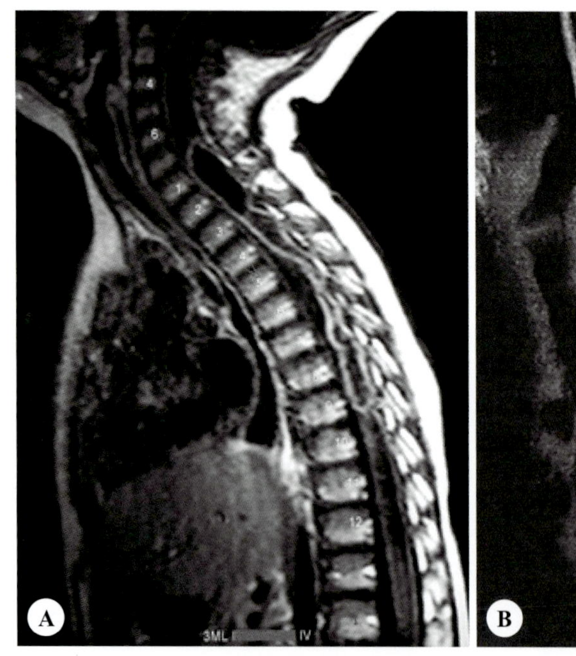

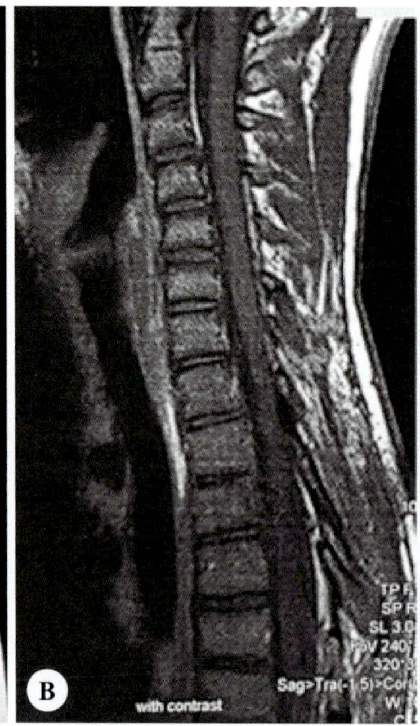

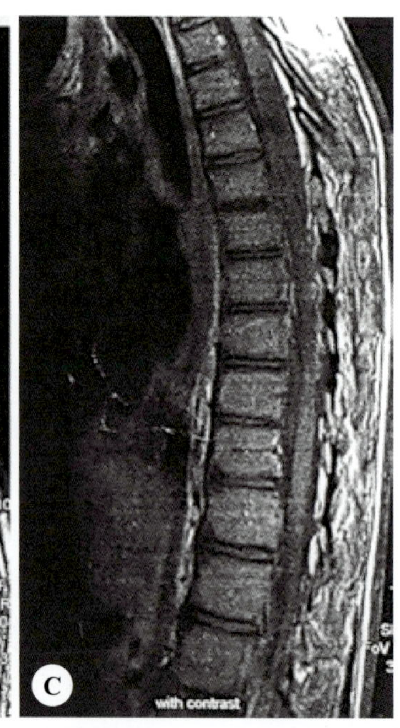

▲ 图 25–1　14 月龄健康男孩因步态失衡而就诊。脊髓 MRI 显示，从 C_2 到 T_{12} 的髓内肿块增大，很可能是弥漫性星形细胞瘤（A）。患者接受了分两期进行的手术。首先，进行了从 C_3 到 T_4 的椎板切除术，然后切除肿瘤；接着，进行了从 T_5 到 T_{11} 的椎板切除术，并进一步切除肿瘤。在这两期手术中，由于病变呈半实体状，每次都在显露的脊髓节段上进行 2.5cm 的中线切开，并进行大体全切。病变组织病理学检查结果为高级别胶质瘤。患者术后恢复顺利。14 年后的随访检查未发现肿瘤复发，患者的神经状况良好，括约肌功能完全正常（B 和 C）

世界卫生组织根据肿瘤的组织学特征对星形细胞瘤进行分类。出现囊性区域和 Rosenthal 纤维提示为世卫组织Ⅰ级（毛细胞型星形细胞瘤），而出现轻度细胞异型性但无进一步恶性发现则为世卫组织Ⅱ级（弥漫性星形细胞瘤）。WHO Ⅲ级（间变性星形细胞瘤）的特点是细胞异型性增加和存在间变型细胞。最后，出现多种间变型细胞、细胞坏死和微血管增生是 WHO Ⅳ级（GBM）的特征[28, 29]。在免疫化学方面，胶质纤维酸性蛋白（glial-fibrillary-acidic-protein，GFAP）的表达可能与星形细胞瘤的分级有关，分级越低表达越多[30]。

在磁共振成像中，星形细胞瘤表现为边界不清的偏中心病变。在 T_1 加权成像中，它们呈等或低信号，而在 T_2 加权成像中，它们通常呈高信号，不均匀强化。在毛细胞型星形细胞瘤中可观察到实性结节的强化，囊性变型区也并不少见。也可观察到其他成像特征，如囊肿和脊髓空洞，但出血在低级别星形细胞瘤中很少见[3, 8, 17]。弥散张量成像（diffusion tensor imaging，DTI）可显示高级别星形细胞瘤的肿瘤细胞浸润脊髓束的情况，这对制订术前计划很有帮助[31]。一般来说，磁共振成像确定脊髓星形细胞瘤分级的能力有限。软脑膜扩散是恶性肿瘤的典型特征，也是发生脑积水的一个危险因素[8, 12, 32]。

手术是脊髓星形细胞瘤的一线治疗方法，但由于脊髓星形细胞瘤边界不清，且有微观浸润倾向，肿瘤的大体和微观边界可能不一致。很少能实现肿瘤的全切除（gross total resection，GTR），约 50% 的患者即使在全切除后仍会出现肿瘤复发[22, 26]。在 Nicole Townsend 及其同事的系列研究中，肿瘤全切除率为 10%，其余病例均进行了肿瘤次全切除（subtotal resection，STR）或活检。与 STR 相比，GTR 术后出现神经功能损伤的风险更高。目前有关脊髓星形细胞瘤患儿化疗和放疗疗效的数据十分有限。对于低级别星形细胞瘤，卡铂、长春新碱、丙卡巴嗪和环磷酰胺的辅助治疗可能有效，但对于高级别星形细胞瘤，其使用可能有限。用于脑部 GBM 的化疗药物替莫唑胺也可用于脊髓 GBM[9, 26]。

脊髓星形细胞瘤患儿的预后与肿瘤分级有关。高级别星形细胞瘤的总生存期很短，不到 6 个月[8]。在 Townsend 及其同事的病例系列研究中，髓内星形细胞瘤的死亡率为 40%，4 年无瘤生存率为 60%。低级别脊髓星形细胞瘤患儿的死亡率为 25%。肿瘤切除范围和放射治疗时间与高级别脊髓星形细胞瘤的生存率无关[26, 33]。这些报道说明就死亡率、术后发病率和生活质量而言，治疗高级别星形细胞瘤的 STR 方案优于 GTR 方案[9, 26, 33]。

2. 室管膜瘤

室管膜瘤是儿童中第二常见的髓内肿瘤，儿童髓上皮瘤占所有中枢神经系统室管膜瘤的 13%～30%。脊髓室管膜瘤来自覆盖中央管的上皮细胞[34, 35]。2 型 NF 与室管膜瘤有关[34-36]。患室管膜瘤的儿童年龄通常比患星形细胞瘤的儿童大，在 12—14 岁[8, 9, 28, 34, 36]。室管膜瘤被认为是髓内肿瘤，但肌乳头状上皮瘤除外，它通常位于硬脊膜外。中枢神经系统外也可见室管膜瘤，最常见的位置是骶尾部[37]。

世界卫生组织（WHO）将室管膜瘤分为三个恶性程度，但有关这些肿瘤分级的预后价值的数据却相互矛盾[38, 39]。从大体上看，室管膜瘤表现为柔软、通常界限清楚的包裹性肿瘤，位于脊髓中央位置，因为它们是从中央管细胞中产生的。髓内室管膜瘤通常位于颈椎，而黏膜状室管膜瘤则位于终丝 / 脊髓圆锥。室管膜瘤的典型显微特征包括室管膜玫瑰状结构和血管周围的假玫瑰状结构[8]。具有有丝分裂活性增加、坏死和微血管增生等未分化特征提示可能为Ⅲ级室管膜瘤[17]。近期，DNA 甲基化状态被认为对室管膜瘤的发病机制至关重要。

脊髓室管膜瘤的初期临床表现包括：50% 的患儿会出现脊椎和背部疼痛，30% 的患儿会出现乏力和步态困难，20% 的患儿会出现感觉障碍，如 Lonjon 及其同事的病例系列研究所述。80%、25% 和 10% 的脊髓室管膜瘤患儿在确诊前会逐渐出现运动障碍、脊柱侧弯 / 脊柱侧弯和膀胱功能障碍。一例患儿的囊肿延伸至第四脑室，阻塞了脑脊液的流动，因此患儿出现了脑积水。该系列患儿从出现早期症状到确诊的时间为5～84个月。低级别室管膜瘤的病情发展缓慢，而高级别室管膜瘤的病情发展较快[36]。

在磁共振成像中，室管膜瘤表现为边界清晰的病变，位于脊髓中央位置。病变的信号在T_1加权成像中呈等或低信号，在T_2加权成像中呈高信号。它们呈均匀强化，比星形细胞瘤更均匀[10]。在T_1加权成像中，它们往往显示为高信号的出血区，在T_2加权成像中，可观察到肿瘤两极有血色素沉积，即“帽征”，表现为低信号环。头侧囊肿是常见的影像学特征，65%的患者可能出现脊髓空洞[17]。

GTR被认为是脊髓室管膜瘤的一线治疗方法，所有患者都应尝试，并保留正常的脊髓实质。术中监测是外科医生评估肿瘤切除范围的有用工具。对于边界不清的肿瘤或认为GTR风险较高的病例，通常会进行STR或简单活检。对于间变性室管膜瘤，治疗的主要目的是脊髓减压，因此在决定切除范围时应考虑保留患者术后的神经功能[8, 9]。GTR并非总能实现，在许多病例中，切除范围是次全切，或只是活检样本。在Kutluk及其同事的系列研究中，儿童脊髓室管膜瘤的GTR率约为50%，而在Lonjon及其同事的系列研究中则为70%，但他们对GTR的定义不同。据报道，脊髓室管膜瘤的GTR率明显高于星形细胞瘤[9, 36]。

脊髓室管膜瘤的辅助放疗和化疗存在争议。一般来说，不建议对GTR后的低级别室管膜瘤进行放射治疗[36]，化疗的疗效也受到质疑[9]。生存率的预后因素包括肿瘤的分级、切除范围和患儿的年龄。3岁以下和10岁以上儿童的预后较好[36]。有报道称，成人室管膜瘤在随访期间发生其他恶性肿瘤的风险增加[2]，儿童也应考虑到这种可能性。

3. 神经节胶质瘤

神经节胶质瘤（ganglioglioma，GG）很罕见，占所有中枢神经系统肿瘤的0.5%～1%。从组织学上看，它们包含肿瘤性神经节（神经元）细胞和神经胶质细胞（通常为星形胶质细胞）的混合群[40]。一些学者报道称，脊髓GG是儿童第二大常见的髓内SAT，占这些病例的15%[41, 42]。脊髓GG患者确诊时的平均年龄约为6岁，大多数患者年龄在19岁以下[43]，且无性别差异。主要累及颈部脊髓[2]。

世卫组织将GG分为良性（Ⅰ级）和恶性或未分化型（Ⅲ级）。一些学者根据组织学特征提出了中间等级，但目前世界卫生组织尚未正式认可Ⅱ级的标准[44]。未分化型GG（AGG）（Ⅲ级）占所有GG的4%～5%，与生存率低（约29个月）有关。AGG主要是新发病变，但估计有10%是由良性GG恶性转化而来[45]。脊髓AGG非常罕见，目前仅有少数病例报道。

脊髓GG往往生长缓慢，症状持续时间为1个月至5年。由于生长缓慢，它们通常占据多个脊髓节段，而且全脊髓扩展比其他SAT更为常见[16, 42]。在Lang及其同事的系列研究中，约80%的患者有背痛和根性病变，10%仅有根性病变，10%仅有乏力，3%有疼痛和麻痹[43]。一般认为NF与GG无关，但Sawin及其同事描述了一例2型NF患者罹患脊髓GG的病例[46]。

GG与其他神经胶质瘤的鉴别诊断具有挑战性，目前已提出了各种标准来确认GG[41]。组织学上，瘤细胞可能表达嗜铬粒蛋白和神经特异性烯醇化酶，而胶质细胞可能呈GFAP阳性[41]。在Ⅲ级GG中可观察到未分化型特征，但与高级别星形细胞瘤的鉴别可能比较困难，特别是当标本取自胶质成分丰富的区域时。在这种情况下，出现嗜酸性粒细胞体（eosinophil granular bodies，EGB）和双核突触神经节细胞则提示为AGG[47]。

GTR是脊髓GG的一线治疗方法，仅在肿瘤与正常脊髓实质边界不清时才会实施STR，以保留神经功能。在Lang等的系列研究中，几乎所有病例都进行了GTR，但他们观察到，与幕上GG相比，GTR的复发率更高。对于GTR后的低级别GG，不建议进行辅助化疗和放疗。辅助治疗可能在肿瘤复发、STR 患者或 AGG 患者中发挥作用[2, 43]。脊髓 GG 患者的预后可能不如脑 GG 患者。在 Lang 的系列研究中，肿瘤切除后的 5 年生存率为 89%，而低级别脊髓 GG 的无事件生存率为 50%，高级别脊髓 GG 的无进展生存率约为 20%[43]。

4. 血管网状细胞瘤

血管网状细胞瘤是一种良性（Ⅰ级）肿瘤，在儿童中极为罕见，发病率低于 1/1000 000。血管网状细胞瘤与 VHL 病密切相关，65% 的儿童病例确诊为 VHL 病，也可能是散发性的。Cheng 等的系列研究提供了小儿血管网状细胞瘤的流行病学数据。血管网状细胞瘤最常见的部位是脑室（40%），其次是脊柱部位（髓内，30%）。75% 的脊柱血管网状细胞瘤患儿与 VHL 有关。脊柱血管网状细胞瘤患儿的平均发病年龄约为 12 岁，主要累及颈椎和胸椎。肿瘤通常位于脊柱背侧，因此患者通常会出现感觉障碍。这些肿瘤应作为肿块切除，切除壁结节的 GTR 是最佳治疗方法。术中出血可能致命，因此建议在出血风险较高时进行术前栓塞。立体定向放射手术是另一种治疗方法。预后通常良好，但如患者合并 VHL 病，则有复发的风险，所有患儿都应接受随访监测[8, 48]。

（二）其他髓内肿瘤

脊髓脂肪瘤是一种罕见病，通常与脊柱畸形有关。非畸形病例也有报道，但极为罕见[49]。胸段脊髓是脂肪瘤最常见的发病部位。脂肪瘤和神经结构之间通常没有明确的分界面，因此手术的目的是减压和有限的肿瘤切除，然后进行长期监测。如果出现其他神经功能障碍，可能需要再次手术治疗。髓内海绵状血管瘤是一种非常罕见的畸形，尤其是在儿童中。出血可能会造成严重的临床后果，因此手术切除是首选治疗方案（图 25-2）。

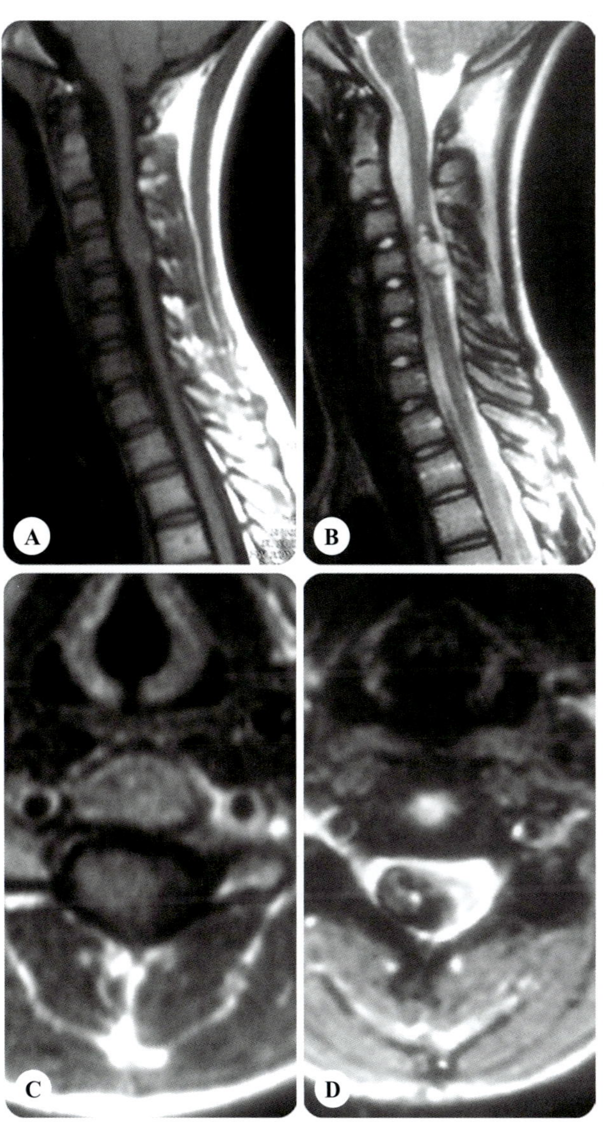

▲ 图 25-2 右侧偏瘫的 13 岁女孩髓内海绵状血管瘤。MRI 显示颈部髓内病变类似海绵状血管瘤。患者接受了椎板切除术和全切除术。组织学检查显示肿瘤为海绵状血管瘤、动静脉畸形和毛细血管瘤混合病理，CD34、WT-1 和 GFAP 免疫组织化学阳性。术后患者病情好转

A. 矢状位 T_1 加权成像；B. 矢状位 T_2 加权成像；C. 轴位 T_1 加权成像；D. 轴位 T_2 加权成像

四、髓外硬脊膜内肿瘤

（真）皮样囊肿和表皮样囊肿

1.（真）皮样囊肿

与成人不同，儿童硬脊膜外肿瘤占所有 SAT 肿瘤的近 1/3。（真）皮样囊肿和表皮样囊肿通常是先天性的，产生于神经管形成过程中，此时神经外胚层尚未与外胚层完全分离。表皮样囊肿是由鳞状上皮衬垫而成的囊性病变，而（真）皮样囊肿则由鳞状上皮以及其他皮肤元素，如毛囊和腺体，衬垫而成。目前，表皮样和（真）皮样囊肿往往被归类为同一实体，因为它们具有共同的发病机制、临床特征和治疗方法。这些肿瘤也可能是后天形成的，在脊柱手术后从掉落的皮肤组织中发展而来。(真)皮样囊肿最常见于脊髓（主要位于硬脊膜内），而表皮样囊肿通常位于颅内。这些肿瘤约占儿童脊柱肿瘤总数的10%，主要累及腰骶部（90%的病例），大多数病例会出现脊柱发育不良[1, 16]。这些肿瘤可能没有症状，也可能表现为背痛和感觉障碍。运动障碍、排尿和步态障碍是手术切除的指征。症状的发展可能与囊肿因角质碎屑堆积而增大有关。在许多病例中，这些肿瘤伴有真皮窦，因此患者很有可能感染细菌性脑膜炎（图25-3）[50]。合并真皮窦是手术的另一个适应证。GTR是最佳治疗方法，肿瘤根治切除后复发率很低[1, 16, 51]。

2. 脊膜瘤

脊膜瘤通常发生在成人身上，在儿童中极为罕见，迄今报道的病例不到100例[52]。儿童脊髓脊膜瘤与2型NF密切相关；在Wang及其同事的系列研究中，40%的脊髓脊膜瘤患儿最终被确诊合并有2型NF[53]。患者的平均年龄为11岁，男性偏多，平均症状持续时间为9.7个月[52]。其临床表现与其他脊柱肿瘤相似，表现为背痛、进行性运动和括约肌功能障碍以及感觉缺失。它们主要位于颈椎和胸椎，典型的位置是髓外硬脊膜内，但硬脊膜外位置也不少见。脊膜瘤在造影剂–磁共振成像中呈均匀强化。即使是位于腹侧脊髓的肿瘤，GTR也是首选治疗方法[54]；如果无法进行GTR，部分切除的肿瘤有90%的概率复发[1, 53]。

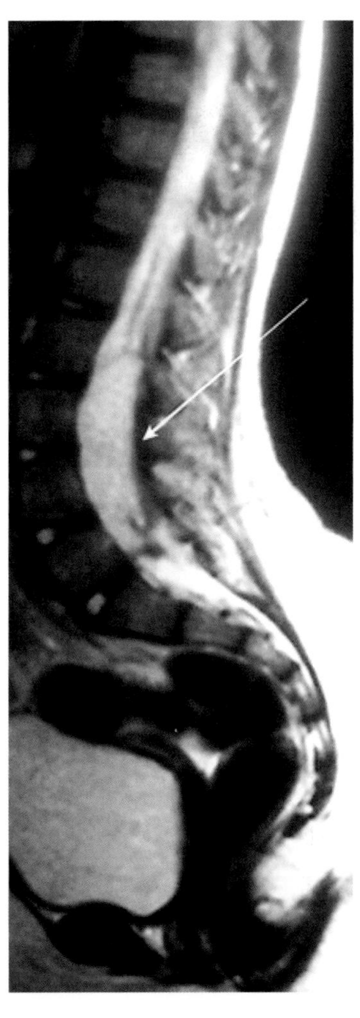

◀ 图25-3　脊柱皮样囊肿的矢状位 T_2 加权成像，显示从 L_2 延伸至 S_1 的皮样囊肿（箭）。合并的真皮窦病灶已完全切除

3. 神经鞘瘤 / 神经纤维瘤

儿童神经鞘瘤 / 神经纤维瘤占所有脊髓肿瘤的近4%，神经鞘瘤与2型NF密切相关。脊神经神经鞘瘤是与神经根完全分离的界限清楚的包裹性病变。它们对感觉神经根产生压迫，但可能多年无症状，症状主要在40—50岁时出现。儿童神经鞘瘤患者的平均年龄为16岁，无性别差异。他们最初表现为背痛，随着肿瘤的增大，会出现脊髓病变，并伴有运动障碍和排尿 / 排便障碍。最佳治疗方法是肿瘤全切，同时保留神经根，但也有学者建议应切除神经根以降低复发率。复发性肿瘤可采用辅助化疗 / 放疗[1, 16, 55]。

神经纤维瘤是一种含有神经膜细胞、成纤维细胞和肥大细胞的肿瘤。与神经鞘瘤不同的是，神经纤维瘤没有包膜，可能侵犯神经根的整个横截面[56]。这些肿瘤与神经纤维瘤病1型有关，约2%的神经纤维瘤病1型患者患有脊髓神经纤维瘤，通常是多发性的。它们在青春期前通常没有症状，但往往会侵蚀周围的椎骨，最终导致严重的脊柱后凸 / 侧弯。手术切除仅适用于大的和有症状的神经纤维瘤。由于缺乏明确的切除平面，在保留神经根部的情况下，实际上不可能进行GTR。行STR并通过影像观察肿瘤生长是一种替代的治疗方法[52, 53]。

五、非典型畸胎样横纹肌样瘤

非典型畸胎样横纹肌样瘤（atypical teratoid

rhabdoid tumor，AT/RT）是中枢神经系统中一种相对少见的高度恶性胚胎性肿瘤，主要影响 4 岁以下的儿童。它通常位于小脑（60%）和幕上结构，仅有少数病例报道位于脊柱。在 AT/RT 患者中发现了位于 22q11.23 染色体的 SMARCB1 抑制基因的功能缺失。显微镜下可观察到各种不同的细胞群，包括横纹肌细胞、间质来源的上皮细胞以及类似于其他胚胎性肿瘤的细胞。与其他恶性程度较低的胚胎性肿瘤进行鉴别诊断比较困难，甚至是不可能的。AT/RT 通常位于脊髓硬脊膜内 – 髓外，在硬脊膜下间隙纵向扩展，可累及多个脊柱节段，脑膜浸润也很常见。可能出现脑积水，通常是由于颅内播散所致，AT/RT 是儿童髓外脊髓肿瘤导致脑积水的最常见原因。在确诊 AT/RT 时，约 60% 的儿童会有转移性病灶[12, 57, 58]。

几乎所有病例都要进行肿瘤切除，以便为脊柱减压并采集活检样本。GTR 与较长的无进展生存期有关，但在总生存期方面没有观察到明显差异。辅助化疗和放疗方案包括使用噻替派的大剂量化疗和全脑全脊髓照射，但 AT/RT 的预后极差，平均生存期不到 20 个月[56–58]。

六、原发性神经外胚层肿瘤

原发性神经外胚层肿瘤（primary neuroectodermal tumor，PNET）是一组恶性肿瘤，组织学特征是细胞小、分化差、核大、胞质少。t（11;22）（q24;q12）易位是 ES/pPNET 肿瘤家族的特异性特征。PNET 一词曾用于描述所有非髓母细胞瘤胚胎性肿瘤，但在 2016 年世界卫生组织中枢神经系统肿瘤分类中被删除。脊髓 PNET 约占所有脊髓肿瘤的 1%[59]，主要累及儿童和青年人，平均发病年龄为 20—25 岁，好发于男性。它们通常位于马尾，表现为疼痛、麻痹和进行性脊髓病变。在磁共振成像中，它们在 T_1 加权成像中呈低信号，在 T_2 加权成像中呈高信号，几乎没有强化。约 35% 的患者可实现 GTR。辅助化疗和放疗已得到应用，但它们对总生存率的影响尚不明确。脊髓 PNET 患者的总生存期并不乐观，估计平均生存期不到 2 年[59, 60]。

七、硬脊膜外肿瘤

硬脊膜外肿瘤约占儿童 SAT 的 1/3。它们分为硬脊膜外腔肿瘤和脊柱骨肿瘤。这类肿瘤有不同程度的恶性。常见的脊柱骨肿瘤包括神经母细胞瘤、ES、骨样骨瘤（osteoblastoma）、骨肉瘤、横纹肌肉瘤、动脉瘤性骨囊肿（aneurysmal bone cyst，ABC）、生殖细胞瘤、淋巴瘤和白血病。脊柱转移性病变通常位于硬脊膜外。硬脊膜外肿瘤的临床表现包括最初的背痛和根性病变，脊髓病变会在疾病进展后期因脊髓受压而发生。脊柱侧弯并不少见，是这些肿瘤对椎骨的溶解作用造成的。许多此类肿瘤是良性的，生长缓慢，没有明显症状，也可能完全没有症状。磁共振成像可用于评估脊髓受压情况，CT 是检查这些肿瘤引起的骨质病变的有用工具。治疗方法不尽相同，但一般来说，所有产生压迫效应严重影响生活治疗的良性或恶性肿瘤都需要进行手术治疗。此外，手术适用于恶性肿瘤，以防止扩散并延长总生存期和无进展生存期。在可能的情况下，应尝试进行 GTR，因为这与更有利的生存率有关。化疗在治疗影响脊柱的白血病和淋巴瘤中具有至关重要的意义。化疗和放疗是降低恶性肿瘤复发率和延长生存期的补充措施[1, 16, 61]。

八、骨样骨瘤 / 骨母细胞瘤

骨样骨瘤和骨母细胞瘤通常是良性肿瘤。它们由成骨细胞产生类骨质，具有相似的组织学特征，不同之处在于肿瘤的大小，骨样骨瘤大多小于 1cm，而骨母细胞瘤则超过 2cm。这些肿瘤中约有 10% 位于脊柱，而骨母细胞瘤更好发于这一部位（30%～40%），主要累及颈椎。据报道，患者的平均年龄为 13 岁。几乎所有有症状的患者都会出现背痛，通常是夜间疼痛，使用非甾体抗炎药（nonsteroidal anti-inflammatory drug，NSAID）后疼痛会减轻，约 1/4 的患者会出现脊柱侧弯。CT 能敏感地发现这些病变，而放射性核素成像是观察骨样骨瘤最有效的方法。手术切除的指征是：

服用非甾体抗炎药后仍有剧烈背痛、肿瘤生长迅速，以及骨母细胞瘤患者怀疑有恶性肿瘤。全切除术是最佳治疗方法，如果需要切除大部分椎骨，则需要进行融合术。GTR 术后的复发率约为 10%，STR 术后的复发率几乎为 100%。辅助放疗的疗效受到质疑，有学者建议在肿瘤复发的情况下再次手术[1, 16, 62, 63]。

九、神经母细胞瘤

神经母细胞瘤（neuroblastoma，NB）占儿童癌症的 10%，是最常见的位于颅外的实体肿瘤。这种肿瘤起源于交感神经系统的原始细胞，通常这些原始细胞分布在肾上腺髓质（50% 的病例）和交感神经链（20%～30% 的病例）。由于神经母细胞瘤引起的脊髓压迫并不少见，被认为是儿科急症中最常见的脊髓压迫原因。神经母细胞瘤伴有脊髓压迫的最佳治疗方案较为复杂，已经制订了各种不同的治疗方案。

复发风险采用国际神经母细胞瘤分期系统（International Neuroblastoma Staging System，INSS）进行估算，该系统考虑了患者的年龄、肿瘤的组织学特征、N-*myc* 扩增和 DNA 倍性，将复发风险分为低危、中危和高危。低风险病例的首选治疗方法是手术切除，复发时再进行化疗。中危病例的治疗方案包括多药化疗和手术切除。高危神经母瘤的治疗采用多模式，分为四个阶段：诱导、巩固、维持和生物制剂阶段。在神经功能明显受损的情况下，是否在化疗前进行手术减压取决于临床评估时神经功能受损的程度。值得注意的是，脊髓受压的神经母细胞瘤患者肿瘤切除术后严重并发症发生率高，而出现严重的神经功能缺损与平均生存率较低有关[64–66]。

十、动脉瘤性骨囊肿

动脉瘤性骨囊肿（aneurysmal bone cyst，ABC）是一种良性充血性空腔，多发于儿童和青少年。它们被认为是非肿瘤性病变，可以是原发性的（70%），也可以是继发于其他骨肿瘤的（30%）。虽然是良性肿瘤，但容易造成周围骨骼的侵蚀。脊柱部位的 ABC 占儿童期 ABC 病例总数的 15%，主要受累部位是胸椎和颈椎（95%）。脊柱 ABC 患儿的平均年龄为 11 岁。骨侵蚀、椎体病理性骨折和根性病变导致的背痛是常见症状。椎体塌陷是常见的影像学特征。儿童从出现症状到确诊的平均时间通常为一年左右。一旦确诊，建议进行手术根治切除病灶，因为囊肿的残留物可能导致肿瘤复发。成功切除病灶后，预后非常好[67, 68]。

十一、尤因肉瘤

尤因肉瘤（Ewing sarcoma，ES）由小圆形细胞组成，被认为是一种恶性外周原始神经外胚层肿瘤（primitive neuroectodermal tumor，PNET）。其发病机制与 t（11;22）（q24;q12）易位密切相关。脊髓 ES 通常是由长骨转移而来，其次才累及脊髓。原发性脊柱 ES 占所有 ES 的 10%。平均发病年龄为 15—20 岁，略微好发于男性。腰骶椎最常受到影响，通常位于后部。最佳治疗方法尚存争议，因为许多患者在发病时已患有系统性疾病。放疗用于局部控制病情。肿瘤切除术适用于局部病变，但由于肿瘤与正常骨骼存在粘连，复发率很高[69]。

第五篇

创　伤

Trauma

第 26 章 虐待性头部创伤
Abusive Head Trauma

Georgios Alexiou　Georgios Kafritsas　Neofytos Prodromou　著
刘朋飞　译　　张海波　校

一、背景

虐待性头部外伤（abusive head trauma，AHT）或非意外性头部外伤或婴儿摇晃综合征（shaken baby syndrome）是一种因虐待婴儿或儿童而造成的脑外伤。美国放射科医生 John Caffey 于 1946 年报道了 6 名儿童的长骨骨折、慢性硬脑膜下血肿和视网膜出血（2 例）[1]。约 30 年后，Caffey 创造了“鞭打震荡婴儿综合征”这一术语。这种旋转加速 / 减速机制解释了为什么经常没有外部可见的受伤迹象和视网膜出血。2009 年，美国儿科学会基于对病理机制的理解，建议使用“摇晃婴儿综合征”一词，因为除摇晃外，还可能涉及钝器撞击或摇晃与钝器撞击的结合[2]。虐待性头部外伤是导致 2 岁以下儿童致命性脑外伤的最常见原因[3]。据报道，AHT 的发病率为每 10 万名 1 岁以下儿童中 14～40 例[4]。致命性 AHT 发生率最高的是 1—2 月龄的男婴[5]。最终预后结果不一，有的完全恢复或部分恢复，有的则会造成严重脑损伤，继而致残甚至死亡。

危险因素

有研究表明儿童受到虐待的主要因素通常与父母或看护人有关。如果他们有问题行为或虐待史，以及经济收入低、受教育程度低、儿童出生体重低和母亲是美洲原住民种族，那么发生虐待行为的概率就很高[6]。此外，如果父母或看护人没有照顾孩子的经验，或者他们很年轻，甚至是单亲家庭，这种可能性也会增加。施暴者多为 18—44 岁的父亲和继父[7]。小儿 AHT 大多是由于护理人员对哭闹的孩子感到愤怒或不耐烦而直接导致的。孩子因肠绞痛或喂养需要而长时间哭闹是常见现象。其他诱因包括不听话、家庭争吵、如厕训练困难和喂养问题[8]。一个重要的问题是，1/3 的 AHT 婴儿在遭遇虐待后曾就诊于医生，但未被确诊。漏诊导致 40.7% 的患儿出现医疗并发症，而一些死亡是可以避免的[9]。

二、临床表现

虐待性头部损伤最困难的部分是诊断，这也是医学、法医和社会方面的一项挑战。早期诊断对理想的治疗非常重要。大多数照顾者都试图隐瞒造成创伤的原因，通常会说是从高处摔下、从楼梯上摔下或其他儿童造成的创伤。Feldman 等报道，所有意外伤害都是机动车事故或其他有记录的重大创伤造成的[10]。低空坠落在大多数情况下只会造成轻伤，因此，如果儿童出现更严重的伤害，就应该引起怀疑。据估计，5 岁以下儿童因垂直高度低于 1.5 米的坠落而死亡的风险为每年＜0.48/100 万[11]。临床症状可以表现为死亡、严重头部损伤、轻微头部创伤，以及未察觉的发现或其他非特异性症状。约一半的病例有急性表现，常见症状是颅内高压、囟门突出、癫痫、嗜睡、呼吸暂停、肌张力降低和休克。颈部不适当的屈伸运动导致的脑干损伤可引起急性呼吸衰竭和脑水肿，几乎总是致命的。较少见的是长骨或肋骨骨折[5]。此外，还可能出现非特异性症状和体征，如呕吐、呼吸暂停、进食困难或头皮肿胀。Kelly 等在回顾了 20 年间转介到儿童保护小组的 345 名儿童的记录后发现，在 2 岁以下的儿童中，AHT 特别需要关注的特征是无外伤史（90%）、无头部外伤证据（90%）、伴有颅内损伤的复杂颅骨骨折（79%）、硬脑膜下出血（89%）和缺氧缺血性损伤（97%）[12]。

三、体格检查和实验室评估

首先，应详细了解受伤情况。重要的问题包括：是否有目击者在场、是否延迟了就医请求、所称事件是否证明了伤害的合理性[13]。除此之外，临床医生还应了解既往病史，并考虑儿童的年龄、发育和精神状况。虐待儿童的评估涉及多学科方法。在体格检查方面，应进行全面检查，如果婴儿头部或身体有瘀伤，口腔内有损伤，主要是唇系带撕裂，医生就应怀疑是 AHT。短距离坠落造成的严重颅内损伤极为罕见。随后应进行详细的神经系统评估以及实验室检查，包括肝酶和胰酶的测定。此外，如果出现颅内血肿，应进行血小板和凝血机制评估。1 型戊二酸尿症（glutaric aciduria type 1，GA1）是一种罕见的代谢性疾病，由戊二酰 -CoA- 脱氢酶缺乏症引起。这种疾病会导致脑萎缩和脑脊液通道扩大，这两种情况都容易导致硬脑膜下血肿。如果出现骨折，应评估维生素 D 和甲状旁腺激素的水平，以排除佝偻病的可能。如果怀疑是成骨不全症，则应进行 *COL1A1* 和 *COL1A2* 的 DNA 测序[13]。细致观察可发现眶周和眼睑瘀斑或结膜下出血。眼底镜检查对评估视网膜和排除出血极为重要，高达 85% 的病例可发现视网膜出血[14]。

四、影像学结果

影像学和实验室检查必须排除可能与 AHT 相似的疾病[15]。影像学检查对正确诊断 AHT 至关重要，因为许多患者没有外部损伤痕迹[16]。此外，尽快诊断损伤对及时治疗和避免并发症也很重要。然而，没有任何单一的损伤是 AHT 的特异性征象。骨折诊断应进行骨骼检查。在小于 3 岁的儿童中，AHT 引起的骨折是佝偻病等代谢性疾病的 100 倍，是成骨不全症的 20 倍[17]。不同愈合阶段的多发性不明原因骨折对 AHT 具有高度特异性。虽然后肋骨骨折传统上被认为对虐待具有高度特异性，但最近的证据发现肋骨骨折位置与虐待的可能性并无关联[18]。对于急性起病的患儿，通常进行平扫 CT。在可能的情况下，通常会进行脑部和颈椎、胸部及腰部 MRI 检查。如果患儿病情稳定，磁共振成像比 CT 更适合检查第一阶段漏诊的其他损伤，如脊柱损伤。意外短距离摔倒的影像学检查结果通常是线性颅骨骨折、相关硬脑膜外血肿、局灶性挫伤，很少有小的创伤后蛛网膜下腔出血[15]。此外，在损伤性和非损伤性脑外伤中也可观察到脑实质内出血和颅骨骨折。然而，在 AHT 中，骨折往往比较复杂[19]。硬脑膜下血肿（subdural hematoma，SDH）、挫伤和弥漫性轴索损伤也可能出现在 AHT 中。在 66 名年龄小于 36 月龄的 SDH 患儿中，只有 AHT 患儿发现了慢性或急性和慢性混合型 SDH。值得注意的是，没有意外受伤的儿童患有 SDH[10]。半球间硬脑膜下血肿对 AHT 并无特异性[20]。AHT 的加速 / 减速机制导致桥静脉的拉伸和撕裂，从而引起 SDH。Choudhary 等通过 MR 静脉造影术对确诊为 AHT 的儿童进行了调查。69% 的患儿因硬脑膜下出血或水肿导致皮质静脉和静脉窦受压。44% 的病例发现大脑皮质桥静脉有直接损伤，即“棒棒糖”征[21]。AHT 脑水肿可能是由于外伤或脑干损伤导致的呼吸暂停引起的低氧血症。此外，部分硬脑膜外血肿提示可能既往有颅脑损伤的病史[22]。

尽管颈椎损伤一直被认为是小儿 AHT 的罕见表现，但最近的磁共振研究却有了重要的发现[23]。与年龄较大的儿童相反，婴儿更容易发生韧带损伤。这些损伤通常不会产生不稳定性，可能会被 CT 所遗漏。78% 的 AHT 患儿和 46% 的意外创伤患儿出现颈部韧带、寰枕韧带和寰枢韧带损伤。在 AHT 组中，脊髓 SDH 的发生率为 66%，而在意外伤害组中仅为2%。并且可在AHT中发现枕颈韧带损伤与大脑缺血证据之间存在高度相关性[23]。

五、治疗

医生必须向儿童保护部门报告任何有理由怀疑为AHT的病例。发病时的支持性护理、生命体征监测和即时并发症处理非常重要。不哭闹或对疼痛刺激反应不正常的患儿可能会受到严重伤害。应开始服用抗惊厥药物以预防癫痫发作，因为癫痫发作是一种非常常见的并发症。与其他类型损伤机制相比，非意外头部损伤在治疗和手术干预上是相同的。婴儿硬脑膜外和硬脑膜下血肿的开颅手术与较大儿童相同，但应格外注意尽量减少失血。如果出现脑水肿，采用“铰链式开颅术”是值得的，因为颅骨减压术和随后的颅骨成形术会增加并发症的发生率[24]。

六、预后

虐待性头部创伤的发病率和死亡率各不相同。从轻微的智力迟钝到严重的认知异常、运动和感官残疾、视力和听力问题、注意力障碍、发育迟缓和喂养问题。还可能出现偏瘫、四肢瘫痪、脑积水和小头畸形。死亡也可能是即刻发生或稍后出现。Manfield等报道说，AHT患儿术后5年，81.8%的患儿有中度或重度残疾。早期出院时，残疾率较低（64.5%）。发现的主要障碍包括行为问题（53%）、视力障碍（44%）、精细动作困难（26%）、运动问题（26%）、沟通困难（24%）和癫痫（16%）[22]。虽然法律规定临床医生必须报告虐待儿童事件，但只有20%的报告案件在调查后得到证实。主要原因是缺乏可用证据、损伤由于意外导致或与本身疾病有关[7]。与AHT相关的小儿硬脑膜下血肿的预后较差，死亡率为20%，神经系统并发症发病率为50%[25]。

第 27 章 小儿颅骨骨折
Pediatric Skull Fracture

Mohammad Jamous　Amer Al-Omari　著
刘朋飞　译　　张海波　校

小儿颅骨的解剖比较复杂，这种复杂性源于颅缝在正常发育过程中的多变性和外观变化。颅缝是一种只出现在头骨中的纤维关节。在颅骨中还存在软骨关节的一种类型，称为软骨连接。正常发育的颅缝在所有婴儿和幼儿以及一些较大的儿童中均可见，但在成年人中却不常见，特别是不对称的颅缝，这在一定程度上是常见的，容易误诊为骨折[1]。

正常颅缝解剖与骨折之间的区别至关重要，这种区别在儿科人群中更为困难，因为儿科人群中的许多颅缝外观各异。可以应用一些基本规则来帮助区分骨折和颅缝。骨折具有锐利的非硬化边缘，并且可能分叉。它们可能引起颅缝分离，通常横跨颅缝，并且在接近颅缝时直径增加。间接征象有助于识别两者，如覆盖在上面的软组织损伤，包括血肿[2]。相比之下，颅缝将其他颅缝连接在一起而不是横跨它们。它们不会引起其他缝线的分离，并且直径相对均匀。颅缝呈之字形或呈锯齿状连接在一起，且具有硬化的边缘。

一、影像学检查

小儿闭合性颅脑损伤（closed head injury，CHI）是急诊科的常见病种。颅骨骨折是闭合性颅脑损伤后最常见的异常。脑部计算机断层扫描（computed tomography，CT）是评估颅骨骨折和颅内损伤的首选影像学检查。是否进行 CT 检查是一个复杂的决定，尤其是对婴幼儿而言。有些人主张，任何<3 月龄的非轻微损伤患儿都应接受头部 CT 检查，因为在最初体检正常的这一群体中，颅内损伤的发生率很高[3]。

所有头部损伤的入院或门诊患者，通常都会进行颅骨 X 线检查，以寻找线性颅骨骨折，因为颅骨骨折会使患者更容易发展为颅内血肿。

超声是一种可以用于评估颅骨骨折存在的成像方法，而这与颅内损伤密切相关。有充分的证据支持使用床边超声检测长骨骨折[4, 5]。儿科急诊医生可以使用床边超声来检测急性颅内损伤的儿童是否存在颅骨骨折，但需要经验丰富的超声医生，并且仅适用于轻微头部创伤[6]。

二、颅骨骨折的类型

（一）线性颅骨骨折

线性颅骨骨折可以是如图 27–1 所示的非移位性骨折，也可以是如图 27–2 所示的移位性骨折，移位性骨折造成脑损伤或潜在出血的风险较高，而且对于 3 岁以下的小患者来说，以后可能会并发生长性颅骨骨折。在急诊科，儿科患者中出现孤立的线性颅骨骨折并不罕见，一些研究[7, 8]讨论了是否需要收患者住院或从急诊出院，因为威胁生命的并发症或潜在的脑损伤的发生率极低，认为在轻微头部创伤后无须监测孤立的线性颅骨骨折患者。

生长性颅骨骨折又称创伤后软脑膜囊肿，是一种罕见的线性颅骨骨折晚期并发症，发病率不到 0.05%～1.6%，但却是一种重要的并发症，儿乎只发生于3岁以下的儿童[9, 10]。

Xue-song Liu等[11]将颅骨生长性骨折的发展分为三个阶段。第一阶段是前期，从受伤时到骨折扩大之前，所有患者都接受开颅手术和硬脑膜修补手术，这一阶段并发症较少，神经功能缺陷并未发生，因此是最佳的治疗时机。第二阶段是早期，从骨折扩大开始到扩大开始后的2个月，在这一阶段，颅骨缺陷较小，神经功能缺陷较轻，其中一半接受颅骨切除手术，另一半接受自体骨颅骨修复手术，所有患者都进行了硬脑膜修补手术。第三阶段是晚期，从初始扩大后的2个月开始，在这一阶段，骨缺陷变得更大，如果不治疗，颅骨畸形和神经障碍会变得更为严重，这一阶段的所有患者都接受了使用异体材料的颅骨修复手术，并进行了生物膜修复。

（二）凹陷性颅骨骨折

颅骨凹陷性骨折（depressed skull fracture，DSF）占头部受伤入院儿童的7%～10%，占颅骨骨折儿童的15%～25%[12–14]。如果凹陷性颅骨骨折伴有硬脑膜撕裂、异物或骨碎片穿透脑实质、潜在的脑损伤或颅内血肿，则可导致严重的并发症。创伤后癫痫和感染是最重要的并发症之一。虽然复合型DSF的治疗以手术为主，但一些学者倾向于对单纯型DSF采取保守治疗方法[15, 16]。

单纯凹陷性颅骨骨折：最常见于额骨和顶骨，手术治疗与非手术治疗的结局（癫痫发作、神经功能障碍或外观）没有差异。虽然手术治疗适用于具有明确的硬脑膜穿透、存在与骨折有关的局灶性神经功能缺损或外观美容问题等情况的患者，但在年幼的患儿中，大脑生长可引起颅骨的重塑，往往能够消除凹陷性骨折造成的颅骨畸形，且死亡率仅为1%[17]。

图27–3所示的复合型凹陷性颅骨骨折：这种骨折在年轻患者中较为罕见，与单纯性颅骨骨折相比，硬脑膜和皮质裂伤的发生率更高，死亡率为3%。当骨折断端深度超过1cm时，并发颅内病变的概率增加[17]。

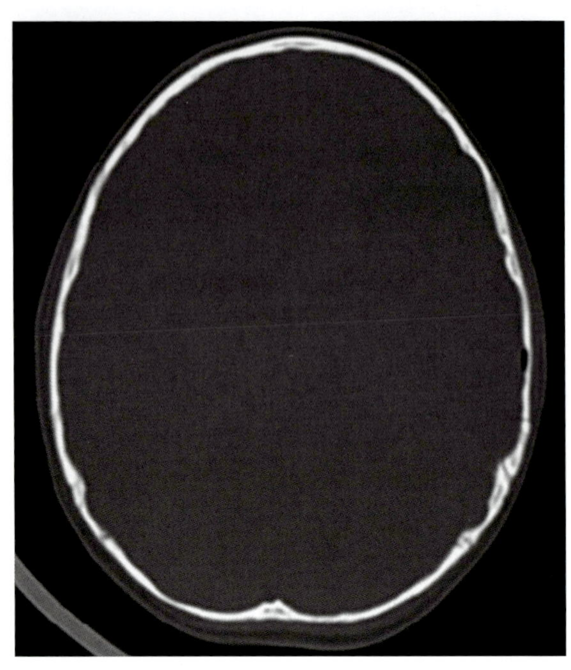

▲ 图27–1 左颞部线形非移位性颅骨骨折，伴有潜在的少量颅腔积气

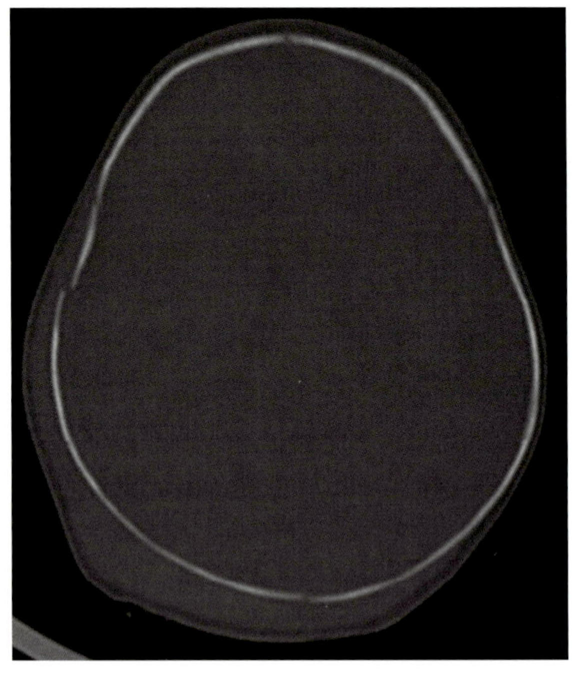

▲ 图27–2 右顶骨线性移位性颅骨骨折

（三）乒乓球形颅骨骨折

如图27–4和图27–5所示，这是一种发生在新生儿和婴儿身上的凹陷性颅骨骨折，因为这个年龄段的颅骨具有高度可塑性，一般与难产时的产科操作或外伤有关。

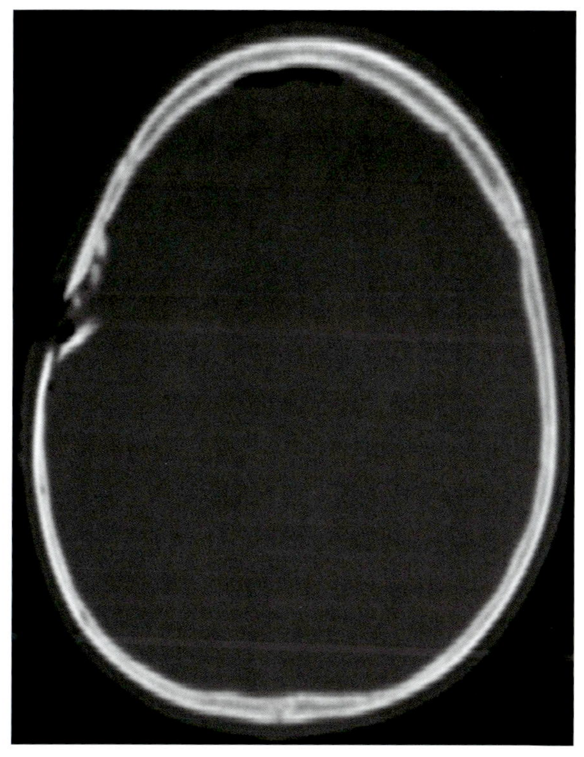

▲ 图 27-3 右顶骨粉碎性凹陷性颅骨骨折，下部有骨碎片和硬脑膜撕裂的迹象，右侧硬脑膜下积气

对于这种骨折的治疗方法存在争议，而且在同一家医院中治疗方法也不尽相同，有些人倾向于保守治疗，因为这种骨折可能会恢复正常并自行抬高，无须任何积极治疗；有些作者使用外手法复位技术来抬高骨折，但这种技术需要经验，而且在手法复位过程中可能会发生进一步的骨折，还有学者[18]使用母乳吸奶器将其抬高，而手术技术则有多种不同的方法，可采用普通开颅手术复原颅骨，也可钻骨孔，通过剥离器抬高凹陷的颅骨，甚至使用经皮微螺钉抬高颅骨[19]。

（四）颅底骨折

如图 27-6 所示，在头部受伤的儿童中，颅底骨折的发生率为 5%～14%[20]。颅底骨折的临床表现包括耳后和（或）眶周瘀血、鼓室内积血、脑脊液（cerebrospinal fluid，CSF）耳漏和脑脊液鼻漏。

约 25% 的脑脊液漏患者会发展成脑膜炎，死亡率为 10%[21]。据报道，从受伤到脑膜炎发病的中位时间为 11 天[22]。

Ulla Perheentupa 等[23]回顾了 63 例儿童颅底

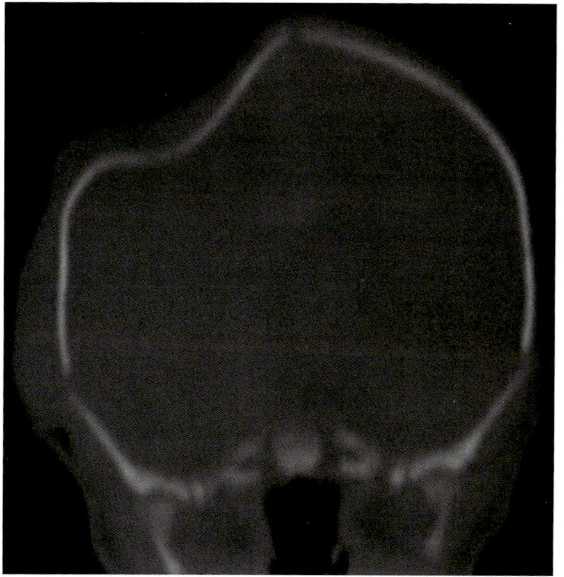

▲ 图 27-4 新生儿右顶骨凹陷性颅骨骨折，乒乓球形颅骨骨折

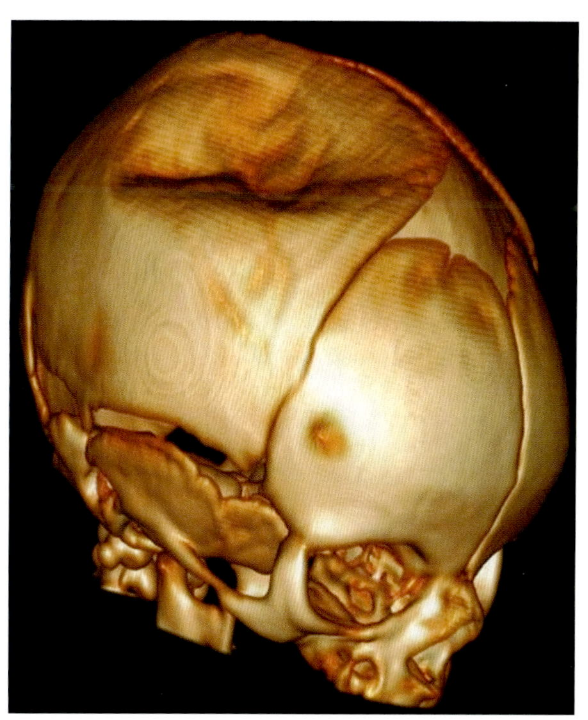

▲ 图 27-5 右顶骨乒乓球形骨折的新生儿颅脑 CT 三维重建

骨折患者，发现道路交通事故是骨折的主要病因，其次是跌倒，他还注意到颞骨是最常见的骨折部位。

建议对所有疑似病例进行颅底薄层 CT 检查，如果怀疑骨折导致血管损伤，则需要进行 CT 血管

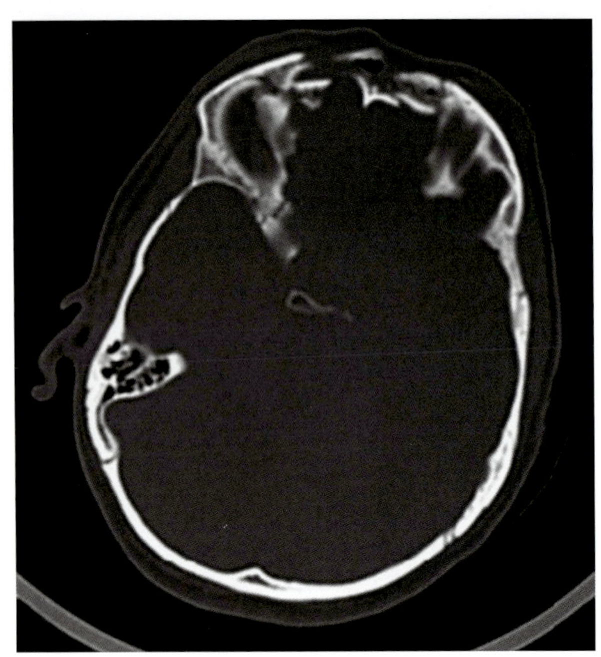

▲ 图 27-6 颅底骨折

造影检查，如果出现脑脊液渗漏，则可能需要进行 CT 脑池造影检查。

大多数外伤后脑脊液漏会在头两周内自行缓解，如果漏液持续存在，则意味着出现了瘘管或硬脑膜大面积撕裂，需要进行手术治疗，通过腰大池置管引流或颅底修复手术，或者两者结合进行。如果脑脊液漏不及时治疗，可能会导致脑膜炎及其并发症或脑积水。在所有 CSF 漏的病例中，建议使用头孢菌素等预防性抗生素。

颅底骨折可能会累及颅内，Jagannathan 等对 96 例颅脑损伤的儿童进行了病例系列研究显示，68% 的病例有蛛网膜下血肿，46% 有挫伤，23% 有硬脑膜下血肿，5% 有硬脑膜外血肿[24]。

大多数病例可采取保守治疗，手术治疗适用于持续的脑脊液漏、严重移位的骨折或鼻窦受累的情况。

第 28 章 硬脑膜外血肿
Epidural Hematoma

Andreas Zigouris 著
刘朋飞 译 张海波 校

儿童创伤性脑损伤（traumatic brain injury，TBI）的一般分类包括颅骨骨折、血肿和创伤性轴索损伤（traumatic axonal injury，TAI）[1]。TBI 是导致儿童死亡和残疾的主要原因。大部分颅脑损伤程度较轻。硬脑膜外间隙内含少量淋巴液，由于硬脑膜与颅骨内板紧密贴附，硬脑膜外间隙较小。一些学者将硬脑膜外空间描述为“虚拟”空间[2]。硬脑膜外血肿（epidural hematoma，EDH）是由于外部剪切力或颅骨骨折使血管破裂导致血液在硬脑膜外腔积聚造成的。出血量增加可迅速导致硬脑膜从内板脱离并形成各种大小不等的血肿。患者的临床表现通常具有轻微和非特异性的特点，因此诊断具有挑战性。考虑到这一创伤性病变进展迅速且致命，所以必要时必须进行紧急手术[1, 3]。

一、流行病学

儿童 EDH 占所有头部创伤的 2%～3%。EDH 在 6—10 岁的儿童中更常见，在婴儿中很少发现[4, 5]。与成人相比，儿童 EDH 的发生率较低，这是由于儿童硬脑膜与颅骨内板黏附的更紧密，只有颅后窝 EDH 在儿童中更常见，并且通常与硬脑膜静脉窦撕裂有关。在 0—5 岁的儿童中，EDH 的发生没有性别倾向。然而，在 5 岁以上的儿童中，EDH 在男性中的发生率是女性的 2 倍。男孩倾向于进行危险的游戏活动，青春期时患 TBI 的风险也会增加。女孩在 10 岁以后 TBI 的风险较低[6]。此外，儿童头部受伤在夏季最常见，因为儿童在户外的时间较长。年龄较小的儿童和高速车祸伤中继发性脑损伤明显相关，继发性颅脑损伤是导致较高发病率和死亡率的原因[7]。

EDH 通常由交通事故（乘客、行人和骑自行车的人）、跌倒、体育活动和殴打引起[4]。Pasaoglu 等和 Ersahin 等发现，在所研究的 60% 以上的儿童病例中，跌倒是最常见的受伤原因[8, 9]。楼梯坠落和从家具上的跌倒也是重要原因[10]。Paiva 等报道称，近 60% 的 EDH 与家庭内的意外受伤有关[11]。Duthie 等和 Umerani 等分别报道了 9.0% 和 6.9% 的 EDH 是由殴打引起的[12, 13]。在婴儿 EDH 中，既往从椅子或矮板凳上跌倒的病史是很典型的原因，只有 30% 的病例是从 1 米以上的高度跌倒[5]。与年龄较大的儿童相比，婴儿在机动车事故出现 EDH 的发生率较低[14]。

新生儿颅脑较常见的产伤包括颅外出血（胎头水肿、帽状腱膜下血肿或骨膜下血肿）、颅骨骨折和颅内出血。EDH 是一种罕见的新生儿产伤，占新生儿颅内出血的 2%，与分娩期间新生儿的胎位有关[15, 16]。在新生儿中，Takagi 等在 134 名尸检患儿中只有 2 人发现了 EDH，Merry 等的一项综述报道称，在 417 名 EDH 患者中只有 1 名新生儿[17]。这种罕见情况原因可能与骨缝（尤其是冠状缝）和硬脑膜紧密粘连、脑膜中动脉沟的缺失（使得脑膜中动脉不易受损）、新生儿硬脑膜血管发育不良以及该年龄段颅骨的弹性有关[16, 18]。90% 以上的分娩生产损伤相关的病例与新生儿体重有关，体重超过 4500g 的新生儿分娩时损伤的风险更高。

儿童颅后窝 EDH 很少见，但对比成人预后较好[10, 19, 20]。EDH 占所有儿童颅后窝创伤性疾病的 25%～40%[19, 20]。占儿童 TBI 的 5%，占平均年龄为 6.2 岁的儿童 EDH 的 1.2%～12.9%[10, 19]。超过 60% 的患者有跌倒史，10% 的颅后窝 EDH 是机动车事故造成的[10, 19, 21]。亚急性和慢性颅后窝 EDH 已有报道，但绝大多数是急性的，通常症状轻微且往往不典型[22]。

二、症状学

儿童 EDH 的临床过程可能是致命的，因此临床上需要高度警惕。儿童 EDH 可能在轻度或中度损伤后出现，症状可能不典型，与成人相比，病程更为隐匿。儿童可能在相对轻微的头部创伤后出现 EDH，其中 38% 的人在确诊时生命体征平稳[23]。其主要症状是意识状态的改变。婴儿最常出现嗜睡和呕吐（图 28–1）。超过一半的 EDH 儿童表现为头痛和持续呕吐。McKissock 等指出，与成年人相比，呕吐是儿童更常见的症状[24]。Cook 等报道，在 100 名 EDH 和 GCS 评分在 14 分或 15 分的患者中，40% 有恶心或呕吐，但没有局灶性神经系统体征[25]。不到 20% 的患者出现严重的神经系统症状，如偏瘫或同侧瞳孔散大。约 30% 的儿童会出现典型的中间清醒期，10% 的 EDH 病例报道有早期癫痫发作[4, 8]。

颅后窝 EDH 症状不典型，有快速恶化致命的风险。Berker 等和 Sencer 等报道，对于颅后窝 EDH，进行性头痛、恶心、呕吐和意识变化是最常见的临床表现。如出现与小脑和（或）脑干受压相关的症状 [10, 20] 时，需高度警惕。通常不会观察到中间清醒期，并且当颅后窝 EDH 与幕上病变相关时更常见 [19]。

大多数婴儿（68%）表现正常，而嗜睡、呕吐和易怒是常见症状[5]。约 60% 的婴儿具有典型的中间清醒期，持续时间比年龄较大的儿童更长，这是由于婴儿对升高的颅内压（intracranial pressure，ICP）具有更好的耐受性，并且在某些情况下，硬脑膜外血肿可通过颅骨骨折部位减压形成头皮血肿。出血的主要来源是板障，脑膜中动脉分支的破裂较为少见。婴儿骨骼的组织学检查显示板障血管增多。Mallet 和 Boumahni 将在婴儿 EDH 中观察到的临床症状分为三类：①神经系统症状；②头部可见体征（囟门膨出，头围增大）；③非典型急性新生儿窘迫症状[26]。婴儿（61%）出现锥体束征、癫痫发作和肌张力下降的概率高于年龄较大的儿童（41%）。婴儿 EDH 的大小和范围与术前检查到的贫血发生率有关，这并不罕见[9, 24]。EDH 和头皮血肿足以导致贫血甚至休克，因为婴儿的总血容量较少[5, 27]。极少数情况下，残留在组织中的血红蛋白的分解可能会导致高胆红素血症和黄疸[28]。新生儿和婴儿的 EDH 可能与头部骨膜下血肿有关，颅骨骨膜下血肿是继发于头皮、颅骨和骨膜之间的血管破裂而导致的骨膜下血液积聚。约 1% 的新生儿可能会出现，且通常发生在顶部上[28]。头部血肿多出现于生产时间长、分娩困难或经产钳辅助分娩，或在使用真空吸引器进行过度抽吸[27, 28]，男性患儿常见。另外不足 20% 的病例可能与颅骨线性骨折有关。这种病变是一种触诊坚硬、紧实的肿块，可在数周至数月内吸收消退或钙化并与骨膜新骨形成相结合[16]。

儿童和成人的临床病程存在一定的差异，这是由于儿童对颅脑损伤后颅内压升高的耐受性增加（弹性和顺应性）。儿童大脑的可压缩性强，加上儿童的颅骨具有较好的柔韧性，因此能够更好地传递撞击产生的能量。在儿童中，压力 – 容量曲线向左移动，这意味着儿童对颅内容量的急剧增加的耐受性很差。根据 Monro-Kelle 学说，开放的囟门、更高的脑实质含水量、更低的脑 / 脑脊液（cerebrospinal fluid，CSF）比例、不同的头颅 / 身体比例、失血的代偿机制、未闭合的颅缝和较大的蛛网膜下腔会延缓颅内压增高导致神经功能逐渐衰退临界点的出现[29]。对于分流手术的孩子来说，要十分注意压力变化，因为出现血肿且血肿增多可以非常迅速，风险性很大。

EDH 最常见的部位是颞顶部，其次是额部。EDH 患儿中不合并颅骨骨折的比较常见。在婴

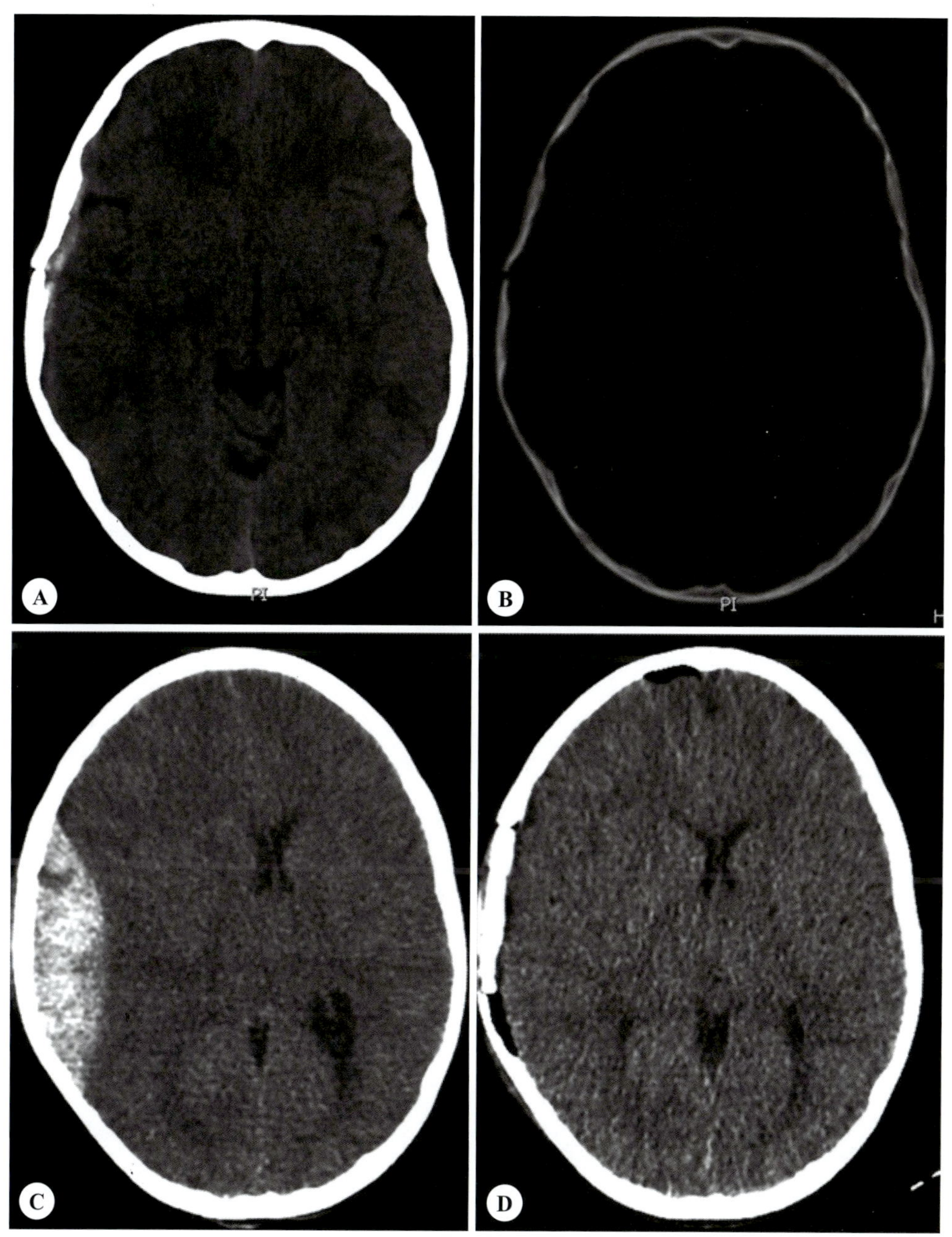

▲ 图 28-1　**A 和 B. 6 岁男孩在跌倒后被送往急诊室。颅脑 CT 显示小的颞顶部硬脑膜外血肿（EDH）和线性颅骨骨折。严密观察患者，生命体征正常。C. 3h 后，由于意识变化和呕吐，再次行 CT 检查，发现 EDH 增加和中线移位，患者接受了颞顶骨瓣开颅手术。D. 术后 CT 复查，患者已完全康复**

儿 EDH 病例中，绝大多数（90%）都伴有颅骨骨折[5]。婴儿的头骨更薄、更软，骨折时更容易变形，但由于骨骼生长迅速，所以愈合速度很快。颅骨骨折后，出血的来源通常是来自板骨间的静脉[4, 8]。血肿清除后的婴儿，可能有骨缘或硬脑膜表面的出血点，因为这个年龄段的患儿血管较多，要注意止血。颅后窝 EDH 是由枕骨鳞部的非张力性骨折或横窦撕裂引起的，值得注意的是 85% 以上的儿童伴有骨折[10, 20, 21]。

三、影像学特点

硬脑膜与颅骨紧密贴合，导致了 EDH 的典型 CT 特点：不跨颅缝，梭形或双凸形密度增高影（图 28-1 和图 28-2）。但沿矢状缝的骨膜形成上矢状窦外壁血肿的情况例外。Huisman 等发现，只有 11% 的 EDH 可以穿过骨缝，这使得与硬脑膜下血肿的鉴别变得复杂[2]。跨骨缝的 EDH 通常位于额顶部，与较大的血肿量和颅骨受累（骨折、骨缝分离）有关。在约 10% 的病例中，EDH 发生在没有骨折的情况下。Rocchi 等提出，由于硬脑膜和颅骨之间的弹性系数不同，硬脑膜脱离内板，解释了急性硬脑膜外血肿的存在而没有骨折[30]。EDH 可来源于动脉或静脉，常见来源为脑膜中动脉分支和板障。在婴儿中，骨折边缘和硬脑膜表面是出血的主要来源[5]。CT 中的“漩涡”征是指在急性病变中出现异常低密度灶，表明有新鲜的

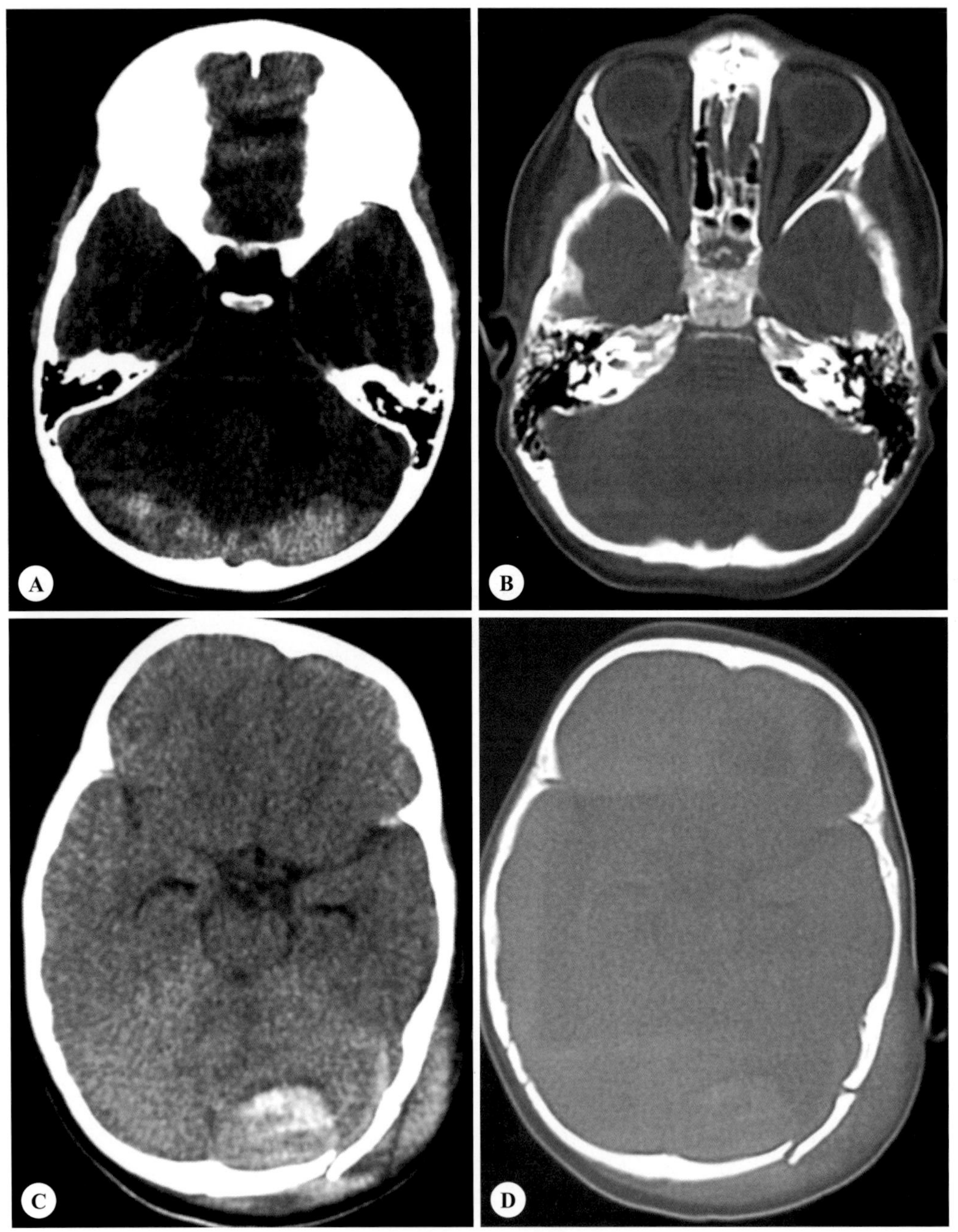

▲ 图 28-2 **A 和 B. 8 岁男童从 2 米高处坠落，出现头痛和呕吐后入院，GCS 评分为 14 分，CT 显示颅后窝硬脑膜外血肿（EDH）合并枕骨骨折，通过枕下中线入路开颅手术清除血肿；C 和 D. 10 岁男孩在一次自行车事故后被送往急诊科，GCS 评分为 12 分，体格检查发现左枕骨下有一大块血肿，CT 显示枕骨骨折并伴有 EDH**

动脉血外渗[23]。

迟发性硬脑膜外血肿是指在发生创伤性脑损伤后，在初次 CT 检查时可忽略或不存在的血肿，后续 CT 复查可见大量硬脑膜外出血。迟发性硬脑膜外血肿占所有硬脑膜外血肿的 7%～10%，常伴有颅骨骨折[4, 31]。在颅后窝硬脑膜外血肿病例中，脑室扩张和脑积水发病率不到 20%[10]。在几乎所有轻微创伤患者中，如果主诊神经外科医生按照格拉斯哥昏迷量表、创伤机制和年龄等标准将其轻微创伤评定为存在风险，建议行 CT 检查。再次行 CT 检查的时间由神经外科医生自行判断[31]。

磁共振成像（MRI）是一种非常有用的颅内出血成像工具，在儿童颅脑损伤急诊检查中的使用频率越来越高[32]。目前可使用总采集时间为 3～4 分钟的快速 MRI 方案。一项回顾性研究纳入了 574 例在 5 天内行 CT 检查和 MRI 的创伤性脑损伤儿童[平均格拉斯哥昏迷量表评分为（9 ± 5.7）分]。结果显示，CT 和 MRI 的灵敏度相似：其中 CT 漏诊 12 例，以弥漫性轴索损伤、蛛网膜下腔出血、小硬脑膜下血肿为主；MRI 漏诊 13 例，以骨折为主[33]。进行 MRI 时，儿童不会受到电离辐射的有害影响。

四、治疗

我们通常按照高级创伤生命支持（advanced trauma life support，ATLS）算法为创伤性脑损伤提供紧急治疗。根据格拉斯哥昏迷量表评分，创伤性脑损伤可分为轻度、中度和重度。要预防继发性损伤，必须提供充分脑灌注和脑氧合[1]。75% 的重度颅脑损伤儿童会发生颅内高压，如果延误治疗，可能会导致不可逆的神经功能损害[29]。大多数硬脑膜外血肿患者有轻度或中度创伤性脑损伤。

可对无症状和临床上可忍受的硬脑膜外血肿进行保守治疗，并进行一系列神经系统检查。但需要密切监测患者的生命体征，并经常评估神经系统状态。Paiva 等提议在血肿厚度小于 10mm、中线偏移小于 5mm 的患者进行保守治疗[11]，值得注意的是，保守治疗对颅后窝硬脑膜外血肿不起作用。Sencer 等提议在随访期间尽早复查 CT，这可能会挽救生命[10]。1990 年以前的研究报道称，手术治疗更为常见，原因可能是当时重复进行 CT 检查的难度更大。Paiva 等观察到，在过去几十年里，死亡率无显著性差异（3.4% 和 2.5%）[11]。

施行哪类颅骨切开术取决于血肿位置和最大厚度。据报道，从受伤到接受手术的平均时间间隔为 4.5h（范围：2～15h）。根据 Gerlach 等的说法，50% 的手术是在受伤后 6h 内施行。清除血肿并适当止血后，应近骨窗边缘缝线悬吊硬脑膜，然后放置以 J. L. Poppen 命名的硬脑膜中央（Poppen）悬吊缝线。在婴儿中，大骨瓣允许完全清除血肿，并可从常规骨性或硬脑膜出血源进行适当止血。穿刺并用针抽吸颅血肿可能有效，前提是要注意防止感染和再出血，并通过超声检查监测颅内变化[16]。这种方法也可清除硬脑膜外血肿，不会复发。颅骨骨膜下血肿和硬脑膜外血肿的共同特征是头颅血肿与硬脑膜外血肿因颅骨骨折而相通，并处于超急性期或慢性期（此时血肿已液化）[28]。

最常见的手术治疗指征是神经系统检查结果变差（即使血量不符合绝对手术指征标准）、血肿大小和复查 CT（特别是在最初 24h 内）显示有进展。在许多研究中，手术治疗指征是硬脑膜外血肿厚度大于 15mm 和中线偏移大于 4mm。但目前多项研究表明，开颅手术的有力指征包括血肿体积大于 30ml、血肿厚度大于 15mm、中线偏移大于 5mm。Bejjani 等发现，决定手术清除的最重要影像参数包括最大血肿直径大于 18mm 和中线偏移大于 4mm[23]。外科主诊医生的主观性仍起主要作用，但在决策过程中存在不确定性，特别是在一组临床体征和症状不明确的儿童中，中等大小的硬脑膜外血肿是指硬脑膜外血肿厚度为 8～12mm、无中线偏移、格拉斯哥昏迷量表评分为 12～14 分的硬脑膜外血肿，建议为这些病例提供仔细而个体化的临床治疗[23]。Champagne 等的结论是：在保守治疗的病例中，需要进行短期和长期密切随访[7]。Spazzapan 等提出仅可在重症监护病房（intensive care unit，ICU）和设有神经外科的医院进行保守治疗[4]。Heyman等指出，新生儿的绝对手术指征是前后位血肿厚度大于1cm、长度大于4cm或伴有颅骨凹陷性骨折或脑积水[27]。复发性硬脑膜外血肿通常由颅骨板障持续出血导致，而不是由脑膜动脉再出血导致。

颅后窝硬脑膜外血肿的手术指征包括血肿体积为10ml、血肿厚度为15mm、中线偏移为5mm、中脑周围池闭塞[10, 19, 20, 22]。紧急清除的绝对指征包括急性神经功能恶化或第四脑室压迫、脑室扩张或出现占位效应[19]。在脑室扩张极少的小硬脑膜外血肿的情况下，在治疗脑积水前，需要密切观察直至病变消退。

五、结局

硬脑膜外血肿的预后随着年龄增长而变差。Rocchi等报道称，在9岁以下儿童中，比血肿体积更重要的预后标准是中线偏移[30]。此外，与成人相比，儿童存在颅骨骨折并不是预后因素。据报道，硬脑膜外血肿的不良预后因素包括入院时格拉斯哥昏迷量表评分低于8分、心动过缓、癫痫发作、局灶性神经功能缺损、瞳孔散大[4, 6, 30]。根据Gerlach等的研究结果显示，格拉斯哥昏迷量表中的运动反应最需重视，可提供最佳预后信息[6]。Seeling等发现，昏迷的硬脑膜外血肿患者（格拉斯哥昏迷量表评分低于8分）的死亡率为41%[34]。Bricolo等的系列研究表示，格拉斯哥昏迷量表评分为8分或更高的患者中无死亡病例[35, 36]。延迟转院是导致死亡率高的主要因素[9, 36]。Gerlach等报道称，就诊时有颅后窝和额颞叶血肿且瞳孔固定和扩大的患者的死亡率最高[6]。Faheem等观察到，在伤后24h之后手术的患者死亡率较高，在伤后6h内手术的患者死亡率最低。

对于同时存在脑肿胀、急性硬脑膜下血肿、颅骨凹陷性骨折[20]和穿透性损伤的患者，特别是格拉斯哥昏迷量表评分较低的患者，创伤后癫痫发作的风险较高，通常需要6～12个月的长期抗癫痫治疗。Heyman等和Leggate等报道称，婴儿期最常发生的并发症是癫痫发作[5, 27]。文献中给出的死亡率通常为0%～12%，在CT检查问世之前，死亡率甚至更高[6, 20, 30, 37]。但据最近的报道估计，死亡率不到5%[11, 14, 38]。早期诊断和及时手术清除至关重要。据报道，多项研究的总体结局为在出院6个月后，82.9%～94.8%的患者完全康复[6, 39]。

第 29 章 硬脑膜下血肿
Subdural Hematoma

Md. Moshiur Rahman Ezequiel Garcia-Ballestas Amit Agrawal Luis Rafael Moscote-Salazar 著
刘朋飞 译 张海波 校

硬脑膜下血肿（subdural hematomas，SDH）常见于有创伤性脑损伤（traumatic brain injury，TBI）的儿童，最常见于婴儿。几乎所有硬脑膜下血肿均由靠近静脉窦的硬脑膜静脉损伤引起。硬脑膜下血肿可由伴有或不伴有颅骨骨折的创伤引起，也可由旋转力、加速力 / 减速力引起，如在暴力性头颅创伤和挥鞭伤中所见。此外，还存在非创伤性硬脑膜下血肿，例如分娩期间的非创伤性硬脑膜下血肿[1]。这些新生儿硬脑膜下出血的临床症状通常不明显，可在 1 个月内消退。本章综述了硬脑膜下血肿病因、临床表现和病理学表现。

硬脑膜下血肿是指血液在硬脑膜与蛛网膜之间的脑外积聚。虽然大多数硬脑膜下血肿为创伤性，但也报道过在动脉瘤破裂、肿瘤出血或出血性疾病后发生硬脑膜下血肿的罕见病例[2]。婴儿的硬脑膜下血肿症状可能是进食困难，大龄儿童的硬脑膜下血肿症状可能是头痛、恶心、呕吐、精神错乱、嗜睡。急性硬脑膜下血肿可在创伤后 2 天内诊断出来。亚急性硬脑膜下血肿在创伤后 3～14 天出现，而慢性硬脑膜下血肿在创伤后 15 天或更长时间出现。大范围硬脑膜下血肿需要紧急手术清除。患者的详细病史（例如受伤原因、坠落高度、地板类型、车辆速度等）非常重要。

一、流行病学

硬脑膜下血肿可见于所有年龄段，但更常见于婴幼儿。一项对 111 名无症状婴儿进行的研究显示，8% 的婴儿有硬脑膜下血肿，所有病例均在 1 个月内消退，无须治疗[1]。据报道，0—1 岁新生儿的硬脑膜下血肿发病率为 24/100 000[4]。在接受过治疗的患者中，65 岁以下患者的死亡率约为 8%，65 岁以上患者的死亡率约为 33%[5]。需要手术的急性硬脑膜下血肿患者的估计死亡率为 40%～60%[6]，0—2 岁儿童的硬脑膜下血肿发病率为 10.9/100 000，婴儿的硬脑膜下血肿发病率为 20.8/100 000[7]。大多数硬脑膜下血肿发生在刚出生至 4 月龄的婴儿[8]。

危险因素

急性硬脑膜下血肿死亡率上升与以下因素有关[2]：获得性凝血异常[9, 10]；创伤[6]；就诊时较高的 APACHE Ⅲ评分（急性生理评分、年龄评分及慢性健康评分）[6]。

儿童慢性硬脑膜下血肿患者的并发症危险因素如下：癫痫；血小板减少症；抗凝治疗（包括布洛芬）。

二、发病机制

硬脑膜下血肿的发病机制是跨越蛛网膜（硬脑膜下腔）的皮质静脉将脑表面血液引入硬脑膜窦，其在硬脑膜与蛛网膜（硬脑膜下腔）之间造成的出血，血液就会从各个方向充满硬脑膜下腔，逐渐产生占位效应。很少有蛛网膜破裂和脑脊液积聚在硬脑膜下腔。造成硬脑膜下血肿的损伤严重程度各不相同。重度创伤伴颅骨骨折可能无潜在硬脑膜下血肿，而在轻微头部损伤后可能会发生硬脑膜下血肿。硬脑膜下血肿好发于老年患者，因为脑萎缩伴有慢性硬脑膜下血肿形成。此外，硬脑膜下血肿更常见于男性。使用抗凝血药会导致轻微头部外伤后硬脑膜下血肿风险增加[11]。血液透析、癫痫（坠落风险增加）和低颅压患者的硬脑膜下血肿风险也会增加。动脉瘤破裂、动静脉畸形、脑肿瘤、凝血功能障碍性病、骨髓移植和急性心肌梗死溶栓治疗后，很少发生硬脑膜下血肿[12-17]。

三、诊断

（一）影像学检查

可通过平扫 CT 轻松识别急性硬脑膜下血肿，通常呈新月形和可以跨越颅缝的新月形表现。亚急性硬脑膜下血肿可能表现为与周围脑实质等密度，难以区分。MRI 在识别硬脑膜下血肿，其大小和占位效应方面有优势。尽管如此，CT 有便利、可快速获得结果的优势，在创伤患者中广泛应用。此外，MRI 检查时，患者需要配有非磁性呼吸机和氧气罐。在创伤性脑损伤中，必须评估颈椎有无骨折，可通过 CT 轻松识别骨折。慢性硬脑膜下血肿在 CT 上显示低密度。

（二）临床表现

儿童会出现头痛、精神错乱或嗜睡、颅内压增高、食欲缺乏或癫痫发作等症状。可能与颅内出血相关的颅底骨折表现如下：双边眼眶周围瘀斑（熊猫眼）；耳后瘀斑（Battle 征）；脑脊液耳漏或鼻漏。

常常会发生硬脑膜下血肿的误诊情况，尤其是在成人中。经常误诊为硬脑膜下血肿的疾病包括颅内肿瘤和脑卒中。因此，正确诊断至关重要。慢性硬脑膜下血肿的临床表现多变，加上经常遗漏头部外伤史，72% 的慢性硬脑膜下血肿被漏诊[3]。

四、发病机制

（一）儿童硬脑膜下血肿的创伤性病因

鲜有研究表明，大多数新生儿硬脑膜下血肿由创伤所致[18]。在新生儿群体中，更多病例由虐待所致，而不是由意外伤害所致。Feldman 等[19]发现，59% 的硬脑膜下血肿病例由虐待所致，23% 由意外伤害所致。英国皇家儿科和儿童健康学院的一份报告显示，51% 的儿童硬脑膜下血肿由虐待所致[7]。硬脑膜下血肿与虐待新生儿之间的关系早已为人所知。为此，必须区分意外和非意外创伤原因。正如本章开头所指出的那样，大多数儿童硬脑膜下血肿由损伤所致。例如，高速撞击、机动车事故和意外碰撞毫无疑问均能引起硬脑膜下血肿。旋转力或头部减速也可能会导致硬脑膜下血肿。

（二）非意外（虐待性头颅创伤）

30 多年前，有人提出了一种假说来阐明虐待性头部外伤患者的硬脑膜下血肿[20]。这一理论表明，摇晃可能导致脑损伤和静脉破裂，进而引起硬脑膜下出血[21]。在任何出现虐待性头颅损伤的新生儿中，颈部和颈椎的肌腱、韧带、肌肉和神经都有可能损伤[22]。Geddes 等的病理研究[19]表明大多数有创伤性脑损伤的婴儿存在缺氧性损伤和脑肿胀。作者认为，呼吸暂停是造成这种缺氧性损伤的原因。

（三）意外（从较低高度坠落）

在婴儿和大龄儿童中，从较低高度坠落是导致硬脑膜下血肿的罕见原因。阐明损伤机制具有重要意义。尽管如此，大量研究表明，从较低高度坠落也会引起颅内损伤。生物力学研究表明，即使是从 3～4 英尺（0.91～1.22m）的较低高度坠落，也能在大脑中产生比摇晃更大的力[20]。Plunkett 和 Kim 等报道称，婴儿或儿童从不到 10 英尺（约 3m）的高处坠落可能会造成致命性头部损伤[23, 24]。Schloff 等[25]报道称，在 4 名婴儿中，有 2 名婴儿在不到 8 英尺（约 2.44m）的高度处坠落后有颅内损伤。

五、治疗

保守治疗硬脑膜下血肿的条件是患者无神经

功能缺损、血肿厚度＜10mm、中线偏移＜5mm、无瞳孔异常、无颅内高压[6]。

手术时间对预后有重要意义，在神经症状开始后 2～4h 治疗的患者死亡率为 30%～47%，而在 4h 后治疗的患者死亡率为 80%～90%。

初步治疗如下：①对怀疑有硬脑膜下血肿者行 CT 检查。②全血检查，包括凝血状况，必要时进行手术清除，避免类固醇。③如果患者为婴儿，排除虐待性头颅创伤。

第30章 创伤性轴索损伤－脑内血肿
Traumatic Axonal Injury-Intracerebral Hematoma

Dionysoula Skiada Spyridon Voulgaris 著
李永事 译 刘朋飞 校

创伤性脑损伤（traumatic brain injury，TBI）是导致婴儿和儿童死亡和重度残疾的主要原因[1]。创伤性脑损伤原因与年龄相关：坠落创伤和人为创伤是4岁以下儿童创伤性脑损伤的常见原因；机动车碰撞是14岁以上人群死亡的主要原因。与大龄儿童或成人相比，最小年龄组（特别是4岁以下儿童）在中度至重度创伤性脑损伤后的预后较差，表明结局与年龄相关。脑损伤背后的年龄相关机制尚不完全清楚。一种可能的解释是，对发育中大脑的创伤可能会破坏正常大脑发育，而这对患者的神经认知结局有直接影响。此外，创伤性脑损伤后的神经炎症可能会激活小胶质细胞，并将促炎和抗炎细胞因子和趋化因子（例如，IL-6和IL-10）释放到脑脊液中。4岁以下儿童的小胶质细胞含量较高。小胶质细胞在创伤性脑损伤后大脑的神经炎症反应中起重要作用，无论是急性还是慢性损伤，其最终造成神经退行性改变[2]。

"弥漫性轴索损伤"一词是在20世纪80年代提出，用于描述创伤表现的弥漫性局部解剖学分布。目前使用的词语是创伤性轴索损伤（traumatic axonal injury，TAI），因为这些病变发生在白质束和灰白质交界。创伤性轴索损伤见于最多半数重度创伤性脑损伤，也可见于轻度和中度损伤。创伤性轴索损伤由高强度减速或旋转损伤导致。儿童在创伤性脑损伤后常发生脑挫伤。本章旨在从实用角度概述儿童创伤性轴索损伤和脑挫伤。

一、创伤性轴索损伤

创伤性轴索损伤是指急性或重复性创伤性脑损伤引起的广泛轴突损伤。此类创伤性脑损伤由施加于大脑的各种机械力引起，导致大脑连接障碍，其功能障碍远期可能恢复，也可能不会恢复。施加在大脑上的机械力通常由突然加速、减速和大幅度旋转等原因导致。因此，创伤性轴索损伤在微观层面表现为广泛轴突拉伸和神经纤维断裂[3, 4]。轴突损伤通常见于脑实质的多个区域，常因神经元连接中断而引起认知、感觉和运动功能受损，导致白质萎缩、脑容量减少和髓鞘纤维损伤。创伤性轴索损伤在临床表现为昏迷，无局灶性病变。发病时可能会有一段清醒期。通常受累的脑区是矢状窦旁白质、胼胝体、脑干、小脑脚等[5]。在创伤性轴索损伤中，胼胝体是最脆弱的结构。据报道，急性损伤严重程度与胼胝体损伤持续存在有关，胼胝体体积减小由创伤性脑损伤后的沃勒变性引起。重度创伤性脑损伤儿童表现出胼胝体体积减小，持续时间为3个月至3年，而轻中度创伤性脑损伤儿童胼胝增大，与发育异常一致[6]。后半区的压部最容易发生创伤性脑损伤（占所有胼胝体损伤的80%），无论是直接损伤还是继发性损伤（颅内压升高）。前区也容易受伤，尤其是继发性损伤。对于在创伤性脑损伤后不久出现颅内压增高的儿童，在5年随访中表现出胼胝体前部缩小和白质萎缩。这种现象解释了之后发生认知障碍的原因。目前有各种神经认知和精神运动处理测试可评估创伤性脑损伤后的胼胝体萎缩情况。

1982 年，Adams 及其同事在遭受旋转加速力 – 减速力的创伤患者死亡病例的组织检查所见中首次描述了创伤性轴索损伤[7]。机动车碰撞是造成创伤性轴索损伤的主要原因。Adams 分类可用于根据神经影像学所见对创伤性轴索损伤进行分级（轻度、中度、重度），但尚未证实创伤性轴索损伤与患者结局有关[8]。起初，人们认为意识丧失由脑干损伤引起，但后来发现，有其他类型轴突损伤的患者也表现为丧失意识。总体而言，这些患者在记忆和信息处理方面也有缺陷。此外，由于高能动能会通过垂体柄，下丘脑损伤引起的垂体功能减退及随之而来的激素和电解质紊乱也常见[9]。

脑外伤不仅会导致原发性损伤，还会导致继发性轴索断裂，这是一个缓慢过程。在微观层面发生了多种变化，包括细胞死亡、突触功能障碍、神经胶质细胞激活和异常蛋白沉积（Tau 和 Aβ 蛋白）。此外，人们还认识到这种继发于轴突损伤的异常蛋白沉积可能与某些患者之后创伤性脑病变和神经退行性疾病（如阿尔茨海默病）的表现有关。在婴儿和幼童中，损伤类型需予以特别关注，因为与成人相比，婴儿和幼童的头身比例较大，控制颈部的能力较低，导致他们更容易遭受更大加速力 / 减速力。此外，儿童的颅骨较薄，为大脑提供的保护较小。

二、创伤性轴索损伤的神经影像学

就神经影像学而言，通常很难根据 CT 表现来识别创伤性轴索损伤。在表现为创伤性轴索损伤的患者中，CT 表现与临床表现通常非常不匹配。仅 10% 的患者的胼胝体、灰白质界面或小脑脚附近的脑桥 – 中脑界面出现点状出血性病变[10, 11]。在损伤后 2 周内，部分患者的神经元丢失，在 CT 上表现为脑室增大，无脑积水迹象。但在紧急救护中必须进行 CT 检查来评估这些患者，因为 CT 检查可快速准确地识别可能需要干预的危及生命的疾病（如轴外血肿）。

MRI 是诊断创伤性轴索损伤的金标准（图 30–1）。目前，MRI 在儿童头部损伤紧急检查中的使用频率有所增加，其主要优势是儿童不会受到电离辐射的有害影响。目前可使用总采集时间为 3～4min 的快速 MRI 方案[12]。与 CT 相比，MRI 对创伤性轴索损伤、蛛网膜下腔出血和小硬脑膜下血肿的灵敏度更高。在梯度回波（gradient echo，GRE）中，出血表现为低信号，而在 T_2 加权和液体抑制反转恢复序列（fluid attenuation inversion recovery，FLAIR）中，水肿区表现为高信号。这些代表创伤性轴索损伤出血的信号丢失区可能在脑外伤后数年仍清晰可见。T_2 加权序列中显示的病变初始信号与脑损伤严重程度有关。但常规 MRI 显示的病变数量只是冰山一角。磁敏加权成像（susceptibility-weighted imaging，SWI）、弥散加权成像（diffusion-weighted imaging，DWI）、弥散张量成像（diffuse tensor imaging，DTI）等更先进技术的灵敏度更高，可检测出常规 MRI 检查显示正常的区域中的神经元损伤。SWI 显示的出血性病变和血肿体积分别为常规二维 GRE 成像的 6 倍和 2 倍[13]。但 SWI 对血红素产品高度灵敏，可能会高估血肿体积。DWI 在评估非出血性病变方面有优势，对预后具有重要意义。DTI 能够通过使用各种参数（如分数各向异性、平均扩散率、神经束体积）来对水扩散特性进行成像，在识别微结构白质异常方面有重要优势。弥散张量神经束成像技术利用 DTI 轴向和径向弥散性实现特定神经束的三维可视化。近期的一项研究表明，在创伤后第一年，白质微结构呈动态改变，可通过 DTI 来评估。此外，DTI 指标提示与患者认知领域改变有一些相关性[14]。磁化传递成像（magnetization transfer imaging,MTI）利用有机高分子的质子（选择性地饱和并置于组织周围的水中）揭示脑实质的化学变化。

这些区域表现为磁化传递率降低，即使在常规 MRI 未显示病理表现也可在该成像中发现。这些检查的主要缺点是研究时间长和对运动伪影灵

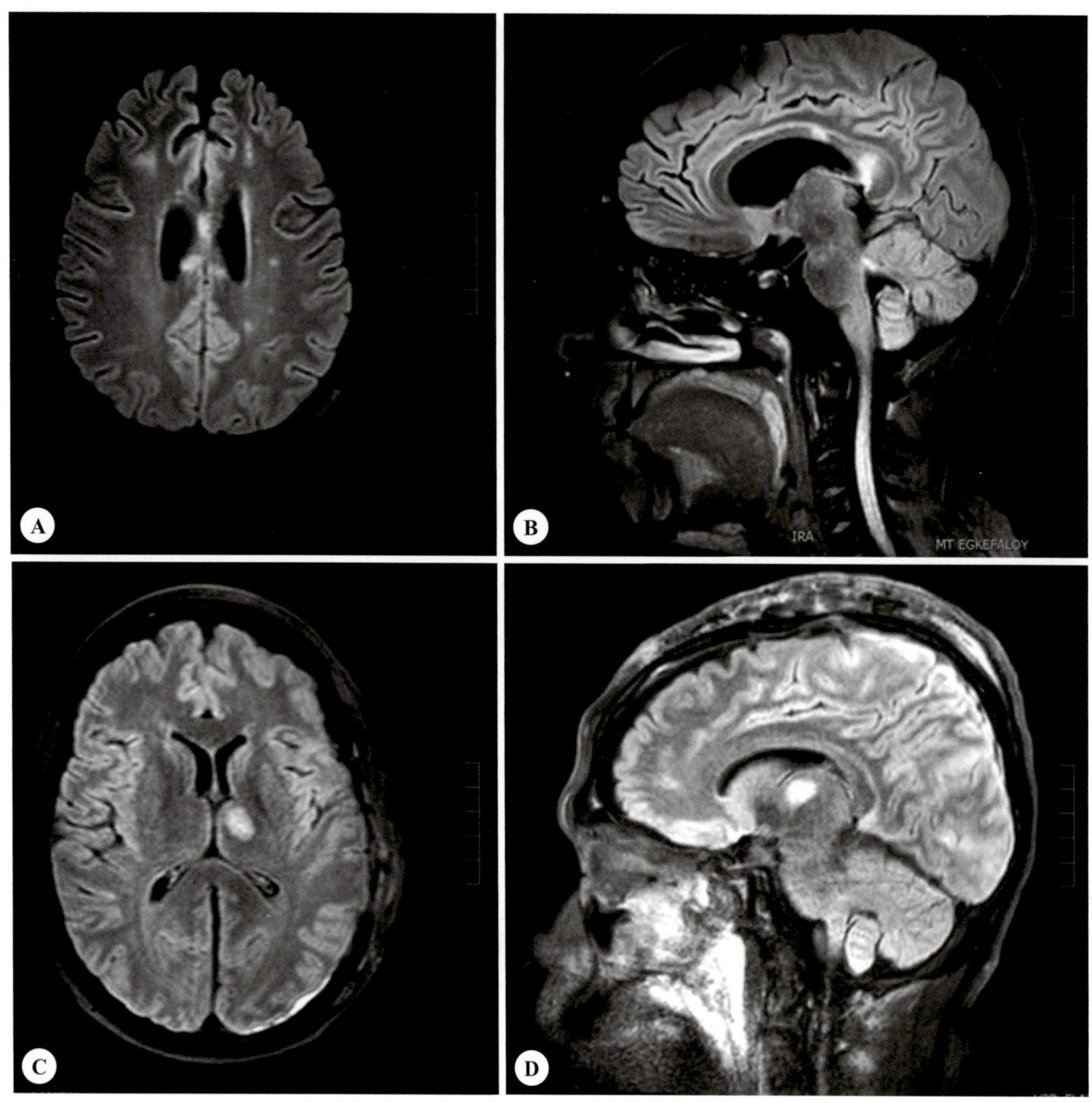

▲ 图 30–1 A 和 B. 机动车事故患者在昏迷状态下被送到急诊科（格拉斯哥昏迷量表评分为 3 分，总分 15 分）。颅脑 CT 显示双额小创伤后蛛网膜下腔出血。随后的脑部 MRI（A 和 B）显示皮质下、胼胝体和脑干有多处出血性挫伤（DAI Ⅲ型）。患者接受保守治疗。C 和 D. 机动车事故患者在昏迷状态下被送到急诊科（格拉斯哥昏迷量表评分为 5 分，总分 15 分）。颅脑 CT 显示左侧额颞顶叶大范围急性硬脑膜下血肿伴中线偏移。患者接受手术。术后 MRI 显示左丘脑挫伤。3 个月后，患者出院，除短期记忆丧失外，无局灶性神经功能缺损

敏。MR 波谱也可检测与神经元损伤有关的 N- 乙酰天冬氨酸减少。MR 波谱的灵敏度高于 SWI。最后，在急性期和恢复期对创伤性轴索损伤患者进行功能性磁共振检查。进行功能性磁共振检查的依据是通过检测大脑在氧气中的代谢需求来识别大脑活动。创伤性轴索损伤患者表现出额顶叶活动减少，特别是在额叶皮质右侧额中回和额上回。

三、生物学标志

迄今为止，有几种主要在血液中评估的生物标志物，并已在创伤性脑损伤中用于预测严重程度、结局、CT 需求或调整治疗方法。创伤性脑损伤会导致血脑屏障渗透性增加、星形胶质细胞增生、血清和脑脊液中的部分星形胶质细胞相关蛋白升高 [15, 16]。人们已研究过 S-100b、胶质纤维酸性蛋白、神经纤维细丝链、C-tau 这 4 种标志物 [8]。

在一项对 40 名患者损伤后 6h 内进行的研究中，创伤性轴索损伤组的血清 C-tau 蛋白水平显著高于非创伤性轴索损伤组。但在结局有利或不利的患者中，血清 C-tau 蛋白水平无显著性差异[17]。

四、治疗

由于目前无特定治疗方法，治疗创伤性轴索损伤患者的目标是提供支持性治疗并预防继发性损伤。研究领域是神经再生疗法和预防继发性轴索断裂。目前正在研究若干药物，例如钙调磷酸酶调节剂（即环孢素和他克莫司），这些药物能够抑制线粒体膜通透性转换孔形成和凋亡性细胞死亡[18, 19]。米诺环素是一种穿过血脑屏障的四环素，研究证明能降低小胶质细胞的激活和促炎细胞因子反应，对创伤性脑损伤和神经退行性疾病具有抗炎和神经保护作用[20]。最后，由于神经元组织的再生能力非常有限，目前正在评估用干细胞疗法取代受损神经元、星形胶质细胞和少突胶质细胞，但缺点是可能具有致瘤可能性[21]。

五、颅内血肿

脑挫伤在儿童中比较常见，可能由局灶性脑损伤或穿透性创伤导致[1]。脑挫伤通常见于外力损伤部位下方（冲击伤），很少发生在相反部位（对侧伤）。脑挫伤通常发生在额叶和颞叶的灰质中，挫伤和剪切伤可能同时出现。大多数颅内血肿可以保守治疗。但原发性挫伤引起的脑肿胀可能产生明显占位效应或中线偏移，需要手术清除。对于高危病变，建议密切观察并重复 CT 检查[1]。2012 年《儿童颅脑损伤指南》（*Guidelines for Pediatric Head Injury*）建议对有脑疝或颅内高压症状且保守治疗难治性的儿童施行去骨瓣减压术加硬脑膜减张成形术，对单侧肿胀患者施行单侧颅骨切除术，对弥漫性脑水肿患者施行双额颅骨切除术。

第31章 穿透性头部损伤

Penetrating Head Trauma

Marios Lampros Georgios Alexiou George Sfakianos Neofytos Prodromou 著

李永事 译 刘朋飞 校

穿透性头部创伤（penetrating head trauma，PHT）是儿童和成人中最罕见但最致命的创伤性脑损伤（traumatic brain injury，TBI）类型。在军事冲突期间，成年患者穿透性头部创伤的治疗得到充分研究，但缺少针对儿童的具体治疗指南。我们对儿童的了解仅限于少数报道和病例系列[1, 2]。穿透性头部创伤儿童患者的平均年龄为5—7岁，其中半数为5岁以下，男童发生率比女童高。儿童穿透性头部创伤通常由犯罪或暴力行为导致，而意外伤害频率在学龄前儿童中更高[3]。近年来观察到火器伤引起的穿透性头部创伤频率在青少年中大幅提高，特别是来自低收入家庭的青少年[4]。在穿透性头部创伤后立即进行神经外科干预对患者存活至关重要，因此有必要适当进行早期治疗[1]。本章将讨论穿透性头部创伤儿童患者的创伤机制、临床评估、影像学表现、治疗和预后。

一、创伤机制

穿透性头部创伤是指穿孔深度至少延伸至硬脑膜水平的头部创伤。在穿透物体从颅骨中穿出的情况下，称为贯穿性头部创伤。穿透物体要破坏“坚硬而坚固”的颅骨结构，需要特定机械和动力学特性。决定损伤程度的最重要因素是物体与颅骨碰撞时产生的动能[5]。

用于界定动能（kinetic energy，KE）的穿透物体弹道性能包括质量（m）和速度（v），如方程 $KE=1/2mv^2$ 所示。从该方程中可明显看出，速度是决定动能的最主要因素。因此，可根据穿透物体速度（高速和低速）将穿透性头部创伤分为两类[4, 5]。虽然高速物体与低速物体之间不存在明确的临界值，但速度超过600m/s的物体（主要是子弹）视为高速[4]（图31–1）。高速物体会导致颅骨碎片产生爆炸抛射物。低速穿透物体包括刀具、钉子、剪刀等[1]。由低速物体引起的穿透性头部创伤会产生挤压伤，进而直接破坏脑实质。此类穿透性头部创伤会形成伤道，伤道四周布有间质性出血区，即所谓的“外渗区”。低能穿透性头部创伤会导致颅骨最薄部位受损，例如眼眶。除直接创伤外，高速穿透性头部创伤（PHT）也会产生压力波，导致周围实质发生径向拉伸损伤，造成更大范围的损伤，并产生较大的瞬时空腔。最后，脑实质吸收产生的压力波，导致瞬时空腔塌陷，残留的永久空腔。这种现象称为“空腔形成”，仅在高速伤中有显著意义[6, 7]。

二、穿透物体

由高速物体造成的穿透性头部创伤（PHT）中，主要是由子弹造成的[1, 8]。从全金属被甲弹（full metal jacket，FMJ）手枪射出的子弹很可能会造成范围更大的空腔形成损伤[6]。此外，由子弹造成的创伤会产生次生投射物，这种投射物可能是小头骨或头皮碎片或子弹碎片。枪伤发生率在美国较高，在亚洲国家较低[8]。

据报道，由低速物体造成PHT的穿透材料范围较广：刀具约占穿透物体的30%，其次是钉子和电线。此外，剪刀、金属钉、铅笔、眼镜也

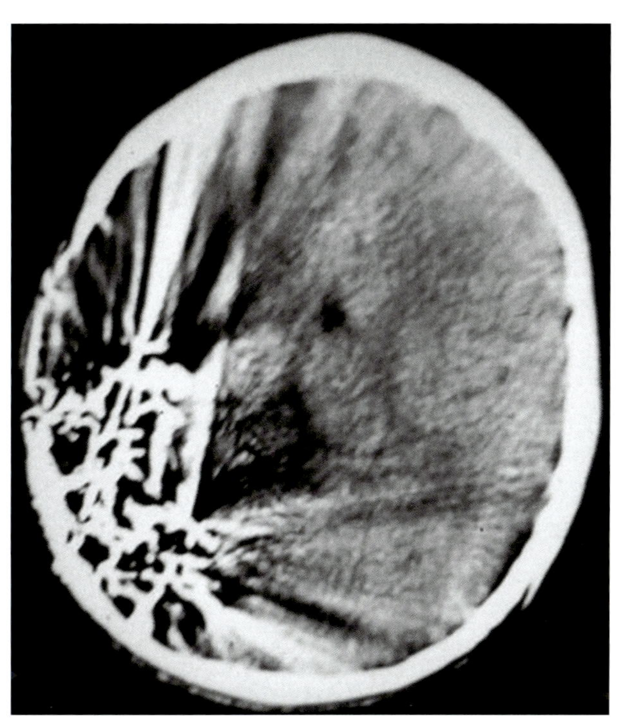

▲ 图 31–1 遭受枪伤的 4 岁男童的头部 CT

会造成 PHT，但也报道过由筷子和土豆削皮器造成的离奇病例。青少年和成人的低速 PHT 病例发生率较低，大多数病例涉及由刀具造成的创伤[3]（表 31–1）。

三、临床评估和损伤部位

在所有 PHT 病例中，应依据高级创伤生命支持（advanced trauma life support，ATLS）方案的初步调查结果对患者进行评估和复苏急救。患者的血流动力学稳定后，应进行非增强脑计算机断层扫描（computed tomography，CT），确定患者的后续处理。与所有创伤病例一样，应遵循第一个“黄金小时”的规则，不要因不必要的临床评估而延误时机。如有可能，应及时收集与创伤机制和穿透物体类型有关的信息，再次立即进行初步调查[9–12]。

60%～90% 的枪击致 PHT 患者会在入院前死亡，半数儿童会在住院治疗期间死亡。因此，依据紧急级别，在这些患者入院时唯一可进行的神经学评估通常是儿童格拉斯哥昏迷量表（Glasgow coma scale，GCS）和瞳孔对光反射评估。据观察，这些患者中有 30% 的 GCS 评分为 8 分或更低，需要紧急插管。在由抛射物造成的 PHT 中，30% 的病例损伤额叶，其次是颞叶（15%）和顶叶（15%）。多部位损伤或双半球损伤是影响患者生存的不良预后因素，存在于 10%～20% 的病例中。子弹不太可能伤害颅后窝和脑干区，但如果这两个区域发生穿透性创伤，几乎总是致命[9, 10]。

评估 PHT 患儿难度较大，医生可能会低估损伤程度。事实上，据 Domingo 等报道，70% 的低速 PHT 患儿在入院时完全有意识，但不到 10% 的低速 PHT 患儿的 GCS 评分低于 9 分[3]。可能导致低估损伤严重程度的危险因素如下：患者意识正常、入院时无神经病学所见、头皮射入口小[2]。PHT 患者会出现癫痫发作、偏瘫、感觉缺失、视力障碍等所有神经系统表现风险[3]。然而，无临床症状并不足以排除 PHT 后脑损伤，建议积极评估所有住院的 PHT 患者[11]。与由高速物体造成的 PHT 一样，额叶区和顶叶区最常受损[3]。

四、神经影像学

在评估有或疑似有 PHT 的儿童和成人时，首选神经成像序列是 CT。初步调查完成后，患者病情稳定，此时应立即进行非增强脑 CT 检查，显示损伤程度。理想情况下，为减少传输延迟，首选便携式 CT 仪。在霰弹枪造成 PHT 的情况下，便携式 CT 仪极有用。应及早发现颅底骨折，否则会有迟发性并发症的风险。在大多数病例中，需追踪的血肿可以在典型的检查中发现。在低速 PHT 中，病变通常可局部跟踪，而在枪伤中，由于形成压力波和存在裂解弹片或颅骨碎片，会在远处发现病变。在枪伤中，颅骨的射入部位呈星形或发生凹陷性骨折，而在由刀具造成的 PHT 中，槽状骨折更为常见。评估脑实质是否存在血肿、水肿、缺血、脑疝、异物、颅腔积气、血管损伤以及提示弥漫性轴索损伤（diffuse axonal injury，DAI）的特征。血肿可能是脑实质内血肿（更常见）、蛛网膜下血肿（subarachnoid hemorrhage，SAH）、硬脑膜外血肿或硬脑膜下血肿。硬脑膜外

表 31-1 PHT 分类、处理、成像、并发症及预后总结

PHT 类型	穿透物体	应急处理	首选神经成像程序	手术目的	并发症	预 后
高速（超过 600m/s）	• 子弹 • 头骨和头皮碎片 • 刀具（更常见）	依据 ATLS 方案	• CT • DSA：可能存在血管损伤或其相关并发症	清创、清除血肿、减少水肿、清除碎片	• 脓毒性（脓肿、脑膜炎、脑室炎） • 血管性（创伤后、动脉瘤、AV 瘘） • 癫痫发作 / 癫痫 • 神经功能缺陷	• 高度致命
低速	• 电线 • 钉子 • 离奇事故					• 预后较好

PHT. 穿透性头部损伤；ATLS. 高级创伤生命支持；DSA. 数字减影血管造影；AV. 动静脉

血肿与凹陷性颅骨骨折有关联。有趣的是，相当多的低速 PHT 患者（约 20%）的 CT 可能未见病理特征。在穿透物体包含金属材料的情况下，可能会出现重大伪影，从而会导致无法充分评估图像。在初始非增强 CT 提示主要血管有病变的情况下，应进行增强 CT[1-3, 13-14]。

在 CT 检查时代，X 线片对评估 PHT 患者的意义变得有限。X 线片可揭示颅骨骨折和穿透物体的弹道特征，在无法进行 CT 检查的情况下，可使用 X 线片。因此，X 线片可用作司法鉴定工具，而不是诊断工具[13]。

在 PHT 患者的早期处理中，很少使用磁共振成像（MRI）。除时间延迟外，很少使用 MRI 的主要原因是在含有铁磁材料的情况下，穿透物体会移位，导致伤情加重。但如果材料内容物已确定或已成功移除穿透物体，且手术延迟不会影响患者生存，则可使用 MRI，因为 MRI 是最灵敏、最具特异性的成像技术，能够充分评估神经创伤[14]。

在依据 CT/CT 血管造影所见怀疑脑血管损伤的情况下，首选数字减影血管造影（digital subtraction angiography，DSA）进行早期检查。DSA 是评估创伤后动脉瘤、动静脉瘘和动静脉畸形（arteriovenous malformation，AVM）的首选方法。发生 PHT 后，儿童出现上述并发症的频率高于成人。因此，建议在发生 PHT 后（特别是低速 PHT 后），可以对所有儿童进行 DSA，以防发生灾难性动脉瘤破裂[2, 15]。

五、治疗

迄今为止，尚无制订针对 PHT 患儿处理的具体指南。在复苏急救期间，要对所有病例进行 ATLS 的初步调查，无论患者年龄和创伤机制如何，应保护气道并稳定颈椎。患儿的头皮血供非常丰富血管化，因此，PHT 患儿在 PHT 后有严重出血的风险，如果处理不当，可能会导致血流动力学休克。在复苏急救期间，评估的神经系统参数是 GCS 和瞳孔反射。将依据这两个参数和 CT 所见来确定患者的后续处理。在患者病情稳定后，建议快速对头皮进行有针对性的检查，以评估射入口。此外，应注意任何提示脑脊液漏（cerebrospinal fluid，CSF）或颅底骨折的迹象，例如鼓室出血、熊猫眼。在儿童中，穿透囟门后可出现大量脑脊液漏[1, 10, 12]。

患者的后续手术处理在不同医院有所不同，取决于患者的意识水平和 CT 所见。如果患者双侧

瞳孔放大，GCS 评分为 3 分，表明预后可能较差。在无任何颅内病变或坏死组织的情况下，可简单地缝合伤口，预后良好。但如果出现头皮、颅骨或硬脑膜坏死的迹象，则需要施行移植或修补来进行伤口清创。目前尚不清楚常规开颅血肿清除或去骨瓣减压手术是否是患者的最佳选择，但近年来，建议在明显脑水肿的情况下施行去骨瓣减压术。在造成明显水肿的大占位性血肿的情况下，应立即进行引流。如果去除进入脑表面近侧的子弹或颅骨碎片，不会伴随致命后果或严重残疾的高风险，则通常会将它们移除。目前尚不清楚 PHT 后监测颅内压（intracranial pressure，ICP）的益处，因此其应用存在争议。但对于许多外科医生而言，常见做法是在 PHT 后监测 ICP，提示 ICP 升高是不良的预后因素。在伤口靠近开放鼻窦的情况下，建议密封硬脑膜，减少感染风险。发生 PHT 后，必须给予广谱抗生素，这可显著降低感染并发症的风险。最后，在大多数医院中，常见做法是在 PHT 后采用预防性抗癫痫方案[2, 9–10, 16–17]。

六、并发症

儿童在 PHT 后感染并发症的风险更高。原因可能是由玩具或有机材料（如木材）导致 PHT 的频率增加。一般而言，戳伤和枪伤不伴有头皮碎片（皮肤和头发）时，感染风险相对较低（5%～15%）。据估计，在由低速物体造成的 PHT 后，儿童的感染率约为 40%，因此在这种情况下建议采用预防性抗生素方案。最常见的感染性并发症是脑脓肿（50%～70%），其次是脑膜炎（20%～30%），脑室炎、头皮和颅骨感染较少发生。与创伤通道相关，且增加感染性并发症的危险因素包括经眼眶的创伤、经脑室的创伤和累及各气窦的创伤。脑室炎是一种高度致命的并发症，而 CSF 漏是脑室炎的主要危险因素。预防性抗生素方案针对皮肤菌群（葡萄球菌和革兰阴性杆菌）。我们根据若干指南提出了不同方案[2–3, 18–19]。

PHT 后的血管并发症包括形成外伤性动脉瘤和动静脉瘘。这些并发症发生在约 10% 的儿童中，在低速 PHT 中更为常见。因此，建议进行早期和延迟血管造影，确定这些并发症并防止灾难性出血。PHT 患者延迟死亡和发病的最常见原因是外伤性动脉瘤破裂。DSA 是首选成像技术，不仅可用于诊断，还可用于血管内治疗（球囊或弹簧圈栓塞）。PHT 后血管痉挛由创伤后 SAH 引起，更常由创伤后动脉瘤继发性破裂引起。在这种情况下，给予预防性尼莫地平预防缺血性并发症[3, 20–22]。

另一个众所周知的 PHT 后并发症是早期性和晚期性创伤性癫痫发作。常见做法是实施早期预防性抗癫痫方案来防止早期性癫痫发作，但该方案对预防晚期性癫痫发作的效果可能有限。早期性癫痫发作很可能表明大脑损伤程度重。外源碎片残留是迟发性癫痫发作的危险因素，但风险很可能比最初认为的要低。形成癫痫的其他危险因素包括脑实质内出血和局灶性功能缺损[18, 23, 24]。

七、预后

PHT 是发病率和死亡率最高的 TBI 类型，这并不奇怪。大多数高速 PHT 患者在入院前死亡。到达医院的儿童的死亡率为 30%～60%。但在事故中幸存的儿童的结局良好，估计其中 80% 的人只会有轻度或中度残疾，格拉斯哥昏迷量表的结局评分为 4 分或 5 分[16, 25]。据 Domingo 等报道，低速 PHT 患儿的预后更好，死亡率约为 10%。低速 PHT 患儿死亡的主要原因是大血肿和潜在创伤性动脉瘤破裂。60% 的低速 PHT 患儿有望完全康复[3]。

第32章 脊柱创伤

Spine Trauma

Vino Siva　Marios C. Papadopoulos　著

李永事　译　　刘朋飞　校

儿童脊柱创伤相对少见，占所有脊柱创伤的2%～5%[1, 2]。尽管如此，脊柱创伤是儿童发病和死亡的重要原因，给参与治疗他们的临床医生带来特殊挑战。他们可能很难收集神经症状的准确描述，往往较难展开临床检查。损伤程度和类型因儿童年龄而异，因此活动水平与成熟脊柱的解剖和功能发育变化相互作用，导致情况更加复杂。

本章回顾了儿童创伤性脊柱损伤（traumatic spinal injury，TSI）的流行病学、机制和特征，并讨论了一般处理原则，包括手术在儿童病例中的作用。虽然无法用一章全面回顾整个主题，但我们希望给出广泛概述，特别关注读者在临床实践中可能面临的最常见的脊柱损伤。

一、流行病学

儿童脊柱骨折占所有儿童骨折的1%～2%，其中绝大多数（80%）发生在颈椎[3, 4]。胸腰椎骨折只占所有脊柱创伤病例的0.6%～0.9%，年龄越大，该比例越高[1]。TSI发病率有两个高峰，即5岁以下儿童和10岁以上儿童[5]。其季节性高峰通常与学校假期相关[5]。

美国国家儿科创伤登记处（US National Pediatric Trauma Registry）连续10年进行的一项规模最大的流行病学研究发现，在数据库中登记的75 172名儿童中，有1.5%的儿童有颈椎损伤，男女比例为1.6∶1[6]。上颈椎损伤（$C_{1\sim4}$）在所有年龄组中普遍存在，几乎是下颈椎损伤（$C_{5\sim7}$）的两倍（52%，$C_{1\sim4}$；28%，$C_{5\sim7}$）。下颈椎损伤在大龄儿童中越来越普遍（85%发生在8岁以上儿童中）（图32-1）[6, 7]。绝大多数的颈椎损伤由钝挫伤（95%的病例）导致，其中道路交通事故占比最大（61%）。其中，42%是乘客，14%是行人，5%是骑自行车的人[6]。调查发现，61%的机动车乘客未系安全带。跌倒是一种损伤机制，在较年轻的年龄组中更普遍（8岁及以下儿童为18%，8岁以上儿童为11%），而运动相关损伤在大龄儿童中更普遍（3% vs. 20%）。临床医生应辨别非意外损伤，特别是在幼儿中。遭到摇晃的婴儿会出现颅颈交界区损伤，而遭到殴打的儿童会因施加直接力而受伤。

二、儿童不是小大人

儿童会遭受不同类型的脊柱损伤，这在成人中并不常见，这与儿童不断发展的脊柱解剖结构、脊柱的特定年龄生物力学特性及其支撑韧带和肌肉结构[6]有关。

与成人脊柱相比，儿童脊柱本身表现出韧带松弛和富有弹性，还有更小和更偏向水平方向的小关节面[1, 7]。这些特征加上不发达的椎旁肌肉，不仅会明显改变头部与躯干比例，还会导致婴儿和幼儿容易发生伸展性脊柱损伤[5]。这种独特的生物力学特征解释了为什么幼儿（8岁以下）的骨折发生率较低，无影像学异常型脊髓损伤（spinal cord injury without radiographic abnormality，SCIWORA）的发生率较高（图32-2A）。过度活动的儿童脊柱承受过度伸展力，会导致短暂脱位，

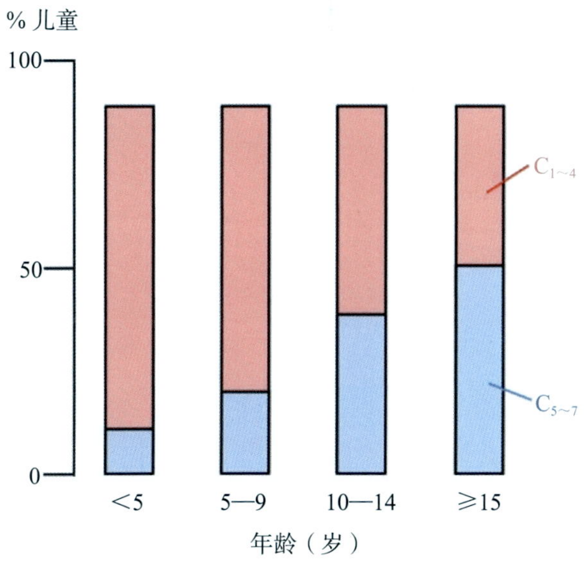

▲ **图 32-1 损伤程度（$C_{1\sim4}$、$C_{5\sim7}$）与年龄的关系**
引自 US National Pediatric Trauma Registry（n=75,172），1988-1998[6].

随后自我复位，即使在 X 线或 CT 显示骨骼排列正常且无骨折也会导致脊髓损伤（spinal cord injury，SCI）[5, 7]。Patel 等在美国国家儿科创伤登记处进行的流行病学研究发现，幼儿发生颈椎脱位的可能性是大龄儿童的 2 倍（8 岁及以下时为 31%）；8 岁以上时为 17%[6]。35% 的儿童发生 SCI，其中近一半有 SCIWORA。头部与躯干比例变化会导致婴儿的支点位于 $C_{2\sim3}$，随着发育成熟逐渐下降至成人的 $C_{5\sim6}$ 位置[8]。

三、儿童创伤的初步处理

涉及创伤儿童的早期处理中，要遵循高级创伤生命支持（advanced trauma life support，ATLS）方案的标准化方法。应在现场和在转移至重大创伤中心的过程中将脊柱固定在中间位置，以免因不稳定而导致神经功能缺损恶化，人们一直忽视这种情况。

在高速损伤、儿童斜颈、颈部疼痛或痉挛、意识损害、永久或短暂神经功能缺损（包括神经根病变）的儿童中，应怀疑颈椎损伤。由于颈托尺码不正确或儿童的烦躁不安，通常会遇到难以佩戴颈托的问题。英国国家临床卓越研究院（UK National Institute of Clinical Excellence，NICE）指南和高级儿童生命支持（advanced paediatric life support，APLS）课程支持采用一种实用方法，即用体位垫或卷起的毛巾，置于头部和脊柱两侧，使其保持在中间或舒适位置，并利用约束带将其固定[5, 9-10]。幼儿的头部相对较大，平躺在脊柱板上时，头部可能会被迫轻微弯曲，需要稍微抬高胸部来适应脊柱板[7]。硬颈托有可能加重寰枢椎牵张损伤；在疑似病例中，在头部两侧放置沙袋，用胶带固定可能比颈托更合适。

在损伤时所造成的原发性 SCI 通常不可逆。继发性 SCI 在某种程度上由脊髓水肿、缺血和复杂炎症过程导致，应积极处理以减少神经功能缺损恶化。脊髓低灌注是继发性 SCI 的重要诱发因素，因此重要目标是治疗全身性低血压。为提供适当的器官支持（包括使用血管加压药），需要转移至重症监护病房（intensive care unit，ICU）。尽管关于神经保护疗法减少继发性 SCI 的研究较多，但目前尚无临床应用的药物治疗。关于用皮质类激素在 SCI 中的作用一直存在争议。美国全国急性脊髓损伤研究（NASCIS Ⅱ和Ⅲ）显示，对于 13 岁以上儿童，在 SCI 后 8h 内给予甲泼尼龙有效，但其他研究发现，类固醇的显著不良反应（包括呼吸道感染和败血症）超过甲泼尼龙的益处[11-13]。在成人中，支持使用糖皮质激素的现有证据尚不清楚，在儿童人群中的具体证据甚至更少[13]。

早期处理急性 SCI 的近期进展

近年来，人们开发了若干种技术，可以通过在硬脊膜下插入压力探头来记录椎管内压力（intraspinal pressure，ISP），从损伤部位进行监测（图 32-3）[14]。为此，可将脊髓灌注压（spinal cord perfusion pressure，SCPP）计算为平均动脉压减去 ISP。SCI 的 ISP 和 SCPP 概念类似于脑损伤的颅内压（intracranial pressure，ICP）和脑灌注压（cerebral perfusion pressure，CPP）概念。可将最佳 SCPP（optimum SCPP，$SCPP_{opt}$）计算为优化自身调节的 SCPP（使用脊髓压力反应指数 sPRx 量

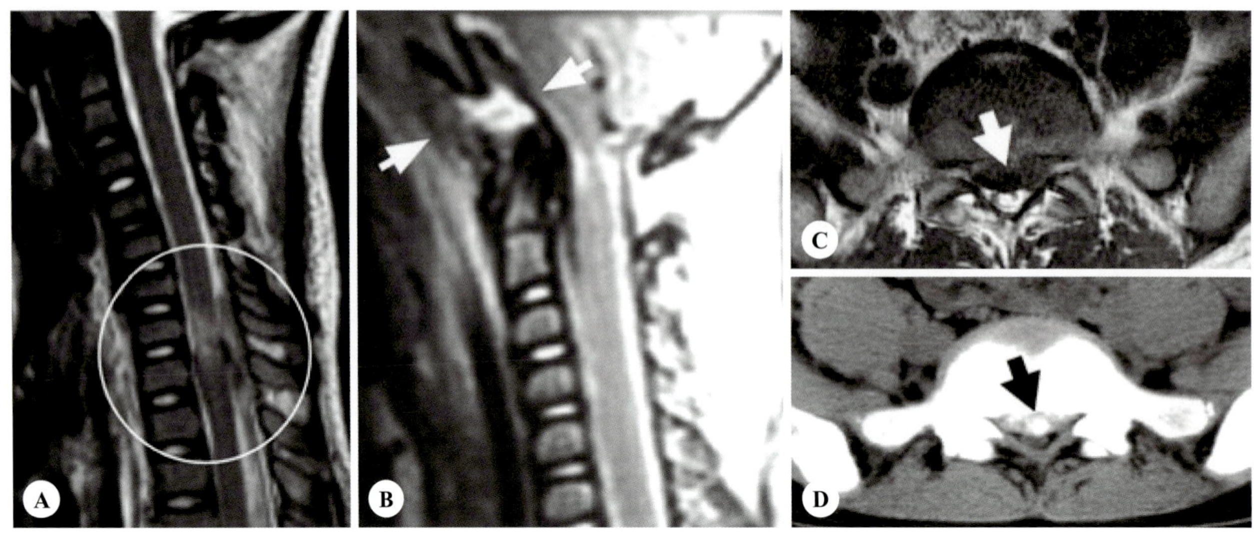

▲ 图 32-2 儿童脊髓损伤放射学示例

A. 无影像学异常型脊髓损伤的 MRI（圆圈）；B. 寰枕脱位的 MRI（箭）；C 和 D. MRI（C）和 CT（D）示 L_5/S_1 处的椎体骨突骨折（箭）

化）[14, 15]。$SCPP_{opt}$ 因患者而异，在时间上也因患者而异，因此支持个体化处理。此外，人们还介绍了利用微透析对损伤部位进行多模态监测，以评估脊髓代谢情况 [16]。这些监测研究 [17] 和 SCI 患者连续 MR 扫描 [18] 给出的证据表明，硬脊膜是 SCI 后脊髓压迫的主要原因。因此，目前正在进行一项名为 DISCUS 的随机对照试验来评估减张硬脊膜成形术在急性重度 SCI 中的作用。本章提出的 ISP、SCPP、sPRx、$SCPP_{opt}$ 和硬脊膜成形术的概念均在 SCI 成人患者中发展起来的，这些概念是否也适用于儿童还有待证明。

四、颈部放射学

在解读儿童脊髓成像时，很容易混淆正常解剖变异与病理，咨询儿科放射科专家是至关重要的。本章无法全面回顾这一主题，但列出一些需要考虑的要点。

1. 椎前软组织肿胀可能是哭闹儿童或弯曲时的正常表现。最好在儿童安顿下来后再进行 X 线检查 [19]。

2. 儿童与成人的放射学测量值存在差异，例如，儿童枕齿间隙大于 5mm，而成人枕齿间隙大于 3mm。

3. 由于颈椎富有弹性，假性半脱位（通常是 C_2 在 C_3 上）可能显而易见。这种半脱位通常小于 2mm，棘突椎板线不中断 [9]。

4. 骨骺生长板（软骨结合）可能误解为骨折，骨骺生长板往往对称，这可能有助于比较年龄相近患者的图像。

五、特殊颈椎损伤

（一）寰枕脱位

寰枕脱位（atlanto occipital dislocations，AOD）（图 32-2B）较为罕见，主要由道路交通事故等高速伤造成。由于头部与躯干比例较高及其他解剖学差异，儿童的 AOD 发生率是成人的 3 倍 [20]。大多数（约 80%）患者在就诊时有神经症状，常伴有重度脑损伤。漏诊这些患者往往导致高死亡率和致残率。为防止这种情况发生，需要尽早固定。对于高速伤，CT 是确定骨损伤的首选方法，其次选择 MRI 来确定韧带损伤。Horn 等利用 CT 和 MRI 将患者分为两组（表 32-1）[21]。Ⅰ级损伤可试用 Halo 支架 12 周，然后进行 X 线检查，以确认伤势是否稳定。如果 Halo 支架不成功，则需要进行枕颈融合。Ⅱ级损伤严重破坏韧带结构，因此需要枕颈前固定 [21]。

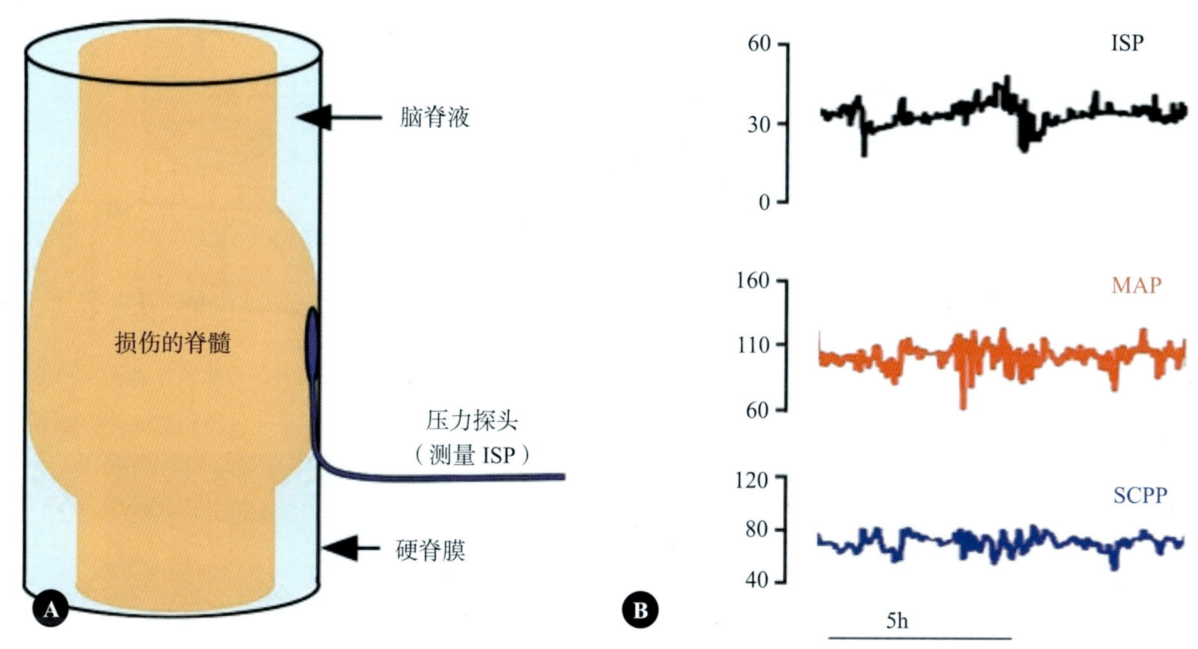

▲ 图 32-3　重度脊髓损伤后对损伤部位进行监测

A. 硬脊膜与肿胀脊髓之间的压力探头位置的示意；B. 监测椎管内压力（ISP）、来自桡动脉的平均动脉压（MAP）和脊髓灌注压（SCPP）（计算为 MAP 减去 ISP）

（二）寰枢椎骨折

Jefferson 骨折（又称为寰椎前后弓骨折）由头部对寰椎侧块施加的轴向负荷引起，在儿童中很少见。与成人的前后弓骨折不同，儿童可能只有单一断裂并伴有软骨结合[3]。如果内外侧块的插入部位出现骨折，CT 可能提示横韧带损伤。MRI 有助于确定横韧带是否完整。如果横韧带撕裂，有必要进行 C_{12} 融合。更常见的是，如果侧块骨折且横韧带断裂，则 Halo 支架能够使 74% 的损伤愈合，无须手术固定[22]。

齿突骨折相对常见，通常不伴有神经功能缺损。发育中的 C_2 椎体有 5 个骨化中心和 6 个软骨结合，在 13.5 岁时闭合[3]。幼儿齿突骨折通常通过齿状部分中枢软骨结合进展，并归类为 Salter Harris Ⅰ型（图 32-4）。在 X 线侧位片上，齿状部分通常呈后角状。不要混淆齿状部分的轻微角度与齿状部分骨折；可能需要动态成像来评估是否稳定[3]。可在不牵引的情况下，借助轻度伸展和后移对移位齿突骨折进行复位，并佩戴 Minerva 颈托 6～10 周。动态 X 线检查有助于确认是否稳定和愈合。

表 32-1　根据 Horn 等提出的寰枢椎脱位[21]

等级	CT	MRI
Horn Ⅰ级	正常	中度异常
Horn Ⅱ级	异常	极度异常

齿状部分软骨结合闭合后，可按照 Anderson 和 D'Alonzoo 分类对齿突骨折进行分类。Ⅰ型和Ⅲ型骨折通常稳定，可用外部矫形器处理，位移极少（小于 5mm）的Ⅱ型骨折也如此。移位更显著的Ⅱ型骨折可能需要手术干预（使用齿突螺钉或寰枢融合）。

（三）下颈椎骨折和韧带损伤

此类损伤在大龄儿童中更为常见，呈成人骨折形态。8 岁以后，下颈椎发育良好，与成人脊柱非常相似[23]。典型骨折包括压迫性椎体骨折、伴有半脱位 / 脱位的关节突骨折和棘突骨折。处理方法通常与成人类似。可根据损伤类型、稳定性和有无神经功能缺损，使用硬颈托处理发生下颈椎骨折的年轻患者[23]。虽然人们已提出许多分类系

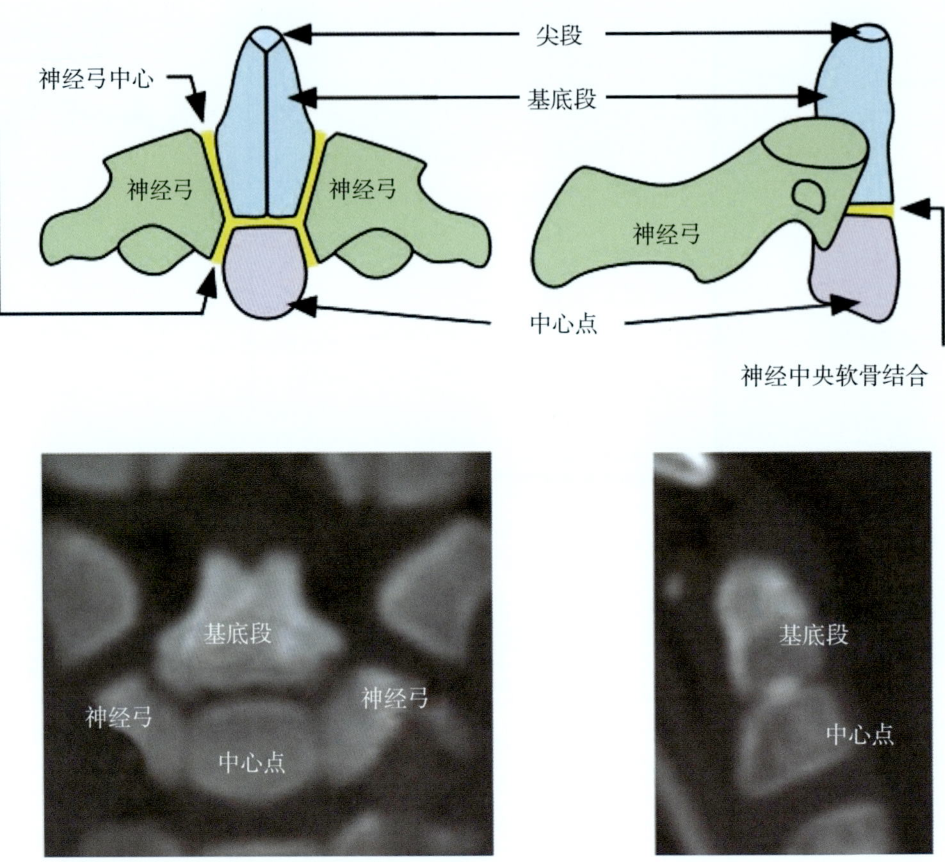

▲ 图 32-4 C_2 椎体的发育，C_2 椎体软骨结合和骨化中心的示意和 CT

统来指导成人颈椎骨折的处理，但这些分类系统均未在儿童中广泛接受或确认有效。然而，下颈椎损伤分类（Subaxial Cervical Spine Injury Classification，SLIC）是处理这些骨折的有用框架[23]。

六、腰椎损伤

了解患者年龄和不同发育阶段对准确的放射学诊断至关重要。每个椎体发育三个骨化中心：中枢加上左右神经弓；这些中心融合时间为2～6年。青少年有5个与初级骨化中心融合的次级骨化中心，除在25岁前融合的终板骨化中心外（图 32-5）[5]。在6岁时，椎管到达接近成人体积，在10岁时，脊椎达到接近成人状态[1]。儿童脊柱的韧带富有弹性、小关节面关节定位浅、骨化不全、椎旁肌肉组织发育不全，因此在青春期早期仍保持其柔韧状态。

在影像学上，可能会将这些正常发育表现误解为病理表现：神经中枢软骨结合可表现为椎体两侧的凹槽，还可能将终板不完全融合误解为骨折[5]。无损伤患者的前后椎体高度比可低至0.89；这种椎体的“生理性楔入”可能与压迫性骨折相混淆。

（一）压迫性骨折

压迫性骨折是最常见的骨折，通常发生在胸腰椎交界区。儿童在成熟过程中会发生生理性楔入和脊柱后凸，因此更容易发生压迫性骨折。由跌倒或运动损伤引起的轴向负荷通常会导致压迫性骨折。高能损伤会导致多发性压迫性骨折，因此在研究腹腔内损伤时应设定较低阈值[24]。尽管大多数压迫性骨折导致的椎体高度损失小于30%，但如果椎体高度损失大于50%，后方韧带复合体很可能会受到破坏。可用胸腰骶椎矫形器（thoraco-lumbo-sacral orthosis，TLSO）处理大多

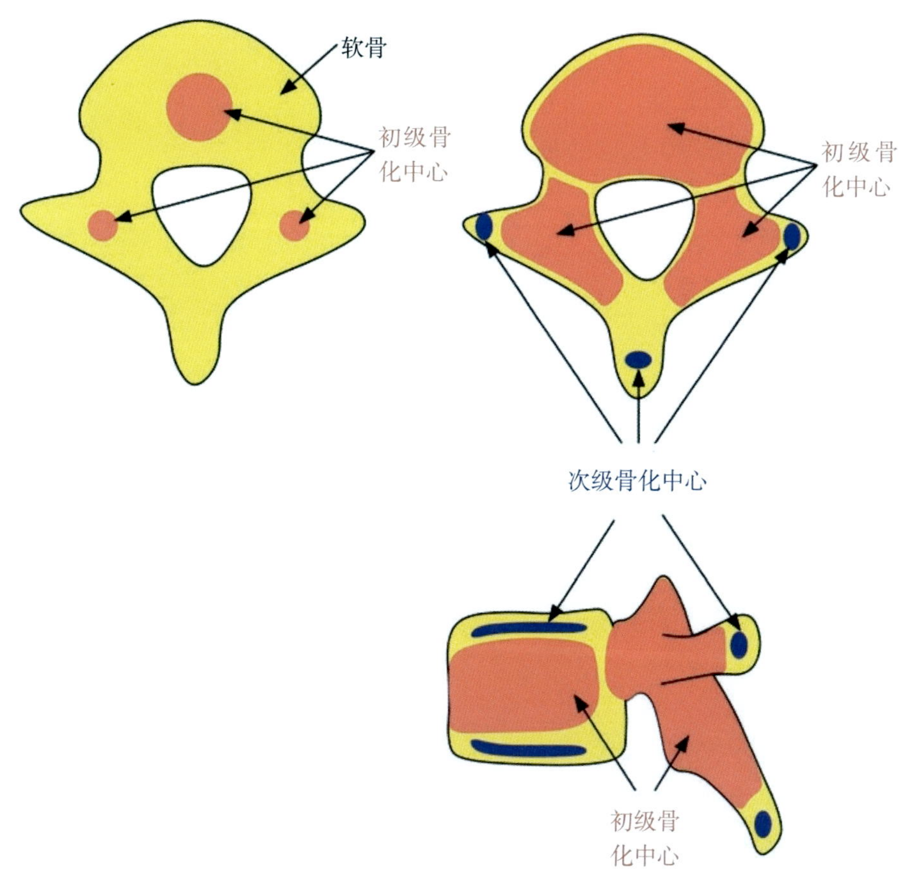

◀ **图 32-5 椎体的骨化中心**

图示初级骨化中心（红）和次级骨化中心（蓝），有 3 个初级骨化中心（中枢、右、左）和 5 个次级骨化中心（棘突尖端、左右横突尖端、上下环状骨骺）

数压迫性骨折 8 周，效果良好。有证据表明，即使在损伤稳定的情况下，终板损伤和伴随脊柱后凸大于 30% 也可能会引起渐进性畸形[1, 5]。

（二）爆裂性骨折

爆裂性骨折占所有椎体骨折的 20%，在施加轴向负荷时发生，无弯曲。爆裂性骨折伴随高能损伤，表现为后壁破坏，可能是完全破坏，也可能不完全破坏。逆行碎片常常进入椎管。当幼龄儿童的生发层受损时，会发生骨骺过早融合[24]。CT 通常是首选初始成像方法，然后选择 MRI 来显示神经结构和后方韧带复合体。根据神经功能缺损存在与否和椎管受损程度，手术处理从减压 + 固定到单独固定不等。但在成人中，通常在上方和下方分别置入两个椎体节，这种融合可能会导致儿童的躯干生长发育不良和曲轴畸形，即由于前路椎体持续生长，后路脊柱融合会导致渐进性旋转和成角的脊柱畸形。

（三）脊椎突骨折

骨突环在 6 岁时骨化，在 18 岁时融合。骨突环附着在纤维环上。骨软骨部分位于椎体与骨突环之间，易受重复应力影响。患者往往描述在受伤时发出“砰”的一声，伴有根性腿痛，类似于成人椎间盘突出[1, 5]。青少年和年轻人常常因搬运重物、跌倒或扭伤等活动而发生这种独特的骨折。CT 可显示脱离的终板碎片，MRI 可显示伴随椎间盘突出（图 32-2C 和 D）。如果保守治疗无效，可施行显微椎间盘切除术或后路减压等手术干预，通常有良好的效果[1, 5]。

七、脊柱矫形器和手术考虑因素

我们通常用支架保守处理稳定性骨折，而不稳定性骨折则需要手术稳定。在缺乏有效儿童脊柱创伤分类系统的情况下，作者发现使用应用于成人脊柱创伤的处理规范来指导治疗非常有用。

在众多可用于胸腰椎固定的支架中，作者发现 TLSO 支架易于在英国获取，可实现满意效果。对于上胸椎骨折，胸骨－枕骨－下颌固定器（sterno-occipito-mandibular immobiliser，SOMI）可与 TLSO 联合使用。无论使用哪种支架，每隔一段时间复查和用 X 线成像均可为骨折可能恶化的患者提供良好的安全保障。通常情况下，支架疗法应用 10～12 周，但持续时间视损伤类型和外科医生的偏好而定。

依据局部骨折相关因素（需要给神经结构减压、骨折稳定性、长期愈合潜力）和全身性因素（患者的血流动力学状态、全身麻醉安全性、首先需要血流动力学处理）决定是否需要手术干预。作者发现，已在儿童中确认有效的胸腰椎损伤分类及损伤程度评分（Thoracolumbar Injury Classification and Severity，TLICS）是指导处理的有用框架，但这需要放在患者的整体健康状况和全身性损伤的背景下（表 32–2）[23, 25]。对于 9 岁以上儿童，手术固定一般可以通过后路入路，使用成人型固定装置。幼儿的椎弓根和椎管较小，可能增加椎弓根螺钉置入难度，而且椎板下钩也不安全。计算机导航和机器人辅助手术可能在这些病例中被证明是有用的，尽管后者尚处于临床实践的早期阶段[5]。

八、结论

与成人相比，儿童脊柱骨折的形态、诊断和治疗有很大的不同。在这一章中，我们强调了几个关键的区别，使临床医生能够对这类损伤做出常识性的处理。

表 32–2　胸腰椎损伤分类及损伤程度评分系统（TLICS）总结[1, 23]

特　点	评　分
形态学	
压迫性	1 分
爆裂性	2 分
平移和旋转	3 分
牵张	4 分
神经病学	
完整	0 分
神经根	2 分
脊髓（不完全损伤 +1 分）	2 分
马尾神经	3 分
后纵韧带	
完整	0 分
不确定	2 分
损伤	3 分
推荐治疗	
非手术	0～3 分
外科医生选择的治疗	4 分
外科手术	>4 分

第六篇

脑血管疾病
Cerebrovascular Disorders

第 33 章　动静脉畸形
Arteriovenous Malformations

Torstein R. Meling　著
邓仕凤　译　　刘朋飞　校

小儿动静脉畸形（arteriovenous malformations，AVM）是一种罕见的、复杂的血管病变，由脑循环中的病理性血管组成，其特征是供血动脉和引流静脉之间直接分流，没有任何毛细血管。一簇弯曲、扩张的血管形成 AVM 病灶[1]。通常根据病变位置、病灶大小和致密度以及引流静脉模式（深与浅）将其进行分级（表 33–1）。此外，在儿童病例中可以发现 17%～29% 的 AVM 相关动脉瘤，它们可以是血流动力学相关、位于畸形血管巢内或静脉中[3, 4]。

新发动静脉畸形的确切病理生理机制尚不完全清楚，但可能涉及遗传和分子因素的综合作用[1]。动静脉畸形的胚胎学基础是由于原始动静脉连接的持续存在，或在正常闭合过程后新连接的形成[5]。动静脉畸形通常被认为是先天性的，但它们经常在儿童期、青春期和青年期生长。然而，报道的新生脑动静脉畸形数量的增加对“所有动静脉畸形都发生在子宫内”的说法提出了挑战，因此，不能排除这些病变出现在出生后的可能性[1]。

表 33–1　Spetzler-Martin 分级系统[2]

分级特征	评　分
动静脉畸形（AVM）的大小	
小（<3cm）	1
中（3～6cm）	2
大（>6cm）	3
AVM 部位	
非功能区	0
功能区	1
静脉引流模式	
浅静脉引流	0
深部静脉引流	1

Spetzler-Martin AVM 等级（1～5）等于总积分数

一、小儿动静脉畸形的流行病学

脑动静脉畸形在普通人群中并不常见，在儿童人群中更为罕见[6]。在 2012 年关于丹麦发病率的全国调查中，Skjoth-Rasmussen 等报道发病率为每年 0.4/100 万[7]。其他以人群为基础的研究表明，发病率约为每年 1.34/10 万。而检测病例中 AVM 出血的患病率估计为每年 0.68/10 万人[8]。在性别方面，回顾性临床研究显示了相似的发病率或轻微的男性优势[7, 9–14]。发病时的中位或平均年龄通常在 12—14 岁，范围为 7—18 岁[9, 10, 13, 15]，但在新生儿中也可发现动静脉畸形[7]。

二、小儿动静脉畸形的临床表现

在儿童患者中，脑动静脉畸形有出血的倾向，在该年龄组中出血率为 39%[16]。小儿动静脉畸形最常见的体征和症状是局灶性神经功能缺失、头痛和由动静脉畸形破裂或微出血引起的癫痫发作[12]。因此，早期诊断和治疗的必要性对于预期寿命较长的小儿群体来说至关重要。然而，由于多数无症状，动静脉畸形往往只有在出血后才能明确诊断。

基底节、小脑和胼胝体后部的动静脉畸形在儿童患者中比在成人患者中更常见。相比之下，额叶和颞叶动静脉畸形在儿童患者中不如在成人常见[15]。

（一）出血表现

在临床系列研究中，41%～69% 的儿童 AVM 患者表现为脑出血[9, 11, 12, 17–21]。小儿动静脉畸形比成人更容易破裂[15, 22]，每年出血的风险为 2%～4%[5]，小儿 AVM 出血性事件的估计发病率和死亡率分别为 50% 和 5%～10%[23]。

在未接受治疗的情况下，在确诊动静脉畸形时，如果没有出血，未来 10 年和 20 年出血的累积风险分别约为 16% 和 29%；如果出现出血，未来 10 年和 20 年出血的累积风险分别约为 35% 和 45%[24]。以百分比计算患者终生出血风险的一个有用公式如下：105– 患者年龄（岁）[25]。因此，对于剩余预期寿命较长的儿童患者，出血的累积风险很高。

在小儿动静脉畸形中，小而深的 AVM 出血的风险较高[9, 18, 26–30]。在一项共 357 例儿童患者的多中心回顾性队列研究中，与出血性表现相关的危险因素是深静脉引流（OR=3.2；$P<0.001$），这是最强的独立预测因子，其次是女性和体积较小的 AVM[18]。脑室周病灶[21]、幕下[12, 30]和单条引流静脉[21, 29, 30]是额外的危险因素。最后，若有 AVM 相关的动脉瘤，则增加了出血的风险[3, 4]。

（二）癫痫发作形式

脑出血患儿容易急性癫痫发作，在临床病例中，27%～58% 的儿童 AVM 患者出现癫痫发作[11, 31–33]。虽然癫痫发作是未破裂脑动静脉畸形最常见的症状[3, 4]，但儿童癫痫的发生率低于成人[15]。先前的研究表明 AVM 大小与癫痫发作之间有显著的关联[33–36]。据推测，AVM 通过在周围脑组织中造成缺氧环境而引起癫痫，较大的动静脉畸形往往有更多的动静脉分流，这是局灶性脑缺血相关的因素[35]。

三、小儿动静脉畸形的处理

在讨论小儿 AVM 的处理时，区分破裂和未破裂的动静脉畸形是很重要的。因动静脉畸形破裂而出现脑出血（intracerebral hemorrhage，ICH）的患者，应根据脑出血的急性治疗指南进行初步治疗[37]。在入院前阶段，首先应为患者提供充足的呼吸和心血管支持。GCS 评分≤8 分的患者应插管[37]。

没有高血压等危险因素的原发性脑出血的儿童患者，若表现为意识水平突然下降，应高度怀疑动静脉畸形破裂，尽快进行影像学检查。在医院内，脑出血的诊断通常是基于非增强头部计算机断层扫描 CT，其中钙化灶常引起潜在血管畸形的怀疑。重要的 CT 特征包括脑室出血（intraventricular hemorrhage，IVH）、脑积水（hydrocephalus，HC）或即将发生的脑疝，需要迅速处理[38]。

传统的脑数字减影血管造影（digital subtraction angiography，DSA）是诊断动静脉畸形的金标准，但非侵入性检查如 CT 血管造影（CT angiograph，CTA）和磁共振血管造影（magnetic resonance angiography，MRA）可作为初步筛查工具[35]。DSA 将 AVM 的特征可视化，包括其大小、致密性、在正常组织中的位置、引流静脉和可能导致破裂风险、预后的高危特征，并有助于指导 AVM 的处理决策。AVM 相关供血动脉上的或畸形血管巢内的动脉瘤使患者处于再出血的高风险。这类动脉瘤通常要介入栓塞或显微手术切除（图 33–1）。

动静脉畸形破裂的死亡率为 10%～30%[39]，考虑到 AVM 再破裂的风险增加[40]，除最高风险病变（4 级和 5 级）外，所有患者出血后最终都建议行显微手术切除动静脉畸形。显微手术切除破裂的动静脉畸形有非常高的闭塞率，再破裂风险小。在儿童患者中，术后血管造影显示闭塞率为 95%～100%[9, 14, 41]。然而，除了动静脉畸形的大小、位置和畸形血管形态外，儿童患者还应考虑手术时机的把握、低血容量和心脏有限的代谢储备。

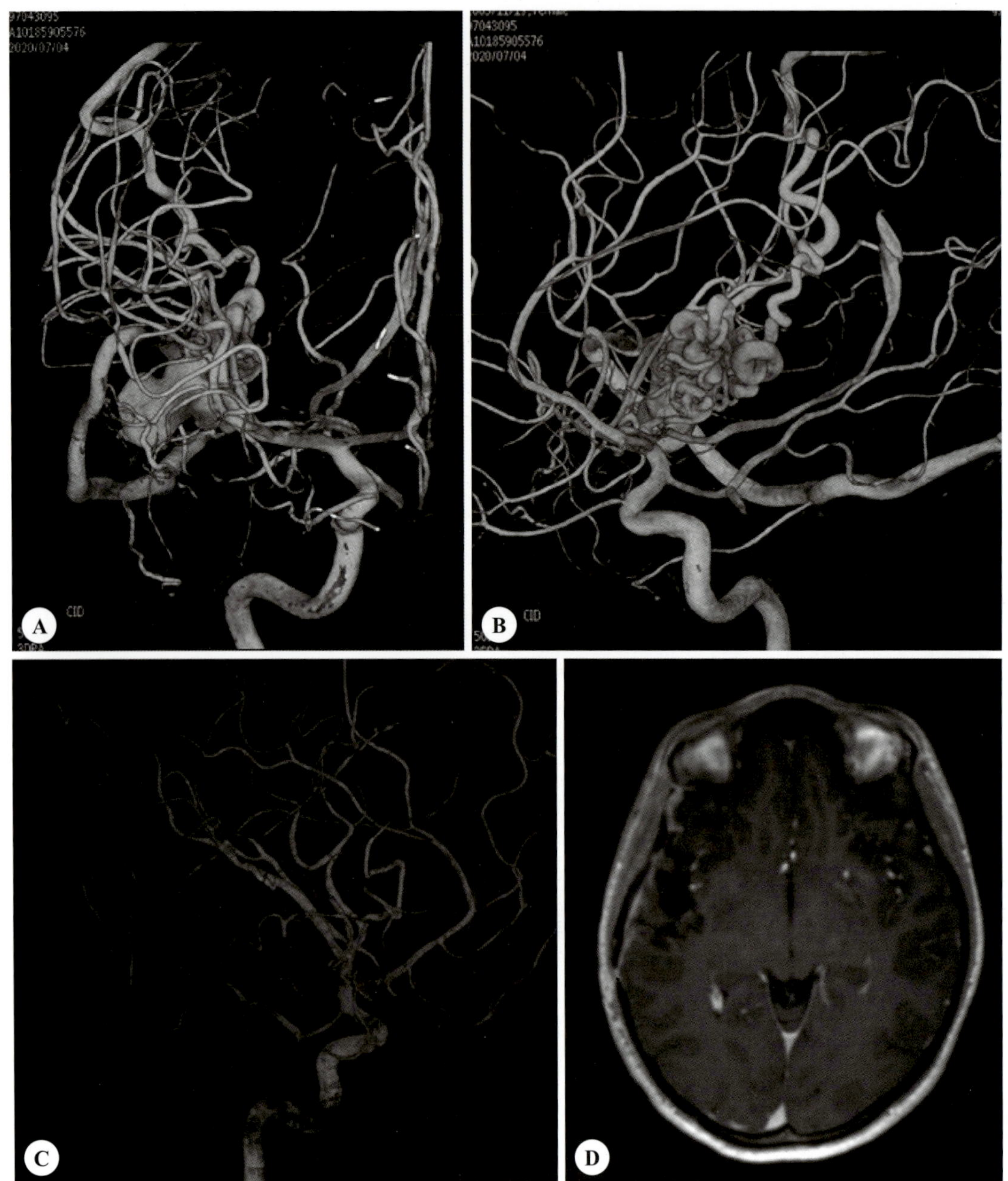

▲ 图 33-1 **14 岁女孩，突然头痛，无意识丧失。CT 显示蛛网膜下腔出血，DSA 显示侧裂内（A）有巨大动脉瘤（25mm），并且在动脉瘤（B）右侧颞岛叶有一个小的动静脉畸形（Spetzler-Martin 1 级）。她接受了紧急手术，切除了动脉瘤，然后完全切除动静脉畸形，术后 6 个月行 DSA（C）证实，mRS 评分为 0，无后遗症，MRI 显示无残留病变（D）**

通常是在 AVM 出血后，经过 2～6 周的恢复期，再行显微手术切除，早期血肿清除可能增加永久性神经缺失的风险，由于脆弱的脑实质破裂后[40]，血肿和水肿可能掩盖或压缩动静脉畸形，导致早期影像可能不会反映病变的真实程度。LoPresti 等[42]对动静脉畸形破裂时的急诊去骨瓣减压术和择期手术切除并颅骨成形术进行对比。他们发现，出现动静脉畸形破裂的儿童，如果需要紧急减压，可以安全地进行紧急颅骨去骨瓣减压并行动静脉畸形切除术。颅骨成形术没有额外的发病率或死亡风险，相比之下，如果脑出血引起明显的占位效应和神经功能缺失，建议紧急干预[43]（图 33-2）。

在相当罕见的情况下，危及生命的脑出血导

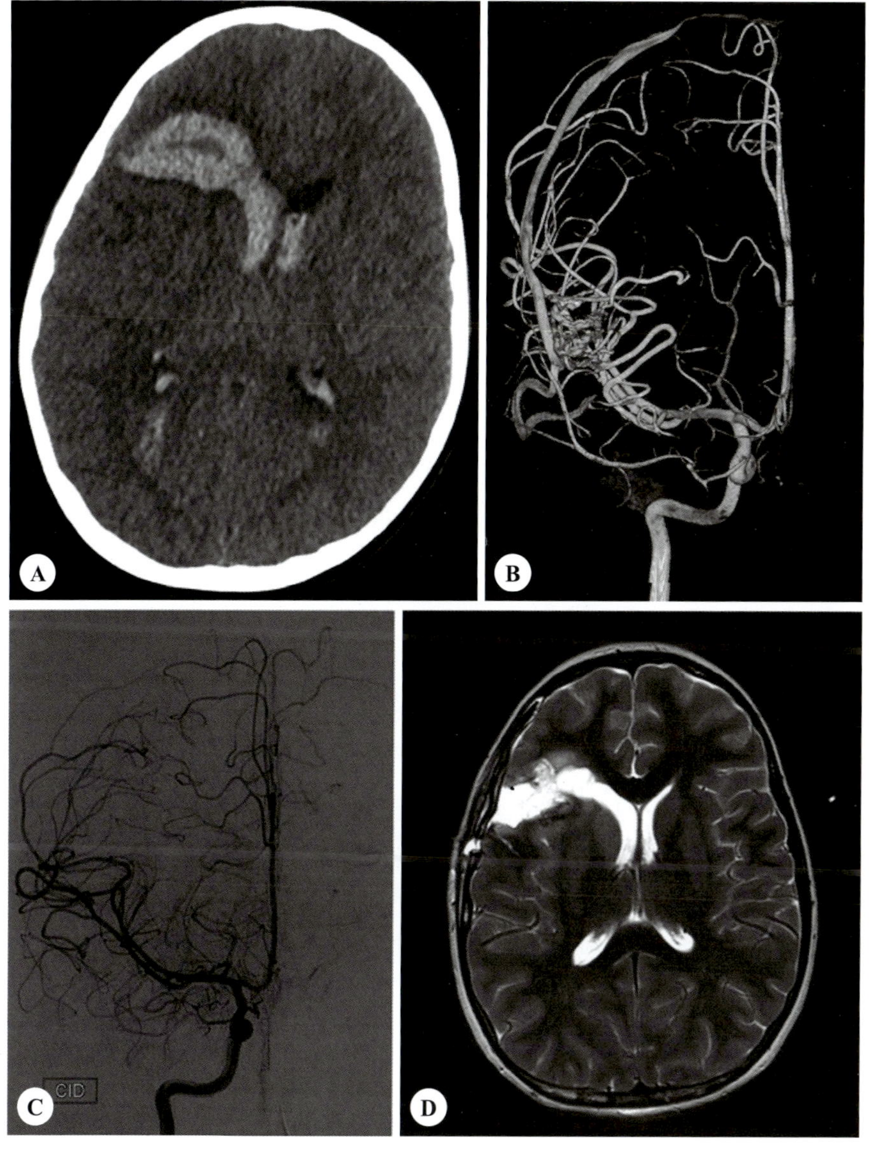

◀ 图 33-2　**A.** 6 岁男孩，左利手。在玩电脑游戏时突然失去知觉。病情迅速恶化，出现偏瘫和瞳孔散大。他接受了插管、镇静药和住院治疗。CT 显示右侧脑内和脑室内大量出血，基底池消失，中线移位。**B.** DSA 显示大脑皮质有一个中等大小的动静脉畸形（3 级），并伴有浅静脉引流，由来自大脑中动脉的分支供血。**C.** 患儿接受了紧急手术，为了防止持续出血和颅内压极度升高，术者决定在清除血肿时切除动静脉畸形（AVM）。术后 DSA 证实 AVM 完全切除。**D.** 术后 6 个月，患者已恢复良好（mRS 评分为 1 分），MRI 显示无残留病变

致水肿扩大、颅内高压和脑疝，可能需要去骨瓣减压术伴或不伴血肿清除术 / 动静脉畸形切除术 [39]。

四、未破裂小儿动静脉畸形的处理

未破裂的小儿动静脉畸形存在不同的治疗方法，它们的目的是预防灾难性的颅内出血和缓解神经系统症状。由于儿童患者比成人预期寿命更长，AVM 复发率更高，治疗的持久性和疗效至关重要 [44]。特别是在深部小儿动静脉畸形，他们的位置和患者年龄偏小使治疗风险更大；选择正确的治疗方法至关重要 [45]。然而，与欧洲成人动静脉畸形治疗的共识相比 [46]，小儿动静脉畸形的最佳治疗方法尚无明确定义。虽然有一项随机试验比较了成人动静脉畸形的介入治疗和药物治疗 [47]，但 ARUBA 试验纳入的显微外科病例极少，而且汇集的治疗方法在闭塞率、起效时间和治疗后每 100 例患者人年的出血率方面差异极大，因此无法得出合理的结论 [48, 49]。尽管如此，显而易见的是，如果有治疗指征，在开始治疗之前，应由多学科小组确定主要策略，并应以彻底根除动静脉畸形为目标 [46]。

（一）未破裂小儿动静脉畸形的显微手术

动静脉畸形的显微手术切除仍然是治愈这些病变的最行之有效和立竿见影的治疗方法。对于

破裂动静脉畸形的显微手术切除，特别是在引入高质量的术中 DSA 以明确是否彻底切除动静脉畸形后，大多数现在未破裂小儿动静脉畸形的显微手术系列报道完全闭塞率接近或达到 100%[9, 14, 41]。此外，对再破裂风险的影响是立竿见影的（与放射治疗相反，见下文），很少涉及超过一次的处理（与血管内治疗相反，见下文）。然而，有相关的治疗风险，为了更好地分类动静脉畸形和更好地分层评估显微手术切除的相关风险，Spetzler 和 Martin[2] 建立了一个基于动静脉畸形大小、静脉引流模式和病变部位的分级系统（表 33-1）。多个研究分析表明，该分级系统可以可靠地在以下水平上预测永久性的主要发病率或死亡率：Ⅰ级（4%）、Ⅱ级（10%）、Ⅲ级（18%）、Ⅳ级（31%）和Ⅴ级（37%）[50]。

目前认为，非功能区的小病变（Ⅰ级和Ⅱ级）应主要采用显微手术切除，伴或不伴血管内介入栓塞治疗[51-53]。术前栓塞可以极大地促进手术切除，但只有当栓塞加手术切除的联合风险低于单纯手术切除的估计风险时，才能联合使用。一般来说，对于Ⅰ级或Ⅱ级动静脉畸形患者，不应将栓塞术作为手术切除的可接受替代方案，因为大多数现代手术和栓塞术系列都表明，手术切除的复发率低于栓塞术。相比之下，Spetzler-Martin Ⅲ级动静脉畸形的异质性最高，需要外科医生和神经介入专家更有选择性地进行治疗。Lawton 等对Ⅲ级病变进行了亚分类[54]，一些Ⅲ级病变可先进行血管内栓塞治疗，然后再进行手术。Ⅳ级和Ⅴ级病变通常被认为是高危病变，优先采用介入治疗[40]。

关于显微手术切除的结果，目前还没有大样本的儿童未破裂的动静脉畸形的报道。Gross 等[14]在 117 例脑动静脉畸形破裂的儿童中，56% 破裂，发现 94% 的儿童有良好的功能结果（mRS 评分为 0～2 分），这些结果主要取决于术前 mRS 评分。Ravindra 等[13]对 97 名儿童患者进行了研究，其中 66% 的患者出现出血，研究结果表明，发病时出现局灶性神经功能缺损、动静脉畸形＞3cm 以及病变位于功能皮质是长期随访时出现持续性神经功能缺损的独立预测因素。92% 的患者在长期随访中 mRS 评分为 0～2 分。

（二）未破裂小儿动静脉畸形的立体定向放射外科治疗

立体定向放射外科（stereotactic radiosurgery，SRS）是一种放射技术，它利用技术将高剂量的射线汇聚到一个精确定义的靶区，同时最大限度地减少对周围组织的照射。SRS 在未破裂动静脉畸形的治疗中起着重要作用，其模式包括伽马刀放射外科（gamma knife radiosurgery，GKRS）、直线加速器（linear accelerator，LINAC）和质子束。放射外科治疗可破坏动静脉畸形，并使血管逐渐闭合。然而，立体定向放射外科的主要缺点包括直到血管闭塞需要 1～3 年的潜伏期，而且与显微手术相比，完全闭塞率明显较低[55]。

关于 SRS 后动静脉畸形闭塞，Chen 等[56]最近的一项多中心回顾性队列研究对 539 例未破裂动静脉畸形患儿估计，5 年、10 年和 15 年完全闭塞的概率分别仅为 64%、77% 和 88%。Borcek 等[57]最近的一项 Meta 分析汇总了来自 20 项研究的 1212 例患者的数据，发现立体定向放射外科治疗仅能使 66% 的患者完全闭塞。此外，GKRS 的效率与 AVM 的大小相关：小的动静脉畸形 91% 完全闭塞，中等的动静脉畸形 86% 完全闭塞，大的动静脉畸形 64% 完全闭塞[58]。在对 Spetzler-Martin Ⅳ级动静脉畸形进行伽马刀放射外科治疗的研究中，5 年和 10 年后的精准闭塞率分别为 19% 和 35%[58]。

关于立体定向放射外科治疗后的并发症，在 Chen 等的研究中[56]，分别有 6%、3% 和 8% 的患者出现出血性卒中、死亡和永久性辐射引起的病变。此外，接受立体定向放射外科治疗的小儿动静脉畸形患者每年的发病率和死亡率风险约为 2%，10 年后似乎趋于稳定[56]。同样，Borcek 等的 Meta 分析[57]发现，总体并发症发生率（包括新的出血、新的神经功能缺损和死亡率）为 8.0%，还有几项研究也显示了类似的闭塞率和并发症发生率[10, 22, 58-64]。

关于 SRS 后出血，Chen 等[65]发现在 5 年、10

年和15年的累积概率分别为5%、10%和15%。同样，长谷川等[59]发现，GKRS术后5年和10年的累积出血率分别为9%和12%。一些SRS研究显示，每年发生放射手术后出血的风险为1%～3%[59, 61–63, 65–68]，这与该疾病的自然史并没有明显差异。

如果3年后的DSA显示AVM病灶未消失，则可以考虑重复SRS，因为一些成人研究表明，重复SRS后，60%～70%达到完全消失[69, 70]。然而，SRS后的出血率为每年3%，10%的患者会出现症状性辐射引起的变化[70]。

虽然GKRS似乎并没有使年轻患者比老年患者面临更高的后遗症风险[71]，但其比率不容忽视。在75例儿科患者的队列中，Borcek等发现5%的患者经历了脑出血[67]，16%出现了新的症状，在随访期间每年发生新的症状的比率为6%。在一项对105例小儿动静脉畸形患者的回顾性研究中，Pan等报道了GKRS治疗与8%的发病率相关[58]。在他们的Meta分析中，Borcek等报道了SRS后新的神经功能缺失率为3%[57]。Chen等[60]发现了7%的症状性辐射引起的变化，这与Starke等对357例患者进行的多中心、回顾性队列研究的结果相似[66]，其中8%的患者出现了症状性辐射引起的变化。其他作者报道了类似或更低的比率[61–64, 68]。

使用质子束SRS治疗未破裂的小儿动静脉畸形的经验有限，截至目前，其结果似乎不如GKRS。Walcott等，2014年报道了44例连续治疗的儿童患者[72]，并在随访（中位52个月后）发现闭塞率为41%。17例患者接受了重复质子束SRS治疗，9%的患者在治疗后出现出血。

（三）血管内治疗未破裂小儿动静脉畸形

血管内治疗（endovascular therapy，ET）可能在未破裂小儿动静脉畸形的治疗中发挥作用，无论是作为SRS和（或）显微手术的辅助，还是作为10%～20%的病变的独立治疗[74]。该方法是将胶水或其他非反应性液态黏合材料注入动静脉畸形，以阻断动静脉畸形的血供。一个小导管通过腹股沟血管，一直进入供应动静脉畸形的血管。随着性能更好的血管内栓塞药剂和导管的开发，血管内治疗在小儿动静脉畸形中的应用越来越广泛[45]。

小儿动静脉畸形患者的治疗临床经验有限，特别是在年龄非常小的患者中。ET通常需要多次治疗[73, 75, 76]，但在精心挑选的患者（通常是具有单条供血动脉的较小的动静脉畸形）中，可以实现相当高的完全闭塞率。在一项单中心回顾性分析中，de Castro-Afonso等[75]对23例使用Onyx进行栓塞治疗的儿童进行了单中心回顾性分析，在平均2次治疗后的6个月随访中，91%的血管造影显示动静脉畸形完全闭塞。然而，在其他几项研究中，闭塞率低得惊人，如Soltanolkotabi等[76]在25例接受Onyx栓塞治疗的小儿患者中，仅有12%的患者获得了完全闭塞。在48例小儿动静脉畸形中，Berenstein等[77]报道了ET血管造影治愈率为22%，并发症率为7%。Blauwblomme等发现接受部分动静脉畸形栓塞的患者每年出血风险为4.7%，而未接受部分栓塞（手术或完全栓塞）的动静脉畸形患者每年出血风险为1.6%。El-Ghanem等[5]总结了三项研究，共包括139例接受ET治疗的小儿动静脉畸形患者，其完全闭塞率仅为12%～22%。然而，随着新型血管内技术的出现，如经静脉进入动静脉畸形，这种治疗方式的结果将有望改善[79]。

除了广泛不同的闭塞率外，还观察到栓塞相关的并发症为7%～26%[5, 75, 76]。此外，ET在儿童人群中具有与放射相关的风险，因为通常需要多次治疗的[5, 75, 76]。由于儿童对射线的敏感性高和预期寿命长，辐射损伤暴露的机会是更大的[80]。建议对儿童患者的复杂病变进行分期栓塞，以限制造影剂的剂量和辐射暴露[81]。此外，分期栓塞可减少脑血流动力学的剧烈变化，从而降低发病率[44]。

（四）多模式治疗小儿动静脉畸形

在复杂或深部动静脉畸形中，实现病灶完全闭塞通常需要结合显微外科手术切除、血管内栓塞和SRS[45, 82, 83]。多模式治疗的闭塞率为

18%～93%[45]，但这种治疗策略的主要优势是可能降低暂时性和永久性并发症[82, 84, 85]的风险。值得注意的是，一项对1716名成人患者的大型Meta分析显示[86]，既往栓塞的动静脉畸形的GKRS疗效降低，这意味着如果确实需要行介入栓塞，建议推迟到SRS后。

考虑到可用的多种治疗方式和时效性优势，应由在脑动静脉畸形诊断和治疗方面经验丰富的神经外科医生、神经介入医生、放射外科医生和神经学家组成的跨学科神经血管团队对动静脉畸形患者进行评估[46]。同样明确的是，如果有治疗指征，多学科团队应在开始治疗前确定主要策略，并应以完全根除动静脉畸形为目标[46]。

五、小儿动静脉畸形的随访

动静脉畸形治疗后的长期影像学随访是非常重要的。与成人相比，小儿动静脉畸形在治疗后往往有更高的复发率，部分原因可能是他们的预期寿命很长和处于生长发育阶段[87]。在Jimenez等[88]最近的一篇系统文献综述中，57%没有随访影像学检查的患者再次出现复发性动静脉畸形破裂。在几个系列研究中，高达7%的小儿动静脉畸形患者在长期随访后出现影像复发，尽管最初手术完整地切除了动静脉畸形且经过术后血管造影证实[19, 89]。因此，我们建议在术中或术后早期进行血管造影，以证明完全切除，并在手术切除后1年、3年和5年再次进行影像学检查[89]。

六、小儿动静脉畸形的预后

在讨论小儿动静脉畸形的预后时，我们应区分破裂和未破裂的动静脉畸形。理想情况下，结果也应根据动静脉畸形的特征和治疗方式进行分析，但由于该患者群体中现有的数据稀缺，所以这是不可能的。

（一）小儿动静脉畸形的功能预后

关于脑动静脉畸形患儿的功能预后，54%～92%的患者的结局良好（mRS 0～2）[9, 13, 17, 19, 20, 41, 90]。在最近的一项Meta分析中，Lu等[91]鉴定了14项研究中共699例小儿动静脉畸形患者结局的研究，发现87%的患者的mRS为0%～2.78%的出血性[91]患者和91%的非出血性[91]患者均有良好的功能结局。

不良预后的危险因素包括治疗前mRS和格拉斯哥预后量表评分低、血流动力学相关动脉瘤、局灶性神经障碍、AVM大小>3cm、功能区病变[9, 13, 90]。相反，研究表明，小的动静脉畸形和手术治疗与良好的长期预后相关[15]。

与成人相比，尽管最初的神经状态较差，儿童的大脑组织处于发育中，其可塑性对神经损伤有更好的耐受性和更好的恢复潜力。动静脉畸形出血的儿童患者似乎比成人恢复得更好。在一项对15例动静脉畸形出血后GCS评分<9分的儿童患者的研究中（11例患者在临床检查中有固定瞳孔），Singhal等[92]发现总死亡率为20%，动静脉畸形出血后1年，92%的存活患者能够独立生活。

（二）小儿动静脉畸形的癫痫发作

关于脑动静脉畸形患儿的癫痫发作，它是患儿第二大最常见的初期表现，除其他有害影响外，还会影响患儿的智力和神经心理状态[93]。遗憾的是，未破裂的动静脉畸形患者的癫痫发作控制率很低[94]，即使通过显微外科治疗、立体定向放射外科治疗或血管内治疗将动静脉畸形病灶闭塞或切除，许多患者仍会出现癫痫发作，影响其生活质量[34, 95-97]。

癫痫发作可以是动静脉畸形治疗后的并发症之一[95]。Baranoski等[98]对24项研究（共1157例患者）进行了Meta分析，发现与显微外科手术治疗（9%）和立体定向放射外科治疗（5%）相比，血管内治疗（39%）患者新发癫痫发作的频率更高（分别为$P<0.3$和$P<0.01$）。治疗后癫痫发作的危险因素包括癫痫发作表现、男性性别、动静脉畸形较大和颞叶位置[11, 31]。

对于治疗前有癫痫发作的患者，74%获得了良好的癫痫控制[32]。Liu 等[33]对 89 例儿童患者进行了回顾性分析，发现 55% 的儿童在治疗后被归类为 Engel Ⅰ类。研究表明，显微外科治疗与较高比例的癫痫发作控制相关[98]。

七、结论

尽管脑动静脉畸形的发病率很低，但在小儿人群中却有很大的发病和死亡风险。此外，由于越来越多地使用 CT 和 MRI 成像，越来越多的儿童被诊断脑动静脉畸形，这给偶然发现或无症状病灶的最佳处理带来了难题。与成人相比，颅内出血是更常见的首发症状，需要紧急救治。现代治疗方法包括手术、栓塞或放射外科手术；3 种治疗方式可以单独使用或多种组合使用。考虑到现有的多种治疗方式以及这些治疗方式在时间上的微妙差异，应由一个在诊断和治疗脑动静脉畸形方面经验丰富的跨学科神经血管团队，对动静脉畸形患者进行评估[46]。如果需要积极治疗，多学科团队应在开始治疗前确定主要策略，并以彻底根除动静脉畸形为目标[46]。

第 34 章　海绵状血管畸形

Cavernous Malformations

Michael Karsy　Richard H. Schmidt　Robert J. Bollo　著
邓仕凤　译　　刘朋飞　校

脑海绵状血管畸形（cavernous malformation，CM），也称为海绵体血管瘤或海绵状血管瘤，是一种独特的脑血管畸形，为无脑实质介入的薄壁窦状血管异常聚集[1-3]。虽然它们偶尔被称为海绵状血管瘤，但 CM 是一种明显的血管病变，不同于海绵状血管瘤，后者是血管肿瘤[4]。海绵状血管畸形与正常的神经组织不同，表现为离散的分叶状外观，同时伴有不同年龄的出血、血色素和胶质增生。尽管每年每例患者的出血率较低（0.3%～2.3%），但有症状的出血导致神经功能缺损或癫痫的发生率却很高，这取决于病变的数量、病变的位置、病变的大小以及是否存在发育性静脉异常（developmental venous anomaly，DVA）[5-11]。本章将回顾这些病变的流行病学、诊断、手术和非手术治疗。

一、流行病学

CM 是第二常见的脑血管病变类型，占所有血管畸形的 10%～15%[3, 11]，人群的患病率为 0.5%～0.8%。由于对 CM 的研究较少和患病率较低，对儿童患者 CM 的评估和研究更加有限。一项研究表明，在小于 1—17 岁的儿童患者中患病率为 0.23%～0.88%，仅在较大的儿童中接近成人[12]。美国 CM 的年发病率为每年（0.15～0.56）/10 万[13]。在一项对 50—80 岁接受 MRI 检查的患者的研究中，CM 的患病率为 1∶200，但只有 1∶2700 的患者出现[14]症状。因此，可能有相当数量的儿童患者会偶然发现需要治疗的 CM。

二、诊断

（一）临床表现

大多数患者的年龄在 30—50 岁，尽管 CM 也可以发生在儿童中，并且在男性和女性之间的患病率相同[2, 7, 15-18]。儿童 CM[15-18] 的表现方式相似，即出血或癫痫发作。大多数海绵状血管畸形位于幕上，但 10%～23% 在颅后窝，5% 在脊髓。患者常表现为局灶性神经功能障碍、癫痫发作或头痛[2, 19]。这些症状可能与病变出血有关，也可能不是，但既往出血史增加了随后出血的风险，20%～80% 的后续出血发生在已知的病变中，而不是新发。在家族性疾病中，高达 50% 的患者无症状[2, 19]。

症状通常与病变的大小和位置相关，在丘脑、基底神经节、脑干或脊髓的病变中功能缺失的风险更高。病变也被认为会增大，特别是在家族性病例中。一项对 202 例患者的研究显示，37.1% 的患者最初出现急性出血，40.6% 的患者出现偶然病变，而局灶性功能障碍但无出血（6.5%）或无出血的癫痫发作（14.8%）是较不常见的[2, 19]。另一项对 167 名儿童 CM 患者（平均年龄 10.1 岁）的研究显示，62% 的病例出现出血，35% 的患者癫痫发作，26% 的[17]偶发。年出血率为 3.3%，并与既往出血、脑干位置和 DVA 相关。此外，每例出血事件的永久性神经系统发病率为 29%，脑干、丘脑或基底神经节病变的发病率增加到 45%，而幕上脑叶组织或小脑组织发病率为 15%。文献中报道的出血率可能过高；临床无出血风险估计为每年 0.3%～2.3%[5-11]。M. Karsy 等报道称儿童患者出血风险增加高达 36%～60%，但可能是代表样本量较小的研究[20-22]。

（二）病理生理学

约 20% 的病例是家族性的，导致多个基因之一功能缺失：脑海绵状血管畸形 1（*CCM1/KRIT1*）、*CCM2/malcavernin* 或 *CCM3/PDCD10*[23-24]。这些基因能稳定内皮紧密连接，影响细胞增殖和血管生成。CCM 基因是常染色体显性遗传，具有可变的外显率，但体细胞突变被认为也是病变发生的必要条件。家族性海绵状血管畸形在西班牙裔美国人中更为常见，而这通常与 *CCM1* 的缺失有关。应建议有多个病灶或单个病灶且有家族史的患者进行基因检测。无症状病变出现较早的患者和 *CCM3* 基因突变患者的病程较长，CM 出血以及脊柱侧弯或其他原发性脑肿瘤（脑膜瘤、星形细胞瘤、前庭分裂瘤）等其他神经系统问题的可能性增加[24]。早期有症状患者和 *CCM3* 突变的患者预计会有更较差的预后，CM 出血的可能性增加，以及其他神经系统问题，如脊柱侧弯或其他原发性脑瘤（脑膜瘤、星形细胞瘤、前庭神经鞘瘤）[24]。

辐射是 CM 的另一个危险因素，其中一项研究显示从先前的辐射到 CM 形成[25]的中位潜伏期为 12 年。

（三）影像检查

计算机断层扫描（computed tomography，CT）显示其识别 CM [3, 26-27]的敏感性为 70%～100%，而特异性小于 50%。CT 显示边界清楚，结节性病变，高密度，可能出现钙化或出血。囊性成分可能是 CM 的一个特征，在 CT 中可能很明显。增强 CT 可能只有少许强化。

磁共振成像（magnetic resonance imaging，MRI）是识别 CM 的金标准，具有更高的灵敏度和特异性[3, 26-28]。病变表现为轮廓清晰的分叶状病灶，其中央核心的混合信号强度与不同的出血时间相关。病灶周围的囊肿可以从之前的出血和血肿中看到。病灶周围的低信号可归因于红细胞分解引起的铁蛋白沉积。钙化可表现为 T_2 低信号。T_2 加权成像也显示出典型的“爆米花”样外观，尽管这不是 CM 特有的。T_2 梯度回波或磁敏感加权成像在识别微小海绵状血管畸形方面具有最佳灵敏度。在某些系列研究中，发育性静脉异常可见于高达 30% 的散发性海绵状血管畸形病例中，可能会增加出血的风险[5]。其他应被认为是 CM 的病变的鉴别诊断包括动静脉畸形、混合海绵状血管畸形病变、少突胶质细胞瘤、出血性原发性或转移性肿瘤、感染和炎性病变等。

虽然偶尔会出现血管区域、早期或晚期血管引流、毛细血管增生或新生血管，但从血管造影来看，海绵状血管瘤通常是隐匿性的[3, 29]。目前 X 射线和脑血管造影在海绵状血管瘤的检查中并不起作用。

三、病理学

海绵状血管畸形表现为单层内皮衬里的薄壁窦状空间，基质中没有弹性蛋白、平滑肌或其他组织[3]。与动静脉畸形、静脉异常或毛细血管扩张症不同，海绵状血管畸形的特征是缺乏脑实质。病变可能并不总是局限和紧密的，这可能会使病变伸长到脑实质内。在切除时，常见到病灶周围神经胶质增生、微出血、含铁血黄素和含有血色素的巨噬细胞。

四、治疗

（一）非手术治疗

对于没有特异性症状和神经功能障碍，又没有其他高危因素（如癫痫发作、DVA、功能区）的患者，最好采用非手术治疗，并进行观察和重复影像学检查。建议早期转诊到脑血管神经外科医生那里进行随访和讨论治疗方案。特别是，对于儿科患者，应转诊到儿科神经外科医生或神经科医生。对已知 CM 的患者使用抗凝治疗是相对禁忌的，在使用前应与专家讨论这些治疗的风险 / 益处。建议使用抗癫痫药物控制癫痫发作。文献中讨论了各种药物治疗方案可能会降低CM大小和出血风险，包括普萘洛尔[30-35]或他汀类药物[36]。然而，没有随机试验评估药物治疗，也没有CM的确定性的药物治疗。同样，放射手术也被建议作为一种潜在的治疗选择[37-38]，但最近的研究表明，放射手术后出血风险的降低可能接近CM的自然史。因此，不常规推荐放射手术进行治疗。

（二）手术适应证

有症状的患者（如局灶性功能障碍、复发性出血、癫痫、顽固性头痛）、病变位于脑表的手术风险降低的患者，以及随后出血[2, 3]中可能出现神经损伤恶化的患者，考虑手术治疗。由于CM的自然病史和不同病变部位[15-18]的可变手术风险，手术决策过程仍然具有挑战性。对于病变是应在大出血后手术切除还是再次出血后手术切除，目前尚无共识。对于多发性病变的患者，应针对有症状的或致痫性病变。幕上CM复发性出血的死亡率和发病率仍然相对较低。然而，脑干CM有重复出血患者的死亡率为0%～20%。

此外，20%～40%的患者可出现神经系统功能恶化，多达20%的患者可出现永久性恶化。另外，深部或关键部位CM切除的手术并发症率可为38%～59%，25%～36%的[39, 40]患者出现永久性神经功能障碍。因此，决定随访患者还是继续治疗取决于病变位置、患者年龄和功能区的风险。手术方法一般包括开颅切除海绵状血管畸形。最近的一些报道介绍了使用激光间质热疗（laser interstitial thermal therapy，LITT）治疗幕上[41]或脑干[42]海绵状血管畸形的方法，这种方法有可能提供一种更微创的治疗方法，同时又没有开颅手术的并发症。

五、结论

与成人相比，人们对小儿海绵状血管畸形的表现和治疗的了解仍然有限，但一般来说，有症状的出血率和手术风险与成人相似。大多数病变为散发性，但众所周知的家族性基因突变可占20%。磁共振成像仍是诊断和随访的首选成像方式。选择药物治疗并复查影像还是手术干预，需要结合患者的神经系统问题了解海绵状血管畸形的自然病史。应转诊至小儿或脑血管神经外科医生，以帮助临床决策。随着现代治疗方法以及药物治疗和激光间质热疗等新兴治疗方法的出现，海绵状血管瘤的治疗效果可以令患者满意。

六、案例

（一）案例1

46岁女性，有家族性CM病史，并发脑桥CM反复出血（图34-1A）。患者之前有3次额叶、颞叶和背侧脑桥病变的切除术病史。她的症状包括脑神经麻痹加重、构音障碍和左侧无力。患者接受了LITT治疗（图34-1B），占位病变有好转，治疗1年后脑桥病变没有进一步的神经功能障碍（图34-1C）。她有左脑室周围小脑脚病变的进行性出血，正在考虑进行LITT治疗。迄今为止，文献中没有LITT治疗儿童脑干CM的病例。

（二）案例2

16岁女孩，有家族性CM病史，左侧额叶和右侧颞叶有较大CM（图34-2A和B）。她表现为3年的顽固性头痛，以及脑电图无法追踪的复杂部分癫痫发作。尽管服用了多种药物，但仍无法上学或参加社交活动。她在19岁时接受了右侧颞叶病变的切除术（图34-2C和D），随后能够完成高中学业，结婚，并有了一个孩子。

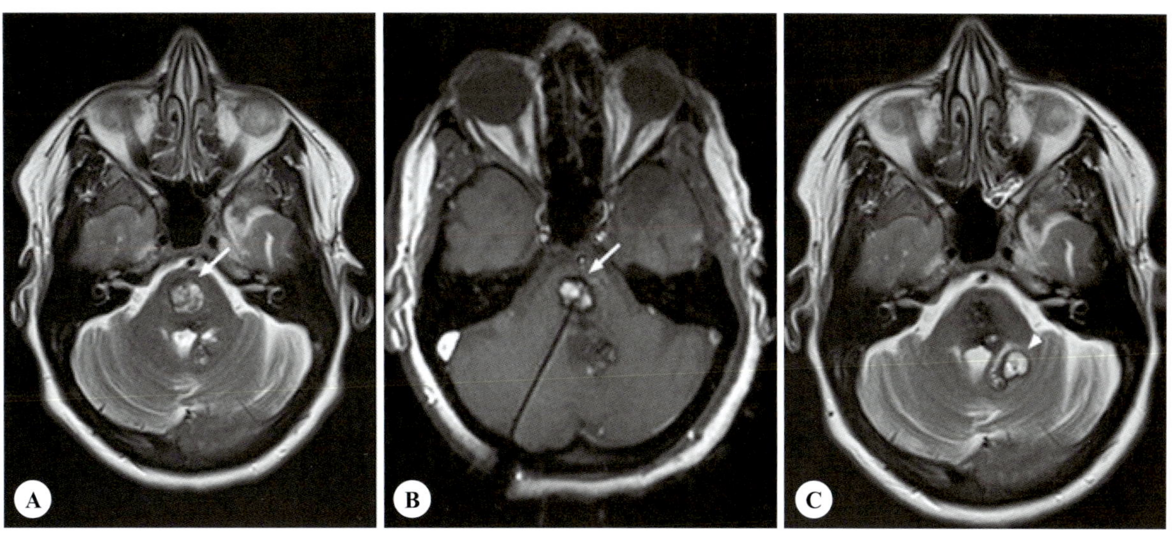

▲ 图 34-1　病例 1：脑桥海绵状血管畸形的激光间质热疗

A. 术前轴位 T_2 加权 MRI 显示脑桥海绵状血管瘤（箭），具有异质性高信号和低信号特征；B. 围术期轴位 T_1 加权对比增强 MRI 显示脑桥病变（箭）的右侧小脑入路激光间质热疗；C. 术后 1 年，轴位 T_2 加权 MRI 显示脑桥病变已消退，但形成了新的左侧小脑底海绵状血管畸形（箭头）

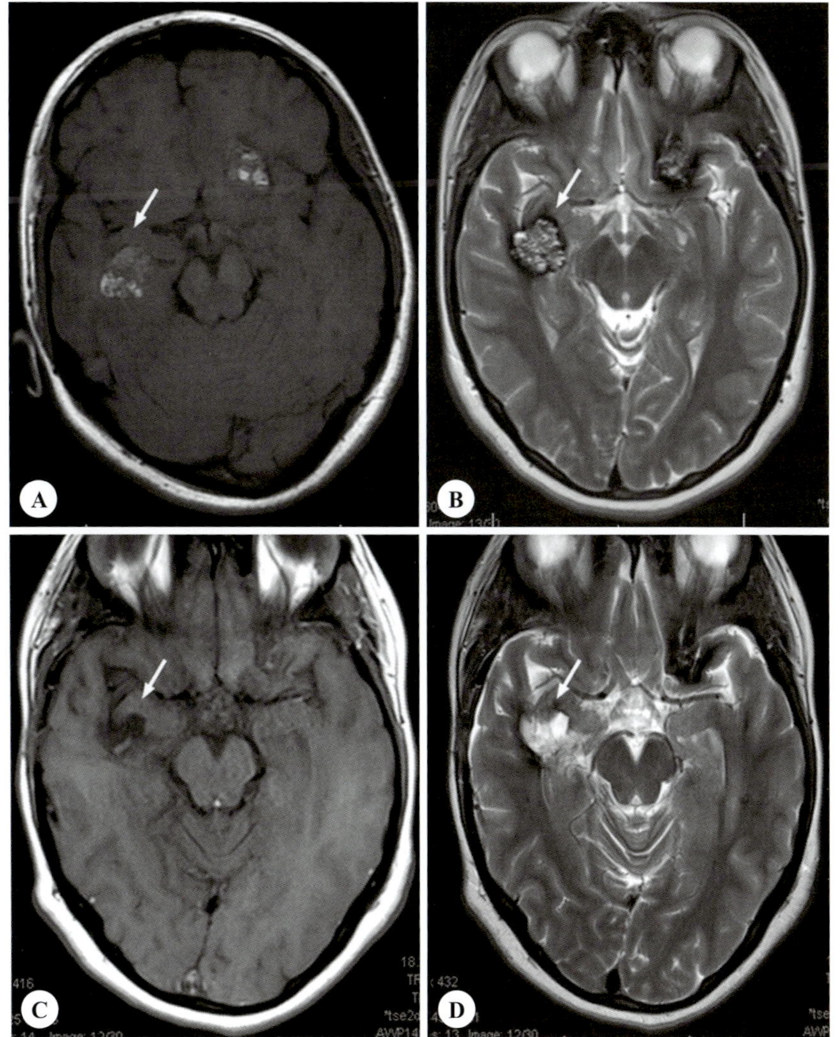

◀ 图 34-2　病例 2：有症状的右侧颞叶海绵状血管瘤的切除

A 和 B. 术前轴位 T_1 加权和 T_2 加权 MRI 显示右侧额叶和左侧颞叶（箭）海绵状血管畸形；C 和 D. 术后轴位 T_1 加权和 T_2 加权 MRI 显示右侧颞叶海绵状血管畸形（箭）切除后

第 35 章　脑内动脉瘤
Intracerebral Aneurysms

Jillian H. Plonsker　Robert C. Rennert　Usman A. Khan　Michael L. Levy　著
邓仕凤　译　　刘朋飞　校

儿童动脉瘤是一种罕见的，但具有潜在的破坏性的实体病变，如果没有正确地识别和处理，可能会造成严重的后果，即出现与成人动脉瘤形成和破裂有关的并发症。高血压和吸烟在儿童中大多不存在，这表明儿童可能存在一系列不同的危险因素。大量研究表明，在比较小儿动脉瘤和成人动脉瘤时，性别差异以及动脉瘤形状、大小和位置的差异都具有可重复性。虽然总体治疗方法与成人患者相似，但仍有一些关键的差异需要考虑。小儿患者的预期寿命比成人长，因此治疗方式必须考虑到持久性。此外，与年龄较大的患者相比，辐射暴露和碘化造影剂对年幼儿童的风险更大。另外，对于毫无准备的外科医生来说，开放式显微外科治疗也可能充满风险。对于小儿患者来说，失血是一个必须考虑的关键因素，因此手术方法应量身定制，以降低这一风险。此外，结缔组织疾病的风险较高，可能会增加术中破裂的风险。尽管存在这些风险，但小儿患者的恢复能力很强，往往能获得很好的恢复和结局。

一、病因和流行病学

由于小儿脑内动脉瘤的破裂率较低，因此很难报道其真实发病率，但根据多个大型系列研究，一般估计其发病率占所有脑内动脉瘤的 0.5%～4.6% [1-7]。大量研究表明，颅内动脉瘤在男性中更为常见，比例为（1.3～2.7）：1。这一趋势似乎在青春期后发生逆转，变得与成人更为相似，女性：男性动脉瘤发生率为 3：1 [8-9]。虽然这一现象还不十分清楚，但它可能与男孩创伤后动脉瘤的发病率高于女孩有关，也可能与遗传因素对男性动脉瘤形成的影响更大有关。

通常认为与成人动脉瘤形成相关的后天危险因素，如慢性高血压、动脉粥样硬化、吸毒、酗酒和吸烟等，在小儿群体中基本不存在。因此，人们认为其发病机制和形态与成人动脉瘤不同。多囊肾病、主动脉缩窄、结节性硬化、Ehlers-Danlos 综合征、Marfan 综合征和纤维肌发育不良等家族性综合征均与儿童动脉瘤的形成有关 [10]。然而，在一系列的 59 例小儿患者中，只有 5 例患者有已知的家族性疾病，因此关于小儿患者动脉瘤形成的原因还有很多需要了解 [11]。

二、动脉瘤特征

儿童动脉瘤在大小、形状和形态学上都不同于成人动脉瘤。而儿童最常见的动脉瘤形成的部位是大脑中动脉分叉，儿童在椎 – 基底动脉循环处形成动脉瘤的概率更高，在多个系列研究中高达 30%～40%，与成人相比增长了 3 倍 [2, 4, 7, 8, 12-16]。相反，与成人相比，儿童大脑前动脉是动脉瘤较少见的部位。

一般来说，动脉瘤可能是囊状、梭状、夹层或复杂性的，后循环中的夹层动脉瘤的可能更大，而前循环中的动脉瘤更可能是囊状的 [11]。因此，与成人动脉瘤相比，小儿动脉瘤也更可能是复杂性动脉瘤，小儿动脉瘤中的夹层动脉瘤、创伤后动脉瘤、霉菌性动脉瘤和多发性动脉瘤的发病率更高，这一点也就不足为奇[6, 11, 12]。巨大的动脉瘤，通常是直径>25mm，在儿童患者中也更常见，尤其是在非常年轻的患者中（图35-1和图35-2）。儿科患者偶尔会出现“动脉瘤性畸形”，即血管扩张并伴有早期静脉流出，类似于动静脉畸形，但无血管巢（图35-3）。因此，最近来自美国加州大学旧金山分校巴罗神经研究所（Barrow Neurological Institute，UCSF）和中国北京宣武医院的临床系列报道显示，在所有小儿动脉瘤中，巨大动脉瘤的发病率高达32%～45%，尽管这些数字可能反映了这些中心的庞大转诊基础[7, 14, 17]。

三、临床表现

颅内动脉瘤通常不被发现或偶然发现，但有几种机制可能出现症状。有症状的颅内动脉瘤最常见的表现是蛛网膜下腔出血（>50%），其中包括前哨出血或“预警泄漏”，或更严重的动脉瘤破裂。患者经典地描述了一种突然发作的“雷击样头痛”。在更严重的情况下，蛛网膜下腔出血还可能引起局灶性神经系统障碍、癫痫发作、呕吐、假性脑膜炎或意识水平下降。这些额外的体征和症状对于年幼的患者很重要。蛛网膜下腔出血患者根据Hunt-Hess分类进行分级（表35-1）。初始复苏后较低的分级与较好的结果相关。儿童的HH分级往往低于成人的蛛网膜下腔出血[9, 10]。

癫痫发作是蛛网膜下腔出血相对少见的临床表现，儿童的发生率为7%～25%。尽管如此，癫痫发作可能在婴儿和患有巨大动脉瘤的儿童中更为常见。约1/3的儿童动脉瘤来自于未破裂的动脉瘤顶部的占位效应。考虑到儿童巨大动脉瘤的发病率较高，这些患者的占位效应风险是显著的，并可能导致局灶性神经功能障碍和（或）癫痫发作[10, 18]。

5%～15%的儿童动脉瘤是在创伤后发现的或由创伤引起的。如果外伤患者的颅内出血方式不典型、出血量不成比例或与外伤机制/部位不符，就应该怀疑是动脉瘤。由于创伤性动脉瘤倾向于夹层或假性动脉瘤[12, 19]，并可能延迟发展，我们机构通常对可疑颅内血肿的创伤患者进行额外的即时和延迟血管成像。蛛网膜下腔出血的常见临床表现见表35-2。

四、评价

所有疑似蛛网膜下腔出血的患者都需要详细的病史、体格检查、神经系统评估和诊断性影像学检查。头部非对比计算机断层扫描（CT）应作为筛查的首选检查，其灵敏度至少为85%，在症状出现[20]后6h内进行的灵敏度大于90%。磁共振成像（MRI）需要更长的时间，但是一种无创的成像方式，出血后急性期灵敏度略低于CT，但亚急性期灵敏度提高，并避免了患者的辐射[21]。

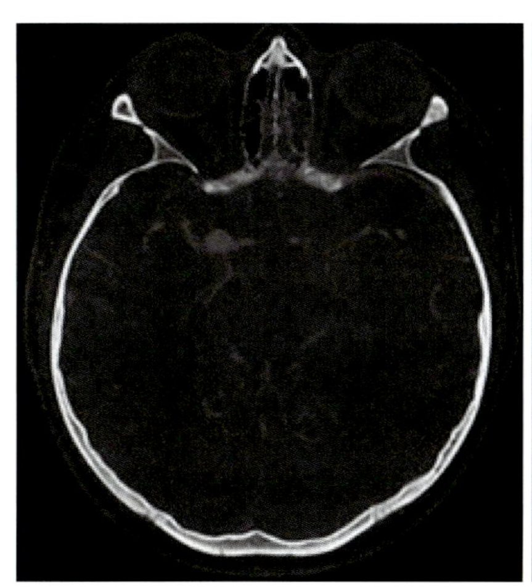
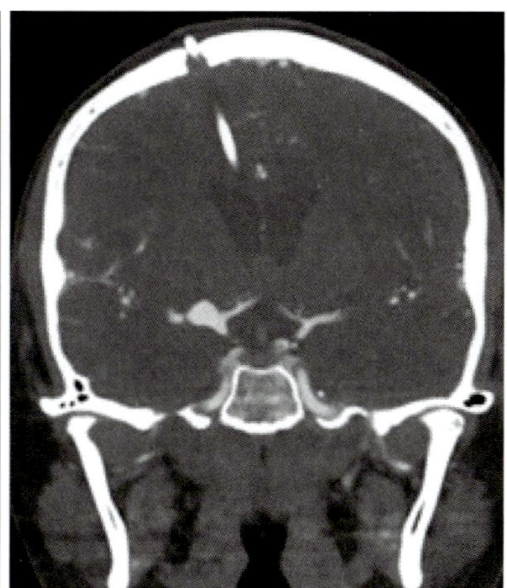
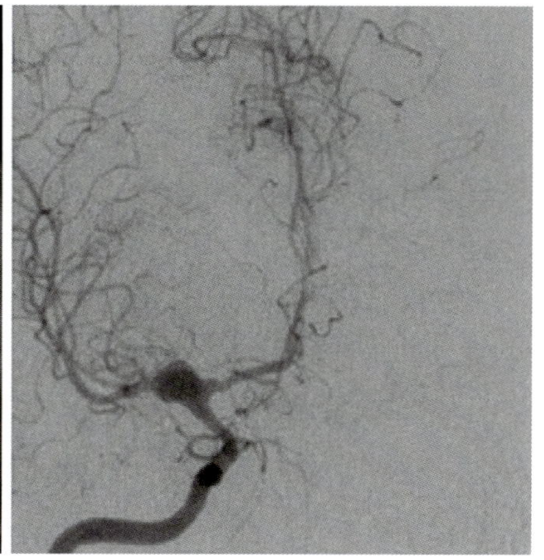

▲ 图35-1 **17岁女孩，表现为蛛网膜下腔出血和脑积水，伴有M1段梭状动脉瘤**

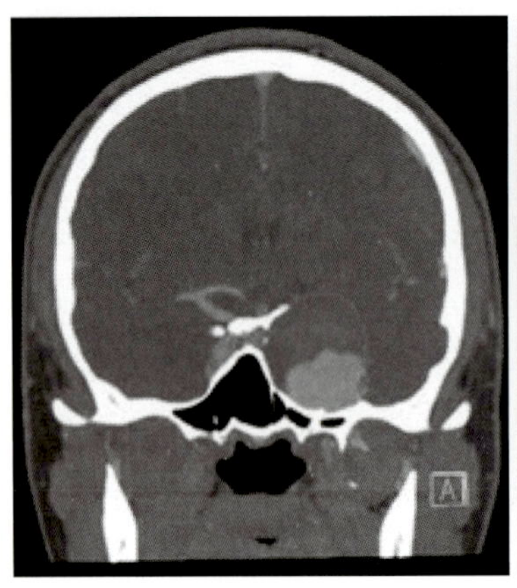
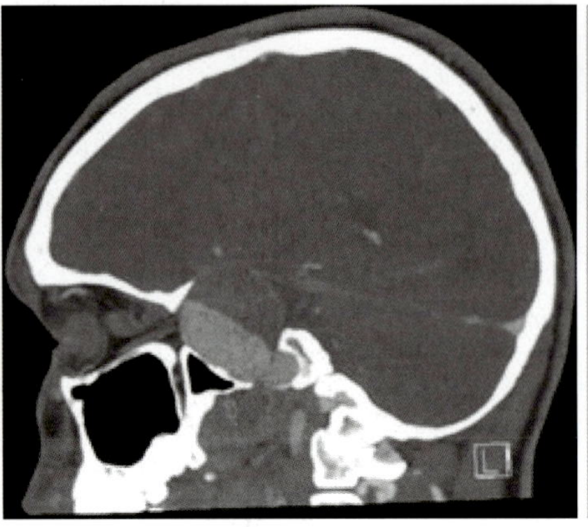
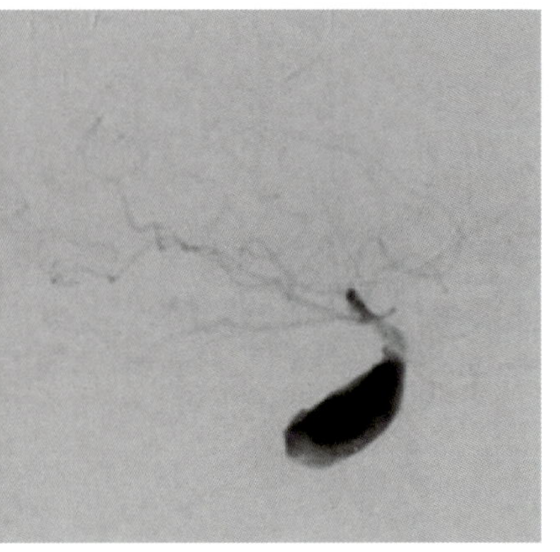

▲ 图 35-2 13 岁男孩，表现为亚急性头痛，伴有巨大梭状海绵窦颈内动脉段血栓形成的动脉瘤，造成颅底破坏

CT 或 MRI 阴性的患者，下一步可以行传统的腰椎穿刺，排除蛛网膜下腔出血。脑脊液中血细胞的存在可能提示蛛网膜下腔出血。然而，腰椎穿刺疼痛，儿童患者可能需要麻醉，因此有些人认为不进行腰椎穿刺，CT 的阴性预测值就足够了。

如果检测到蛛网膜下腔出血，则需要进行无创血管成像，如 CT 血管造影（CT angiogram，CTA）。这提供了对任何血管畸形的快速识别，并提供了关于所有检测到动脉瘤的位置、大小和形态的基本信息。MR 血管造影（MR angiogram，MRA）是一种替代血管成像选择，且对儿童无辐射，尽管它通常不如 CTA 有用，而且对<5mm[22]的小动脉瘤缺乏敏感性。动脉瘤诊断成像的金标准是血管造影，称为诊断性脑血管造影（diagnostic cerebral angiography，DCA）。这是识别动脉瘤最敏感的方法，特别是当小动脉瘤的可视化可能被 CTA 上的血凝块所掩盖时。DCA 还可以提供更详细的动脉瘤形态的三维信息，这对外科医生的治疗很有用。尽管如此，儿童的 DCA 还是需要特别注意适当的麻醉、造影剂负荷、液体平衡和辐射暴露。

标准实验室检查（全血细胞计数、BMP、PT/INR、PTT、分型和筛查）也被推荐用于蛛网膜下腔出血的检查，尤其是在预计要进行手术干预的情况下。

五、治疗

（一）诊疗规范

蛛网膜下腔出血患者几乎总是需要紧急治疗，以防止不稳定动脉瘤的再次破裂。蛛网膜下腔出血的诊疗规范与成人相似。患者应入住重症监护室，能够经常进行神经功能检查。如果存在脑积水，应放置脑室外引流管。虽然动脉瘤仍然不稳定，但脑脊液不应该积极引流，因为理论上有透壁压力波动导致动脉瘤再次破裂的风险。无论表现为 HH 分级如何，由于有血管痉挛的风险，患者应在破裂后约 2 周内经常进行神经系统检查。由于可能存在脑盐消耗，应监测液体平衡和钠含量。血管痉挛在儿童中似乎比在成人中更不常见，然而，它可发生在高达 21% 的病例中[6]。研究还表明，与成人相比，血管造影性血管痉挛患儿的死亡率没有增加，脑梗死的发生率也没有增加，这可能表明相对于成人，儿童血管痉挛的临床重要性降低，尽管这方面的特征尚不明确[3]。

一些未破裂的动脉瘤可以在儿科神经外科医生评估后通过一系列的血管成像观察到。例如，真菌性动脉瘤，在接受适当的抗生素治疗后可能会消退。同样，在动静脉畸形（arteriovenous malformation，AVM）治疗后，与血流动力学相关的或网状动脉瘤可能会退化。这些是动静脉畸形治疗的一部分。小动脉瘤（小于 2mm）或蛛网膜下腔外的动脉瘤也可能适合观察。然而，儿童的

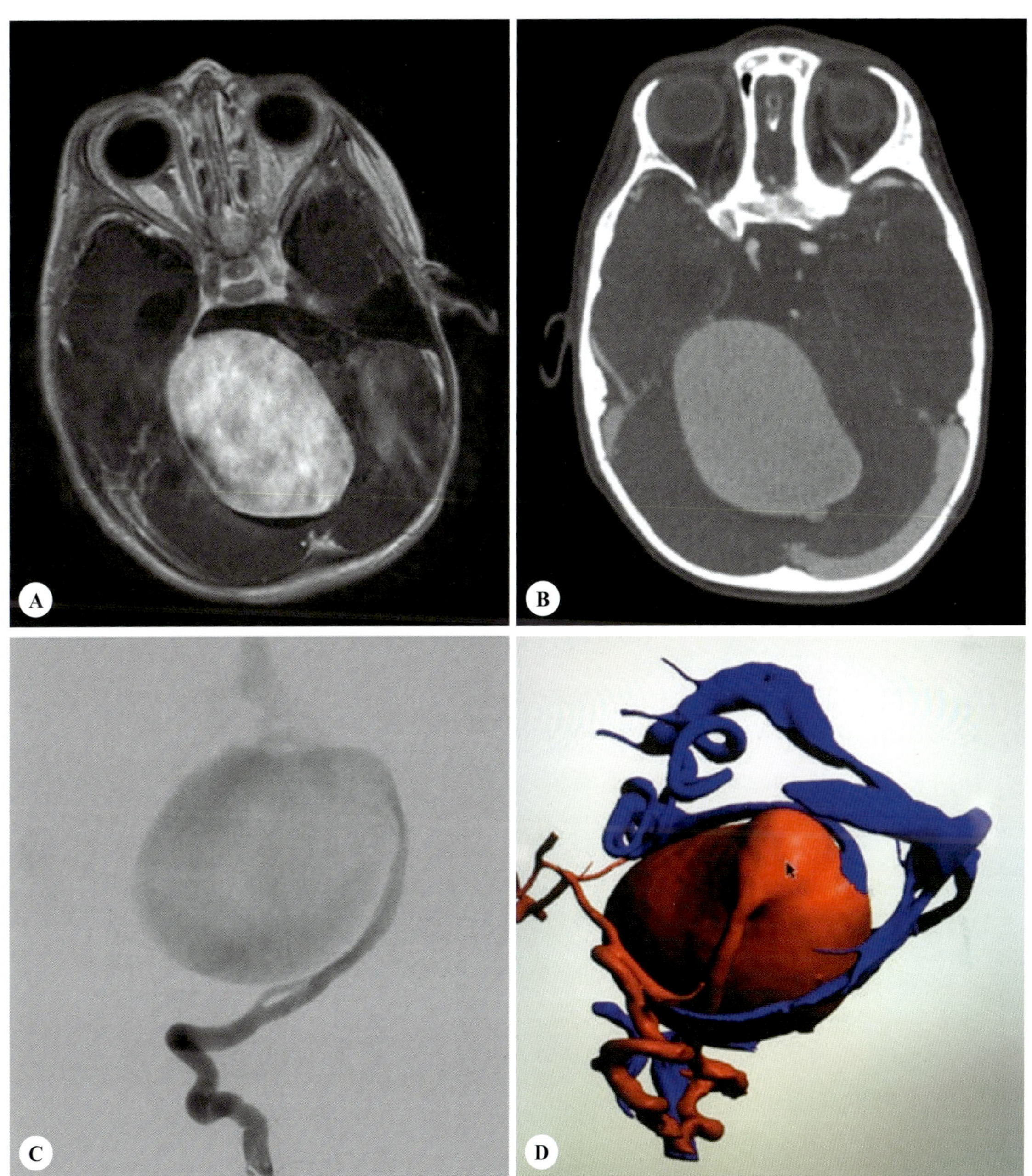

▲ 图 35-3　**21 月龄男婴在检查中发现巨大颅后窝动脉瘤性动静脉畸形，表现为运动和言语迟缓**
A. 增强 MRI；B.CT 血管造影；C. DSA；D. 三维重建显示动脉瘤的动脉充盈和静脉流出

预期寿命长，这必然会增加终身破裂的风险，因此需要进行更积极的治疗。

（二）血管内治疗

在过去的 30 年里，动脉瘤的血管内治疗越来越兴起，包括弹簧圈、支架 / 弹簧圈、血流导向装置和载瘤血管闭塞。这在儿童和成人中都被证明是安全的，而且其发病率比外科手术更低（图 35-4）。血管内治疗的潜在缺点包括辐射暴露和造影剂负荷，这两者对儿童都是显著的风险，以及在支架或血流导向装置放置的情况下需要抗血小板药物。此外，随着时间的推移，血管内治疗可能会持久性下降，一项儿科研究报道称，栓塞后的动脉瘤复发率为 14%，而夹闭[17]后的复发率为 0%。

在老年人中，持久性可以合理地换取较低的发病率，然而，对于预期寿命很长的儿童，这种

表 35-1 Hunt-Hess 分类分级系统
1. 轻度头痛或无症状
2. 中至重度头痛，中枢神经麻痹
3. 嗜睡或意识模糊，轻度局灶性神经功能缺损
4. 昏迷，更严重的局灶性神经功能缺损
5. 昏迷，重度神经系统功能缺失

表 35-2 常见临床表现

- 蛛网膜下腔出血（头痛、呕吐、精神状态改变）
- 癫痫发作
- 神经功能缺损
- 头痛
- 偶然发现

权衡需要特别考虑。因此，由于理论上的复发风险，治疗后的连续影像学检查是必要的。可以通过 CTA、DCA 或 MRA 进行，其中 MRA 通常用于避免对儿童产生放射损害，同时充分减少与植入物相关的伪影。

（三）显微开颅手术

尽管血管内手术迅速发展，但由于许多儿童动脉瘤的形态学复杂性和需要持久的结果，直接显微手术治疗动脉瘤仍然是儿科的一个重要方式。此外，如果血肿有明显的占位效应，开颅能同时行血肿清除和动脉瘤夹闭处理。尽管如此，由于儿童体内大型、易碎、复杂和后循环动脉瘤的发病率增加，小儿神经外科医生仍需熟练掌握各种手术和颅底显露方法和技术。

严格控制血压和较大的血压变化是避免术中破裂的关键，因此设定动脉标准线。麻醉医生应做好输血的准备，以防术中动脉出血。神经导航可能有助于定位更远端的动脉瘤，然而，通常不是必要的。虽然神经监测可能有助于调节临时夹子阻塞期间的突发抑制和缺血，通常用于选择性病例，但尚未显示它能显著改善预后[23]，而且由于时间限制，通常不用于破裂病例。用 Foley 导尿管留置导尿，术中应用甘露醇以促进大脑减压和利于脑叶牵开。即使没有脑室外引流，腰大池引流也不是常规使用的。

虽然大多数动脉瘤手术都不需要颅底入路，但了解眶颧骨和经髁入路的知识可以在适当的情况下提高能见度。单纯囊性动脉瘤可直接夹闭。复杂或宽颈动脉瘤可能需要多个夹来重建。最复杂的动脉瘤可能需要更先进的技术。其中一个系列报道了来自单一机构的 20 个动脉瘤，其中 7 个是通过夹闭治疗的孤立性囊状动脉瘤。9 例患者被描述为患有复杂或多个动脉瘤，需要手术技术，包括低温阻滞、夹闭、搭桥和牺牲载瘤动脉[13]。另一个系列描述了 28 例儿童血运重建术，大多数是颅外 – 颅内搭桥，可使用或不使用血管移植重建，其余是原位或端 – 端搭桥[7]。搭桥术虽然在技术上具有挑战性，但当动脉瘤不能夹住闭塞或担心载瘤动脉有内在病变并需要排除时，它是治疗儿童动脉瘤的重要方式。

确认动脉瘤闭塞和维持血管通畅有多种选择。术中血管造影可采用 C 臂荧光造影检查，这是动态血流可视化的金标准。缺点包括对患者进行额外的辐射和造影剂暴露，对患者体位有一定要求，且没有双 C 的优势。此外，术中血管造影不能轻易确认穿孔小动脉是否存在。许多中心现在使用吲哚菁绿视频血管造影，简称 ICG，作为术中血管造影的辅助或替代品。ICG 可以安全地静脉注射，并在约 30s[24, 25] 内到达脑血管系统。配备近红外滤光片（IR800）的显微镜通过绿色荧光填充，可以先观察到动脉通畅血管，然后观察到静脉通畅血管。虽然一项比较 ICG 与术中血管造影的大型单中心回顾性研究发现[25]，两组之间的动脉瘤夹重新调整夹闭的比率相同，但其他多项研究表明，ICG 的可靠性略低于血管造影[24, 26, 27]。因此，虽然 ICG 是一种有用的辅助手段，但术中血管造影仍然是术中成像的金标准。术后立即和延迟性影像学复查，通常采用经股动脉血管造影，以排除动脉瘤残余和复发。术后随访通常采用 MRA，MRA 同样是无创的，没有辐射，在检测复发方面几乎

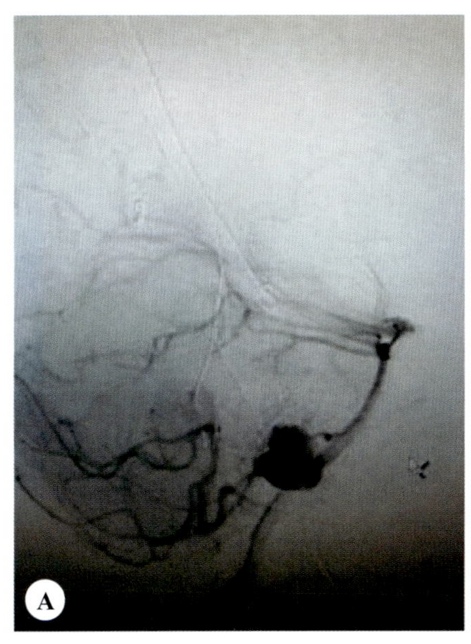

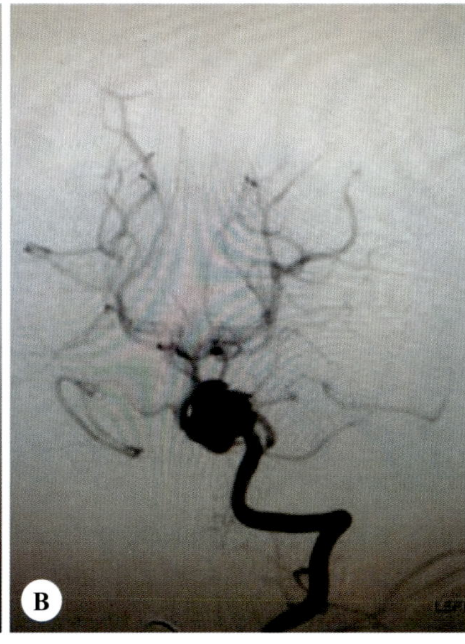

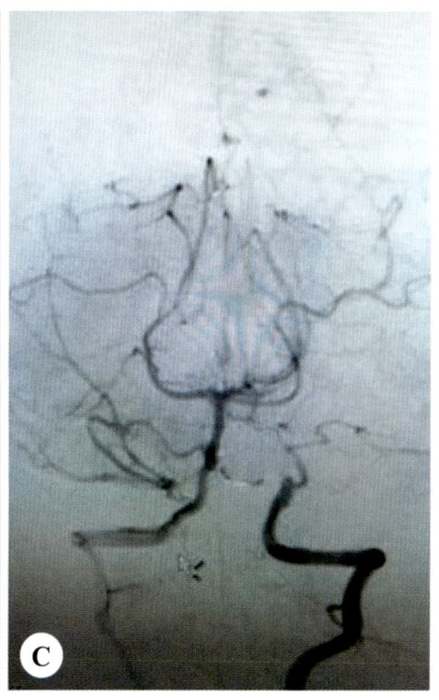

▲ 图 35-4 13 岁男孩左椎动脉梭状动脉瘤的血管造影

A. 侧位椎动脉造影；B. 正位椎动脉造影；C. 弹簧圈栓塞术后正位后循环状态

等同于 DCA。此外，MRA 不受 CTA 那样的金属制品的影响，当有动脉瘤夹[22, 28]时，可以提高能见度。

（四）三维建模

术前计划和对血管解剖学的全面了解是成功的关键，而术前模拟和建模可能是一个有用的工具。最近开发的三维虚拟现实系统将患者的血管成像重建为外科医生可以交互的模型，以识别相关解剖，分析手术入路，甚至模拟不同大小和形状的动脉瘤夹（图 35-5）。根据我们的经验，这可以提高在手术室对复杂动脉瘤的准备工作[29]。

六、预后和并发症

虽然治疗存在上述挑战，而且可能是由于儿童神经系统的可塑性，成功治疗动脉瘤的儿童往往有良好的长期预后。尽管如此，并发症也可能发生，特别是术中破裂。我们认为，儿童动脉瘤，无论是否与已知的结缔组织疾病有关，都更有可能是脆弱的，并起源于病变的血管，因此它们往往对操作很敏感。在术中 / 手术中破裂的情况下，显微外科医生有一个潜在的优势，因为可以快速控制出血部位并不会导致颅内压急剧升高。尽管如此，失血量在儿童中是一个比在成人中更重要的考虑因素，并且在开放手术中是一个重要的危险因素。当动脉瘤颈部和动脉瘤视野较差时，放置动脉瘤夹，继发于穿支阻塞的脑卒中也是一种风险。术中 ICG 成像或导管血管造影是可以减轻这种风险的工具。

由于血液在蛛网膜下腔或脑室系统沉淀，脑积水是蛛网膜下腔出血后可发生的另一种并发症。这可能在短期内引起急性脑积水，因为脑脊液流动受阻，需要放置 EVD。在 10%～20% 的病例中，由于蛛网膜颗粒吸收障碍，也可能导致迟发性脑积水。这些患者可能需要永久性的脑脊液分流手术，如脑室 - 腹腔分流术[30]。

总的来说，对于儿童动脉瘤的血管内栓塞或开颅手术夹闭治疗是否会带来更好的结果，目前还没有共识，两种方法都有可能发挥长期的作用。一般来说，文献报道显微手术有较高的动脉瘤闭塞率和较低的复发率，但有时血管内治疗有较好的神经预后。大多数研究报道，无论采用哪种治疗方式，儿童破裂和未破裂动脉瘤都能获得较好的神经功能预后，而且再破裂率较低。与成人一样，入院时较低的 HH 分级与较好的神经系统预后相关[5, 15]。在一个研究中，Amelot 等报道，尽

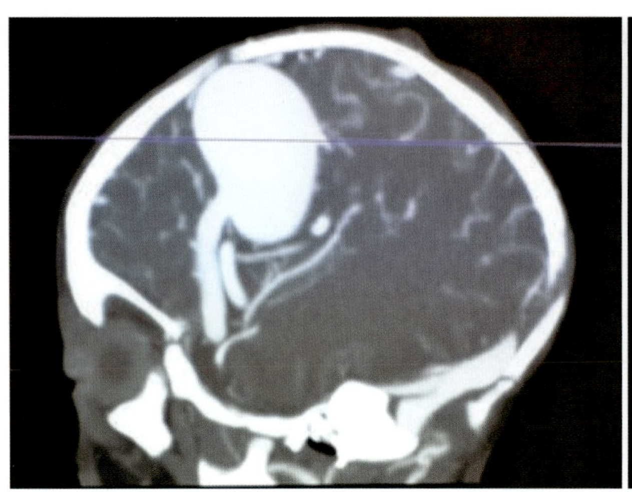
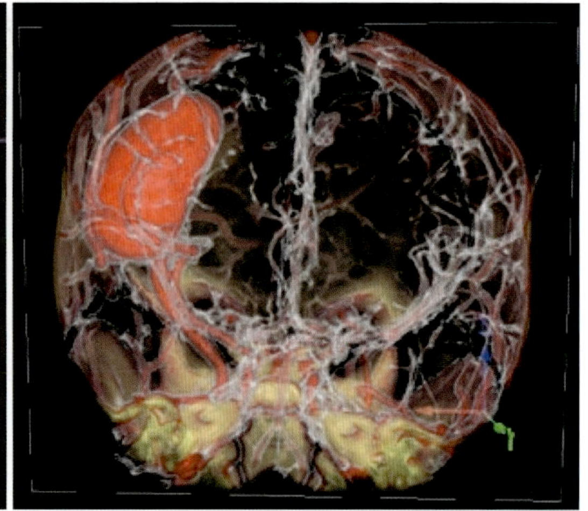

▲ 图 35-5　年轻患者复杂动脉瘤的三维建模

管死亡率为 19.6%，但有 23/37 例患者在长期随访中神经功能状况良好，其中 85% 的患者接受了血管内治疗[16]。在另一项研究中，Huang 等报道，在破裂和未破裂的患者中，95% 的患者预后良好，81% 的患者接受了开颅手术治疗[2]。与此相反，Agid 等在他们的研究中，大部分未破裂的动脉瘤（>70%），77% 对 44% 的患者在血管内和开放治疗后预后良好[31]。最后，Sanai 等报道了与开放或血管内入路相似的神经系统结果，但手术组的动脉瘤完全闭塞率为 94%，而血管内入路组为 82%。血管内组的复发率为 14%，手术组的复发率为零[17]。无论选择何种治疗方式，都需要对患者进行长期随访和连续的影像学检查，以监测动脉瘤的复发或新生动脉瘤的形成。

七、总结

- 儿童动脉瘤非常罕见，但往往有较高的夹层率、梭状或巨大形态，导致更复杂。
- 儿童动脉瘤的复杂性可能需要先进的手术方法和技术。
- 儿童的额外治疗风险包括对辐射敏感、对比剂和术中失血量不耐受。
- 手术和血管内治疗的有效率和安全性似乎是相当的，但截至目前，显微手术似乎更高。
- 在决定采用治疗方式时，应考虑到儿童的较长的预期寿命。

第 36 章 烟雾病

Moya-Moya Disease

Ahmad Sweid Abdelaziz Amllay Pascal Jabbour 著
邓仕凤 译 刘朋飞 校

烟雾病（moyamoya disease，MMD）也被称为自发闭塞的大脑动脉环，是一种病因不明的慢性闭塞性脑血管疾病，其特征表现是在颈内动脉（internal carotid artery，ICA）末端有狭窄闭塞，在颅底形成一个异常的血管网络（图 36-1）[1]。在 1957 年的日本文献中，Takeuchi 和 Shumizu 首次将 MMD 描述为“双侧颈内动脉发育不全”[2]。然而，直到 1969 年，Suzuki 和 Takaku 创造了日本术语“烟雾”，意思是“模糊的东西，像一缕烟”，用来描述经典的血管造影结果，即作为双侧进行性动脉病变代偿的纹状袢新生血管[1]。烟雾病可能导致两种类型的脑卒中，缺血性脑卒中常出现在儿童，出血性脑卒中常出现在成人。

MMD 是指双侧或单侧出现终末 ICA 狭窄并在脑基部出现异常血管网的患者。在单侧病例中，MMD 明确诊断需要经导管血管造影，而双侧病例可通过导管血管造影或磁共振成像（MRI）/血管造影（MRA）及时诊断。MMD 是指没有并发症的患者，而烟雾综合征（moyamoya syndrome，MMS）或血管造影烟雾病指的是烟雾继发于潜在疾病如镰状细胞病、神经纤维瘤病 1 型或唐氏综合征等的患者[3]。MMD 可能以多基因或常染色体显性方式遗传，外显率低。患者通常是日本或亚洲血统，10% 有烟雾病家族史。特别是在亚洲地区，MMD 可能引起非动脉粥样硬化性颅内疾病[4]。年轻患者可能表现为孤立性大脑中动脉狭窄，并可能进展为暴发性 MMD[5]。

1997 年，日本研究委员会发布了 MMD[6] 的诊断指南。根据指南，MMD 确诊通过常规血管造影诊断，表现如下：在颈内动脉末端和（或）大脑前动脉（anterior cerebral artery，ACA）和（或）大脑中动脉（middle cerebral artery，MCA）近端部分狭窄或闭塞；基底节的异常血管网络（烟雾状血管）和双侧病变。单侧病变的患者被诊断为可能的 MMD。当发现一个潜在的原因，如唐氏综合征、神经纤维瘤病 1 型、镰状细胞病或放射治疗时，就可以诊断为 MMS。单侧疾病的患者被归类为可能的烟雾病，其中 30%～40% 的患者将进展为双侧烟雾病[7]。

一、流行病学

MMD 在世界各地都有观察到，但其发病率有明显的区域和种族差异。MMD 在日本、韩国和中国等东亚国家更为常见。日本报道的患病率估计为 6/10 万，男女比例约为 1∶2[8]。紧随这一高比率的是中国，估计为 4/10 万，没有女性优势趋势[9]。2005 年美国的一项综述结果显示，白种人发病率为 0.086/10 万[10]，亚裔美国人的发病率为 4.6（与亚洲类似），黑种人为 2.2，西班牙裔的发病率为 0.5。从 1994 年到 2005 年[8, 11]，日本人口中 MMD 的发病率从 0.35 增加到 3.16，患病率分别从 0.94/10 万增加到 10.5/10 万。同样，来自韩国的流行病学数据显示，MMD 的患病率从 2004 年的 6.3/10 万增加到 2008 年 9.1/10 万[12]。一项中国台湾的流行病学研究报道了烟雾病每年发病率为 0.15/10 万[13]。烟雾病的年龄分布呈双峰分布，

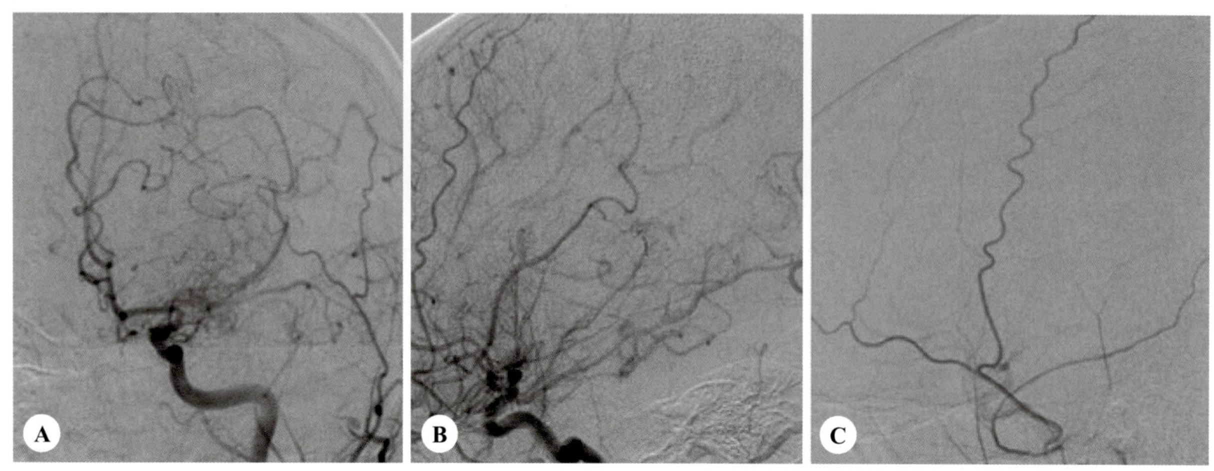

▲ 图 36-1 左脑烟雾病 Suzuki Ⅲ期
A 和 B. 左侧颈内总动脉正、侧位血管造影；C. 左侧颈外动脉显示颞浅动脉（STA）不透明

第一个高峰出现在 10 岁以下，第二个高峰出现在 40—50 岁[8, 14]。最近的研究表明，10%～15% 的烟雾病患者有家族病史[15]，家庭成员患烟雾病的风险是一般人群的 30～40 倍[11, 16]。但必须强调的是，家族性烟雾病的发病率是否受筛查的影响。一项研究表明，将经颅多普勒超声作为诊断为烟雾病患者的直系亲属的筛查方式，诊断为家族性病例的比率从 7% 增加到 15%[17]。

二、病理生理学

烟雾病狭窄初期影响 ICA 的床突上段部分，向远端延伸到分叉，然后发展到 MCA 和 ACA 的分支。很少情况下，后循环血管系统也可累及，如大脑后动脉和基底动脉[18]。后循环血管受累提示预后不良。

Willis 环大血管的远端进行性狭窄导致脑灌注压和脑血流下降。作为一种代偿机制，侧支新生血管发生在深部豆纹动脉和丘脑穿支动脉[18-19]。在 MMD 的后期，来自后循环的代偿血管经硬脑膜侧支动脉和来自颈外动脉的经硬脑膜侧支动脉开始生成[19]。其代偿机制的目的是维持足够的脑灌注压力。这种代偿机制的失衡导致脑灌注压降低，导致皮质或皮质下缺血性脑卒中[20]。

造成管腔狭窄的组织学变化包括内皮增生、内膜纤维细胞增厚、内弹性层[14, 21-22]的弯曲和增殖。尚无证据表明血管壁内有炎症性浸润或动脉粥样硬化斑块。相反，闭塞是由于平滑肌增生和腔内血栓的形成[14, 22]。双侧颈部血管标本尸检的组织学研究显示，整体血管壁变薄，平滑肌细胞损伤导致中膜萎缩，基质沉积增加，细胞碎片增加，内部弹性层[23]弯曲、碎裂和变薄。脆弱血管内的微动脉瘤形成是颅内出血的潜在来源，在脉络丛前、后动脉[21]上均有发现。

烟雾病的确切发病机制和病因尚不清楚，尽管有证据表明存在遗传和环境因素的影响。有儿童头颈部放射治疗肿瘤疾病和颅底感染后诊断为烟雾病的报道。波士顿儿童医院报道了两组同卵双胞胎，每组都只有一个受影响的兄弟姐妹，表明环境因素对该病是有影响的[24]。

至于 MMD 的遗传作用，证据来自家族性 MMD，在日本人群中为 7%～12%，在美国[24-26]的发生率略低。此外，MMD 与某些遗传性疾病相关，如唐氏综合征、神经纤维瘤病 1 型和镰状细胞（贫血）病[14, 21, 24, 27]。此外，在过去的几年中，发现的与 MMD 相关的基因突变的数量在过去的几年中显著增加，特别是对于亚洲血统的个体。在 95% 的东亚家族性 MMD 患者和 79% 的散发性病例中发现了 RNF213 中 c.14576G>A 的多态性。具有这种多态性的患者发病明显更早，病情更严重[28]。此外，各种遗传学研究已经证实了一组基因的含义，包括染色体3p，这是一个参与控制和调节血管生成和炎症通路[29]的主要蛋白位点，以及与人类白细胞抗原[30-32]相关的染色体6q25。此外，许多生长因子在MMD患者（血管内皮生长因子、碱性成纤维细胞生长因子和转化生长因子-b1）[33-36]中表达异常。此外，SH Hong等发现，在MMD儿童中，HLA-DRB1*1302和DQB1*0609的等位基因与MMD的发生相关。本研究进一步提示HLA-Class-Ⅱ基因组的遗传多态性是家族性MMD[37]的诱导因素之一。

三、自然历史

未治疗MMD的自然史较差，总死亡率达到4.3%。进展在两个极端之间，伴有间歇性事件的缓慢进展或以神经和认知功能下降[24]为特征的快速进展。在日本的一个研究中，对烟雾病患者进行了从儿童期发病到成年期的长时间随访（约20年），发现儿童期发病的约75%的患者在青春期后稳定下来，并保持稳定进入成年期[38]。然而，除亚组患者外，大多数MMD患者均与不良结局相关。在一项研究中，66%未经治疗的MMD患者在诊断为烟雾病[14, 39]后的5年内症状出现进展。此外，对侧半球的进展通常在疾病诊断后延迟发生，在一项研究中延迟发病达150个月。因此，长期随访是非常重要的。疾病进展到对侧半球的预测因素是年龄小（<9岁）和血管存在微小的变化[15, 41, 42]。

四、临床表现

儿童患者的典型临床表现包括短暂性脑缺血发作（transient ischemic attack，TIA）、急性缺血性脑卒中（acute ischemic stroke，AIS）、头痛（33%）、癫痫发作（19%）和认知功能障碍。症状发生的频率随患者年龄或疾病进展[43]而变化。儿童的症状是由于大血管进行性狭窄闭塞性疾病引起的脑灌注不足，通常因AIS或TIA发病后诊断。目前，MMD约占儿童缺血性脑卒中[44-45]所有原因的6%。与成人相比，由于新生血管的潜伏期，儿童很少出现颅内出血。脑灌注不足可导致头痛、癫痫、认知障碍、智力迟钝、癫痫发作或其他前循环缺血的迹象，如失语、构音障碍和偏瘫[14, 46-47]。较不常见的表现包括晕厥（4%）、视力改变和舞蹈病[40, 48]。症状可能是由于过度通气如在哭泣时、吃热面条、吹口琴或短笛引起的。过度通气导致低碳酸症，进而导致血管舒张，随后通过盗血现象导致脆弱区域的低灌注下降。任何导致全身灌注减少的因素，如脱水或感染，都可能造成脑缺血。MMD在儿童中有进展性，通常有很高的可能性发展为双侧疾病[40]。

缺血性脑梗死更可能发生在双侧或右侧，而其他脑卒中原因更常见的是左侧[49]。据最近的一个多中心联盟报道，脑卒中复发的发生率为20%，其中9%有多次脑卒中复发[49]。5%的患者在儿童时期开始时，由于脑灌注不足而癫痫发作，尽管被认为不常见，但大脑后动脉（posterior cerebral artery，PCA）可能受累，根据最近的一项研究，29%的PCA受累，17%显示PCA区域梗死[50]。PCA的受累是[40]预后不良的一个指标。最近，环状蛋白213的纯合子c.14576G>A变异与早期发病和侵袭性PCA参与之间的相关性已被证实[51]，为PCA狭窄作为预后因素的重要性提供了进一步的证据。值得注意的是，烟雾病患者的梗死区域并不符合典型的血管供应区域，这主要是由长期存在的血流动力学不足以及不同发展的侧支通道造成的[52]。头痛是烟雾病的常见症状，特别是在儿科患者中。尽管其病因尚不清楚。烟雾病的头痛在血管重建手术后得到改善，这暗示了脑灌注不足在其发病机制中的作用[47, 53]。

五、诊断

对于任何出现缺血性症状的儿童，特别是在过度通气或急性应激的情况下，烟雾病都应列入鉴别诊断。确认诊断可通过放射学检查（计算机断层扫描、磁共振成像/血管造影、常规血管造影）。

（一）头部计算机断层扫描

头部计算机断层扫描（CT）是排除任何出血、肿瘤或脑积水等相关症状的初步检查。MMD 患者的 CT 检查可识别低密度，提示基底节区、深部白质和脑室周围区[14, 21, 54]既往有梗死。此外，在既往有严重梗死的情况下，也可发现脑萎缩和脑软化。CT 血管造影可用于诊断 MMD 和评估[55]术后新生血管的形成情况。

（二）磁共振成像/血管造影术

脑 MRI 和 MR 血管造影（MR angiography，MRA）是诊断和长期随访的首选成像方式，且无电离辐射，通常不需要使用造影剂。MRI 可以显示存在急性或慢性缺血性事件，弥散加权成像识别为弥散限制区域，T_2 压水成像[56]显示胶质细胞增生或脑软化。皮质灌注可以通过液体抑制反转恢复 MRI 进行评估，在 MRI 中寻找由脑沟形态（常春藤征）引起的线性高信号，以推断皮质缺血，这可能代表 MMD 儿童脑皮质循环灌注不良中存在血流缓慢的情况。最提示 MMD 的 MR 信号是双侧 ICA、ACA 和 MCA 的空洞减少，同时基底节和丘脑的大空洞，提示侧支新生血管[58–59]。MRA 或 MRI 诊断血管狭窄的敏感性和特异性分别为 100%、93% 和 100%、77%[59]。常规血管造影与 MRA 的对照研究表明，MRA 对 ICA、ACA 和 MCA 血管识别狭窄的准确率分别为 88%、83% 和 88%[58]。

血管造影术仍然是对疑似 MMD 患者的诊断和手术计划的金标准。与 MRA 或 CTA 进行比较，血管造影可以通过检查颞动脉对静脉循环进行更动态的评估。此外，血管造影可以诊断和描述其他相关病变，如动脉瘤或动静脉畸形[60–62]。应进行 5 条或 6 条血管造影，最重要的是在术前计划中评估双侧 ECA，以防止在手术血管重建术中破坏这些侧支血管。根据 Suzuki 和 Takaku 最初的定义，MMD 的血管造影分为六级[63]：①颈动脉狭窄，无侧支代偿形成；②在狭窄血管周边出现烟雾状血管；③远端缺血进行性狭窄，基底侧支突出增加；④前循环严重狭窄或阻塞，与 ECA 形成侧支；⑤ ECA 侧支突出，基底侧支减少和狭窄；⑥ ICA 完全闭塞，基底侧支消失，皮质血供仅通过 ECA 侧支提供。

此外，血管造影可以针对更多动脉进行选择性评估，这对搭桥移植至关重要。Matsushima 等研究制订了一个分级方案，用来评估侧支形成新生血管，已经制订了一个分级方案来评估新生血管引起的侧支形成，A 级表示所形成新生血管的供应范围超过 MCA 的 2/3，B 级介于 1/3～2/3，C 级表示少于 1/3[64]。

（三）脑电图和脑血流研究

脑电图（electroencephalography，EEG）是一种辅助诊断工具，以帮助评估 MMD 患者。脑电图可以检测到 MMD 的特征性变化，包括颞叶中后脑电波减慢，以及在过度通气[65]后的高幅慢波，即“再增幅现象”。在正常儿童中，过度通气完成后，出现高幅、单相慢波至恢复正常。而在 MMD 患者中，高幅波出现反弹，表明脑灌注储备减少[14, 21, 54, 65]。随着时间的推移，高幅波消退，脑电图恢复到基线水平。

辅助评估脑灌注的其他成像方式包括经颅多普勒超声、CT 和 MR 灌注成像、氙气增强 CT、正电子发射断层扫描和单光子发射 CT[66–69]。术前和术后单光子发射计算机断层扫描（single photon emission computed tomography，SPECT）和正电子发射断层扫描研究表明，即使在没有梗死的情况下，术前的脑血流动力学也会出现异常，而在血运重建术后会有所改善[70]。

六、治疗

及时诊断和早期治疗仍然是获得最佳结果的主要因素，因为干预时的神经系统状态是对预测远期效果[14]最重要的因素。在 MMD 中还没有治疗闭塞性动脉病变的方法，目前的治疗方法是通过改善受影响大脑半球的血流来预防脑卒中。

（一）药物治疗

大多数 MMD 患者受益于药物治疗以缓解症

状。然而，几乎所有的患者疾病都是进展的，最终都需要手术干预。药物治疗在烟雾病的治疗中作用有限。作为辅助治疗的两个药物是抗血小板药和钙通道阻滞药。阿司匹林（在 6 岁以下儿童中为 81mg，在青少年期间进行调整）作为预防栓塞现象的二级或一级脑卒中的终身治疗药物，第二种药物是钙通道阻滞药，现有证据支持其用于术后复发性 TIA 和顽固性头痛 [21, 54]。在 MMS 中，治疗潜在病因可降低脑卒中风险，例如镰状细胞病患者输血或骨髓移植可能会降低脑卒中的风险[71]。

（二）手术治疗

血管重建治疗的目的是降低儿童缺血性脑卒中和成人出血性事件的风险[71]。此外，血管重建还能降低头痛等相关症状的发生率和严重程度[71]。尽管缺乏前瞻性随机试验，但一些已发表的研究已证明血管重建手术的良好效果，尤其是在减少缺血性事件方面[72, 73]。手术血管重建的适应证包括 TIA、AIS、认知能力下降、小血管疾病、进行性血管病变或脑血流减少[71]。儿童病情进展的风险较高，预后较差，因此，无症状儿童可接受血运重建术以预防缺血性事件[71]。

手术血管重建术可采取两种形式，直接形式或间接形式。直接血运重建是通过大脑中动脉分支从颈外循环到颈内循环直接吻合。这可以使得脑灌注压立即增加。间接血运重建通过固定在硬脑膜上的颈外动脉分支，依赖其与脑血管重新建立新生血管。没有确凿的证据支持一种方法优于另一种方法。间接搭桥的优点包括较低发病率风险、受体血管的独立性和大脑中动脉区域以外的血运重建。

1. 直接血运重建

颞浅动脉 – 大脑中动脉搭桥（superficial temporal artery-to-middle cerebral artery bypass，STA-MCA）仍然是儿童 MMD 最常见的直接血运重建方式（图 36–2）。它属于直接搭桥，STA 动脉分支［额支和（或）顶支］与 M3 或 M4 受体分支血管吻合。如果 STA 不适合做供体血管[74]，也可以使用枕动脉作为供体血管。据报道，无论临床指征如何[75]，STA-MCA 搭桥术的长期通畅率（5.6 年随访）均达到 91%。

直接搭桥手术的主要优点是可以立即增加流向受影响的大脑的血液流量。缺点包括由于供体血管和受体血管的体积小，技术难度大，特别是在儿童人群中。只有 MCA 区域直接受益于搭桥术，而大脑前动脉和大脑后动脉可能通过逆转血液流动而受益。由于 MCA 受体分支的夹闭和阻断[21]，手术操作本身使 MCA 区域面临缺血事件的风险。

2. 间接血运重建

当直接血运重建手术不可行时，间接血运重建手术是一种替代方法，特别是在儿童患者中。间接血运重建的优点包括并发症率低、技术简单、手术时间短、受体血管独立性，再灌注超出了 MCA 分布[14, 54, 76]。

3. 脑肌血管融合术

脑肌血管融合术（encephalomyosynangiosis，EMS）的特点是将颞肌放置在软脑膜上以刺激血管生成，这种生成过程会持续一段时间（数周至数月）[77–78]。EMS 在 20 世纪 70 年代被引入，用于治疗 MMD [77]。尽管与直接搭桥相比，EMS 的侵袭性较小，但它有明显的缺点：包括术后并发症，如癫痫发作、脑水肿，以及与肌肉相关的占位效应[76, 77]。

4. 脑 – 硬脑膜 – 动脉 – 血管融合术、脑 – 肌 – 动脉 – 血管融合术、脑 – 硬脑膜 – 动脉 – 肌 – 血管融合术

脑 – 硬脑膜 – 动脉 – 血管融合术（encephalod uroarteriosynangiosis，EDAS）的特征是将一个完整的 STA 分支的外膜缝合到一个线性的硬脑膜切口上。EDAS 是在 20 世纪 80 年代引入的（图 36–3）[79]。EDAS 技术的一个改进是包括将其覆盖在大脑皮质上的颞肌，这被称为脑 – 肌 – 动脉血管融合术（encephalomyoarteriosynangiosis，EMAS）。EDAS 技术的另一个改进是打开蛛网膜。该手术

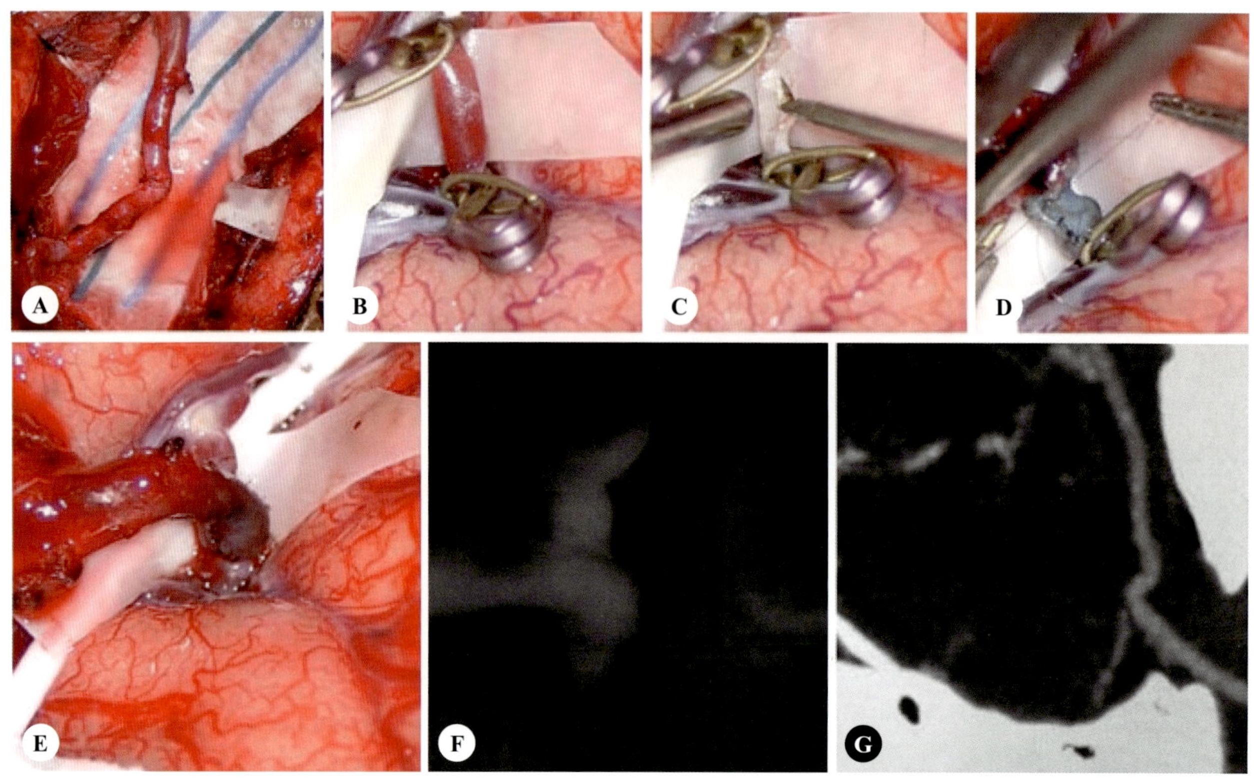

▲ 图 36-2 颞浅动脉 – 大脑中动脉搭桥

A. 解剖颞浅动脉（STA）；B. 解剖并阻断大脑中动脉（MCA）分支；C. 切开受体血管；D. 使用 10-0 尼龙线缝合 STA 和 MCA 分支；E. 搭桥血管血流；F. 吲哚菁绿荧光造影显示搭桥血管通畅；G.CTA 重建显示经搭桥血管充盈的 MCA

被称为软脑膜血管成形术，它的引入是由于在标准的 EDAS 手术[24] 中，蛛网膜可能作为血管生长的绝缘层。结合上述间接手术（EDAS，EMS，EAMS），从而在 1984 年引入脑 – 硬脑膜 – 动脉 – 肌 – 血管融合术（encephaloduroarteriomyosyn-angiosis，EDAMS）。这个想法是，结合多种间接技术可能为新生血管[80] 提供最大的机会。除了间接方法的典型局限性外，关键的缺点是它使 STA 对未来的 STA-MCA 搭桥无效。

在一项研究中，EDAMS 与 EDAS 在临床和影像学上都进行了比较。与单独使用 EDAS 相比，EDAMS 在实现血管造影血管重建和减少术前缺血性症状方面更有效。其他间接手术包括网膜移植和颅骨钻孔，硬脑膜和蛛网膜切开术[14, 81]。

直接吻合血管病通常用于成人，颈外动脉分支，通常是颞浅动脉，直接与颈内动脉分支吻合，包括大脑中动脉或大脑前动脉。手术治疗的并发症率为 3.5%～4%，死亡率为 0.7%。

七、家族性烟雾病

在北美的一个 30 年的外科研究中，家族性烟雾病（familial moyamoya disease，FMMD）的比例为 3.4%[82]。这一比例低于亚洲国家报道的 6%～15.4%（日本 6%～15.4%，中国 9.4%，韩国 12%）和西欧（7.4%）[8, 11, 27, 40, 82–85]。FMMD 的男女比例为 1∶1，这与报道的散发性 MMD 中女性优势明显不同[10, 82, 84, 86–87]。发病年龄与散发病例相似（日本为 8.1 岁，中国为 8 岁）。MMD 和 FMMD 一般具有相似的临床表现，但由于筛查过程的原因，无症状患者的比例更高[84, 88]。

八、结果

由于该手术特有的技术复杂性，在儿童患者中发表的技术数据有限。在一项大型回顾性研究

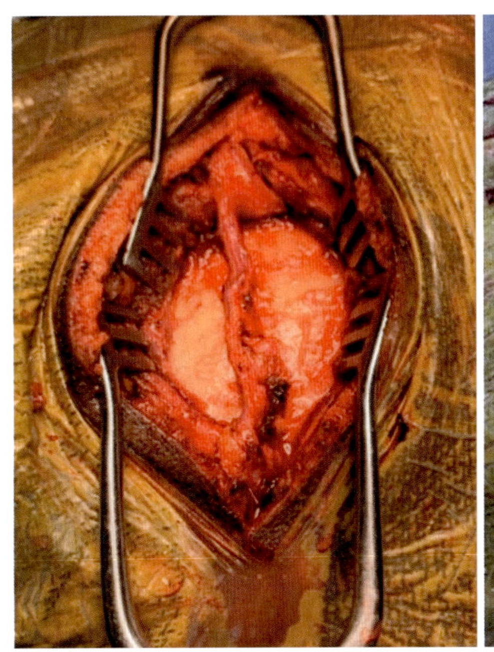
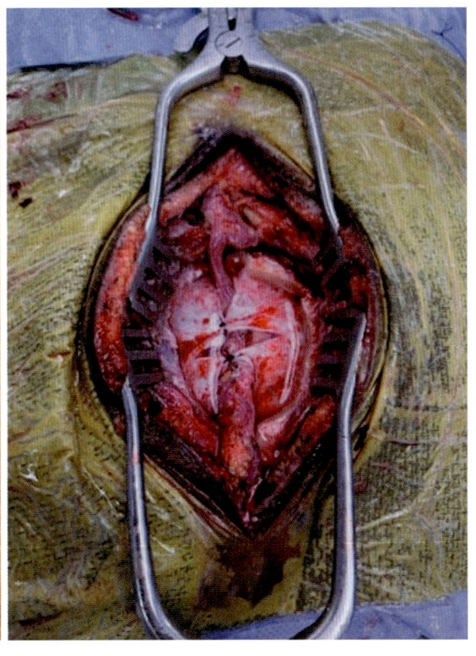

◀ 图 36-3　脑 – 硬脑膜 – 动脉 – 血管融合术

中，这两种技术——直接血运重建和间接血运重建，在预防未来的脑卒中[89]方面具有相同的效果。最近的另一项回顾性研究对 102 例患者进行了间接血运重建（硬脑膜翻转）的有效性评估，报道 5 年脑卒中或出血风险为 6.4%，而良好的功能预后为 88%[90]。已知的血管重建术后的预后影响因素包括术前多发性脑梗死、年轻时早期发病、脑血管造影上的 Suzuki 期高、手术过程本身和围术期并发症，如缺血性事件[91-95]。不可逆性缺血患者出现不良预后的可能性更高（出现梗死，OR=3.0；灌注缺损，OR=14.0；术后脑卒中，OR=5.6）[40]。血运重建术后的症状缓解是可变的。血运重建术可有效降低 TIA 和缺血性脑卒中的风险。97% 癫痫发作得到较好的控制，而头痛仍然是一个挑战。84% 的患者头痛缓解，16% 的患者在血运重建术后出现新的头痛。智力发育迟缓对某些患者来说仍然是一个关键问题。先前的研究报道，10%～30% 的患者由于智力低下而在社会或学校生活上存在差异。

第 37 章　大脑大静脉动脉瘤样畸形
Vein of Galen Aneurysmal Malformations

Xiheng Chen　Xianli Lv　著
邓仕凤　译　　刘朋飞　校

大脑大静脉动脉瘤样畸形（vein of Galen aneurysmal malformation，VGAM）是一种罕见的先天性颅内高流量血管畸形（发生率约为 1/25 000），常见于新生儿或婴儿，很少存活到成年[1-3]。它约占所有颅内血管病变的 1%，占儿童血管畸形[4-6]的 30%。由于导致 Galen 静脉或其胚胎前体[7]扩张的各种畸形之间存在严重的诊断混淆，该疾病的确切发病率难以确定。VGAM 位于脉络裂的蛛网膜下腔，与脉络丛[8]的胚胎发育有关。Berenstein[9]和 Garcia-Monaco 等[10]进一步明确了 VGAM 的概念，将 VGAM 定义为脉络丛（前后）动脉和持续的 Markowski 前脑正中静脉（未来的 Galen 静脉和脑内静脉的前身）之间的直接动静脉瘘，而不是 Galen 静脉本身。这种类型的病变被认定为真正的动脉瘤性畸形静脉。此外，一些导致"真正"（胚胎成熟）Galen 静脉扩张的硬脑膜动静脉畸形称为 Galen 静脉动脉瘤性扩张，而 Galen 静脉扩张只是大脑大静脉扩张，没有动静脉分流[9]。本章将重点介绍 VGAM 的分类、病因学、病理生理学、临床表现、诊断和治疗。

一、分类

Yasargil 根据血管结构[11]将 VGAM 分为 4 种类型（表 37–1）。后来，Lasjaunias 及其同事[12, 13]将真正的 VGAM 分为脉络膜型和壁型，这被广泛接受。他们不认为 Yasargil Ⅳ型是真正的 VGAM。脉络膜型是最常见的 VGAM 类型，其典型特征是所有脉络丛动脉、胼胝体周动脉和（或）丘脑室管膜下分支的双侧动脉供应丰富，然后流入大静脉池。这些血管连接位于脑外蛛网膜下腔，与前脑中静脉的前侧相连。该类型是一个非常原始的表现。脉络膜型和壁型 VGAM 约占该病变的 1/3。其特点是前脑中静脉壁内有直接动静脉瘘，出口狭窄更为常见（图 37–1）。丘脑动脉或脉络丛后动脉分支很少，可能是单侧或双侧[14]。

二、病因学和病理生理学

Raybaud[8]最先阐述了扩张静脉的形成，其动静脉从脉络丛动脉分流到扩张的中线深静脉系统，然后汇入前脑中静（prosencephalic vein of Markowski，MPV），而 MPV 是未来大脑大静脉和大脑大静脉[15]的前体，这条胚胎静脉只参与脉络丛系统的引流，不与深静脉系统相连。直到与丘脑纹状体和大脑内静脉的连接后，才会发育出真正的大脑大静脉。在 VGAM 患者中，这些与丘脑纹状体和大脑内静脉没有形成沟通，MPV 没有正常闭合，结果，它演变成了 VGAM，这一过程被认为在妊娠 6～11 周内发生。虽然 VGAM 的 Lasjaunias 模型描述了大脑内静脉（internal cerebral vein，ICV）的经典替代引流[16]，但 Hans Kortman 等发现，在约 1/3 的病例中，ICV 与静脉畸形相通。他们认为这是程序性发病和死亡的一个主要原因。

目前尚不清楚 VGAM 形成的原因。但最近，一项重要的研究表明，在 10% 的病例中，*EPHB4* 功能性突变的缺失导致了真正的 VGAM[17]。进一

表 37-1　大脑大静脉动脉瘤样畸形的分类

分 类		类 型
Lasjaunias 等 [12]		
Ⅰ型		脉络膜型
Ⅱ型		壁型
Yasargil [11]		
Ⅰ型		AVF 的供血动脉较少，主要有胼胝体周围动脉、大脑后动脉和 Galen 静脉的属支血管
Ⅱ型		供血来自丘脑穿孔血管、P1 和 P2 及丘脑穿支血管
Ⅲ型		Ⅰ型和Ⅱ型的结合
Ⅳ型	ⅣA	由于邻近丘脑 AVM 分流，Galen 静脉动脉瘤样扩张
	ⅣB	由于邻近中脑 AVM 分流，Galen 静脉动脉瘤样扩张
	ⅣC	丘脑或中脑丛状血管畸形直接与 Galen 静脉相邻的静脉短路

AVF. 动静脉瘘；AVM. 动静脉畸形

步的研究发现，在约 30% 的大脑大静脉畸形中也有类似的突变 [18]。

高输出量心力衰竭、继发于脑静脉高压的神经系统症状和脑脊液（cerebrospinal fluid，CSF）流量异常是 VGAM 最常见的病理生理结局 [19]。流体动力学障碍解释了新生儿和婴儿 VGAM 表现的病理生理学。任何早期颅内高流量分流术累及整个脑静脉系统都会通过自身引流干扰脑引流，造成潜在的破坏性脑损伤和严重的神经系统后果 [20, 21]。新生儿脑脊液吸收系统依赖于脑毛细血管，髓质静脉系统在脑脊液平衡中起重要作用。静脉引流异常会破坏大脑的水分平衡。动静脉瘘引起的静脉系统压力升高阻碍脑室和白质中脑脊液的排出。这可导致脑积水、室管膜下萎缩和脑室因白质充血而增大。脑积水的主要原因不是中脑导水管受到机械压迫，几乎所有患者的导水管道都通畅 [22]。当因颅内压升高造成颅缝分开，就可能发生适应性大头畸形。脑脊液分流可能因分流增加而加重病情。因此，脑脊液分流是 VGAM 患者的禁忌证。

三、临床表现

临床表现在很大程度上取决于静脉血管结构的改变或演变。脉络膜型血管结构是一种非常原始的表现，它与新生儿临床预后不良有关。壁型比脉络膜型耐受性好，因此心脏症状较轻，临床预后较好。不同年龄组的 VGAM 患者有不同的临床表现。在新生儿中可看到孤立性肺动脉高压和轻度喂养困难。在婴儿和儿童中，VGAM 的血流动力学影响导致头围增大、发育迟缓和癫痫发作，其他表现如鼻出血和眼球突出可由静脉改道来解释。头痛和呕吐是成人最常见的症状。Xu 等报道了一例成年 VGAM 患者，其表现为眩晕和头晕 [3]。

四、诊断

VGAM 的诊断主要依靠影像学检查，如多普勒超声、计算机断层扫描（CT）、磁共振成像（MRI）扫描、脑血管造影等。

超声是筛查和评估子宫期和新生儿期 VGAM 的一种重要方法。妊娠晚期，胎儿多普勒超声可检测到 VGAM，显示第三脑室后静脉湍流并囊性扩张，常伴有高输出量的心脏肥厚 [25]。经颅多普勒超声可以确定患者畸形的血流特征。它不仅有助于描述供血和引流血管，而且对评价 [26] 治疗效果更有价值。

大脑大静脉动脉瘤样畸形的 CT 图像通常显示第三脑室后的四叠体池内有圆形肿块（图 37-1）。病变内的高密度可能提示 Galen 静脉动脉瘤 [27] 的血栓形成。此外，CT 对脑室内出血和脑积水有较高的诊断价值，增强 CT 能更好地显示病变的轮廓。

磁共振图像的诊断效果优于彩色多普勒超声。MRI 和磁共振血管造影（magnetic resonance angiography，MRA）不仅可以显示正常和异常的

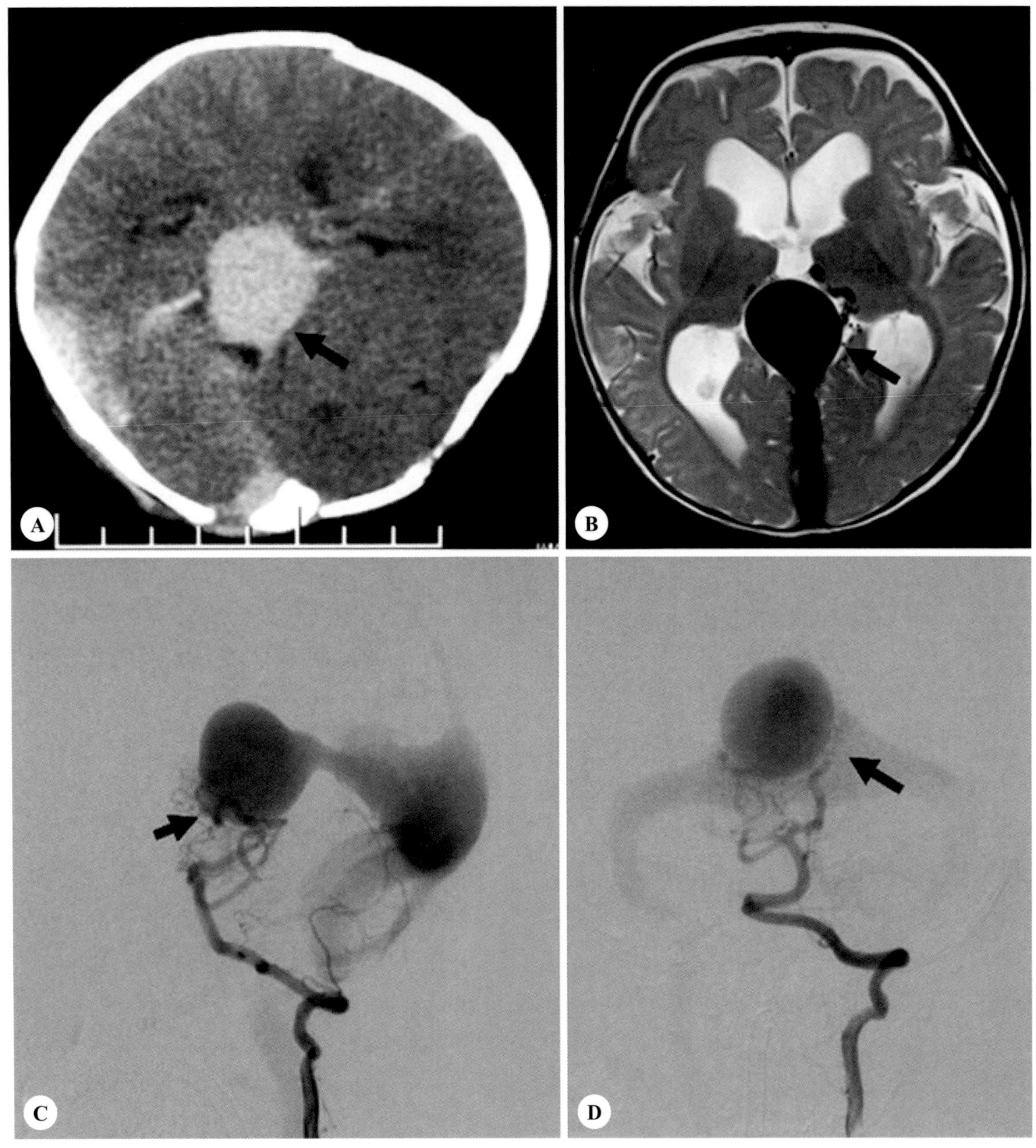

▲ 图 37-1 4 月龄男婴的壁型大脑大静脉动脉瘤样畸形

A. CT 显示第三脑室后的四叠体池内有一个圆形肿块（黑箭）；B. 轴位 T_2 加权 MRI 显示深静脉处可见大面积流性空洞（黑箭）；C. 左侧椎动脉侧位血管造影；D. 左侧椎动脉正位造影，显示双侧脉络丛后动脉供应的大脑大静脉动脉瘤样畸形，伴有流出性狭窄（黑箭）

脑血管，异常血管与脑功能区的关系，还可以显示动静脉畸形盗血后的缺血脑组织。它不仅有助于制订治疗计划，还有助于指导血管外科医生选择最重要的血管进行研究。Taffn 及其同事[28] 观察到，MRI 上的脑软化是预后不良的主要危险因素，与出生时的心肺状态无关。然而，在 MRI 上看到的大脑中动脉（middle cerebral artery，MCA）假性供体被描述为脑软化症发生的危险因素[29]。这一标志成为一些研究机构的制订临床治疗方案的基础。

脑血管造影可以了解供血动脉、引流静脉和盗血的血管畸形，并显示动静脉瘘的位置和类型。据报道，MRI 在检测与 VGAM 的深静脉沟通方面优于数字减影血管造影（digital subtraction angiography，DSA），但由于这些病变的血管结构复杂性，两者都不能可靠地证实或排除这一点。需要进一步的研究来观察多参数成像来评估[16]。

五、治疗

VGAM 患者的预后较差，总死亡率为 10.6%[23]。由于总血容量较小，且与心力衰竭并存，手术治疗对新生儿死亡率有显著影响。对于合并心力衰竭的 VGAM 新生儿，保守治疗和手术治疗的死亡率大于 90%[2]，无心力衰竭的婴儿术后死亡率为 30%～40%，46% 的幸存者有明显的发病率[2, 24]。这些结果都是不可接受的。立体定向放射手术消除大口径瘘的能力有限，从实践角度来看，颅缝尚未闭合的婴幼儿患者不可能放置头架[30]。这导致了 VGAM 的血管内治疗成为治疗 VGAM[15, 31–32] 的首选治疗方法。

血管内栓塞材料和技术的进步，以及对临床、解剖学、病理生理学方面的更好理解，加上重症监护和心衰治疗的发展，显著改善了 VGAM[33] 的治疗结果和预后。栓塞材料的选择取决于病变的血流动力学和血管结构特征。传统上，NBCA（Cordis Microvascular 公司）被用作经动脉入路的栓塞剂，但最近 Onyx（美敦力 –ev3 公司）由于其不粘连和注射时间长等优点而越来越受欢迎。可解脱的弹簧圈被用作高流量病变的栓塞材料[33]。

Brinjikji 等[31] 认为血管内治疗可以带来良好的长期效果。然而，他们还是强调，这对于患者的选择和治疗的时机的把握非常重要。据报道，使用 Bicêtre 新生儿评估评分（Bicêtre Neonatal Assessment score，BNES）的研究在新生儿患者中获得良好神经预后的比例高于未使用该评分的研究[23, 34]。BNES 评分为 21 项，可综合评估心脏、神经、呼吸、肝和肾功能（表 37–2）。对于 BNES＜8 的患者，如果有证据表明患者已经有脑损伤或严重的多器官衰竭，通常建议不要对这些患者进行血管内治疗。否则，将不可避免地出现不良后果。对于新生儿充血性心力衰竭患者，应在经验丰富的儿科心脏病专家和神经介入专家团队的监督下进行积极的治疗。如果充血性心力衰竭的药物治疗失败，而 MRI 没有脑实质严重损伤的证据（BNES 8～12 分），紧急血管内治疗可以将预期死亡率降低近 100%[34]。

当 MR 上有 MCA 假供血动脉时，即使出生

表 37–2　Bicêtre 新生儿评估评分

得　分	心脏功能	大脑功能	呼吸功能	肝功能	肾功能
5	正常	正常	正常	—	—
4	超负荷，未行治疗	亚临床，孤立性脑电图异常	呼吸急促，可完成吹瓶子试验	—	—
3	心力衰竭，治疗后稳定	非惊厥性间歇性神经症状	呼吸急促，无法完成吹瓶子试验	无肝大，肝功能正常	正常
2	心力衰竭，治疗后不稳定	孤立的痉挛	辅助通气，氧饱和度正常，FiO_2＜25%	肝大，肝功能正常	短暂无尿
1	心脏支持治疗	癫痫	辅助通气，氧饱和度正常，FiO_2＞25%	中度或短暂性肝功能不全	不稳定，需利尿治疗
0	治疗无效	永久性神经症状	辅助通气，氧饱和度异常	凝血异常，肝酶升高	无尿

FiO_2. 吸入氧浓度百分比。最高分数 =5（心脏）+5（大脑）+5（呼吸系统）+3（肝脏）+3（肾脏）=21

时伴没有药物可控制的心力衰竭，Taffn 等[28]也建议对病变部位进行紧急栓塞，这样可以降低脑静脉压，缓解分流相关动脉的“被盗血”情况，从而预防脑软化损伤的风险。如果病情稳定（BNES 13～21 分），患儿可正常发育，建议进行 MRI 随访评估（第一年每 3 个月一次），以检测是否存在脑脊液生理功能受损的情况，并核实是否达到了所有发育标准，验证所有发育的关键指标是否都已完成。如果在随访期间发现头围逐渐增加、脑积水加重或任何早期生长迟缓的迹象，则将在此阶段进行血管内治疗。这些患者通常需要接受多期血管内栓塞治疗[34]。这种实践方式可能会给患者带来更多的好处，因为新生儿的治疗往往伴随着技术并发症的高发生率和较差的神经系统预后。此外，Bhatia 等[35]的经验建议，努力评估深静脉引流模式，避免过度单次栓塞静脉窦，先栓塞远端的供血动脉，再栓塞近端的供血动脉，使用更小直径的微导管（＜2.0F）可能更适合新生儿手术。如果新生儿的病情稳定，推迟几个月再治疗可能会给患者带来获益。由于 VGAM 的完全闭塞率仅为 60%，因此，完全闭塞并不总是血管内治疗[20]的主要目标，而是为了改善患者的生理和神经状况。因此，目前[4, 23, 36]分期血管内栓塞 VGAM 已被广泛接受。分期栓塞可帮助避免脑实质出血和静脉血栓形成[37]。

对于婴儿和儿童，其 VGAM 的治疗时间和过程与新生儿略有不同。直接的目标是维持静脉水平衡，维持正常的大脑发育，并消除病变[23]。对于 VGAM 不会对正常脑部发育造成直接威胁的无症状儿童，没有必要也不建议过早尝试消除病变或承担巨大的技术风险。这些病变需要密切监测和相应治疗。应用于新生儿的 BENS 评分系统不应被用于评估婴儿和年龄较大的儿童。此外，如果患者有严重的脑积水，有脑脊液分流的指征，应在血管内栓塞后进行分流。VGAM 自发性闭塞的病例已经有报道，但它极其罕见，经常发生在晚期，此时脑损伤可能已经是不可逆的[38]。

六、结论

对胚胎学、解剖学和病理生理学更好的理解，临床评价的改善（包括症状、体征和影像），加上重症监护和治疗心力衰竭的发展，血管内栓塞材料和技术的进步，大大改善了 VGAM 的治疗结果和预后。

第七篇

功能神经外科
Functional

第38章 颞叶癫痫

Temporal Lobe Epilepsy

Tristan Brunette-Clement Aria Fallah Alexander G. Weil 著

谭红平 译 金 鑫 校

颞叶癫痫（temporal lobe epilepsy，TLE）是小儿医学难治性癫痫的常见病因[1]，持续发作常导致神经认知功能障碍和生活质量下降[2-7]。现在有一级证据表明，与长期的药物治疗相比，颞叶切除术可以显著改善经过仔细评估、筛选的耐药性颞叶癫痫的发作[8-13]。然而，由于几个公认的因素，手术仍未得到充分开展，包括医生转诊障碍、医生对低发作频率的主观评价和认为手术可能不会有益的观点，以及患者和家长对脑部手术及其并发症的恐惧[1, 11, 14-17]。因此，提高内科医生和患者对癫痫手术风险和益处的认识，有助于正确决策的制订[17]。疑似难治性颞叶癫痫患者应转到专门的小儿癫痫中心进行早期、全面的手术评估。这样的评估需要一个多学科的团队。在适当的情况下，根据非侵入性和侵入性研究确定最佳的手术治疗。现代外科治疗涉及不断扩大的手术方式选择，从各种类型的切除性手术（如颞叶切除术或病变切除术）到微创消融手术或神经调控手术，每一种手术都有自己的适应证、获益和并发症。治疗方案的选择取决于治疗目标、患者偏好和提供者的专业知识。

在本章中，我们将回顾与手术决策相关的儿科颞叶癫痫的各个方面，包括流行病学、临床特征、组织病理学、自然病史、术前检查、解剖定位和手术选择。

一、流行病学

癫痫是全世界人类致残率较高的一个主要疾病。最近的估计表明，癫痫可能占全球所有疾病和损伤导致的伤残调整生命年（disability-adjusted life-year，DALY）的0.5%，占神经系统疾病导致的DALY的5%[18]。小儿患儿新发癫痫的总体发病率为每年每10万名儿童中有33～82人患病。虽然颞叶癫痫是成人中最常见的手术可治疗的耐药癫痫，但手术可治疗的儿童癫痫通常起源于颞叶以外皮质[6]。颞叶癫痫占儿童药物难治性癫痫病例的15%～20%，比颞叶外癫痫（extra-temporal epilepsy，ETE）更少见[1, 6]。

二、临床特征：表现、症状学和病因学

颞叶癫痫在儿童中表现各异，因此在临床上更难识别。癫痫发作的临床症状学和电生理特征随着年龄的变化而变化，这是大脑发育、成熟和潜在病因变化的结果。因此，儿童颞叶癫痫发作表现呈现年龄依赖性[19, 20]，而成人颞叶癫痫发作表现大致相同。

虽然成年期TLE存在一定的异质性，但手术治疗的TLE最常见的形式是内侧颞叶癫痫综合征。在内侧颞叶癫痫中，患者在童年早期曾有复杂的热性惊厥史，随后在10岁左右发生癫痫。癫痫发作症状学可以很好地描述，并且在MRI上最常与海马硬化（hippocampal sclerosis，HS）相关[21-22]。如果患者是学龄期儿童（>6岁），可以预知癫痫的发作症状学和脑电图与成人更接近，包括典型的先兆、精神运动停止发作、更复杂的自动运动、具有偏转和肌张力障碍姿势的运动表现，以及定

位良好的颞区发作期和发作间期脑电图模式[23]。本组病因除局灶性皮质发育不良（focal cortical dysplasia，FCD）、低级别肿瘤和血管畸形外，海马硬化也比较多见。

相比之下，学龄前儿童的临床发作症状学有很大的不同。在学龄前儿童中，局灶性颞叶癫痫患者有 3/4 的时间表现为非局灶性发作症状学，近一半的病例表现为全身性癫痫发作。这一可能具有误导性的发作表现不应该成为临床医生为患者进行 MRI 或视频脑电图检查及请癫痫中心评估的障碍[24]。婴儿和学步儿童（0—3 岁）的表现甚至更不同，他们很少有先兆，癫痫发作通常以行为停止、凝视、嘴唇发绀或呼吸暂停开始。癫痫发作时间较长，多数情况下伴有运动障碍，包括对称性或双侧强直或阵挛运动，或在存在一侧颞区起源的情况下出现的癫痫性痉挛[20]。可以观察到简单的口咽自动和手部自动，但不存在相对更复杂的自动运动[6, 20–21]。在这些非常年幼患者中，病因通常是发育性疾病（FCD、结节）或低级别肿瘤，海马硬化罕见。在较大的学龄前和学龄前儿童（3—6 岁）中，根据患者的神经发育情况，有些患者可说出主观感觉。先兆可能变得更常见，包括在成人颞叶癫痫累及内侧颞叶时的恐惧先兆和累及外侧颞叶的听幻觉。虽然对称的单纯性运动发作不常见，但在成人内侧颞叶癫痫中常见的肌张力障碍姿势和扭头偏转逐渐变得常见。随着年龄的增长，自动运动症状变得更加复杂。年龄较大的儿童可能表现出更复杂的自动运动，如拍手、摸索动作和下床[6, 21]。这种自动运动涉及单个肢体，在这种情况下，它们可能提示同侧颞叶受累。发作后意识模糊、定向障碍、疲劳、头痛和持续的自动运动可持续数分钟至数小时[6, 21]。年龄较大的青少年更有可能表现出典型的成人颞叶癫痫症状学。在这个年龄段，先兆是常见的。最常见的先兆是腹气上升感。其他的先兆可能有助于定位，嗅觉和味觉先兆定位于钩回，听觉和视觉先兆常定位于外侧颞叶，而恐惧害怕等精神先兆则定位于杏仁核[6]。

1989 年，国际抗癫痫联盟将颞叶癫痫分为两种主要类型：内侧颞叶癫痫（杏仁核海马）和外侧颞叶癫痫（颞叶新皮质癫痫）[22, 25]。然而，越来越明显的是颞外的致痫网络也可以影响颞叶癫痫的致痫区范围，在儿童中尤其如此。即使在内侧颞叶癫痫中，癫痫发作也可能由海马单独或与海马外内侧颞叶结构（如内嗅皮质）联合引起。癫痫发作可能也起源于颞叶外侧新皮质或颞极新皮质（外侧颞叶癫痫的亚型）或内侧颞叶和新皮质结构可能一起受累（颞叶内外侧混合型）[26]。颞叶癫痫附加症发生时，癫痫发作不仅累及颞叶，而且累及邻近结构，如额眶回皮质、岛盖皮质、岛叶和颞顶枕交界处脑皮质[25, 27, 28]。颞叶外起病的癫痫发作可能扩散至颞叶，并与颞叶癫痫的症状学或电－临床特征相似，认识到这一点很重要。这些被称为假性颞叶癫痫[25]。由于后两种类型的颞叶癫痫是手术失败的主要原因，因此需要进一步研究颞外脑皮质[25]。因此，重要的是要认识到儿童颞叶癫痫患者可能经常有一个广泛的致痫网络。

三、组织病理学

成人颞叶癫痫最常见的组织病理学病因是海马硬化，而皮质畸形和非进行性发育性肿瘤是儿童颞叶癫痫的主要病因[21, 29]。截至目前，在儿童中最常见的先天性异常是 FCD，尽管也可以看到小脑回畸形或脑室周围灰质异位（图 38–1）。低级别神经上皮肿瘤（如低级别胶质瘤、神经节胶质瘤、胚胎发育不良性神经上皮肿瘤）也是儿童颞叶癫痫的常见病因。其他罕见的、明确的癫痫性病变包括错构瘤、血管畸形和脑室穿通畸形[6, 21, 30]。虽然蛛网膜囊肿在儿童中很常见，但其在 TLE 中的作用仍存在很大争议，除非有其他证据，否则这些患者应被归类为“非病变性”颞叶癫痫病例。海马硬化在幼儿中较少见，当出现时通常以双重病理的形式出现，包括伴随的海马外新皮质病理，如局灶性皮质发育不良[6, 21]。具体来说，内侧颞叶硬化和脑皮质发育不良已被证明在高达 80% 的颞叶癫痫患儿中作为双重病理发生[21]。

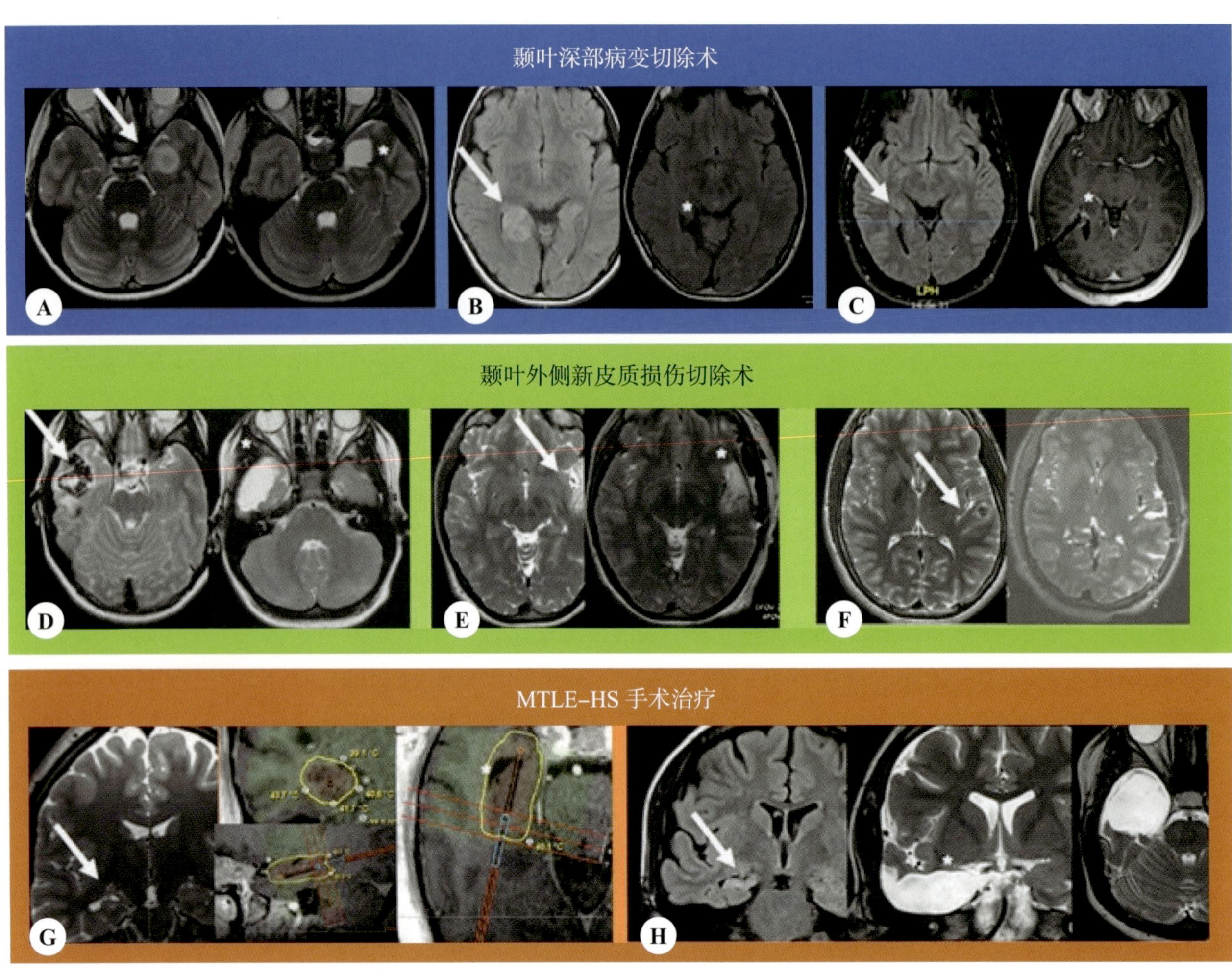

▲ **图 38-1　8 例病变性颞叶癫痫病例及不同手术入路的非详尽图像，MRI 显示病变（箭）和术后切除腔（星号）**

A. 通过侧裂入路切除左侧前杏仁核周围肿瘤；B. 通过幕下小脑上（SCTT）入路切除右侧后内侧肿瘤；C. 激光间质热疗（LITT）治疗右侧侧脑室灰质异位；D. 术中皮质脑电图检查右半球无明显钙化胚胎发育不良性神经上皮瘤（DNET），未发现额外的间期棘波；E. 在清醒开颅下行左侧颞叶 DNET 切除术；F. 在睡眠状态下切除左侧颞叶语言区 DNET；G. LITT 处理海马硬化型颞叶内侧癫痫（MTLE-HS）；H. 前颞叶切除治疗海马硬化型颞叶内侧癫痫和 PET 提示颞叶外侧受累的病例（双重病理伴细微局灶性皮质发育不良）

即使存在内侧颞叶病变，也要高度怀疑“外侧”颞叶新皮质病理[31]。了解病变的病理对治疗有指导意义，这种双重病理最佳手术治疗方案是切除内侧海马和外侧颞叶新皮质病变[21]。对内侧颞叶硬化进行有限切除，如选择性杏仁核－海马体切除术，有可能导致致痫区切除不完全（留下致癫痫性颞叶外侧皮质病变），患儿癫痫控制效果较差[9]（图 38-2）。因此，这些患者需要仔细的术前评估和手术计划，以实现最大限度的安全切除，这对于提高癫痫发作控制的可能性是必不可少的。

四、癫痫病史

多达 1/3 的新确诊为癫痫的儿童将发展为医学上难治性的，这意味着他们在选择至少两种适宜的、可耐受的和计划的抗癫痫药物单独或联合使用后，仍然无法实现持续无癫痫发作[6, 32]。众所周知，在这些患者中，尽管引入了较新的抗癫痫药物，但通过增加新型抗癫痫药物不太可能实现无发作[11, 15, 33–35]。

颞叶，特别是杏仁体－海马复合体，具有极高的内在致痫性[26]。因此，当患者出现累及外侧新皮质特别是颞内侧结构的病变性颞叶癫痫时，发生难治性癫痫的风险特别高。这适用于所有病变病例，无论是 FCD 还是发育性肿瘤[36-39]。

医学上难治性颞叶癫痫的自然史导致了所有神经认知功能领域的不良结果，包括认知、行为、语言和社会心理发展[3-5, 7, 11]。具体而言，优势半球儿童颞叶癫痫对语言学习和记忆具有长期影响，受影响儿童表现较差[6]。这些患者通常会持续癫痫发作、社会孤立、失业和依赖[2, 5]。智商（intellectual quotient，IQ）低于 90，癫痫发作开始于 28 月龄前，常出现全身性强直阵挛发作，遗留注意力不集中，多动或愤怒行为，以及需要特殊学校教育，这也预示着继续治疗效果不佳。相反，智能正常、全身性强直阵挛发作罕见和有阳性癫痫家族史预示着良好的预后[5, 40]。

儿童颞叶癫痫的不良预后被认为是多因素的，包括在大脑发育和成熟的敏感时期持续的破坏性发作、电生理异常、潜在的脑功能障碍以及长时间使用抗癫痫药物的有害影响[1, 11, 41]。例如，抗癫痫药物，即使在治疗水平，也可能影响儿童的认知、行为和语言功能[7, 42, 43]。虽然新型抗癫痫药物通常被认为比旧的抗癫痫药物有更少的不良反应，但一些抗癫痫药物也会带来更高的认知障碍风险，如托吡酯和唑尼沙胺；或行为问题，如左乙拉西坦[6, 44]。由于癫痫猝死（sudden unexpected death in epilepsy，SUDEP）和潜在的神经系统疾病，难治性癫痫患儿的死亡率也较高[10, 11, 45]。众所周知，颞叶癫痫待手术患者常有很长时间的癫痫发作不受控制史，特别是癫痫病史超过 10 年的患者，其预后较差，可能是由于癫痫网络发展得更广泛。在某些情况下，最初为单侧颞叶癫痫可以点燃对侧半球，导致更难以治疗双侧颞叶癫痫[46]。

五、无创检查

医学上认为难治性癫痫患者应立即转到专门的中心进行全面评估。一个由神经内科医生、神经外科医生、神经心理学家、神经放射科医生和其他医疗保健提供者组成的多学科团队将参与手术决策和患者筛选[47]。

无创术前检查是耐药性癫痫评估策略的第一步。它的目的是定位局灶性致痫区，以及确定癫痫活动的特征，建立最佳的手术治疗方案。该检查从详细的病史和体格检查开始，到询问症状学、发作频率、癫痫持续时间和癫痫危险因素[48]。随后应进行头皮脑电图和磁共振成像，它们构成了术前评估的核心[47]。

脑电图和长程视频脑电图被用于确认癫痫诊断，并通过相关症状学来帮助定位致痫区，对大多数疑似颞叶癫痫患者有帮助[6, 49-50]。使用多导联电极可以获得更高的采样空间[6]。儿童发作间期和发作期头皮脑电图结果常会误导医生。即使存在局灶性颞叶致痫区和病变的患儿，也可能发生全身性或多灶性癫痫样放电[51]。年龄较大的儿童和青少年（6 岁以上）通常具有典型的发作间期脑电图特征，包括前颞区大的棘波或尖波放电，以及颞区间歇节律性 δ 活动，而婴儿和学龄前儿童（6 岁以下）更容易出现颞外尖波或全面性癫痫样放电或对侧尖波[20]。前下颞区尖波提示颞叶内侧起源，外侧放电提示颞叶肿瘤[6, 52]。发作期脑电图通常表现为中度至高振幅的节律性阵发性活动，可进展为全面性节律性减慢。在年龄更小的儿童（0—3 岁）未成熟的大脑中，癫痫发作模式往往定位不佳，甚至发生偏侧误导或表现为全面性。而学龄前儿童和 6 岁以上儿童的癫痫发作脑电图模式更容易发生偏侧化和定位于颞叶[6, 20, 53]。

MRI 是诊断局灶性致痫灶的重要工具，超过一半的难治性 TLE 患者存在局灶性致痫灶。确定可能导致癫痫发作的病变是最重要的术前发现之一，并决定了治疗和手术预后。病变性 TLE 的手术预后比非病变性 TLE 好得多，对于某些界限明确的病变，如低级别肿瘤或海绵状血管畸形，预后尤其好[15, 16]（图 38-2）。然而，重要的是要认识到，MR 异常可能与癫痫发作无关，必须仔细检查与其他检查的一致性[54, 55]。虽然很多病变，如肿瘤和血管畸形在 MRI 上显示很明显，但其他癫痫性病变可能更微小（如 FCD）。因此，推荐在 3T 磁共振扫描上使用专用的 MRI 癫痫序列，因

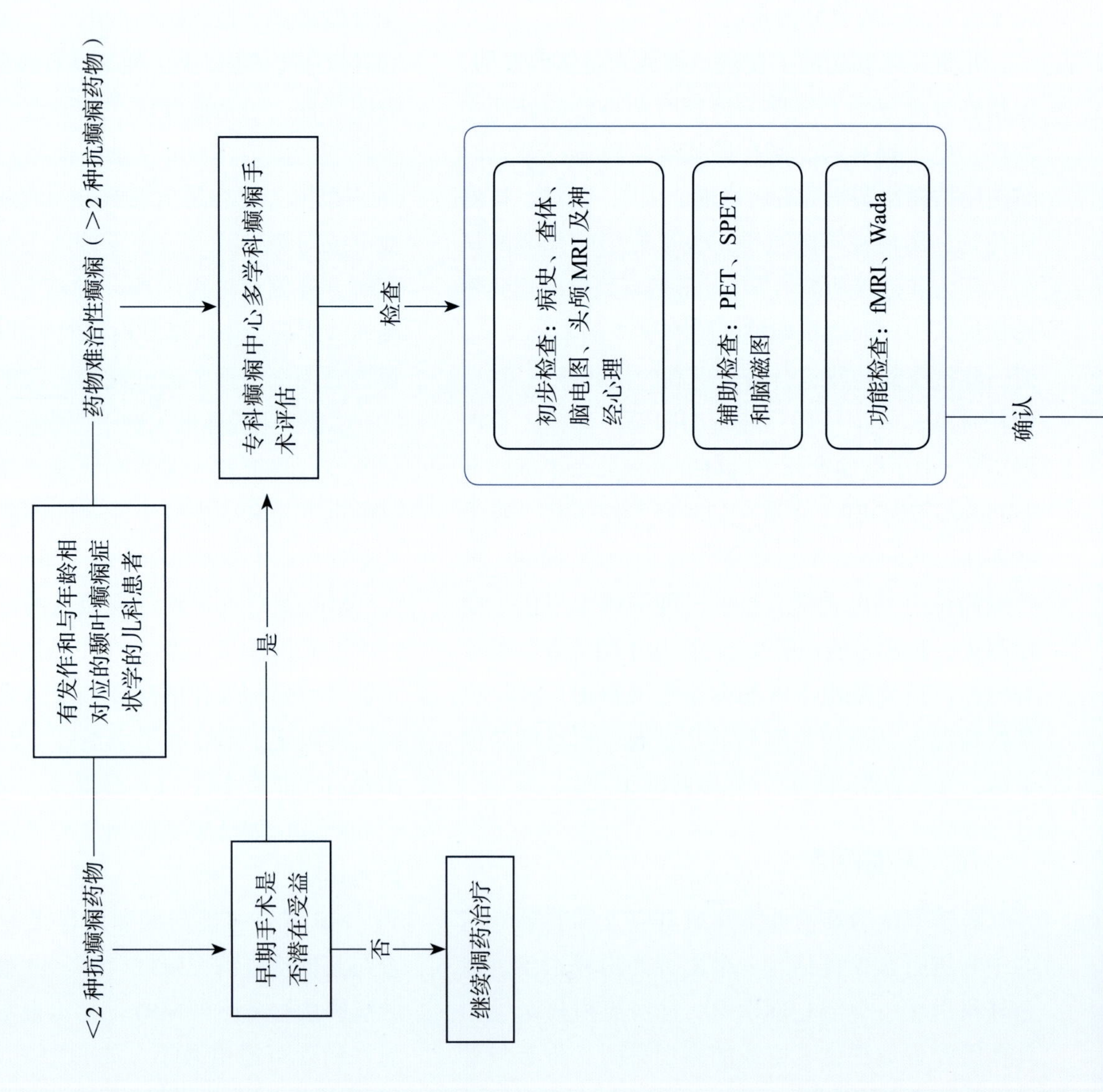

有发作和与年龄相对应的颞叶癫痫症状学的儿科患者
<2 种抗癫痫药物
药物难治性癫痫（>2 种抗癫痫药物）
早期手术是否潜在受益
是
否
继续调药治疗
专科癫痫中心多学科癫痫手术评估
检查
初步检查：病史、查体、脑电图、头颅 MRI 及神经心理
辅助检查：PET、SPET 和脑磁图
功能检查：fMRI、Wada
确认

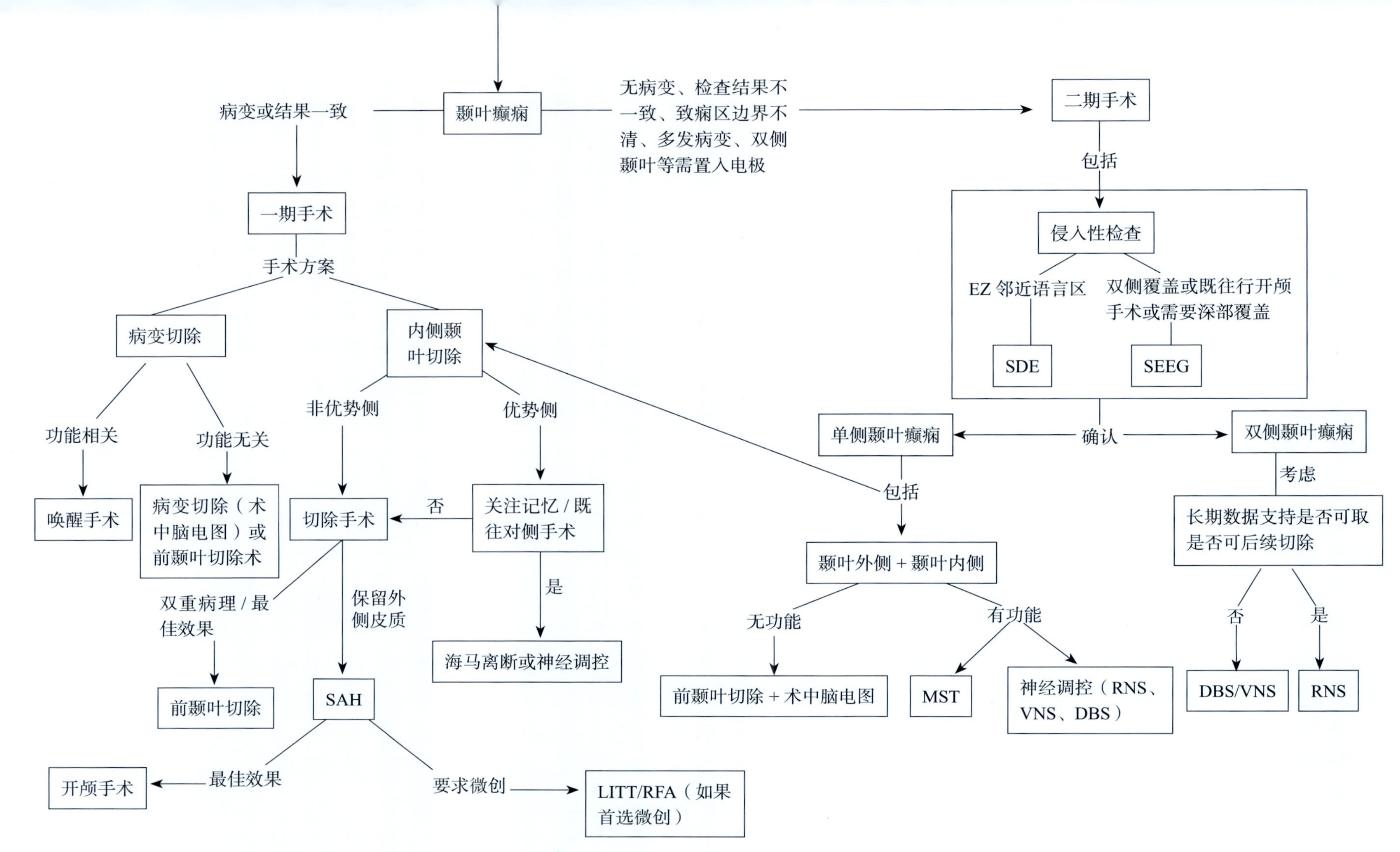

▲ 图 38-2　儿童耐药型颞叶癫痫的治疗流程

EI. 致痫区；SDE. 硬脑膜下电极；SEEG. 立体脑电图；SAH. 选择性杏仁核海马切除术；MST. 多处软脑膜下横切术；DBS. 脑深部电刺激；VNS. 迷走神经刺激术；RNS. 反应性神经刺激；LITT. 激光间质热疗；RFA. 射频消融

为它具有更好的灰质-白质对比度，信噪比优于1.5T磁共振。因此，3T MRI可以诊断隐匿性发育不良，而1.5T MRI则无法诊断。所有患者均应获得高分辨率体积T_1、DWI和SWI序列。虽然T_2压水（T_2-FLAIR）序列和T_2加权成像是显示内侧颞叶硬化或海马萎缩、内部结构丧失和灰质白质组织异常的有用序列，但这些序列可能会遗漏无髓鞘的FCD[57]。髓鞘形成是渐进式的，在约18月龄时才开始与成人大脑相似，这使得婴幼儿的T_2加权成像检测病变更具挑战性[58]。采用年龄特异性MR扫描序列（例如，2岁以上和2岁以下采用不同序列）将提高对致痫灶的检出率[59]。因此，脑髓鞘已形成（2岁以上）患儿可进行FLAIR和T_2WI检查，脑髓鞘尚未形成（2岁以下）患儿可进行反转序列和DESTIR序列扫描检查[60]。重复MRI可能对一些非病变性MRI的婴儿有价值，因为一旦髓鞘形成进展，后续MRI可能显示皮质发育畸形[6, 57]（图38-2）。然而，高达50%的病例可能表现为正常的神经影像。有充分的证据表明，正常的"非病变性"MRI含有放射学上隐匿的病变，通常是可以通过定量后处理技术（如基于体素分析、基于皮质表面分析等）识别的FCD，并在手术标本的病理上得到证实[61-64]。

最初的评估还可以通过进一步的检查来补充帮助定位致痫区。其中间期正电子发射断层扫描（positron emission tomography，PET）、单光子发射计算机断层扫描（single-photon emission computed tomography，SPECT）和间期脑磁图（magnetoencephalography，MEG）有助于MRI阴性或由于病变不明确而怀疑病变性颞叶癫痫的患者（如皮质发育不良或结节性硬化）的致痫区定位[65]。

通过注射放射性标记的氟脱氧葡萄糖（fuorodeoxyglucose，FDG）分析脑内区域葡萄糖代谢，间期PET扫描是评估定位致痫区的另一种有价值的工具。FDG-PET在MRI阴性或MRI扫描结果与头皮-脑电图不一致的情况下特别有用。一个局灶性致痫区在间歇期PET扫描时是低代谢，而在发作期可表现为高代谢[15, 25, 66]。在颞叶癫痫中，在致痫区为颞叶的患者中，单侧呈低代谢要比双侧颞叶或全脑广泛低代谢的患者具有更好的术后癫痫控制效果[25]。在脑电图结果和MRI结果不一致的情况，FDG-PET扫描定位致痫区反而具有特别高的敏感性[6, 66]。然而，由于PET低代谢的范围常常超过致痫区的范围，所以PET不能用于确定切除的边界，它也不能区分原发性致痫区和继发性致痫区[66, 67]。

单光子发射计算机断层扫描（SPECT）是一种能够评估癫痫发作期时脑灌注情况的成像方式。当与MRI（SISCOM）相融合时，它可以识别出与局灶性癫痫发作相对应的高灌注区域[68]。在内侧颞叶癫痫中，通常在颞叶内侧结构、岛叶、壳核、丘脑和小脑中发现高灌注。部分或完全切除最显著的高灌注信号，与术后较好的控制癫痫发作结果相关，即使在MRI阴性患者中也是如此[6, 25]。然而，发作期SPECT是一项需要投入非常大的检查，它需要训练有素的人员和适宜的监测[25]。因癫痫的快速传播或检查期以外发作时，它可能表现为多灶性高灌注，或显示扩散区，而不是扩展的致痫区，这可能会造成误解，因此需要经验和专业知识[69]。

间期脑磁图（MEG）选择性地测量与脑皮质平行或切向的脑电活动产生的磁场，例如位于脑沟的脑电活动，与头皮脑电图检测到的垂直活动形成对比[70]。与头皮脑电图相比，脑磁图的优势在于其信号容易穿过脑膜、颅骨和头皮，具有较高的时空分辨率，且信号没有衰减[71]。当发作间期棘波的空间位置和棘波方向与患者自己的MR进行融合配准时（称为磁源成像），空间分辨率得到优化，有助于电极植入或切除手术的规划[70, 72, 73]。在疑似颞叶癫痫的术前评估中，MEG是定位发作间期棘波和确认致痫区的一个有用工具，特别是在MRI、PET、SPECT或VEEG未能充分定位致痫区或提供不一致数据的情况下[6, 25, 70, 74, 75]。在MRI阴性病例、FCD或tsc相关病例中，脑磁图偶极子簇的识别对定位致痫区特别有用[72, 73]。在颞叶癫痫中，脑磁图可能有助于双侧颞叶癫痫样放电或结构异常患者的定侧[76]。切除紧密的 MEG 簇可改善癫痫发作的预后[74]。脑磁图功能测试是通过直接测量神经元活动，比依赖神经血管耦合的功能磁共振成像（functional MRI，fMRI）能够提供更好的时间分辨率，也显示出其对功能区脑皮质进行无创功能定位的希望[73]。

颞叶手术可能涉及功能区皮质，手术中存在显著的神经风险。因此，术前定位颞叶功能区，特别是语言新皮质，以及语言和视觉空间记忆的定侧是非常重要的。首先，全面的神经心理学评估确定术前神经认知表现的评分，有助于语言定侧，并预测手术或持续癫痫发作后的神经心理学结果[6, 15]。与其他潜在的治疗方式相比，这有助于患者和家属权衡手术的收益和成本[6, 11]。这种评估包括与年龄相适应的标准化测试，以评估智力、语言、记忆、注意力、解决问题、执行功能、视觉空间和感知分析和推理、学术技能、运动和感觉功能、行为、个性、情绪状态和适应功能。在神经心理测试中特别重要的是术前记忆障碍的评估。通常，左侧颞叶癫痫（优势半球颞叶癫痫）患儿表现出更严重的语言记忆障碍，而右侧颞叶癫痫（非优势半球颞叶癫痫）患儿的非语言记忆障碍更严重[6]。然而，颞叶癫痫也可能广泛影响工作记忆、情景记忆、语义记忆和自传体记忆[77]。

随后，语言定侧和运动定位可以使用 fMRI 无创地确定。这对于颞叶附加症需要切除额叶非常重要。fMRI 采用血氧水平依赖（blood oxygen level dependent，BOLD）技术，通过脱氧和氧合血红蛋白的变化来确定脑功能区域。在任务期间拍摄的 MR 序列捕捉到与任务相关的皮质功能区氧合血流量增加的区域[78]。在大多数情况下，fMRI 与 Wada 测试（颈动脉内阿巴比妥钠测试）和侵入性皮质电刺激在语言功能的定侧方面都有很好的相关性[79]。除了语言定侧功能外，功能磁共振成像还可以识别出术后记忆力下降风险较高的患者。一般情况下，切除以语言为主的内侧颞叶（海马）癫痫会导致约 30% 的术前语言记忆完好患者的记忆下降[80–85]。然而，这种模式需要在功能监测过程中重复多次任务，这使得它不可能用于某些患者，如 8 岁以下的幼儿和有认知障碍的儿童（全面智商＜80）[6, 15]。相反，可以采用颈动脉内阿莫巴比妥钠手术，因为它需要患者较少的积极参与[79]。通过术前测试培训、情绪准备、简化测试项目，大多数 8 岁以上的孩子都能完成这项测试[6]。WADA 试验测试记忆时，手术侧半球的记忆得分和对侧半球的记忆得分不一致时，常常预示着切除或毁损颞叶内侧结构后可以获得较好的语言记忆功能[6]。

当非侵入性检查都一致确定患者为病灶性颞叶癫痫综合征，很少需要考虑功能缺陷，患者可以直接进行明确的病变切除或消融手术治疗。这种情况代表了最理想的手术结果，特别是在影像学上存在切除性病变（如肿瘤或海绵状血管畸形）的情况下[15, 86, 87]（图 38–1）。

六、侵入性检查

在约 1/5 的疑似颞叶癫痫患者中，无创检查未能充分确定致痫区，因此有创检查可能是必要的。疑似颞叶癫痫需要进一步行侵入性检查确定致痫区的手术指征包括：① MRI 阴性；②疑似颞叶癫痫患者，但病变性颞叶癫痫的无创检查结果不一致；③颞叶癫痫综合征的定侧不确定，如怀疑双侧癫痫发作时；④颞叶癫痫综合征、症状学或病变均符合，但怀疑边缘系统外脑区、颞叶外脑区或对侧脑区受累，需要进一步定位确认[88]（图 38–2）。最后，如果非侵入性测试不能充分地侧化语言或记忆，有创性检查确认脑皮质功能可能是必要的。例如，对于怀疑 Wernicke 区早期受损伤的患者或怀疑额颞叶癫痫需要确定运动功能区的患者，建议行侵入性检查确定功能区[26, 86]。

侵入性检查的目的是通过颅内电极植入和延长脑电图监测数天至数周，通过捕获发作期和间歇期电图数据来确定致痫区。由于电极覆盖范围有限，电极触点的置入部位或覆盖的脑网络必须预先假设，以便将电极接触点放置在假定的致痫区，避免放置在不太可能有助于确定致痫区或致痫区网络的脑区[15, 25, 86]。颅内电极置入的方法有两种：在不需要植入深部电极的情况下，可以通过开骨瓣置入硬脑膜下栅格状或条状电极；而立体脑电图（stereoelectroencephalography，SEEG）的电极置入时在血管造影条件下通过立体定向技术钻孔放置深部电极[88–90]。

通过开颅置入硬脑膜下电极对于新皮质的致痫区的确定仍然是一个很好的选择，特别是那些涉及或邻近脑功能区的皮质，如皮质语言区。这种技术允许连续覆盖，并且非常适合进行皮质电刺激来确认脑功能皮质，如 Wernicke 区。在颞叶癫痫中，可以增加深部电极经颞中回垂直放置在杏仁核和海马中[91, 92]。然而，这种技术不能很容易地覆盖对侧半球，并且在对同侧沟底或深部结构（例如前扣带回）的采样方面会受到限制。

SEEG 电极植入是在立体定向框架、无框架神经导航或立体定向机器人引导下，经头皮小切口和 2～3mm 的颅骨钻孔，将深部电极精准植入到相应的脑区[93–96]。与硬脑膜下电极相比，SEEG 可以更好地绘制 3D 癫痫网络，同时更容易进入深部脑区，如深部脑沟、脑室周围区域、扣带回、岛叶和内侧颞叶。对于既往开颅或疑似双侧颞叶癫痫需要双半球覆盖的患者，SEEG 应优于 SDE。通过避免开颅手术，SEEG 与 SDE 相比可以减少手术疼痛，缩短恢复时间，降低严重不良事件发生率（分别为 1.3% 和 3.4%）。此外，SEEG 拔除是一个小手术，不需要返回手术室，而这是硬脑膜下电极进行网格状电极植入的必要条件。因此，最终手术治疗的时机取决于多学科治疗团队[88–90]。SEEG 的主要限制是，如果没有对致痫区进行采样，则存在采样偏差的风险，并且与硬脑膜下电极相比，它可能不太适合语言功能区确定。

七、功能解剖

非侵入性检查为主，偶尔辅以侵入性监测，可以确定患者是否适合癫痫手术治疗。为了解颞叶癫痫的手术技术和风险，掌握颞叶解剖知识是必不可少的[97]。

颞叶位于侧裂下方（图 38–3）。它前方受蝶骨限制，后方受颞骨限制。有明确的外侧面和内侧面的后界。在其外侧面后方，由连接枕前切迹和顶枕沟的外侧，颞顶线将其与枕叶分开；由连接侧裂最末端和外侧颞顶线的枕颞线将颞叶与顶叶分开。功能上，颞叶通过颞干与其他脑叶、岛叶和基底神经节相连。

颞叶有四个面，即上面、外侧面、下面、内侧面。上面直接位于侧裂下方，由三部分组成。极平面是最前面的，后面是前颞横回，也被称为 Heschl 回，以及颞平面（它本身由中间和后颞横回组成）。外侧面由三个脑回和两个平行的脑沟组成：颞上沟将颞上回与颞中回分隔开，颞下沟将颞中回与颞下回分隔开。颞下回与梭状回被枕颞沟分开，枕颞沟是下表面的起点。在内侧，梭状回与海马旁回被侧副沟分开。鼻沟位于海马旁回的内侧缘，并将海马旁回与颞叶内侧面分离开来。内侧面进一步分为三段：前段由钩回前缘延伸至钩回后缘，中间段由钩回后缘延伸至四叠体池水平，后段到达顶枕沟与距状沟交汇的距状点。侧脑室的颞角和三角部于内侧颞叶。

前颞内侧面由钩回和内嗅皮质组成。钩回进一步分为前段和后段，它们在钩回的顶端连接在一起。钩回前段在颈动脉池与颈内动脉和大脑中动脉近端毗邻。它是海马旁回的一部分，由两个回组成：位于上方的是半月回，另一个为舟回。钩回后段在大脑脚池面对大脑后动脉（posterior cerebral artery，PCA）和脉络丛前动脉（anterior choroidal artery，AChA）。它有上下半部分，由嗅回分开。后者由内嗅区形成，在海马的信息传入和传出连接中起重要作用。前颞内侧面外侧与颞角的前部接壤。这部分的后方为脉络丛前动脉进入颞角最常见的入口，称为下脉络点，位于海马头后部。杏仁核位于前部，由内侧隐窝将其与海马体头分开。它形成了钩回前段的外侧面并与半月回平行。杏仁核组成了颞角前壁和颞角顶壁的前部。海马头的外侧是侧副隆起，它形成了颞角的底部。

内侧颞面由位于齿状回上方的穹窿膜和位于下方的海马旁回组成（图 38-3）。伞齿沟和海马沟分别将齿状回与穹窿伞和海马旁回分开。在这个水平，下托位于海马旁回的上表面。颞叶中部内侧面的外侧与颞角后部接壤。颞角从下脉络点开始延伸直侧脑室三角部。在颞角的这一段，在丘脑上部和穹窿下部间的间隙是脉络丛的附着点，也就是脉络裂。打开这个裂缝可以进入颞叶内侧表面以及中脑周围池。海马体形成内侧壁，毗邻脉络丛，而侧副隆起继续形成颞角这部分的基底。在临床上，这是确定颞叶手术中新皮质切除内侧界限的重要标志。颞角外侧的顶部和侧壁由一层绒毡神经纤维组成，被形成 Meyer 环路的视辐射覆盖。只有颞角外侧壁最前面的部分没有视神经辐射。对这一结构的损伤会导致对侧上象限偏盲。

海马旁回后端形成颞后内侧面，并分为两部分，上方为扣带回峡部和下方为舌回峡部。在上方，穹窿伞向后方延伸，环绕丘脑枕的后部，成为穹窿脚。在胼胝体压部的正下方，海马尾部与筋膜回汇合。四叠体池是这个面的内侧边界标志。后内侧颞叶的外侧缘是由侧脑室角部构成的。侧脑室三角部的基底是由梭状回的后部和海马尾的脑室内部分构成。侧脑室三角部前壁分为丘脑枕构成的外侧部分和穹窿脚形成的内侧部分。侧脑室三角部的内侧壁也分为由胼胝体大钳形成的上部和由距状沟形成的下部。最后，侧脑室三角部的外侧壁是由视辐射纤维形成的。

颞叶内侧结构有广泛的传入和传出纤维。海马由齿状回和锥体层的四个锥体区（CA 1～4）组成，是内侧颞叶和 Papez 环路的中心组成部分。海马接受来自嗅内皮质的信息输入，而嗅内皮质本身又由来自嗅周围和海马旁皮质、杏仁核、梨状皮质、岛叶、基底前脑、额叶皮质、丘脑、脑干和基底神经节的信息输入。Papez 环路接受从下托到穹窿、乳头体和乳头丘脑束、前丘脑核和扣带

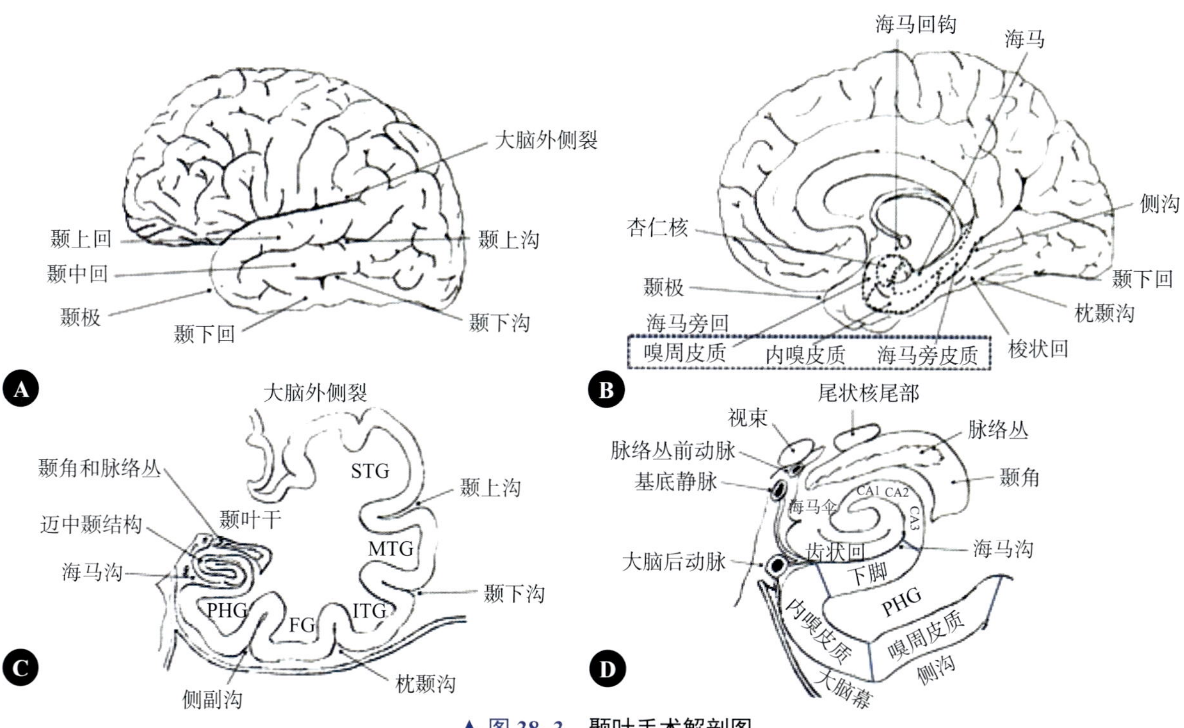

▲ 图 38-3 颞叶手术解剖图

A. 外侧矢状面；B. 内侧面和下矢状面主要是为了强调颞叶内侧结构；C. 冠状面显示脑回和脑沟；D. 冠状面显示内侧颞叶结构

STG. 颞上回；MTG. 颞中回；ITG. 颞下回；FG. 梭状回；PHG. 海马旁回；CA1-CA2-CA3. Ammon 角区

回的投射纤维。一些投射纤维也会回到内嗅皮质。许多这些结构随后将信息投射到大脑皮质[32]。

大脑后动脉、颈内动脉和脉络丛前动脉都参与内侧颞叶的血液供应，而大脑中动脉的各种分支供应其余的颞叶新皮质。颞叶的静脉引流变异比较大。通常情况下，外侧颞叶新皮质表面要么流入浅静脉（superficial sylvian vein，SSV），要么流入直窦。内侧颞结构流向大脑深中静脉，最终与 Galen 静脉汇合。

八、手术治疗：选择、目标和结果

颞叶癫痫手术的目标是在尽可能保证神经功能安全的情况下实现癫痫无发作，进而提高生活质量。前颞叶切除术可使 60%～70% 的耐药颞叶癫痫患者术后无发作[1, 8, 11, 14]。目前研究证实，对患者的早期干预和手术，有助于避免患者因癫痫发作所带来的持续性损伤造成的致残性伤害[1, 11]。在极少数情况下，可以对颞叶癫痫患者在达到“耐药性癫痫”诊断标准之前进行手术。在与发育性肿瘤相关的颞叶癫痫患者中，大家都知道药物治疗的预后都是不好的，而在某些病例早期手术切除后的癫痫无发作率高达 80%。医生要清楚知道这些手术干预患者的特征（例如，残留永久性缺陷的风险较低）和患者的期望（例如，减少或停用抗癫痫药物等）。另外，患者可以选择临床影像学随访，尽管癫痫发作可以得到控制，但如果影像学提示病变体积增大或信号增强，最终都可能需要手术治疗[36–39]（图 38–2）。

癫痫无发作是癫痫手术的一个关键目标，因为它是生活质量最重要的预测指标[10, 41, 45, 98]。然而，手术也能改善患者的神经心理。众所周知，对于各种神经心理评分的结果，包括认知、记忆、语言、执行功能、社会、行为和生活质量结果，大多数儿科患者术后保持稳定或改善[11]。癫痫无发作常伴更好的神经心理预后，较低的术前基线评分预示着好的术后认知预后[11]。尽管左侧颞叶癫痫患者的术前记忆力和语言能力较差，但我们需要意识到左颞手术可能损伤语言和记忆[11, 99]。必须强调评估术后智商的复杂性，这可能除与手术因素有关外，还与神经发育过程、抗癫痫药的变化、癫痫发作复发、上学率和及严谨的社会心理治疗需求有关[11]。其他研究也支持这样一个事实，即术后神经心理结果除了手术本身，还取决于语言和记忆的脑区定位、潜在病理和癫痫发作的年龄。癫痫发病年龄越大，预后越差[100]。

在就癫痫手术的益处和风险向患者提供咨询时，重要的是要把控预期，并向患者和家属提供尽可能准确的预期效果。一些患者的特征可作为确定颞叶切除术后无癫痫发作率高的预测因素。病变性癫痫（如 MRI 扫描发现异常）和无全面性癫痫发作是术后癫痫无发作的积极预测因素[1]，而致痫灶残留或远隔部位存在致痫组织与持续癫痫发作或反复发作有关，因此术前评估仔细筛选手术患者和准确确定致痫灶及术中完全切除致痫灶非常重要[41]。多种发作类型和术前发育迟缓也是预后较差的相关因素[101]。在选择治疗方案时，与患者和家属讨论这些影响因素是很重要的。

重要的是，现代手术方式选择远远超出了颞叶切除术的范畴——现在的手术手段包括微创手术，如磁共振成像（MRI）引导的激光间质热疗法（laser interstitial thermal therapy，LITT），神经调控手术，即脑深部电刺激（deep brain stimulation，DBS）和闭环反应性神经刺激（responsive neurostimulation，RNS），以及除已被广泛报道的软膜下横断外的多发性海马横断（multiple hippocampal transection，MHT）[15, 102]。治疗的选择取决于术前检查的结果、术者专业知识和患者的选择（图 38–2；表 38–1）。

九、切除手术入路

颞叶切除术有两种主要的切除手术入路：前颞叶切除术（anterior temporal lobectomy，ATL）和开颅选择性杏仁核海马切除术（selective amygdalohippocampectomy，SAH）（图 38–4 和图 38–5）。切除的范围因患者而异，取决于术前检查的结果，包括定位的致痫区和必须保留皮质的功

表 38-1　每种手术方案的适应证和优缺点

手术方案	适应证	优　点	缺　点
前颞叶切除术	• 单侧颞叶内外侧癫痫	• 金标准 • 术后癫痫发作控制效果优于选择性杏仁核海马切除术，尤其是儿童患者（有争议）	• 神经认知心理比选择性杏仁核海马切除术要糟糕（有争议）
选择性杏仁核海马切除术	• 局限于单侧颞叶内侧癫痫 • 没有颞叶外侧和颞叶外病变	• 理论上减少了术后认知能力下降（有争议）	• 对儿童癫痫的术后疗效弱于前颞叶切除术 • 再手术率更高
病变切除术	• 病变性颞叶癫痫	• 良好的癫痫发作控制效果	• 如果病变外的脑区为致痫区，则有手术失败的风险
激光间质热疗术（LITT）	• 深部癫痫性病变（肿瘤、海马硬化、脑室灰质异位结节） • 患者或医生建议微创性治疗	• 微创（避免开颅，缩短住院时间和减轻术中疼痛） • 更好的情境记忆结果，尤其是命名和识别功能 • LITT 失败后仍可做切除手术	• 癫痫控制效果稍弱于切除手术 • 暂时性或永久性神经认知功能缺陷和脑出血风险
海马多段离断术	• 语言优势半球的颞叶内侧癫痫 • 可能非优势半球的颞叶内侧癫痫 • 保留术前言语记忆 • 无病变的颞叶癫痫	• 可以保护语言记忆，尤其是术前语言记忆功能良好的患者 • 必要时可与多处软脑膜下离断或颞叶外侧切除相结合	• 疗效和安全性不确定 • 研究较少，尤其是儿科病例
脑深部电刺激	• 双侧颞叶癫痫 • 单侧颞叶癫痫无法行切除手术或毁损手术（如既往曾行对侧颞叶切除术或术后可能出现严重的记忆丧失）	• 可能会改善情绪和认知	• 主要研究对象为成人 • 姑息性治疗 • 可能加重或诱发新的癫痫发作 • 感觉异常的风险，植入部位疼痛或感染，以及电极移位
反应性神经刺激	• 双侧颞叶癫痫 • 单侧颞叶癫痫无法行切除手术或毁损手术（如既往曾行对侧颞叶切除术或术后可能出现严重的记忆丧失）	• 允许长期数据收集 • 电池寿命比脑深部电刺激长 • 闭环刺激 • 可能改善情绪和认知	• 主要研究对象为成人 • 更换需要开颅 • 有感染、出血和电极损坏风险 • 不能兼容磁共振

能区。研究表明，在保证手术成功的基础上，完全切除致痫区远比最大体积切除更重要[100]。

（一）前颞叶切除术：适应证和技术

前颞叶切除是最常用的手术入路，包括切除海马前部、杏仁核、颞极和前颞外侧皮质[57, 103]。因此，如果怀疑颞叶外侧癫痫合并颞叶内侧癫痫，则优选考虑该术式。这是儿科患者最常见的情况[21, 103]。

1. 技术

无论选择何种手术入路，颞叶显露都涉及共同的初始步骤。患者仰卧位，抬高头部，转向受

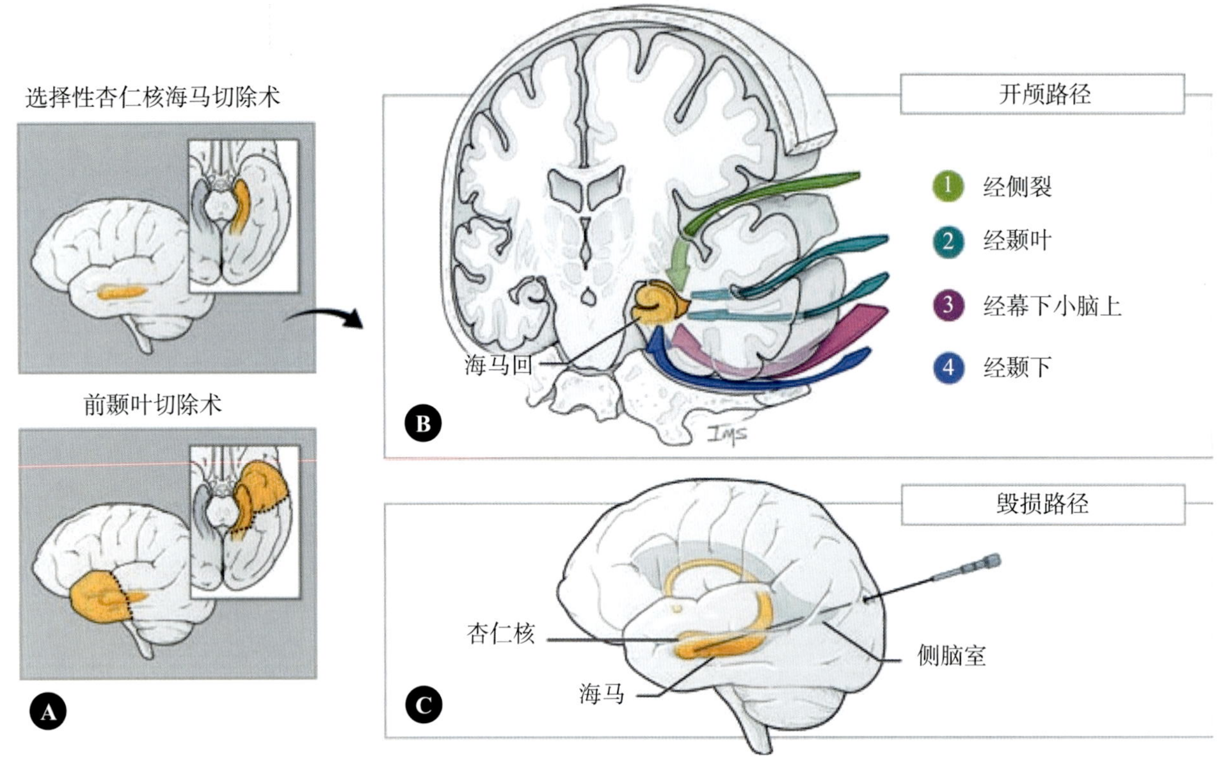

▲ 图 38-4 选择性杏仁核海马切除示意

A. 前颞叶切除术与选择性杏仁核海马切除术的比较；B. 经侧裂入路、经颞叶新皮质入路、经幕下小脑上入路、经颞下入路；C. 激光间质热疗入路

累颞叶的对侧。做一个问号切口切皮，避开颞浅动脉和面神经额支（图 38-5A）。然后将头皮皮瓣和颞肌翻向前方（图 38-5B），并行翼点开颅（图 38-5C）。充分的显露是最重要的，开颅术可以根据具体的手术目标进行调整。硬脑膜开口显露前颞叶，通常颞中回位于显微手术视野的中心（图 38-5D）。神经导航可以随时用于帮助定位（图 38-5E）[57, 103]。

一旦显露颞叶，外侧颞叶新皮质被整块切除。整块切除有利于大体病理鉴别和病理解剖定向。切除在侧副沟外侧进行，双极电凝沿着颞上回的下方开始，左侧颞叶（优势侧）切除的后界为颞极向后 3～4.5cm，右侧（非优势侧）为 4.5～6cm 处，或在 Labbé 静脉前（图 38-5F 至 H）。这降低了术后语言障碍的风险。重要的是，应保留引流静脉。在取出标本之前，应先凝固并切断硬脑膜和引流静脉，以避免撕脱和出血。通常与语言功能相关的优势侧颞上回需要保留[57, 103]。

外侧颞叶皮质的切除深度为 3～3.5cm，向下向外接近小脑幕缘，直至横断颞干，见到侧脑室颞角。这个方向避开了关键的侧裂血管和基底神经节区。如果在上方进行解剖分离，可能会遇到这些结构。打开颞角，显露脉络丛。脉络丛是一个重要的解剖标志。杏仁核可以被认为是一个庞大的灰质团块。吸除穹窿伞，打开脉络裂可以进入内侧颞叶结构。然后将海马头与前方和下方的隐窝断开，切除部分杏仁核。向后，将海马尾部与脉络裂在天幕缘处断开。在前面，在杏仁核上外侧分离杏仁核和基底神经节。断开杏仁核和钩回，直到遇到覆盖颈动脉池的蛛网膜层。当通过蛛网膜看到动眼神经和大脑后动脉时，杏仁核顶端的下部和后内侧面已被切除。当大脑中动脉出现的时候，杏仁核的上部已被切除（图 38-5I）。整个断开过程是在软膜下进行，使用显微器械和可控吸引器或超声吸引器，这就保护了邻近的关键神经血管结构[57, 103]。

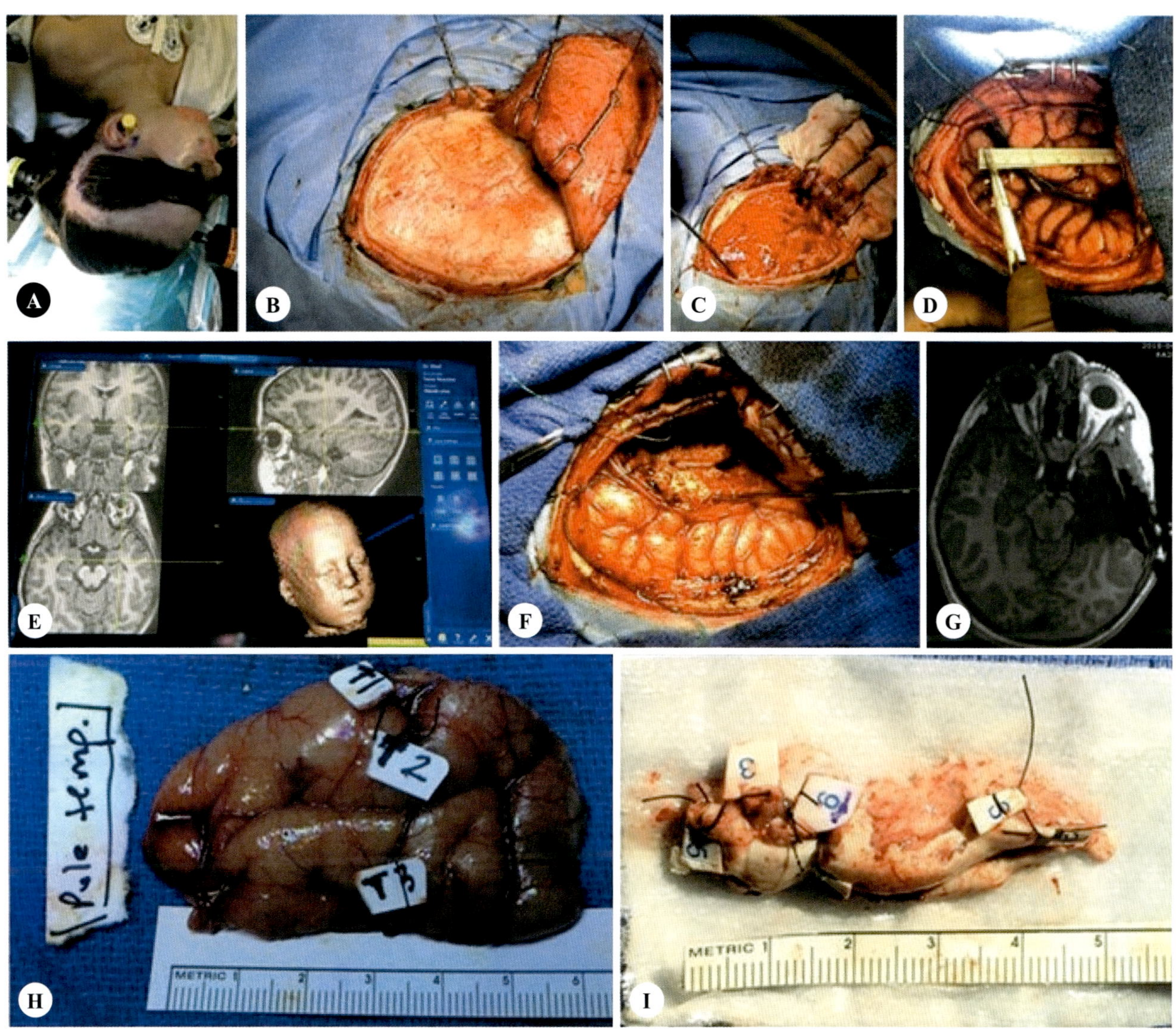

▲ 图 38-5 术中图像显示了左侧颞叶内外侧癫痫合并左侧颞上回局灶性皮质发育不良行左前颞叶切除术的步骤

A. 患者体位；B. 头皮切口和皮瓣；C. 额颞开颅，显露硬脑膜；D. 剪开硬脑膜，计划切除颞叶外侧皮质；E. 术中神经导航；F. 切除后颞叶外侧和海马旁回；G. 术中 MRI 显示切除术腔；H. 颞叶外侧切除术后标本；I. 颞叶内侧切除术后标本

2. 术中皮质脑电图监测

颞叶切除手术中皮质脑电图检测需要将电极放置在颞叶新皮质或将深部电极插入内侧结构杏仁核、海马上[104, 105]。术中 ECoG 可在裁剪式颞叶切除或颞叶病变切除中帮助确定致痫区切除的边界。由于该技术的特点，需要在全身麻醉切除手术期间有一个短暂的 15～30min 的记录窗口，因此会存在一些限制。主要的限制是，除非偶然记录到自发性癫痫发作，否则 iECoG 总是记录间歇期活动，即记录的是易激惹区而非癫痫发作起始区[106-109]。记录的易激惹区实际上可能与放电扩散到非病性周围区或与手术操作有关。从理论上讲，切除易激惹区可能会增加风险，但不会对癫痫发作产生益处[110, 111]。高频振荡（high-frequency oscillation，HFO）是一种记录的脑电活动，归因于锥体细胞异常同步化放电形成的场电位，已被许多癫痫中心用作 iECoG 期间癫痫组织的生物标志物。高频振荡 ripple 频段为 80～250Hz，而 fast ripples 频段为 250～500Hz。与棘波相比，HFO 对致痫组织更具特异性，与癫痫发作的联系更紧密，

因此更能代表癫痫发作起始区。它们通常与间期棘波重叠，且通常小于易激惹区，对于识别肿瘤相关和FCD相关的难治性癫痫的致痫区特别有用[112]。它们的切除，特别是更有可能致病的快涟波（fast ripples）区域的切除，与儿童癫痫发作的改善有关[113]。

术中ECoG可在计划切除前进行，以进一步划定易激惹区，或在切除后进行，以测量残留的癫痫样活动[107]。必须指出的是，iECoG对结果的影响是有争议的，因为存在相互矛盾的证据，有一些研究结果显示其对癫痫的控制结果是有改善，也有研究显示其对最终结果没有益处[114, 115]。一项RCT试验正在进行中，主要在难治性癫痫中比较基于发作间期棘波的切除和基于高频振荡的裁剪式切除的疗效差异[109, 116]。尽管其在小儿颞叶癫痫手术中的作用尚不确定，但iECoG已被证明是有用的，特别是在病变性颞叶癫痫病例中，如FCD、海绵状血管畸形、结节或低级别肿瘤，可以帮助确定手术切除的边界[117]。例如，在FCD相关的颞叶癫痫中，MRI和其他非侵入性检查可能无法充分确定病变或致痫区的范围（特别是婴幼儿），而iECoG引导下的切除术可能有助于避免侵入性监测[104]。对于患有外侧颞叶肿瘤的患者，内侧结构或病变周围颞叶皮质的iECoG可能有助于确定致痫区并指导切除。具有双重病理的海马硬化病例也可能受益于iECoG来确定前颞叶切除过程中外侧颞叶皮质切除的范围。该技术可以提高病变切除的完整性，因为在切除组织标本中iECoG上出现间期棘波，那么该组织标本通常为病变组织（FCD或肿瘤）[104]。然而，重要的是要认识到，监测切除计划之外的脑皮质棘波放电会增加损伤功能区脑皮质的风险，并增加神经系统出现并发症的概率，尽管大多数是短暂的[104]。相比之下，iECoG上检测到的高频振荡（特别是fast ripples）可能会“缩小”切除的范围，从而避免不必要的神经功能障碍风险，同时还可提高手术疗效[109]。

其他限制包括麻醉对记录的影响，一些药物抑制癫痫活动（如异丙酚），另一些药物（如乙咪酯）激发癫痫活动。

最后，当语言功能区皮质与癫痫性病变或致痫区有关或邻近时，唤醒下切除可用于能够合作的年龄较大的儿童和青少年，这种方法在语言优势半球的颞叶癫痫中很有用[101, 119]。

（二）开颅行选择性杏仁核海马切除术：手术适应证、手术技巧和流程

选择性杏仁核海马切除是一种保留外侧颞叶的手术方式。因此，只有当术前发现评估定位致痫灶局限于内侧颞叶（如内侧海马硬化），而没有外侧颞叶或颞外受累的情况下，才可以考虑用这种手术方式。可以使用四种不同的手术入路进入颞叶内侧结构。

经皮质入路与之前说的入路相似（图38–4）。为了避免损伤颞上回的皮质功能，需要经过颞中回或颞下回皮质造瘘到达颞角和内侧结构。通过这种方法，早期切除杏仁核海马是可行的，并可以很好地保护大脑脚及周围的血管。神经导航提高了手术的安全性[57, 103]。该入路的缺点是损伤外侧颞叶，导致外侧颞叶与颞叶底面失去纤维连接。

经侧裂入路需要通过分离侧裂，从颞上回底部，经前颞干进入侧脑室颞角。这样杏仁核海马复合体可以在软膜下被完整切除。虽然这个入路并未触及颞叶新皮质，但它充分显露大脑中动脉和岛叶。这会增加脑血管和脑组织牵拉损伤的风险，可能导致脑卒中和语言障碍[118]。因此，只有真正手术经验丰富的医生才能掌握该手术入路[57, 103]。这个入路损伤了颞干，而这可能与神经认知缺陷有关[120]。

颞下回入路（图38–4）不用损伤外侧颞叶，还可以保护大脑中动脉和颞干。可以使用小骨窗的开颅，经侧副沟和梭状回进入颞角。该入路向前可以切除钩回和杏仁核，向后可以切除海马及海马旁回。该入路需要通过过度通气、高渗脱水和腰大池引流脑脊液来使脑组织充分塌陷，以避免牵拉损伤颞叶新皮质[57, 103]。

最后是幕下小脑上入路（图38–4）。该入路

是通过枕下开颅，经天幕下选择性切除杏仁核海马或切除颞叶内侧后部病变。该入路与其他入路一样有效，但它避免损伤视野，避免损伤外侧颞叶皮质（经皮质入路）或损伤颞干（经侧裂入路）[121-123]。

虽然没有研究对不同的入路的优缺点进行比较，但有些证据表明经皮质入路可能比经侧裂更容易掌握，而颞下入路虽然保护了患者的智商，但它可能对言语记忆和语言产生负面影响[57, 100, 103]。

前颞叶切除与选择性杏仁核海马切除比较

虽然大型 Meta 分析表明前颞叶切除的手术效果要优于选择性杏仁核海马切除，但 Jain 等最近对 28 篇文章进行的系统综述和网络 Meta 分析发现，尽管两者的治疗效果都优于药物治疗，但两种手术在癫痫无发作率方面没有差异[100, 124]。然而，在儿科文献中，有更多的证据表明，选择性杏仁核海马切除术的癫痫控制率要差于前颞叶切除，而且再手术率更高[9]。

选择性杏仁核海马切除术疗效差的原因可能与未切除病理性外侧颞叶皮质，而幼儿存在双重病理的风险更大，磁共振很容易显示为阴性，也有可能是因为骨窗显露扩大而单纯扩大切除了内侧颞叶结构[15, 57]。

虽然选择性杏仁核海马切除术保留了外侧颞叶结构，理论上可以减少术后认知功能下降，但这一点尚未得到明确证明。减少或治愈癫痫发作对神经发育和认知结果的益处不能被低估[9]。

（三）病变切除术

医学上难治性颞叶癫痫可能是由颞叶外侧或颞叶内侧的低级别肿瘤和血管病变引起的[1, 125-126]。然而，在某些情况下，仅切除病变往往是不够的，因为它可能被外观看似正常的致癫痫组织（如胶质瘤或Ⅲ型 FCD）包围。因此，术中皮质脑电图监测可能是一种有用的辅助手段，可以识别周围的致痫组织并指导切除，增加癫痫无发作的机会[57, 125, 127]。

对于儿童难治性颞叶内侧癫痫采用经侧裂脑池入路比较合适。手术需要分离侧裂，打开脚间池和环池，显露颞叶内侧结构，切除颞叶内侧病变[125-126]。然而，切除颞叶内侧肿瘤可能面临更多挑战。在杏仁核 – 钩回肿瘤中，切除必须小心避开上面的基底节区，因为基底节区可能难以与杏仁核区分。在钩回处，弥漫性浸润性肿瘤可破坏或浸润软膜下界面，这样，钩回前部的颈动脉和钩回内侧的动眼神经处于较容易受到牵拉或损伤的状态。同样，当切除可能靠近脉络丛、脉络丛前动脉、大脑后动脉、引流静脉和脑干的海马肿瘤时，也需要谨慎！在这种情况下，外科医生必须牢记，我们的最终目标是控制癫痫发作并保留神经功能。因此，次全切除或仅切除颞叶内侧结构，有时也是可以的[57, 125]。

十、标准切除手术的替代方案

（一）微创消融：激光间质热疗和射频消融术

磁共振引导的激光间质热疗（LITT）和射频消融（radiofrequency ablation，RFA）都是微创热凝毁损手术，它们通过探针（LITT）或电极（RFA）产生热量来破坏致痫区[128]。LITT 利用二极管激光器，通过光纤传输并通过吸收组织中的光子来产生热量，而 RFA 利用两个电极之间电流来进行热感应[129-131]。

LITT 和 RFA 都是微创治疗方案，可用于选择性杏仁核 – 海马消融术。它们也可用于治疗颞叶的其他深部致痫灶，如颞叶脑室周围灰质异位结节（图 38–1 和图 38–4）。对于内侧颞叶癫痫，LITT 的手术流程包括沿矢状面经海马体长轴到杏仁核和钩回放置激光探头（图 38–2 和图 38–4）。该技术通过实时磁共振热成像进行消融，其癫痫发作结果略低于颞叶切除术[132-134]。

与开颅行选择性杏仁核海马切除和前颞叶切除相比，LITT 的成功率略低，这可能与某些颞叶内侧结构消融毁损不完全有关，尤其是杏仁核[63, 64, 128, 134]。研究表明，激光探头的靶点越针对颞叶中内侧、前部和下部结构（包括杏仁核、海马头、海马旁回、内嗅皮质和内嗅周围皮质），术后癫痫控制效果更好，拥有更好的 Engel Ⅰ预后率。相反，靶点靠后，主要的毁损区域位于海马后部结构，则效果不如人意。众所周知，内嗅皮质具有高度的致痫性，它与边缘系统广泛联系[134]。

LITT 和 RFA 的直接好处包括避免开颅，避免重症监护住院，减少住院时间和术中疼痛。LITT 还能显著降低上象限偏盲的风险，从内侧颞叶癫痫标准切除手术的 52%～100% 降至 8%～20%[135]。与开颅选择性杏仁核海马切除相比，LITT 有更好的情境言语记忆结果，尤其是更好的命名和物体识别结果，而非情境记忆可能会下降[136-138]。虽然被认为是微创的，但 LITT 和 RFA 并非没有风险。可能出现短暂和持续的神经功能缺陷，最常见的是上象限偏盲，这和开颅选择性杏仁核海马切除术一样，还会出现如情感性障碍、脑神经麻痹，以及语言和记忆缺陷，特别是无病变的优势半球内侧颞叶癫痫。术后出血是可能的，但很少有症状。总的并发症发生率与开颅手术和其他立体定向手术相当[133, 134]。

（二）海马多段离断和多处软膜下离断

在语言优势半球的内侧颞叶癫痫和需要保护言语记忆的患者中，致痫灶切除术或消融手术导致言语记忆下降的风险显著增加[102, 127, 139]。一种不断发展的替代方法是海马多段离断。这种手术是将参与癫痫传播的海马回路选择性地切断，以破坏癫痫活动，同时保留与记忆有关的垂直纤维[102, 139]。该技术已用于涉及优势半球和非优势半球的病例中，不管是有病变还是磁共振显示正常，都获得了较好的癫痫控制效果和良好的记忆结果，尽管数据有限[102, 127, 139]。

该方法可以保留包括儿童在内的所有年龄组患者的言语记忆，并获得良好的基线评分，同时获得合理的癫痫发作结果[102, 139]。当怀疑外侧颞叶新皮质受累时，海马多段离断术可以联合使用类似的多处软膜下离断技术或病灶切除术，从而达到与前颞叶切除术相当的结果，如良好地长期控制癫痫发作和改善认知功能[127]。

十一、神经调控

（一）迷走神经刺激术

左侧迷走神经刺激术（vagus nerve stimulation，VNS）是一种成熟的辅助治疗方法，通常考虑用于不适合或拒绝接受切除性手术，或单侧颞叶最大切除术后仍有持续癫痫发作的药物难治性颞叶癫痫患者。许多试验表明，50% 的患者在接受 VNS 治疗后可以减少 50% 左右的发作。尽管有报道称，随访时间越长，癫痫发作控制率越高。与其他神经调控手术相比，VNS 的主要优点是它的非侵入性，因为它不需要植入颅内电极。最常见的不良事件是刺激引起的声音嘶哑；然而，咳嗽、疼痛、感染和极罕见的心脏骤停也有报道[140-142]。

（二）脑深部电刺激

DBS 是一种很有前景的治疗方式，对于不适合切除性手术的难治性癫痫患者，DBS 可以降低患者的发作频率[143-144]。在颞叶癫痫中，DBS 治疗适合很大一部分患者，包括那些出现双侧或非病变性颞叶癫痫的患者，以及在杏仁海马体切除术后出现显著的言语记忆丧失的颞叶癫痫患者[143-145]。

DBS 需要向颅内植入深部电极，进而连续性或间断性电刺激颅内核团，这就叫开环刺激。这种刺激通过减少神经元活动阻断靶点病理网络[32, 146-147]。在内侧颞叶癫痫的治疗中，DBS 以单侧或双侧海马和杏仁核为刺激靶点[32]。除了一项研究报道 4 例接受左海马 DBS 治疗的患者癫痫发作减少 15% 外[148]，杏仁核 – 海马刺激已被证明可使这些患者的癫痫发作频率至少减少 50%，一些无病变的内侧颞叶癫痫患者术后甚至无癫痫发作[149-152]。例如，在一项前瞻性随机双盲试验中，海马 DBS 治疗后 88% 的患者术后出现癫痫发作减少，50% 的治疗组患者达到了完全无发作[153]。

然而，以丘脑前核（anterior nucleus of thalamus，ANT）为靶点的 DBS 在治疗部分和继发性全身性癫痫方面也被证明是有用的[143]。最近的一项随机对照试验提供了Ⅳ类证据，证明丘脑前核电刺激治疗可对 69% 的患者术后 5 年发作频率减少，生活质量显著改善[144, 154]。与其他神经刺激方法一样，应答率随着时间的推移而增加[144, 147]。需要进一步的试验研究来评估儿童患者 DBS 治疗的有效性和安全性，并明确患者入组的标准[147]。

DBS 的风险包括癫痫发作加重（可能性很小）[155, 156]、颅内出血、植入部位疼痛或感染以及感觉异常[143, 144]。由于头部和身体的生长，其他并发症如电极植入移位可能在儿科人群中更为常见[32, 147]。然而，术中越来越多地使用术中 MRI 可以提高电极放置的准确性，并减少并发症[157–158]。

（三）反应性神经刺激

反应性神经刺激（responsive neurostimulation，RNS）于 2013 年被批准用于成人局灶性癫痫的治疗，此后在某些癫痫中心已超说明书地用于儿童[15, 32, 147, 159]。对于无法切除或消融的双侧内侧颞叶癫痫或单侧颞叶癫痫患者（如既往有对侧手术的患者），RNS 手术是一个不错的选择。甚至从长期随访数据看，少数患者还有机会最终行切除手术[15, 160, 161]。

RNS 手术需要在头皮下颅骨中植入刺激器，刺激器通过小骨瓣与颅内电极相连接（图 38–6）。RNS 系统通过识别特异的发作前脑电图节律，然后反应性向致痫区发出高频刺激脉冲，从而终止癫痫发作。这被称为闭环刺激[32, 147, 162, 159]。此外，RNS 可能通过改变目标神经网络的可塑性来发挥作用[147, 163]。有可靠的数据表明，RNS 可有效改善单侧或双侧内侧颞叶癫痫和颞叶癫痫伴新皮质或功能区皮质癫痫患者的发作[162, 164–169]。据报道，近一半接受 RNS 治疗的患者生活质量也有显著改善[165, 168, 170]。虽然支持其在儿童中的应用的数据更为有限，但最近的一份报道证明了其有效性：一名 16 岁的女孩患有左侧颞叶新皮质癫痫，每日癫痫发作，经 RNS 治疗后，在 6 个月的随访中每周仅有先兆发作[171]。RNS 也可能对情绪和认知的改善有所帮助[170, 172]。

RNS 的主要缺点，除固有的手术感染、出血和电极断裂的风险外[162, 164, 169]，与 DBS 和迷走神经刺激（VNS）相反，RNS 的系统替换需要植入到颅骨中[32]。由于刺激器位于颅骨，RNS 通常不用于 3 岁以下的儿童。值得注意的是，目前的 RNS 系统不兼容 MRI[147, 173]。

十二、结论

手术治疗小儿耐药性颞叶癫痫是一种非常有益的干预措施，因为与持续的药物治疗相比，它显著控制了患者的癫痫发作并改善了生活质量。手术患者的筛选需要尽早转到综合小儿癫痫中心进行手术评估。对于颞叶癫痫患儿，严谨评估是合理的，因为手术候选人可能会出现误导性的“无法定位”或“无法定侧”解剖电临床症状学表现。无病变性颞叶癫痫或病变性颞叶癫痫无创定位不充分（如无创数据不一致）或累及到语言功能区，那侵入性监测有益于确定致痫区，确定切除边界和定位功能区皮质。手术方式和手术入路的选择需要根据每个患者的需要量身定制。在无并发症或并发症可接受的情况下，优先考虑手术切除或毁损致痫灶。与肿瘤相关的颞叶癫痫通常可以进行病灶切除术，术中可行或不行术中皮质脑电图监测，均可获得良好的癫痫控制效果。由于皮质发育畸形引起的病变性颞叶癫痫更具挑战性，通常需要进行病变切除术或行前颞叶切除，这可以根据术中脑皮质监测情况进行调整。典型的内侧颞叶癫痫可进行选择性杏仁核海马切除。这种术式通常用于年龄较大的青少年。当条件允许时，应考虑将 LITT 作为开颅杏仁核海马切除的微创替代方法。然而，由于儿童患者中颞叶内侧结构和外侧颞叶新皮质的双重病理发生率高，接受杏仁核海马切除的儿科患者的总体成功率低于成人。双侧颞叶癫痫或颞叶癫痫患者累及重要功能区脑皮质，对于可能存在永久性语言或记忆缺陷的患者（如老年患者），神经调控手术（如 DBS 或 RNS）可能是备选方案。

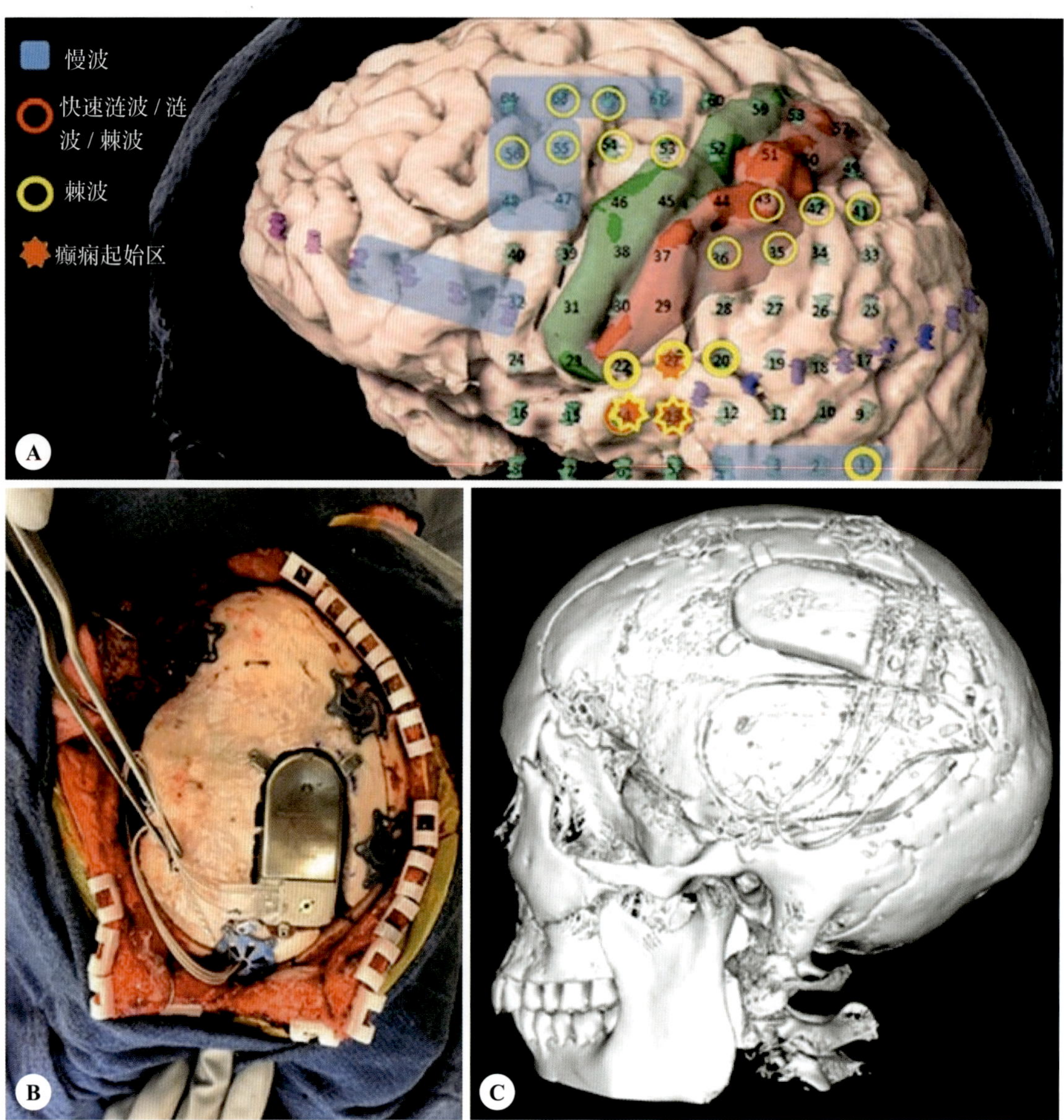

▲ 图 38-6　反应性神经刺激治疗颞叶癫痫
A. 颅内电极；B. 术中图像；C. 三维重建

第39章 非颞叶癫痫

Extratemporal Lobe Epilepsy

Marcelo Budke Neukamp　Antonio Gil-Nagel Rein　Angel Aledo Serrano　著

谭红平　译　　金　鑫　校

颞叶外癫痫可以通过手术治疗得到很好的控制；但在这种具有挑战性的情况下，正确选择患者、评估以及讨论预期结局和风险至关重要。尽管优化了药物治疗，但约1/3的儿科癫痫患者仍有癫痫发作，这意味着他们患有医学上难治性癫痫[1, 2]。难治性颞叶外癫痫最有效的治疗方法是局灶性皮质切除术，切除致痫区（癫痫发作起始区和早期扩散区）。颞叶外癫痫的手术是一项挑战，需要严格的术前检查，这是儿童癫痫手术中最常见的类型。虽然前颞叶切除可以治疗颞叶癫痫，但其发病率较低，而颞叶外癫痫通常需要切除较大的皮质区域，这些区域通常包括或围绕大脑的重要功能区域。

理想情况下，手术方案应由综合性癫痫中心的多学科团队设计，基于多种因素，包括考虑病理基础、神经影像学数据、脑电图（electroencephalography，EEG）/神经生理学信息、功能制图数据和个体患者的特定风险–收益特征。已公布的颞叶外癫痫外手术后癫痫无发作率在30%～80%，而颞叶癫痫则超过80%[3]。

然而，治疗目标是相同的：以最小的并发症率，减少或消除癫痫发作，以及保留或改善神经认知功能。一些已发表的研究已经证明了颞叶外癫痫手术治疗儿童的安全性和有效性[1]。

一、小儿颞叶外癫痫的手术注意事项

关于儿童颞叶外癫痫手术的文献越来越多。由于以下几个原因，儿童患者群体需要特别关注。首先，成人和儿童患者的病因是不同的。成人难治性部分癫痫的最常见原因是海马硬化，经典的治疗方法是行包括杏仁核海马切除的前颞叶切除术。然而，儿童中颞叶外癫痫的病因主要为脑发育异常性疾病（皮质发育不良、结节性硬化症、Sturge-Weber综合征）和低级别皮质肿瘤（神经节胶质瘤、DNET、少突胶质细胞瘤，星形细胞瘤）[2, 3]（表39–1）。

其次，治疗医生必须考虑到干预措施本身对患儿正在发育的神经系统的影响。尽管发育中的大脑对反复癫痫发作所带来的有害影响非常敏感，甚至可能会带来永久性的神经心理和认知后遗症，但发育中的大脑的可塑性也有助于在皮质切除（可能涉及言语区）后更好地恢复功能[5, 6]。

然而，现在越来越多的人认识到，儿童时期不受控制的癫痫会对儿童的智力和认知能力产生不利影响。儿童时期进行的癫痫手术可能对儿童的智力和认知能力起关键作用，并促进和提高生活质量。最后，在前两种抗癫痫药物未能充分反应之前，医学上难治性部分癫痫患者的发作不太可能缓解，因此许多中心现在经常提倡对儿童进行早期手术[10]。

二、颞叶外癫痫的术前评估

术前评估最重要的部分是确定致痫区或导致癫痫发作的异常脑区，并确定其与大脑功能皮质的关系。在此之前，这种识别仅基于间歇期和发作期脑电图。高清晰度MRI是一项重要的进步，

表 39-1 接受颞叶外癫痫手术的儿童最常见的潜在病理[4]

病 理	%
皮质发育不良	42
肿瘤	20
萎缩 / 脑卒中	10
神经胶质增生 / 正常病理	6
结节性硬化	5
下丘脑错构瘤	3.6
Sturge-Weber 综合征	2.9
Rasmussen 脑炎	2.7
血管性（动静脉畸形、海绵状瘤）	1.5

特别是 3T 和 7T MRI，可以在术前评估中识别非常小的病变。确定病理基础、癫痫发作频率和精神运动发展的预后是评估的基本工作。家族史和家族成员对癫痫发作的描述有助于确定癫痫发作的类型，但发作频率必须确定通过仔细的神经学检查来记录。通常，神经学检查可以帮助我们定位致痫灶[8]。

由于颞叶外癫痫的病理复杂性，考虑手术的患者最好在综合癫痫中心由癫痫神经科医生、癫痫外科医生、神经心理学家、神经放射科医生、精神科医生和社会工作者组成的多学科团队进行评估。通常，术前评估包括一系列旨在定位致痫区的综合测试。充分了解这些方面的潜在优势和局限性，对于适宜患者的筛选和取得满意的手术效果至关重要。

常规的结构磁共振成像（magnetic resonance imaging，MRI）、头皮视频脑电图（video-EEG，VEEG）和神经心理评估是任何癫痫术前评估的最基本要求。然而，其他非侵入性技术现在也被广泛用于定位致痫区和确定功能区。这些技术包括正电子发射断层扫描（positron emission tomography，PET），单光子发射计算机断层扫描（single photon emission computed tomography，SPEC）和脑磁图（magnetoencephalography，MEG）。

（一）病史和检查

颞叶外癫痫的初步评估应包括全面的神经病史和检查。部分性癫痫是否存在获得性或遗传性病因应予以确定。症状性神经障碍的存在可能具有致痫灶定侧和定位价值，也提示部分性癫痫可能存在外科治疗的希望。应分析发作期症状学或发作内症状，包括先兆或发作后功能障碍、发作类型、发作频率和发作后的功能损伤。

（二）视频脑电图

视频脑电图是记录癫痫表现的必要手段。在儿童癫痫中，发作期放电模式往往是区域性的，而不是局部的。儿童期视频脑电图常表现出各种各样的伪迹，这些伪迹可能会影响脑电图的解读。发作期脑电图和间歇脑电图之间有密切的关系，但只有不到一半的间歇期棘波能在头皮脑电图中检测到。记录一次或多次癫痫发作有助于确认儿童癫痫的诊断，并有助于致痫灶的定侧和定位。视频脑电图最重要的一点是确认易激惹区和间歇期棘波，以及确认发作起始区或发作启动区。一般来说，几次癫痫发作被记录下来后，它们的症状学和同步脑电图将被一起同步分析。理想的视频脑电图记录应该是能够定位易激惹区和发作起始区。然而，这种理想情况很难在难治性癫痫患儿中实现，即使在肿瘤患者中也是如此，因为他们的间歇活动可能相当广泛，甚至很难定侧致痫区。这些是成人和儿童癫痫最显著的区别。

在颞叶外癫痫中，从更深的大脑区域（包括大部分颞叶外皮质）检测癫痫样活动有其局限性。在这些病例中，头皮脑电图可能未显示任何间期异常。更重要的是，在癫痫发作活动扩散到大脑凸面之前，可能无法检测到早期发作期的变化[9]。头皮脑电图检测间歇期和间歇期放电最困难的区域包括额叶内侧面皮质、眶额皮质（在症状学上与颞叶癫痫无法区分），以及初级运动或感觉皮质的小病灶，这些区域可以产生临床癫痫，但由于涉及的皮质面积相对有限，因此头皮脑电图无法检测到。在颞叶外癫痫中，脑电图的初始变化也可能被肌肉伪迹掩盖，这些伪迹通常与脑电图发作同时发生[10]。

（三）磁共振成像

磁共振成像（MRI）是检测和定义癫痫结构病理的金标准。这一点非常重要，因为病变性癫痫的手术结果比没有病变的病例好得多。对于外来组织病变，如肿瘤，血管 MRI 是任何结构神经病理学研究的基石，进行高分辨率的磁共振检查对所有外科筛选患者至关重要。局灶性皮质发育不良在常规 1.5T MRI 上很难发现。由经验丰富的神经放射科医生阅读的高分辨率 3T 磁共振可能会发现异常，而且可以得到随后的病理证实。功能磁共振成像（functional MRI，fMRI）在主要癫痫中心变得越来越可用，它可以通过非侵入性手段确定脑功能区皮质[11]。皮质发育不良可能在磁共振上显示不出来，或表现为灰白质之间厚度的细微差异，或表现为灰质 – 白质边界模糊，或只是表现为较为明显的病灶异常（图 39–1）。通常，MRI 序列被加载到术中导航平台（例如，美敦力或脑实验室导航系统），以帮助指导手术。

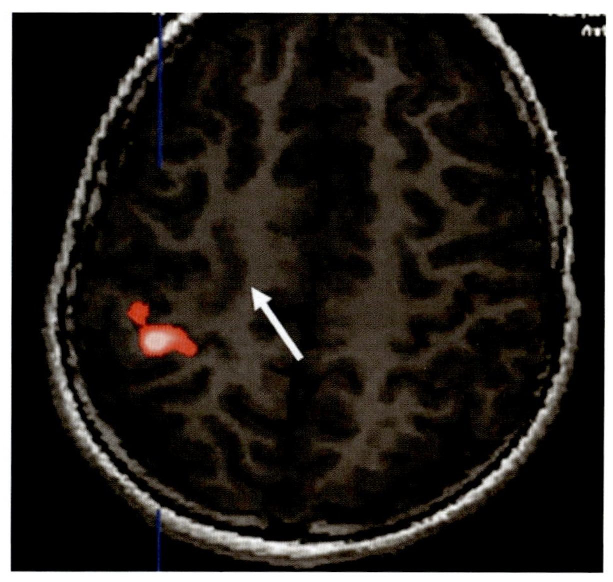

▲ **图 39–1　3T 功能 MRI 显示正常灰质 – 白质边界模糊（白箭），提示额上沟靠近手部主要运动区（红色区域）的局灶性皮质发育不良**

MRI 检测异常的敏感性取决于所使用的技术、病变病理性质和解读医生的经验。MR 图像应由熟悉患者临床和脑电图（EEG）结果的癫痫成像专家进行评估。评估病变性质的最佳 MRI 技术应包括各种成像序列，包括 T_1 加权成像（weighted imaging，WI）、T_2WI、质子密度和液体抑制反转恢复（fluid attenuation inversion recovery，FLAIR）序列。这些需要在覆盖整个大脑的至少两个正交平面上获得，使用最薄的扫描层厚。应包括扫描层厚为 1.5mm 或更薄的三维 T_1 扫描序列，因为该序列提供了出色的灰质 / 白质对比度，可以重建为任何正交或非正交平面。三维 T_1WI 扫描序列也可以进行额外的后处理，而不会浪费额外的成像时间[12]。

钆不能提高癫痫患者 MRI 的敏感性，只能用于特定的脑内病变，如肿瘤。应该采用系统的方法来评估 MRI，以优化细微病变和双重病理的检测。虽然 fMRI 通常定位初级运动皮质是可靠的，但其在语言区域的侧化和定位方面的可靠性取决于受试者的合作和技术人员的经验。

（四）FDG-PET

功能神经成像使用代谢或血流测量来识别功能失调的皮质，从解剖学角度解释数据。PET 的主要用途是识别在 MRI 上未显示明显结构病变患者的低代谢情况。PET 扫描通常作为癫痫发作间期检查，使用 2-^{18}F-2- 脱氧 -d- 葡萄糖正电子发射断层扫描（FDG-PET）寻找葡萄糖代谢的基线减少。PET 的敏感性和特异性根据产生癫痫的大脑区域不同而变化。在颞叶癫痫中，PET 异常区域、致痫区和手术结果密切相关。在颞叶外癫痫中，这种技术提供的信息较少。在临床实践中，将 PET 信息与患者的 MRI 扫描相融合可以帮助识别以前单独使用其中一种检查技术时遗漏的异常区域。由皮质发育畸形引起的细微的脑回异常可以变得更加明显[13]。

在癫痫发作间歇期进行 FDG-PET 扫描，可以在许多 MRI 扫描无病变的患者中显示癫痫性病变的低代谢[14]。导致这种低代谢的病理生理机制尚不清楚。FDG-PET 显示的低代谢程度通常大于实际潜在的癫痫病变（如果存在）或颅内脑电图确定的致痫区。因此，关于决定新皮质切除的范围不应仅基于 FDG-PET，而应结合 MRI、EEG（如有必要包括颅内 EEG）和其他成像方式的信息。MRI 病变的存在和低代谢的存在都被证明是癫痫发作良好手术结果的独立预测指标。Willman 等对 46 项研究进行的 Meta 分析显示，同侧 PET 低代谢对良好手术结果（定义为 Engel Ⅰ级或Ⅱ级）有 86% 的预测价值[15]。

在患有慢性难治性癫痫的结节性硬化症患儿中，FDG-PET 可以作为 MRI 的补充，帮助区分致痫结节和临床无症状结节。此外，α-^{11}C- 甲基 -l- 色氨酸（AMT），一种描述色氨酸代谢的放射性示踪剂，在初步临床研究中显示出有希望的结果。该临床研究旨在区分多发性结节硬化患儿的致痫结节和临床无症状性结节[16]。

（五）单正电子发射计算机断层扫描

与 PET 不同的是，单正电子发射计算机断层扫描（SPECT）是在癫痫发作期进行的，因此提供了癫痫发作起始区的信息。与 PET 一样，其最大的用途是用于磁共振阴性的局灶性癫痫患者。^{99m}Tc 是一种放射性示踪剂，用于识别脑血流量增加或过度灌注的区域。该检查必须在理想的条件下进行。示踪剂必须在癫痫发作后几秒钟内注射。在癫痫发作开始后 10s 内注射局灶示踪剂比 60s 后注射更有可能识别癫痫发作的区域，因为 60s 后癫痫发作放电扩散后的信息大大降低了其致痫灶定位的意义。癫痫发作的时间也必须足够长，因为不到 10s 的短暂部分癫痫发作不太可能提供实质性的信息。SPECT 与 MRI 成像（SISCOM）融合提高了癫痫发作区定位的灵敏度，并提供了致痫灶定位的解剖学信息。SISCOM 有助于在术前为额叶癫痫患儿进行电极设计提供指导作用，因为癫痫的快速扩散往往会导致对致痫区进行错误的临床和电生理解释[17, 18]。

PET 或 SPECT 都不能单独在磁共振阴性患者指导手术。在确定是否需要手术之前，最好将这些分析信息与临床和脑电图信息进行对比。此外，需要记住 SISCOM 方法的技术和解读的局限性，因为它们可能导致错误的致痫灶定位，并将癫痫传播区误认为癫痫发作起始区[19]。

（六）脑磁图

据报道，脑磁图（magnetoencephalography，MEG）是一种有价值的非侵入性技术，可为正在接受术前评估的颞叶外癫痫儿童定位致痫区和确定功能区皮质。这项技术测量与神经元细胞内电流相关的磁场。脑磁图确定的癫痫棘波和诱发反应的源定位与 MRI 相融合就称为磁源成像（magnetic source imaging，MSI）。脑磁图是基于在癫痫发作间歇期伴随磁场的电流所产生的物理现象。磁场相对于电流的方向被描述为 Orsted“右手法则”。该法则指出，当右手拇指指向远离手的方向时，它将指向电流的方向，周围的磁通量将与其他 4 个右手手指的方向对齐。脑磁图使用高灵敏度的生物磁力计来检测细胞内神经元电流产生的膜外磁场[20]。

尽管硬脑膜下电极和（或）深部电极的侵入性研究在定位儿童颞叶外癫痫方面被认为是有优势的，但其他研究已证实了脑磁图作为定位致痫区的前景。因为双侧半球深部、弥漫性或快速传播的癫痫样活动引起的头皮脑电图改变导致电 - 临床定位不佳，颞叶外癫痫的诊断可能存在困难。由于 MEG 比 EEG 具有更好的空间和时间分辨率，因此 MEG 比 EEG 更能定位致痫区[21, 22]。

（七）神经心理评估

儿童的神经心理学评估可以采取不同的形式，这取决于神经心理学家采取的理论方法和评估的具体目标。大多数神经心理学评估涉及从几个功能领域收集信息，包括一般认知能力，语言、视觉感知、运动、感觉、记忆、注意力和执行功能（执行功能通常包括行为调节、计划、组织和综合解决问题的能力）以及情绪、社会和适应功能的评估。

神经心理学检查可以确定功能缺陷区域，从而确定“病变在哪里”，以及是否存在局灶性和（或）多灶性功能障碍。不同脑叶的局灶性癫痫具有特定的神经心理学特征：额叶、颞叶、顶叶或枕叶。神经心理学评估还可以确定患者的智力优势和劣势，以便制订教育计划来优化他们的教育并帮助弥补缺陷；它还可以预测术后缺陷的风险，这对于确定手术的风险 – 收益比尤其重要[23]。

在 Wada 测试期间进行的神经心理学测试有助于确定语言、记忆和视觉空间功能方面的优势大脑半球。语言或言语记忆缺陷提示优势半球功能障碍，视觉空间记忆缺陷提示非优势颞叶功能障碍，两者均有缺陷提示双颞叶参与[24]。

三、侵入性脑电图研究

非病变病例和致痫区与大脑皮质非常接近甚至重叠的患者，几乎总是需要长程侵入性脑电图记录和直接电刺激确定脑功能区。一般来说，脑电图在定位癫痫发作起始区和易激惹区中起着关键作用。然而，在颞叶外癫痫中，头皮脑电图可能未显示任何间期异常。更重要的是，在癫痫活动扩散到脑凸区之前，早期的重要变化可能无法检测到。我们必须记住，头皮脑电图在检测包括大部分颞叶外皮质在内的大脑深层区域的癫痫样活动方面很不理想。对于儿童患者侵入性脑电图监测尚无统一的标准。有创性脑电图监测通常适用于无病变病例，其可能指征如下[26]。

① MRI 检查没有与脑电图记录的电 – 临床 / 功能假设相符的皮质病变（所谓的 MRI 阴性病例）。

② MRI 显示的病变（有时 PET 上明显的低代谢区域）与电 – 临床症状学不一致。这可能发生在脑深部病变，如深部沟底病变。

③ 患者存在两个及以上病变，其中至少有一个病变与电 – 临床症状学不一致；或者两个病变位于相同的功能网络中，并且不清楚其中哪一个或它们都是致痫灶。

④ 解剖 – 临床电确认的病变（MRI 阴性或 MRI 阳性）涉及潜在脑功能区皮质。

（一）硬脑膜下或深部电极

有两种类型的侵入性电极：硬脑膜下电极和使用立体脑电图（stereoencephalography，SEEG）的深部电极。硬脑膜下网格电极最适合用于确定“功能区皮质”，并将这些区域与癫痫病灶区分开。由于网格电极需要相当大的开颅手术，只适合单侧置入（图 39–2）。硬脑膜下条带电极可以用于一些不太关键的脑区探测（可以和网格状电极或深部电极搭配使用），可以双侧置入。

深部电极包含多达 20 个均匀间隔的电极触点。脑电图信号质量通常比硬脑膜下电极要好，而且它们能够记录脑深部结构信号，硬脑膜下电极很难做到这一点。它们可以双侧置入和置入到多个脑叶，可以垂直颅骨表面置入，也可以斜插，而不需要开颅（图 39–3）。深部电极比硬脑膜下电极更容易拔除。手术可以在床边进行，不需要局部或全身麻醉。然而，它们只能对脑皮质外侧表面进行有限的覆盖，所以电刺激确定脑功能区就比较困难。侵入性脑电图记录像其他侵入性手术一样有风险。总体报道硬脑膜下电极（条状电极）的并发症发生率高达 14%，约 2% 的患者有永久性后遗症[26–28]。

最近深部电极的应用明显增加，因为该技术似乎提供了很好的定位结果，而且对患者来说耐受性更好，侵入性更小。SEEG 技术采用传统立体定向技术或手术机器人置入电极。SEEG 的固有理念是使用深部电极系列来支持或排除精心构建的癫痫性皮质网络假设，该假设来自于对术前检查

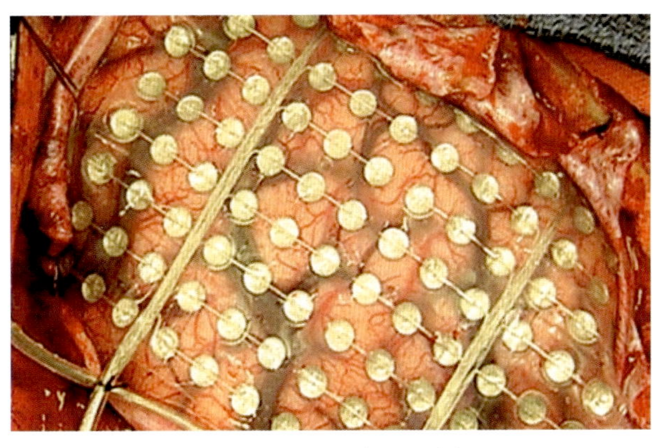

▲ 图 39–2　硬脑膜下电极

的深思熟虑的详尽研究。深部电极的采样范围为电极周围皮质 2～3mm，这意味着 SEEG 技术缺乏“采样能力”，而当大网格和条带状电极可以放置在皮质的广阔区域时，SEEG 技术可以对脑深部皮质进行采样，而传统的基于网格状的硬脑膜下电极很难或不可能进行采样。这些脑区包括岛叶和扣带回及内侧结构，它们被越来越多地发现并认为是潜在重要的致痫结构。此外，SEEG 允许进行双侧采样和从不连续的脑叶进行采样。许多当前的讨论和一些争议围绕着如何确认网格状硬脑膜下电极和 SEEG 技术，哪种更适合当下的药物难治性癫痫患者。每种技术可能都有独特的属性，但每种方法的确切作用和适应证尚未完全确认[27, 29]。

手术切除在深部电极置入之后，需要在一个特定的手术环境下进行，这和电极置入手术不同。深部电极的拔除在适当的监测期（通常为 5～7 天）后进行，电极拔除可在短暂的全身麻醉下进行。一些中心在拔除电极之前，采用激光间质热疗法（laser interstitial thermal therapy，LITT）治疗新确认的致痫皮质[30]。

（二）脑功能确认

准确确认感觉运动、语言和记忆功能皮质，以及确定病灶边界和脑功能之间的解剖关系，对于颞叶外癫痫手术风险评估和决策至关重要。无创成像技术，包括功能性 MRI 和 DTI 神经束成像提供了儿童初级感觉运动皮质、语言皮质和视觉皮质的精确图谱（图 39–1）。

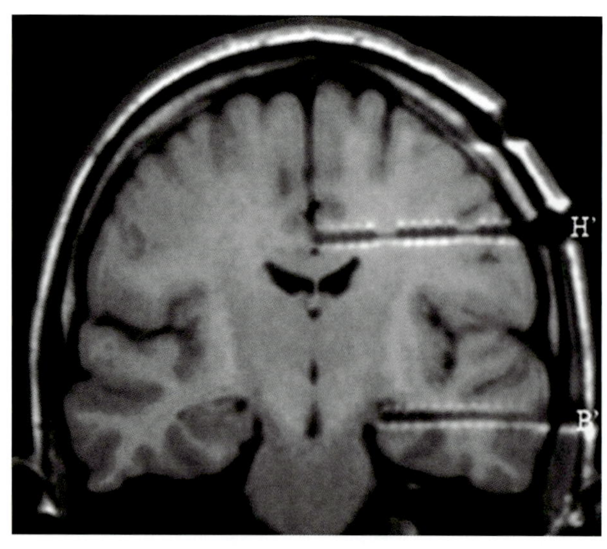

▲ 图 39–3 深部电极

术中也可通过直接皮质电刺激或术外通过植入硬脑膜下电极进行功能定位。Wada 测试（颈动脉内阿莫巴比妥测试）有助于确认配合测试儿童的语言和记忆功能的侧向性。大脑皮质功能确认是通过在大脑表面或大脑内部的颅内电极上施加非常小的电流来刺激确认需要切除皮质的功能。这种操作既可以在术中唤醒下进行，也可以在电极插入后癫痫监测单元的监测期间进行。刺激方案根据中心、使用的侵入性电极和被研究的大脑区域不同而变化。初级运动皮质的立体脑电刺激参数为 1Hz 的刺激，脉冲宽度为 1ms，电流为 1～3mA，持续 40s。床旁硬脑膜下电极刺激语言区的参数为频率 50Hz，0.2ms 脉冲宽度，1～20mA，刺激 5s。对初级皮质的刺激会导致对侧相应区域的抽搐，而对语言区域的刺激会导致暂时性失语。从刺激中获得的信息来描绘大脑不同区域的皮质功能。颅内电极显示的这些功能区域与发作起始区之间的关系，将决定手术是否可能在没有重大风险的情况下进行，或者外科医生如何根据可能的风险调整切除的程度和范围[31, 32]。

手术切除总是根据现有的信息来设计。为了达到术后癫痫无发作，通常需要尽可能切除颅内电极证实的发作起始区脑皮质，除非切除可能会产生不可接受的功能影响。如果致痫皮质能够通过影像学很好地辨认，那也应该尽可能地完整切除。易激惹区和由电刺激引出发作的脑区是否应该切除还没有系统的研究，各个中心因地而异。

四、手术

儿童颞叶外癫痫手术的目的与成人有所不同。除控制癫痫发作外，小儿癫痫手术的目标是防止不受控制的癫痫发作可能产生的有害后果；防止持续的间歇放电导致永久性的认知、行为和社会心理问题；预防继发性癫痫发生和避免抗癫痫药物的不良反应。然而，尽管癫痫控制对儿童认知、行为和心理发展的益处已被普遍接受和期望，但重要的是要记住，这一问题的确切数据仍有待确定。因此，儿童癫痫手术的主要目标仍然局限于实现癫痫无发作，直到更多的证据支持癫痫手术对儿童生活的其他方面也可以产生有益的影响[33]。

致痫灶在颞叶外功能皮质（感觉、运动或语言）可能构成手术的禁忌证，因为它的切除可能导致永久性的神经功能缺损。其他重要的医学问题也可能影响全面的术前评估和手术流程。年龄和发育迟缓或精神疾病不是禁忌证。

可能使颞叶外癫痫手术复杂化的主要因素包括癫痫发作的多灶性、非病变性 MRI 阴性癫痫的存在以及癫痫发生区靠近大脑功能皮质。因此，手术策略应考虑全面，必须根据个体患者的风险 - 收益情况量身定制。

如果全面的术前评估没有发现明显的可手术治疗的局灶性癫痫，那么专科治疗团队就会陷入如何继续治疗的两难境地。在适当的临床情况下，可选择不手术或采用姑息性手术，如迷走神经刺激或胼胝体切开术。在我们的机构，我们选择了怀疑为局灶性癫痫但没有致痫灶定侧依据的患者，进行双侧深部电极置入以确认癫痫发作的侧别和位置。手术过程分为两个步骤。首先，植入深部电极定位致痫区，然后，2 个月后切除致痫病灶。这项技术在病变和非病变病例中都很有用，并且在一些患者中，一旦确定了发作起始区，就成功切除了致痫灶。例如，在我们的结节性硬化症复杂病例中，我们已经成功地在双侧结节患者中使用了这种技术；这些患者通常被认为不适合手术，因为他们的术前评估不能确定确切的癫痫病灶。如果双侧深部电极置入后监测提示为单侧病灶起始，则稍后可以进行进一步治疗。这是经典的两阶段手术法：一期双侧电极置入，二期手术切除致痫灶。

（一）病灶切除术

病灶切除术是颞叶外癫痫最常见的手术切除方法。在大多数情况下，完全切除 MRI 可见病变，是实现癫痫无发作的必要条件。然而，在大多数患者中，病变周围的区域也必须切除才能获得成功的结果。周围病变的切除范围取决于病变的病理性质，也取决于侵入性脑电图记录的结果。可引起癫痫的病变包括皮质发育不良、肿瘤（低级别胶质瘤、胚胎发育不良性神经上皮肿瘤）、老年性脑卒中或创伤性损伤以及血管畸形（海绵状血管瘤）。在大多数这些病变中，完全切除病变和一些邻近皮质可以获得良好的结果。术中皮质脑电图监测可指导病灶周围切除范围。这些具体的技术取决于被切除病变的位置和病理性质。皮质发育不良是这个规则的一个例外。众所周知，切除皮质发育不良的手术成功率低于其他病变如肿瘤的手术成功率。这可能是由于难以确定结构异常的边界，以及无法切除功能区脑皮质发育有关。因此确定脑皮质功能区也将决定病变切除的范围。

现代神经外科手术室得益于神经导航系统，它可以帮助手术医生进行更精确的切除。神经导航已经被发现在癫痫手术中是一个非常有用的工具。基于术前 MRI 图像的神经导航仪，为外科医生提供精确的影像信息，帮助定位功能区域及其与要切除区域的关系。三维重建 MRI 成像（1mm 薄扫）融合功能成像（主要是 PET 和 SPECT）为外科医生提供了三维脑图，可以精确切除颞叶外致痫区。

（二）多脑叶切除

多脑叶切除也是可能的。例如，它可以在患有 Sturge–Weber 综合征或皮质发育不良的患者中进行。发育不良脑叶常常需要切除。正如预期的那样，多脑叶切除的功能并发症通常与切除区域的位置有关。特别是，切除运动、感觉、语言和（或）视觉区域的皮质发育不良更有可能导致永久性的神经功能缺损。

（三）大脑半球切除术

“大脑半球切除术”一词在这里用于涵盖各种手术，指将一侧大脑半球切除，并将其与对侧半球联系断开。这种手术适用于因单侧半球严重损伤而出现医学上难治性癫痫发作的儿童或青少年。如今，这种手术主要适用于一小部分疾病，目的是为了控制癫痫发作。这些疾病包括 Rasmussen 综合征、半巨脑畸形、Sturge–Weber 综合征，或脑卒中后伴有癫痫发作的脑室穿通畸形，且药物难以控制这些疾病的癫痫发作[34]。

经典的大脑半球切除术是将整个半球切除，但也有一些改良术式，包括功能性半球切除术、岛周半球切除术和垂直半球切除术（其中半球保留在原位，但通过胼胝体切开等离断技术与对侧半球断开，并将皮质脊髓束离断）。绝大多数适合半球切除术的患者术前均有偏瘫，这也反映了半球损伤的严重程度。也可以合并一些其他症状，如偏盲或偏身感觉障碍。大多数患者有一定程度的精神运动迟缓。

偏瘫不是半脑切除术的禁忌证，术前手指或其他主要关节（如肩、肘、髋、膝）的粗大活动能力也不是手术禁忌证。这些运动通常不会在半脑切除术后变得更糟，先前存在的痉挛性步态也是如此，尽管在手术后几周可能会短暂恶化。在所筛选的病例中，偏盲通常但并不总是完全的，不应该被认为是半球切除术的绝对禁忌证。

如果切除的是优势半球，那可能会导致永久性失语症，除非语言功能可以通过皮质发育过程转移到大脑的另一侧。这与年龄有关。在 5 岁之前可以进行优势半球切除术，不会遗留任何语言功能损害。然而，尽管一些语言功能的转移可能一直持续到青少年早期[35-36]，在癫痫发作较晚（5 岁以后）的儿童中，优势半球切除术后的语言很少恢复完全。

（四）胼胝体切开术

胼胝体切开术对控制失张力性、“跌倒性”发作以及强直性发作和全身性强直 – 阵挛性发作特别有帮助。虽然“跌倒性”癫痫发作可能会受益，但其他类型的癫痫发作可能会持续存在，因此，通常应将其视为缓解而非治疗方法。在实验模型中，对局灶性癫痫实施胼胝体切开术会导致癫痫发作加重，点燃效应以更快地发生。这可能是因为癫痫发作起源于一个半球，而另一个半球的同源区域有助于控制、限制或阻止实际的癫痫发作进展[37-38]。

胼胝体切开术后可能出现急性失联合综合征，表现为运动不能性缄默症、尿失禁、失用症或异手综合征。据认为，如果胼胝体全段切开，这种情况更有可能发生。这就是为什么许多外科医生更喜欢先做前 2/3 部分。如有必要，后 1/3 可稍后切除，从而降低术后不良反应的可能性。然而，除了实际切除的胼胝体纤维的数量外，脑压板对大脑的压力可能解释了胼胝体切开术的急性效果[39]。

（五）迷走神经刺激

迷走神经刺激（vagal nerve stimulation，VNS）是难治性癫痫的一种姑息性治疗方法，于 1997 年获得美国药品和食品管理局的批准。根据这些研究，VNS 可显著降低约 70% 病例的癫痫发作频率，也有个别病例无癫痫发作[40]的报道。癫痫控制的改善似乎随着时间的推移而增加，并在长期随访中持续存在，特别是在 6 岁以下儿童植入患者中[41]。一些作者主张在选定的患者中尽早使用迷走神经植入术，以达到行为和神经心理的改善和更好的生活质量[42]。也有证据表明，VNS 可以有效地改善认知缺陷而不依赖控制癫痫发作[43]。由于研究人群的异质性，迷走神经刺激器的疗效与患者的临床特征（包括性别、癫痫发作年龄、植入年龄、基因突变类型、VNS 治疗持续时间、婴儿痉挛或自闭症特征）之间没有明确的关系。尽管迷走神经刺激的确切作用机制尚不清楚，但似乎由于刺激效应可以干预 GABA 受体的密度，降低了皮质兴奋性。

植入 VNS 装置是一个低风险的过程。切口可能发生感染，据报道感染率在 0%～8%。其他并发症包括声带麻痹，这通常是短暂的；迷走神经的严重或永久性损伤是罕见的（＜4%）；手术室极少发生心脏骤停（0.1%）；电极导线从设备上断裂或脱落，可能导致电池故障，这与手术流程无关。从长期来看，患者可能会抱怨声音改变和声音嘶哑（19%～29%），局部感觉异常，喉咙或颈部疼痛（12%）和咳嗽（6%），还可能出现呼吸困难（3%）以及头痛（3%）[44]。

五、并发症

据报道，颞叶外癫痫手术的并发症包括脑脊液（cerebrospinal fluid，CSF）漏出或 CSF 培养阳性结果，通常在临床上没有明显的脑膜炎。对植入硬脑膜下电极后的脑皮质病理改变的研究显示，许多患者有局灶性、短暂性无菌性脑膜炎。其他报道的并发症包括短暂性神经功能缺损、水肿、硬脑膜外或硬脑膜下血肿和梗死。与其他手术方式一样，并发症率随着手术经验的增加而降低。二级数据表明，地塞米松可以减轻硬脑膜下条状电极植入后儿童的脑肿胀。然而，这种皮质类固醇也可以降低癫痫发作的可能性，延长病房监测确定致痫灶的时间[45-46]。

六、结论

儿童颞叶外癫痫是癫痫外科领域的一个真正的挑战。识别某些病理可能很困难。我们对这些病变与癫痫发生区之间的关系的理解仍然不完整，受影响的脑区通常包括功能皮质。通过非侵入性技术，如高分辨率 MRI、PET、发作期 SPECT 和 MEG，以及使用硬脑膜下电极、深部电极和皮质脑定位的侵入性方法，我们处理这些患者的能力得到了显著提高。人们也越来越了解发作期脑电图节律在手术切除中的预测价值。手术治疗儿童颞叶外癫痫的未来是有希望的，尽管仍有许多问题需要解决，所以我们应该为这些具有挑战性的患者提供最佳的护理。与其他患者群体相比，儿童更需要来自多个学科的癫痫专家的协调关注，包括临床神经病学、结构和代谢成像、神经生理学，以及拥有经验丰富的立体定向技术的外科医生。

七、典型案例

本病例说明了不同成像方式和手术计划的作用。

案例研究

作者评估了一名 12 岁的癫痫女孩，她 2 岁就开始发病。发作表现包括左上肢刻板的过度运动，不伴意识改变，偶尔继发全身性强直阵挛发作。癫痫发作每天多达 20 次，主要发生在睡眠期间。尽管用了各种抗癫痫药物治疗，她的癫痫仍然难以治愈。脑电图显示癫痫发作没有明确的定位，虽然在癫痫发作后期和癫痫发作后出现双额节律性慢波活动。术前 MRI 显示右侧额叶皮质和皮质下信号异常（图 39-4 和图 39-5）。发作间期 FDG-PET 显示右侧额叶低代谢（图 39-6）和发作期 SPECT 显示右侧额中回高灌注（图 39-7 和图 39-8）。患者接受了右侧额叶切除术，在 4 年的随访中，她完全没有癫痫发作，并且能够上学（图 39-9，术后 MRI）。

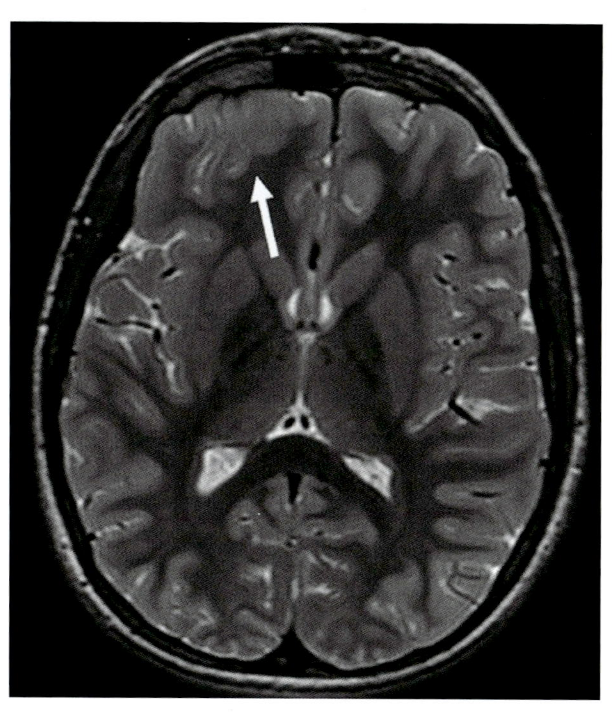

▲ 图 39-4　术前轴位 T_2 加权 MRI 显示皮质和皮质下异常信号

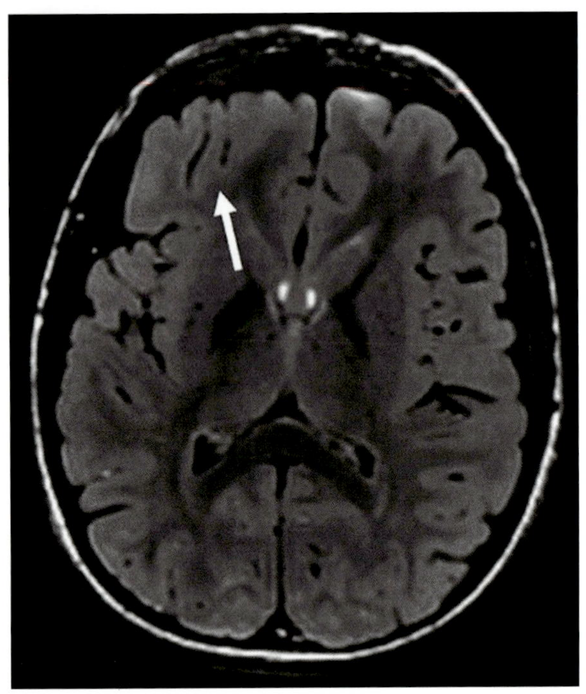

▲ 图 39-5 **MRI-FLAIR** 序列提示右侧额叶皮质发育不良（白箭）

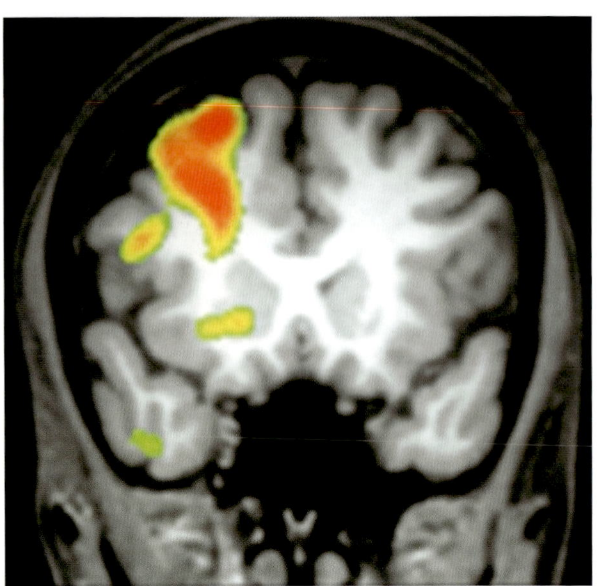

▲ 图 39-7 头颅 **SPECT** 与 **MRI** 融合显示右侧额中回明显高灌注

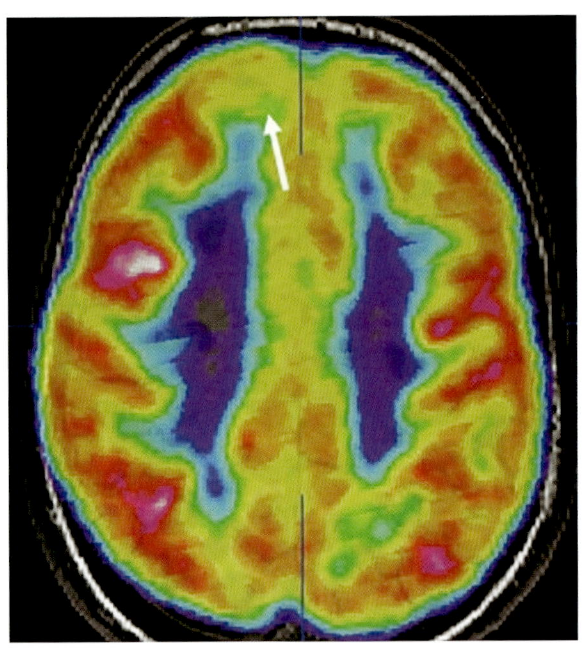

▲ 图 39-6 **FDG-PET** 显示右侧额叶低代谢（白箭）

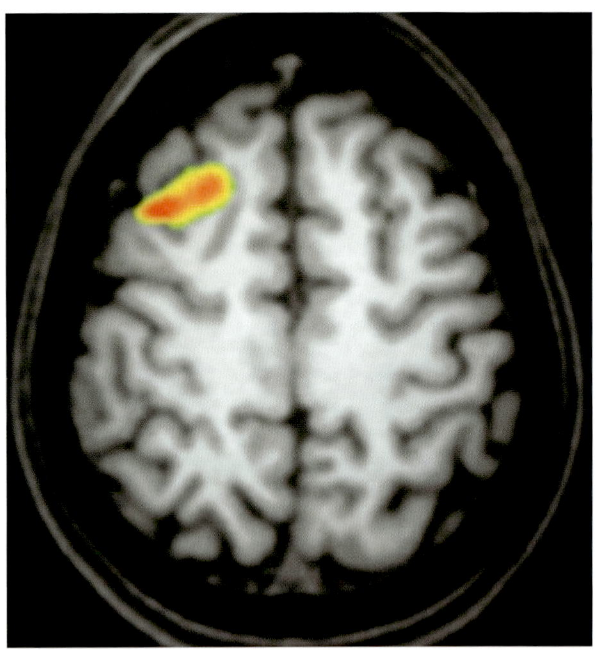

▲ 图 39-8 冠状位 **SPECT** 显示高灌注区，该区域包括在切除范围内

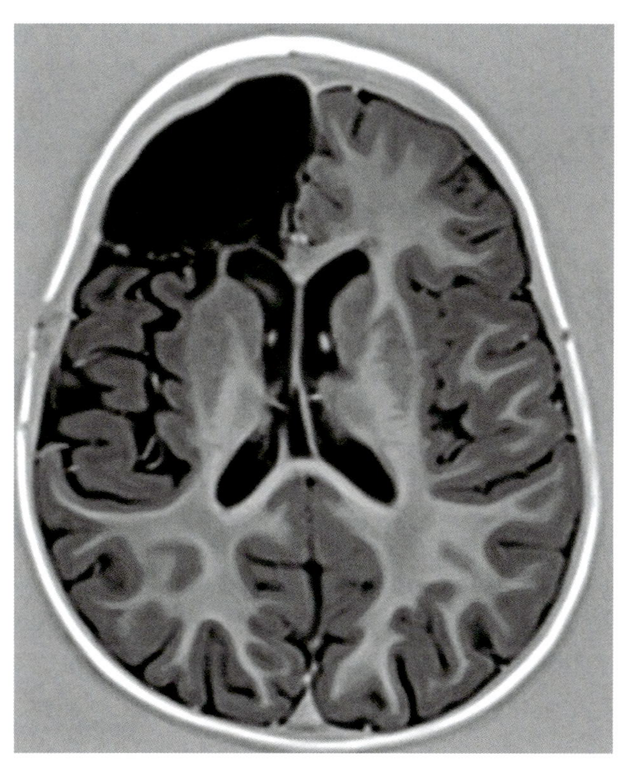

◀ 图 39-9 术后 **MRI** 显示右侧额叶切除范围，患者没有癫痫发作

第 40 章 大脑半球切除术

Hemispherectomy

Carrie R. Muh 著

谭红平 译 金 鑫 校

大脑半球切除术和大脑半球离断术是指手术切除或离断一侧大脑半球来治疗半球性癫痫的一种手术技术。Walter Dandy 博士于 1928 年发表了第一个记录在案的大脑半球切除术病例集[1]。手术包括 1 例因大脑肿瘤导致左侧偏瘫的患者，手术切除了整个右侧半球。病例集中所有患者都在手术中幸存下来，其中一人在手术后存活了 3.5 年。Dandy 注意到，这些病例的手臂和腿部完全瘫痪，但只有部分面部瘫痪，瘫痪的手臂和腿部通常保留了深感觉和痛觉。

在 1938 年的美国医学协会年会上，加拿大神经外科医生 Kenneth McKenzie 介绍了一例因难治性癫痫接受右解剖半球切除术的患者[2]。1950 年，南非神经外科医生 Rowland krynauw 发表了他使用大脑半球切除术治疗 12 名偏瘫、癫痫和认知缺陷患者的经验后，这种手术变得更加普遍。他的患者在手术后癫痫发作和精神状态得到改善，有些人甚至停药后数年没有癫痫发作[3]。

最早的半脑切除术包括物理切除整个受影响的半脑以及脉络丛，尽管在一些报道中，海马体和直回被保留了下来。术腔是大且空的，并与脑室系统的其余部分相通。随着时间的推移，发现这些解剖性大脑半球切除术会导致明显的不良反应，如梗阻性脑积水和表面含铁血黄素沉着症，这些不良反应有时是致命的[4]。

该手术经过改良，切除的组织更少。随着时间的推移，解剖性大脑半球切除术基本上已被功能性大脑半球切除术或大脑半球切开术等手术所取代。手术一直在不断发展，现在有多种方法可以通过更微创的方式进行，更多地依赖于脑组织离断，而不是切除脑组织。对于许多癫痫神经外科医生来说，手术技术的选择将取决于患者的潜在病理。

一、患者选择

正如在大多数外科手术中一样，选择正确的患者对于在半球切除术或半球离断术后获得良好的结果至关重要。由于大部分皮质会被切除或离断，包括运动皮质、感觉皮质和枕叶皮质，这种手术通常只适用于由于单侧半球异常而已经有功能缺陷的患者。患者术前通常有偏瘫和视野缺损。

并不是所有的半球癫痫患者都适合进行半球切除术或半球离断术，而那些有特定病理的患者更常被考虑进行手术。适用于半球手术治疗的常见病理包括 Rasmussen 综合征、Sturge-Weber 综合征围产期梗死、半大脑畸形、大多叶皮质发育不良（malformations of cortical development，MCD）、婴儿痉挛、偏侧惊厥 – 偏瘫 – 癫痫综合征（hemiconvulsion-hemiplegia-epilepsy syndrome，HHE）、半球外伤性脑损伤（traumatic brain injury，TBI）和其他半球损伤、梗死或出血。

不同病因，临床表现不同，但都是一侧半球严重异常而导致产生药物难治性癫痫，另一侧半球则代偿了患者的大部分功能。

（一）Rasmussen 脑炎

Rasmussen 脑炎是一侧大脑半球的慢性进行

性炎症。脑炎可导致耐药癫痫以及功能丧失和恶化。受影响的半球在最初的成像上可能看起来正常，但随后的成像上开始明显萎缩（图 40–1）。药物最初用于治疗癫痫发作，但其总是对药物产生抗药性。儿童患者进展出现偏盲、偏身感觉障碍、偏瘫和认知能力下降。如果优势半球受累，会出现语言困难。随着时间的推移，癫痫发作症状学发生变化。患者通常以单纯局灶性运动发作开始，然后发展为继发性全身性强直性阵挛发作、复杂局灶性发作和躯体感觉发作[5]。

超过 2/3 的 Rasmussen 脑炎患者在疾病进展的早期阶段会发生癫痫持续状态[6]。炎症的根本原因尚不清楚。尽管尚未显示免疫疗法对控制癫痫发作有好处，但早期使用免疫疗法可以减缓神经功能缺陷[7, 8]。大脑半球切除术或离断术可以控制癫痫发作和阻止疾病进展[8, 9]。

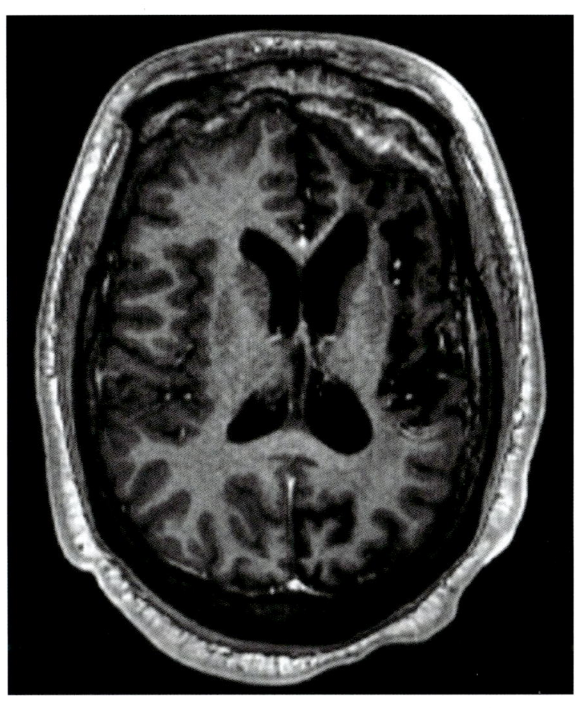

▲ 图 40–1　轴位 MRI 显示左半球因 Rasmussen 脑炎发生脑萎缩

（二）Sturge Weber 综合征

Sturge Weber 综合征是一种罕见的神经皮肤综合征，其特征是一侧半球的颅内血管瘤病和沿三叉神经分支分布的皮肤面部血管瘤（也称为葡萄酒痣）。在大多数患者中，面部葡萄酒痣和颅内血管瘤是同侧的，但也可以是双侧的。患者常出现眼部症状，如视野缺损[10]。

头颅 CT 可显示皮质和皮质下钙化，通常可见平行的“电车轨道”线。而磁共振成像（magnetic resonance imaging，MRI）显示脑组织容积变小，脑膜增强强化，并可见血管流空影或脑静脉扩张（图 40–2）。该综合征可导致软脑膜血管增厚。患者通常没有典型的静脉窦或浅皮质静脉引流。这种异常的静脉形态可导致静脉淤滞和静脉逆行流向心室。周围的脑实质可能因缺氧导致脑损伤，进而继发癫痫发作、发育迟缓、偏瘫和视神经萎缩。癫痫发作通常是第一个神经系统症状，大多数 Sturge Weber 综合征患者在出生后的第一年出现癫痫发作[10, 11]。

大多数患者的癫痫发作都是药物难治的。剧烈的癫痫发作后可能会出现偏瘫或会导致发育落后。在这些患者中，可以考虑早期进行半脑切除术，以保护他们的认知发展能力[12]。

（三）围产期梗死和血管损伤

围产期血管损伤是指发生在妊娠后半期或新生儿出生后几周内的血管损伤。3500～4000 名新生儿中有 1 人会发生缺血性脑卒中，还有一些人会在围产期出现出血[13, 14]。这些损伤包括围产期缺血性脑卒中、出血性脑卒中、静脉梗死、硬脑膜静脉窦血栓形成和血栓栓塞事件。40%～50% 围产期脑卒中患儿的神经系统发育正常，但 50%～60% 的患儿会出现明显缺陷或死于血管损伤[14]。有症状的围产期梗死或出血的儿童除了会出现癫痫发作，还可能出现对侧偏身感觉障碍、偏瘫、语言困难、学习障碍或认知迟缓以及行为困难。其中许多儿童被诊断患有脑性瘫痪。

随着颅内情况发生的变化，影像也将显示随时间而演变，最初表现为新生儿缺血或出血性改变。随后，在血管损伤区域会出现脑软化，通常会出现脑囊肿（图 40–3）。

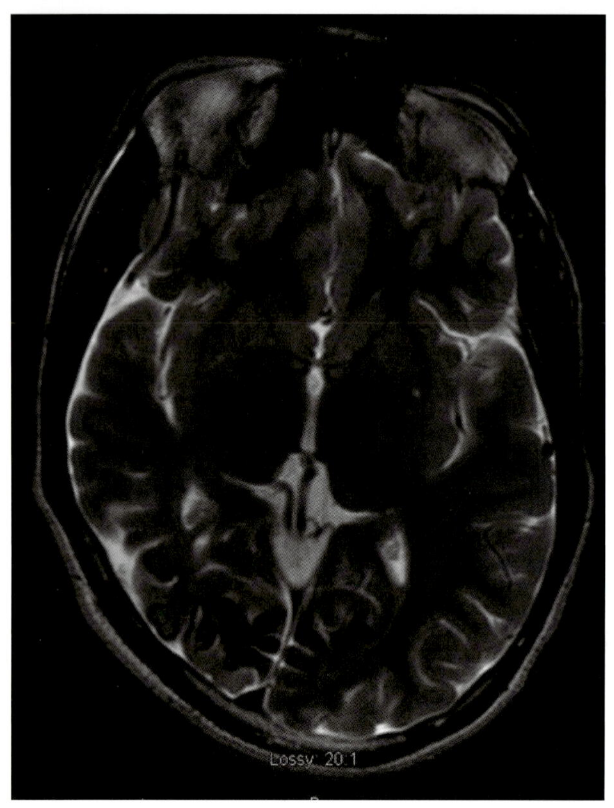

▲ 图 40-2 轴位 MRI 显示 Sturge Weber 综合征患者右侧大脑半球容积变小和枕叶皮质钙化

（四）半球巨脑回畸形

半球巨脑回畸形是一种罕见的先天性畸形，表现为一侧半球发育肥厚。它可导致发育迟缓、对侧偏瘫和难治性癫痫。癫痫发作通常在婴儿早期开始，常伴有婴儿痉挛。婴儿的头盖骨可能在患侧出现不对称的扩大。每 1000 名癫痫患儿中就有 1～3 名患有半球巨脑回畸形。

半球巨脑回畸形可能是遗传或神经皮肤综合征的一部分，如结节性硬化症或神经纤维瘤病Ⅰ型，并可能遗传，但约有一半的患者并没有已知的综合征或家族史[15]。

患侧脑组织表现为错构瘤样过度生长伴组织发育不良、皮质层丢失、胶质增生、异位，常可见气球样细胞[16]。影像学显示半球增大伴皮质增厚，灰白分化不清，回旋异常伴脑回增厚和（或）多小脑回或无脑回，灰质异位，常伴同侧脑室增大或小头畸形[15, 17]。

半球巨脑回畸形患者通常有对侧偏瘫，并可能有视野缺陷。癫痫发作可能相当严重，而且常常都是药物难治性癫痫，因此通常建议在婴儿早期进行半脑切除术。切除或离断受影响的半球可以显著改善儿童的神经发育和控制癫痫发作（图 40-4）。

（五）皮质发育畸形

皮质发育畸形（malformations of cortical development，MCD）包括多种脑皮质组织异常的疾病。大脑皮质不是以正常方式排列，导致病理性的、不受控制的电活动在错位或非典型神经元之间传导。皮质发育畸形包括半球巨脑回畸形、多小脑回畸形、结节性硬化症、无脑畸形、裂脑畸形、灰质异位和局灶性皮质发育不良[18]。

局灶性皮质发育不良（focal cortical dysplasia，FCD）可能是儿童难治性癫痫最常见的病因[19]。FCD 是大脑皮质结构局部异常，在 MRI 上常表现为局灶性皮质增厚，灰白色交界模糊。一些皮质发育不良非常局限，而另一些则更大、更弥漫性，可能累及多个脑叶或大半个半球（图 40-5）。大脑半球切除术对于广泛脑皮质发育不良及多脑叶皮质发育所致药物难治性癫痫有效。其除了减少癫痫发作外，通常还能改善神经认知发育[20]。

（六）婴儿痉挛症

婴儿痉挛是指婴儿手臂的短暂、刻板的抽搐或痉挛，通常伴有低头曲颈和膝盖上拉的折刀样姿势。每次发作持续 1～2s，但可以簇集发作，每簇发作几十次，一天可达上百次。脑电图显示高度失律，表现为紊乱的高电压模式。这种综合征通常被称为 West 综合征，以 William West 博士的名字命名，他于 1841 年在 *Lancet* 发表了一篇文章，描述了他儿子患婴儿痉挛症的表现：痉挛发作和发育迟缓[21]。

婴儿痉挛通常在 4—8 月龄时发作，当然也有在新生儿期就发病的。许多婴儿对促肾上腺皮质激素（adrenocorticotropic hormone，ACTH）、维加巴特林或很少的吡哆醇有反应（维生素 B_6），而其他的患儿在医学上是药物难治性的。生酮饮食对

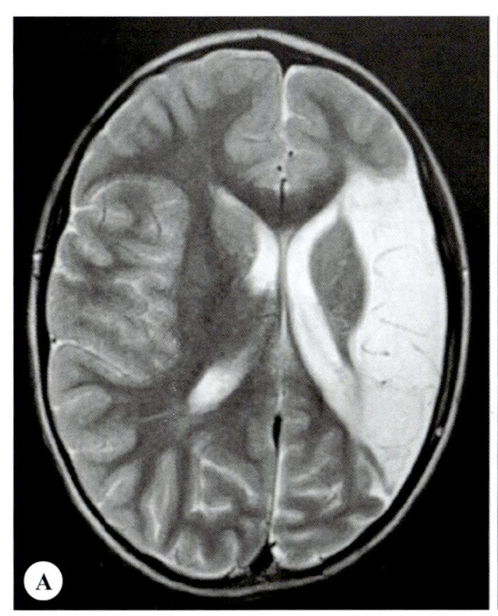
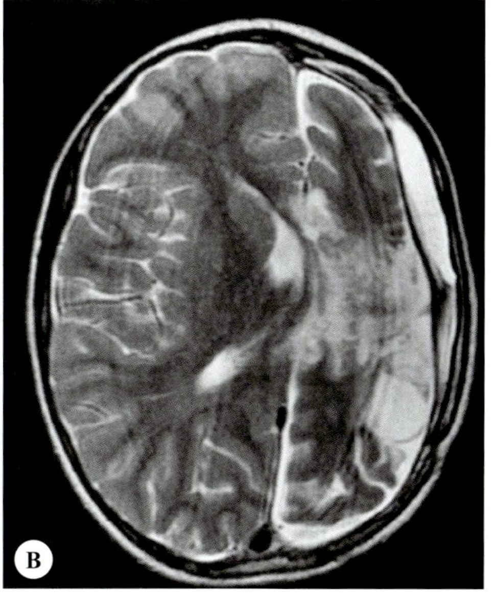

◀ 图 40-3　A. 左侧围产期脑梗死患者轴位 MRI；B. 同一患者接受功能性大脑半球切除术后的轴位 MRI

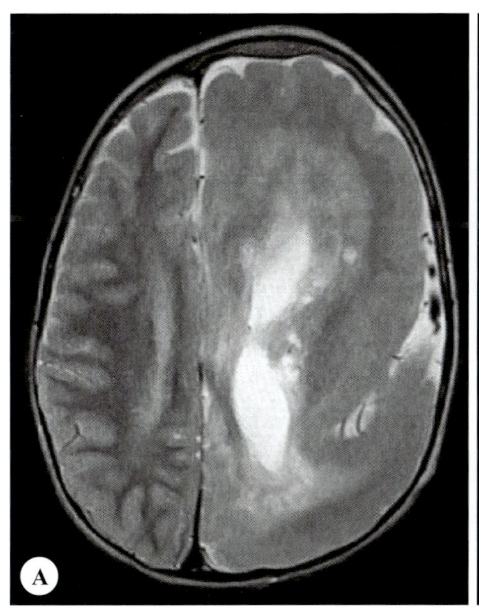
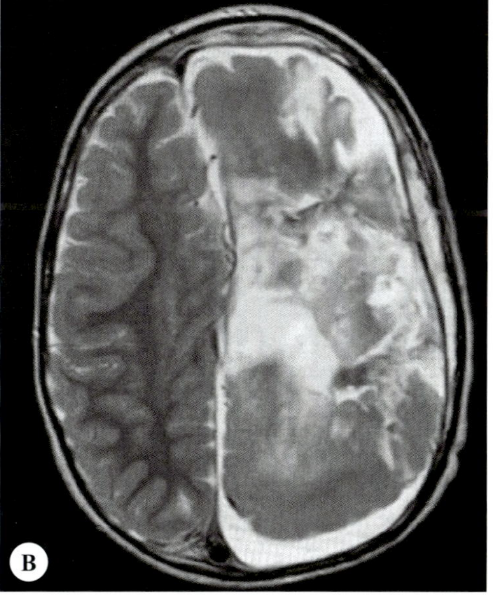

◀ 图 40-4　A. 轴位 MRI 显示左侧大脑半球巨脑回畸形；B. 同一患者接受功能性大脑半球切除术后的轴位 MRI

一些患者有帮助。对于那些医学上难治性的婴儿痉挛和 MRI 显示皮质异常的婴儿，包括围产期脑梗死或脑发育不良，半球切除术可能是一种非常有益的治疗方法[10]。

（七）偏侧惊厥 – 偏瘫 – 癫痫综合征

偏侧惊厥 – 偏瘫 – 癫痫综合征是由 Henri Gastaut 医生在 1957 年和 1959 年描述的，当时他描述了 150 例以儿童期热性惊厥开始的患者，一般在 4 岁以下[23]。癫痫发作包括长时间的偏侧惊厥，继发一侧面瘫，也可转变为痉挛性偏瘫。儿童通常有几个月到几年的无癫痫发作间歇期，然后发展为慢性癫痫发作，通常是局灶性发作。影像学表现为最初单侧脑水肿，随后是整个受累半球的弥漫性脑萎缩[24]。

（八）其他半球脑损伤、脑梗死或脑出血

脑部大部分的损伤，包括严重创伤性脑损伤、脑膜炎、脑卒中或脑实质内出血，都可导致半球性癫痫。患有大脑半球异常和医学上难治性癫痫的患者应转诊到癫痫中心，考虑进行大脑半球切除术或功能性大脑半球切除术。

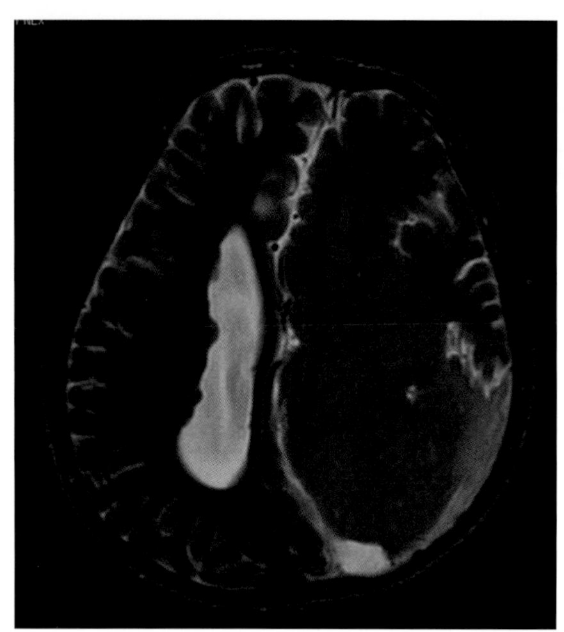

▲ **图 40-5　轴位 MRI** 显示左侧大脑半球皮质弥漫性发育不良

二、术前评价

任何癫痫发作严重影响其生活质量，并且在尝试 2～3 种合适的抗癫痫药物后仍无法控制的患者，应转介到综合癫痫中心。在那里，一个经验丰富的团队可以确定他们是否适合做手术。

可以认为，预测手术结果成功的最重要因素是适当的患者选择。在向患者提供半球癫痫手术之前，患者必须接受多学科癫痫团队的详细评估。患者必须由癫痫科专家诊治，并有必要进行全面的病史询问和查体。

了解患者的癫痫发作频率、癫痫发作症状学、发病年龄、家族史、癫痫的危险因素（包括遗传或代谢疾病）和既往药物治疗是很重要的。应确定是否存在对侧偏瘫、视野缺损和发育迟缓及其程度。

术前评估的目的在于确定患者的发作类型的和发作起始区。患者将被送入癫痫监护病房（epilepsy monitoring unit，EMU），并接受几天的住院脑电图视频记录（视频）脑电图监测，以便癫痫科医生研究发作症状学。

脑电图可以显示患者的癫痫发作活动是只发生在一个半球，还是主要发生在一个半球。如果对侧大脑半球也有频繁的癫痫发作，那么大脑半球切除术可能不是最好的选择。如果头皮视频脑电图不能确定癫痫发作的位置，那么深度电极（立体脑电图）或硬脑膜下网格的颅内脑电图可能是有益的。

除了脑电图，患者还需要做颅内影像学检查。半球切除术受益的患者通常在 MRI 上有一个明显异常的大脑半球，即上面列出的大多数在 MRI 诊断上都有明显的结构异常。MRI 血管增强成像或磁共振血管造影（magnetic resonance angiography，MRA）可能有助于制订手术计划。

对于那些癫痫发作并非明显来自一侧大脑半球的患者，正电子发射断层扫描（positron emission tomography，PET）或单光子发射计算机断层扫描（single-photon emission computerized tomography，SPECT）等功能成像可能有助于确定癫痫发作起始区。PET 利用放射性标记的葡萄糖来突出脑代谢，可以显示发作间期低代谢的区域。发作性 SPECT 包括在癫痫发作时注射放射性示踪剂；示踪剂能在大脑中迅速结合，并在数小时内保持稳定，因此 SPECT 成像将显示癫痫发作时的颅内循环情况。致痫区常表现为癫痫发作时血流增加。

对于优势半球有异常或担心双侧异常的患者，可以进行 Wada 试验。Wada 试验也被称为颈动脉内阿巴比妥钠手术（intracarotid sodium amobarbital procedure，ISAP），它主要是通过注射一种短效巴比妥来麻醉一侧大脑半球。

在麻醉一侧大脑半球的过程中进行测试，可以预测切除或离断该侧大脑半球是否会影响患者术后的语言和记忆功能。然而，由于这项测试需要患者在相对紧张的环境中进行合作，因此很少在儿童或其他发育迟缓的患者身上进行。

在大脑半球切除术或半球离断术前要进行详细的神经心理学评估。这种评估有助于确定学习困难和认知迟缓，并能使主治医生更好地了解儿童的残疾程度。

神经系统查体显然也是必要的。大部分半球

癫痫患者由于其潜在的皮质病理改变会出现不同程度的偏瘫或偏瘫伴偏盲。但这些患者不大可能因半球癫痫手术而遭受明显的肢体肌力下降或视野缺损，因为他们的大部分功能可能已经转移到正常的大脑半球。然而，那些肌力和视野正常的患者，在半球离断手术后可能会有明显的神经功能缺损风险。

对于一些患者，应保留与枕叶和后颞叶的连接，以免引起偏盲；而对于另一些患者，如果没有离断完全，癫痫发作将继续且难以接受。患者和家属为了获得一个更好的癫痫控制疗效，需要切除枕叶牺牲视野。同样，如果患者的神经系统状况恶化，最终会导致严重的功能丧失，那么半脑切除术可能是一个合适的选择，即使它可能会导致一些功能缺损，因为手术可能会减缓或防止随着时间的推移而出现进一步的神经和认知功能退化。

一旦患者接受了这种系统的、详细的评估，并由多学科团队建议进行半脑切除术，那么神经外科医生必须确定最佳的手术入路来实现这一目标。

三、大脑半球切除术或大脑半球离断术手术要点

（一）解剖性大脑半球切除术

Dandy、McKenzie 和 Krynauw 在 20 世纪上半叶首次开展了大脑半球切除术，该术式需要切除整个大脑半球。虽然这种手术创伤很大，但它能够使 70%～80% 的顽固性癫痫患者控制发作，因此很受外科医生欢迎。该术式死亡率为 6%～10%，在当时是可以接受的[26]。

然而，在 1966 年，Oppenheimer 和 Griffth 发表了一篇关于解剖半球切除术后持续颅内出血的文章。该手术在 17 例“婴儿偏瘫惊厥发作”患者中进行，其中 4 例在手术后的几年里情况良好，但随后出现头痛、神经系统恶化并死亡。其中三人的尸检显示，他们的颅腔内存在“反复出血”。他们患有梗阻性脑积水、颗粒性室管膜炎、含铁血黄素脑表面沉积。在接下来的几十年里，更多关于这一主题的论文证实了慢性脑表面含铁血黄素沉着沿切除术腔皮质分布，导致梗阻性脑积水，甚至可能是致命性的。由于近 25% 的患者有延迟死亡风险，因此这种手术术式不再受欢迎。

（二）手术注意事项

解剖性半球切除术时，患者仰卧位，同侧肩抬高并向对侧旋转。头部用 Mayfeld 头架固定，并旋转使头部与地面保持平行。大骨瓣开颅，头皮切口采用问号型切口，中线从发际后到枕骨，向下达颧骨。颞肌筋膜与头皮相连一起切开以保护面神经。向前切开颞肌，保持颞肌下部的血供完整。在半巨脑症等疾病中，颅内解剖结构可能发生移位，因此术前详细阅读 MRI 将有助于外科医生确定开颅手术的位置和大小。大骨瓣开颅术之后行硬脑膜大面积剪开以充分显露矢状窦和外侧裂，并进入前颅底。

在进行解剖性半球切除术时，止血和控制失血至关重要。大脑中动脉（middle cerebral artery，MCA）可见于大脑外侧裂处。可以轻松分离大脑中动脉，然后将其结扎，近端可分离至大脑中动脉分叉处，远端分离至穿支血管处。这将减少脑皮质切除的失血量，同时保留穿支血管以保证基底节区血液供应。因此与更小的离断手术相比，这种手术将切除脑皮质和阻断更多的血管。

虽然有些外科医生可以通过锁孔将整个大脑半球切除，但对于半巨脑畸形等结构异常的患者来说，这可能是危险的，因为会牵拉基底节区和脑干。因此需要大量的手术经验和策略来保证手术的安全进行，通常可以采用多个较小的切口来切除脑组织更安全。

侧脑室可以沿其侧面进入和打开，解剖分离岛叶，并显露深部中线结构。优先切除前颞叶，这样可以提供足够的空间和看清楚脑深部血管。

胼胝体可通过开放侧脑室显露，然后需要

确保看到胼胝体膝部和尾部，以保证胼胝体完整的切开，同侧和对侧大脑前动脉（anterior cerebral arteries，ACA）应该清晰可见；必须保留对侧ACA，而同侧ACA应在分离至前交通动脉（Acomm）远端结扎。额叶切除范围应从蝶骨平台达外侧裂。

然后将注意力转向后方，将大脑后动脉（posterior cerebral artery，PCA）结扎并断开。多条后部的桥静脉电凝并离断，后基底部白质断开，顶叶和枕叶也离断。

应仔细检查切除的部位，以确保切除的大脑皮质与剩余组织之间没有残留的神经纤维连接。侧脑室将被广泛打开，脉络丛清晰可见，需要将其电凝，以降低术后脑积水的风险，注意不要损伤脉络丛动脉。切除的术腔应该放置一层手术或其他纤维片。

已经报道了许多技术用来填充巨大的切除术腔，包括硬脑膜成形术和硬脑膜外充填乳房硅胶假体等[27]。硬脑膜需要水密缝合，包括中间和周围区域。按标准方式固定颅骨、缝合筋膜和头皮。由于术腔非常大，常放置硬脑膜下引流管。

（三）半球去皮质术

半球去皮质术与解剖性大脑半球切除术非常相似。它切除病理性大脑皮质，而保留底层白质和脑室。这种术式是由Krynauw在1950年首次提出的。Ignelzi和Bucy在1968年发表了一篇关于420个已发表病例的综述，并将其推广开来[28]。他们将大脑中动脉在基底节区外侧结扎，将大脑前动脉在前交通动脉远端结扎，而大脑后动脉则在进入距状裂前结扎。切除大脑皮质，只留下白质。侧脑室上方的基底神经节、丘脑和胼胝体未见损伤。颞叶切除需要打开颞角，但脑室开口通常被覆盖以保持脑室的完整性。进行透明隔造瘘以连接两侧脑室。他们注意到报道的6.6%死亡率在那个时代是可以接受的[28]。

（四）功能性半球切除术及其改良

Rasmussen于1973年提出了一种改进的半球切除术[26, 29]。在这个功能性半球切除术的最初版本中，他描述了切除只有大脑皮质的岛叶区和颞叶区，而剩下的大脑半球皮质被认为是和癫痫发作不是很相关的脑组织。

Rasmussen最初的功能性半球切除术结果并不令人满意，只有45%的患者没有癫痫发作，而接受解剖性半球切除术的患者中有59%没有癫痫发作[30]。因此，手术经过了多年的修改。Rasmussen在1982年的一次演讲中提出切除颞叶和岛叶，保留了额极和枕极，但将白质完全切开至丘脑，将残余皮质与对侧半球和脑干完全断开。这就是一个“功能完整但解剖学半球次全切除术”[31]。

1988年，14例患者接受了Rasmussen或Villemure改良的功能性半球切除术，除1例患者因脑积水放置分流装置后出现肌张力障碍外，无死亡或严重并发症[30]。4例患者在手术后只有一次癫痫发作，其中3例患者在癫痫发作和（或）社交功能和智商方面有显著改善。

在随后的几十年里，功能性半球切除的技术已经改良了多次。尽管它们仍然涉及重要的脑组织切除，但许多改良仍被称为“半球切开术”。

在20世纪80年代和90年代，加州大学洛杉矶分校的Peacock和Mathern注意到，残留的深层结构被认为是持续癫痫发作的根源，也是一些功能性半球切除术失败的原因[32]。因此，他们提出了一种改良的外侧半球切开术，其中深层结构与覆盖的岛叶一起被切除，但额叶和枕叶皮质保留了下来。手术时，他们在侧裂将大脑中动脉结扎，额颞顶岛盖层和岛叶连同尾状核、丘脑和基底神经节一起被切除。切除剩余的颞叶，包括海马体，并切除部分眶额皮质。额叶和枕叶皮质保留，但白质束完全断开[32]。在1988—2008年96例采用该技术手术的患者中，无死亡和无含铁血黄素沉着，3例因持续癫痫发作而再次手术，31例发生脑积水，需要放置脑室－腹腔分流管[33]。

20世纪90年代，德国波恩的Schramm描述了一种将切除脑组织面积降至最低的半球去皮质术。他们的治疗方案是从海马体切除术开始，切除或不切除前颞叶。然后打开脑室，使用经脑室或经脑皮质入路断开额叶、颞叶、顶叶和枕叶的白质。行经脑室胼胝体切开术。他们指出，各种各样的改良包括岛叶切除或经侧裂半球切除术。在他们最初的 13 例患者中，没有死亡或严重并发症，只有一个患者需要分流[34]。

瑞士洛桑的 Villemure 描述了一种岛周半球切开术，再次尝试将风险降到最低，同时仍然获得功能性半球切除术的好处。由于手术完全通过岛上和岛下入路进行，该方法再次涉及大开颅，在外侧裂的每侧显露数厘米的大脑。与先前描述的版本一样，有额盖和顶盖切除术、经脑室胼胝体切开术、额基底离断术和颞叶切除术（包括内侧颞叶结构），岛叶被切除或断开。在接受这项技术的 43 例患儿中，2 例出现神经功能恶化，伴有远离手术部位的出血，1 例出现脑积水，需要分流术。34 例患儿无致残性癫痫发作（Engel Ⅰ级），3 例患儿几乎无癫痫发作，归为 Engle Ⅱ[36]。

日本东京的 Shimizu 进一步改进了功能性半球切除术，进行了类似的切除和断开，但通过锁孔入路而不是岛周入路。他在 2000 年发表的 27 例患者的系列研究表明，有 18 例患者无致残性癫痫发作（Engel Ⅰ级），2 例几乎无癫痫发作（Engel Ⅱ级），6 例癫痫发作有明显改善（Engel Ⅲ级），1 例无明显改善（Engel Ⅳ级）[37]。无死亡病例，1 例出现脑水肿和神经功能恶化，5 例需要分流术。

（五）分离性半球切开术

近年来，外科医生已经转向更微创的方法，包括更多的离断和更少的切除。

2015 年，印度新德里的 Chandra 描述了使用神经内镜经胼胝体半球切开术的情况。未行脑叶切除术。手术包括半球间的胼胝体全段切开术，随后是前部离断和中部离断，这需要借助神经导航和神经内镜，离断范围从胼胝体膝部、颅前窝底到蝶骨平台，切除直回，向外侧断开。大脑半球在丘脑外侧和脑室三角区断开，颞叶和内侧颞结构断开，借助神经内镜向后方断开穹窿。

他们报道了 11 例行神经内镜下半球间大脑半球离断术的患者。没有死亡病例或重大并发症；2 例患者持续发热。9 例患者达到 Engel Ⅰ级结局，2 例半巨脑畸形患者达到 Engel Ⅱ级结局[38]。

从技术上讲，围产期梗死患者比半巨脑畸形患者更容易在神经内镜下完全离断，这是因为脑萎缩后解剖结构容易显露，手术区域和视野也没有被明显挤压。其他一些单位使用神经内镜下大脑半球离断术只选择围产期脑梗死和脑萎缩的患者[39]。术后可用 MRI 弥散张量成像（diffusion tensor imaging，DTI）评估白质和纤维束是否完全断开。

最近，MRI 引导下的激光消融已被用于一名围产期 MCA 梗死和脑岛脑瘤儿童的半球断开术[40]。波士顿儿童医院的 Stone 描述了使用 5 条纤维通道来最大限度地断开连接，同时最大限度地减少大脑通道。第一条通道进入顶叶，延伸到枕角外侧并向上到达钩状束，与颞干断开；第二条通道从枕部沿海马体长轴消融了内侧颞结构；第三条通道从上内侧顶叶到枕基底区；第四条通道实现了部分胼胝体切开术；第五条通道穿过额叶，完成了胼胝体切开术，切断了额叶组织。患者偏瘫加重，但仍能行走。术后几个月，她有几次癫痫发作，但在最后 11 个月的随访中，她一直没有癫痫发作[40]。

这些较新的半球切开术目前尚未在临床上广泛应用，但许多中心对适当的患者采用更多的断开和更少的切除。

四、结果

大量的研究表明，半球切除术或半球切开术后的癫痫控制有效率在于正确的患者选择。在大量已发表的系列研究中，50%～93% 的多病变患者在半球断开或切除后无癫痫发作[11, 20, 41–44]。

现代手术技术的死亡率非常低，一般为 1% 或更低[11, 34, 35, 37]。大多数患者（66%）的偏瘫没有变化，18% 的患者术后病情加重，15% 的患者实际上病情有所好转[20]。行为问题通常在手术后得到改善。许多患者的认知能力有了显著改善，包括语言能力的改善[42]。

20% 以上的患者会出现颅内出血、感染、梗死、脑积水或水肿等围术期并发症[20, 44]。一些系列研究报道了高达 73% 的并发症，包括轻微的并发症，如术后短暂发热等，但即使不考虑这些轻微的、短暂的问题，高达 1/3 的患者可能有慢性脑积水或积液，需要术后脑脊液分流。功能性半球切除术后，患者不再像解剖性半球切除术后那样出现浅表性含铁血黄素沉着，通常只有 3%～15% 的患者发生脑积水需要分流术[11, 34, 35, 37]。

在许多研究中，与许多切除手术一样，Engel Ⅰ级结果率在术后 3 个月最高（80%～90%），但在接下来的几年中下降（1 年为 70%～80%，5 年以上为 50%～77%）[11, 25, 45]。

功能性半球切除术和大脑半球离断术是相对微创的手术。与解剖性半球切除术相比，它们发生脑积水和出血的风险较小，但许多报道病例需要再次手术才能离断完全[42]。

使用任何一种手术方法，都必须实现完全的断开，包括完全的胼胝体切开、额基底断开和内侧颞结构断开。手术入路越微创，手术分离的技术难度越大。术后癫痫复发或通过 MRI 弥散张量成像评估纤维束残留情况，必要时可能需要考虑再次手术以完全断开或转向解剖性半球切除术。

五、临床经验

患者的选择对于获得良好的结果和手术决定至关重要，复杂的患者必须与多学科癫痫团队合作。

家属和患者需要很好地了解半球断开术的风险，包括偏盲、偏瘫和脑积水。

对于正确选择的患者，使用更多断开和更少切除的半球离断术可能与创伤更大的半球切除术一样有效，且手术并发症概率更低。

第 41 章 脑深部电刺激治疗儿童运动障碍性疾病

Deep Brain Stimulation for Pediatric Movement Disorders

Santiago Candela-Cantó Juan Darío Ortigoza-Escobar Alejandra Darling Jordi Rumià 著

谭红平 译 金 鑫 校

脑深部电刺激（deep brain stimulation，DBS）是一种功能神经外科技术，用于治疗运动功能减退性疾病（帕金森病）和运动障碍性疾病（震颤、肌张力障碍、肌阵挛、运动困难和 Tourette 综合征）[1] 以及神经精神疾病。

DBS 最初是在 20 世纪 60 年代作为一种治疗神经性疼痛的技术而发展起来的，但效果不佳，而运动功能障碍性疾病，特别是帕金森病和原发性震颤，在那个时候主要通过毁损基底神经节的不同靶点上来治疗。左旋多巴的应用和毁损手术的并发症使 DBS 直到 1987 年才逐渐被重视。高频刺激模拟毁损效果使得丘脑刺激可以安全地治疗震颤 [2]。随后，人们探索了不同的刺激靶点，并扩大了 DBS 治疗适应证。

DBS 于 1993 年获得用于治疗特发性震颤的 CE 认证，1998 年认证用于治疗帕金森病，2003 年用于治疗肌张力障碍，2009 年用于治疗强迫症，2010 年用于治疗癫痫。1997 年，FDA 批准 DBS 治疗原发性震颤，2002 年批准 DBS 治疗帕金森病，2003 年批准 DBS 治疗肌张力障碍以及强迫症，2009 年批准治疗精神障碍，2018 年批准用于治疗癫痫。还有针对慢性疼痛、重度抑郁症、Tourette 综合征、癫痫、肥胖、厌食症和阿尔茨海默病的临床试验。

DBS 在儿童中主要用于治疗肌张力障碍 [3-4]，尽管它也被应用于其他多运动障碍（舞蹈病、迟发性运动障碍等）[5]。考虑到这一事实，本章将重点叙述 DBS 在肌张力障碍中的应用。

肌张力障碍被定义为“主动肌与拮抗肌收缩不协调或过度收缩引起的以肌张力异常的动作和姿势为特征的运动障碍综合征，导致异常的姿势、重复和扭曲的运动、无力和骨关节畸形”[6]。

此前，苍白球毁损术对帕金森病、迟发性运动障碍和肌张力障碍有疗效 [7-9]，但长期疗效下降 [10]，这就促进了脑深部电刺激技术的应用。然而，在某些病例中，苍白球毁损术继续发挥作用 [11-12]。

如果不进行治疗，肌张力障碍会伴有严重的并发症，如骨骼畸形、语言困难（构音困难或构音障碍、发音困难或失音）、进食困难（吞咽困难、营养不良）、呼吸问题、睡眠障碍、疼痛和日常生活所有活动都高度依赖他人。应该注意的是，在大多数情况下，患者的认知功能未受影响，患者知道自己的情况 [1]。

一、基底神经节解剖

肌张力障碍传统上被认为是基底神经节和丘脑的疾病，尽管最近强调肌张力障碍是更广泛的全脑网络功能紊乱的结果，其中涉及的脑网络包括大脑皮质、脑干和小脑区域。基底神经节、尾状核和壳核的输入核团接收来自几乎所有皮质区域的兴奋性信息输入。主要输出核为苍白球内段（globus pallidus，GPi）和网状黑质（substantia nigra pars reticularis，SNpr）。GPi 向运动丘脑和脑干核的苍白球接收区发送抑制输出信号 [13]（图 41-1）。

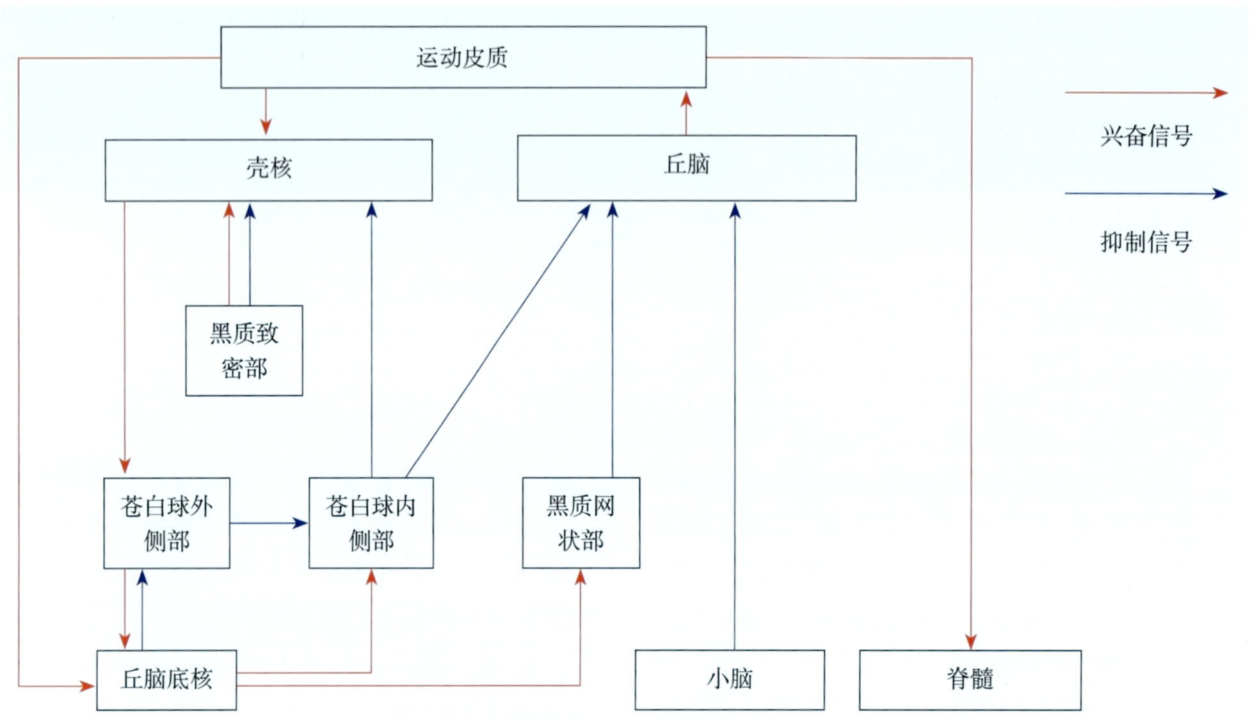

▲ 图 41-1 基底节区、丘脑和小脑的连接示意，兴奋性连接用红箭表示，抑制性连接用蓝箭表示
改编自 lumsden et al[13].

二、小儿年龄段肌张力障碍的分型

2013 年，Albanese 等提出了一种新的肌张力障碍分类方案[6]。肌张力障碍的诊断分为两大主线，即临床特征和病因（表 41-1）。

Albanese 的这种分类是对经典的根据病因学将肌张力障碍分为原发性肌张力障碍和继发性肌张力障碍划分的衍生。目前，术语“原发性肌张力障碍”被用作遗传性或特发性病例的病因描述，认为肌张力障碍是孤立的，没有一致的病理改变。而术语“继发性肌张力障碍”可能指非孤立性肌张力障碍，存在一种明确的病理或更普遍的已知病因。表 41-2 总结了儿童时期出现肌张力障碍的已知遗传原因。

有关“单纯肌张力障碍”和“肌张力障碍附加症”的概念对临床应用是有用的，虽然它们是基于现象学，而不是病因学。而病因学为“退行性”和大多数“继发性”分类提供了组织学依据。继发性肌张力障碍通常表现为结构性病变（胆红素脑病或核黄疸，先天性代谢异常，如 Lesch Nyhan 或戊二酸尿症）或神经退行性变（神经退行性变伴脑铁积累障碍的异常铁沉积）。此外，该术语可能与肌张力障碍的获得性原因（围产期脑损伤、感染、肿瘤）有关[6, 14–15]。

肌张力障碍通常是一种波动状态，发作强度也会变化。在最极端的情况下，严重的肌张力障碍可能危及生命，最常用的术语描述这种情况是“肌张力障碍持续状态”。Manji 等将这种情况描述为越来越频繁和严重的广泛性发作肌张力障碍，需要紧急住院治疗[16, 17]。

三、肌张力障碍评定：Burke-Fahn-Marsden 肌张力障碍评定量表

采用 Burke-Fahn-Marsden 肌张力障碍运动评分量表（Burke-Fahn-Marsden Dystonia Rating Scale，BFM-DRS）[18] 对全身性肌张力障碍患者进行评定。它由评估肌张力障碍的运动部分和评估由此产生的残疾的部分组成。运动评分量表评估肌张力障碍的两个临床特征（严重程度和诱发因素），包括

表 41-1　肌张力障碍分类

主线一：临床特征	主线二：病因学
肌张力障碍的临床特征	**神经系统病理学**
发病年龄	退变证据
• 婴儿期（出生至 2 岁）	• 有神经退行性病变证据
• 童年（3—12 岁）	• 有结构性病变证据
• 青春期（13—20 岁）	• 无退行性变或结构性病变证据
• 成年早期（21—40 岁）	**遗传性或获得性**
• 成年晚期（>40 岁）	遗传性
受累部位	• 常染色体显性遗传
• 局灶型	• 常染色体隐性遗传
• 节段型	• X 连锁隐性遗传
• 多灶型	• 线粒体遗传
• 全身型（有或无腿部受累）	获得性
• 偏身型	• 围产期脑损伤
时间模式	• 感染
• 疾病进程	• 药物
– 稳定性	• 中毒
– 进展性	• 血管病
• 病程变异性	• 脑肿瘤
– 持续性	• 脑损伤
– 活动特异性	• 心源性
– 日间波动性	特发性
– 发作性	• 散发性
伴随症状	• 家族性
孤立性肌张力障碍或合并其他运动障碍	
• 孤立性肌张力障碍	
• 合并肌张力障碍出现其他神经或全身表现	
• 同时发生的神经系统症状表现	

八个身体区域（眼睛、嘴巴、脖子和四肢）和一个功能区域（语言和吞咽）。严重程度从 0（无肌张力障碍）到 4（严重肌张力障碍）。诱发因素评估肌张力障碍发生的情况，范围从 0（无肌张力障碍）到 4（静止肌张力障碍）。将这两个特征（严重程度和刺激因素）综合，然后求和。除了眼睛、嘴巴和脖子，它们在求和之前被减半，因为它们被认为是权重较低的区域。BFM 严重性评估的最高总分是 120 分。BFM-DRS 残疾部分评估肌张力障碍对 Adl（言语、书写、喂养、进食 / 吞咽、卫生、穿衣、行走）的影响，总分最高为 30 分[19]。BFM-DRS 评分量表如表 41-3 所示。

四、肌张力障碍的治疗

全身性肌张力障碍的药物治疗在大多数情况下是无效的[20]。肌张力障碍和帕金森病患者（如帕金基因突变），或在多巴胺能合成方面有原发性缺陷的患者（如 Segawa 病），肌张力障碍可能是多巴敏感的，左旋多巴可显著改善。而对于其他类型的肌张力障碍，抗胆碱能药物、多巴胺拮抗药、巴氯芬或苯二氮䓬类药物起效很小，但不良反应很大。肉毒杆菌毒素仅对局灶性肌张力障碍有效。然而，与成人的肌张力障碍通常是局灶性或节段性的不同，儿童肌张力障碍更常见的是全身性的，并可能迅速进展[21]。鞘注巴氯芬泵可以改善肌张力，但不能改善运动功能，因此在“继发性肌张力障碍”中具有缓解症状作用[22]。

双侧 DBS 是药物治疗难治性“原发性肌张力障碍”的首选治疗方法，也被应用于其他继发性肌张力障碍，临床有部分改善[23]。肌张力障碍持续状态（SD）是一种医疗紧急情况，可能是由基础生理不一致的异质性疾病导致，但它是潜在可逆的。DBS 被认为是最有效的治疗肌张力障碍持续状态的方法，应该在肌张力障碍持续状态的早期被运用[24, 25]。

五、DBS 治疗肌张力障碍的有效率

在 Hale 等回顾分析的所有患者中，术后 BFMDRS-M 评分改善（43.8 ± 36）分，45% 患者改善≥50%；BFMDRS-D 评分改善（43.7 ± 31）分，45% 患者改善≥50%[20]。正如我们之前讨论过的，DBS 的疗效取决于肌张力障碍的病因。

1. 原发性肌张力障碍（DYT-TOR1A、DYT-SCGE 或无识别的基因原因）

DBS 治疗特发性全面性肌张力障碍的疗效已在全球多个中心得到证实[26-29]。与其他原因的肌

表 41-2 儿童期遗传性肌张力障碍

表 型	基 因	新的表型名称	其他信息	遗传方式
DYT1	*TOR1A*	DYT-TOR1A	早期发病，全身性肌张力障碍	常染色体显性
DYT3	*TAF1*	DYT-TAF1	X 连锁肌张力障碍 – 帕金森综合征	X 连锁
DYT4	*TUBB4A*	DYT-TUBB4A	成人轻度肌张力障碍；H-ABC 综合征（髓鞘化减退伴基底神经经和小脑萎缩）	散发性常染色体显性遗传
DYT5a	*GCH1*	DYT-THAP1	多巴敏感性肌张力障碍	常染色体显性
DYT5b	*TH*	DYT-GNAL	多巴敏感性肌张力障碍	常染色体隐性
DYT6	*THAP1*	DYT-THAP1	青少年，混合型肌张力障碍	常染色体显性
DYT8	*PNKD*	DYT-MR1	阵发性非运动性运动障碍（PNKD）	常染色体显性
DYT10	*PRRT2*	DYT-PRRT2	阵发性运动性运动障碍（PKD）	常染色体显性
DYT11	*SGCE*	DYT-SGCE	肌阵挛性肌张力障碍综合征	常染色体显性
DYT12	*ATP1A3*	DYT-ATP1A3	快速起病的肌张力障碍 – 帕金森病	常染色体显性
DYT16	*PRKRA*	DYT- PRKRA	青年起病的肌张力障碍 – 帕金森病	常染色体隐性
DYT18	*SLC2A1*	DYT-SLC2A1	阵发性用力诱发的运动障碍 2 型	常染色体显性
DYT24	*ANO3*	DYT-ANO3	头颈肌张力障碍、震颤	常染色体显性
DYT25	*GNAL*	DYT-GNAL	成人，头颈肌张力障碍起病	常染色体显性
DYT28	*KMT2B*	DYT-KMT2B	早发，全身性肌张力障碍	常染色体显性

张力障碍患者相比，原发性肌张力障碍患者术后 BFMDRS-M 评分改善＞50% 的可能性更大。改善的范围为 63% ± 31%[30]。小儿和青壮年患者的预后较好，发展时间短，未发生骨关节畸形，肌张力障碍的相位成分大于强直体位的患者。*TOR1A* 基因[31]和 *SGCE* 基因[32]突变的患者，也称为肌阵挛性肌张力障碍，预后最好。肌张力障碍的运动改善与日常生活活动功能的改善和更好的生活质量有关。DBS 不改变认知功能[33]。

2. 继发性肌张力障碍

继发性肌张力障碍患者手术获益小于原发性肌张力障碍患者[34]。在继发性肌张力障碍患者中，BFMDRS 评分的改善可达 10%～25%，但可随着时间的推移而持续[35–37]，并可防止挛缩的出现，这就是为什么他们也被认为是手术的备选者。手术的益处似乎取决于基底神经节的结构完整性[38]。

继发于小儿脑性瘫痪的肌张力障碍患者需要特别提及。小儿脑性瘫痪是儿童肌张力障碍最常见的原因。约 10% 的小儿脑性瘫痪患者表现为运动障碍。早期改善肌张力和肌张力障碍姿势可以防止肌肉挛缩和依赖性进展[39–40]。

由神经代谢性疾病引起的继发性肌张力障碍也可进行 DBS 治疗。其中，泛酸激酶缺乏症（最常见的 NBIA 疾病）的改善率为 24%～80%[41, 42]。

在某些情况下，患者可能出现复杂的运动障碍，并伴有肌张力障碍，这可能与舞蹈病有关。舞蹈病 – 棘细胞增多症或 GNAO1 相关脑病是 GPi-DBS 反应良好的两个典型例子[43, 44]。

原发性和继发性肌张力障碍的疗效与疾病持

表 41-3　Burke-Fahn-Marsden 肌张力障碍评分量表

运动功能评估				
部　位	诱发因素	严重程度	权　重	结　果
1. 眼	（0～4）	（0～4）	0.5	
2. 口			0.5	
3. 发声 / 吞咽			1	
4. 颈			0.5	
5. 右上肢			1	
6. 左上肢			1	
7. 躯干			1	
8. 右下肢			1	
9. 左下肢			1	
			合计	/120

残疾评估						
功　能	语　言	书　写	喂　养	吞　咽	卫　生	步　行
严重程度	（0～4）	（0～4）	（0～4）	（0～4）	（0～4）	（0～6）
					总计	/30

续时间呈负相关[45-47]。表 41-4 针对不同病因总结了 DBS 的疗效。

六、成本效益

有几篇已发表的文献分析了 DBS 对肌张力障碍患者的成本和收益。文章显示，尽管该疗法的成本很高，但它可以延长生命并提高相应的生活质量[48, 49]。

七、患者选择的重要性

适当的患者选择将基于多学科评估，包括儿科神经科医生、神经外科医生、康复医生和神经心理学家。所有这些成员都应该熟悉了解在每种疾病的过程中何时适合考虑使用 DBS。

接受 DBS 手术治疗肌张力障碍的患者应接受详细的病史和体格检查，以确定肌张力障碍的类型和可能的病因。如前所述，DBS 最常用于治疗孤立性肌张力障碍或“原发性肌张力障碍”。据报道，在这一组患者中，肌张力障碍的严重程度有了很大的改善，并保持了几年的有益效果。另外，已知症状性或“继发性肌张力障碍”对 DBS 反应较差，其原因尚不清楚。需要特别提到的是由于不同病因导致的肌张力障碍持续状态，导致 DBS 应用增加，其疗效近年来有所改善[13, 17]。

近年来，在患者选择过程中取得了一些进展。体感诱发电位（somatosensory evoked potential，SEP）和中枢运动传导时间（central motor conduction times，CMCT）作为脑深部电刺激（DBS）结果的预测因子，最近得到了深入研究。研究显示 CMCT 正常比 CMCT 异常、SEP 正常比 SEP 异常的儿童有更好的疗效。这些关联与肌张力障碍的病因和颅脑 MRI 表现无关。因此，它们对“继发性肌张力障碍”的患者选择有极大的帮助[50]。

应该同患者及其家属讨论对 DBS 治疗结果的

表 41-4 针对不同病因的脑深部电刺激疗效

原发性肌张力障碍	32%～94%
DYT-1（TorsinA）	60% [31]
DYT-11 或肌阵挛性张力障碍（SGCE+）	61%～93%/30%～60% [32]
继发性肌张力障碍	10%～25%
小儿脑性瘫痪	28.5% [40]
泛酸激酶相关神经变性（PKAN）	24%～80% [41]

合理期望值，并且必须包含对发音障碍和构音障碍报告的不太理想的结果，以及在某些情况下对DBS的耐受性的发展。在神经退行性疾病“继发性肌张力障碍”（如NBIA）的情况下，也有必要注意到疾病进展可能导致收益减少[42, 51]。

DBS手术前应使用最合适的肌张力障碍量表（BFMDRS）监测肌张力障碍的特征。

尽管目前的证据表明Gpi DBS不会导致原发性肌张力障碍患者的认知能力下降，但建议术前对肌张力障碍患者进行认知能力筛查，以评估基线认知状态并监测可能的术后变化[52]。同样，对生活质量的评估（quality of life，QoL）是决定手术对日常生活活动影响的关键[19]。

一旦对肌张力障碍患者进行了适当的评估和DBS筛查，很重要的一点是可以向患者咨询对DBS治疗改善症状的期望值。根据BFMDR运动评分量表，原发性全身性肌张力障碍患者通常有最好的结果，通常可以达到50%～70%的改善。相反，继发性肌张力障碍通常反应较差（10%～20%），尽管这种程度的改善可能具有临床意义。

患者和家长还需要了解，考虑到优化DBS计划可能需要多次就诊，DBS的好处更需要时间来积累。

八、手术技术

肌张力障碍患者的DBS手术主要包括在内侧苍白球（GPi）的背部和后部放置两个脑电极和一个神经刺激器，以及在苍白球电极和神经刺激器之间放置两根连接电线[53]。丘脑底核（subthalamic nucleus，STN）也被假设为单独的刺激靶点[54–55]或与GPi联合[56]。

在成人患者中，该手术通常分两个阶段进行：第一阶段是在局部麻醉下患者清醒时放置脑电极，第二阶段是在全身麻醉下放置神经刺激器和连接电线。对于儿科患者，我们更喜欢全麻，术中神经生理技术监测电极放置情况[57, 58]。然而，也有医院在患儿清醒状态下进行手术[59]。

近年来，将电极放置在GPi水平的手术技术有了巨大的发展，不同外科医生和医院之间存在很大的差异。然而，在所有情况下，它都是基于立体定向原则。

最初使用基于Schaltenbrand-Wahren[60]和Talairach[61]地图集的立体定位坐标来定位GPi。目前，MRI直接定位更为可取[53]。靶点选择在轴位前联合水平的GPi的两个后角交界处。该软件自动计算 x、y 和 z 坐标，如图41-2A和B所示。电极方向规划在前外侧方向，尽可能垂直，避开血管、脑沟和脑室。最后，确认触点的位置包含在GPi中，电极的尖端或其投影在三个平面内接触视束的外侧边界[57]。

可使用立体定位框架（如Leksell®）、基于神经导航的制导系统（Nexframe®）、机械臂（Neuromate®或Rosa®）[55, 62]、3D打印一次性框架（STarFix®）[63]或mr制导系统（Clearpoint®）[64]来辅助电极植入轨迹。所有这些系统都是基于立体坐标的。其中一些立体定向系统如图41-2C至G所示。

九、神经刺激术

这种治疗的电生理基础尚不清楚。通过植入电极进行的高频电刺激模拟了之前使用的毁损术操作（丘脑毁损术、苍白球毁损术或下丘脑毁损术）的效果，提示高频刺激可以抑制导致运动障碍的异常神经元环路。相反，低频刺激会激活神经纤维束[65]。

人们提出了将抑制性环路和兴奋性环路相结合的不同作用机制：反馈回路的干扰、更复杂网络中抑制性结构的激活、膜离子通道的阻断、去极化阻断、突触衰竭、早期基因的诱导、局部血流的改变、神经可塑性等[65]。

这些不同的机制的重要性取决于所治疗部位的病理基础和刺激的靶点，可能有些机制更多地参与急性效应，而另一些机制则参与长期变化，接近神经可塑性[65]。

这种神经元活动的调节不会在刺激区产生不可逆的解剖损伤，而是产生可逆的临床效果，在系统断开的情况下，患者可以恢复到他的基线临床状态。这种断开应逐步进行，以避免发生“反弹效应”。

相反，纤维束总是在低频率或高频率被激活。因此，设想的假设机制应该是相容的，甚至产生这些观察到的效果，作为假设是可以接受的。其机制可能是一种或几种原因的组合：反馈回路的干扰、更复杂网络中包含的抑制结构的激活、膜离子通道的阻断、去极化阻断、突触耗竭、早期基因的诱导、局部血流量的改变、神经可塑性等。很可能有些人的急性效应更大，而另一些人的长期影响更大，接近神经可塑性。

神经刺激系统允许选择不同的刺激方式：位于不同水平或方向的不同触点之间的单极或双极定向刺激[66]，并调节振幅电刺激的持续时间和频率。

十、术后早期处理和启动脑深部电刺激计划

DBS 植入后建议至少住院 3～5 天，以便促进伤口愈合和进行有效的术后疼痛管理。不同中心开启 DBS 电刺激以判断参数设置的好处和不良

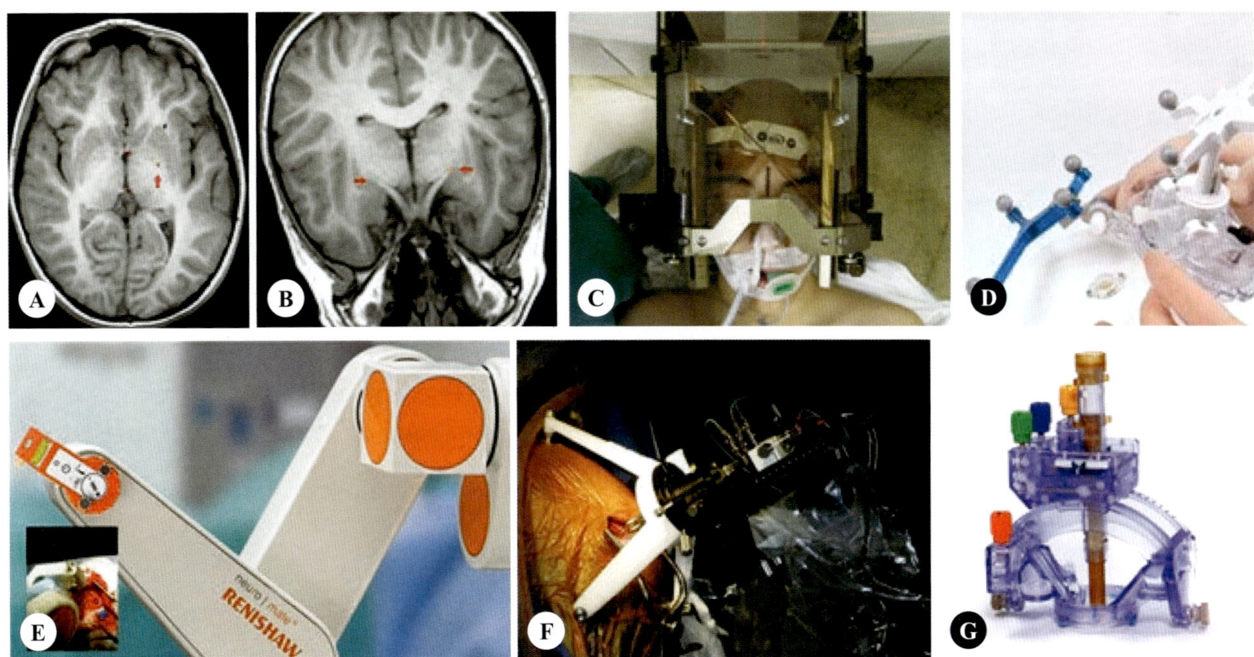

▲ 图 41-2 靶点定位和电极植入系统

A. 苍白球靶点选择在轴位前联合水平内侧苍白球的两个后角交界处；B. 电极靶点终止于视束外侧边界；C. Leksell® 立体定向框架；D. Nexframe® 神经导航系统；E. Neuromate® 立体定向机器人；F. STarFix® 系统；G. Clearpoint® 系统

反应的时间各不相同，为2天至1个月[67]。最初的规划过程需要从回顾术前和术中资料开始。强烈建议术后使用MRI扫描以确认电极植入的具体部位。

目前，某些软件（例如SureTune® Medtronic）提供针对患者的电极位置可视化和模拟组织激活的三维结构，帮助决定如何开始DBS程控治疗。

关于肌张力障碍，患者的特征和刺激环境存在相当大的异质性。必须指出的是，与强直和震颤相比，肌张力障碍需要长时间的刺激才能体会到症状改善。肌张力障碍的强直成分也确实如此，而相性成分在刺激后可能会早期改善[68]。

在我们中心，术后48h开始在0号或1号电极上进行DBS住院刺激，电极单极设置为标准参数为1.5V 60μs 130Hz，一直维持到1个月后的第一次修订。广泛的刺激参数已被证明在GPi DBS治疗肌张力障碍中是有效的，但各个中心的初始参数各不相同。许多肌张力障碍患者在术后立即受益于电极植入后的微损伤效应。因此，不可能确定地评估当时编制的参数的影响。

3～4周后，每个电极可以在单极设置下进行测试，以绘制高达3～4V的运动和视觉刺激相关的不良反应，脉冲宽度为60μs，频率为130Hz。主要目标是确定每次接触振幅逐步增加（0.5V）时的不良反应（肌肉拉扯、不自主运动、视觉幻视、感觉异常、精神错乱、不适、恶心等）阈值。

关于脑起搏器电极位置造成的不良影响如下。

① 如果DBS电极过于靠近腹侧，电流将扩散到内囊，引起强直性肌肉收缩，并进入视神经束，引起光幻视。

② 如果DBS电极太靠后，电流就会扩散到内囊，引起强直性肌肉收缩。

③ 当DBS电极太靠前或太靠外侧时，通常会失去有效的治疗，可能需要大量的刺激来向后和内侧扩散，才能刺激到适当的靶点。

如果没有不良反应，则每2～4周随访一次，或直到发现最佳参数。一般情况下，建议术后1～3个月保持药物治疗不变。如果有明显的总体改善，则维持相同的刺激，并适当减少药物。第一次程控后，建议在4～12周进行常规随访，随后每6个月进行一次随访。术后6个月评估疗效似乎是合理的，以后每年评估一次[68]。

如果出现不良反应，可考虑将刺激单电极背侧移动或双单极刺激。如果结果仍然不令人满意，患者可能会进行双相刺激试验。该过程可重复进行，直到患者在无不良反应的情况下出现肌张力障碍的显著改善。在出现不良反应或肌张力障碍恶化的情况下，将先前的刺激组设置为先前的刺激参数更安全。重要的是要强调，每次随访都应监测阻抗。

十一、肌张力障碍患者的DBS长期管理

在“原发性肌张力障碍”患者植入电极后，Gpi DBS的有益效果将持续长达10年。相反，“继发性肌张力障碍”的改善程度和持续时间可能难以预测。

肌张力障碍中DBS的长期管理规划策略并不统一，并以个体患者的需求为指导。如果长期再次出现张力障碍症状，应考虑器械相关并发症和重新程控。

在没有进一步的个案评估之前，特别是“原发性肌张力障碍”患者，不应该简单认定为刺激失败。放置在次优位置的电极应进行修正。在某些情况下，对于部分反应的患者，可以考虑替代慢性刺激的靶点。

不良事件应在长期随访系统中记录。在每次就诊时，必须监测神经刺激装置的正常功能。必须考虑刺激器的电池寿命，以防止刺激突然停止，特别是在严重的节段性/轴性或全身性肌张力障碍伴有与肌张力障碍相关的吞咽和呼吸症状时[51]。

十二、不良事件

DBS是一种安全的技术，因此不良事件很少，而且几乎所有的不良事件都是可逆的[69]。由刺激系统（“硬件相关”）或刺激本身引起的不良事件的发生率为14%～50%[29]。

刺激系统引起的不良事件可能发生在术中（出血、电极错位）或术后（感染、皮肤腐蚀、系统断开、电极迁移、电线断裂和神经刺激器失效 / 程控失效）[51, 70, 71]。大量的这些问题将需要手术干预。表 41-5 总结了与植入物相关的并发症。

关于刺激引起的不良事件，它们可能是由于程控不当或在不正确的电极位置采用治疗性刺激强度时出现的次要效应（主要是刺激内囊）。有必要强调的是，刺激引起的不良反应总是可逆的。在这方面，语言异常（构音障碍、发音障碍和口吃）和帕金森运动体征（步态异常、运动障碍和微书写症）是最常见的刺激相关不良事件，分别由电流扩散到内囊或刺激 Gpi 的腹侧接触引起。在每种情况下，这些不良事件都可以通过降低刺激强度或改用背侧电极触点来显著减少[68]。

表 41-5 “硬件相关”并发症

感染	10.3%
颅内出血	0.8%
断裂、故障、移位、延长线张力高	18.7%
刺激关闭	3.4%

十三、儿科患者的特点

肌张力障碍的患儿由于年龄小而有特殊的需求[59]。因此，在特定的儿科多学科单位中开展该项目尤为重要[1]。

我们在术前 MRI 上对 GPi 进行直接定位。我们已经意识到使用这种方法，x 坐标比大多数发表的系列更靠内侧 2～4mm[45, 57, 72]。

应检查营养状况，以防止皮肤溃疡和感染，特别是年幼患儿。事实上，对于营养状况较差且因疾病严重需要进行 DBS 手术的年幼儿童，应考虑将神经刺激器放置在筋膜下[57]。

电极植入后的大脑生长也可能导致颅内电极触点位置发生相对移位。先前的大脑发育模型表明在 4—18 岁，颅内电极触点相对移位的距离在 5～10mm。电极触点移位主要发生在 5 岁之前，较小的移位发生在 5—7 岁[73]。

另一点就是对小儿患者使用全身麻醉。在成人患者中，如果肌张力障碍的严重程度允许，手术通常在患者全身麻醉的情况下进行。虽然也有作者在患儿清醒状态下对其进行手术[59]，但我们更倾向于在全身麻醉下进行手术。术中神经生理测试可用于确定邻近的电极对内囊的二次效应阈值[57]。术中 MRI[64] 或 CT[74] 扫描在全身麻醉 DBS 手术中是非常值得推荐的。

最后，大多数患者年龄小，治疗肌张力障碍需要高容量电池，因此建议在这些患者中使用可充电神经刺激器[75]，以防止多次更换，避免潜在的并发症并节约患者的经济成本。

第 42 章 脑深部电刺激治疗儿童神经精神疾病

Deep Brain Stimulation in the Management of Neuropsychiatric Conditions in Children: DBS in Paediatric Neuropsychiatric Diseases

Luciano Furlanetti　Asfand Baig Mirza　Kantharuby Tambirajoo　Keyoumars Ashkan　著
谭红平　译　　金　鑫　校

尽管在精神疾病的药物治疗或非药物治疗方面取得了很大进步，但仍有很多的精神疾病患者属于难治性患者。神经外科为有难治性精神病指征的患者提供了另一种选择。毁损手术（包括前扣带回毁损）、内囊前肢毁损术、边缘叶脑白质切开术被证明是有效的[1]。现在，脑深部电刺激（deep brain stimulation，DBS）治疗具有非破坏性、可逆性和可调节的优点。这使其优于毁损治疗，成为世界上大多数神经外科单位的首选治疗方案。

精神外科学一直具有高度争议性，源于历史上对不同患者群体的误治和技术滥用。对高发病率的精神疾病缺乏模糊适应证的伦理和监管监督[2]。正因为如此，目前在精神病学中使用 DBS 进行神经调节的方法不得不在很大程度上遵循程序化的伦理和监管路线，而神经影像学、立体定向方法和神经外科工具的进步降低了手术风险。

尽管如此，目前 DBS 疗法对于大多数精神疾病仍处于研究阶段，因为缺乏大规模的对照研究来评估其疗效和结果。至少在一定程度上，这与精神障碍的异质性症状和复杂的解剖学和生物学有关，使得此类研究变得困难。这一点在儿科人群中更为明显，因为关乎儿童的利弊得失，调节发育中的大脑也会引发额外的担忧。本章阐述了目前在精神疾病中使用 DBS 的证据，重点介绍了迄今为止在儿科人群中所做的工作。

一、科学证据

最近有文献全面回顾和详细介绍了脑深部电刺激治疗成人和儿童复杂神经精神疾病的潜在应用现状[3]。截至目前，在超过 70 项同行评议的研究中，只有 11 项纳入了 18 岁以下的患者。儿科患者的手术指征包括 Gilles de la Tourette 综合征（GTS）、攻击行为、自残和进食障碍（表 42–1）[4–14]。尽管已发表大量的关于 DBS 治疗成人难治性抑郁症和强迫症的研究，但在儿童患者中仍然缺乏评估这种方法的一致性研究。治疗儿童精神疾病的靶点包括苍白球内侧部、内囊前肢或腹侧内囊 / 腹侧纹状体、伏隔核、丘脑的不同核和下丘脑后部。以下将讨论主要的发现和证据来支持或反对 DBS 治疗 18 岁以下的精神疾病患者。

（一）Gilles de la Tourette 综合征

1. 背景

Gilles de la Tourette 综合征（GTS）的特点是运动和发声抽搐，通常在 18 岁之前发病[15]。抽动症状通常开始于儿童时期，在青春期前达到高峰，然后在青春期逐渐减少。约 75% 的 GTS 患儿在成年后症状会有显著改善[15]。患有严重衰弱症状的儿童通常生活质量受损（quality of life，QoL），并伴有其他精神疾病，如注意力缺陷 / 多动障碍（attention deficit/hyperactive disorder，ADHD）、强迫症、焦虑、抑郁和攻击行为和自残[16]。

表 42-1 儿童神经精神障碍的脑深部电刺激治疗

作者（年份）	研究类型	病例数	手术年龄范围	手术指征	脑深部电刺激靶点	单侧 / 双侧	结果（平均提高百分比）	随访时间（个月）
Servello 等（2009）	非盲观察性	35	17—57	抽动秽语综合征	丘脑、内侧苍白球后腹侧、内囊前肢 / 伏隔核	双侧	50.3%（耶鲁抽动严重程度量表评分）	3～24
Motlagh 等（2013）	非盲前瞻性	8	16—48	抽动秽语综合征	丘脑、内侧苍白球前内侧、内侧苍白球后腹侧	双侧	45%（耶鲁抽动严重程度量表评分）	69
Nair 等（2014）	观察队列	4	15—43	抽动秽语综合征	内侧苍白球前内侧	双侧	82.1%（耶鲁抽动严重程度量表评分）	42.5
Sachdev 等（2014）	观察队列	17	17—51	抽动秽语综合征	内侧苍白球前内侧	双侧	44.8%（耶鲁抽动严重程度量表评分）	24.1
Johnson 等（2019）	多中心、回顾	110	14—61	抽动秽语综合征	丘脑中核、内侧苍白球前内侧、内侧苍白球后腹侧、内囊前肢 / 伏隔核	双侧	46.7%（耶鲁抽动严重程度量表评分）	33.7
Martinez-Ramirez 等（2019）	多中心、回顾	185	13—58	抽动秽语综合征	丘脑中核、内侧苍白球前内侧、内侧苍白球后腹侧、内囊前肢 / 伏隔核	双侧	45.1%（耶鲁抽动严重程度量表评分）	12
Zhang 等（2013）	观察队列	6	13—17	厌食症	伏隔核	双侧	+28%（体重指数：12.2～15.6）	1
Wu 等（2012）	观察队列	4	16—17	厌食症	伏隔核	双侧	+65%（体重指数：11.9～19.6）	38
Torres 等（2013）	观察队列	6	17—48	攻击行为和自残 / 耐药性癫痫	下丘脑后部	双侧	47%（适应不良行为指数评分）；30%（癫痫发作减少）	6～82
Benedetti-Isaac 等 (2015)	观察队列	9	16—33	攻击行为和自残 / 耐药性癫痫	下丘脑后部	双侧	65%（显性攻击量表评分）；89.6%（癫痫发作减少）	2～48
Tambirajoo 和 Furlanetti 等（2020）	观察队列	4	11—16	Lesch-Nyhan 综合征	内侧苍白球前内侧、内侧苍白球后腹侧	双侧	60.5%（行为问题频率评分）；64%（行为问题严重度评分）	22～98

2. 手术治疗

Vanderwallle 等于 1999 年首次报道了 3 例 DBS 治疗 GTS 的病例。他们采用的靶点是丘脑中央中核－丘脑束旁核－丘脑腹内侧核复合体（CM-Spv-Voi）。该靶点是基于 Hassler 和 Dieckmann 提出的消融手术的立体定向靶标[17]。目前有多个靶点正在运用于临床，其中包括丘脑背内侧核、丘脑腹前部和腹外侧运动部分、GPi（前内侧部分[am]和后腹外侧部分[pl]），伏隔核和内囊前肢。一项研究的汇总分析表明，DBS 治疗 GTS 的疗效在精神疾病中是最好的。

大多数针对 GTS 的 DBS 研究都是在成人中进行的，临床效果中等至良好[19-26]。1999 年首次报道的 3 个年龄在 28—45 岁的病例。在 1～5 年的随访中，抽动频率和强度降低了 70%～90%。一个系统回顾和 Meta 研究分析了 57 项研究，包含 156 个病例，中位年龄为（30.0 ± 9.8）岁（15—60 岁），分析结果显示耶鲁综合抽动严重程度量表（YGTSS）评分降低了 52.68%[27]。在采用的不同靶点之间，分数降低并没有显著差异。整体的声性抽动控制优于运动控制[27]。另一项对 13 个中心的 110 名患者进行的 DBS 术后临床结果的长期研究表明，在 13 个月的中位数随访时间内，抽搐症状改善了 40%，强迫症行为得到了显著改善，而这一点在不同靶点之间并没有明显差异[8]。对 31 个中心 185 名平均年龄为 29 岁（13—58 岁）的患者进行的前瞻性 DBS 数据库和登记显示，YGTCC 评分、运动和语音抽动有显著改善[9]。不良事件（adverse event，AE）发生率为 35.4%，感染发生率为 3%，构音障碍发生率为 6%[9]。另一项研究报道说，只有丘脑刺激才有 15% 的淡漠风险[28]。

3. DBS 治疗小儿 GTS 患者

欧洲 Tourette 综合征研究学会（European Society for the Study of Tourette Syndrome，ESSTS）2011 年的初步指南建议，DBS 可以适用于有合并症的耐药性 GTS 患者，年龄限制在 25 岁以上，手术应在经验丰富的多学科单位进行[21]。2014 年更新的指南取消了 25 岁的年龄限制，但建议对 18 岁以下的患者进行伦理审查，并仔细和可靠地收集数据[29]。一项专门针对 58 名儿童和年轻人［平均年龄（17.9 ± 2.7）岁，范围 12—21 岁］的 DBS 安全性和有效性的 Meta 分析显示 YGTSS 的平均改善率为 57.5% ± 24.6%[30]。共病性抑郁症的出现与治疗结果呈负相关，25% 的患者出现了不良反应，其中大多数被归为轻微不良反应。一例 15 岁的极难治性 GTS 合并强迫症患者的病例报道显示，在内囊前肢 / 纹终床核（BNST）刺激后 1 年，YGTCC 评分改善 81%，强迫症症状完全缓解，所以年幼不应该是刺激治疗的禁忌证[31]。尽管如此，DBS 治疗强迫症在儿科人群中的应用鲜有报道，因为许多患有强迫症的儿童在长大后会自发消退[32-33]。此外，药物治疗和认知行为治疗相结合可以使缓解率高达 50%[32, 33]。

在神经精神疾病领域，GTS 代表了 DBS 作为儿童治疗选择的最大应用经验。20 多年前首次发表病例报道以来，现在有一些证据支持 DBS 作为部分难治性 GTS 儿童和年轻人治疗的有效和安全选择。然而，与原发性肌张力障碍等运动障碍不同，GTS 在成年早期具有较高的缓解率。因此，在儿童中使用 DBS 治疗 GTS，最终可降低疾病的严重程度还存在争论，需要包括在症状期可能持续使用 DBS 和明显残疾的依据[34]。不受控制的 GTS，特别是与其他合并症（如强迫症）相关的 GTS，可能会影响儿童融入社会和接受教育，无论儿童后期是否缓解，DBS 提供了在这一关键时期控制症状的可能性。然而，DBS 的风险－收益比需要根据症状严重程度和替代治疗的不良反应来考虑[28]。为了更好地了解不同靶点的神经调节对儿童疾病进程的影响，需要进行大型前瞻性研究的长期随访。

（二）饮食失调

1. 背景

尽管 30%～60% 的青少年神经性厌食症（anorexia nervosa，AN）患者的早期治疗是成功的，但对症状持续时间超过 3 年的患者的治疗仍具挑战性[35]。对于已确诊的病例，即使采用最好的心理治疗方法，但预后仍差，而且死亡率高[36]。严重 AN 患者对进食和体重增加极为反感，但对限制食物和其他减肥方式表现出病理性赞许行为[37]。AN 与其他精神疾病的合并症有很强的相关性，并且 DBS 在治疗伴有强迫症或难治性抑郁症时显示出预后的改善[37-38]。

2. 手术治疗

Blomstedt 等（2017）报道了一名患有 TRD（难治性抑郁症）和 AN（神经性厌食症）的女性患者接受了 BST 的 DBS 治疗，结果主观改善了食物和饮食焦虑，但对 BMI 没有显著影响[39]。另一篇论文报道了一名难治性 OCD（强迫症）和 AN（神经性厌食症）的女性患者接受 VC/VS-DBS 后，AN 症状主观改善并伴有神经调节[40]。个案病例报道了一例女性限制性 AN（神经性厌食症）和慢性复发性抑郁症患者接受了膝下扣带回皮质刺激治疗，使 BMI 维持在 19.1kg/m^2 以上 2 年，且无须进一步干预或 AN 住院治疗[41]。

一项专门针对神经性厌食症患者采用 DBS 治疗的初步研究在 6 名患者中开展，该研究以膝下扣带回皮质为靶点[42]。50% 的患者在 9 个月时保持 BMI 高于基线水平，类似的报道也提到了生活治疗改善。一个不良事件（癫痫发作）归因于代谢紊乱[42]。一项为期 1 年的随访开放标签试验，16 例患者（年龄 20—60 岁），平均 BMI 为 13.83kg/m^2，共病情绪障碍、焦虑症或两者都有的发生率为 88%。采用膝下扣带回皮质 DBS 治疗可以显著调节情感症状，改善抑郁症状和焦虑状态[43]。有趣的是，刺激后 6 个月和 12 个月，神经性厌食症相关的关键结构的糖代谢发生了显著变化。44% 的患者发生与基础疾病相关的严重不良事件，研究期间有 2 例患者要求移除或停用设备[43]。另一项对 2 例成人顽固性神经性厌食症患者进行伏隔核刺激的研究报道，1 年后 BMI 改善，无神经性厌食症[44]。

3. DBS 治疗儿童饮食失调

Wu 等特别关注了 DBS 在儿童神经性厌食症中的作用[11]。他们对 4 名年龄在 16—17 岁、平均基线 BMI 为 11.9kg/m^2 的女性患者进行了一项研究，以伏隔核为电刺激靶点。3 名患者患有强迫症，4 名患者患有广泛性焦虑症。4 例患者在平均随访 38 个月后，BMI 均显著升高，体重平均增加 65%[11]。

尽管初步结果很有希望，包括在儿科年龄组，但神经性厌食症中的 DBS 是高风险的，目前仍处于研究阶段，对最佳目标缺乏共识[38]。严重的慢性营养不良会增加患手术并发症，长期临床效果尚不清楚。目前，一项正在进行的纵向研究正在调查伏隔核 –DBS 治疗严重和持续性神经性厌食症的可行性和有效性，进一步评估随后的神经变化，并制订指导治疗应用的伦理金标准[45]。目前已经很清楚的是，在这种难以治疗的疾病中，需要多模式治疗，DBS 的成功将高度依赖于其他措施，包括术前体重优化、心理辅导和代谢复苏。

饮食失调的另一极端是暴饮暴食和肥胖。迄今为止，只有少数研究报道了神经调节在肥胖管理中的应用，结果相互矛盾。临床前和临床研究表明，下丘脑外侧区（LHA）的神经调节可导致体重减轻[46-48]。Hamani 等报道了一例接受下丘脑外侧区 –DBS 治疗的患者在 5 个月内体重减轻了 12kg[48]。通过关闭刺激，患者恢复暴饮暴食和体重增加[48]。然而，Franco 等在一组 4 例患有 Prader-Willi 综合征的肥胖患者中发现下丘脑外侧区对改善人体测量指标无效[49]。另外 4 个病例报道研究了伏隔核在肥胖治疗中神经调节作用[50-51]。尽管伏隔核 –DBS 有减轻体重的证据，但有一例患者在 13 个月后自杀，另一例患者决定去除 DBS 系统[50]。作者提醒其他群体注意这些患者的高风险和相关的精神合并症的复杂性，如难治性抑郁、焦虑和人格障碍，以及需要精心设计的研究、严格的入组标准和密切的精神监测，以解决病态肥胖患者 DBS 管理问题。

对于难治性饮食失调患者，DBS 似乎是可行的，并且具有一定的优势。包括前瞻性试验在内的 6 项临床研究[42, 43, 52]报道了 DBS 治疗厌食症的安全性和有效性。另外两篇论文主要关注儿科患者。他们的研究结果显示，与接受手术的老年神经性厌食症患者相比，BMI 平均增加 28%～65%，且没有额外增加风险[10, 11]。

DBS 治疗饮食失调的作用机制尚不清楚，仍有优化的余地。鉴于神经性厌食症的高发病率和高死亡率，这一领域值得进一步探索。临床前和临床研究表明，与进食障碍相关的奖励机制和神经网络机制在一定程度上与其他神经精神疾病（如抑郁症、强迫症和成瘾）的回路在额纹状体和内侧边缘系统通路的关键结构上重叠[53, 54]。腹侧被盖区通过内侧边缘系统和内侧皮质多巴胺能投射到伏隔核和前额叶皮质[53, 54]。在过去的几十年里，该网络的不同结构，如 slMFB、ALIC、NAc 和 cg25，已被用于治疗各种神经精神疾病的毁损或神经调控靶点[53]。因此，进一步了解这些疾病的潜在机制将允许更个性化的治疗，为恰当的个体患者选择正确的靶点。

（三）攻击行为和自残

1. 背景

自残行为通常由围产期损伤、脑畸形和（或）遗传综合征引起，通常伴有精神和认知障碍、运动障碍、破坏物体和攻击性行为[12, 13]。这种严重的疾病往往难以治疗，无法得到合适的护理，并需要采取必要的限制措施，以避免对患者和护理人员造成伤害。

2. 手术治疗

历史上，立体定向手术已被用于缓解这些症状，如扣带切开术、杏仁核毁损术、背内侧丘脑切开术[13]，以及 Sano 等提出的后内侧下丘脑切开术[55]。在某种程度上，95% 的患者对下丘脑后部切开术有效，高达 84% 的患者认为结果“令人满意”[55]。最近，有三项研究报道了对 22 例有自残行为、难治性癫痫和严重认知障碍的患者使用双侧下丘脑后部 DBS 治疗[12, 13, 56]。Franzini 等报道说，7 名成人患者中有 2 人的外显攻击量表（OAS）评分总体改善了 65%，癫痫症状改善了 50%。

对行为障碍手术的伦理考虑限制了其广泛应用。尽管如此，目前的证据确实表明，在精心挑选的患者中，包括患有 Lesch-Nyhan 综合征（莱施－奈恩综合征）等严重自残难治性行为的儿童，该疗法具有临床益处[57]。

3. 儿童攻击行为和自残的 DBS 治疗

Torres 等（2013 年）和 Benedetti-Isaac 等（2015 年）也将儿科患者纳入了他们的研究，在长期随访（平均 44 个月）中，10 例患者中有 8 例患者的行为有了显著改善[12, 13]。Tambirajjoo 等最近发表了 4 名接受 GPi-DBS 治疗 Lesch-Nyhan 综合征的儿童的长期临床结果和后续情况[58]。使用 4 个电极对后腹侧（运动）和前内侧（认知 / 行为）GPi 进行双侧 DBS，可以改善自残行为和运动控制，这不仅取决于 GPi 内部活动接触的位置，而且与基底节区和远端大脑皮质区域之间的特定连接模式密切相关。这些发现揭示了 DBS 治疗这种复杂疾病的潜在机制，并且与文献一致，表明 DBS 在特定病例中治疗药物难治性攻击行为的潜在益处。

（四）自闭症谱系障碍

自闭症谱系障碍（autism spectrum disorder，ASD）是一组神经性发育性认知改变和行为失调的疾病，估计全球患病率为 1%[59]。DSM-5 将自闭症谱系定义为具有较高的自我独立生活的患者能力，但却有严重症状的患者。ASD 定义的核心是：①早发性社会互动和沟通困难；②重复性、限制性行为和兴趣[60]。在 ASD 谱系的低功能组，患者经常表现出自残行为，不良的社会互动和其他潜在的危及生命的精神特征[59, 61]。虽然医疗治疗可以改善这些症状，但相当一部分患者对药物治疗是耐药的。最近有报道称，DBS 作为一种辅助治疗手段，共治疗了 4 例严重难治性 ASD 患者，主要是为了减少攻击性和自我伤害[62-64]。两例患者的靶点是杏仁核基底外侧核（BLn）[63, 64]，一例患者的靶点是 GPi，另一例患者的靶点是 GPi 和 ALIC[62]。作者得出结论，BLn 的神经调节可能是一种有效的辅助工具，用于治疗自残行为和攻击行为，而 GPi 或 ALIC 可能是治疗这些患者的强迫症样症状的靶点。然而，我们需要进一步的长期对照试验来更好地了解手术在治疗 ASD 中的作用。

二、并发症

DBS 治疗精神疾病的严重手术并发症发生率较低，总体上与 DBS 治疗运动障碍的发生率相当[28]。在接受 DBS 治疗的精神病患者中，最严重的不良事件是颅内出血和自杀 / 自杀倾向。然而，由于精神病患者通常较年轻，颅内出血的风险预计较低[28]。另外，Saleh 等（2015）的研究表明，并发症中自杀率更高（5.9%），不仅在 TRD 患者中，在 OCD 和 GTS 患者中也有增加[28]。强迫症患者术后情绪改变率高[28]。GTS 组感染率较高的患者中，发生硬件相关并发症和感染的比例分别为 14.3% 和 7.7%。与成人患者相比，儿科患者感染风险往往更高。我们最近报道了 129 例接受 DBS 治疗肌张力障碍患者的手术部位感染率约为 10%，平均年龄为 10.8 岁（范围 3.0—18.75 岁），平均随访时间为 3.3 年（范围 0.5～10.3 年）。而 7 岁以下患儿 DBS 感染率为 4.7%[65]。因此，需要采取具体措施来减少和控制这些风险。

三、前景与挑战

在精神疾病中考虑 DBS 时，会出现一些伦理问题。患者的选择对于优化手术疗效和提高手术安全性非常重要。虽然目前现有的优化标准有限[29]，但应选择身体、情感和认知上能够理解和耐受手术的患者[66]。这对儿童尤其重要，因为他们更需要标准的流程。稳定的社会环境和家庭成员的陪伴时是必需的。知情同意可能具有挑战性，但由于 DBS 手术存在固有风险，因此获得全面的知情同意至关重要。由于 DBS 手术通常被认为是“最后的选择”，患者或监护人的绝望可能会影响知情同意书的签订，因为不合理的高期望可能会影响对各种治疗方案和替代方案的认识[67]。因此，术前期望值和目标设定对于实现良好的患者满意度至关重要，无论是短期还是长期，这都与儿科患者及其监护人员高度相关[68]。

当前，对神经调控治疗神经精神疾病的兴趣持续增长，并且未来仍将是一个活跃的研究领域。有三个主要因素被认为是评估 DBS 治疗神经精神疾病的重要临床试验失败的潜在原因，并应在未来的前瞻性研究中加以解决：①过早的评估终点；②可变手术方案和理想靶点的选择；③各类型患者的选择和缺乏能预测有良好预后的生物学标志物[69-71]。尽管目前的数据可能支持手术干预治疗儿科人群中一些难治性精神疾病，但大型长期随机试验很少，因此儿童神经调控手术的门槛必须保持很高。如果考虑手术，由经验丰富的团队进行多学科评估和治疗是至关重要的。需要高质量的研究来进一步探索特定适应证的理想脑靶点，包括伦理问题和 DBS 治疗对发育中的大脑的潜在影响，反之亦然。精心设计的神经调控研究和使用尖端成像技术的功能关联性分析可能会揭示所涉及的大脑网络，深入研究大脑的可塑性和儿科患者神经精神疾病的潜在机制，为个性化神经调节铺平道路[8, 70, 72-74]。

四、最后总结

脑起搏器在患有神经精神疾病的成人人群中应用的适应证正稳步进展，而在儿科人群中则缓慢得多。尽管 DBS 已被批准作为强迫症治疗的辅助策略，并且在治疗 GTS 和 TRD 方面取得了令人鼓舞的结果，但在精神疾病患儿中应用 DBS，在很大程度上仍处于研究阶段。儿童和青少年的风险要高得多。未来的多学科研究应该在长期的试验环境中进行，有着严格和健全的标准和行为，以尽量减少不良影响，并最大限度地提高 DBS 治疗的有效性和安全性。个性化 DBS 治疗和新刺激技术的探索将为这一不断发展的领域提供新的前沿方向和可能性。

第43章 痉挛状态

Spasticity

George Georgoulis 著
尹靖宇 译 金 鑫 校

痉挛为关节及其相关肌肉组织被动运动的一种速度依赖的阻力。痉挛的特征是牵张反射过度兴奋，这与脊髓内上行运动神经元对下行结构的抑制影响丧失有关。痉挛不是一出现就需要治疗，因为它可以用来代偿肌力的丧失。只有当过度的肌张力导致功能障碍和运动障碍，或挛缩和畸形时，才应该治疗痉挛。当物理治疗和药物治疗无法控制有害痉挛时，应考虑神经外科干预。

脑性瘫痪（cerebral palsy，CP）包括一组永久性但并非一成不变的疾病。脑性瘫痪包括运动功能障碍、姿势障碍或两者均有。与成人一样，儿童的痉挛可能对功能有益，也可能有害。脑性瘫痪患儿中有效治疗痉挛的方法包括肉毒杆菌毒素注射、巴氯芬鞘内注射、脊髓后根切断（图43–1）。这些治疗方法可以单独使用，也可以与骨科手术联合使用。在儿童中选择正确的治疗方法是困难的，因为他们仍在发育。他们的需求可能会随着他们的成长而改变。为了制订治疗计划，我们必须评估未来骨骼肌挛缩的严重程度和有害后果以及自身自主精神运动发育带来的积极影响。

评估的第一步是临床观察儿童，了解儿童的功能的发育和缺失。第二步是测量活动范围以及评估那些对神经外科治疗无效的肌肉挛缩。第三步是用量表量化痉挛程度。最后一步是根据大关节运动功能量表对儿童进行评分，并观察大关节运动功能随时间的进展情况。对患有脑性瘫痪的儿童，这种评估对于做决策至关重要。

几种有效治疗痉挛的神经外科疗法可用于脑性瘫痪患儿。对于下肢弥漫性痉挛，可考虑后根切断术或鞘内注射巴氯芬。背侧根切断术通常在6岁前首选，因为植入泵的尺寸对年幼的儿童是一个障碍。当需要作用于某些特定的肌肉群时，可采用背侧根切断术[1, 2]。对于局灶性痉挛，注射肉毒毒素可以推迟手术的时间，直到孩子长大到可以进行选择性神经根切断术。

观察儿童平躺时的情况可以识别下肢的异常姿势，特别是不对称问题。这对不能活动的儿童尤其重要。他们常表现为左或右迎风姿势，双侧屈伸内旋内收，下肢呈蝙蝠蟾蜍状、交叉或剪刀状[3]。对于门诊患者的步态进行临床检查，分为五种不同的组：真马蹄足、跳跃步态、动态马蹄足、蹲伏步态和不对称步态。这些类型的步态反映了骨盆倾斜，髋伸或屈，膝伸或屈，踝关节背伸或跖屈[4]。小腿三头肌是真正马蹄步态的主要痉挛肌群；腓肠肌、腘绳肌和腰肌痉挛见于跳跃步态；还有腘绳肌和腰肌痉挛主要表现为明显的马蹄足和蹲伏步态。

重要的是要确定哪些肌群产生有害的痉挛，干扰正常功能，这应该是治疗的目标。应该确定哪些肌肉群是肌张力低的，通过手术降低张力是危险的。临床检查还应确定是否存在额外的不可复位的肌肉挛缩，即需要通过辅助矫形手术来纠正挛缩，因为这种情况仅通过神经外科手术是不能恢复的。

痉挛的评估只是整体功能测量的一个要素。粗大运动功能评估量表被用来评估脑性瘫痪患儿

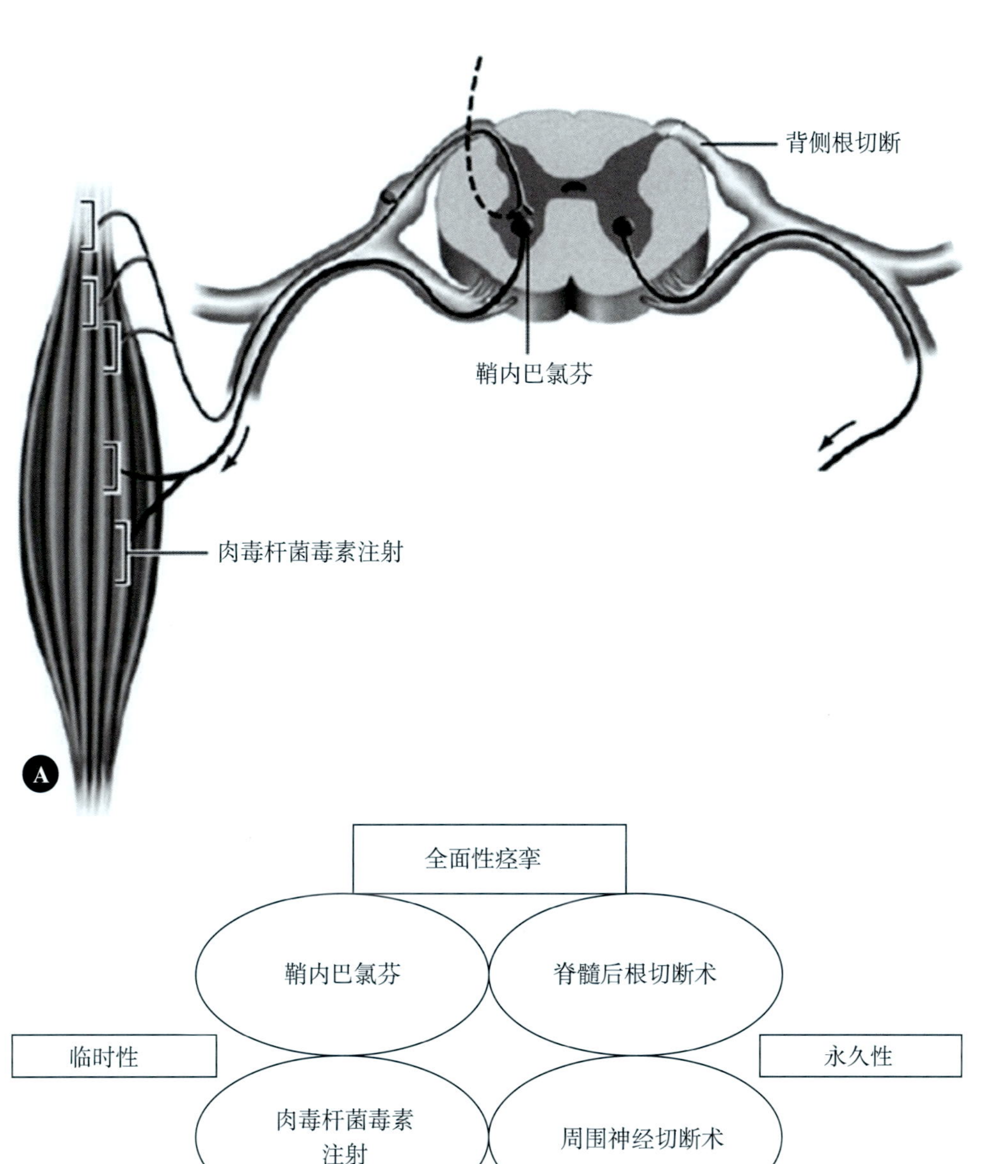

◀ 图 43-1　**A.** 依据有害痉挛类型（局灶性或全面性）和疗效长短（临时性或永久性）对控制痉挛的方法进行分类；**B.** 减少儿童痉挛的手术方法及其作用的解剖靶点

的运动功能和变化（图 43-2）[5, 6]。粗大运动功能评估量表有两个版本：最初的 88 项指标版本和最近的 66 项指标版本。粗大运动功能评估量表的参考标准是基于正常粗大运动发育的进程。所有项目标准值的获得是基于 5 岁无功能障碍的儿童。使用 88 项指标版本的粗大运动功能评估量表可以获得 5 个独立维度的分数：躺着和滚动；坐着；爬行和跪着；站立；走着、跑着和跳着。总得分是根据每个粗大运动功能评估量表的维度得分的平均值来计算的。每隔 6 个月或 12 个月进行一次粗大运动功能评估量表评估，得出病情发展曲线，从而为治疗决策提供客观依据。用粗大运动功能评估量表评分量化患者的功能情况，对选择需要神经外科治疗的患者进行纵向评估，特别有帮助。

一、手术技术

（一）鞘内注射巴氯芬

鞘内注射巴氯芬（intrathecal baclofen，ITB）

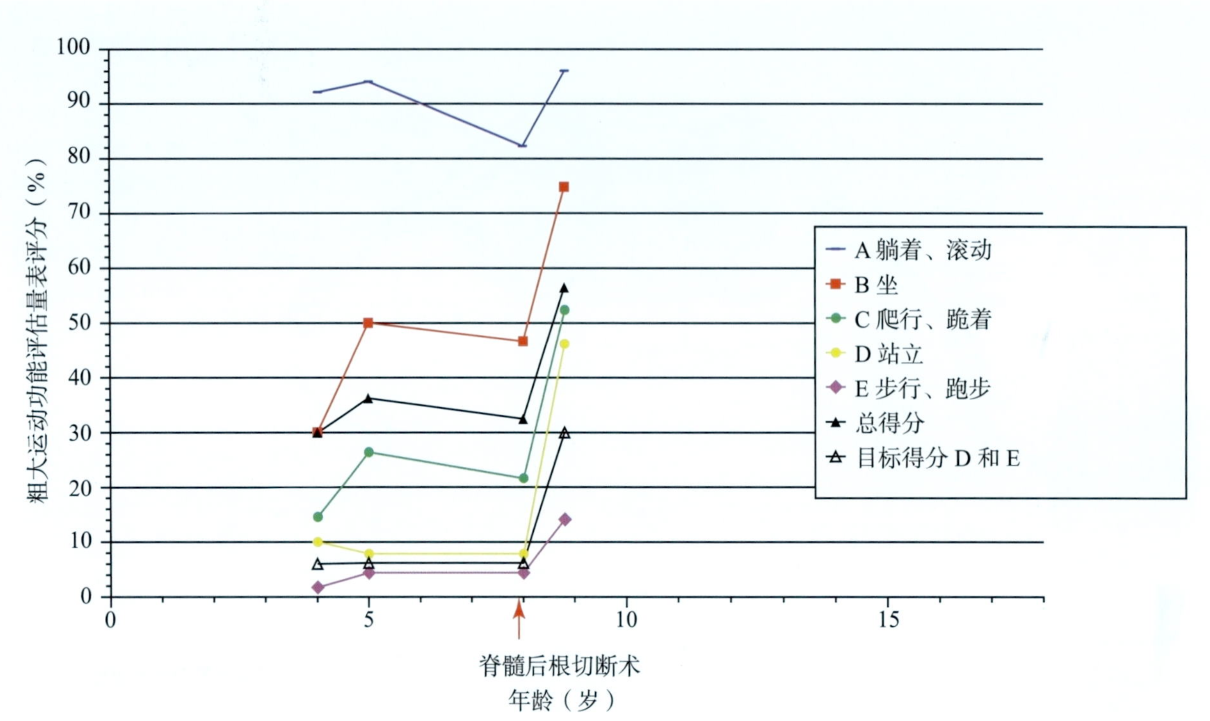

▲ 图 43-2 脑性瘫痪性痉挛患儿的粗大运动功能评估量表的 5 个维度随时间的变化及目标得分和总体得分情况。选择脊髓后根切断术，粗大运动功能评估量表评分缓慢下降，而术后站立、行走、跑步和总分都有了显著提高

治疗包括鞘内导管连接到植入泵，进而将药物输送到环绕脊髓的脑脊液（cerebrospinal fluid，CSF）中。巴氯芬是 γ- 氨基丁酸 B 激动药，直接绕过血脑屏障注入鞘内脑脊液（图 43-3）[7]。

鞘内注射巴氯芬可以在治疗前进行测试，以筛查对药物的充分反应。在标准程序中，患者通过腰椎穿刺或通过连接皮下储药瓶的临时腰椎导管注入巴氯芬。如果给药后 4～8h 患者 Ashworth 评分降低 2 分，无阳性反应，则增加药物剂量。一旦观察到阳性反应而没有不可接受的功能损失，患者被认为是泵植入术的候选人。然而，“剂量法”可能被误读为“假阴性反应”，因为它可能会产生严重或夸大的运动功能损失，这可能被解释为功能状态的下降。对于有行走能力的患者来说尤其如此。因此，应该用连续输注试验取代剂量试验，使用外部自动注射泵连接到植入 Ommaya 囊型皮下储液器。测试应该持续几天，以便能够可靠地评估功能能力。通常，最初的起始剂量是有效筛查剂量的两倍。然后每天增加 10%～30% 的剂量，直到达到所需的效果。最有效的剂量调整标准是有效抑制过度活跃的反射，如肌腱跳动、阵挛、痉挛、抽搐和肌张力下降。对于临床典型高度痉挛的截瘫患者，或以痉挛成分为主的混合性高张力障碍患者，鞘内注射巴氯芬可有效调节肌张力。

鞘内注射巴氯芬的剂量基础试验并不能证明这样的患者就是“响应者”。患者可直接接受植入，随后应调整剂量。与此相反，如果指征不明确，即痉挛的诊断不确定或患者的障碍中是否涉及痉挛部分不明确，则应考虑进行鞘内注射巴氯芬的基础试验。对于患者来说，重要的是评估痉挛的减轻是否会改善功能，以及到什么程度，或相反，削弱功能上有用的高张力，在决定之前的初步测试是强制性的。对于这样的评估，持续输注试验约 1 周是更可取的剂量试验方法。

请注意，无论使用何种技术，腰椎穿刺或持续输注、脑脊液耗竭或渗漏都可能引起头痛、恶心和呕吐。只有这些症状消失，才能向患者做好

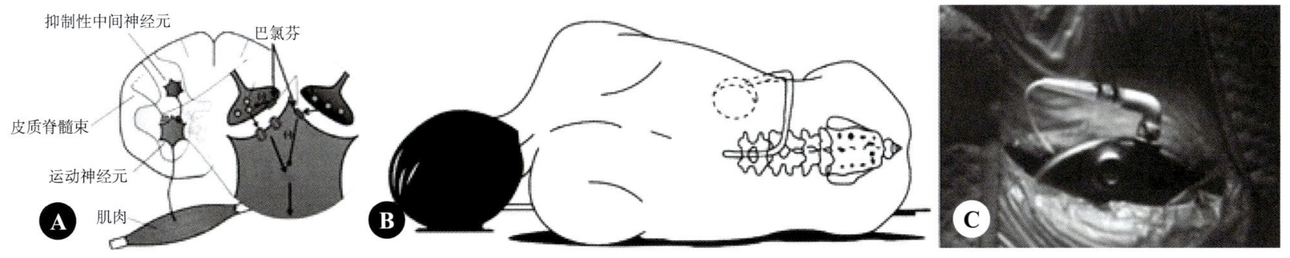

▲ 图 43-3 **A.** 巴氯芬是一种 γ- 氨基丁酸（GABA）激动药，但它只影响脊髓中 B 型受体（一种跨膜蛋白），巴氯芬能显著减少单突触和多突触的脊髓反射；**B.** 患者植入鞘内导管时的体位、腰椎泵植入和导管置入示意；**C.** 切口部位和下腹部皮下植入泵

解释。可编程泵允许循环剂量调整，使其能够提供与缓解痉挛症状相关的每日剂量。

连续输注模式下的不良反应是常见的，但大多是短暂的。它们可能包括嗜睡、头晕、精神错乱、头晕、便秘、尿潴留。这些不良反应可以通过减少剂量来逆转。肌张力不足也可能发生，导致肌肉力量和站立或行走能力的丧失。调整剂量一般可逆转低张力到理想的水平。多发性硬化症或脑损伤患者更容易出现这些不良反应，特别是疲劳和意识混乱。

鞘内注射巴氯芬的一个潜在的严重风险是过量，这可能是不可逆的，因为缺乏真正的巴氯芬拮抗药。幸运的是，服药过量并不常见。当它发生时，很少是由于泵故障。这可能是由于不适当的剂量，药物浓度的变化，或重新编程后的泵编程错误。症状包括中枢神经抑制、血压改变、呼吸抑制和意识改变（从嗜睡到昏迷）。巴氯芬没有真正的拮抗物质（解毒剂）。然而，在静脉注射剂量为 2mg 的毒扁豆碱可以逆转呼吸抑制和嗜睡。在呼吸窘迫的特殊情况下，应紧急进行辅助通气。

巴氯芬停药综合征可能发生在泵没有正常回流或处在预定的间隔期或在泵或导管故障的情况下。症状包括反弹性运动痉挛和痉挛发作、感觉障碍或瘙痒感、头痛、嗜睡、精神错乱甚至幻觉、癫痫、心动过速、血压不稳和发热。治疗为鞘内注射巴氯芬。在危及生命的情况下，巴氯芬应通过腰椎穿刺或外置导管给予。为避免出现即使是轻度的戒断综合征，鞘内注射巴氯芬后，口服巴氯芬应在数周内逐渐停用。

导管问题和脑脊液漏是最常见的并发症。泵故障很少发生，后者约为每年 1%。脑脊液漏可能发生，在儿童身上比在成人身上更常见（12% vs. 3%）[8, 9]。泵袋和（或）脑脊液感染可能发生，约 3% 的患者会发生感染。感染的临床表现可能在植入后几周或几个月前不明显。

鞘内注射巴氯芬特别适用于脊髓源性严重痉挛的患者，特别是如果存在疼痛性挛缩，如晚期多发性硬化症或严重脊髓损伤后。鞘内注射巴氯芬也可用于脑干损伤引起的痉挛性四肢瘫痪。鞘内注射巴氯芬也被列入脑性瘫痪患者的神经外科的植入设备。

一些研究报道了脑室内输注巴氯芬在难治性痉挛或肌张力障碍的应用[10]。脑室内输注巴氯芬可作为全身性肌张力障碍患者的首选。脑室内输注巴氯芬治疗肌张力障碍的基本原理在于巴氯芬在脑皮质中的药物浓度。事实上，脑室内输注比鞘内输注在脑皮质中的巴氯芬浓度更高[11]。在治疗广泛性肌张力障碍时，巴氯芬通过抑制运动前区皮质和辅助运动区皮质的刺激而起作用。

（二）脊髓后根切断术

有必要进行损伤性操作以减少过度的张力，而不抑制有用的肌张力或损害任何剩余的运动感觉功能。在保留一些被掩盖的随意运动的患者中，手术目的是重新平衡瘫痪的主动肌与痉挛的拮抗肌之间的力量对比，以便治疗能够改善（或重新出现）随意运动功能。对于术前残余功能差的患者，目的仅限于阻止骨关节发育畸形和提高舒适度。

脊髓后根切断术的手术入路在不同的团队中有显著的差异。最经典的手术流程首先由 Fasano 及其同事描述，然后由 Peacock 和 Arens [13] 以及 Abbott 及其同事 [14] 将其发扬光大。具体操作流程是这样的：用高速锯从 L_1 到 S_1 进行整块椎板切开术，这有助于在手术结束时重新定位。感觉根的双极电刺激是在多通道肌电图记录的协助下进行的（除了触诊腿部肌肉验证肌肉收缩）。当受到刺激时，引起除相应肌肉外肌肉活动或刺激停止后仍持续的活动的根被认为是异常的，并被分离成它们的细根。细根依次被刺激，同样的标准被用来判断它们是否正常。响应异常的细根是需要被切断。

为了缩小骨窗，我们和其他人，特别是 Park，倾向于在脊髓圆锥末端进行小骨窗椎板切开术 [15, 16]。为了使手术有效，约 60% 的脊髓后根必须切除，数量取决于所涉及的脊髓根的水平和功能。在决定要切断的根丝数量时，必须考虑到与有害痉挛肌肉对应的根丝和有用的姿势张力肌肉对应的根丝。在大多数情况下，必须保留主要向股四头肌提供神经支配的 L_4。

为了减少手术入路的创伤，并从硬脊膜内找到目标神经根出硬脊膜鞘的位置，我们提出了一种新的手术入路，被称为锁孔椎板间脊髓后根切断术（keyhole interlaminar dorsal rhizotomy，KIDr）[17]（图 43-4）。腰骶椎向后凸，以便达到根据术前图表选择的椎间间隙。切除黄韧带后，通过切除上椎板的下半部分和下椎板的上半部分来扩大所选择的椎板间间隙。铣开骨窗，在中线处剪开硬脊膜约 2cm。L_2 和 L_3 神经根可以通过 L_1 到 L_2 的椎板开口到达，L_4 和 L_5 可以通过 L_3 至 L_4 的椎板开口到达，S_1 和 S_2 可以通过 L_4 至 L_5 或 L_5 至 S_1 的椎板开口到达。根据需要到达椎板间隙的数量和椎间水平，可以扩大腰椎中线切口和分离肌肉，根据临床表现和术前示意图，可以是 1 个、2 个或 3 个椎板间隙。棘突和棘间韧带都应受到保护。切除选定椎板间隙的黄韧带后，通过切除上椎板的下 2/3 和下椎板的上 2/3 来扩大每个椎间隙。

显微手术遵循锁孔椎板间脊髓后根切断术的原则。在硬脊膜鞘出口处，前根在腹侧位很容易被识别。后根（每根平均 5 个）也容易识别；它们被分组到前根的后方，通常由蛛网膜间隙与后者分开。首先对前根进行肌肉反应测试，然后对后侧根进行肌肉反应测试，优选双极电极以避免电流扩散。

在选定的椎间隙中线处打开硬脊膜后，安装显微镜。显微镜倾斜约 45°，使外科医生的视线从棘间韧带下方通过。目的是在硬脊膜内找到出硬脊膜鞘的对侧神经根的腹侧和背侧部分。

每个显露的神经根被电刺激以识别其神经支配区域，从而确定其解剖走行情况。这个阶段是解剖绘图。刺激（2Hz，约 200μA）首先在神经前根进行，当神经根在出硬脊膜鞘时是很容易刺激的。值得注意的是，刺激后根的运动反应需要高达 3～5 倍的强度刺激。因此，在决定切断神经根之前，就可以确定与“有害”痉挛相对应的神经根。

然后对后根进行生理检测。用 50Hz 的脉冲刺激，每次脉冲持续 1s。当刺激引起“夸张的”（持续的或扩散的）反应时，兴奋性被认为是过度的。该测试是为了确认或修改术前图表中指定的待切除后根的百分比。根据患者术前表中对应肌群的痉挛严重程度，对选择的脊髓后根切断术数量进行相应调整。被切的后根丝数量通常为构成根丝的 1/3～4/5。然后将硬脊膜切口水密缝合，并将皮下获取的脂肪覆盖在硬脊膜缝线上。

二、儿童患者的决策

大多数适应证适用于脑性瘫痪（CP）患儿。由于儿童处于持续发育阶段，痉挛和肌张力障碍的演变具有动态特征，因此，在各种治疗方案中进行选择是困难的。脊髓后根切断术能改善痉挛，但不能改善肌张力障碍，而鞘内注射巴氯芬能在一定程度上改善痉挛和肌张力障碍 [1]。与成人一

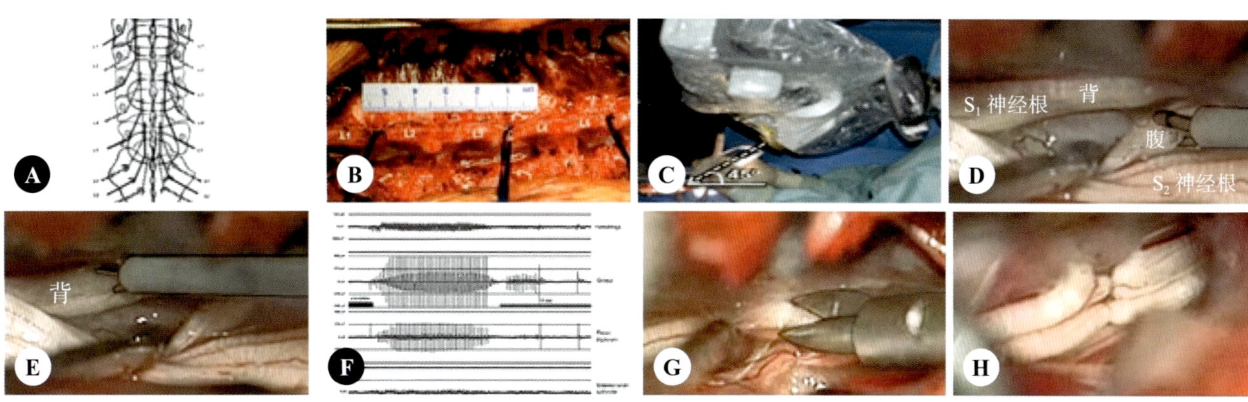

▲ 图 43-4　A. 脊椎椎间隙示意：可以根据脊髓后根切断术的术前计划选择相应的椎间隙。L_2、L_3 神经根在 $L_{1\sim2}$ 椎间隙；L_3、L_4 神经根在 $L_{2\sim3}$ 椎间隙；L_4、L_5 神经根在 $L_{3\sim4}$ 椎间隙；L_5、S_1 神经根在 $L_{4\sim5}$ 椎间隙；S_1、S_2 神经根在 L_5～S_1 椎间隙。打开的椎间隙需要根据术前计划离断的脊髓后根来确定（量身定制手术）。B. 显露 L_1～S_1 椎板，根据手术计划选择在 $L_{1\sim2}$、$L_{3\sim4}$ 和 L_5～S_1 的椎间隙进行开窗。在每个椎间隙开窗处，将上椎板的下 2/3 和下椎板的上 2/3 骨质咬除，并去除黄韧带以显露硬脊膜，从而在中线处打开硬脊膜和蛛网膜。注意在开窗时保留棘突和棘间韧带（蓝色带）。C. 外科医生以约 45° 显微角度进行手术，通过椎间隙，在硬脊膜内找到出硬脊膜鞘的对侧神经根。注意的是该手术入路可以从棘间韧带下方看到神经根的腹侧和背侧部分。D. 显微镜下从对侧斜视可以在进入硬脊膜鞘处显露左侧 S_1 神经根的前根和后根。注意相邻的 S_2 神经根向下移动到下一个（更低）脊椎水平。E. S_1 前根与 S_1 后根分离。后根采用双极电极刺激。术中生理检查和选择需要离断的后根所需的刺激参数为 50Hz、1mA。它的目的是通过刺激相应的后根和细根来估计神经根 - 脊髓回路的兴奋程度。F. 肌电图显示对电流为 1mA，刺激频率为 50Hz 刺激的持续反应，并显示与受刺激神经根相对应的肌肉外扩散反应。该图显示刺激 S_1 后根的反应。注意与 S_1 对应的肌肉外扩散反应。G. 用微显微剪进行脊髓后根切断。H. 在这个病例中，构成后根的 4 个细根中有 3 个被切断

样，儿童的痉挛可能对功能有益，也可能有害。有效的治疗方法包括肉毒杆菌毒素注射、鞘内注射巴氯芬、脊神后根切断术和神经切断术。这些治疗可以单独使用，也可以与骨科手术结合使用。为了制订治疗计划，必须通过推断肌肉骨骼挛缩的程度和严重程度及其有害后果，以及自身运动发展带来的积极影响来预测未来。

对于下肢弥漫性痉挛，可以考虑脊髓后根切断术或鞘内注射给药。脊髓后根切断术通常是儿童首选，因为植入泵的尺寸对儿童造成障碍。当明确针对某些特定的肌肉群时，建议行脊髓后根切断术。

对于局灶性痉挛 / 肌张力障碍，注射肉毒杆菌毒素可以为手术决策赢得时间。

对于痉挛性双瘫儿童，目标是提高行走质量，减少行走所需的辅助（使用手杖、拐杖、助行器）。痉挛性四肢瘫痪患儿的目的是提高照顾的便利性，改善坐姿，减轻疼痛，获得良好的上肢远端功能。

重要的是，由于儿童和家庭的期望可能与可以实现的目标大不相同，因此应该清楚地探讨现实的目标，并将其写在患者知情同意书中。

三、结论

痉挛手术的目标是明确的。它们是为了减少“有害的痉挛”，保护“有用的痉挛”，保留残余的运动 / 感觉功能，最终发现潜在的能力并将其改善。因为它的复杂性，所以神经外科治疗痉挛需要多学科会诊治疗。

第八篇

感　染
Infections

第 44 章 分流感染

Shunt Infection

Jorge Linares Sara Iglesias Bienvenido Ros 著
张海波 译 金 鑫 校

脑室–腹腔分流术（ventriculo-peritoneal shunt，VPS）仍然是治疗多种形式脑积水的终极选择。尽管其有效性已得到充分证明，但无事件生存率在第一年约为 70%，10 年约为 40%[1]。在分流失败的各种原因中，本章我们将重点关注需要长期住院的分流相关性感染。当存在感染时，大多数情况下需要移除分流系统，同时结合数天或数周的静脉抗生素治疗。因此，分流术后早期检测和管理非常重要。

一、定义

分流相关性感染有多种定义，主要是分流功能障碍和感染症状学 / 体征（指实验室培养出微生物证实感染存在）的组合。其中，最广泛使用的定义是 HCRN 推荐的定义[2]。

① 脑脊液（cerebrospinal fluid，CSF）、伤口拭子和（或）假性囊液培养出革兰染色的微生物。

② 分流系统外露（皮肤破溃，分流系统外露可见）。

③ 腹部假性囊肿（即使没有阳性培养）。

④ 血培养阳性（脑室心房分流的患者）。

美国疾病控制与预防中心（CDC）和美国国家保健网（NSHS）对脑室炎或脑膜炎[3]的定义更为复杂。它至少包括以下标准之一。

① 从 CSF 中培养出微生物。

② 在年龄>1 岁的患者中，至少有 2 种以下症状且无其他明确的原因：发热>38℃或头痛、脑膜刺激征或脑神经刺激征 / 麻痹征；或在年龄≤1 岁的患者中，至少有 2 种以下症状且无其他公认原因，即发热>38℃或低体温<36℃、呼吸暂停、心动过缓或易激惹，以及至少 1 种以下症状，即脑脊液中白细胞增多，蛋白升高，葡萄糖降低；脑脊液可见革兰染色阴性 / 阳性微生物；从血液中培养出微生物；从脑脊液、血液或尿液的非培养诊断性实验室检查阳性；诊断单抗体效价（免疫球蛋白 M）或双份血清中的 4 倍增加（免疫球蛋白 G）。

IDSA 指南[4]提出了一种管理分流感染的实用方法，并给出了其建议的证据。关于诊断，他们提出了几个需要考虑的问题。

① 感染症状、脑脊液白细胞增多和培养阳性提示脑室炎或脑膜炎。

② 脑脊液生化改变并不能诊断感染，就像正常生化不能排除感染一样。同样，脑脊液革兰染色阴性也不能排除感染。尽管脑脊液培养是诊断脑膜炎和脑室炎最重要的试验，但仍建议至少培养 10 天，以鉴定生长缓慢的微生物。

③ 脑脊液乳酸盐升高或脑脊液降钙素原升高，或两者同时升高，可能有助于细菌性脑室炎和脑膜炎的诊断，血清降钙素原升高可能有助于区分手术或颅内出血引起的脑脊液异常与细菌感染引起的脑脊液异常。

事实上，文献中之所以对分流管感染有不同的定义，都源于我们在实践中遇到的临床情况各有不同：例如从患者皮肤上的小糜烂或小的腹部不适到发展到具有症状多样的细菌性脑膜炎，该过程中可能没有分流管功能障碍。因此，临床诊疗中积极怀疑感染是必要的，只要发生分流功能障碍而没有明显的其他解释，就应考虑分流相关性感染这一诊断。

二、流行病学

既往文献中报道分流管感染的发生率为 5%～41%，近年来该比率控制在 4%～17%。其中由操作或手术导致的感染发生率为 2.8%～14%。尽管大多数文献描述的比例低于 4%[4]，但是，大多数作者认为低于 10% 的发生率是可以接受的。

我们中心于 2016 年发表了一项关于分流手术效果的研究数据，该研究回顾分析了 2000—2015 年所进行的 425 次手术的 166 例患者的临床数据[5]。该项回顾性非对照研究显示：7% 的手术操作（30/425）和 15.7% 的患者（26/166）发生了分流相关感染，11.6% 的患者因为继发感染导致需要再次分流手术。

一项对 2000—2020 年感染的回顾性研究（数据尚未公布）显示：每例患者和每次手术的分流相关感染率分别为 14.64%（41/280）和 6.67%（49/734）。

三、危险因素

在过去的几年中，一些病例对照研究报道了与分流管感染相关的主要危险因素。一些高危因素和患者自身条件有关：如早产、感染性疾病史（如败血症或脑室炎）、复杂的心肺疾病、既往脑脊液漏等。尽管大多数文献认为年龄越小，感染风险越大，但患者年龄与感染风险之间的关系仍存在争议。另外一些高危因素和手术性质有关：如既往脑室外引流史、分流管植入的手术时间、手术是否紧急进行或外科医生的经验。另外，使用标准化方案[6]或使用抗菌导管等手术因素已被发现具有抗感染保护作用[7]。

关于分流管的类型，一些研究已经证实，在那些使用抗菌导管的中心，分流感染率有所下降。IDSA 指南推荐使用高、中质量评级的治疗方案。几项研究已公布革兰阴性菌感染的频率相对增加[8]，因此，利福平和克林霉素常被用于抗菌导管使用过程中。

分流翻修史是最重要的感染高危因素之一，研究表明，有分流翻修史患者的感染风险比无分流翻修史患者高 3 倍（HR=3.9，95%CI，2.2～6.5），有 2 次或 2 次以上分流翻修史患者的感染风险比无分流翻修史患者高 13 倍（HR=13.0，95%CI，6.5～24.9）[9]。

在我们的系列研究中，感染是分流失败的重要原因，主要发生在第一次脑室 – 腹腔分流管置入后不久的年轻患者，或继发于腹膜假性囊肿的分流管远端功能障碍的患者[5]。

四、发病机制

分流管感染有 4 种发生机制。

首先，和分流手术过程有关的感染。这类感染常发生在早期，并且是由通常定植于患者皮肤的微生物引起的，例如革兰阳性球菌。然而，如果感染是由生长缓慢的细菌（P.acnes，S.epidermidis）引起的，症状不典型，诊断可能较晚。

其次，由于分流管的腹部并发症导致的感染，如假性囊肿或腹膜炎，感染可从分流管的远端逆行迁移，或者可能继发于腹腔内原发感染性 / 炎症性疾病。

再次，通过皮肤导致的感染，或者通过侵入性操作，如刺穿储液囊，或者通过患者皮肤上的小侵蚀或溃疡，导致“分流管 / 泵”暴露。

最后，血源性的感染，在脑室心房分流患者中比较常见，如果发生菌血症，则分流管系统直接暴露于感染源中。

一些作者将植入手术后 6 个月内发生的早期感染和超过该期限发生的晚期感染区分开来。从分流管植入到感染的平均时间为 19 天，这与一般认为最常见的感染机制是术中污染的观点一致[10]。这些早期感染大多由凝固酶阴性葡萄球菌和金黄色葡萄球菌等细菌引起。晚期感染较少发生，其中由革兰阴性杆菌引起的比例较高，表明这种类型的感染是由分流管远端的逆行污染所引起的。

在我们的系列研究中，49 例感染中有 35 例（71.42%）发生在早期（分流管植入后 6 个月内），14 例（28.57%）发生在晚期（分流管植入后 6 个月以上）。关于细菌病原学，在我们的系列研究中，凝固酶阴性球菌是最常见的感染致病菌（20/49，40.81%）。其次是金黄色葡萄球菌（6/49，12.24%）和革兰阴性菌（6/49，12.24%）。

在分流相关感染的发病机制中，不得不提到细菌生物膜的作用。由于细菌壁上的多糖成分，细菌具有黏附于惰性材料（如分流导管或人工瓣膜）的能力。细菌的蛋白质、DNA 和来自细菌裂解的其他产物形成黏附于分流管的生物膜，该生物膜由对抗生素作用敏感的内层和对抗生素作用抵抗的外层组成。由于这个原因，在分流管翻修时建议完全移除原分流管，因为抗生素治疗可能不足以消除生物膜中的所有细菌。此外，生物膜与患者脑脊液代谢产物一起可导致分流管阻塞和分流失败[11]。

五、临床特点

分流管感染的临床特征根据不同发病机制、微生物毒力和分流管的类型等因素而复杂多样。例如，一些最常产生分流感染的细菌，如凝固酶阴性葡萄球菌或痤疮丙酸杆菌，他们是惰性的，因此引起的炎症比较轻微，如轻微的脑室炎而不累及脑膜，或仅在分流管系统上形成生物膜导致分流功能障碍而不发生炎症[12]。图 44–1 显示了笔者经诊病例中记录的一些症状。值得注意的是，多达 1/3 的患者在诊断时没有出现发热。

患者最常见的表现形式是新发头痛、恶心和（或）嗜睡。这种临床特征通常是由于感染处于分流管近端部分，导致分流管功能障碍所致（脑脊液无法下行）。另外，如果分流管皮下走行路径附近出现红斑或紧绷感，提示感染可能。

最后，分流管远端感染的症状通常是由分流管导致的腹膜炎和胸膜炎所引起的。

需要注意的是，对于低毒力微生物，感染的症状可能是非特异性的，如腹痛或腹紧张。有时，腹部的瘢痕在形成过程会在分流管腹腔端周围形成腹部假性囊肿，以控制感染。

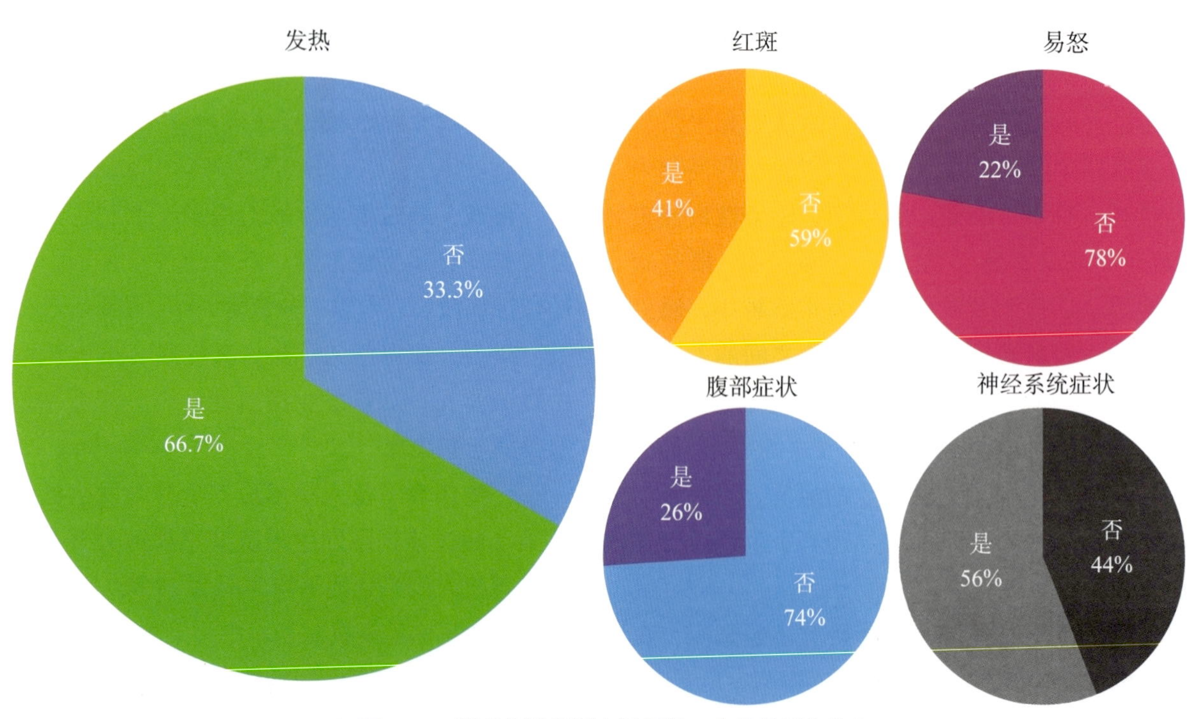

▲ 图 44–1 笔者经诊病例中记录的一些症状概率分布

六、诊断

分流管感染的诊断具有挑战性，有时需要高度的警觉性。当遇到符合感染症状的患者，应进行有针对性的病历记录，以获得有关分流原因、植入日期和分流阀类型的信息。在进行全面体格检查（包括完整的神经系统检查和分流管路径检查）后，建议进行急性期反应物（如 CRP）的检测，更具体地说是细菌感染指标（如血清降钙素原）的检测。当患者病情紧急情况下，可进行 CT 检查以准确诊断分流功能障碍，之后，通过穿刺分流泵储液囊、腰穿、旷置的腹部端引流管等手段获取脑脊液，以研究脑脊液的各项检测参数，以及微生物学研究，如革兰染色和脑脊液培养。

脑脊液生化参数的变化可能很细微，因此很难区分这些变化是由感染所致，还是其他引起脑积水的疾病（如肿瘤、出血等）或者甚至是神经外科手术所致。尽管脑脊液中白细胞的增加、葡萄糖的减少和蛋白质的增加与感染相关，但在生化参数正常的患者中仍可发生[13]。当怀疑感染时，通常使用革兰染色，尽管其阴性结果并不能排除细菌感染的存在，特别是如果患者以前接受过抗生素治疗。

鉴于这种临床情况，我们必须使用更具体的感染参数来指导病情的诊断，如脑脊液乳酸。两项 Meta 分析显示，在区分细菌性脑膜炎和无菌性脑膜炎时，升高的脑脊液乳酸比使用白细胞计数、葡萄糖或蛋白质更具指导意义[14, 15]。关于临界值的界定，脑脊液乳酸大于 4mmol/L 在神经外科干预相关性脑膜炎的诊断中具有高敏感性（88%）和高特异性（98%）[16]。

脑脊液培养是诊断分流后感染最重要的依据，即使脑脊液生化没有改变的患者中，脑脊液培养结果有时也是阳性的。脑脊液培养需要几天或几周的时间，如果没有细菌生长方可认定为培养阴性，毕竟部分微生物（如痤疮丙酸杆菌）生长缓慢。如果结果为阴性，但是临床判断感染的可能性仍然很高，则应重复检测，特别是如果患者已经接受了抗生素治疗，因为使用任何抗生素治疗后，脑脊液培养的敏感性都会从 88% 降至 70%。如果在抽取脑脊液前使用抗生素超过 24h，敏感性将降至 59%[17]。

当进行分流翻修手术并怀疑可能存在感染时，建议对导管和分流阀进行培养。然而，如果分流系统重新更换过，则不建议对这些装置进行“常规”培养[4]。

七、治疗

（一）手术治疗

当高度怀疑感染且辅助检测结果支持感染诊断时，患者应入院治疗，以便药物和手术治疗。文献内发表过感染的不同治疗策略。几项研究为了避免多次手术带来的并发症，保留分流系统，结果显示该做法感染治疗效果不明显（34%～36%），且死亡率相对较高，住院时间延长，以及与鞘内注射抗生素相关的高不良事件发生率[18]。然而，一项观察性研究显示上述做法好的结果，在由金黄色葡萄球菌以外的微生物引起的感染中，上述做法抗感染成功率高达 92%，这表明保守方法可能适用于更惰性的细菌，如凝固酶阴性葡萄球菌或痤疮丙酸杆菌[13]。在儿童中进行的唯一一项随机研究中，未移除分流系统与 70% 的复发率相关[19]。在我们的中心，对于预后非常差的患者（无论是因为感染，还是因为手术风险高），我们都完全去除分流系统。

大多数中心使用的手术治疗方案是完全移除原分流系统，并植入新的脑脊液外引流装置。脑室外引流（external ventricular drainage，EVD）装置有利于动态监测脑脊液生化参数，以及每 24～48 小时进行一次连续培养。此外，脑室外引流装置必要时还可用于鞘内给药[20]。抗生素治疗结束后（见下文），可以植入新的分流管，最好是在对侧脑室。只要抗生素使用达到推荐的时长，脑脊液中白细胞增多、低糖症或高蛋白不是推迟重置新分流管系统的指标，因为脑脊液生化改变可能会持续很长时间。

可以将分流管腹腔端旷置作为最终分流管置入的过渡选择。对于感染仅限于分流管远端的患者（例如，腹部假性囊肿和脑脊液培养阴性的患者），或者感染合并分流管过度引流或脑室裂隙的患者（在这些患者中，脑室外引流可能很困难），分流管腹腔端旷置是个不错的过渡治疗方案。

另外，如果原分流管与脉络丛粘连，完全移除原分流管存在技术困难，并且出血风险相对较高，这可能是无法完全移除分流管的原因。应密切随访这些患者，因为如果有相同微生物感染的复发，建议去除原分流管系统的腹腔端。

（二）抗生素治疗

获得脑脊液培养结果后，应开始经验性静脉注射抗生素治疗。目前的指南推荐使用万古霉素加具有抗假单胞菌作用的β-内酰胺类药物，如头孢吡肟、头孢他啶或美罗培南。β-内酰胺类抗生素的选择应基于局部药敏结果。如果对β-内酰胺类药物过敏，或者美罗培南使用存在禁忌，可以选择氨曲南或西泊沙星。表44-1显示了推荐剂量。

如果在入院期间观察到革兰阳性微生物，推荐的治疗方法是万古霉素联合或不联合利福平。在革兰阴性微生物的情况下，推荐的治疗方法是β-内酰胺类药物。一旦在培养基中鉴定出细菌，就应进行针对性治疗。图44-2显示了一些靶向抗生素治疗的例子。

脑室内抗生素治疗仅适用于部分病例，如静脉治疗失败、多重耐药菌（如碳青霉烯类耐药菌）引起的难以根除的感染，或当指定的抗生素不能充分穿透脑脊液时。它也适用于不能立即移除分流系统的患者[21]。抗生素的剂量取决于脑室大小和引流量。对于儿童，剂量应减少60%。对革兰阳性菌推荐鞘内注射万古霉素，对革兰阴性菌推荐鞘内注射庆大霉素或阿米卡星。青霉素类和头孢菌素类药物不应通过这种途径给药，因为它们与神经毒性显著相关，尤其是癫痫发作[22]。

（三）抗生素治疗持续时间

抗生素治疗的持续时间并不完全确定，取决于培养的微生物种类、感染的临床表现和脑脊液的生化参数。根据IDSA指南的建议（表44-2），由凝固酶阴性葡萄球菌或痤疮丙酸杆菌引起的感染，如果脑脊液中的白细胞没有增加或轻微增加，脑脊液中的葡萄糖正常且症状不明显，则治疗应持续10天。如果由这些细菌引起的感染导致脑脊液中白细胞增加、脑脊液中葡萄糖减少或产生明显的神经或全身症状，则治疗应延长至10～14天。对于由更具侵袭性的细菌（如金黄色葡萄球菌或革兰阴性杆菌）引起的感染，无论脑脊液生化结果如何，治疗应持续10～14天，一些专家建议由革兰阴性杆菌引起的感染可延长至21天。

表44-1 最常用抗生素的儿科剂量

抗生素类型	儿童剂量
万古霉素	60mg/(kg·d)，每6小时1次
美罗培南	120mg/(kg·d)，每8小时1次
头孢他啶	200mg/(kg·d)，每8小时1次
头孢吡肟	150mg/(kg·d)，每8小时1次
利福平	20mg/(kg·d)，每24小时1次
利奈唑胺	• ＜12岁：30mg/(kg·d)，每8小时1次 • ＞12岁：20mg/(kg·d)，每12小时1次（最大剂量每次600mg）

在抗生素治疗期间，应每24小时或每48小时抽取脑脊液样本，观察生化参数的动态变化，并确保培养为阴性。对于脑脊液培养阳性的患者，抗生素治疗应从最后一次阳性培养开始持续10～14天。建议更换脑室外引流装置，以加速感染的控制。

（四）新的分流管再植

新分流装置再次植入的时间必须根据脑脊液微生物培养结果、脑脊液生化参数变化和感染的临床严重程度进行个体化评估。再植过早会增加再感染的风险，而延迟再植则会使患者过度暴露于脑脊液外引流的二重感染风险。

甲氧西林敏感葡萄球菌	萘夫西林或苯唑西林 = 氯唑西林
耐甲氧西林葡萄球菌	万古霉素
痤疮丙酸杆菌	青霉素 G/ 阿莫西林
肺炎链球菌	第三代头孢菌素
铜绿假单胞菌	头孢吡肟、头孢他啶或美罗培南
流感嗜血杆菌	氨苄西林 / 第三代头孢菌素
产超广谱 β- 内酰胺酶革兰阴性杆菌	美罗培南
鲍曼不动杆菌	美罗培南
其他肠杆菌科细菌	第三代头孢菌素
念珠菌	两性霉素 B ± 氟胞嘧啶的脂质制剂

▲ 图 44-2　靶向抗生素治疗建议

表 44-2　根据引起感染的微生物推荐的抗生素治疗持续时间

微生物	去除 VPS 后使用抗生素的天数
凝固酶阴性葡萄球菌或痤疮丙酸杆菌，无病理脑脊液生化，无神经系统或全身症状	10 天
凝固酶阴性葡萄球菌或痤疮丙酸杆菌，伴有脑脊液生化或神经系统或全身症状	10～14 天
金黄色葡萄球菌或革兰阴性杆菌	10～14 天（如果是革兰阴性杆菌，一些作者建议 21 天）
重复培养阳性	最后一次阳性培养后 10～14 天

VPS. 脑室 – 腹腔分流术

脑脊液培养阴性是考虑再次植入新分流管的基本要求。IDSA 指南[4]根据分离的微生物推荐不同的等待期，类似于抗生素治疗的持续时间。

① 对于由凝固酶阴性葡萄球菌或痤疮丙酸杆菌引起的感染，如果 48h 内未检测到相关的脑脊液异常且脑脊液培养为阴性，则应在取出后第 3 天重新植入新的分流管。如果脑脊液异常，但脑脊液重复培养阴性，应在抗菌治疗 7 天后重新植入新的分流管。然而，如果重复培养为阳性，则延长抗菌治疗，直到脑脊液培养连续 7～10 天保持阴性[23]。

② 当感染由金黄色葡萄球菌或革兰阴性杆菌引起时，可在培养阴性后 10 天重新放置新的分流管[24]。

脑脊液样本中的白细胞增多、低糖和高蛋白不应延迟新分流管的置入，因为这些参数可以在很长一段时间内保持改变。

第 45 章 硬脑膜外脓肿和硬脑膜下积脓
Epidural Abscess and Subdural Empyema

A. Tu J. Hsu P. Steinbok 著

张海波 译 金 鑫 校

硬脑膜外和硬脑膜下感染是威胁生命的疾病，在过去一千年的大部分时间里一直困扰着人类[1-9]。1699 年，de la Peyronie 首次记录了治疗头部创伤后硬脑膜下积脓的手术[10]。在 1900 年之前，颅内感染是致命的诊断[11-14]。随着现代医学成像的出现、外科技术的改进和抗生素治疗的发展，颅内感染有了明显更好的结果[11, 12, 14, 15]。硬脑膜下积脓被认为是“神经外科急症中最重要的”，强调了诊断的便利性在治疗这些疾病中的重要性[16]。

一、流行病学

（一）硬脑膜外脓肿

硬脑膜外脓肿是指在硬脑膜和颅盖或颅底之间形成的脓性积液。历史上，硬脑膜外脓肿最常见的原因是耳鼻喉科和牙科感染的扩展；这些仍然是发展中国家最常见的感染来源[2, 14, 15, 17-21]。相比之下，来自发达经济国家的一些文献报道称，术后硬脑膜外感染的发生率最高；然而，其他系列研究发现，鼻窦炎的扩展仍然是最常见的病因，占感染病例的 60%～90%[2, 11, 18, 21, 22]。这些感染通常与颅骨骨髓炎有关，很少扩展到蛛网膜下腔或脑实质。当积极治疗并且没有延伸到硬脑膜外腔以外时，死亡率很低[2, 9, 17, 23-26]。因鼻窦炎或中耳炎治疗不当而引起的硬脑膜外脓肿，在早期发现和适当的药物治疗下已显著减少，但潜伏病例仍继续发生。在发达国家，研究表明，与高收入家庭的儿童相比，社会经济背景较低的男性儿童患鼻窦炎相关颅内感染的比例较高[11, 17, 18]。据推测，这反映了在预防继发性鼻窦感染或护理不当导致的鼻窦感染方面各收入阶层存在差异[11]。此外，由于耳鼻喉科感染的并发症发生率较高，20—30 岁男性的患病率较高[18, 27-29]。虽然目前尚不清楚为什么会存在这种倾向，但女性自我报告的耳鼻喉科感染发病率较高，而男性则有更多的感染并发症。这种差异被认为是由于延迟就医造成的[30]。在因面部鼻窦炎住院的患者中，颅内并发症的发生率为 10%，包括脑膜炎、静脉窦血栓形成和颅内播散，导致相应的硬脑膜外、硬脑膜下或实质空间化脓聚集[15, 28, 31]。

（二）硬脑膜下积脓

与硬脑膜外脓肿不同，硬脑膜下积脓是发生于硬脑膜和蛛网膜之间的潜在间隙。尽管采取了积极的现代干预措施，但这种疾病的发病率明显较高[12, 25, 26, 28, 32-40]。多达一半的患者会留下永久性神经功能缺损，包括持续性癫痫发作（12%～37.5%）和偏瘫（15%～35%）[31, 37]。死亡率也很高，为 6%～15%[4, 21, 24, 37, 41-47]。这些感染可以向蛛网膜下腔及邻近脑组织扩展，导致迅速播散。从历史上看，中耳炎是硬脑膜下积脓最常见的原因，但现在已被鼻旁窦细菌性鼻窦炎的直接传播所取代，占病例的 50% 以上[31, 37]。中耳、乳突和牙源性感染是第二常见的病因，占所有病例的 25%[4, 21, 23, 42, 44, 48]。细菌性脑膜炎占该感染原因的 1%～2%，更常见于新生儿或婴儿[10, 31, 37]。据报道，硬脑膜下积脓也可由外伤、开颅术后和使用颅内压监测装置引起。这些约占病例的 20%[21-23, 41-45, 48-60]。包括硬脑膜外脓肿、颅骨骨髓炎、软组织感染和颅内脓肿在内的非窦性感染也可能导致侵入硬脑膜下腔[28, 32]。硬脑膜下积脓最常见于婴儿和年轻成人，反映了其主要病因[61]。由于尚未确定的原因，男性患病的频率也是女性的 3 倍[30, 37]。

二、微生物学

根据不同感染源可预测细菌谱，并决定了独特的抗菌方案（表 45-2）。硬脑膜下积脓队列研究发现常见病原体为肺炎链球菌（16%）、B 族链球菌（13%）、B 型流感嗜血杆菌（13%）和大肠埃希菌（10%）[10, 12, 29, 37, 62]。已报道的罕见细菌包括常发生于免疫功能低下或有发病倾向患者中的沙门菌和结核病[10, 18, 61]。慢性鼻窦炎的扩展通常由需氧性和厌氧性链球菌、葡萄球菌和厌氧菌（包括类杆菌和梭杆菌）组成。乳突或中耳感染常表现为金黄色葡萄球菌、需氧链球菌和厌氧链球菌、铜绿假单胞菌、兼性革兰阴性菌和其他厌氧菌[18]。导致硬脑膜外脓肿的创伤性或自发性颅骨骨髓炎通常由葡萄球菌、链球菌和革兰阴性菌引起[32, 61, 62]。相比之下，术后感染通常与皮肤菌群细菌相关，包括凝固酶阴性葡萄球菌、棒状杆菌和痤疮丙酸杆菌[9, 25, 26, 63, 64]。硬脑膜下感染并发小儿脑膜炎的病例中，最常见的是 B 型流感嗜血杆菌和 A 或 B 型链球菌。考虑到许多患者在就诊前已开始抗生素治疗，高达 25% 的患者的培养物可能是无菌的[28, 57, 65-73]。除手术干预外，应尽快开始广谱抗生素治疗，并根据培养结果进行调整。迅速干预对于最大限度地降低感染发病率至关重要。

三、临床表现

（一）硬脑膜外脓肿

硬脑膜外和硬脑膜下感染通常表现为发热和头痛病史，以及与其感染的主要病因相关的症状，如鼻窦炎引起的上颌痛和乳突炎引起的面神经功能障碍导致的耳痛[18, 28]（表 45-1）。硬脑膜外脓肿的病程通常较为缓慢。在耳鼻咽喉感染治疗不当的情况下，患者可能会因骨膜下脓肿而出现压痛、肿胀[2, 3, 5, 23, 52]。1760 年，Percival Pott 爵士发现额窦骨膜下脓肿伴有骨髓炎和前额肿胀，并将其命名为 Pott 肿块[3, 15, 23, 49, 52, 74, 75]。未经治疗的硬脑膜外脓肿可产生明显的占位效应，并使颅内压升高，导致意识障碍。只要感染不超过硬脑膜，癫痫发作并不常见。急性耳乳突炎也可延伸至岩骨，导致与中耳炎相关的耳痛、同侧面部疼痛和侧方凝视麻痹[15]。1904 年，Giuseppe Gradinego 首次描述了这种三联征，并将其称为经典的 Gradinego 综合征[76, 77]。虽然历史上与非常显著的发病率和死亡率相关，但早期诊断加上现代抗菌治疗显著降低了手术比例，同时显著改善了预后。

（二）硬脑膜下积脓

当感染进入硬脑膜下腔时，会出现更多的临床症状。除了细菌沿脑表面直接播散引起的脑炎和脑膜炎外，还可能发生表面血管的侵入和炎症。血栓性静脉炎扩展至大静脉窦会导致局部静脉引流中断、脑水肿和静脉瘀血引起的缺血[5, 10, 23-24, 28, 33, 78-79]。随后的脑实质充血和炎症显著降低了癫痫发作阈值，并可发生癫痫持续状态。脑脊液吸收中断可能导致颅内压升高和脑积水。如果延误诊断，患者的意识水平可能会恶化，并突然昏迷。作用于神经元和神经胶质细胞的细菌毒素引起神经功能进一步的恶化[10, 12, 37, 61, 80]。症状也可能与感染源有关，如鼻旁窦、中耳或乳突感染处理不当引起的面部疼痛和耳痛[27, 29]。新生儿颅内压升高可能表现为易激惹、癫痫发作和囟门膨出[10, 37, 80]。

四、辅助检查

为了准确诊断颅内感染，有些作者首选 CT，对于可疑疾病，使用增强 MRI 检查，以获得更好的解剖特征[3, 10, 12, 15, 18, 31, 40, 62]。在最初诊断中，有一些辅助体检可能会有所帮助。然而，优先考虑详细的脑成像有助于快速诊断和明确治疗。

在大多数中心，CT 是最容易获得和最具成本效益的成像模式。硬脑膜外脓肿通常呈豆状或

表 45-1　硬脑膜外和硬脑膜下感染的比较

	硬脑膜外脓肿	硬脑膜下积脓
常见的	• 鼻炎或耳漏 • 发热 • 鼻旁窦、乳突或伤口感染区域剧烈头痛 • 皮下肿胀（Pott 肿物）：前额、鼻根、眶周或颞部 • 没有神经功能缺损	• 鼻炎或耳漏 • 发热 • 鼻旁窦、乳突或伤口感染区域的剧烈头痛，发展为广泛性严重头痛 • 癫痫发作 • 轻偏瘫 • 下肢单侧轻瘫 • 偏盲 • 瞌睡 • 眶周或前额水肿 • 脑膜刺激征
不常见	• 轻偏瘫 • 癫痫发作 • 面部疼痛 • 面瘫 • 外展神经麻痹 • 瞌睡 • 昏迷	• 昏迷

双凸状，相对于周围组织密度较低或中等，使用造影剂后边缘增强。然而，在高达 50% 的患者中，CT 检查可能出现假阴性（图 45-1 至图 45-3）[28, 36, 81-83]。MRI 是首选的可明确病变的成像模式[10, 14, 28, 31, 37, 62]。硬脑膜外脓肿在 T_1 序列上呈低信号，T_2 序列上呈高信号，在弥散加权成像上呈高信号，在表观弥散系数成像上呈低信号弥散受限。增强 MRI 可发现约 93% 的病例[10, 18, 37, 62]。MR 波谱将显示与经历无氧代谢的感染过程一致的升高的乳酸峰（图 45-4 至图 45-7）。

相比之下，硬脑膜下积脓在 CT 上表现为脑实质或大脑镰附近的低密度新月形影[10]。偶尔，由于蛛网膜和硬脑膜之间的粘连阻止了脓性物质在大脑凸面的分布，积液呈现类似于硬脑膜外脓肿的豆状形状，同时可能存在多个小室 。对比增强图像上更明显，脑实质改变如缺血引起的脑水肿或静脉淤血可引起占位效应和中线移位（图 45-1 至图 45-3）。在 MRI 上，积脓在 T_1 序列上可表现为等信号至低信号，在 T_2 序列上可表现为高信号[10]，在弥散加权成像上常为高信号，在表观弥散系数成像上常为低信号[10]。与硬脑膜外脓肿一

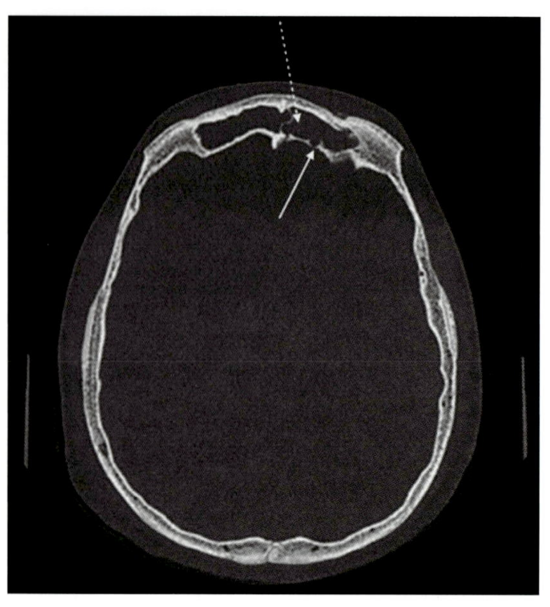

▲ 图 45-1　额窦炎导致颅内感染患者的 CT
额窦完全混浊（虚箭），左侧额窦后部有骨性缺损，提示感染源，并导致颅内感染（实箭）

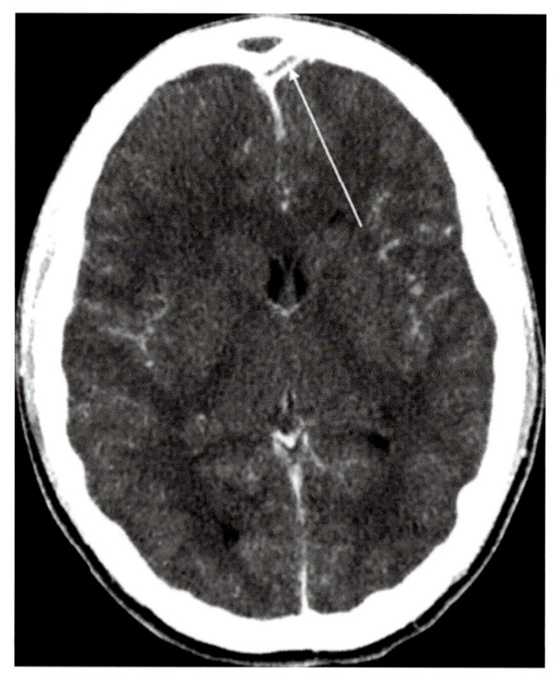

▲ 图 45-2　硬脑膜外脓肿患者的增强 CT，左额硬脑膜外可见环形强化（实箭）

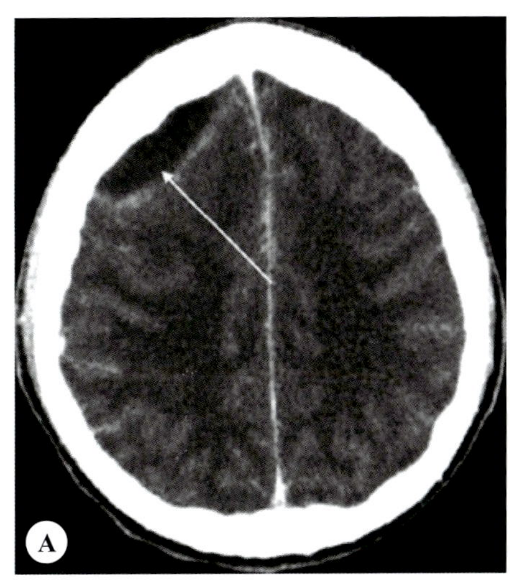

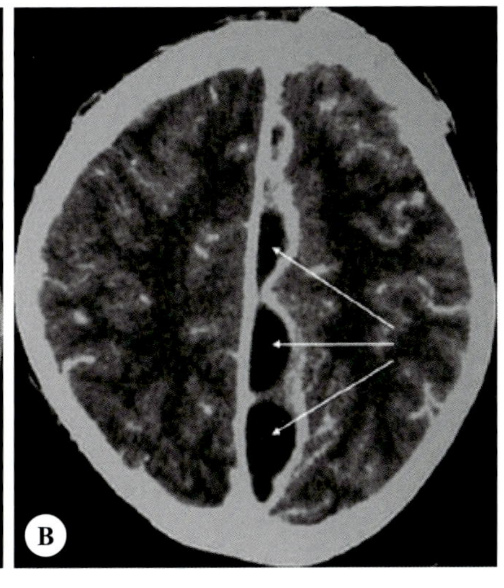

◀ 图 45-3 **A.** 硬脑膜下积脓患者的 **CT** 增强扫描，可见一个大的右额部低密度占位，在其周边有一些对比增强，提示硬脑膜下积脓（实箭）。本例中，硬脑膜下积脓呈豆状外观，如果不仔细检查，可能会被误认为硬脑膜外脓肿。注意相关的脑实质移位。**B.** 大脑纵裂硬脑膜下积脓的 **CT** 增强扫描，可见大脑半球间隙中明显的低密度占位（箭），周边有明显的对比增强。该占位延伸并填充纵裂间隙，符合硬脑膜下积脓影像学特征

样，硬脑膜下积脓也可能出现环形强化，并且在波谱成像上会有升高的乳酸峰。尽管混合培养也可能产生类似的结果[84–87]，但在没有创伤的情况下，颅内积气可能是由化脓性链球菌或脆弱拟杆菌等产气菌引起的。将 MRI 与 CT 进行比较，结果显示，与 CT 相比，增强 MRI 检测硬脑膜下积脓的灵敏度更高[10, 32]。在疑似硬脑膜下积脓的情况下，考虑到血管受累的风险和识别潜在的血管闭塞，用专用的 CT 或 MRI 静脉造影评估血管结构是很重要的（图 45–4 至图 45–7）[88, 89]。

除影像学检查外，实验室检查可能有助于检查和诊断。对于硬脑膜外和硬脑膜下感染，血清检测可显示白细胞增多伴核左移、红细胞沉降率增加和 C 反应蛋白升高[10, 15, 37]。脑脊液分析也显示中度白细胞增多、血糖正常和蛋白升高。血清和脑脊液培养对排除颅内感染既不敏感也不特异，如果完全依靠其诊断容易导致漏诊。

除大脑半球内侧面外，大脑凸面也有感染。虽然凸面疾病可以通过直接手术干预（即钻孔或开颅）来控制，但半球间感染可能需要通过旁正中开颅放置导管来进行间接冲洗。在颅内化脓性感染导致颅内压升高的情况下，腰椎穿刺的风险大于由此获取脑脊液所带来的益处，并可能导致脑疝。腰椎穿刺只能用于检查潜在的脑膜炎。当怀疑存在潜在的颅内感染时，应暂缓采集脑脊液，直到头颅影像学检查明确。囟门未闭的婴儿也可以通过颅内超声进行评估，以区分硬脑膜下积脓与脑膜炎导致的局部积液。在超声检查中，积脓表现为在大脑凸面或大脑镰附近的新月形聚集，并伴有高密度边缘[10, 29]。边界会有回声。相比之下，硬脑膜下积液缺乏清晰的边界和回声物质的证据。虽然不常用作主要诊断工具，但颅骨 X 线在历史上有助于确定颅内积液的病因[10]。鼻窦炎表现为鼻窦混浊，骨折可见透亮区域。骨髓炎最常伴有深部软组织肿胀和受累骨皮质不规则改变。颅骨 X 线也可以识别异物或体外碎片。X 线在很大程度上已被现代成像技术所取代，除非在极端情况下没有更好的检查手段，否则不应依赖 X 线，因为这样做可能会延误诊断[10]。

五、治疗

对于硬脑膜外和硬脑膜下感染，首选可穿透血脑屏障的广谱抗菌药物治疗（既针对需氧也针对厌氧球菌和杆菌）。经验性治疗最典型的包括万古霉素、甲硝唑和第三代头孢菌素。没有关于抗生素治疗持续时间的具体指南；然而，大多数给药时间为 6～8 周，其中 2～6 周为静脉给药，其余时间为口服治疗[10, 12, 31, 37, 90, 91]。确定微生物并完成药敏试验后，应对治疗进行调整和靶向治疗（表 45–2）。

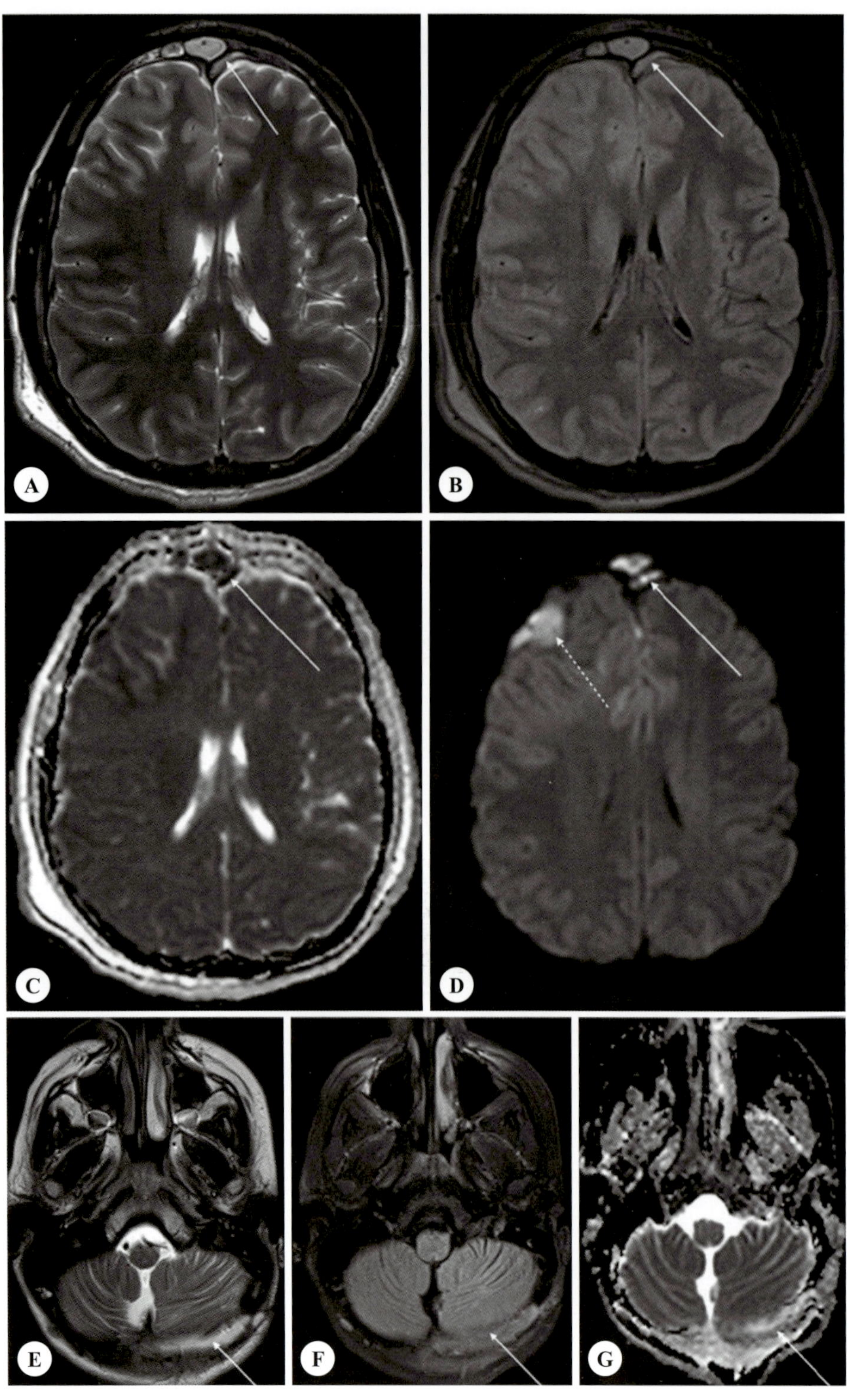

◀ 图 45-4 **A 至 D.** 继发于鼻窦炎的硬脑膜外脓肿患者的非增强 MRI。轴位 T_2 加权成像、压水（FLAIR）、表观弥散系数（ADC）和弥散加权成像（DWI）显示额窦下左额硬脑膜外腔信号异常，提示硬脑膜外脓肿（实箭）。在 DWI 上，右额区也有一个信号异常的病灶，表明继发于感染的缺血性改变（虚箭）。**E 至 G.** 开颅术后硬脑膜外脓肿患者的非增强 MRI。轴位 T_2 加权成像、FLAIR 和 DWI 显示左侧小脑后方信号异常（实箭）。在 T_2 图像上，该内容物最初看起来确实具有与脑脊液相似的信号特征；然而，在 FLAIR 上，我们可以看到内容物在信号上不是脑脊液，而在 DWI 上，我们可以看到内容物弥散受限，提示为化脓性物质

（一）硬脑膜外脓肿

无神经功能缺损或无明显占位效应的较小硬脑膜外脓肿可单纯使用抗生素治疗[9, 92]。然而，在许多情况下，需要对聚集物和周围组织进行清创手术引流[15, 31, 62]。虽然较小脓肿可以进行钻孔引流，但较大的脓肿或脓肿已经包裹可能需要开颅手术，以彻底清除脓腔[9, 28, 36, 93]。必须注意保护硬脑膜完整性，防止硬脑膜内播散[18]。

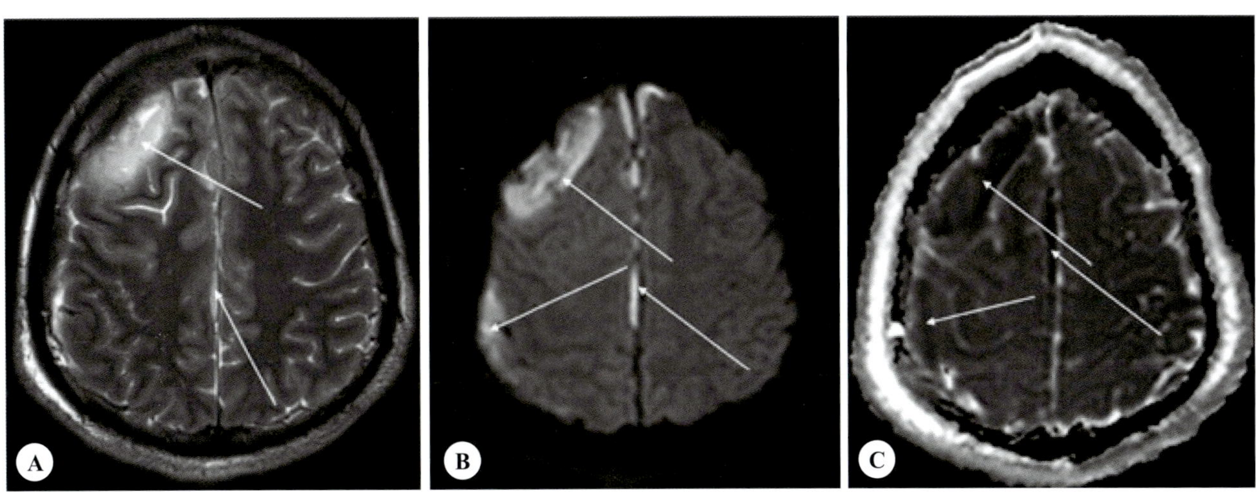

▲ **图 45-5** 硬脑膜下积脓患者的非增强 **MRI**

轴位 T_2 加权成像、表观弥散系数（ADC）和弥散加权成像（DWI）显示右额硬脑膜下腔信号异常，与硬脑膜下积脓一致（实箭）。大脑半球间隙也可发现相关证据

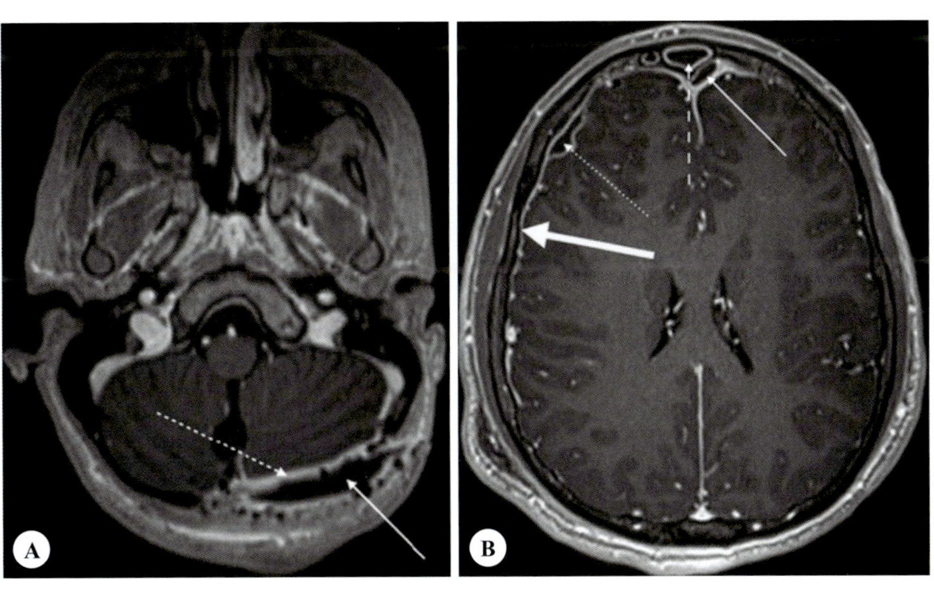

◀ **图 45-6** **A.** 开颅术后硬脑膜外脓肿患者的增强 **MRI**。轴位 T_1 加权成像显示小脑后方的低信号聚集物（实箭）。该聚集物下面的硬脑膜明显增强（虚箭）。**B.** 硬脑膜外和硬脑膜下感染患者的增强 **MRI**。请注意，在这张图像中，患者有硬脑膜外脓肿（实细箭）和硬脑膜下积脓（虚箭）。额窦明显增强（虚箭），提示额窦炎是可能的感染源。还要注意的是，与左侧相比，受影响较重的右侧软脑膜（实宽箭）有增强

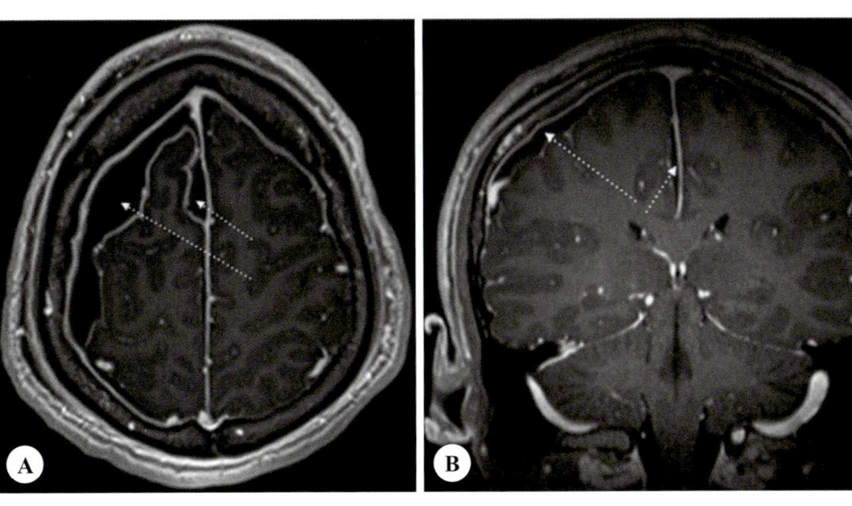

◀ **图 45-7** 硬脑膜下积脓的增强 **MRI**

轴位和冠状位增强 T_1 加权成像中，硬脑膜下积液的环形增强表明存在硬脑膜下积脓（虚箭）

（二）硬脑膜下积脓

鉴于硬脑膜下积脓累及邻近脑实质，硬脑膜下积脓需要手术干预，以充分清理脓液和微生物鉴定[14, 62, 91]。手术形式包括钻孔引流，深部镰旁或天幕积脓可采用立体定向引流或开颅手术[9, 28, 37, 38, 45, 91, 93–95]。在积脓的早期阶段，积液更多是液体状态，可使用钻孔引流术。一旦积脓成熟，它可能形成分房或脓腔厚而无法抽吸，需要开颅手术[96]。累及脑实质后需要清创受累组织以减轻脑肿胀。研究表明，开颅手术的并发症发生率较低，成功率较高[11, 15, 90, 96, 97]。据报道，钻孔引流术的死亡率为48%，而开颅术的死亡率为8%[61]。硬脑膜下积脓和硬脑膜外脓肿开颅术后骨瓣的处理是有争议的。一些作者主张进行颅骨切除术，当感染消退后用自体骨或其他材料进行延迟颅骨成形术（图 45–8）。

其他中心发现，去骨瓣后一期进行颅骨修补与骨瓣感染风险增加无关[11, 15, 24, 28, 98]。当患者出现脑积水时，应考虑暂时性脑脊液外引流（脑室外引流或硬脑膜下外引流）[10, 18, 91]。本章作者常规使用抗生素浸渍导管，并没有引起新的感染。建议在初次手术后至少 3 周内进行术后影像学检查，以便评估脓性分泌物残余量，据报道，1/3 的患者在硬脑膜下积脓后需要二次手术。目前的文献表明，接受钻孔治疗的患者（38%）的复发率高于接受开颅手术的患者（10%）[28, 37, 38, 40, 61, 96, 99, 100]。本章的作者对大脑凸面和镰旁硬脑膜下积脓常规进行开颅手术，并在手术结束时有计划地放置硬脑膜下引流管。只有在患者病情不稳定，不能耐受开颅手术，或者积脓部位较深，无法通过开颅手术到达的情况下，才单独进行钻孔引流和硬脑膜下引流。所有硬脑膜下积脓患者在急性期均应考虑预防性使用抗癫痫药物（AED）。一些研究报道称 AED 需服用 6～24 个月；其他人建议只有在有癫痫发作病史的情况下才给予使用 AED，直到患者 2 年无癫痫发作为止[10, 12, 37]。在极少数情况下，抗生素是唯一的干预措施，应通过连续影像学密切监测，以确认解决方案[92]。对于因持续脑水肿导致颅内压显著升高的患者，可以考虑使用皮质类固醇，尽管这是有争议的[10, 37]。

表 45–2　按感染类型和治疗方案划分的微生物来源比较

条　件	耳鼻传染	创伤或手术后	脑膜炎	未　知
微生物	• 有氧和厌氧链球菌 • 金黄色葡萄球菌 • 铜绿假单胞菌 • 其他厌氧菌	• 金黄色葡萄球菌 • 革兰阴性菌	• 无菌（大多数常见） • 新生儿 – 肠杆菌科 – B 组链球菌 – 李斯特菌 – 单核细胞增多症 • 儿童 – 流感嗜血杆菌 – 大肠埃希菌 – 肺炎链球菌 – 奈瑟菌脑膜炎	未知
一线抗生素	青霉素酶抗性合成青霉素[a]+ 第三代头孢菌素[b]+ 甲硝唑	青霉素酶抗性合成青霉素[a]+ 第三代头孢菌素[b]	第三代头孢菌素[b] ± 万古霉素	青霉素酶抗性合成青霉素[a]+ 第三代头孢菌素[b]+ 甲硝唑

a. 如果 β- 内酰胺类耐药或过敏，请用耐青霉素酶的合成青霉素替代万古霉素
b. 第三代头孢菌素包括头孢曲松、头孢噻肟，如果是疑似铜绿假单胞菌慢性中耳炎，则使用头孢他啶

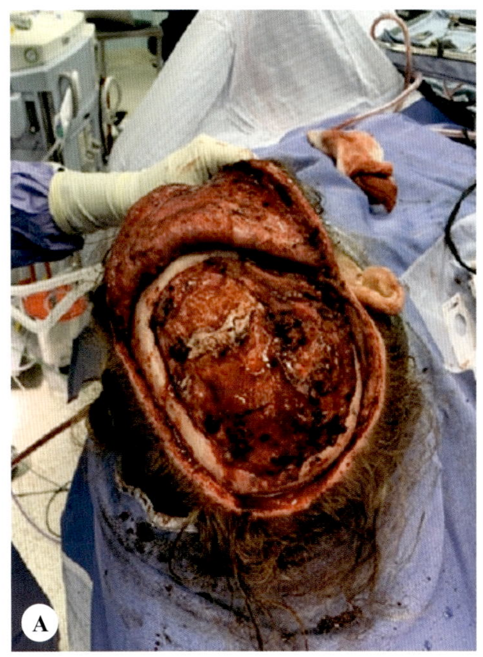
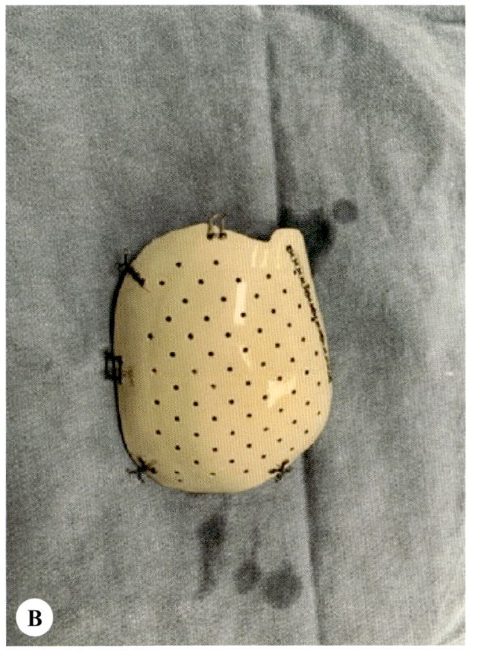

◀ 图 45-8　**18 岁男性，鼻窦炎引起硬脑膜下积脓，使用 3D 打印同种异体移植物延迟重建。值得注意的是，凸面硬脑膜下积脓和相关的脑水肿需要去骨瓣减压术。如果有较大面积骨瓣缺损时（由于严重的脑水肿或严重污染），更有可能需要同种异体移植物进行重建。在这些情况下，3D 打印假体可能在颅骨成形术中发挥作用，因为是三维塑性，美容效果非常好，不良事件的风险很低**

六、预后

颅内感染的预后在很大程度上取决于感染的部位、诊断时的意识水平和治疗的速度。颅底和深部感染通常表现得更严重，结局往往更糟。

神经影像学和抗生素降低了硬脑膜外脓肿的发病率和死亡率。年轻、无脑病或严重神经损伤、无并发症是预后良好的指标[10]。脑疝的影像学诊断延迟和治疗延迟是预后不良的影响因素，预后较差[10, 37, 40]。

硬脑膜下积脓的患者总体情况比单纯硬脑膜外腔感染的患者更差。早期应用抗生素和手术治疗硬脑膜下积脓的生存率超过 90%[10, 12]。如果在出现症状后 72h 内接受治疗，残疾风险为 10%[5, 9, 25, 26, 28, 101]。然而，在发病 72h 后进行干预，会将发病率的风险增加至 70%[37]。如果患者在就诊时处于昏迷状态，硬脑膜下积脓的死亡率为 50%，而如果患者在诊断时加以警惕，则死亡率仅为 10%[5, 33, 35, 44, 61, 102–104]。小于 10 岁的患者或缺乏局灶性定位体征的患者也有预后较差的趋势。影像学或手术时所见的弥漫性化脓性物质以及无菌培养的存在预示着较差的结果。积脓的长期并发症包括持续性癫痫发作和偏瘫，分别占 12%～37.5% 和 15%～35%[15, 31, 37, 61]。

七、结论

硬脑膜外脓肿和硬脑膜下积脓是可治疗的颅内感染，常发生于年轻男性耳鼻喉感染后。及时的头颅影像学诊断，随后紧急手术干预和长期抗生素治疗是最好的可能结果。

要点

1. 硬脑膜外脓肿和硬脑膜下积脓男性多于女性（3∶1）。

2. 硬脑膜外脓肿和硬脑膜下积脓最常见的原因包括治疗不当的耳鼻喉科感染。

3. 在确定特定微生物之前，应考虑使用耐青霉素酶的合成青霉素或万古霉素 + 第三代头孢菌素 + 甲硝唑进行经验性全身治疗。

4. 术后连续神经影像学检查是监测感染复发的关键。

致谢：感谢 Dr.Nagwa Wilson 提供的图像和评论。

第 46 章　小儿脑脓肿

Brain Abscess in Children

Suhas Udayakumaran　Chiazor U. Onyia　著

张海波　译　　金　鑫　校

脑脓肿（cerebral abscess，CA）是一种常见的儿科神经疾病。尽管如此，治疗模式一直模糊不清，缺乏客观性[1]。近十年来，脑脓肿的病因学、年龄分布和微生物谱的趋势发生了变化。在过去的十年中，由于未经治疗的原发病因而导致的心源性脑脓肿[2]和脑膜炎后脑脓肿更多见，这可能是因为早产儿和脑膜炎后婴儿的生存率更高。

随着时间的推移，脑脓肿的治疗取得了显著的进步。先进的诊断学、疫苗接种的引入、新一代抗生素的引入以及对主要心脏和耳科病因的早期明确治疗，这些都促使脑脓肿有着良好的预后。但是，脑脓肿抗生素治疗方案及其治疗持续时间从其应用开始并没有改变。此外，CA 与不可纠正的心脏病理、免疫受损状态和创伤有关，这可能是未来的挑战。

一、流行病学和易感因素

（一）发生率

CA 是一种危及生命的感染，一般发病率为每年 0.9/10 万，1 年死亡率为 20%[3, 4]。

儿童的发病高峰在 4—10 岁[5-8]。大多数研究仅包括经过手术治疗的病例，因此，保守治疗的比例可能被严重低估。CA 在新生儿中较为罕见，但是，一旦出现，并发症较严重，死亡率较高[9]。

（二）发病机制

有几种情况会引起儿童脑脓肿[10, 11]，它们以各种方式到达大脑（图 46–1）。

易感因素包括邻近或全身性感染、免疫抑制、循环系统右向左分流（如肺动静脉畸形或先天性心脏缺陷）、头部创伤和神经外科手术[12]。病因因年龄不同而异。CA 通常与婴儿的脑膜炎或败血症有关，而感染的局部播散在儿童中占主要原因，主要是耳鼻喉科感染[13]（图 46–2 至图 46–6）。

1. 远处病灶的血源性播散

血源性来源的脓肿往往是多发性和多房性的。它们通常位于顶枕区皮髓质交界处的脑实质深处（由于该位置毛细血管大小和口径的变化导致血流停滞）[10]。它们通常分布在大脑中动脉供血区[10]。远处转移灶扩散在患有先天性心脏或肺右向左分流的儿童中，通常可发生在任何实质区域[1, 14]。如果先天性心脏病（congenital heart disease，CHD）持续未得到纠正，将成为细菌定居和菌血症源头。法洛四联征和大血管转位是最常见的诱发因素[1, 2, 14]。

2. 直接扩散

直接传播是通过穿透性头部创伤或颅脑手术，来自邻近感染源的波及[10, 15, 16]，包括鼻窦炎导致的鼻旁窦慢性骨髓炎、中耳炎和牙科感染[10, 16, 17]。这些脓肿通常位于额叶（鼻窦炎和牙齿感染）、垂体/鞍区（蝶窦炎）小脑和颞叶（耳炎）[15]。与血源性 CA 不同，它们通常是单一集合，并且通常靠近感染源[15]。穿透性头部创伤、开放性凹陷性颅骨骨折和伴有脑脊液漏的颅底骨折中残留的碎片是直接污染源[10, 15]。

众所周知，逆转录病毒（HIV）疾病、器官移

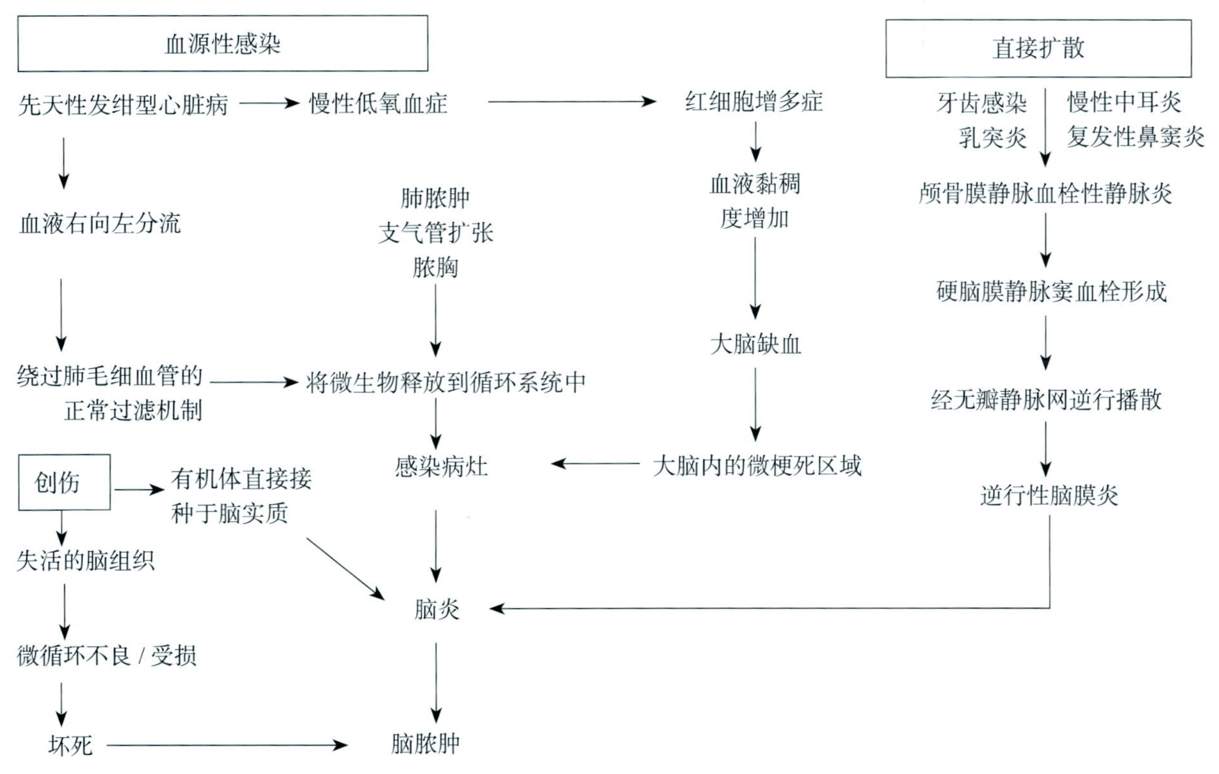

▲ 图 46–1　各种病因引起的脑脓肿的发病机制

植后以及使用免疫抑制药物（如长期使用类固醇）等免疫损害情况也会导致儿童脓肿形成[15]。

3. 隐匿性来源

尽管可以明确大部分感染途径，但 15%～30% 的病例被归类为隐匿性脑脓肿，在不同的研究中，可能无法确定明显的诱发因素[18, 19]。传染源没有找到说明血源性传播还没有发展为败血症，特别是来自体内空腔的病原菌。这一事实得到了元基因组分析的证实，确定鼻窦和牙菌群为主要来源[20]。

二、病理学及其治疗意义

脑脓肿分期

1. 脑脓肿的区域

脑脓肿可分为五个不同的区域。从内到外，①它有一个坏死中心，其中包含死亡的组织和细胞（包括死亡的吞噬细胞）；②该中心外围由炎性细胞和成纤维细胞分泌胶原所形成的网状蛋白纤维共同组成；③再往外是胶原层；④然后是新生血管形成的区域，新生血管层在影像学上表现为“环状强化”；⑤作为脓肿的最后一层，反应性胶质增生区域伴有周围脑水肿，可能与高级别胶质瘤的病灶周围水肿相似。

2. 脓肿的发展阶段

(1) 早期脑炎阶段：从第 1 天至第 3 天，血管外膜周围的局部炎症反应，最终发展为水肿和中央坏死区。

(2) 晚期脑炎阶段：从第 4 天至第 9 天，此阶段是脓液的形成阶段，也是在该阶段坏死中心和水肿达到最大程度，成纤维细胞开始沉积网织蛋白。

(3) 早期囊形成阶段：从第 10 天至第 13 天，其特征是网硬蛋白固化形成胶原网状结构。也是在这个阶段，坏死中心与周围的软组织发生隔离。

(4) 晚期囊形成阶段：第 14 天及以后。在这个最后阶段，脓肿的 5 个不同区域变得明显。

了解与影像学相关的病理学特征和分期的意义在于，明确的包膜病变更适合手术治疗，只是在疾病过程的后期才发展起来。在脓肿发展过程

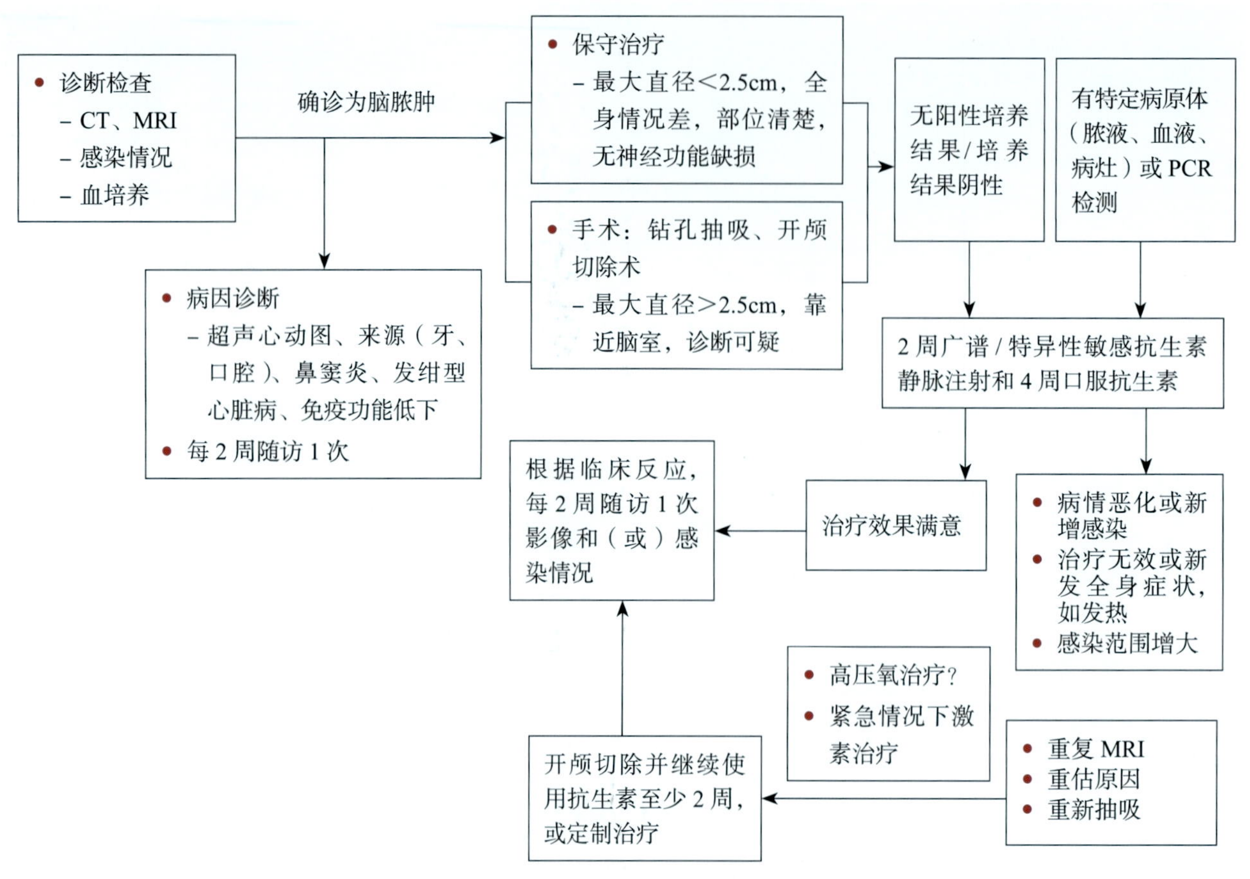

▲ 图 46-2 脑脓肿的治疗方案

中，早期没有形成脓肿，不适合手术切除或抽吸，而手术切除边界不清的包膜可能会对周围水肿的大脑造成更大的损伤，从而导致不良后果。此外，早期阶段可能比已经形成囊壁的阶段对抗生素治疗更敏感。

三、微生物学

多种微生物与脑脓肿的形成有关[21]。

1. 在抗生素出现前，化脓性葡萄球菌是最常见的[16]。目前，大多数研究发现最常见的致病菌是链球菌[17]。它也是从心源性脑脓肿中分离出的最典型的微生物[16]。菌株包括草绿色链球菌、厌氧链球菌和微需氧链球菌。在直接头部创伤中，通常涉及的微生物是金黄色葡萄球菌、草绿色链球菌和肺炎链球菌[21]。其他涉及的细菌包括革兰阴性菌，如大肠埃希菌、克雷伯菌和变形杆菌[17]。这些革兰阴性菌通常从血源性脓肿和开颅术后形成的脓肿中分离出来[21]。肠杆菌科、肠球菌和厌氧菌（如类杆菌）也被认为是病源菌，特别是在中耳炎引起的颞叶脓肿的病例中，脓液可能表现出多种细菌[16, 21]。在婴儿中，变形杆菌属和柠檬酸杆菌属已被确定为最典型的原因[16]。牙源性脓肿源于厌氧菌的混合感染，如黑素原普雷沃菌和米勒链球菌[21]。

2. 真菌中常见的是白念珠菌和曲霉菌[16]。其他包括放线菌[16]和诺卡菌[21]。它们通常发生在免疫功能低下的儿童中。

3. 分枝杆菌——结核分枝杆菌罕见，但与脑干脓肿关系密切，尤其是在肺结核广泛流行的区域[16, 17]。

4. 其他罕见细菌：在脑阿米巴病患者的脑脓肿中发现了原虫——溶组织内阿米巴滋养体[21]。他们往往对甲硝唑治疗反应良好。棘阿米巴也被分离出来[21]。

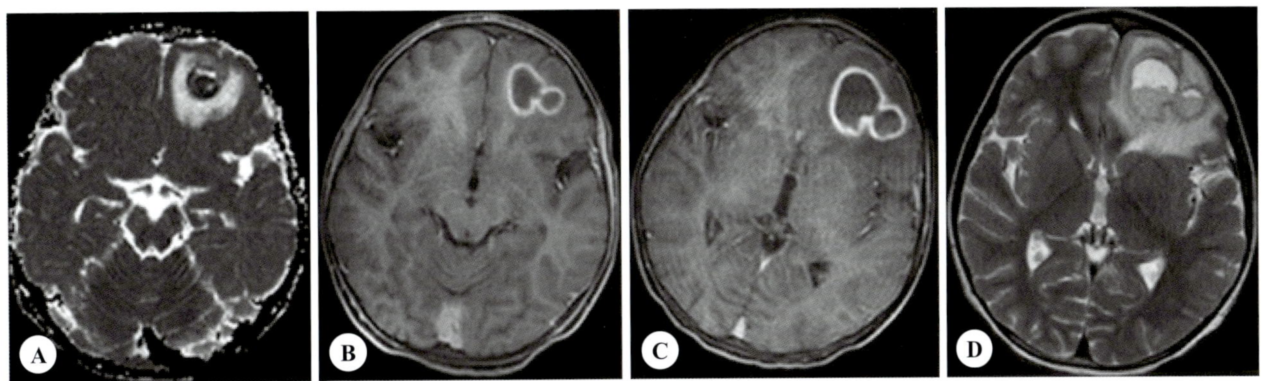

▲ 图 46–3 患儿 5 岁，心源性脓肿（患有法洛四联征，在婴儿期接受了姑息性旁路手术），表现为癫痫发作

A. 脓肿中心的细胞脓液为低 ADC 值，DWI 显示弥散受限，中央信号明亮；B. 增强 MRI 明确病变后，患儿接受了保守治疗；C 和 D. 保守治疗期间病变增大，后进行手术干预，因为厚壁，选择穿刺抽吸。虽然培养是阴性的，但患儿的分子诊断鉴定出了链球菌、米勒杆菌和分枝杆菌，后对症治疗

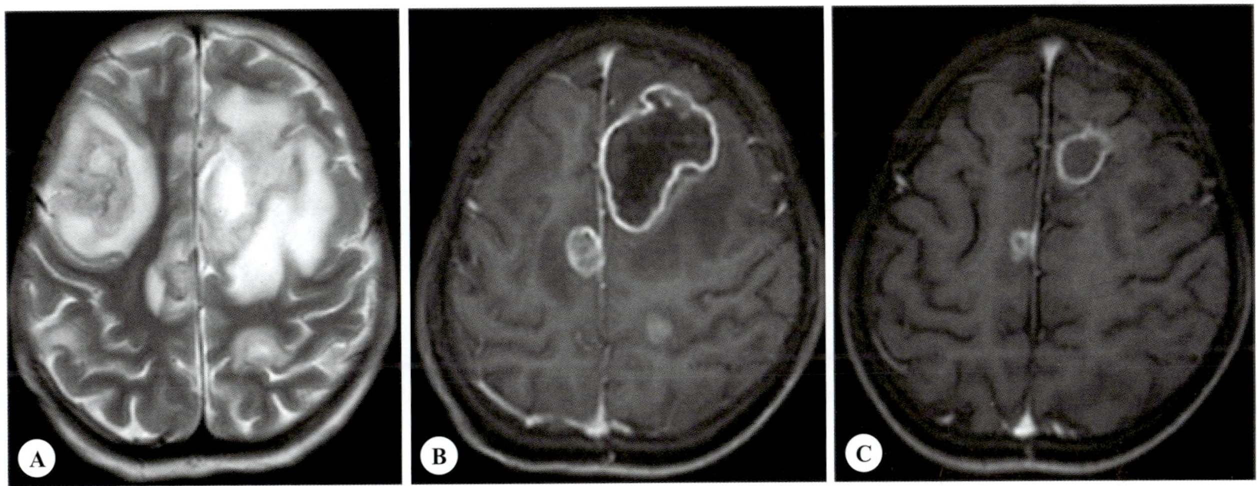

▲ 图 46–4 接受急性髓细胞白血病化疗的儿童出现癫痫发作、高热。MRI 显示有增强病变（A 和 B）。她的血清半乳甘露聚糖偏高，提示曲霉菌脓肿。静脉注射伏立康唑有效（C）

5. 免疫缺陷患者脑脓肿的微生物学研究：移植受者和类似的免疫抑制患者常有由真菌、诺卡菌、结核或寄生虫引起的脑脓肿。HIV 最常与弓形体病或结核性脑脓肿相关，但这些患者的病因谱还包括细菌、真菌和其他寄生虫。

大多数脑脓肿是混合微生物脓肿[22]，随着分子技术的应用，标本中鉴定出的微生物数量显著增加，使得传统培养结果和基于致病菌的经验性治疗受到质疑[20]（表 46–1）。

四、治疗

临床特征

部分脑脓肿患者表现为无症状[25]。然而，脑脓肿的典型特征是发热、神经功能缺损和颅内压增高三联征[2, 15, 26, 27]，但是，只有少数（约 15%）患者为典型表现[28]。

1. 颅内压升高

颅内压升高的两个典型表现包括头痛和呕吐[16, 26]。在某些情况下，可能会引发脑膜刺激征[27]。多项研究表明脑脓肿最常见的表现是颅内压升高，但是，颅内压升高典型的三联征很少出现[15, 16, 26, 27]。

如果出现意识障碍，这通常是由于颅内压过高导致脑疝或脓肿破裂进入脑室[16]。

2. 局灶性神经功能缺损

儿童脑脓肿导致的局灶性神经功能缺损通常

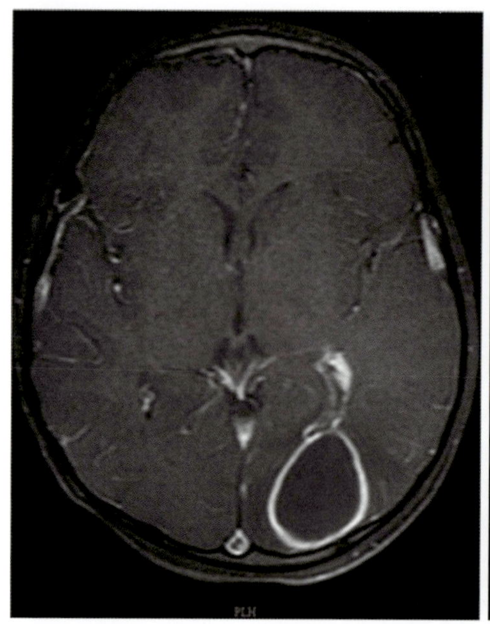
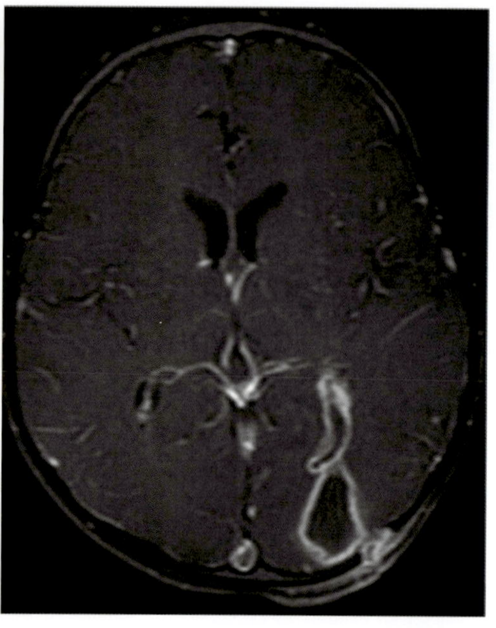

◀ 图 46-5　儿童心源性左枕部脓肿合并脑室炎。主诉为严重的颈部疼痛。患儿患有法洛四联征，没有接受明确的手术。如果发生脑室炎，特别是伴有脑积水，可选择脑室灌洗、脑室内使用抗生素和脑室外引流治疗

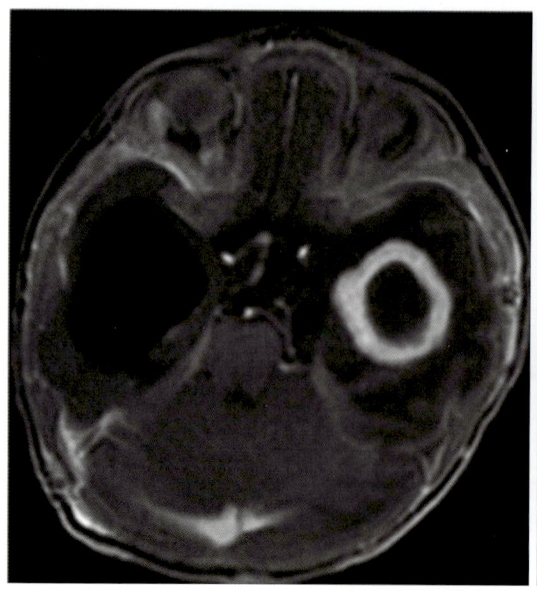
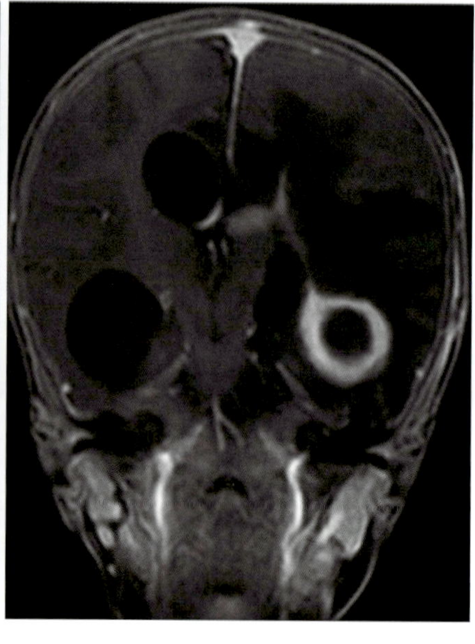

◀ 图 46-6　婴儿因分流感染和脑膜炎发展为左颞部脓肿。由于患儿长期使用抗生素（抗菌药），颞部脓肿壁异常增厚

取决于脑脓肿的位置、大小、相关微生物的毒力以及患者的免疫反应[15, 16]。额叶和顶叶脓肿往往表现为偏瘫和（左侧病变）失语[10]。颞叶和枕叶脓肿往往表现为视野障碍，而小脑症状则引起共济失调、眼球震颤和辨距障碍[15, 26]。部分患者表现为多个脑神经功能障碍[10, 26]。

3. 癫痫发作

幕上皮质脓肿通常可引发癫痫发作[15]。已知半数病例发生癫痫发作[16]，主要是由于脑炎后大脑皮质受刺激或偶尔由于脑内血栓性静脉炎所致[15, 16]。

然而，这些症状大多不是脑脓肿所特有的，也可能由其他颅内占位性病变引起[15, 25]；因此，一致的临床表现、体征和影像学表现是脑脓肿的决定性因素。

五、评估

感染评估

1. 感染概况：全血细胞计数、C 反应蛋白、降钙素原。

2. 血培养，任何病灶物质的培养。

表 46-1 脑脓肿微生物学的诱发因素和治疗选择[23, 24]

致病机制与易感因素	常见病原体	主要治疗选择
中耳炎或乳突炎、鼻窦炎	需氧链球菌和厌氧链球菌、类杆菌和普雷沃菌属、肠杆菌科、产气假单胞菌需氧链球菌和厌氧链球菌、类杆菌、金黄色葡萄球菌、肠杆菌科	头孢噻肟 + 甲硝唑
穿透性创伤或开颅术后	金黄色葡萄球菌、表皮葡萄球菌、梭状芽孢杆菌、肠杆菌科、需氧链球菌和厌氧链球菌、铜绿假单胞菌	神经外科术后脓肿，如果细菌耐超广谱 β- 内酰胺酶，可加用万古霉素 + 美罗培南
牙齿感染	需氧和厌氧链球菌、普雷沃菌属、梭杆菌属、放线菌属和类杆菌属混合感染	头孢噻肟 + 甲硝唑
肺脓肿、脓胸、支气管扩张	链球菌、类杆菌、普雷沃菌、梭杆菌和诺卡菌	头孢噻肟 + 甲硝唑
细菌性心内膜炎	金黄色葡萄球菌、链球菌	头孢噻肟 + 甲硝唑
先天性心脏病	链球菌和嗜血杆菌	头孢噻肟 + 甲硝唑
免疫损害 HIV 感染	弓形虫、诺卡菌和分枝杆菌、新型隐球菌	
中性粒细胞减少	需氧革兰阴性杆菌、曲霉菌、念珠菌和赛多孢子菌、毛霉菌	
移植	曲霉菌和念珠菌、毛霉目、赛多孢子菌、肠杆菌科、诺卡菌、弓形虫、结核分枝杆菌	

3. 抽吸 / 切除脓肿的脓液培养。

4. 分子诊断学。

5. 影像学评估。

C 反应蛋白是诊断和监测反应的有用指标。因此，基线升高值（如果存在）可用于监测治疗反应、决定治疗终点、是否需要再次治疗和是否复发[27]。与仅需手术一次的患者相比，多次脑内脓肿穿刺患者的术前 CRP 值明显较高[27, 29]。因此，在治疗期间如果出现高 CRP 或有增加趋势，需要更密切的影像学、临床症状以及实验室监测[27, 29]。在 CNS 感染中，降钙素原是诊断系统性细菌感染的有用标志物。但是它可能对诊断局灶性细菌感染（如脑脓肿）无效，并且降钙素原的诊断性能可能不如 CRP[30]。

25% 的患者血培养呈阳性，特别是在血源性感染的患者中[12]。由于存在脑疝的风险，不建议进行腰椎穿刺。如果需要，应对潜在的牙齿、鼻旁窦、耳朵或皮肤病灶进行培养和手术探查。

通过诊断性和治疗性抽吸获得的脑脓肿组织必须进行革兰染色、细菌、厌氧菌、真菌和结核培养。厌氧菌易受环境影响，因此应妥善处理。如前所述，细菌培养和随后的抗生素敏感性分析是明确诊断和治疗的关键。

可以通过采用 16S-rDNA 扩增子的克隆和测序[20] 或下一代测序来改进 CA 诊断。基于 16S-rDNA 的颅内脓肿宏基因组分析显示，在许多病例中，细菌组成比微生物培养和 Sanger 测序更具多样性[22]。补充 NGS 分析提供的增强诊断能力将使抗生素治疗更加集中，且足够广泛，从而使个体患者受益，同时符合抗生素管理的目标[22]。

六、脑脓肿的影像学表现

1. 诊断

影像学检查是脑脓肿治疗决策的重要辅助手段。虽然急诊中 CT 是首选，但 MRI 是一种更敏感和更特异的诊断工具[31]，与脑 CT 相比，它可以在感染的包膜阶段之前提供早期诊断[32]。

脑脓肿的诊断和治疗根据影像学（尤其是否强化）来判断，血脑屏障破坏导致强化[33]。造影剂的剂量也可能改变增强模式[33]。脑炎的早期阶段也可能表现出明确的增强[33]。

影像学成像是了解治疗反应和治疗疗程的重要辅助手段。保守治疗后体积缩小或与引流后体积缩小，以及周围脑水肿减少（无论何时出现），可能是治疗敏感的指标。

2. 治疗反应和随访

在治疗期间，如果治疗反应不明显或出现新的症状或临床体征，则必须短时间内复查（2 周内）。把强化与否作为治疗终点并不可靠[27]，因为增强可以持续长达 8 个月。确切的机制尚不清楚，但可能涉及血脑屏障的改变，可能是由于形成了不同类型的小血管。因此，增强的长期存在是脑实质对各种损伤类型的非特异性反应[34]。

一旦恢复明显，应每 2 周进行一次影像学复查（如果有任何不良情况，则根据临床情况提前进行），直到 3 个月后（如果脓肿在多次复查中无明显变化，则可以调整更长的复查间隔）（图 46–7）。

3. 新的成像模式

在过去 10 年中，钆增强磁共振弥散加权成像和磁共振波谱具有较高的敏感性和特异性，提高了诊断效率和快速诊断[35–38]。运动受限的区域表现出高信号强度，而自由水（如脑脊液）变暗（图 46–3A 和 D）。弥散限制可以通过表观弥散系数（apparent diffusion coeffcient，ADC）来量化，并且与 MRI 厂家和场强无关。ADC 值与液体黏度相关，通常在脓肿中较低，而在坏死性脑肿瘤中较高[39–41]。

七、治疗

脑脓肿的治疗一直具有挑战性，因为感染的大脑部位有血脑屏障保护，同时，脓肿包膜也会阻碍抗生素的扩散[24, 42]。此外，固有的诱发因素，如无法治疗的心源性脓肿，免疫缺陷等[2]，如未解决，可能导致治疗反应不足和复发。

（一）治疗决策选择

最初选择广谱抗生素，随后根据培养结果转换为特定抗生素（图 46–7）。如果微生物培养报告为阴性，则继续使用广谱抗生素。基础感染概况，以及相同感染的频繁重复，是我们决策的关键因素，并最终指导抗生素的持续时间（图 46–7）。

（二）治疗原则

1. 非手术治疗的指征：药物治疗应被视为合理的首选

可以尝试脑脓肿的非手术治疗策略。

(1) 对于不适合手术或病变难以接近的临床稳定患者[27]，以及小的病变（约 2cm），位于血管化

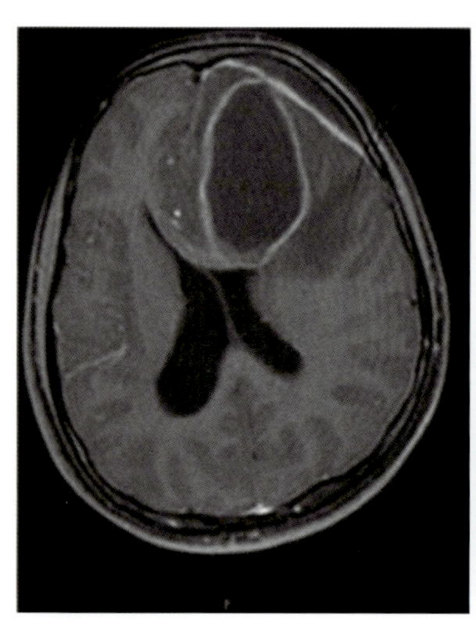

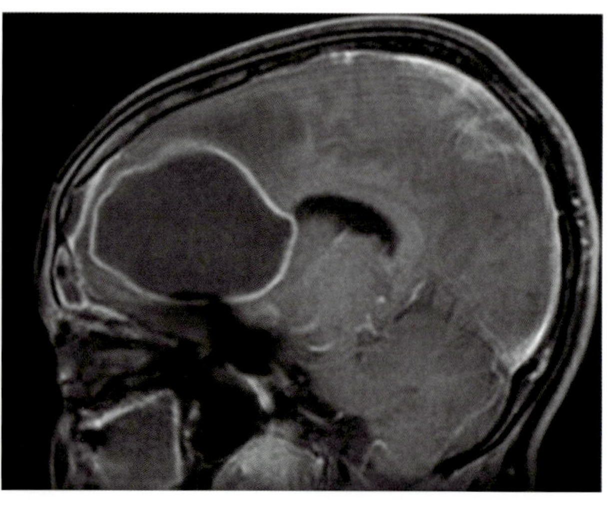

◀ 图 46–7 12 岁患儿，左侧额叶脓肿，有复发性鼻窦炎的病史，接受了内镜经鼻旁窦脓肿引流

良好的皮质区域，可能对抗生素治疗反应良好[27]。

(2) 保守治疗的病例可能需要更长的治疗时间以及密切的临床和影像学随访。

手术选择的适应证将在下一章中讨论。

2. 经验性抗生素使用

脑脓肿治疗从一开始就是经验性的，在收到微生物报告（基于培养或分子诊断）后是特异性的。选择抗生素的依据通常是病变部位，并根据以往的科学数据推测可疑的致病微生物。体外抗生素敏感性结果表明，神经外科中常用的头孢菌素和甲硝唑[42–47]是社区获得性脑脓肿的良好治疗选择。万古霉素可能是治疗创伤后脑脓肿的经验性药物。否则，任何较高的抗生素如美罗培南或万古霉素很少被经验性地包括在内，并且应仅限于医院内或神经外科手术后脑脓肿和其他怀疑具有抗生素耐药性的病例[12, 24]（图 46–5）。

3. 明确性抗生素使用

(1) 免疫功能正常个体不合并脓肿：在大多数文献中，推荐静脉注射头孢菌素和甲硝唑作为初始治疗方案。在头孢菌素中，尤其推荐使用头孢噻肟和头孢曲松[24]。如果耐甲氧西林金黄色葡萄球菌（methicillin-resistant *S. aureus*，MRSA）在当地流行，或者脓肿是由以前的头部创伤或神经外科手术引起的，则可以添加万古霉素（表 46–2）。对于有铜绿假单胞菌或类鼻疽假单胞菌脑脓肿风险的患者，可使用头孢他啶或美罗培南替代头孢噻肟。

其他抗生素，如氟喹诺酮类药物、利福平或克林霉素，容易扩散到脑和脓肿中，生物利用度高，对脑脓肿疗效好[48–50]。

根据地理位置或旅行史，还需要考虑结核病和寄生虫。

(2) 免疫抑制个体和特殊情况下合并脓肿：例如，对于严重免疫抑制患者和移植受体，需要添加伏立康唑（针对真菌性脑脓肿）（图 46–3）和甲氧苄啶 – 磺胺甲噁唑或磺胺嘧啶（针对弓形虫病和诺卡菌病）。如果怀疑是单核细胞增多性李斯特菌，还应加用氨苄西林[24]。

在 HIV 感染患者中，如合并弓形虫血清阳性，标准治疗方案中应联合乙胺嘧啶 – 磺胺嘧啶。对于结核病易感患者（如来自结核病流行国家的移民或社会贫困人员），应考虑经验性抗结核治疗。

基于 DNA 检测发现[11, 13, 14, 17]，除了由金黄色葡萄球菌、铜绿假单胞菌、潜在的心内膜炎或既往神经外科手术引起的脓肿外，大多数脓肿是混合致病菌。因此，即使培养结果提示单微生物感染，也应考虑继续使用头孢噻肟和甲硝唑。

(3) 口服抗生素巩固：根据抗菌谱，建议口服的药物包括复方新诺明 – 甲氧苄啶、阿莫西林、环丙沙星和（或）甲硝唑[24]。

(4) 抗生素的使用时间：脑脓肿抗菌治疗的持续时间尚不清楚[51]。传统上建议静脉抗生素 6～8 周，前提是病原微生物是敏感的，并且达到手术充分引流[47]。这种建议具体什么原因尚不清楚，在很大程度上可能是没有根据的。

传统建议之所以维持至今，有多种原因，例如，当脑脓肿致病菌不明确时，需要经验性延长使用抗生素。如缺乏明确的影像学证据，无法明确耳源性还是心源性感染。如冠心病未得到纠正，亦是感染高发因素，也需要延长抗生素使用时间。在过去和一些发展中国家，冠心病的治疗在早期诊断和治疗方面并不先进，导致大量治疗不及时的冠心病患者合并晚期后遗症（如肺动脉高压），并且标准抗感染治疗效果不佳。

许多报道[27, 52–58]建议缩短治疗时间并取得成功，其他感染性疾病的治疗时间也有缩短的趋势。

我们建议对免疫功能正常无合并脓肿的患者进行短程静脉治疗，并密切随访感染情况，通过实验室检测和影像学检查反映治疗效果[27]。

大多数治疗建议静脉后给予口服巩固疗程，一般持续 2～4 周。口服抗生素巩固何时结束目前没有明确统一的意见。

(5) 治疗效果：治疗有效的临床标准包括①神经症状和体征改善；②无明显高热（100 ℉或 38℃）。

表 46-2　经验性和确定性治疗的抗生素方案[24]

<table>
<tr><th colspan="2">患者概况</th><th>经验疗法</th><th>可供替代的方案</th></tr>
<tr><td colspan="2">免疫功能正常的个体中无合并脓肿</td><td>头孢噻肟 + 甲硝唑，如果耐甲氧西林金色葡萄球菌是区域性流行，或者脓肿是由以前的神经外科手术引起的，包括分流或头部创伤等，则考虑加用万古霉素</td><td></td></tr>
<tr><td colspan="2">HIV 阳性 / 免疫缺陷</td><td>在标准方案中加入乙胺嘧啶和磺胺嘧啶</td><td>乙胺嘧啶 + 克林霉素、甲氧苄啶 – 磺胺甲噁唑（TMP-SMX）、乙胺嘧啶 + 阿奇霉素、克拉霉素、阿托伐醌或氨苯砜</td></tr>
<tr><td colspan="2">移植接受者</td><td>在标准方案中加入伏立康唑和 TMP-SMX 或磺胺嘧啶。考虑为单核细胞增多性李斯特菌添加氨苄西林</td><td>脂质体两性霉素 B、伊曲康唑、泊沙康唑</td></tr>
<tr><td colspan="2">放线菌</td><td>青霉素 G</td><td>克林霉素</td></tr>
<tr><td colspan="2">脆弱拟杆菌</td><td>甲硝唑</td><td>克林霉素</td></tr>
<tr><td colspan="2">肠杆菌科</td><td>头孢噻肟</td><td>美罗培南、氟喹诺酮、TMP-SMX、氨曲南</td></tr>
<tr><td colspan="2">梭杆菌属</td><td>甲硝唑</td><td>克林霉素、美罗培南</td></tr>
<tr><td colspan="2">单核细胞增生李斯特菌</td><td>氨苄西林 ± 庆大霉素</td><td>TMP-SMX</td></tr>
<tr><td colspan="2">结核分枝杆菌</td><td>异烟肼、利福平、吡嗪酰胺、乙胺丁醇</td><td></td></tr>
<tr><td colspan="2">诺卡菌</td><td>TMP-SMX+ 亚胺培南，考虑在危及生命或播散性疾病中加用头孢曲松</td><td>美罗培南、第三代头孢菌素、利奈唑胺、莫西沙星、阿米卡星、替加环素、米诺环素</td></tr>
<tr><td colspan="2">铜绿假单胞菌</td><td>头孢他啶或美罗培南 ± 喹诺酮</td><td>氨曲南、头孢吡肟、妥布霉素 / 庆大霉素</td></tr>
<tr><td colspan="2">对青霉素敏感的金黄色葡萄球菌</td><td>青霉素 G</td><td>万古霉素</td></tr>
<tr><td colspan="2">甲氧西林敏感金黄色葡萄球菌</td><td>萘夫西林或苯唑西林</td><td>万古霉素</td></tr>
<tr><td colspan="2">耐甲氧西林金黄色葡萄球菌</td><td>万古霉素</td><td>TMP-SMX、利奈唑胺、克林霉素、达托霉素</td></tr>
<tr><td rowspan="6">真菌类</td><td>曲霉属</td><td>伏立康唑</td><td>脂质体两性霉素 B、伊曲康唑、泊沙康唑</td></tr>
<tr><td>念珠菌属</td><td>脂质体两性霉素 B ± 氟胞嘧啶</td><td>氟康唑 + 氟胞嘧啶、伏立康唑</td></tr>
<tr><td>赛多孢菌</td><td>伏立康唑</td><td>伊曲康唑、泊沙康唑</td></tr>
<tr><td>新型隐球菌</td><td>脂质体两性霉素 B+ 氟胞嘧啶</td><td>氟康唑、伏立康唑、泊沙康唑</td></tr>
<tr><td>毛霉目</td><td>脂质体两性霉素 B</td><td>泊沙康唑</td></tr>
<tr><td>腐生真菌</td><td>脂质体两性霉素 B+ 氟胞嘧啶 ± 伊曲康唑 / 伏立康唑 / 泊沙康唑</td><td>伊曲康唑、伏立康唑、泊沙康唑</td></tr>
<tr><td colspan="2">弓形虫</td><td>乙胺嘧啶 + 磺胺嘧啶</td><td>乙胺嘧啶 + 克林霉素、TMP-SMX、乙胺嘧啶 + 阿奇霉素、克拉霉素、阿托伐醌或氨苯砜</td></tr>
</table>

改编自 Bodilsen

实验室化验包括①白细胞计数正常；② CRP 和其他炎症标志物正常。即使停用抗生素后，也要密切随访上述指标。MRI 扫描参数包括 T_2 和对比增强序列，对治疗反应敏感的话，表现为阳性结果稳定或有减少趋势。特别是脑脓肿周围水肿减轻（T_2 序列），非特异性征像减少，包括没有新的卫星病变出现，原有特征减少，病变体积减小。注意，治疗前、后对比增强的比较不是治疗有效的标准。如前文所述，随访显示临床症状、体征改善，MRI 征象减少是必要条件，但是，增强特征的改变不是必要条件。临床、实验室、影像学和随访都是评估临床治疗疗效必不可少的观察指标，在宣布脓肿治愈时应满足这些标准。

(6) 停用抗生素的标准：即使满足临床、实验室和影像学标准，感染情况也可能持续一段时间才能达到正常水平。因此，对于脑脓肿患者要一直随访至正常。我们观察到，在 2 周时，感染情况可能并未降至正常范围，但可能会显著下降。这足以成为我们停止使用抗生素的理由。如同期重新使用抗生素，使用至少 2 周。即使细菌培养基阴性，我们也倾向于继续给药 2 周[27]。

(7) 手术指征：以下是手术治疗的适应证。

①伴有占位效应和神经功能受损的大型脓肿。

②脓肿比邻脑室或脑室炎。

③保守治疗无反应或仍有进展，这可能提示有潜在的顽固易感因素（如心脏疾病）或治疗不敏感致病菌 / 非典型致病原（例如真菌、分枝杆菌）。

④临床特征不典型，需手术明确诊断。

（三）手术选择

根据患者的临床症状、体征以及脓肿与脑室的比邻程度（比邻脑室会增加脑脓肿破裂的风险），如果可以尽早进行神经外科手术，则通常可以停止经验性抗感染治疗，以便提高样本培养阳性率。

钻孔抽吸术在处理脑内大多数脓性积液方面与切除术一样有效，但发病率较低。目前尚无前瞻性对照研究在同一水平脑脓肿患者人群中比较不同手术方式的疗效和发病率。来自回顾性队列研究或描述性系列病例的数据不适合对比优劣[27, 59]。

立体定向穿刺抽吸术适用于以下情况：位于功能区的深部或小脓肿、多发性半球脓肿、不适合全身麻醉的患者。越来越多的研究提倡使用立体定向穿刺，然后全身使用抗生素作为手术治疗的补充[60–62]。立体定向穿刺的另一个优点可能不是获得脓液样本，而是给予药物治疗，增加治疗敏感性，缩短抗生素使用疗程[63]。

神经导航可以作为一种辅助手段，精准定位，偶尔也用在大的开颅手术中。它还可以辅助在进入深部脓肿进行立体定向抽吸时避开重要功能区和重要神经纤维束，

在脑脓肿发展的任何阶段都可以安全地进行穿刺抽吸，即使活检取到急性炎症脑实质也可以给出阳性培养结果。对于多房性脓肿，如果所有的小房都通过一个小孔沟通，有时也可以用抽吸法治疗。

神经内镜结合无框架立体定向抽吸也有报道，如使用柔性或刚性内镜来辅助显微镜下切除厚的囊壁，并在术后直视下脓腔灌洗[64, 65]。

死亡率和远期疗效主要取决于患者基础条件而不是手术方式[66–69]。即使在特定人群（如新生儿）中进行评估，并与不同的人群进行比较，手术的速度而不是手术的方式是影响这些患者最终疗效的最大因素[9]。

开颅引流切除更常用于浅表的脓肿和颅后窝脓肿，后者可能与皮样囊肿有关。此外，开颅切除术常用于创伤后、有手术史和反复抽吸仍反应不佳的慢性脓肿患者。

1. 监测治疗反应和终点

治疗反应可以在术后根据临床情况、感染情况和连续影像学成像进行监测。

(1) 感染性标志物：治疗满意时，感染性标志物呈下降趋势。

(2) 连续影像学成像的作用：多次 CT 和 MRI 显示脓肿缩小，周围水肿消失，环形增强减少。

这些影像学改善通常在治疗的1～4周内出现，但完全的放射学缓解要几个月的时间。

2. 类固醇的作用

类固醇使用是非常有争议的，目前已知类固醇会延缓脓肿壁形成过程，增加坏死，减少抗生素渗透到脓肿中，并改变CT图像[70, 71]。停用后也会产生反弹效应[70]。然而，类固醇可以挽救颅内压极高患者的生命[70, 72]。总体而言，在脑脓肿中常规使用类固醇的益处和缺点尚不清楚[11, 73, 74]，但在出现严重脑水肿并即将出现脑疝的情况下，可以作为一种挽救生命的措施。

3. 其他治疗注意事项

应尽可能对感染源进行全面的微生物检测，并在治疗早期纠正易感因素，以防止复发（图46–4和图46–6）。

4. 潜在心脏病因的治疗时机

目前关于心源性脓肿患儿发绀的干预问题文献很少。目前建议采用以下标准：包括至少3周的注射抗生素和3周的口服抗生素；影像学表现改善和无明显进展；无明显的感染临床表现。理想情况下，发绀的早期矫正治疗仍将是避免复发、达到满意结果的关键步骤[2]。

5. 高压氧治疗

特定的辅助治疗选择，如高压氧治疗（hyperbaric oxygen therapy，HBOT）正在获得认可，并可能成为标准治疗方案的一部分[75]。在Bartek等的一项研究中，作者发现HBOT与较少的治疗失败和再次手术有关，并且似乎改善了长期预后。他们进一步观察到，HBOT具有良好的耐受性和安全性。有必要进行前瞻性研究，以确定HBOT在脑脓肿治疗中的作用[76]。

6. 预后因素

(1) 初次就诊时意识改变是一个不良预后因素[18, 69, 77, 78]。

(2) 脑室内脓肿破裂也是这些患者预后不良的重要因素[47]。

(3) 基础疾病：基础疾病是否解决是这些病变复发的重要预测因素。

心源性脓肿是治疗效果不佳和复发的预测因素之一[2]。某些病理生理过程可以逆转的情况，其预后良好，一旦潜在的疾病得到解决，就不会有脓肿复发的风险。不能手术矫正的发绀型患者，除了原发性心脏疾病的预后不良外，还终身存在脑脓肿的风险[2]。同样，免疫缺陷是导致治疗反应不佳和复发的另一个原因。

(4) 先前报道称，与较大儿童相比，婴儿的并发症率似乎更高[9]。发病率以脑积水为主，尤其是婴儿，脑膜炎是常见的诱发因素[73]。

(5) 治疗决策，包括抗生素的选择，似乎对预后没有明显的影响。积极治疗脑脓肿的后遗症最小[47]。

(6) 所有脑脓肿的共性问题包括认知功能受损和癫痫发作，以及局灶性神经功能缺损[47]。Ⅱ类证据可用于成人；脑部感染与后续癫痫风险增加有关[79]。

八、总结

1. 原发病因不解决是脑脓肿持续存在和复发的危险因素。

2. 炎症的生物标志物（升高）可以作为治疗期间影像学复查、保守治疗期间手术干预以及反映治疗效果的可靠参考。

3. 如果患者病原诊断明确并密切监测病情变化，使用病原微生物敏感性抗生素短期即可达到疗效。2周抗生素疗程的方案无疑更适用于非心源性病因的免疫功能正常患者。

4. 只要病因得到解决，明确诊断和治疗及时，脑脓肿的预后良好，神经系统后遗症极少。

第47章 脑 炎
Encephalitis

Marios Lampros　Georgios Alexiou　Neofytos Prodromou 著
张海波 译　金 鑫 校

脑实质炎症（或脑炎）是一种相对罕见的疾病，如果不及时治疗，死亡率很高。针对单纯疱疹病毒（herpes simplex virus，HSV）的抗病毒疗法（如阿昔洛韦）的引入、免疫抑制患者数量的增加、流行性腮腺炎等疾病疫苗接种的广泛实施，导致流行病学状况和脑炎患者的管理发生了重大变化[1, 2]。相比较于成人，儿童发生脑炎的风险可能更高，而不同年龄段所感染的病原体有所不同。目前，新型自身免疫性脑炎，如抗N–甲基–D–天冬氨酸受体（anti-N-methyl-D-aspartate receptor，anti-NMDAR）脑炎已被确认。在本章中，我们讨论儿童脑炎的流行病学、临床表现、影像学和治疗，以及脑炎与常见神经外科疾病的相关性[3, 4]。

一、流行病学

由于文献中缺乏前瞻性研究，儿科人群中脑炎的流行病学没有得到很好的描述。据报道，发病率为（2～10）/100 000例，而婴儿的发病率可能更高。脑炎患儿的平均年龄约为6岁。没有明显的性别偏好[5, 6]。在过去，麻疹、风疹、脊髓灰质炎和腮腺炎等病毒是脑炎的重要病因，目前已经可以通过疫苗接种计划消除[7]。尽管如此，当遇到有脑炎症状，但没有接种疫苗的儿童中，应怀疑上述病毒感染的因素。此外，人类免疫缺陷病毒（human immunodeficiency virus，HIV）感染以及接受移植的患者或癌症患者中使用免疫抑制或化疗时，免疫力低下，容易导致疱疹病毒(HSV-1、HSV-2、CMV、EBV、HHV-6、HHV-7）性脑炎[8, 9]。脑炎的流行暴发通常与当地虫媒病毒或肠道病毒感染有关[10, 11]。脑炎的季节性分布没有得到充分研究。然而，一些作者建议在季节性（冬季）流感爆发期间，将奥司他韦作为脑炎患者初始经验方案的一部分[12]。

二、病原学

虽然对小儿脑炎病因的全面理解仍不清楚，但是在60%～80%的病例中，病原感染是导致脑炎的原因。表47–1总结了儿童脑炎的主要病因及其治疗。尽管进行了广泛的实验室检测，但超过1/3的脑炎病例仍未找到病因[5, 6]。成人脑炎主要与HSV-1有关，儿童脑炎涉及病原更广泛。尽管如此，HSV-1仍然是一个显著的病因，占儿童脑炎病例的5%～15%。小儿脑炎的主要病原体是水痘–带状疱疹病毒（varicella-zoster virus，VZV）、呼吸道病毒和肠道病毒，各占脑炎病例的20%。其他与脑炎相关的病毒有腺病毒、巨细胞病毒（cytomegalovirus，CMV）、人类疱疹病毒（human herpesvirus，HHV）6型、HHV-7、EB病毒（epstein-barr virus，EBV），免疫抑制患者因这些病毒发生脑炎的风险更高[6]。虫媒病毒如西尼罗病毒（West-Nile virus，WNV）和日本脑炎病毒（Japanese encephalitis virus，JEV）是病毒性脑炎的其他病因，并与流行性暴发有关[13, 14]。麻疹、腮腺炎、风疹和水痘应被视为未接种疫苗儿童脑炎的主要病因。

表 47-1 儿童脑炎的主要病因及其治疗总结

脑炎类型	重要原因	治 疗
病毒	水痘－带状疱疹病毒	阿昔洛韦
	疱疹病毒（HSV）-1	阿昔洛韦[a]
	肠道病毒	利巴韦林或静脉注射免疫球蛋白
	呼吸道病毒	奥司他韦
	爱泼斯坦－巴尔病毒	阿昔洛韦
	巨细胞病毒	更昔洛韦、缬更昔洛韦、膦甲酸、西多福韦
	HSV-2	阿昔洛韦[a]
	西尼罗河病毒	支持治疗
	日本脑炎病毒	支持治疗
	艾滋病病毒	抗逆转录病毒
细菌	结核分枝杆菌	抗结核药
	肺炎支原体	阿奇霉素
	单核细胞增多症	阿莫西林
	肺炎链球菌	头孢曲松
	脑膜炎奈瑟菌	头孢曲松
	伯氏疏螺旋体	头孢曲松
	五日热巴尔通体	多西环素
真菌	新生隐球菌	两性霉素 B 或氟康唑
寄生虫	弓形虫	磺胺嘧啶和乙胺嘧啶
自身免疫	急性播散性脑脊髓炎	皮质类固醇、静脉注射免疫球蛋白
	抗 N- 甲基 -D- 天冬氨酸受体脑炎	皮质类固醇、静脉注射免疫球蛋白、切除女性卵巢畸胎瘤
Rasmussen 脑炎	未知	皮质类固醇、血浆置换、静脉注射免疫球蛋白或功能性大脑半球切除术

a. 降低死亡率的绝对指标

细菌性脑炎占儿童脑炎病例的 10%～30%，可能仅影响大脑实质或以脑膜脑炎的形式发生。结核分枝杆菌、肺炎支原体和单核细胞增多性李斯特菌是儿童细菌性脑炎的主要病因。然而，据报道，很多病原菌也是脑炎的致病菌，包括肺炎链球菌、脑膜炎奈瑟球菌、伯氏疏螺旋体、巴尔通体[6, 15]。

近年来报道的肺炎衣原体也与脑炎的发生有关[16]。真菌和寄生虫是免疫抑制患者脑炎的已知病因，但在儿科病例研究中，很少有这类病例的报道。常见的病原体包括弓形虫和新型隐球菌[17]。当患者目前有湖泊游泳史且与高死亡率相关时，应怀疑福氏耐格里菌脑炎[18]。

虽然感染性脑炎是最常见的脑炎形式，但许

多自身免疫性脑炎也有报道[19]。急性播散性脑脊髓炎可能是最常见的非感染性脑炎。它是一种脱髓鞘疾病，与多发性硬化（multiple sclerosis，MS）具有相同的临床和影像学特征，是一种抗 MOG 相关的脑脊髓炎。ADEM 通常发生在病毒感染后（如 VZV、EBV、CMV、肠道病毒、COVID-19）或极少发生在疫苗接种后和细菌感染后（如肺炎支原体）[4, 20, 21]。抗 MDAR 脑炎是另一种发生于儿童的典型脑炎，可能占所有自身免疫性脑炎病例的 30%～50%。检测到抗 NMDAR 的 GluN1 亚单位的自身抗体，并且其与 HSV-1 感染相关。此外，在 30%～50% 的女性病例中，它与卵巢畸胎瘤的发生有关[19, 22, 23]。其他与脑炎相关的抗体包括抗 γ-氨基丁酸（GABA）受体、抗谷氨酸脱羧酶和电压门控钾通道 – 蛋白复合物抗体。尽管如此，60% 的自身免疫性脑炎患者血清检测为阴性，不同的脑炎有着不同的诊断标准[5, 19, 24, 25]。Rasmussen 脑炎是另一种可能与儿童慢性癫痫发作相关的免疫介导性脑炎。明确的治疗方法是功能性大脑半球切除术[26]。

三、临床表现

约 60% 的脑炎患者通常有流感或腹泻的前期症状。脑炎的突出临床特征是神经系统异常改变（意识改变或行为改变）并伴有发热。在脑炎患者中通常可观察到局灶性神经功能障碍、偏瘫和癫痫发作[5, 6]。如出现脑膜刺激征（如头痛、颈部僵硬、畏光），提示脑膜受累，脑膜脑炎可能，此型脑炎通常与细菌感染有关。与其他中枢神经系统疾病（如肿瘤）相比，脑炎一般出现急性症状发作、发热、近期病毒感染史或近期疫苗接种史。边缘系统脑炎通常是免疫介导或副肿瘤性的，影响边缘系统的结构（如颞叶、杏仁核、海马），患者通常伴有短期记忆丧失、癫痫发作、精神错乱、幻觉或其他精神障碍。Rasmussen 脑炎是一种极其罕见的脑炎类型，通常影响儿童的一侧大脑半球，并伴有癫痫发作和患侧大脑半球的功能丧失（如轻偏瘫、偏盲、认知障碍）[26]。脑炎如未累及脑膜，发生脑积水比较罕见。在大多数情况下，脑积水发生于患有细菌性脑膜脑炎的患者中，一般接受脑室外引流或脑室 – 腹腔（ventriculo-peritoneal，VP）分流术治疗[27]。

四、诊断

脑炎通常定义为至少持续一天的脑病发作，并排除了可以解释患者临床表现的其他病因，另外还有以下 2 个或 2 个以上的标准[28, 29]。

① 发热。

② 脑脊液白细胞增多（每毫升超过 4～5 个白细胞）。

③ 不能归因于其他疾病的癫痫发作或神经功能缺损。

④ 影像学表现提示脑炎。

⑤ 脑电图（electroencephalography，EEG）结果提示脑炎（慢波高振幅）。

可能有助于脑炎诊断的患者病史特征包括近期流感或胃肠炎病史、与脑炎相关的细菌感染、近期疫苗接种、已知的脑炎相关病毒（如西尼罗病毒、乙脑病毒）的局部区域流行，以及任何已知的免疫缺陷（如 HIV 感染）的存在。然而，正如前面所讨论的，约有一半的患者不能确定脑炎的病因。

腰穿脑脊液化验是最重要的初始检查，应在任何怀疑脑炎的患者中进行。然而，由于脑疝的风险，在腰穿前应排除任何可能的颅内压升高的迹象。颅内压升高的临床特征包括视盘水肿、癫痫发作和意识水平下降。在这些患者中，应在腰椎穿刺前进行 CT 检查以评估颅内压。脑炎的脑脊液结果是白细胞增多（每立方毫米超过 5 个细胞），其中大多数是淋巴细胞。葡萄糖和蛋白质水平通常在正常范围内，而在细菌性脑膜炎病例中，葡萄糖水平较低，蛋白质水平升高[30]。尽管如此，在细菌、真菌或原生动物脑炎（或脑膜脑炎）中观察到葡萄糖水平降低、蛋白质水平增高。根据患者病史，对所有怀疑脑炎的病例进行脑脊液聚合酶链反应（polymerase chain reaction，PCR），以检测 HSV-1、HSV1-2、VZV、HIV、CMV、HHV-6、HHV-7、（副）流感病毒和肠道病毒，通常将脑脊液进行细菌和真菌培养。值得注意的是，在感染的前 2 天，脑脊液 PCR 结果可能是阴性的。因此，单一的阴性结果并不能排除感染。即使给予经验性抗病毒治疗，第二天后 PCR 的敏感性也非常高[6, 29]。此外，采集血液、咽喉和鼻咽样本，用于脑炎常见病原体的培养、生化、血清学和 PCR 分析。血清学通常用于检测 IgM 抗体或 IgG 抗体是否升高，这可能有助于诊断。可收集粪便样本以检测肠道病毒[5, 6]。

临床上，自身免疫性脑炎和感染性脑炎之间的鉴别诊断具有挑战性，并且不能基于患者的临床表现。这两种类型的脑炎前驱症状期均可出现发热和流感样症状，但在自身免疫性脑炎中，发热通常在疾病进展的后期出现。在自身免疫性脑炎，尤其是与 NMDAR 相关的脑炎中，精神症状和行为改变比感染性脑炎更突出，而在抗 GABA 受体（GABA-R）相关的脑炎中，癫痫发作通常是突出的特征。自身免疫性脑炎在免疫抑制个体中非常罕见[31]。儿童自身免疫性脑炎的典型血清学检查包括 NMDAR、GABA-R、VGKC- 蛋白复合物、Gad、MOG（在 ADEM 中）和富含亮氨酸的胶质瘤灭活 1（leucine-rich glioma inactivated 1，LGI-1）的自身抗体检测。尽管如此，30%～50% 的自身免疫性脑炎血清检测阴性，主要通过排除性诊断[19]。

五、影像学检查

虽然神经影像学通常不能诊断脑炎，但它是排除其他颅内或其他中枢神经系统病变的最重要检查。在入院时，将对大多数患者进行脑 CT 检查，以评估腰椎穿刺的风险（如颅内压增高）[30]。此外，CT 也可以评估出血性脑卒中或占位性病变（如脓肿、肿瘤）的存在。脑部磁共振成像（MRI）是评估疑似脑炎患者的首选神经影像学检查。通常，脑炎病灶在 T_2 加权成像上表现为高信号，在弥散加权成像（diffusion weighted image，DWI）上表现为弥散受限。在 HSV-1 中，通常双侧中颞叶、岛叶皮质、下外侧额叶和边缘系统结构受影响，而在 HSV-2 中，脑实质广泛受到影响。在儿童，脑炎多发于非边缘系统。主要鉴别诊断包括低级别胶质瘤、大脑胶质瘤病和边缘系统脑炎（在儿童中不常见）。在 VZV 中，大脑皮质、小脑和基底神经节通常受到影响，同时可观察到出血区域[32]。

除了急性播散性脑脊髓炎（ADEM）和可能的边缘系统脑炎外，大多数类型的自身免疫性脑炎没有特异性的影像学表现，并且在许多病例中，最初的脑部 MRI 没有显示任何病理特征。在急性播散性脑脊髓炎中，突出的特征是在双侧大脑和脊髓中出现 T_2WI 高信号，提示脱髓鞘病变。这些病变显示很轻或没有占位效应，即使它们中的许多体积很大[33]。注射钆（Gd）后，在 T_1WI 中可观察到病变的环形增强。ADEM 的鉴别诊断包括多发性硬化（MS）、赫斯特病、淋巴瘤、高级别胶质瘤（间变性星形细胞瘤和胶质母细胞瘤）。缺乏占位效应和白质的显著受累是区别于肿瘤的关键影像学特征[34]。NMDAR 相关脑炎通常在最初的 MRI 成像中没有病变，如果出现，则表现不典型，在 T_2WI 中表现为高信号区域[35]。

六、治疗

入院时，脑炎的病原体通常是未知的，经验性治疗方案主要针对与高死亡率相关的脑炎病原体（HSV-1、HSV-2）和细菌性脑膜炎的常见病原体（脑膜炎奈瑟菌、肺炎链球菌、流感嗜血杆菌），尤其是在患者出现脑膜炎症状的情况下。HSV-1 和 HSV-2 感染是高度致死性的，如果不进行治疗，死亡率约为 80%，因此，尽早对患者进行抗病毒治疗具有重要意义[30]。

理想情况下，腰椎穿刺应在临床怀疑脑炎后立即进行，但如果腰椎穿刺延迟超过 6h，则应给予包括阿昔洛韦在内的治疗方案。HSV 和 VZV 脑炎的首选抗病毒治疗方案是静脉注射阿昔洛韦。奥司他韦可在流感季节联合用药。英国儿科病毒性脑炎治疗方案建议静脉注射阿昔洛韦 2 周（或免疫抑制 3 周），并在治疗结束时用 PCR 评估脑脊液。如果脑脊液中仍能检测到病毒，应继续使用阿昔洛韦一周。每周一次的阿昔洛韦治疗一直持续到脑脊液中无 HSV/VZV 为止[30, 36]。如果存在脑膜炎的证据，则给予头孢曲松以覆盖脑膜炎的细菌谱。此外，如果患者的病史怀疑脑炎的其他原因，如近期肺炎，提示肺炎支原体感染，如接触过受污染产品的，提示单核细胞增多性李斯特菌，如最近接触过扁虱（如莱姆病）或结核病，出现上述证据时应对经验性治疗方案进行修改，针对每种病原体添加适当的抗生素[5, 29]。如果脑脊液中存在低糖和高蛋白水平，可考虑对 HIV 感染患者进行抗真菌和抗原虫治疗。儿童自身免疫性脑炎的具体治疗方案尚未建立。在大多数情况下，皮质类固醇是一线治疗药物。替代治疗包括静脉注射免疫球蛋白和血浆置换。在患有与畸胎瘤相关的 NMDAR 脑炎的女性中，切除畸胎瘤可使 60%～70% 的患者完全康复[19]。

感染性脑炎患者通常不需要神经外科干预。如果出现脑积水，则需要进行神经外科处理。在这种情况下，可能需要脑室－腹腔分流或脑室外分流。脑积水发生的危险因素包括流行性腮腺炎脑炎、细菌性脑膜脑炎、脑膜综合征的症状和体征以及反复癫痫发作（尤其是癫痫持续状态）。神经外科医生的另一个角色就是在常规实验室和成像方法不能确定诊断的情况下，进行脑活检。然而，PCR 在临床实践中的引入消除了脑炎诊断中脑活检的需要[5]。最后，在使用皮质类固醇、血浆置换或静脉注射免疫球蛋白保守治疗无效的 Rasmussen 脑炎病例中，可能需要功能性大脑半球切除术来控制癫痫发作并改善患者的生活质量[26, 35]。

七、预后

尽管应用了新的治疗方案并使用了阿昔洛韦，但感染性脑炎的死亡率仍然很高，范围为 10%～30%。患病儿童年龄较小以及 HSV-1 和 HSV-2 感染可能是存活的最重要危险因素。10%～20% 的儿童可能会出现严重的神经系统后遗症，如癫痫发作、躯干共济失调、偏瘫、行为障碍和四肢瘫痪[6]。在与 NMDAR 抗体相关的 ADEM 和脑炎中，死亡率较低(5%～15%)。然而，其发病率仍然很高，约 20% 的儿童在治疗后出现中度至重度神经损伤[37-39]。

第 48 章 儿童脊柱感染
Spine Infection in Children

Pietro Spennato Carmela Russo Domenico Cicala Gianluca Colella Novella Carannante Alessandra Marini Alessia Imperato Giuseppe Mirone Giuseppe Cinalli 著
张海波 译 金 鑫 校

小儿脊柱感染并不常见，包括椎间盘炎、脊髓硬脊膜外脓肿和硬脊膜内（髓外和髓内）脊柱感染。儿童和成人脊柱构造的解剖学差异可以解释儿童时期脊柱感染的特殊易感性。在成长中的儿童，椎体的干骺端是一个高度血管化的结构[1, 2]。此外，椎间盘在成人中是完全无血管的，相反在儿童中是极度血管化的：血管分支存在于整个软骨终板中，直到 8 岁，之后它们逐渐消失。这可能是大多数脊柱感染的病因，通过该途径，化脓性和非化脓性微生物扩散到椎体和椎间盘间隙。幸运的是，与成人相比，儿童椎体和椎间盘的高度血管化也有利于对抗生素产生相对良好的反应。出于同样的原因，椎骨后部结构的感染不太常见，并且最难用约物解决，因为他们血供不丰富[3]。

脊柱感染的预后可能各不相同，大多数椎间盘炎预后良好，而某些硬脊膜外或硬脊膜下脓肿则预后相对较差，可能致残、甚至死亡。延误诊断是导致预后不良的最重要因素。对于这些罕见的病例，如高度临床怀疑，则应该早诊断、早治疗。

一、脊椎椎间盘炎

椎间盘炎症［椎间盘炎（discitis）］、椎骨炎症［脊椎炎（spondylitis）］或两者的结合［脊椎椎间盘炎（spondylodiscitis，SD）］是一种罕见的疾病。实际上，术语 SD 通常用于表示原发性脊柱感染的连续性变化过程，从椎间盘炎到 SD 和椎体骨髓炎，偶尔伴有软组织脓肿[4]。事实上，孤立的椎间盘炎是散发的：它通常发生在年龄较小的儿童（＜5 岁），并且几乎只发生在腰部。非医源性椎间盘炎在成人中几乎不存在，仅可能是脊柱手术或其他侵入性诊断程序的并发症[5]。

通常，炎症累及椎间盘和两个相邻椎体（SD）。脊椎骨髓炎通常发生在年龄较大的儿童中，虽然腰椎高发，但也会影响胸椎和颈椎[6]。

根据病因，SD 通常分为化脓性（最常见）、非特异性肉芽肿性、特异性（如肺结核）和寄生性[7–9]。

（一）流行病学

MRI 发明之前，SD 的发病率估计约为 1∶250 000[9, 10]。如今，在 MRI 普及之后，检出率提升；即使没有明确的流行病学数据，它们也占所有骨髓炎病例的 3%～5%[11]，并占儿科人群中所有骨关节感染病例的 3%[12]。SD 多见于免疫功能低下的儿童，如白血病、慢性肾病、镰状细胞病、糖尿病等[1]。

据报道，其具有特征性的三阶段年龄分布：第一个发病高峰出现在几周龄或几月龄的儿童中，第二个高峰出现在 6 月龄至学龄前儿童中，第三个高峰出现在学龄儿童中[1, 9]。Dayer 等在对 103 例患者进行的多中心回顾性研究中发现，6 月龄至 4 岁的儿童早期发病率较高（79%），少年和青少年的峰值较小（20%），在 6 个月以下的儿童中仅有个别感染（1%）[4]。

腰椎是小儿 SD 最常见的部位，占 75%[9]。Dayer 等注意到，SD 的发病率从上腰部到下腰部逐渐增加，$L_{4\sim5}$ 间隙最常受影响（26.2%）[4]。在同一研究中，单纯的椎间盘炎在儿童中发生较少；事实上，SD 在幼儿中更常见，而年龄较大的儿童和青少年大多患有脊椎骨髓炎[4]。

（二）发病机制和病因

SD 是由椎间盘和（或）椎骨终板感染引起的，既往认为的自限性炎症状态理论已经过时了[4]。通常，病原体从原发感染部位通过血源性途径到达儿童脊柱[9]。脊柱感染可首先累及椎间盘，随后累及邻近的椎骨，或先累及椎骨（如椎骨骨髓炎），随后累及椎间盘[9]。在手术或诊断过程中，如腰椎穿刺或脊柱引流定位，一些病原体可能会直接接种到脊柱中，尤其是创伤后感染[13]。有趣的是，婴儿 SD 的一个特殊原因是摄入电池或常见的其他异物[14]。电池一方面通过碱损伤，另一方面因电流导致局部溃疡，致使食管烧伤和微穿孔，利于吸收有毒物质[14]。来自上消化道的病原体可能到达椎前间隙，导致 SD。这种发病原因通常发生在摄入后 1～6 周，即使电池已从食管中取出[14]。

根据儿童的年龄，有三种主要的临床类型[15, 16]。新生儿型，影响 5 月龄以下的婴儿，是最严重的一型，因为它是全身性疾病的一部分，有几个感染病灶，通常是金黄色葡萄球菌败血症的后果。婴儿型，影响 6 月龄（母源性免疫结束）至 4 岁的儿童，该年龄组占儿童 SD 病例的 60%[4]。第三种类型，影响 4 岁以上的儿童，他们更有可能因金黄色葡萄球菌而患上脊椎骨髓炎。

事实上，金黄色葡萄球菌是婴儿和较大儿童的主要致病微生物（80% 的病例）[9]。其他较少发现的病原体有凝固酶阴性葡萄球菌、α- 溶血性链球菌、肺炎链球菌和革兰阴性菌，如大肠杆菌和沙门菌。金格杆菌是 6 月龄至 4 岁年龄组中最常见的致病微生物[9]。金格杆菌是一种难以检测的革兰阴性微生物。在过去的几年里，通过分子方法，如实时聚合酶链反应（polymerase chain reaction，PCR），这种细菌变得更容易鉴定。因此，许多以前培养结果阴性，致病菌未知的病例中，目前都可以鉴定出。此外，在感染部位微生物培养阴性的病例中，金格杆菌咽拭子阳性也可确保诊断[16]。

亚急性和慢性 SD 可由多种非化脓性细菌引起，如结核分枝杆菌、布鲁菌和真菌（即曲霉属、念珠菌属和新型隐球菌）[17]。曲霉菌、念珠菌和隐球菌等真菌在免疫缺陷儿童中更为常见[17]。布鲁菌可在接触农场动物和食用非巴氏杀菌乳制品（如奶酪）的儿童中更为常见[17]。

（三）临床表现

临床特征是极其多变和非特异性的，因此，经常延误诊断。在早期，如果高度怀疑，需进一步检查以便明确诊断。

新生儿和较小婴儿的临床表现通常以全身性感染为主，继发于败血症和多个感染病灶。椎骨可严重受损，有时完全破坏，导致脊柱后凸，严重畸形[18]。

在幼儿和学龄前儿童中，疾病的体征和症状通常是轻微的：低热、疼痛（腰痛、腹部痛、颈部痛和坐骨神经痛）和僵硬是最常见的主诉。严重的神经系统表现，如四肢瘫或截瘫比较罕见，而拒绝行走或坐是幼儿的常见症状。颈部病变可能导致斜颈、颈部僵硬或吞咽困难。正如 Mohanty 等所报道的，一些临床体征可能表明幼儿腰椎受累：如“Gower 征”（由于近端肌肉无力，儿童用手从蹲着的位置站起来），“Quarter 征”（儿童在向前弯腰捡硬币时感到疼痛），和“对数滚动征”（由于腰大肌的拉伸，当孩子双腿伸展时，他的臀部和腹股沟会感到疼痛）[1]。

年龄较大的儿童和青少年更容易发生椎体骨髓炎，其临床表现通常以全身性疾病为主：患者发热，并伴有病态体征。有时临床表现仅限于背部疼痛。

神经功能障碍通常出现较迟，可能由感染扩散至椎管（硬脊膜外或硬脊膜下腔）或受累椎体的病理性骨折引起，并伴有继发性脊髓/神经根压迫[9]。

确诊前症状和体征的持续时间可能差异很大：由于临床表现可能是非特异性的，诊断可能延迟，甚至数月[19]。出现并发症的患者诊断多明显延迟[10, 20]。病原导致的广泛骨梗死还可能引起空洞、病理性骨折、不稳定、硬脊膜外积脓和椎旁脓肿。

（四）神经影像学

磁共振成像（magnetic resonance imaging，MRI）是诊断脊柱感染性疾病的金标准，尤其是在儿童年龄组中。计算机断层扫描（computed tomography，CT）评估必须与辐射防护问题进行权衡，并应始终适应尽可能小的扫描范围，以尽量减少不必要的辐射暴露[21]。脊柱的平片通常作为最初的放射学检查，然而，它们的诊断价值有限，事实上，终板破坏、椎间隙缩小和脊柱畸形可能需要2～3周才能出现。

由于脊髓压迫的临床表现常常是非特异性的，MRI成像通常在紧急情况下进行。儿童行MRI检查的一个重要问题是小患者能够长时间良好合作以获得高质量的成像。年龄较小或病情严重的儿童通常需要镇静，各个中心的镇静方案不同。此外，建议同时进行脑部扫描，以确定是否伴随感染（如结核容易侵犯脑部），同时尽量避免二次镇静，延误诊断[13, 22]。

脊柱MRI应包括覆盖整个脊柱的高分辨率矢状面T_1加权成像、T_2加权成像和短时翻转恢复序列（short-tau inversion recovery，STIR）成像，以排除伴随发生的其他异常；冠状位STIR采集还可检查椎旁区域[23]。轴位T_1加权成像或T_2加权成像可以观察矢状面上的特定区域，例如确定脊髓受累的横截面范围。高分辨率T_2加权成像可以观察脊髓/神经根/脑脊液（CSF）界面。DRIVE序列和3D T_1加权成像对于研究细微结构异常特别有用，例如在脊柱闭合不全的诊断方面[24]。增强扫描可以很好地观察脊柱感染性疾病，需要冠状位、矢状位和轴位三个层面扫描。

在化脓性感染的早期阶段，影像学检查可以发现SD。感染的椎间盘在T_2上表现为典型的高信号，正常情况下核内裂隙所表现出的低信号消失、椎间盘间隙缩窄（椎间盘突出）和明显的对比增强（图48-1和图48-2）。在某些情况下，由于椎间盘脓肿，可以观察到椎间盘间隙的高度增加。随着疾病的进展，终板和椎骨在T_2加权序列上变成高信号，并可能显示对比增强。随后，感染可能通过静脉丛扩散到其他椎体，并向后进入硬脊膜外腔和（或）向外侧进入椎旁腔。在这一阶段，可能会产生一些肉芽组织，并围绕椎体周围分布，异质性增强。

在晚期阶段，当感染得到解决时，受影响的椎间盘间隙随着邻近椎骨的融合而缩小，形成“块状”椎骨[25]。

CT可以作为MRI的辅助手段来评估骨质破坏、病理性骨折或半脱位。动态屈伸X线检查有助于评估脊柱不稳。在疾病发作的1～2天内，用锝99进行骨扫描，对诊断脊柱问题高度敏感：放射性示踪剂积聚增加的斑点状表现暗示炎症变化。缺点在于它缺乏特异性和空间分辨率[1]。使用^{18}F-脱氧葡萄糖（FDG-PET）的正电子发射断层扫描可将感染与脊柱的退行性和肿瘤性改变区分开来[20]。

（五）实验室检查

在大多数情况下，实验室检查结果并不会出现明显异常，仅显示炎症标志物轻微至中度增加[9]。常规血液检查，即白细胞计数（white blood counts，WBC）、红细胞沉降率（erithro sedimentation rate，ESR）、血液和尿液培养是基本检查。在成人中，与WBC和ESR水平相比，降钙素原水平和C-反应蛋白（C-reactive protein，CRP）更能真实反映炎症程度；这些标志物也可用于监测术后感染变化[13, 26]。检测最高值通常出现在患有多个感染病灶和患有败血症的年轻患者中，以及累及一个以上椎骨的严重骨髓炎的较大儿童中[9]。对于怀疑罕见和非典型微生物（如布鲁菌或真菌）感染的患者，应进行抗原滴度、抗体检测和聚合酶链反应

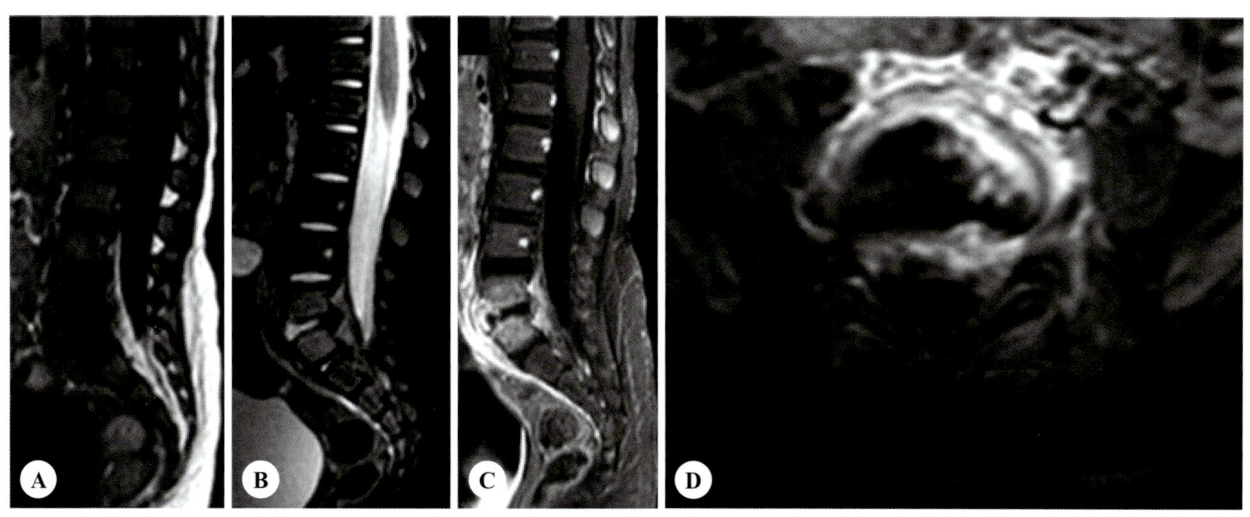

▲ 图 48-1　化脓性脊椎椎间盘炎的典型磁共振成像（MRI）

脊柱矢状位 T_1 加权成像（A）、脂肪抑制 T_2 加权成像（B）和钆增强 T_1 加权脂肪抑制成像（C）；脊柱轴位钆增强 T_1 加权脂肪抑制成像（D）。MRI 显示信号改变，典型的是 T_2 加权脂肪抑制图像上的高信号，以及 L_5 和 S_1 椎骨的弥漫性对比增强；前方相邻椎间盘的高信号和狭窄，以及由皮质骨溶解导致的相邻终板清晰度的丧失。钆增强 T_1 加权脂肪抑制成像也显示椎前和硬脊膜外浸润性蜂窝织炎 / 脓肿增强

（polymerase chain reaction，PCR）。

血培养通常取自 2 个或 3 个样本，在不明原因 SD 病例中 50% 呈阳性，是抗生素治疗的重要证据。在开始使用抗生素之前应进行培养，否则敏感性将降至 15%。在这些情况下，抗生素治疗应暂停 72h，然后收集新的血液培养[22]。

当通过无创技术无法识别致病菌时，应考虑对椎体和（或）椎间盘间隙进行针吸或活检。根据一些作者的意见，当怀疑存在非典型微生物或病变类似肿瘤时，应考虑为经验性抗生素治疗无效的儿童进行侵入性检查[1, 9]。一些作者认为必须分离病原体，因此建议在所有病例中进行经皮或开放活检[13]。

CT 或 X 线引导下的穿刺活检在确定感染病原体方面具有良好的准确性（高达 80%）（图 48-2D 和 E）[6, 25]。

传统的开放活检在某些病例中具有 93.3% 的敏感性，但容易局部复发[22]。

将活检获取的组织进行培养，部分可以培养出化脓性和非化脓性细菌，还可以通过聚合酶链反应（PCR）加以鉴定。基于 DNA 的方法具有高敏感性和特异性，在血培养和椎间盘抽吸物培养阴性的患者中，它们可以作为检测微生物的补充方法。实时荧光定量 PCR 检测在慢性感染性 SD 的病例中非常有用，尤其是由结核杆菌和布鲁菌引起的病例[17]。

（六）治疗

治疗的目的是根除感染，保留脊柱的功能和结构，缓解疼痛。成人脊柱感染的管理依据为 2015 年发布的治疗指南[27]。最近，国际小儿神经外科学会（International Society of Pediatric Neurosurgery，ISPN）在其网站上发布了儿童脊柱感染指南[13]。

根据这些指导方针，基于三个原则进行治疗。

1. 病原鉴定。

2. 镇痛药联合使用抗生素或抗真菌药物作为主要治疗。

3. 药物治疗无效的病例进行手术清创 / 器械治疗，尤其是脓肿形成和脊柱变形的病例。

在儿童中，保守治疗通常足够了，如果诊断及时，大多数患者的症状能得到满意的改善，没有后遗症。

脊柱制动作为急性疼痛的支持性治疗是儿童

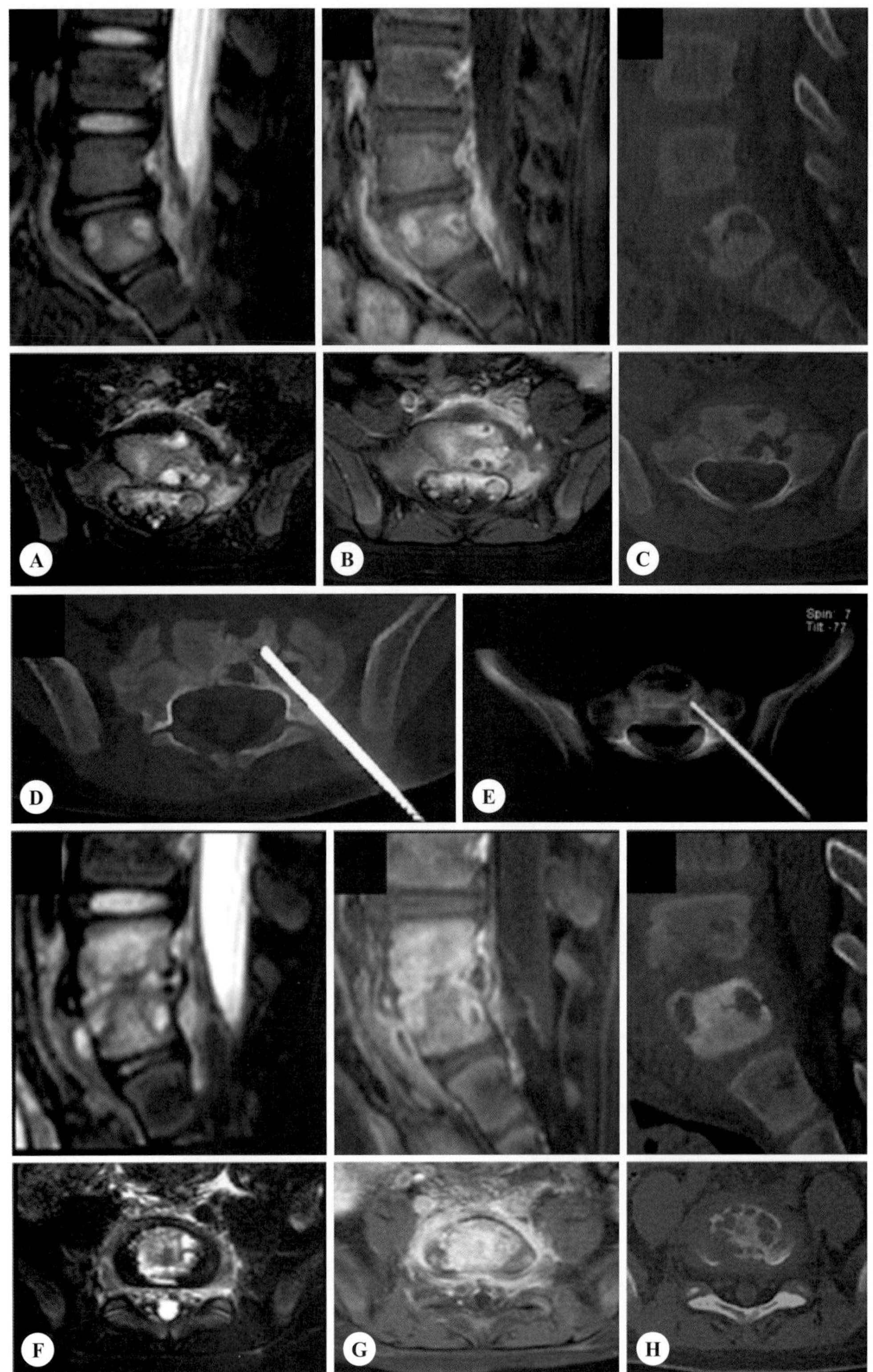

▲ 图 48-2　2 岁女婴，表现为背部疼痛并拒绝行走

A 至 C. S_1 矢状位和轴位 T_2 加权脂肪抑制（A）、钆增强 T_1 加权脂肪抑制（B）和 CT（C）成像显示 S_1 椎体骨髓水肿和弥漫性对比增强，同时存在不规则和融合性骨溶解区域，如骨髓炎病灶；邻近的椎前和硬脊膜外蜂窝织炎也很明显。D 和 E. 轴位 CT（D）和 MIP 容积重建（E）。经左侧经椎弓根入路的经皮骨活检显示溶骨性病变中的炎性浸润。F 至 H. L_5～S_1 矢状位 T_2 加权脂肪抑制（F）、钆增强 T_1 加权脂肪抑制成像（G）和 CT（H）中显示了 L_5～S_1 脊椎椎间盘炎的演变。信号改变和强化更广泛，累及邻近的椎间盘导致其狭窄，由于皮质骨溶解，邻近 L_5 终板轮廓不规则，椎前和硬脊膜外蜂窝织炎也仍然明显

保守治疗的一部分，与适当的药物治疗相结合。事实上，矫形器减少了脊柱不稳定导致的畸形后遗症和神经功能障碍。

如果怀疑该诊断（即使等待培养结果），特别是有剧烈疼痛或神经影像学表现为脊柱不稳定高风险的情况下，应及时佩戴矫形器[22]。对于颈椎病变，也应使用颈椎矫形器或刚性 Halo 支具（在大多数严重病例中）进行固定；对于胸椎或腰椎病变，应卧床休息直至疼痛和痉挛消失，然后根据病变水平使用胸腰骶矫形器（thoracic-lumbo-sacral orthosis，TLSO）或腰骶矫形器。上胸部病变应使用延伸至颈部的 TLSO 进行固定。

脊柱固定和限制活动应维持 10～12 周，或直到临床症状缓解和实验室化验正常[28]。

尽管有报道 SD 自发缓解的病例[29]，但所有患者都应进行抗生素治疗。

显然，抗生素的选择应基于病原体的敏感性试验（如有）。由于最常见的致病菌是金黄色葡萄球菌和链球菌，根据患者的体重和年龄，推荐经验性抗生素方案是第三代头孢菌素和苯唑西林 / 克林霉素的组合[22]。

当有病原体敏感性结果时，可以根据结果更换抗生素。如果咽拭子 PCR 检测 K.kingae 呈阳性，可以使用 β- 内酰胺类抗生素[9]。

应首选静脉注射抗生素，因为与口服抗生素相比，静脉注射抗生素可以更快地缓解症状（通常超过 2～4 天），并减少复发[13]。

在文献中，推荐抗生素治疗持续时间不同，静脉注射 1～3 周，然后辅以口服治疗。停止抗菌治疗的标准包括症状缓解、ESR 和 CRP 正常范围[26]。CRP 每周降低 50% 表示治疗有效。根据患者的反应，整个治疗可持续 2 周至 6 个月[9]。

根据 ISPN 指南，如果 CBC 和 CRP 趋于正常，可在第 4 天将静脉注射抗生素转换为高剂量（正常的 2～3 倍）口服抗生素（如利奈唑胺）。在第 21 天，可以检查血沉。如果＜30mm/h，则可以考虑停用抗生素。如果血沉持续在 30mm/h 以上，可考虑行 MRI 检查感染部位。如果发现炎症和骨质破坏，建议手术清创。抗生素治疗应延长至 6 周[13]。

（七）手术

在急性期，对于那些药物治疗无效的病例，需要进行手术。出现新的神经功能缺损，如虚弱、麻木、大小便失禁以及神经影像学上表现为感染进展，特别暗示有脓肿时，要考虑手术治疗[13]。疼痛进展以及在神经影像学上不缓解都说明药物治疗效果不佳。

手术治疗包括对感染部位局部清创，同时脊柱固定。儿童首选单纯清创术，但在成人中，是否需要同时脊柱内固定存在争论（即使是在急性期）[7, 26, 27]。

单纯清创时，手术的目的是清理感染病灶，去除失活组织，同时对神经压迫进行减压。因此，建议使用广谱抗生素，使用过氧化氢或生理盐水进行广泛冲洗。清理组织进行需氧、厌氧、真菌、抗酸细菌培养以进行诊断，从而获得敏感药物[13]。

在儿童中，如果脊柱不稳定或发生畸形，在感染 / 炎症缓解后也可能需要手术固定[13, 22, 29]。

手术入路较多，根据患者的特点、不稳定程度、感染脊柱节段以及科室的手术经验而定[13, 27]。

SD 时，后正中入路是最常用的，尤其是对于腰椎。手术策略包括：显露下行神经根和神经根出口，切开后纵韧带，显露受累椎间盘。清除所有炎症性椎间盘组织，直到看见健康骨质。必要时可以通过将髂骨同种异体植入椎间盘来实现椎间融合。然而，一些作者报道该操作有进一步感染的风险。

后路椎弓根螺钉固定是畸形矫正中最常用的技术，尤其是胸腰椎部位，而颈椎部位则选择前路。在 360° 不稳定的情况下，首选前路或前外侧联合后路，但是多在一种入路治疗失败的情况下再选择另外一种[22, 30]。畸形可以通过安装预弯杆来矫正，材料多是钛[31]。事实上，对骨植入材料的微生物定植风险的担忧现在已经过时了；由于生物膜形成的可能性较小，钛植入物感染的风险较低[1, 27, 28]。钛的多孔性可以允许和促进软组织附着和递送足够浓度的抗菌药物[32]。

（八）结果

SD 的死亡率非常低（低于 5%），大多数儿童可完全康复[22]。在影像学上，受影响的椎间盘间隙随着相邻椎骨的融合而缩小，形成"块状"椎骨。有时症状可能转为慢性，伴有活动能力下降和轻度背痛。患者应随访至少两年，以便能及时发现脊柱不稳定和进行性畸形[13]。

二、非化脓性脊椎椎间盘炎

对于非化脓性 SD，应进行单独的讨论，其通常具有亚急性或慢性病程，症状逐渐出现，临床过程缓慢。它们可由多种病原体引起：结核分枝杆菌（最常见）、布鲁菌、真菌（曲霉属、念珠菌属）和新型隐球菌[17]。极少数情况下，细菌感染也可能导致病程延长，如凝固酶阴性葡萄球菌、草绿色链球菌和丙酸杆菌[17]。

细菌可以通过两种途径中的一种到达脊柱。第一种是通过远距离病灶的血源性传播，其中结核病和布鲁菌病是重要的例子。第二种传播途径是通过软组织感染的连续传播或在手术干预时直接接种生物体，如念珠菌和曲霉菌。

（一）肺结核

脊柱结核（Pott 病）是发展中国家的一个重大健康负担，实际上它也是发达国家的一个新问题。儿童脊柱结核最常见的部位是胸腰段。腰骶部结核并不常见，当主要累及该区域时，应考虑其他原因，如布鲁菌病。颅颈受累也可见于儿童，并伴有明显的脓肿形成[33]。

通常，脊柱受累是由原发病灶（肺或泌尿生殖系统）的血液扩散引起的。1%～6% 的儿童结核病未经治疗后会发生骨骼病变；13% 的骨关节结核累及脊柱。Eisen 等的系列研究发现，患有脊柱结核的儿童中有 57% 合并有脊柱外疾病[15]。

根据感染的部位，有三种模式：前位、旁位和中央位[21]。在前位型中，感染开始于椎体，并在前纵韧带下扩展到其他椎骨，产生巨大的椎前或椎旁脓肿，椎间盘可不受累。在旁位型中，感染开始于椎间盘的侧面，导致椎间盘间隙变窄，脓肿直接起源于椎间盘间隙。在中央型中，感染开始于椎体中部，可引起椎体压缩性骨折，并最终导致锐角后凸。中央型感染有向后蔓延至椎管的趋势，导致硬脊膜囊受压。

鉴别诊断通常与硬脊膜外肿瘤鉴别，后者渗出性成分较多，如尤因肉瘤或未分化肉瘤。影像学上，一个重要标志是椎间盘间隙的状况，它始终与感染过程有关，而不受肿瘤的影响。

早期治疗的基础是发现是否存在急性粟粒性结核或慢性粟粒性结核；可以通过胸部 X 线检查进行初筛，如果怀疑，再进行 CT 检查，并进行实验室和皮肤测试。在 Eisen 等[15]的系列研究中，20 例结核菌素试验中有 18 例呈阳性，而 QuantiFERON-TB GOLD 试验在 14 例中有 9 例呈阳性。其他检测手段包括基于聚合酶链反应和 Ziehl-Neelsen 染色。

临床上通常表现出全身性反应。如发生于脊柱，表现为进行性背痛，与脊柱僵硬和椎旁肌肉痉挛有关。如发生于颈部，表现为斜颈、颈部疼痛和僵硬。由于诊断困难，许多病例只有在发生脊柱后凸畸形或神经功能障碍时才被发现。最严重的并发症是截瘫或四肢瘫（Pott 截瘫）。脊髓水肿、脊髓软化或结核感染和炎症直接累及脑膜和脊髓（图 48–3）、感染性血栓形成或脊髓血管动脉内膜炎可能导致严重的神经功能缺损[9]。

计算机断层扫描（CT）引导下的针吸活检是诊断慢性 SD 最有效的方法。

根据穿刺组织体外敏感性结果，治疗以抗结核药物联合治疗为主（利福平、异烟肼、吡嗪酰胺、乙胺丁醇）。当有脊髓压迫时，可考虑类固醇治疗。手术指征与化脓性感染相同：药物治疗失败、神经功能障碍的脊髓压迫、脊柱不稳或椎旁脓肿需引流[15]。值得注意的是，与其他实验室检测相比，在手术标本中使用特异性的 Ziehl-Neelsen 染色可以获得更快和更迅速的诊断，该染色对分枝杆菌特异高。结核活动后期，由于受损后椎体

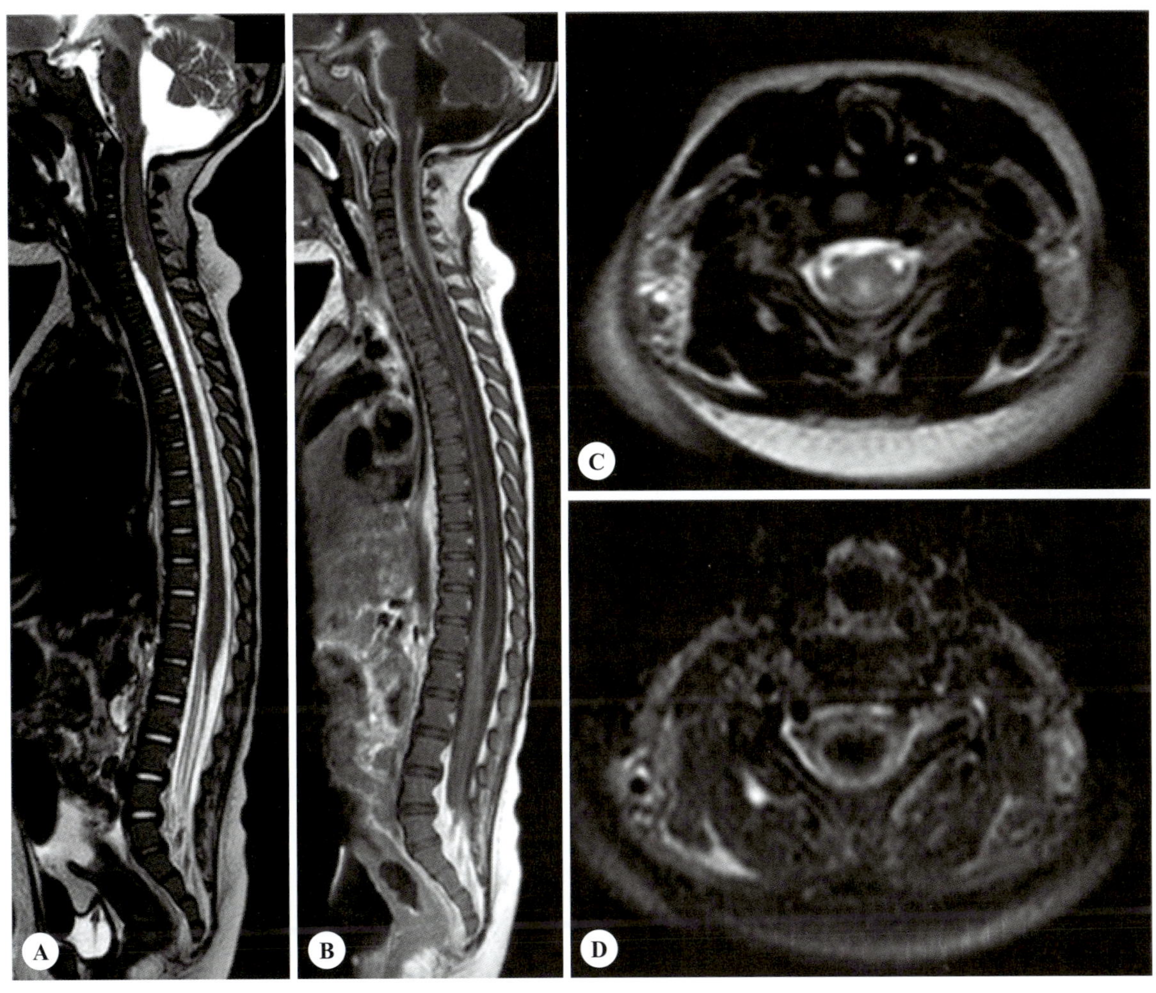

▲ 图 48-3 结核性软脑膜炎的 MRI

脊柱矢状位 T_2 加权（A）和钆增强 T_1 加权（B）成像；颈椎轴位 T_2 加权（C）和钆增强 T_1 加权脂肪抑制（D）成像。由于蛛网膜炎症细胞浸润，脊髓和神经根表面弥漫性软脑膜增厚，MRI 上表现为明显强化。颈髓受累较重，中央管近段可见肿胀、脊髓水肿和渗出（*）。图像中还表现出明显增厚的基底软脑膜（炎），导致枕大池和第四脑室阻塞性扩张

不成比例生长，儿童仍有后期畸形的高风险，并且大多数脊柱畸形可能随着生长发育而进展[2]。有人主张预防性手术以防止脊柱后凸畸形[34]。在大多数研究报道中，需要手术的患者比例超过 30%[2, 15]。

（二）其他非化脓性脊椎椎间盘炎

布鲁菌 SD 患者通常表现为背部疼痛，伴有发热、不适和体重减轻。诊断非常困难，延误诊断后进展迅速[9]。布鲁菌 SD 的治疗包括卧床休息、支具和使用对布鲁菌敏感的抗生素药物治疗。优选的方案包括利福平 15（mg·kg）/d、复方新诺明 15（mg·kg）/d 和多西环素 5（mg·kg）/d，为期 6 个月。根据先前讨论的相同原则，很少需要手术。由于复发很常见，建议在治疗结束后对患者进行密切随访[9, 20]。

在真菌性 SD 中，背痛是最常见的主诉，而神经损伤似乎相对少见。由于感染进程缓慢，脊柱后凸不常见。

真菌性 SD 的治疗依赖于及时使用适当的抗真菌药物。由于诊断困难，常常延误治疗。当怀疑脊柱真菌感染时，建议进行真菌培养、真菌抗原检测和 PCR 检测[17]。大多数情况下，患者需要手术清创和全身抗真菌药物治疗至少 6 周，最多 3 个月[17]。

三、脊髓硬脊膜外脓肿

脊髓硬脊膜外脓肿（spinal epidural abscess，SEA），有时称为脊髓硬脊膜外脓胸，是脓液聚集在骨和硬脊膜之间[35]。硬脊膜外脓肿是一种感染性急症，需要内科联合外科治疗[36, 37]。虽然死亡率低，后遗症却比例较高（约18%）。幸运的是，该病发病率较低，每10 000例住院患者中有0.2～3例[38]。

SEA可能是化脓性或非化脓性SD的并发症，也可能是孤立发生的，继发于原发病灶（泌尿道、皮肤、肺和牙齿）细菌的血源性传播。事实上，儿童椎体周围有丰富的血管分布，这使他们容易发生病原菌的血源性扩散。任何能引起菌血症的病菌都可能成为感染源。在44%的病例中可以发现原发灶[25, 36]。

SEA可由真菌或细菌微生物引起。金黄色葡萄球菌（57%～80%）是最常见的病原体。甲氧西林耐药葡萄球菌（methicillin resistance *Staphilococci*，MRSA）的比例不容忽视：占15%～18%[13]。事实上，最常见的致病菌是MRSA，其次是结核分枝杆菌、链球菌（8%～17%）和革兰阴性菌（10%～17%）[1, 3, 25, 36]。

在儿童中，既往报道显示该病高危因素包括糖尿病、镰状细胞性贫血、白血病、长期全身使用类固醇和其他免疫抑制药[25, 36]，患该病的儿童中有1/3有上述病史。

在儿科人群中，隐匿性脊柱闭合不全是另一种易导致椎管内感染的疾病。在儿童中，SEA主要影响胸腰段，该处硬脊膜外间隙较大，含有更多的脂肪组织。同样，背侧硬脊膜外腔更常受到影响（图48-4）。与成人相比，儿童SEA倾向于损害多节段：硬脊膜外后间隙广泛的全脊髓受累并不罕见[25, 36, 37]。

神经功能缺损的发病机制可能是多因素的：脊髓的直接机械压迫可能是主要因素，即使血管损伤伴有继发性血栓形成和缺氧也可能起重要作用[39]。

（一）临床表现

发热、背痛和神经功能障碍是与SEA相关的典型三联征。然而，其临床表现多样，早期很少出现典型的三联征，通常晚期才出现[38]。背痛是最常见的症状，出现在71%的患者中，其次是发热（66%）。有时，在对长期发热的儿童进行全身检查寻找隐性感染源后，才发现是SEA。约27%的病例出现胃肠道症状。在年龄较小的儿童中，易怒是一种典型的症状，也可能是唯一的表现。

传统上，SEA可分为四个临床阶段[38]。在第一阶段，患者出现发热、背痛和压痛。在第二阶段，出现脑膜或神经根刺激征，如Lasegue综合征、Kernig综合征和Lhermitte综合征、Brudzinski反射和颈部僵硬[38, 39]。在第三阶段，神经功能缺陷明显，包括运动和感觉缺陷，或胃肠道和膀胱功能障碍。在最后阶段，出现完全脊髓损伤的症状。这些阶段之间的进展通常很快。在2019年发表的一篇综述中，从第1阶段进展至第2阶段（疼痛到神经根症状）的时间约为3天。从第2阶段至第3阶段有4～5天（疼痛到无力），从第3阶段至第4阶段（截瘫）有24h。截瘫24～36h后改善的概率非常低[1, 25]。

（二）诊断

增强磁共振成像具有90%以上的特异性和敏感性，是首选的诊断方法[40]。如果有脊髓压迫症状和体征，需急诊MRI检查。MRI上显示硬脊膜外腔内的软组织肿块侵犯硬脊膜囊、脊髓和（或）脊神经根，长度通常为2～4个椎体（图48-4）。MRI信号取决于病变的成分。脊髓硬脊膜外脓肿在T_1上与脊髓相比可以是低信号、等信号或稍高信号。T_2多为高信号，与脑脊液（CSF）难以鉴别。病变均匀增强，通常表现为增强剂聚集。在Frank脓肿形成中，硬脊膜外腔有环形增强；非增强中心通常是脓液，在ADC图上表现为DWI弥散受限。在许多硬脊膜外脓肿患者中，脊髓在脓肿水平的上方、下方和水平显示T_2信号强度增加。可能是因为静脉引流受损导致的脊髓水肿和Batson神经丛的受累[21]。实验室检测发现SEA中[36, 39]88%的患者红细胞沉降率升高，其次是C反应蛋白升高（占76%）和白细胞计数升高（35%）。

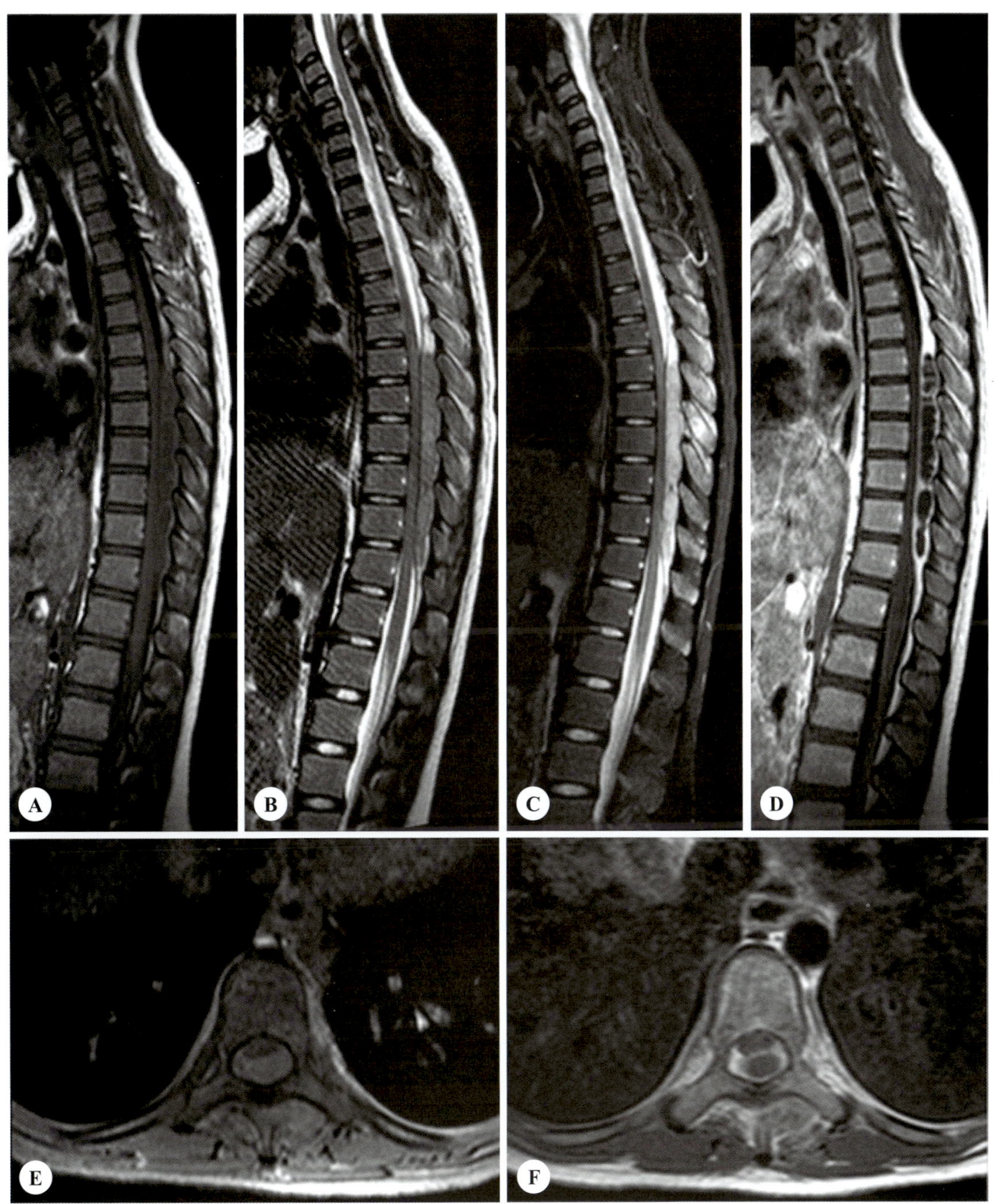

▲ 图 48-4　硬脊膜外脓肿 / 积脓的 MRI

T_1 加权（A），T_2 加权（B），短时间反转恢复序列（C）及矢状位钆增强 T_1 加权（D）成像；轴位 T_2 加权（E）和钆增强 T_1 加权脂肪抑制（F）成像。MRI 显示胸椎背侧广泛硬脊膜外积液；硬脊膜囊明显受压，对胸髓有明显的占位效应；增强成像显示多房坏死灶，并伴有周边强化

（三）治疗

一旦确诊，紧急手术引流脓肿并对脊髓和神经根减压是 SEA 的治疗原则[13, 36]。事实上，即使在没有神经功能缺损的情况下开始治疗，非手术治疗也有恶化的风险[25]。延迟手术可能导致严重的神经功能障碍[36, 37]。手术后应服用几周的抗生素。椎板切除术，即切除椎板，以使脊髓减压，以及脓肿清除术是最常用的手术[39]。在儿童中，特别是涉及多个节段时，椎板切开术（切除脓肿后替换椎板的外科手术）应优先于椎板切除

术，以降低远期医源性脊柱畸形的风险。部分病例可以通过影像引导下的经皮针抽吸来清除。一旦确诊，必须立即开始静脉经验性抗菌治疗。这些抗生素应该是广谱的，以覆盖葡萄球菌、耐甲氧西林厌氧菌和革兰阴性菌。万古霉素是首选抗生素，还有广谱抗生素如头孢曲松或利福平或美罗培南[1]。一旦获得病原体药敏结果，可根据抗菌谱改变抗生素治疗，并在静脉给药至少 3 周后改用口服制剂（如果敏感性允许）[37]。

总之，SEA 是一种感染性外科急症，因为神经后遗症的风险很高。结合临床和实验室结果要考虑有该病的可能性，否则可能会漏诊，延误治疗。没有儿童死亡率的报道[39]，但发病率是不可忽视的：手术后瘫痪改善的患者比例很低[37]。

四、脊髓硬脊膜内感染

脊髓硬脊膜内感染（包括硬脊膜下髓外感染和髓内感染）极为罕见。大多数患者有潜在的椎管闭合不全[41]，如皮肤窦道、皮样囊肿和表皮样囊肿。皮肤窦道是最常见的病变，造成中枢神经系统与外界沟通，容易感染扩散。此外，在一过性菌血症或直肠细菌直接扩散时，椎管脂肪瘤可能作为细菌生长的载体[42]。硬脊膜内感染合并椎管闭合不全的平均年龄为 2.9 岁，而未合并椎管闭合不全的患者年龄较大。事实上，所有 1 岁以下的硬脊膜内感染儿童都伴有椎管闭合不全[1]。硬脊膜内感染，除脊柱闭合不全外，可能与泌尿生殖道败血症、心内膜炎、肺炎、中耳感染、创伤、脊髓肿瘤和化脓性脑膜炎的血行播散有关。

髓外硬脊膜下感染是较少见的形式；这是因为该区域相对而言血管较少。髓外和髓内感染最常见的部位是胸椎。

葡萄球菌、链球菌和大肠菌群是最常见的致病微生物[1, 41, 43]，尤其是在患有椎管闭合不全的儿童中。在闭合不全的情况下，包括需氧菌和厌氧菌等多微生物联合感染。结核分枝杆菌也是一个重要的原因，特别是在流行地区。

（一）临床表现

患有硬脊膜内感染的儿童通常表现为非特异性症状。髓外感染时，神经功能缺损是最常见的症状，其次是发热、脑膜炎、膀胱功能障碍和背痛[41]。髓内感染时，仅有 1/3 的患者出现发热，神经功能缺损是最常见的表现。两种类型的硬脊膜内脓肿临床症状如下：几周的发热史、类似于横贯性脊髓炎的神经功能缺损、迁延不愈的长时间背痛以及进行性神经功能缺损不伴有发热（类似于脊髓肿瘤）[1]。

伴有神经功能缺损或背部疼痛的发热儿童，应对背部进行仔细检查，以确定是否存在神经管闭合不全[1]。

（二）诊断

与脊髓硬脊膜外脓肿一样，硬脊膜内感染在出现神经功能缺损和（或）背痛（伴有或不伴有发热）的时候需急诊行 MRI 以便诊断（图 48–5 和图 48–6）。

硬脊膜下脓肿表现为新月形积液，硬脊膜下腔内不规则厚壁强化。蛛网膜下腔变窄或消失。MRI 上硬脊膜下脓肿而非硬脊膜外脓肿的主要依据在于轴位和（或）矢状位图像上硬脊膜外脂肪是否保留[44]。

在髓内感染的情况下，感染过程通常开始于脊髓炎，如果不进行治疗，可能发展为明显的脓肿形成（图 48–5）。在感染的早期阶段，MRI 在 T_2 加权成像上显示高信号病变，增强不明显。随后，在病变周围出现一条细的 T_2 低信号囊带。发展到后期。MRI 显示液体聚集，DWI 和表观弥散系数（apparent diffusion coeffcient，ADC）图显示弥散受限和不规则厚壁边缘增强[44]。在有皮肤窦道时，DRIVE 序列可用于评估闭合性脊柱闭合不全的形态学特征（图 48–5 和图 48–6）。

实验室检测不具特异性，血培养通常是阴性。是否腰椎穿刺有争议，一是因为它不能区分脑膜炎和硬脊膜下感染，二是因为脊髓闭合不全时低位脊髓，如果腰椎穿刺可能导致神经损伤，因此，

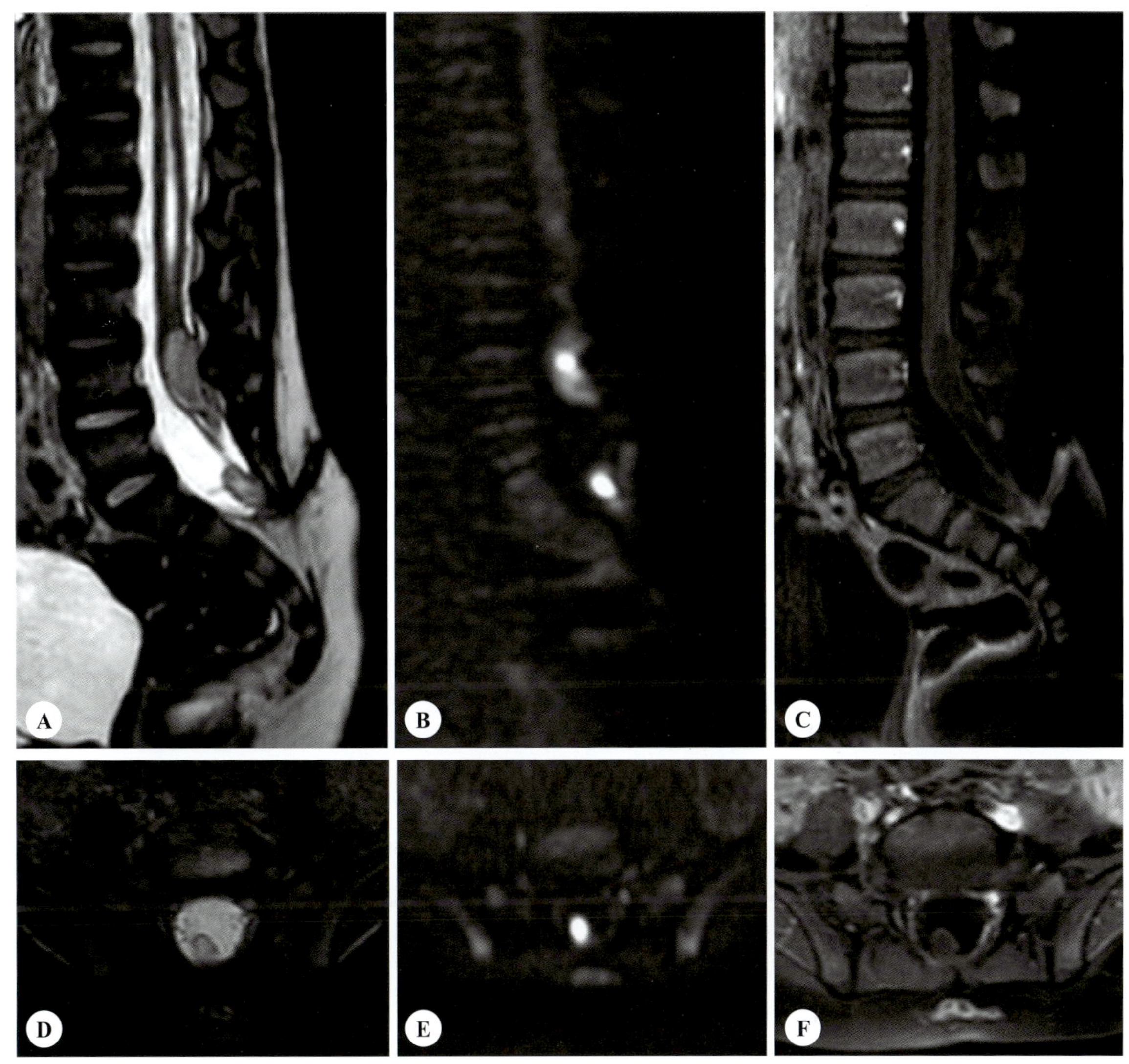

▲ 图 48-5　腰椎 MRI 显示脊髓背侧皮肤窦道伴有硬脊膜内感染

分别为矢状位和轴位 T_2 加权（A 和 D）、DWI（B 和 E）和钆增强脂肪抑制 T_1 加权（C 和 F）成像。MRI 上脊髓内高信号表明该脊髓栓系患者的表皮样囊肿导致脊髓圆锥扩张。皮肤窦道强化提示有炎症反应，从皮下一直延伸到硬脊膜下。脓肿包膜表现为弥散受限和薄的低信号边缘，并伴有对比增强。注意远端中央管扩张，室管膜轻度强化

一般情况下不做。此外，如果感染被包裹，脑脊液（CSF）可能是无菌的[1]。如果怀疑寄生虫感染（如脑囊虫病和血吸虫病），检测血液和脑脊液中的抗体可能有用[1]。

（三）治疗

对于髓外硬脊膜下感染和髓内脓肿，手术引流和抗生素治疗是首选的治疗方法[1, 13, 41, 43]。可以进行椎板切除术或（最好）受影响水平的椎板切开术，然后进行硬脊膜切开术，以清除硬脊膜下积脓。当有髓内脓肿时，脓肿穿刺或广泛的脊髓切开术是必要的，可在术中超声引导并在神经生理监测下进行。脓腔用生理盐水稀释的抗生素充分冲洗。完全切除皮肤窦道对于预防感染至关重要[13]。如果存在皮样囊肿，应将内部感染原全部清空。囊壁通常与周围的脊髓组织极度粘连，因此，有时只能达到部分切除。抗生素治疗遵循与脊髓硬脊膜外脓肿相同的原则。根据术中组织培养结果，选择敏感抗生素静脉注射 6 周[13]。

目前，没有足够的数据表明神经功能未受损的硬脊膜内感染患儿是否可以单独使用抗生素治

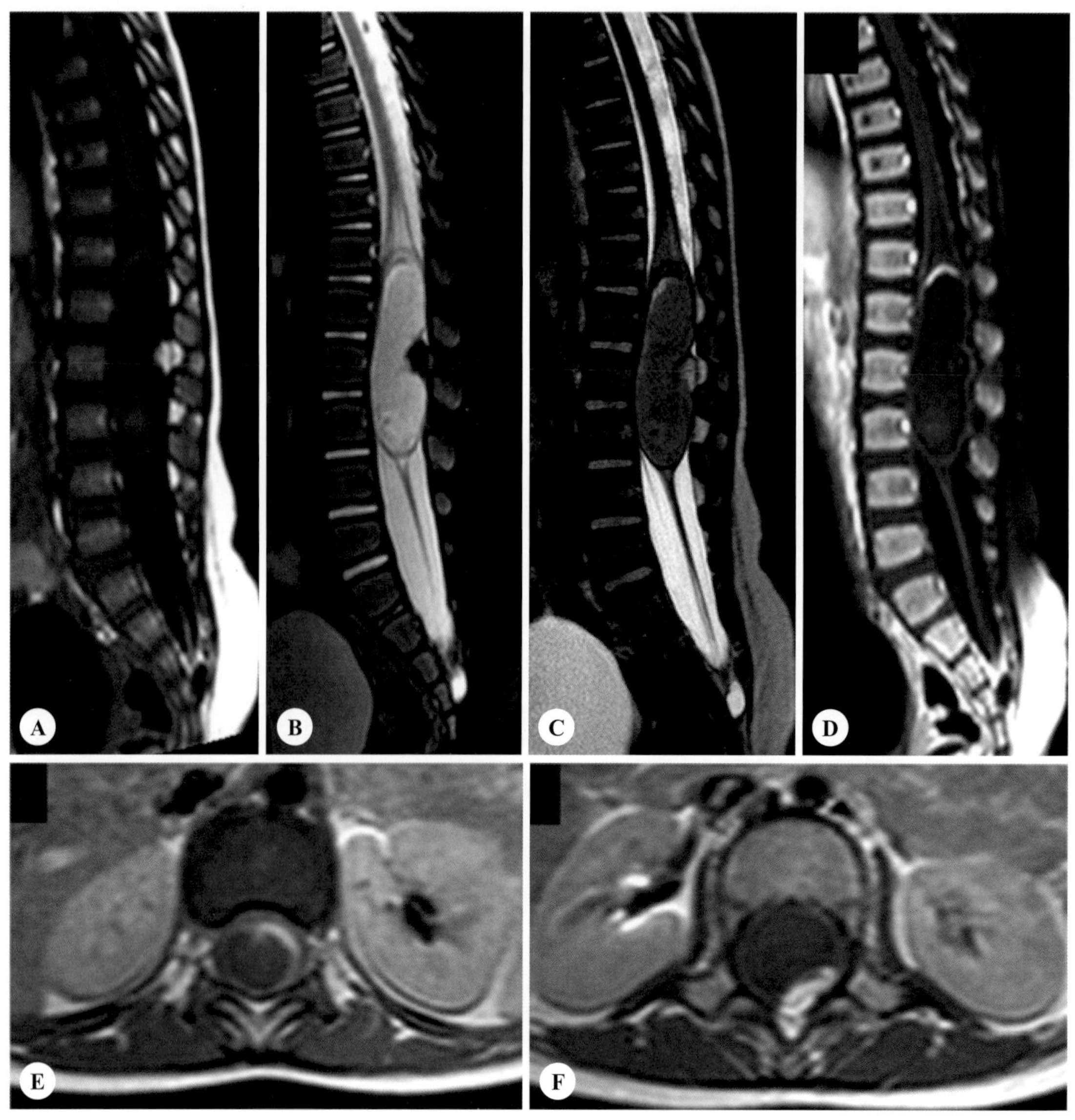

▲ 图 48-6 隐性脊柱闭合不全的髓内脓肿的 MRI

分别为矢状位 T_1 加权成像（A）、T_2 加权脂肪抑制成像（B）、B-FFE（C）和钆增强 T_1 加权脂肪抑制成像（D）；D_{12}（E）和 L_2（F）轴位钆增强 T_1 加权成像。MRI 显示脂肪瘤患者脊髓圆锥因大量积液而扩张。表现为不均匀信号，包括沉积物、边缘隔膜和上极的对比增强。注意后期会发展为邻近脊髓的水肿

疗。如果采取这种保守方法，如果后期出现症状或尽管开始使用抗生素，但患儿仍然发热，则应提早手术干预[13]。

儿童硬脊膜内感染，尤其是髓内脓肿的发病率和死亡率都很高。Simon 及其同事报道，髓内脓肿患儿的死亡率为 20%，残余神经功能缺损为 60%[43]。建议定期进行临床评估和 MRI 放射学监测至少 1 年，以排除疾病复发[1]。

第九篇

现代观念与实践

Modern Concepts and Practices

第49章 儿童磁共振成像进展

Advances in Pediatric MRI

Loukas G. Astrakas Maria I. Argyropoulou 著

张海波 译 李 娟 校

磁共振成像（magnetic resonance imaging，MRI）在儿科神经影像学领域占主导地位。它特别安全，因为它使用射频波，避免了电离辐射的有害影响。因此，它可用于疾病的连续监测或用于功能成像的动态扫描。此外，在某些情况下，它避免了造影剂使用，降低了毒性风险。除了安全之外，MRI的主要优势在于它提供了许多技术，不同的序列反映了大脑结构和功能的多个方面。随着技术的发展和MRI扫描磁场的增加，这些技术变得强大，使临床医生能够更准确地诊断、评估和监测患者[1]。

然而，MRI技术发展迅速。对于放射科医生，掌握先进的MRI技术和方法，了解区分它们的微妙之处，尚且困难，何况对于临床医生而言。本章重点介绍广泛应用于临床的现代MRI技术。介绍了波谱、灌注、弥散和磁敏感的主要原理、基本方法步骤和临床应用实例。一章的有限空间只允许对这些技术进行简单介绍，读者可以借此进一步研究。我们的目标是提供一个粗略的入门，而不是详细的讲解，它可以指导新手，而不会让他们对先进的MRI技术感到困惑。

一、弥散

（一）弥散椭球

宏观上，弥散是物质从高浓度区域向低浓度区域的流动，而没有整体运动。微观上，弥散（又名布朗运动）是由热能推动的粒子随机运动。弥散加权成像（diffusion weighted imaging，DWI）是一种对人体组织中水分子弥散敏感的MRI技术[2]。尽管弥散加权成像的分辨率为毫米级，但与其他MRI技术相比，它们的对比度反映了微米级的水运动，提供了任何体素中细胞微环境的平均信息。

通常，在EPI脉冲序列之前，使用180°射频脉冲周围的一对梯度对弥散进行编码[3]。当水沿着梯度方向弥散时，弥散敏化梯度导致信号指数性下降。该下降取决于两个因素的乘积：①弥散过程的大小，其由以cm^2/s测量的弥散系数（D）量化；②b值，其是由梯度方案确定并以s/cm^2测量的参数。较强的梯度导致较高的b值，在较慢的弥散中增加灵敏度，但也导致较低的信噪比。

弥散过程中的随机性意味着我们无法计算水分子从起始点弥散后的最终位置。但是，我们可以计算它在一定时间后到达任何位置的概率，这取决于弥散系数。在特殊情况下，当水分子在没有障碍物（如囊肿或脑室）的均匀介质中弥散时，弥散的特征是“自由”或“不受限制”的。在任何给定距离处弥散的概率对于所有方向都是相同的，该弥散被称为各向同性。在这种情况下，弥散系数是一个简单的标量，对于所有方向都是共同的，并且在几何上，它的方向独立性可以用半径为d的球体来表示（图49-1）。在大多数其他情况下，当水在组织微环境中弥散时，它会遇到各种障碍（例如，细胞膜或细胞内细胞器）。此时，弥散受到限制并且是各向异性的，并且在任何方向上移动的概率是未知的。近似组织中各向异性弥散的粗略模型在几何上由沿三个垂直轴（即主轴或对称轴）变形的球体（称为弥散椭球）来描述。在任何方向上的弥散椭球的尺寸表示沿该方向的弥散系数（图 49–1）。在数学上，椭球的形状和弥散系数由 3×3 矩阵（称为张量）描述。椭球沿其三个主轴的大小和方向向量分别称为相应张量的特征值和特征向量。

大脑白质中的水弥散就是张量模型的一个很好的例子（图 49–1）。大的纤维束促进了平行方向的弥散，限制了垂直方向的扩散。结果，弥散沿着纤维椭球轴进行，纤维轴成为具有最大特征值的长轴。相反，它们在垂直方向上被压缩，表示弥散受到限制。

（二）弥散参数

弥散张量成像（diffusion tensor imaging，DTI）计算弥散椭球或等效弥散张量，使用至少 1 次无弥散的参考 / 基线扫描（b=0）和 6 次非共线弥散加权扫描[4]。然而，将 DTI 的结果以数千个椭球体的图形呈现不切实际的。因此，可以用一些参数表示，其中最常见的如下[5]。

1. 平均弥散率（mean diffusivity，MD）或表观弥散系数（apparent diffusion coeffcient，ADC）：它与弥散椭球沿其主轴的平均尺寸或等效的平均弥散系数有关。它通过平均弥散张量的三个特征值来计算。它与细胞密度成反比，与细胞外空间的水分含量正相关。

2. 轴向弥散率（axial diffusivity，AD）：它是沿长轴弥散的最大特征值或等效的最大弥散系数，其中椭球更长。在白质中，它代表沿着轴突束的弥散性。在某些情况下可被视为轴突损伤的标志[6]。

3. 径向弥散率（radial diffusivity，RD）：它是两个较小本征值的平均值，或者相当于穿过椭球具有最小尺寸的短轴的平均弥散。在白质中，它代表垂直于轴突束的弥散性。它被认为是脱髓鞘或轴突密度的标志[6]。

4. 各向异性分数（fractional anisotropy，FA）。它是一个度量，其值介于 0 和 1 之间。它与椭球的形状有关。当形状为球形时，FA=0。FA 随各向异性增加而增加，在弥散仅发生在一个方向的极端情况下，FA 变为 1。它是微观结构完整性的指标。通常，在彩色图中描绘 FA，其中强度表示 FA，并且使用 3D RGB 颜色代码（即，红色：右 – 左，绿色：前 – 后，蓝色：下 – 上）对椭球体的

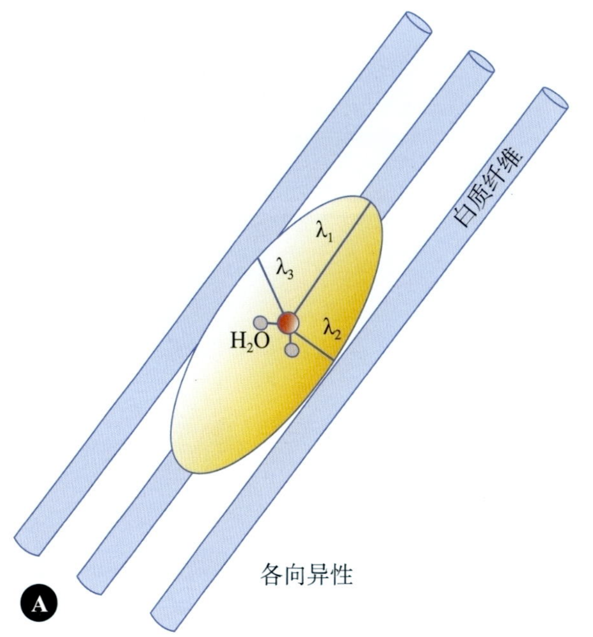

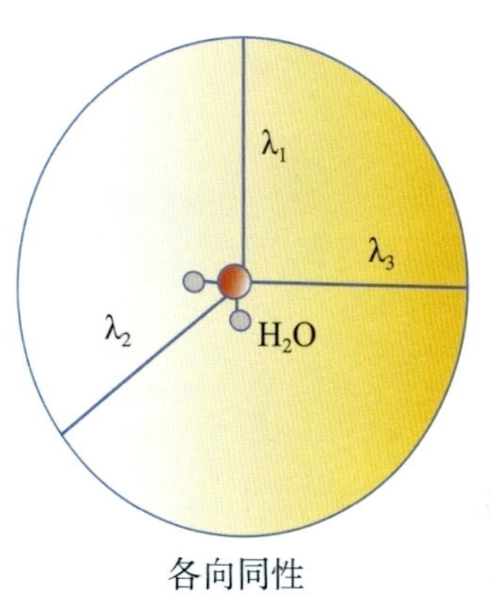

◀ 图 49–1 白质中各向异性弥散示例（A）。在这种情况下，沿着纤维椭圆体轨迹扩散。在各向同性弥散的情况下，椭球变为球体（B）

方向进行着色。

5. 弥散参数对病理变化非常敏感，但通常不是特异性的，并且对于这些参数变化所代表的意义解释具有挑战。在数据采集和分析过程中，上述参数也受到各种病理因素（有时是共存的）以及方法学因素的影响[7, 8]。

（三）纤维束成像

纤维束成像是 DTI 的延伸，旨在利用沿白质纤维的弥散方向重建白质纤维[9]。一组以确定性为特征的纤维束成像技术依赖于这样的假设，即在每个体素中存在平行于弥散椭球长轴的单一主要纤维方向。大多数确定性方法从种子点开始，并使用积分或插值技术产生称为流线、路径、轨迹或虚拟纤维的三维空间曲线（图 49–2）。FACT（通过连续跟踪进行纤维分配）[10]、Runge-Kutta 方法[11]和张量偏转算法[12]是确定性纤维束成像模型的示例。

在许多情况下，尤其是在具有弯曲、扇形、交叉或交错纤维的体素中，很难在每个体素中追踪到单一纤维方向[13]。一般采用概率性纤维束成像方法，假设许多纤维从每个种子点发出，计算它们的分布[14]，以与种子点连接的概率图呈现。

弥散椭球的简单张量模型不足以描述脑组织中弥散过程的复杂性。基于 DTI 的纤维束成像不可避免地会产生错误结果，这会影响临床决策，尤其是在术前计划中[15, 16]。

除了 DTI，更复杂的模型[17]或甚至独立于模型的方法[18]已经开发并成功的对白质纤维的复杂模式进行描绘。然而，实际应用中限制较多，主要是由于它们的扫描时间过长。

二、灌注

灌注是血流在微脉管系统的半透膜壁中进行氧气和其他分子的交换。脑灌注成像对评估组织血流动力学具有诊断价值，可采用多种方法进行[19]。尽管存在差异，但所有这些方法都是使用脑组织的多次动态扫描来监测示踪剂通过毛细血管床的情况。示踪剂可以血管内给药（外源性）或利用血流中原本存在的天然示踪剂（内源性）。

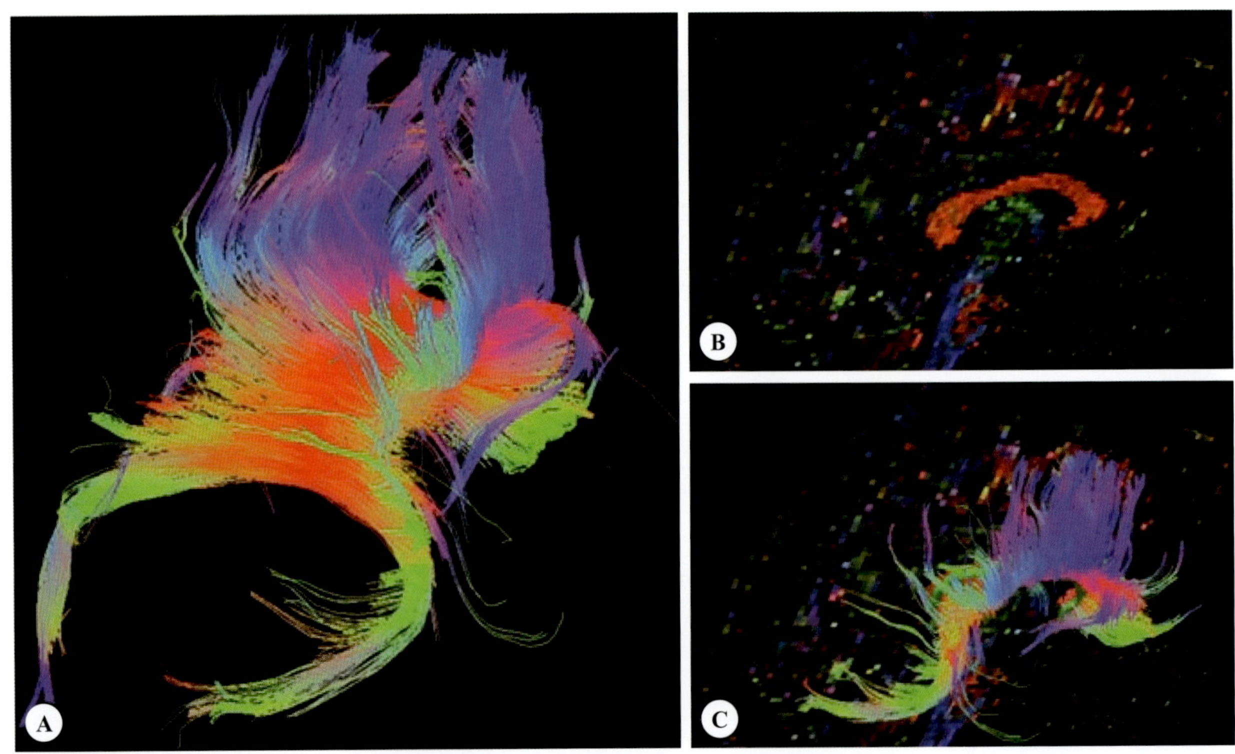

▲ 图 49–2 **A.** 胼胝体的纤维束成像；**B.** 在彩色各向异性分数图中，胼胝体显示为红色，表示弥散过程的左右方向；**C.** 现代软件可以在三维场景中融合解剖图像和纤维束成像数据

它可以在血管腔和脑组织之间交换（可弥散），也可以不透过血脑屏障（不可弥散）。血流动力学参数可以通过将由示踪剂引起的动态扫描中的变化与描述示踪剂如何通过靶器官或在靶器官中分布的药物动力学模型相关联来导出。脑灌注常使用MRI 评估，因为它提供了无创且无电离辐射的许多动态灌注加权成像（perfusion weighted imaging，PWI）技术，使用外源性非弥散性 Gd 示踪剂或血流中原本存在的天然示踪剂[20, 21]。

（一）动态磁敏感对比

Gd 示踪剂是高度顺磁性的，并且诱导影响周围组织在局部形成磁场梯度（图 49–3A 和 B）。这些长程梯度使水质子迅速失相，缩短周围组织的 T_2 或 T_2* 弛豫时间，这种效应称为敏感性诱导弛豫[22]。此效果允许钆示踪剂即使它们在血管内，仍可以超出血管壁影响到邻近脑实质的 T_2* 加权信号（图 49–3C）。通常，在动态、超快 T_2 或普通 T_2* 加权成像脉冲序列期间，使用基于 Gd 示踪剂外源给药的动态磁敏感对比（dynamic susceptibility contrast，DSC）方法（又名神经灌注），能够以良好的时间分辨率（≤2s）引起信号下降。信号和示踪浓度之间的反比关系[23, 24]用于计算示踪剂的浓度 – 时间曲线（图 49–3D）。可以通过该曲线提取的血流动力学参数分为以下两组。

1. 与浓度 – 时间曲线形状相关的描述性或概括性测量，例如：到达时间（arrival time，AT）或示踪剂到达时间（bolus arrival time，BAT）、达峰时间（time to peak，TTP）、半高浓度全宽（full-width at half maximum concentration，FWHM）和最大峰值浓度（peak concentration，PEAK）。这些测量很容易计算，但它们是不准确、不一致和不确定的，因为它们高度依赖于造影剂在血管内的流动因素（如注射技术、心输出量、微血管结构、血管外渗漏等）。

2. 脑血容量（cerebral blood volume，CBV）、脑血流量（cerebral blood flow，CBF）和平均通过时间（mean transit time，MTT）（图 49–3E），这与灌注的生理参数有关，并用示踪剂动力学理论计算[25, 26]。CBV 定义为 100g 脑组织中流动血液的

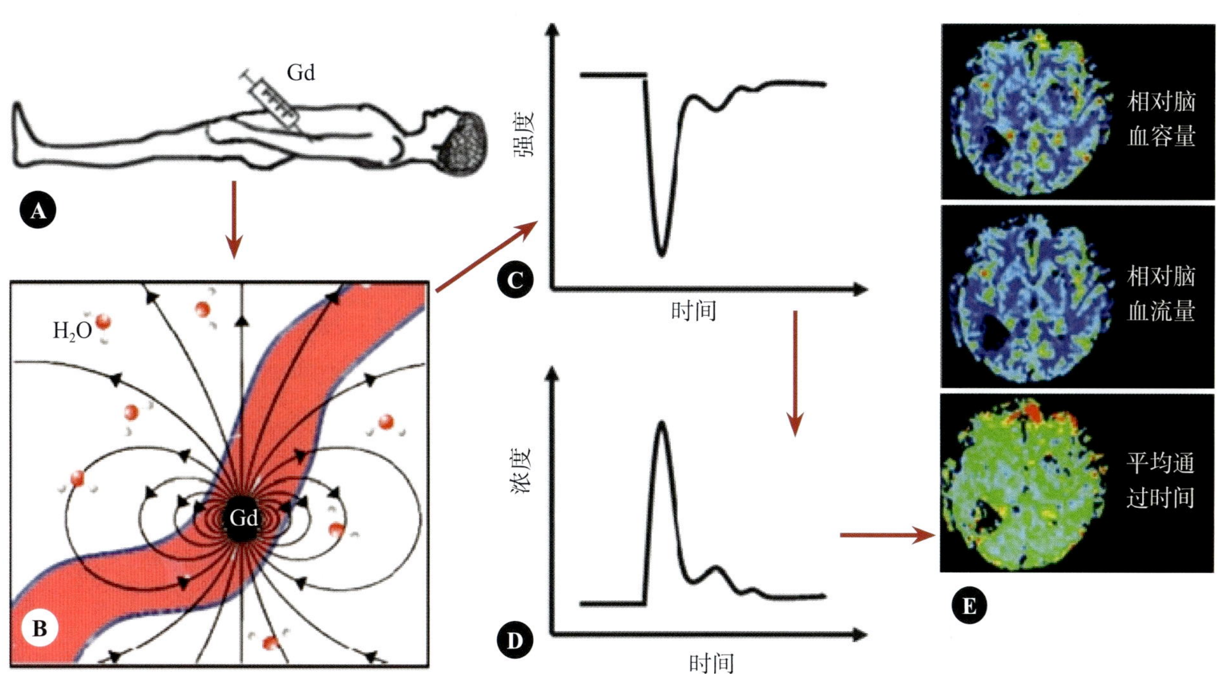

▲ 图 49–3　动态磁敏感对比灌注成像概述

A. 静脉内给予基于钆（Gd）造影剂；B. 当它通过脑的微脉管系统时，脑实质的磁场发生扭曲；C. 在动态 T_2* 加权脉冲序列中产生信号下降；D. 信号 – 时间曲线的反转产生浓度 – 时间曲线；E. 后期处理产生灌注图

总体积（血液 ml/100g）。CBF 是每分钟通过 100g 脑组织的血液量。MTT 是血液在给定脑区域内消耗的平均时间（min）。被称为中心体积定理的简单方程 CBV=CBF × MTT 将这些测量联系起来[25]。

准确测量灌注参数（如 CBF、CBV 和 MTT）的绝对值比较困难，因为需要知道脑组织密度（ρ）、脑组织滋养血管的示踪剂浓度 – 时间依赖的各项参数（又称动脉输入功能或 AIF）。通常，为了计算方便，大脑中动脉的 AIF 粗略代替大脑半球灌注，ρ=1.04g/ml、HA=0.45 和 HC=0.25。或者，通过将病理区域中的灌注测量值除以对侧健康区域中的相应值来对其进行标准化。标准化后的结果称为相对 CBV（relative CBV，rCBV）或相对 CBF（relative CBF，rCBF），有时会与具有相同符号的区域 CBV（regional CBV，rCBV）或区域 CBF（regional CBF，rCBF）混淆，但后者指的是绝对测量。

值得注意的是，当血脑屏障被破坏或示踪剂泄漏到血管外时，引起 T_1 的缩短和信号增加，这抵消或减弱了由于 T_2* 效应引起的信号下降，导致对灌注测量值的低估。目前已经开发了几种后处理方法来弥补 DSC 量化中泄漏的影响[27]。或者，在正式推注示踪剂前给予少量示踪剂，这样可以使渗漏组织饱和并掩盖 T_1 效应[28]。

（二）动脉自旋标记

有许多动脉自旋标记（arterial spin labeling，ASL）技术，但它们都有一个准备和获取阶段[29]。在准备阶段，1800RF 脉冲反转成像平面下方的上游动脉水质子的磁化。在所谓的“标记后延迟”之后，在采集阶段，这些质子（也称为标记的或标记的质子）进入成像平面，通过血脑屏障并与组织中的水质子相互作用。结果是与脑血流成比例的信号强度降低。通常，ASL 技术通过采集然后减去两组连续的图像来计算信号：一组有准备阶段（标记扫描），另一组没有准备阶段（控制扫描）。最初提出的 ASL 方法使用颈部水平的连续反转脉冲（连续 ASL 或 CASL）[30]。尽管 CASL 提供了强灌注对比，但它在组织中沉积了大量的能量（SAR）。此外，长反转脉冲标记附着在成像区域中的大分子上的非共振水质子，产生与血流无关的磁化转移对比度，导致灌注的过高估计。已经开发了 CASL 的变体来克服这些缺点，但却以可行性和实用性为代价。目前，临床上最常用的 ASL 方法是脉冲式 ASL（pulsed ASL，PASL）和伪连续 ASL（pseudocontinuous ASL，PCASL）[31]。

（三）脉冲式 ASL

PASL 方法在靠近成像平面的大标记板上使用短反转脉冲。基于它们处理磁化转移问题的方法，它们被分为对称的或不对称的。在对称方法中，如 Fair[32]，标记扫描和对照扫描之间的差异是切片选择梯度。在两个扫描中施加反转脉冲，并且在它们的减法期间消除 MT 效应。在 Epistar[33] 或其变体[34] 等不对称方法中，对照扫描期间下游水质子的标记抵消了标记扫描期间上游标记的 MT 效应，而不影响灌注测量。

（四）伪连续 ASL

PCASL 是最新和最广泛使用的 ASL 变体，因为其易于实施且标记效率高[35]。它使用一系列非常短的反转脉冲，当血液越过标记平面时，这些脉冲连续地反转流动的血液，类似于连续脉冲。与使用厚板的 PASL 相反，PCASL 使用薄片（图 49–4），因此所有标记的质子具有几乎相同的标记后延迟，以相同的 T_1 弛豫衰减到达成像区域。然而，对有效标记和良好填隙的要求使得标记平面远离大脑，垂直于颈部的大供血动脉（即颈内动脉和椎动脉）。结果，标记后延迟增加，并且自旋标记变得效率较低。

尽管 ASL 技术可以在没有外源性造影剂的情况下提供灌注测量，但与基于 Gd 的技术相比，它们存在一些局限性。它们的信噪比很小，因为标记只会降低 1%～2% 的信号。它们需要快速采集，因此它们使用易受磁化率伪影影响的脉冲序列，并且它们产生的图像空间分辨率也比较低。

在从控制扫描中减去标记后，可能会出现

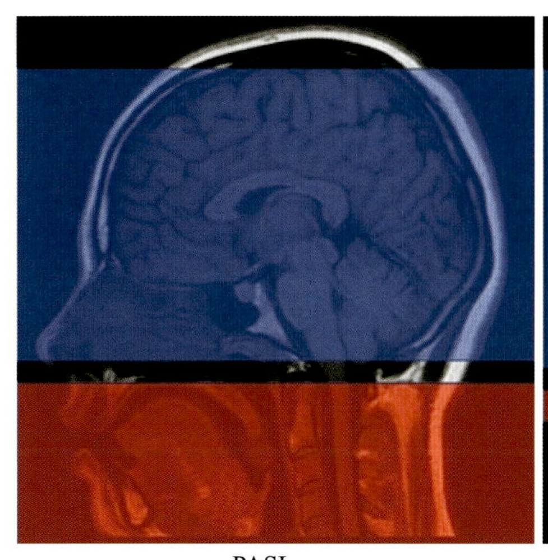

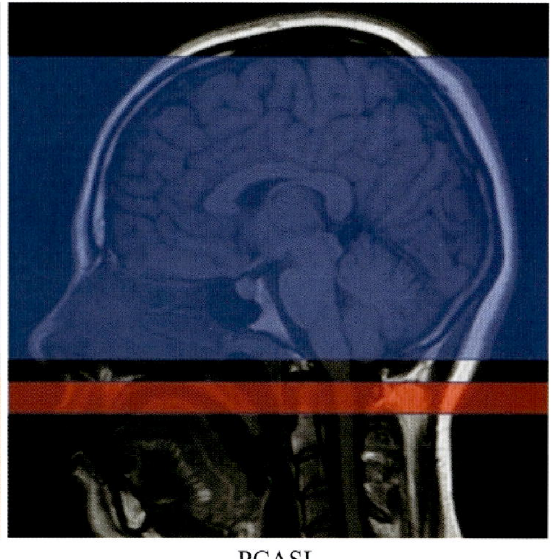

◀ **图 49-4** 在准备阶段期间，脉冲式动脉自旋标记（PASL）和伪连续动脉自旋标记（PCASL）都反转标记体积（红）的磁化，并且在预定的延迟之后，它们采集图像（蓝）。PASL 在大标记板上使用短反转脉冲，而 PCASL 在薄切片上使用一系列非常短的反转脉冲

运动伪影。最后，标记后时间的正确选择在很大程度上取决于血液速度，或者相当于血液从标记区域移动到成像区域所需的时间（即动脉传输时间）。在具有较快循环和较短转运时间的儿童中，典型的标记后延迟为 1500ms，而在具有较慢循环和较长转运时间的成人中，典型的标记后延迟为 2000ms。

三、磁共振波谱

（一）大脑光谱

磁共振波谱（magnetic resonance spectroscopy，MRS）与所有其他 MRI 技术之间存在许多差异，使其成为临床评估中独特而有价值的工具[36, 37]。理论上，MRI 检测人体内所有 ^{1}H 原子核（即质子）在被调谐至其共振频率的无线电脉冲激发后产生的信号。实际上，MRI 图像主要仅描绘水和脂质分子的 ^{1}H 质子，因为这些化合物具有最大的浓度和最强的信号。含有 ^{1}H 的所有其他分子或者浓度低，或者信号弱，或者在 MRS 上不可见。含有 ^{1}H 的分子如果与其环境的强磁相互作用，激发后快速衰减（即快速弛豫），则在 MRS 上不可见。与 MRI 相反，MRS 抑制水信号，并显示毫摩尔量的其他可移动小分子的微弱信号，这些小分子被称为代谢物，因为它们参与人体的重要代谢途径。因此，MRS 提供了对人体的非侵入性生化分析。

在现代扫描仪中，MRI 可以容易地实现亚毫米分辨率，但是每个体素（即，体积元素）中的信息仅是灰度值。代谢物的微弱信号限制了 MRS，在相同的扫描时间内，只能达到厘米尺度的分辨率，但 MRS 体素中的信息是一个完整的光谱。光谱在 2D XY 图中描绘了许多峰，其中 Y 轴以任意单位表示峰的高度，X 轴以相对于四甲基硅烷的频率的百万分率（ppm）表示共振频率（即化学位移）。代谢物峰位于源自背景噪声和低浓度代谢物或具有非常宽的峰的大分子的基线上。一个常见的误解是，每一个峰都对应于不同的代谢物。事实是，这些峰是由属于同一化学基团的 ^{1}H 产生的。例如，三甲胺基团中的所有 9 个 ^{1}H [$N(CH_3)_3$] 在 3.2ppm 处共振。在人脑中，这个峰被称为胆碱（Cho）峰，因为它代表磷酸胆碱、甘油磷酸胆碱和少量其他分子，如游离胆碱和乙酰胆碱。所有这些代谢物的化学结构中共享三甲胺基团，在 MRS 上是可见的。同一代谢物的两个化学基团通常表现为不同的峰。例如，在肌酸和磷酸肌酸中，N（CH_3）基团出现在 3.03ppm，CH_2 组为 3.91ppm。这两个峰都称为肌酸（Cr）峰。最后，相邻氢的核之间的相互作用（又名 J- 耦合）导致一个峰分裂成两个（双峰）或多个（多重峰）峰。这就是为什么乳酸（Lac）峰表现为双峰，而氨基酸谷氨酸（Glu）和谷氨酰胺（Gln）表现为重叠的多峰（GLx 化合物）的原因。表 49-1 总结了人脑光谱中主要峰值的光谱特性及其生化作用。

表 49-1 人脑的主要磁共振波谱峰值

符 号	化学位移（ppm）	贡献代谢物（粗体为主要代谢物）	临床意义
NAA	2.01	• **N- 乙酰天冬氨酸（NAA）** • N- 乙酰天冬氨酰谷氨酸（NAAG） • N- 乙酰谷氨酸 • N- 乙酰氨基葡萄糖	神经元密度、功能和活性的标志物；渗透剂。在神经元丢失（如神经胶质瘤、缺血）的情况下，它会减少
Cho	3.22	• **磷酸胆碱（PCHo）** • **甘油磷酸胆碱（GPC）** • 游离胆碱（Cho） • 二磷酸胆碱 • 乙酰胆碱 • 甜菜碱	细胞膜磷脂代谢改变的标志。它在细胞膜更新（如肿瘤）或破坏（如脱髓鞘）中增加
Cr	3.02、3.94	• **肌酸（Cr）** • **磷酸肌酸（PCr）**	有氧能量代谢标志物。它被认为是恒定的，并被用作内部标准，但有一些例外（如肌酸缺乏综合征、脑卒中、肿瘤、创伤、高渗状态）
mI	3.56	• **肌醇（mI）** • 肌醇单磷酸 • 肌醇二磷酸 • 磷脂酰肌醇	胶质细胞标志物，渗透压调节剂，参与磷酸肌醇信号转导通路。它在炎症、创伤、神经退化中增加，在脑卒中、肿瘤、感染和低度恶性肿瘤中减少
Glx	• 2.2～2.6 • 3.6～3.8	• **谷氨酸（Glu）** • **谷氨酰胺（Gln）** • γ- 氨基丁酸 • 天冬氨酸 • 葡萄糖	神经元谷氨酸补充和星形胶质细胞谷氨酰胺合成的标志物。它在缺氧缺血性损伤、肝性脑病、精神分裂症和癫痫中增加
Lip	0.9、1.3、2.05、2.2、2.8	• **脂类** • **大分子**	细胞凋亡和坏死的标志物或细菌代谢的副产物。它们出现在高级别肿瘤、脓肿、急性炎症和急性脑卒中中
Lac	1.33	• **乳酸盐**	缺氧或线粒体功能障碍的标志。在脑卒中、高级别肿瘤、脓肿、线粒体疾病、炎症反应和巨噬细胞浸润时增加

许多其他代谢物由于其低浓度，或与其他峰重叠（如 NAAG、天冬氨酸、牛磺酸、鲨肌醇、甜菜碱、乙醇胺等），在 MRS 中意义不大[38]。部分代谢物在病理条件下增加，在 MRS 中可以检测到[39, 40]。但是在某些情况下，有些药物可以穿过血脑屏障，容易误认为是脑代谢物[41–43]。

（二）采集和分析

磁共振频谱的产生涉及许多连续的步骤，这些步骤影响其信息内容及其正确解释。在下文中，我们按时间顺序简要描述其中最重要的几个。

1. 匀场

匀场是优化感兴趣体积中磁场均匀性的过程[43]。磁场均匀性对于均匀的水抑制是重要的，并且产生可以明确的、良好分离的薄峰。但是它可能在场干扰源附近失效，如扫描仪附近或内部的金属物体（如牙套）、组织 / 空气和组织 / 骨界面（如窦腔和耳道）或不均匀性的损伤（如出血、钙化）。

2. 水抑制

如果不被抑制，水峰将在光谱中占主导地位，因为其浓度比代谢物的浓度高 10 000 倍。通常通过化学位移选择性（chemical shift selective，CHESS）方法完成抑制[44]，但也可以使用其他方法[45, 46]。通常，即使水抑制成功之后，残余的水成像仍保持在 4.4～5.0ppm，阻止了该频带中的代谢物光谱显像。在水抑制较差的光谱中，基线变为水峰的斜率，改变了峰的相对高度。

3. 脂肪抑制

脂肪抑制是消除源自感兴趣体积附近的脂肪组织信号频谱干扰的过程。来自皮下和骨髓脂肪的信号可以“渗入”邻近的体素，干扰它们的光谱。通常在感兴趣体积周围放置多个饱和带，不仅消除脂质，而且消除任何周围组织，这种方法称为外部体积抑制（outer volume suppression，OVS）（图 49-5）[47]。

4. 定位

MRS 技术可以根据其定位光谱信息的方式分为两组。第一组包括单体素光谱学（single-voxel spectroscopy，SVS）技术，其仅从整个感兴趣体积获取一个光谱（图 49-6）。第二组包括多体素化学位移成像（chemical shift imaging，CSI）技术，其在将感兴趣体积划分为两个或更少的三维体素网格之后获取多个光谱（图 49-7），CSI 也称为磁共振波谱成像（magnetic resonance spectroscopic imaging，MRSI）。SVS 和 CSI 之间的选择很大程度上取决于大脑病理改变。通常，在中等大小的均匀病变的情况下选择 SVS，并且体素完全在病变内。但是在大的 / 异质性病变、涉及广泛的疾病或多个小病变的情况下，CSI 是优选的。与 CSI 相比，SVS 的空间覆盖范围有限，但它更容易进行匀场，获取速度更快，并且具有更好的信噪比，从而提供更好的频谱。定义感兴趣体积的最常用方法是点分辨光谱学方法（point resolved spectroscopy method，PRESS）[48]。不太流行的是刺激回波采集模式（stimulated echo acquisition mode，STEAM）技术，该技术具有较低的信号，但可以实现比 PRESS 更好的定位精度和更短的 TES[49, 50]。

5. 回波时间选择

在影响 MRS 光谱的形态和每种代谢物贡献的各种参数中，回波时间是一个重要因素。具有短 T_2 的代谢物（即 LIP、GLx、mI）不会出现在长；回波时间（echo time，TE）（TE≥120ms）获得的光谱中。这些光谱分散，通常具有明确的基线，并且比具有短 TE 的光谱更容易量化。短 TE（TE≤45ms）获得的光谱具有更好的信噪比和更丰富的代谢信息。然而，由于峰的严重重叠，量化具有挑战性，这也产生了不规则的波动基线。代谢物 T_2 的差异意味着 MRS 定量是 TE 依赖性的，因此，只有相同 TE 下获得的光谱间比较才有意义。受 J 耦合影响的峰的形状取决于 TE。例如，

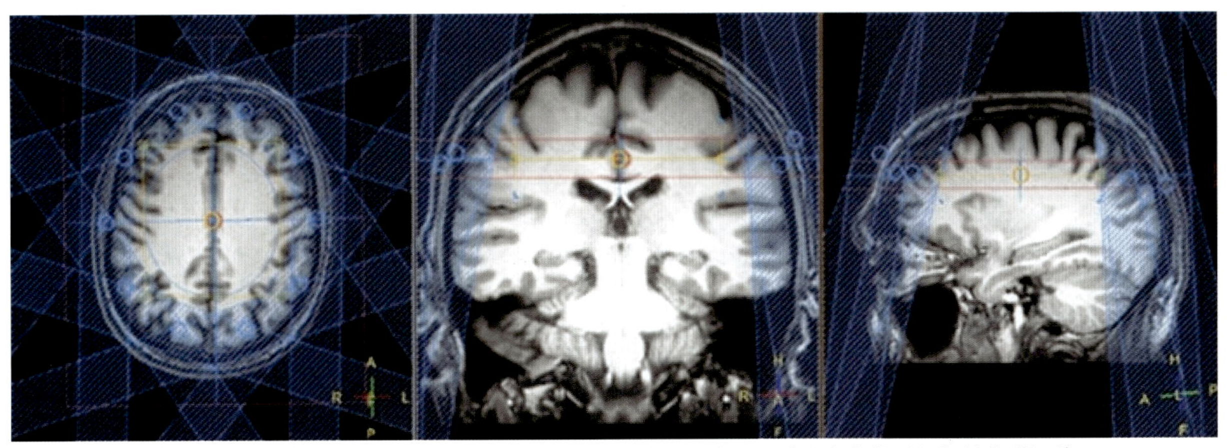

▲ 图 49-5 饱和带（蓝）抑制光谱体积（黄）周围的信号，防止来自邻近组织的光谱污染

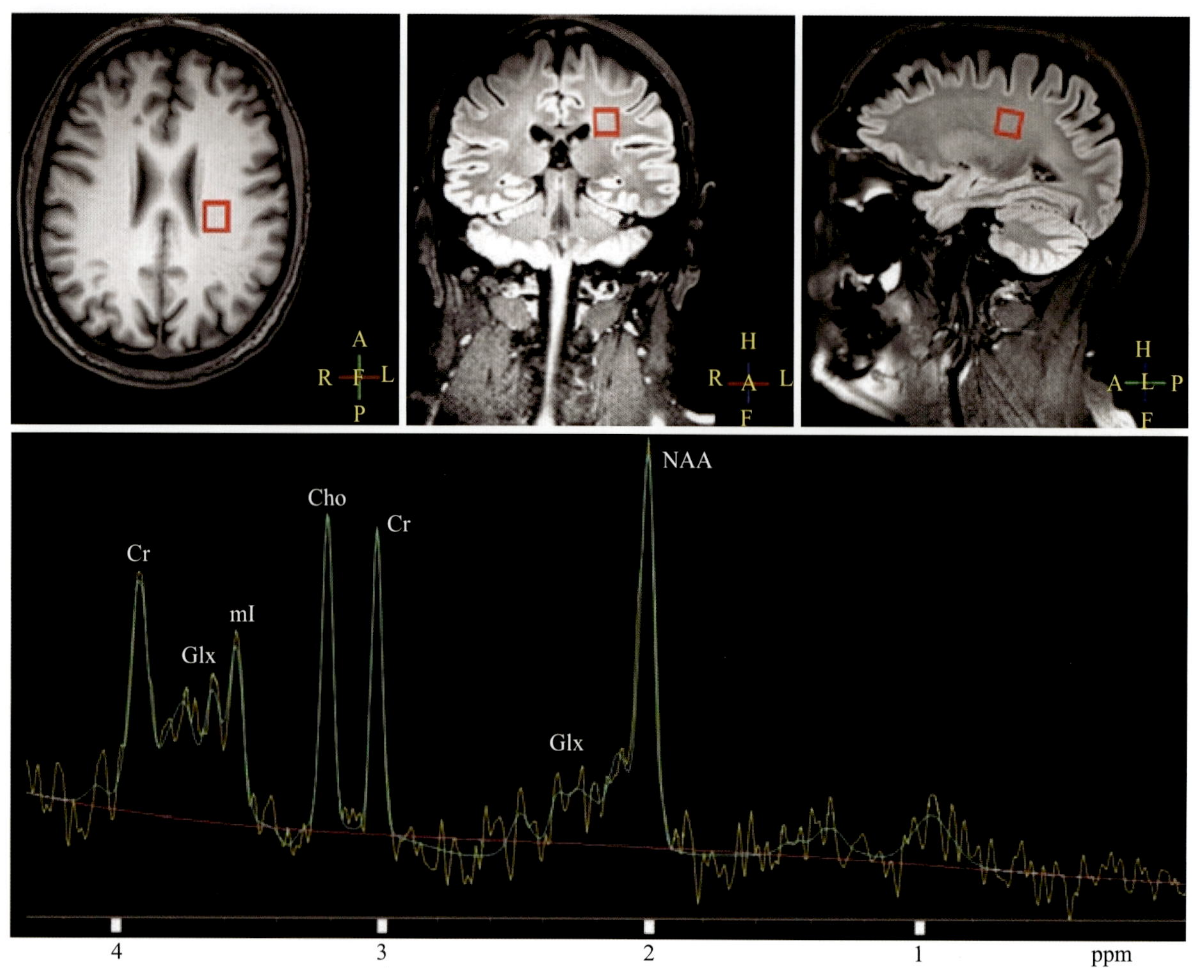

▲ 图 49-6 **3T 短 TE=64ms，52 岁健康男性的白质（红体素）中的单体素压力谱。基线和拟合曲线覆盖在光谱上。典型主峰如表 49-1 所示**

Cr. 肌酸；Glx. 谷氨酸和谷氨酰胺总和；mI. 肌醇；NAA. N– 乙酰天冬氨酸

LAC 双峰的一个显著特征是，它在 TE=144ms 时出现反转，在 TE=288ms 时出现升高。

6. 量化

量化是计算光谱中每种代谢物的贡献的数学过程。这是一项具有挑战性的任务，特别是对于复杂的短 TE 光谱，目前已经开发了许多不同的方法，通常涉及许多预处理步骤 [51]。但是，商业扫描仪通常仅提供基本的量化算法。因此，对于最先进的分析，需要使用特殊的软件包进行离线处理 [52, 53]。通常，结果表示为代谢物比率或与健康区域的光谱比较。绝对定量更具挑战性，需要使用外部或内部标准进行校准 [54]。在儿童中，光谱解释过程必须特别注意大脑代谢物的区域或年龄依赖性 [55–57]。

四、易感性

磁化率（χ）是一种物理性质，描述材料在插入外部磁场时被磁化的能力。磁化率定义为内部磁化强度与外部磁场之比。内部磁化既可以与外场相反（χ<0，抗磁性），也可以增强外场（χ>0，顺磁性，超顺磁性，铁磁性）。生物组织是弱抗磁性的，但肺中的氧气、Gd 造影剂和自由基是顺磁

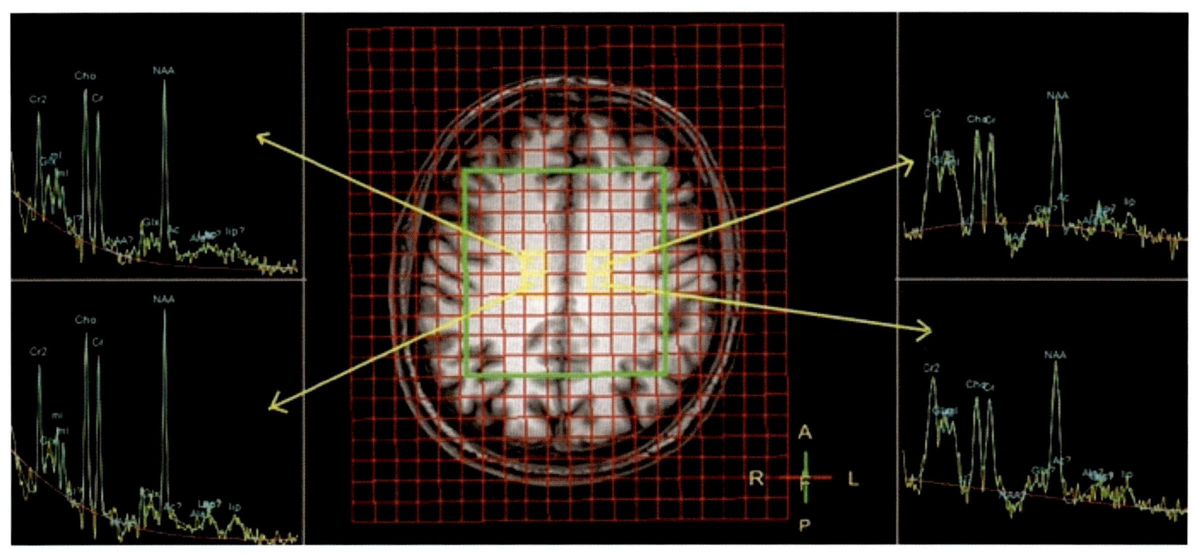

▲ 图 49-7　**3T 短 TE=64ms，52 岁健康男性的多体素波谱。感兴趣体积（绿矩形）中网格的 4 个代表性光谱**

性的。铁蛋白和含铁血黄素是超磁性的。

在 MRI 中，人体的磁化扭曲了外部磁场的均匀性，在极端情况下会产生磁化率伪影，例如信号空洞和图像失真。在所有其他情况下，场畸变是细微的，产生自旋失相和信号下降，这可以用作新的"磁化率"对比。T_2 加权成像主要受敏感性效应的影响。例如，它们用于磁共振静脉成像或功能性磁共振成像，以检测氧合和脱氧状态之间血红蛋白磁化率的差异[58, 59]。

基于之前的研究[60, 61]，2004 年，Haacke 等引入了磁敏感加权成像（SWI）作为一种新方法，通过结合幅度和相位图像来增强 T_2 加权成像上磁敏感效应的对比度[62]。从那时起，SWI 已成为缩小许多神经疾病鉴别诊断范围的有力工具[63]。最近，定量磁化率图和磁化率张量成像已成为更准确的磁化率估计方法[64-67]。

五、临床应用

常规 MRI 序列（T_1、T_2、FLAIR）结合先进的 MRI 技术为先天性畸形、炎症和感染性疾病、创伤和肿瘤的诊断检查提供了重要的信息。将这些序列包含在成像协议中，可以对不同疾病过程引起的微观结构、血流动力学和代谢变化进行全面评估[68]。

神经影像学指标已广泛用于肿瘤评估[69, 70]。ADC 值增加暗示细胞密度与肿瘤的恶性程度有关。纤维束成像评估白质束的行程及其在肿瘤区域的完整性。纤维束移位常见于良性肿瘤，但也有一些例外，如脑桥胶质瘤，而纤维束破坏主要见于恶性肿瘤。灌注指标与肿瘤血管形成有关，主要在恶性肿瘤中观察到 rCBV 和 rCBF 增加。MRS 代谢物如 CHO 可用于鉴别诊断恶性肿瘤和良性肿瘤，而其他代谢物，如牛磺酸对肿瘤组织学类型鉴别更具特异性。在临床实践中，多参数评估缩小了肿瘤类型之间的鉴别诊断，有助于肿瘤分级并有助于术前计划[71-73]。图 49-8 至图 49-10 显示了儿童脑肿瘤的多参数成像示例。

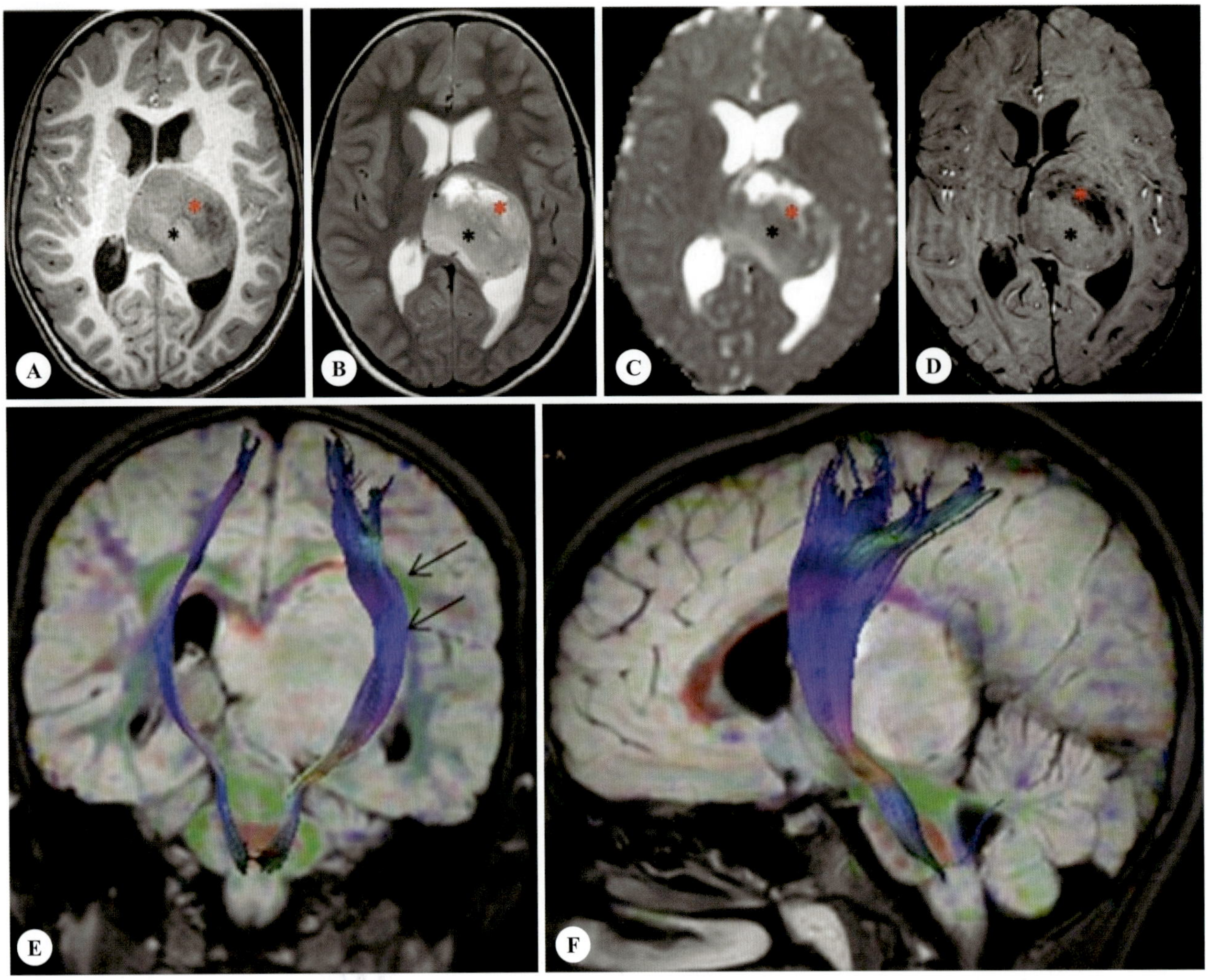

▲ 图 49-8　患有左侧丘脑胶质瘤的 10 岁女孩，轴位 T_1（A）、T_2（B）、ADC（C）、SWI（D）和纤维束成像（E 和 F）显示左侧丘脑的不均匀肿块病变：①后成分（星号）在 T_1、T_2 和 SWI 上具有中等信号强度。在 ADC 上显示弥散受限，灌注与邻近灰质相似；②肿块的前部（箭）在 T_1 上呈中等信号，T_2 上呈高信号，在 ADC 上显示弥散增强，在 SWI 上显示多条小血管和出血成分，在 rCBV 上显示灌注增强。在纤维束成像上显示左侧皮质脊髓束移位，没有中断。右侧皮质脊髓束位置正常

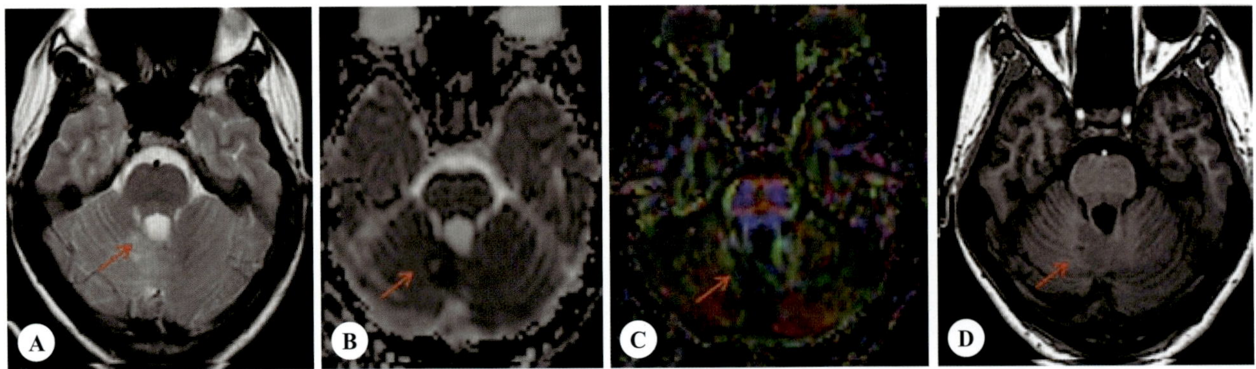

▲ 图 49-9　患有髓母细胞瘤的 15 岁女孩，轴位 T_2（A）、ADC（B）、FA（C）、T_1（D）、对比增强 T_1（E）、动态磁敏感对比相对脑血流量（rCBF）（F）、纤维束成像（G）和 MRS（H）显示右侧蚓部出现肿块病变（红箭），T_2 上信号相对较高，ADC 上扩散受限。FA 上白质束分布不对称，T_1 上低信号，增强 T_1 上点状强化，rCBF 无任何灌注变化，MRS 上游离胆碱和 Tau 增加，N- 乙酰天冬氨酸减少。纤维束成像显示主要白质束无移位或无切断

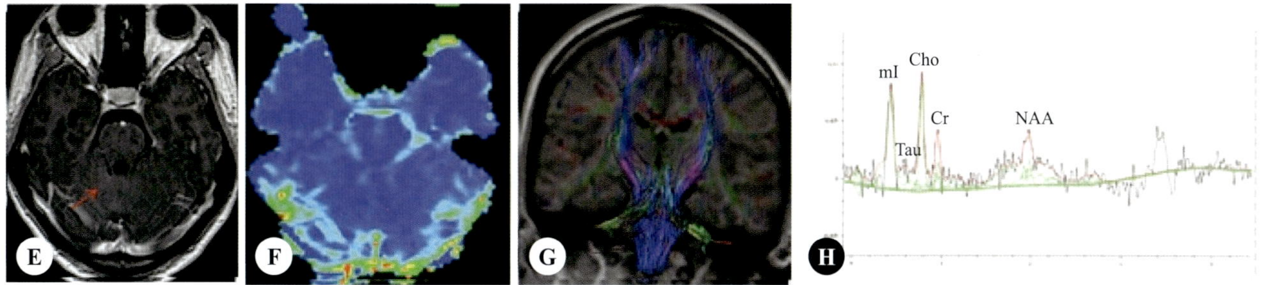

▲ 图 49-9（续） 患有髓母细胞瘤的 15 岁女孩，轴位 T_2（A）、ADC（B）、FA（C）、T_1（D）、对比增强 T_1（E）、动态磁敏感对比相对脑血流量（rCBF）（F）、纤维束成像（G）和 MRS（H）显示右侧蚓部出现肿块病变（红箭），T_2 上信号相对较高，ADC 上扩散受限。FA 上白质束分布不对称，T_1 上低信号，增强 T_1 上点状强化，rCBF 无任何灌注变化，MRS 上游离胆碱和 Tau 增加，N- 乙酰天冬氨酸减少。纤维束成像显示主要白质束无移位或无切断

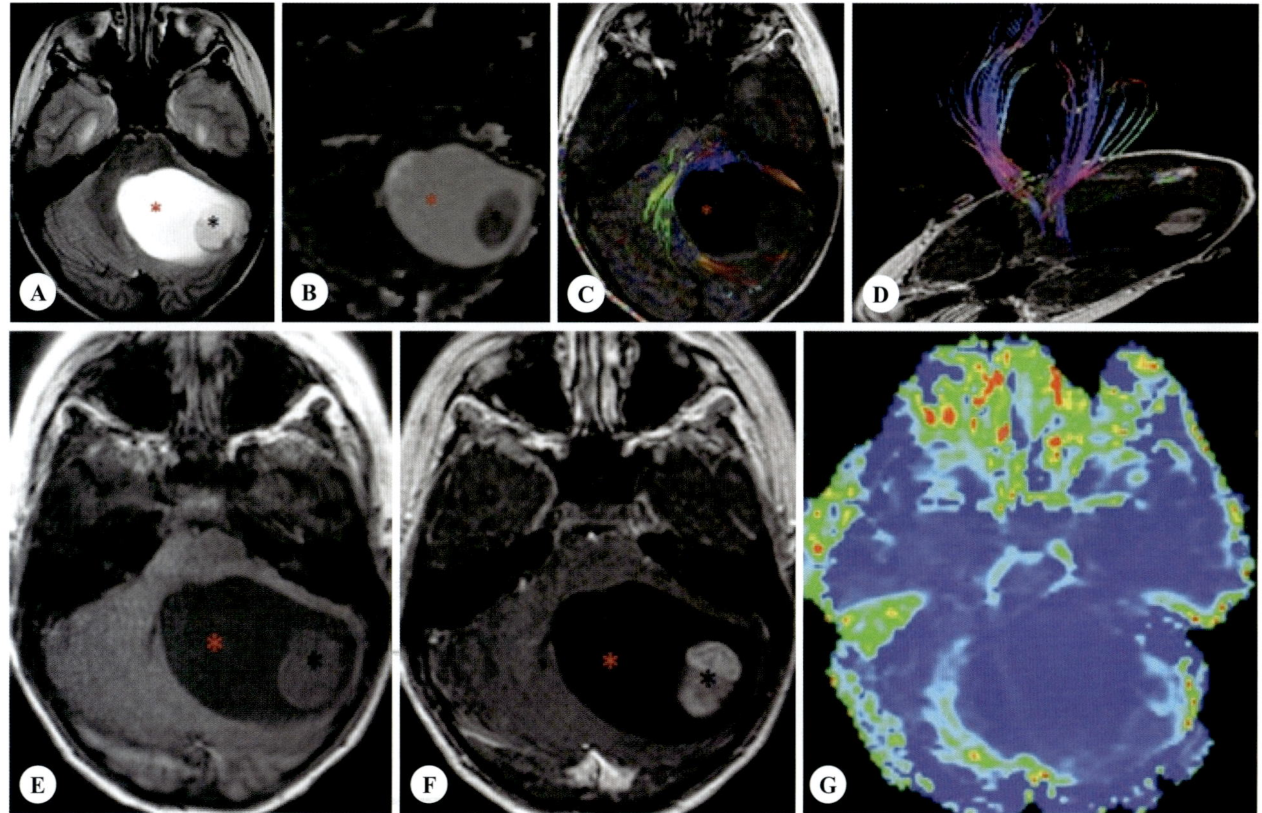

▲ 图 49-10 患有毛细胞型星形细胞瘤的 9 岁男孩，T_2（A）、ADC（B）、纤维束成像（C 和 D）、T_1（E）、对比增强 T_1（F）和动态磁敏感对比相对脑血流量（rCBF）（G）显示具有囊性（红星号）和壁实性（蓝星号）成分的肿块病变，实性成分的 ADC 和灌注增加。纤维束成像显示病变周围的白质纤维束移位，皮质脊髓束正常

第 50 章 儿童脑肿瘤的分子影像学研究
Molecular Imaging in Pediatric Brain Tumors

Georgios Alexiou　Chrissa Sioka　Andreas D.Fotopoulos　著

张海波　译　　李　娟　校

儿童脑肿瘤是儿童最常见的实体恶性肿瘤，也是仅次于白血病的第二大常见癌症[1]。在儿童和青少年中，最近报道的恶性和非恶性脑和其他中枢神经系统（central nervous system，CNS）肿瘤的发病率为 6.06/100 000[2]。根据世界卫生组织（World Health Organization，WHO）分级系统，它们被分为四个等级（Ⅰ～Ⅳ），目前使用组织学的其他分子标志物来定义几种肿瘤实体[3, 4]。毛细胞型星形细胞瘤（Ⅰ级）是最常见的肿瘤，其次是髓母细胞瘤（Ⅳ级）和室管膜瘤（Ⅱ/Ⅲ级）[1]。这些肿瘤根据其位置分为幕上和幕下肿瘤。预后很大程度上取决于诊断年龄、组织学类型和治疗。这些肿瘤分子分类的最新进展促使可采用更有针对性的治疗策略[4]。尽管如此，仍有几种肿瘤，如高危髓母细胞瘤，预后不佳。

磁共振成像（magnetic resonance imaging，MRI）上有多种脑肿瘤表现形式（如造影剂摄取模式、坏死和病灶周围水肿的存在），是脑肿瘤形态学评估的首选成像模式。弥散、灌注和波谱等先进的 MRI 技术在临床实践中发挥着越来越重要的作用。然而，在诊断放射引起的变化方面可能存在缺陷，比如复发 / 进展疾病，鉴别良恶性病变或非特异性改变，如 T_2 加权成像和液体抑制反转恢复（fluid-attenuated inversion recovery，FLAIR）图像上的高信号等[5]。此外，最近的一项研究表明，肿瘤的非增强部分含有相当数量的高细胞性浸润性肿瘤[6]。因此，需要成像技术的进一步发展。

核医学技术，如正电子发射断层扫描（positron emission tomography，PET）和单光子发射计算机断层扫描（single-photon emission tomography，SPECT），也已在脑肿瘤中进行了评估[7]。这两种技术都利用放射性药物，这些药物与代谢受体结合，能够穿透血脑屏障，评估脑灌注。与 SPECT 相比，PET 具有更高的分辨率，是目前最先进的核医学成像模式。然而，SPECT 具有更低的成本，更广泛的可用性，并获得了实践经验[7]。对于两种模式的混合 PET/CT，PET/MRI 和 SPECT/CT 允许同时采集代谢和解剖成像。此外，在过去的几年里，治疗用放射性药物在核医学中的应用一直在快速增长，并显示出诊断和治疗儿童脑肿瘤的前景。

一、单光子发射计算机断层扫描

各种放射性示踪剂已用于使用 SPECT 的脑肿瘤成像（表 50–1）。主要应用于肿瘤复发与治疗诱导坏死的鉴别、低级别肿瘤与高级别肿瘤的鉴别、肿瘤增殖率和预后的评估以及脑肿瘤活检的立体定向靶点[8–10]。铊 201（^{201}Tl）是最早被广泛应用的示踪剂之一，主要用于心肌灌注显像。确切的细胞摄取机制仍未明确阐明；然而，钠 – 钾 ATP 酶泵更可能参与，至少部分参与。与铊 201 相比，锝 99m 标记的化合物被发现是有利的，因为其具有更高的光子通量、更好的空间分辨率和显著更低的半衰期。与铊 201 相比，锝 99m 标记化合物的一个缺点是它们在缺乏血脑屏障的结构（如脉络丛）中的生理摄取较低。这可能会妨碍对位于脑室旁区域或垂体附近的病变的正常示踪剂摄取的描述和计算。在锝 99m- 标记的化合物中，^{99m}Tc- 六基 –2– 甲氧基异丁基异腈（^{99m}Tc– 甲氧异腈或 ^{99m}Tc-MIBI）和 ^{99m}Tc- 替曲膦（^{99m}Tc-TF）主要在脑肿瘤成像中进行研究（图 50–1）。^{99m}Tc-TF 已被证明在体外和体内均优于 ^{99m}Tc-MIBI，因为它不受癌细胞具有多药耐药机制的影响，并减少放射性示踪剂的摄取 [11, 12]。使用 SPECT 对儿童脑肿瘤的研究很少，而且相对较老。在儿童脑干胶质瘤中，MRI 上的造影剂摄取与 ^{201}Tl 摄取之间存在一致性。具有 ^{201}Tl 摄取的病变均无钆增强 [13]。在 24 例患有各种脑肿瘤的儿童中，将 MRI 与 ^{201}Tl SPECT 进行比较，^{201}Tl 摄取量计算为病变与正常比值，结果显示无法鉴别组织学分级、生物侵袭性或肿瘤类型 [14]。锝 99m 标记的化合物也已用于儿童脑肿瘤成像。^{99m}Tc-MIBI 在 20 例 CNS 恶性肿瘤患儿中进行了评估。在 29 项 ^{99m}Tc-MIBI 研究中，与磁共振金标准相比，13 项为真阳性，13 项为假阴性，3 项为真阴性。^{99m}Tc-MIBI 摄取与组织学分级部分相关。在 1 例复发性脑干胶质瘤中，^{99m}Tc-MIBI 检测到复发早于 MRI [15]。

^{99m}Tc– 替曲膦用于检测 11 名儿童的复发性颅后窝肿瘤。初步诊断为髓母细胞瘤 6 例，室管膜瘤 4 例，Ⅲ级胶质瘤 1 例。在肿瘤周围绘制不规则感兴趣区域（region of interest，ROI），并估计病变与对侧正常脑摄取的比率。该示踪剂检测颅后窝复发性肿瘤的能力较低，因为 7 例复发性肿瘤患者中仅有 1 例被检测到。^{99m}Tc– 替曲膦摄取在 1 例患者中为假阳性，在 4 例患者中为真阴性 [16]。L-3-^{123}I–α- 甲基酪氨酸也在毛细胞型星形细胞瘤中进行了评估，并在 13/16 例病例中显示高于皮质水平的摄取。复发肿瘤的平均摄取高于原发或残留肿瘤。L-3-^{123}I–α- 甲基酪氨酸在确定肿瘤边缘方面优于 ^{18}F-FDG PET [17]。然而，该示踪剂在正常脑实质中轻度摄取，因此这限制了具有低示踪剂摄取的肿瘤的鉴定。

二、正电子发射断层扫描

（一）肿瘤分级评估

胶质瘤分级的术前评估对于患者的正确治疗，尤其是对于难以治疗的病例、临床随访检查和纳入临床研究非常重要。^{18}F- 氟代脱氧葡萄糖（^{18}F-fluorode-oxyglucose，^{18}F-FDG）是肿瘤学中最常用的 PET 示踪剂。FDG 的蓄积与葡萄糖代谢成比例。因此，在健康的大脑中存在示踪剂摄取。基于氨基酸转运和代谢的新型示踪剂提供了脑肿瘤特征的重要信息。一项对临床实践中使用的主要 PET 示踪剂（即 ^{18}F-FDG、^{11}C- 蛋氨酸

表 50–1　用于儿童脑肿瘤成像的 SPECT 示踪剂的优缺点

SPECT 示踪剂	优　点	缺　点
^{201}Tl	健康大脑缺乏示踪剂摄取	• 低光子通量 • 空间分辨率低 • 半衰期长（73h）
^{99m}TC– 甲氧异腈	• 高光子通量 • 空间分辨率高 • 半衰期短（6h）	• 可以被正常脉络丛、垂体摄取 • 受到多重耐药外排泵的影响
^{99m}TC– 替曲膦	• 高光子通量 • 空间分辨率高 • 半衰期短（6h） • 不受多重耐药外排泵的影响	• 可以被正常脉络丛、垂体摄取
L–3–^{123}I–α– 甲基酪氨酸	• 氨基酸类似物	• 可以被正常脑摄取，但目前经验有限

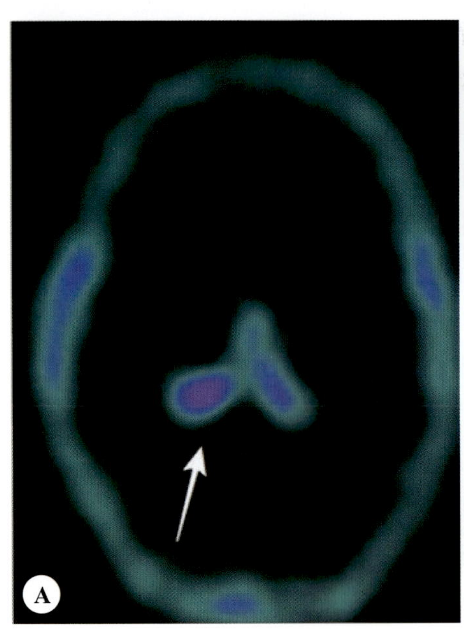
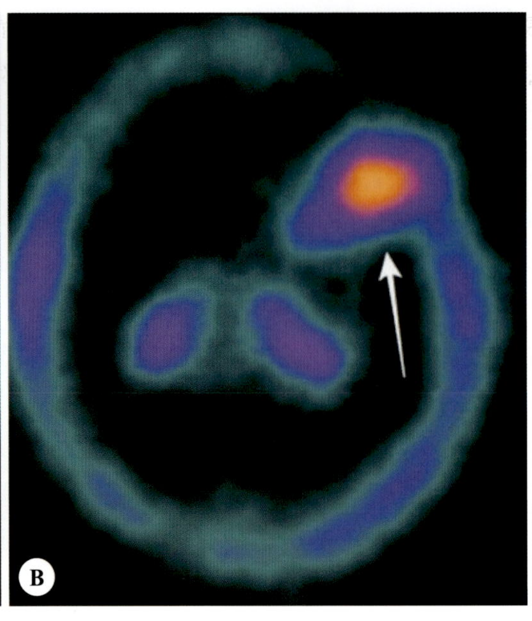

◀ 图 50-1 A. 用于脑 SPECT 成像的锝标记化合物的正态分布，在缺乏血脑屏障的结构中存在摄取，如脉络丛（箭），在正常脑中没有示踪剂摄取，因此可以容易地识别肿瘤病变；B. 复发性胶质母细胞瘤表现出明显的示踪剂摄取（箭）

和 ^{18}F-FET PET）的 Meta 分析显示，^{11}C- 蛋氨酸和 ^{18}F-FET PET 在鉴定成人胶质瘤级别的敏感性方面均优于 ^{18}F-FDG [18]。在一项对 38 例儿童患者的研究中，^{18}F-FDG 摄取（临界值为 1.83）与恶性肿瘤分级呈正相关。然而，1 例脉络丛乳头状瘤和 3 例毛细胞型星形细胞瘤显示出示踪剂摄取增加 [19]。当将 ^{18}F-FDG 与 ^{11}C- 甲硫氨酸 PET 进行比较时，两种示踪剂在高级别肿瘤中的摄取显著高于低级别肿瘤，但发现有相当大的重叠。与存活患者相比，随访期间死亡的患者对两种示踪剂的摄取值均显著较高 [20]。^{18}F-DOPA PET 被证明可用于评估儿童胶质瘤分级，并且与 DWI 和灌注 ASL 同样有效 [21]。然而，^{18}F-DOPA 在纹状体中具有高的生理性摄取，因此位于该结构附近的病变可能难以描绘或检测。

（二）治疗相关变化与复发 / 残留肿瘤的鉴别

氨基酸示踪剂在区分癌组织和非癌组织、评估肿瘤范围和潜在治疗反应方面优于葡萄糖类似物 ^{18}F-FDG PET [22]。全切除是大多数肿瘤类型的治疗选择，然而，鉴于肿瘤床的非特异性术后变化，仅通过 MRI 可能难以诊断治疗相关的变化或复发和残留肿瘤 [5]。使用 ^{18}F-FET 的混合 PET/MRI 系统在脑或脊髓肿瘤切除术后进行评估。根据 MRI，52% 的病例有肿瘤残留。以随访或再次手术为参考标准，结果显示 PET/MRI 的特异性为 100%，而 MRI 的特异性为 75%。术后反应性改变和静脉性梗死是主要发现，其中 PET/MRI 的作用至关重要 [23]。

（三）对治疗的反应

^{18}F-FDOPA 是一种用作 PET 示踪剂的氨基酸类似物，在健康大脑中的摄取相对较低。因此，即使是低级别的病变也很容易识别。^{18}F-FDOPA 摄取与微血管密度相关，并已被评估为贝伐单抗治疗后的治疗反应指标。贝伐单抗是一种针对人血管内皮生长因子 –A 亚型的人源化单克隆 IgG 抗体，目前用于治疗高级别肿瘤。然而，在一项关于复发性儿童胶质瘤的小型研究中，^{18}F-FDOPA 最大和平均标准化摄取值以及肿瘤 – 脑比率未能预测治疗后 3 个月的反应 [24]。

（四）预后

^{11}C- 蛋氨酸 PET 在一系列新诊断的 DIPG 患儿中的可能预后价值已得到评估。在 22 例患者中有 18 例示踪剂摄取高于正常脑组织。4 例 PET 扫描阴性的患者中有 2 例经组织学证实为胶质母细胞瘤，而 2 例低级别胶质瘤扫描阳性。未发现 ^{11}C- 蛋氨酸与生存率之间存在显著相关性，但化

疗或放疗后可观察到摄取增加[25]。使用 ^{11}C- 甲硫氨酸的另一个缺点是，由于半衰期短（20min），现场需要回旋加速器。另外，与 DWI 和 ASL 灌注相比，^{18}F-DOPA 摄取与神经胶质瘤患者的 PFS 预测相关[21]。此外，21 例儿童幕上胶质瘤患者中，^{18}F-DOPA 摄取与无进展生存期和总生存期有关，而磁共振波谱指标未能显示与结果的显著相关性[26]。

（五）其他应用

鉴于获取非诊断性样本可能需要额外的样本，从而增加严重出血或诊断不足的风险，因此当进行立体定向活检时，最佳目标至关重要[27]。在一系列选择进行活检的 35 例儿童脑肿瘤患者中，进行了术前 ^{18}F-FDG 和 ^{11}C- 甲硫氨酸 PET 与 MRI 的比较。22 例有局灶性摄取，11 例为弥漫性，但集中在最大摄取区域，2 例无摄取。根据 PET 检查结果设计的所有活检轨迹都获取到肿瘤组织。在磁共振成像引导的 7 例活检中，样本无法做出诊断。此外，PET 引导轨迹诊断的肿瘤分级高于 Mr 成像引导轨迹[28]。

最新的 WHO 分类包括一种新的实体，称为弥漫性中线神经胶质瘤（diffuse midline glioma，DMG），*H3K27M* 突变体。无论肿瘤分级如何，这种新的突变体都与不良预后相关。在一项对 22 例患有 DMG 的儿童患者的研究中，^{18}F-DOPA PET 的肿瘤与正常纹状体的比率可以以 75% 的敏感性和 83% 的特异性区分 *H3K27M* 突变体和野生型 DMG。弥散、动脉自旋标记 MR 灌注和波谱分析则无显著差异[29]。

三、儿童脑肿瘤的治疗

生长抑素受体表达已在儿童胚胎性肿瘤中发现，包括髓母细胞瘤，这是最具侵袭性的原发性儿童脑肿瘤。生长抑素类似物的开发可以用 β- 发射放射性核素标记，已经测试用于治疗目的。其中，^{90}Y-DOTA^{0}–Tyr^{3}–Octreotide 拥有超过 10 年的临床经验，并在患有胚胎性和星形细胞性脑肿瘤的儿童中进行了测试。1 例间变性星形细胞瘤有部分反应，1 例松果体母细胞瘤和脉络丛癌无反应。这种放射性药物的毒性很低，没有因其使用而导致的严重不良事件[30]。

胃泌素释放肽受体（gastrin-releasing peptide receptor，GRPR）目前已被评估为脑肿瘤的可能治疗靶点。据报道，在神经胶质瘤免疫组化中，GRPR 呈阳性，而在正常脑组织中，GRPR 在神经元中表达，而在神经胶质细胞中未发现[31]。GRPR- 靶向分子探针 ^{68}GA-NOTA-ACA-BBN（7–14）PET 在 8 例疑似视神经胶质瘤的儿童中进行了评估。

在所有病变中，与周围健康脑组织相比，示踪剂摄取明显，对比度极好。所有病变均证实为 GRPR 阳性[32]。因此，GRPR 可能是肿瘤诊断和使用放射性标记肽类似物的放射性核素治疗的可能靶点。

^{89}Zr- 贝伐单抗是一种放射免疫偶联物，由放射性同位素锆（^{89}Zr）标记的贝伐单抗组成。该示踪剂允许对表达 VEGFR 的肿瘤细胞进行成像和定量。弥漫性脑桥胶质瘤（diffuse intrinsic pontine glioma，DIPG）是儿童中几乎一致的致命性肿瘤。贝伐单抗在 DIPG 病例中已显示出一些积极的结果，其主要目标是确定对治疗有反应的患者。在一项对 7 例接受 ^{89}Zr 标记的贝伐单抗 PET 显像的 DIPG 患者的研究中，7 例患者中有 5 例出现局灶性摄取。扫描应在注射后 144h 进行，无不良反应发生。^{89}Zr- 贝伐单抗 PET 可能是选择贝伐单抗治疗患者的一种很有前途的工具[33]。

四、结论

SPECT 和 PET 已用于儿童脑肿瘤成像。尽管 SPECT 尚未被广泛研究，但 PET，尤其是基于氨基酸类似物的示踪剂，为诸如肿瘤分级、治疗相关变化与复发 / 残留肿瘤的鉴别、对治疗的反应和预后等指征提供了重要信息。结合诊断和治疗的新型治疗放射性药物的使用是一个新兴领域，为核医学开辟了新的视野。

第51章　流式细胞术在儿童脑肿瘤术中的应用

Intraoperative Flow Cytometry in Pediatric Brain Tumors

Georgios Alexiou　George Vartholomatos　著

张海波　译　　李　娟　校

学习目标

1. 什么是流式细胞术?

2. 术中流式细胞术在儿童脑肿瘤手术中的作用是什么?

3. 儿童脑肿瘤免疫表型分析的主要目标是什么?

一、背景

脑瘤是儿童中仅次于白血病的第二大常见恶性肿瘤。分为幕上和幕下肿瘤。毛细胞型星形细胞瘤是最常见的肿瘤，预后良好。髓母细胞瘤是第二常见的肿瘤[1]。髓母细胞瘤是一种高级别肿瘤，通过分子分析确定了4种与生存率密切相关的不同亚型[2]。室管膜瘤是第三大常见肿瘤。

30多年来，流式细胞术已经在基础和临床环境中用于癌症研究。除了癌症或其他疾病诊断外，流式细胞术还可以评估几种疾病治疗的疗效和不良反应[3]。流式细胞术是一种基于激光的技术，其定量测量液体形式的样品的几种性质。在SORT中，细胞悬浮液通过激光束，产生与细胞的大小、间隔和荧光特征直接相关的信号。基于膜、细胞质和核抗原的检测，有几种应用可用[3]。特别在血液系统疾病研究中，流式细胞术是从血液、脑脊液、胸腔积液和骨髓等几种生物体液中诊断和分类血液病的不可或缺的工具[4]。

流式细胞术尚未在实体瘤中进行广泛研究。当分析固体组织时，首先必须制备细胞悬浮液。已经开发了几种用于样品制备的技术。细胞周期分析是流式细胞术最早的应用之一，也是实体瘤分析中最常用的方法。细胞周期分析可以提供肿瘤恶性程度和预后的信息。最近，引入了术中流式细胞术，并允许实时鉴定肿瘤分级、肿瘤边缘和诊断中枢神经系统淋巴瘤[5]。

（一）流式细胞术在儿童脑肿瘤中的应用

流式细胞术，通过分析肿瘤的DNA含量，已经在几个儿童脑肿瘤中进行了评估。DNA含量分析包括评估倍增状态，即细胞染色体的固定数目。二倍体肿瘤的DNA指数接近1，而非整倍体肿瘤是指DNA指数大于或小于1的肿瘤。DNA非整倍体的存在与预后不良有关。细胞周期分析评估G_0/G_1、S和G_2/M期部分。恶性程度越高，G_0/G_1期比例越低，S期和G_2/M期比例越高。流式细胞术显示，儿童脑肿瘤在常见和罕见的肿瘤类型中都表现出显著的细胞动力学异常。在儿童星形细胞瘤中，倍增状态被证明是生存的重要预测因素。在患有二倍体肿瘤的儿童中，81%存活，而患有非整倍体肿瘤的患者仅有33%存活[6]。在髓母细胞瘤中，非整倍体肿瘤的复发率较高。非整倍体肿瘤在3—10岁的儿童中更常见[7]。室管膜瘤是第三种最常见的儿童脑肿瘤，其数据不一致。这组肿瘤是高度可变的，并且几个预后因素被证明效果不佳[8,9]。

（二）快速细胞周期分析

传统上，细胞周期分析是在石蜡包埋组织或

新鲜组织样本中进行的，需要相当长的时间，因此妨碍了其在手术中的使用。两组研究人员同时研究了术中使用流式细胞术评估胶质瘤恶性程度和切缘的可能性。Shioyama 等通过约 10min 的流式细胞术方案，评估了在 81 个颅内胶质瘤切除过程中获得的 328 个单独的活检标本。将 DNA 含量大于正常的细胞数量与细胞总数的比值定义为恶性指数[10]。Alexiou 等集中于分析细胞周期片段（G_0/G_1、S 和 G_2/M）和非整倍性的存在。快速分析方案命名为"Ioannina 方案"，持续时间为 6min[11]。术中流式细胞术可以检测高级别胶质瘤，并以高敏感性和特异性评估清晰的切缘。6% 的 S 期和 9.7% 的 G_2/M 期分数是区分低度和高度恶性肿瘤的最佳阈值。此外，在立体定向脑肿瘤活检过程中，术中流式细胞术允许在几分钟内鉴定肿瘤细胞，从而减少了手术时间和多次获取样本的需求。多次获取样本会增加严重出血的风险。

快速细胞周期分析也在儿童脑肿瘤病例中进行了评估。该技术被证明对于检测恶性肿瘤的级别是有用的。与高级别（Ⅲ和Ⅳ）肿瘤相比，低级别肿瘤的 G_0/G_1 期明显较高，G_2/M 期明显较低。高级别肿瘤的 G_0/G_1 分数低于 81%。S 期细胞比例大于 10% 或 G_2/M 期细胞比例大于 13% 的肿瘤均为高级别。Ⅲ级肿瘤的 G_0/G_1 分数也显著低于Ⅳ级肿瘤（图 51–1）。在髓母细胞瘤中，与预后不良相关的大细胞髓母细胞瘤在细胞周期部分中也显示出较高的恶性程度。Ki-67 指数是细胞增殖的免疫组织化学标志物，存在于细胞周期的所有非 G_0 期。已发现 Ki-67 指数在几种恶性肿瘤中具有预后信息。在髓母细胞瘤和室管膜瘤中，Ki-67 和 S 期分数呈显著正相关[12]。

脑肿瘤全切除具有预后意义。截至目前，有几种技术已被用于或正在用于术中评估切缘。术中 MRI 已被证明可以增加儿童脑肿瘤的切除范围。然而，术中 MRI 昂贵，并且仅在少数机构可用。此外，准备和 MRI 采集需要大量时间，而 MRI 显示无残余的切缘其组织病理学评估仍显示存在癌细胞。5– 氨基乙酰丙酸（5–ALA）引导的手术已被证明可提高胶质母细胞瘤患者的生存率。然而，大多数的儿科肿瘤是低级别的，因此表现为弱荧光或无荧光[13]。通过流式细胞术检测癌细胞依赖于染色体异常状态和（或）细胞周期片段。因此，低级别肿瘤可以很容易地被识别，特别是如果存在非整倍体。基于 89% 和 2% 截断值的 G_0/G_1 和 S 期分数，可以通过流式细胞术以 100% 的灵敏度和特异度从非肿瘤组织中鉴定肿瘤[12]（图 51–2）。

二、免疫表型分析

（一）CD56

CD56，也称为神经细胞黏附分子（neural cell adhesion molecule，NCAM），除自然杀伤细胞外，已发现在脑肿瘤中表达[14]。在成人胶质瘤中，CD56 免疫阳性与肿瘤分级呈负相关。神经胶质瘤中 NCAM 染色缺失与预后不良相关[14]。CD56 在儿童脑肿瘤中的表达已经被研究过，表达多样。CD56 在高级别肿瘤中的表达明显低于低级别肿瘤，且与 Ki-67 指数呈负相关。此外，基于 CD56 表达，低级别和高级别肿瘤组均可与正常脑区分[15]（图 51–3）。

通过对 $CD56^+$ 细胞进行碘化丙啶（propidium-iodine，PI）染色的细胞周期分析，我们可以准确区分肿瘤和非肿瘤组织，以及高级别和低级别肿瘤[16]。以 91% 的 G_0/G_1 期比例和 2% 的 G_2/M 期比例作为正常组织与肿瘤组织的界值，其敏感性和特异性均为 100%。S 期比例大于 7% 的肿瘤总是高级别的。据报道，Ki-67 指数与 $S+G_2/M$ 期分数和增殖指数（$S+G_2/M/G_0/G_1$）显著相关，表明与肿瘤的增殖潜能密切相关[16]。

（二）CD24

据报道，CD24 基因表达在儿童脑肿瘤中增加，在髓母细胞瘤中更高。这也在蛋白质水平上得到了验证。在 SHH 驱动的肿瘤中检测到最高的表达水平。CD24 表达可能是髓母细胞瘤的免疫标志物，可能具有预后和治疗作用[17]。在 46 例儿童脑肿瘤病例和 3 例癫痫手术期间获得的正常样本中，通

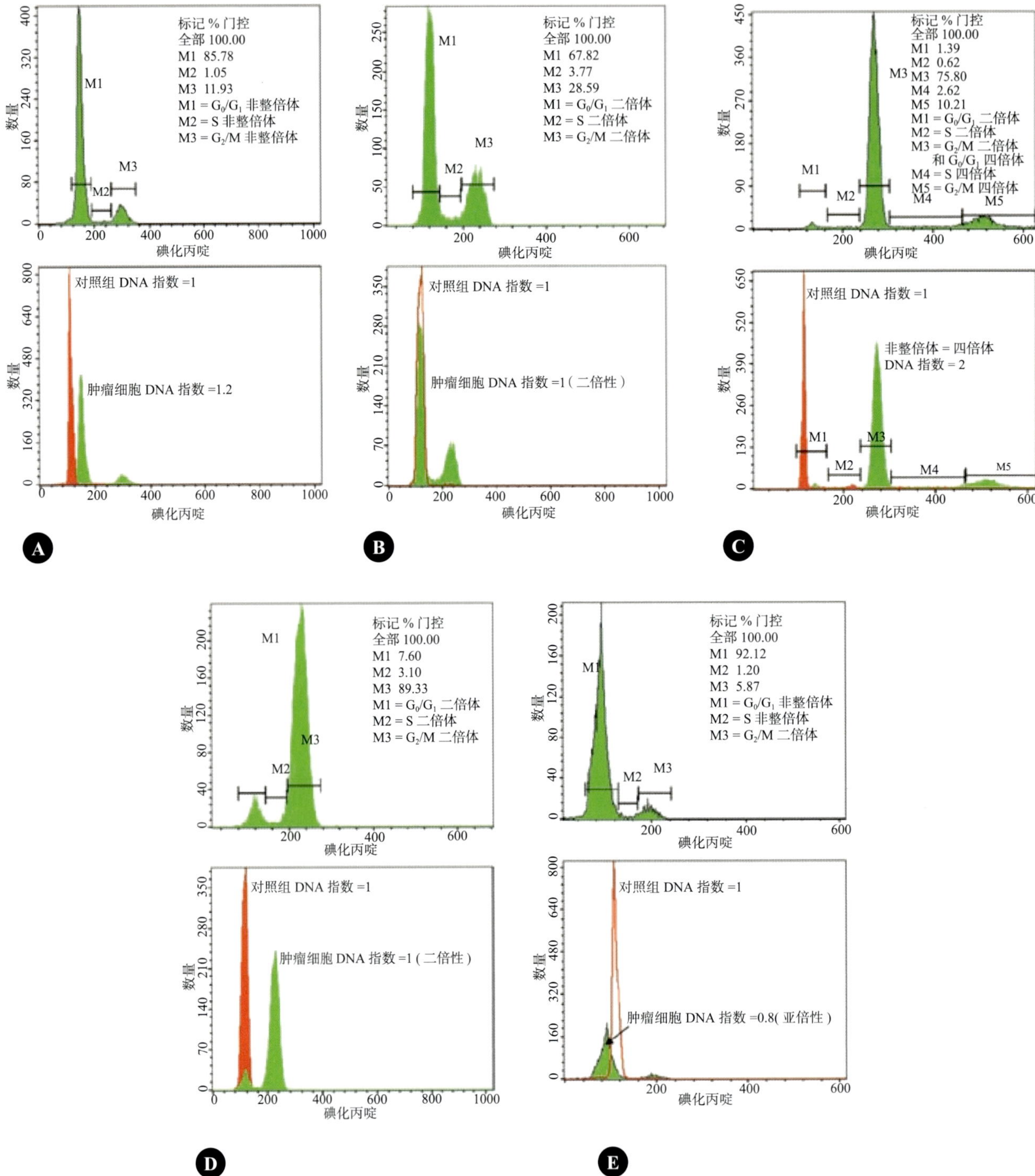

▲ 图 51-1 各种肿瘤类型的细胞周期分析及与对照的重叠

A. 间变性室管膜瘤；B. 大细胞 / 间变性髓母细胞瘤；C. 典型组织学类型的髓母细胞瘤；D. Ⅱ级脑膜瘤；E. 间变性室管膜瘤

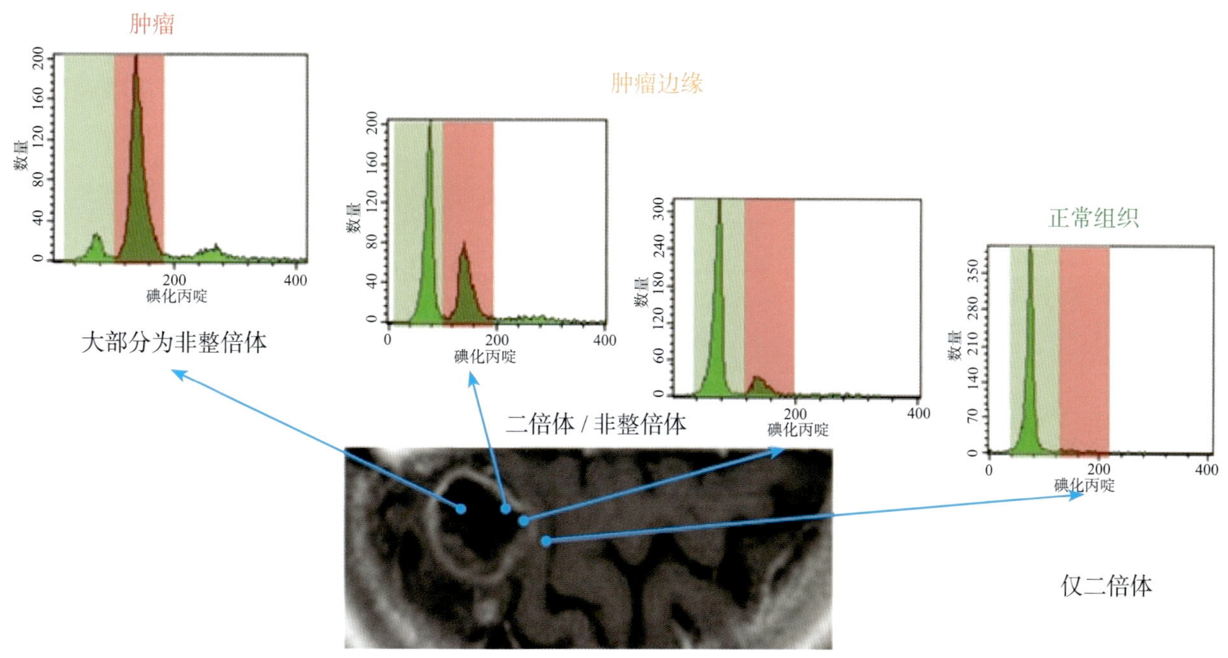

▲ 图 51-2　通过流式细胞术评估肿瘤边缘

过流式细胞术对组织病理学证实的组织中的 CD24 表达进行定量。根据说明书，使用基于流式细胞术的 Qifikit® 测定法（Dako，Glostrup，Denmark）实现结合的抗 -CD24 FITC（ML5）的定量测量。CD24 在正常脑组织中不表达（图 51-4）。在低级别星形细胞瘤和脑膜瘤中也不表达。CD24 在 17 例髓母细胞瘤中的 14 例和 12 例间变性室管膜瘤中的 8 例高表达。髓母细胞瘤的 CD24 分子 / 细胞显著高于室管膜瘤（中位数分别为 18.277 和 4.281 分子 / 细胞，P=0.014）。有趣的是，CD24 在 2 例黏液乳头状室管膜瘤中高表达（平均 19.100 个分子 / 细胞），并且在具有黑色素细胞分化的髓母细胞瘤病例中非常高（59.023 个分子 / 细胞）。CD24 分子 / 细胞与 Ki-67 指数之间也有显著相关性（P=0.1）。黏液乳头型室管膜瘤中 CD24 表达增加可能是由于该肿瘤可能具有“上皮形态”细胞聚集的实体生长模式，这与 CD24 表达有关 [18]。黑色素瘤细胞也表现出 CD24 表达，并且表达增加与较差的预后相关。这也可以解释 CD24 在伴有黑色素细胞分化的髓母细胞瘤病例中的过高水平。与免疫组织化学不同，即使非常小的样本，流式细胞术也可以提供客观和定量的结果。更重要的是，使用该技术对 CD24 的评估可以在样品到达后的几分钟内进行。因此，该方法可能成为肿瘤样本标准组织病理学评估的一种新的辅助手段。

三、中枢神经系统淋巴瘤

原发性中枢神经系统淋巴瘤（primary CNS lymphomas，PCNSL）是罕见的脑部病变，约占所有中枢神经系统（central nervous system，CNS）恶性肿瘤的 2.5% [19]。在系统性淋巴瘤的情况下，可以发现继发性 CNS 淋巴瘤。淋巴瘤在影像学上可以与其他占位性病变混淆，如高级别胶质瘤。术中准确鉴别至关重要，因为神经胶质瘤应寻求全切除，而淋巴瘤的治疗则需要全身化疗 [20]。基于 CD45 和 CD19/CD20（一种 B 细胞标志物）或 CD3（一种 T 细胞标志物）的表达，术中流式细胞术可以帮助鉴定淋巴瘤。此外，CD20 表达具有治疗作用，因为可以用抗 CD20 单克隆抗体进行治疗 [21]。

四、结论

术中流式细胞术是一种很有前途的新技术，在脑肿瘤中有多种应用。在儿童中枢神经系统肿

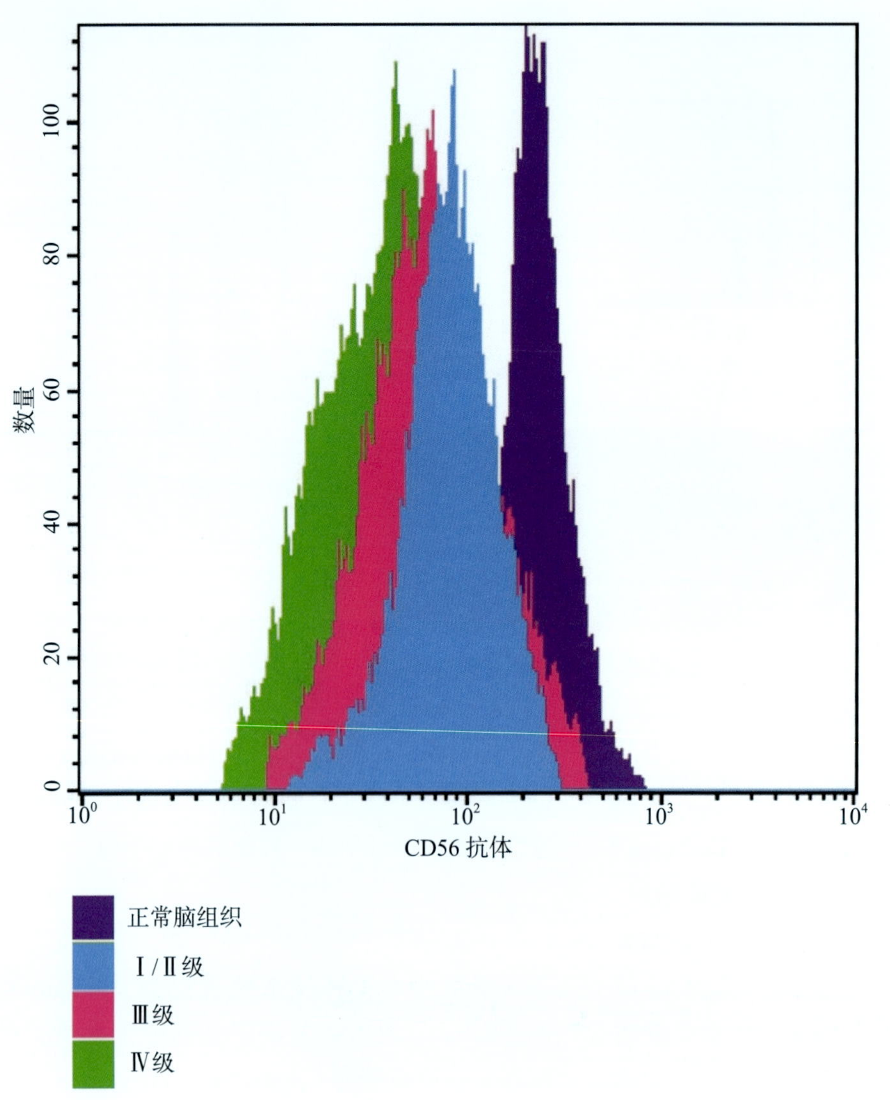

◀ **图 51-3 组织学分级与 CD56 分子数 / 细胞数的关系**

瘤领域，术中流式细胞术可以更好地实现脑肿瘤的全切除，这无疑具有预后意义，并有助于低度恶性肿瘤和高度恶性肿瘤的鉴别。免疫表型分析可以帮助区分恶性程度，提供重要的预后信息，并可以确定某些病变的组织病理。

临床应用小结

1. 术中流式细胞术可以区分低级别和高级别肿瘤，并评估切缘。

2. CD56 在脑肿瘤中的表达与肿瘤的恶性程度和增殖指数有关。

3. 髓母细胞瘤表现出 CD24 表达增加。

自测题

1. 细胞周期组分中有哪些迹象表明脑肿瘤是恶性的？

2. 基于 CD56 表达，区分正常组织和肿瘤组织的 G_0/G_1 期分数和 G_2/M 分数的临界值是多少？

自测题答案

1. S 期分数超过 10% 或 G_2/M 分数超过 13% 的肿瘤是高级别的。

2. G_0/G_1 期分数的临界值为 91%，G_2/M 分数为 2%，可以区分正常组织和肿瘤组织。

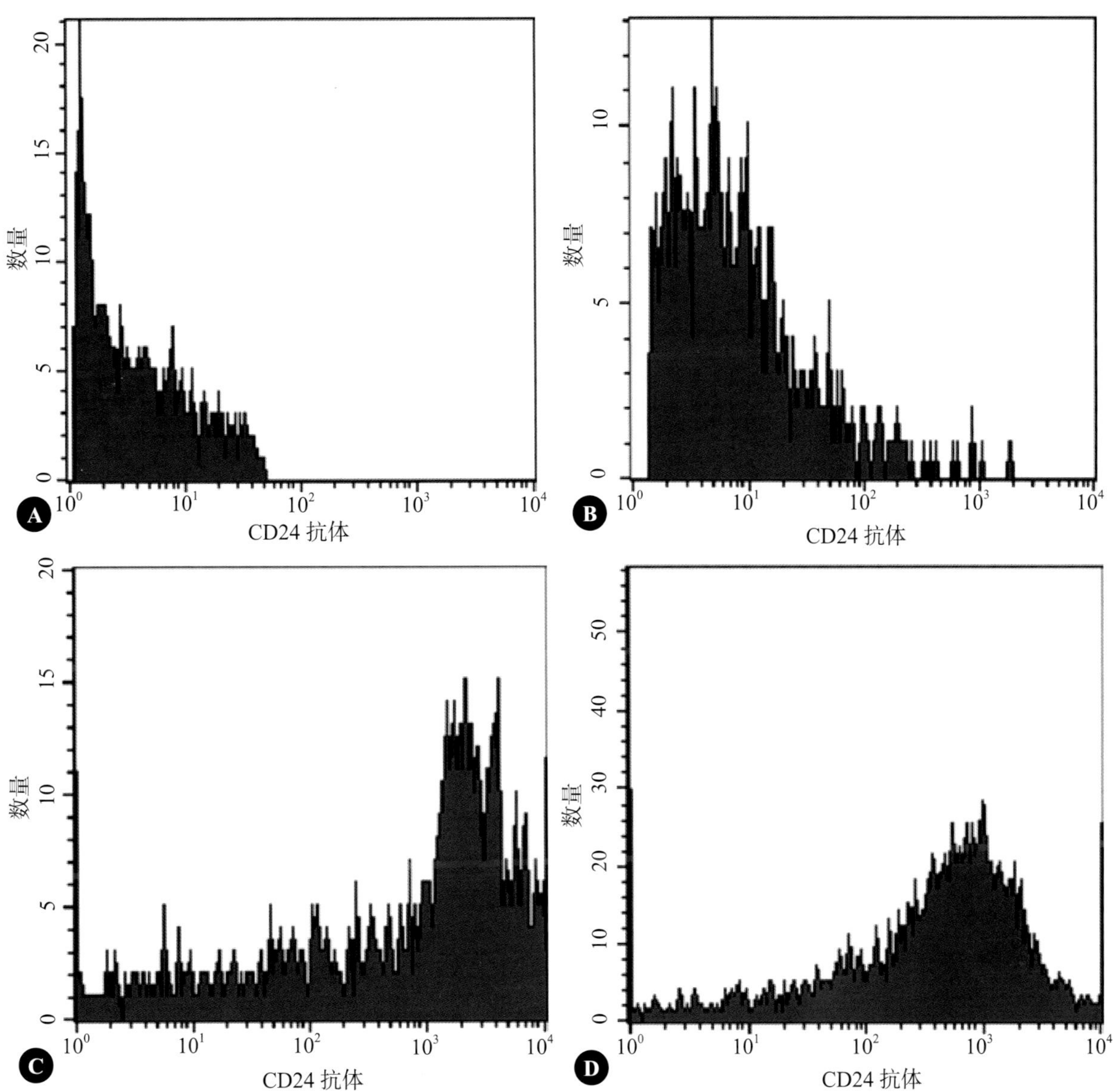

▲ 图 51-4 **A.** 正常脑组织，无 **CD24** 表达；**B.** 无 **CD24** 表达的弥漫性星形细胞瘤；**C.** 伴有黑色素细胞分化的髓母细胞瘤，**CD24** 高表达；**D.CD24** 高表达的黏液乳头型室管膜瘤

第 52 章　儿童脑肿瘤放射治疗进展

Advances in Radiotherapy for Pediatric Brain Tumours

Pinelopi Gkogkou　Thankamma V. Ajithkumar　著

李　娟　译　　张旺明　校

原发性中枢神经系统（primary central nervous system，CNS）肿瘤是儿科肿瘤的第二大类，放射治疗是其多模式治疗的重要组成部分。胶质瘤是最常见的原发性中枢神经系统肿瘤（53%），其中约70% 为低级别胶质瘤（low-grade glioma，LGG），其次是 20% 的髓母细胞瘤（meduloblastoma，MB）和10% 的室管膜肿瘤[1]。放射治疗（radiation therapy，RT）在许多儿童肿瘤的治疗中具有重要作用，因为它可以提高预期寿命和治愈率[2, 3]。放射肿瘤学的发展有两个主要方面：放射治疗技术和分子治疗。放射治疗技术采用适应高精度技术的持续进展，包括粒子治疗，例如质子治疗。质子治疗使用带电粒子，可以在肿瘤周围形成剂量梯度，将正常组织的剂量降至最低[4]。儿童肿瘤学的分子标志物发现促使了更好的疾病分层。现代放射治疗的关键方法是根据疾病概况使用定制的治疗剂量，要么对预后最差的患者加强治疗，要么对预后较好的患者降低治疗。由于年龄较小仍然是影响长期预后的最大因素，将新型药物与放疗相结合可以获得更好的局部控制和长期缓解。

一、放疗的简要概述

目前的方法是化疗代替放疗，尤其是对年龄较小的儿童，建议在 8 岁以上的儿童中开始放疗。然而，由于缺乏长期随访，延迟放疗对临床结果的明确影响尚不清楚[5]。

放射治疗质量的重要性随着治疗实施的技术复杂性和精确性而增加。患者接受完全分次的外部放疗，通过每日图像矫正提供准确、可重复的靶区设置，以最大限度地减少辐射输送中的相互作用可变性。图像引导下的调强放疗（IMRT/IGRT）依赖于精确的肿瘤识别和靶向，可以改善剂量的物理分布，促进肿瘤细胞死亡。IMRT/IGRT 已在儿童中广泛采用，结果令人鼓舞[5]。虽然质子治疗设施的数量迅速增加，无论是在公共部门还是私营部门，但最重要的问题仍然是：质子治疗在临床上真的优于光子吗[6, 7]？

虽然我们试图回答这些问题，但我们建议应为每个儿童提供最好的治疗技术，包括在需要时转诊到另一个中心。在儿科肿瘤学中，参加临床试验是标准做法，儿童放射治疗应在适当的情况下在临床试验中进行，或在不可能进入试验的情况下根据专家共识指南进行[8, 9]。

目前基于肿瘤类型的儿童脑部放疗的作用和放疗治疗原则因肿瘤而异。例如，大多数儿童低级别胶质瘤（LGG）是毛细胞型星形细胞瘤，这是一种定义明确的肿瘤，可进行大部分肿瘤切除（gross tumour resection，GTR），然后进行密切随访。当年龄在 5—8 岁的儿童没有进一步的手术选择时，需要对 LGG 进行放射治疗。放疗对手术后的室管膜瘤，甚至是转移性疾病也有明确的作用[10, 11]。

二、调强放射治疗和图像引导放射治疗

越来越精确的放射技术，使儿童脑癌治疗取得了显著进展。可以针对 CNS 肿瘤的放射治疗计

划和治疗实施的基本原则是：①精确和可重复的固定；②高质量成像以定位肿瘤和关键的正常结构［图像引导放射治疗（image guidance radiation therapy，IGRT）］；③使用调强放射治疗（intensity modulated radiation therapy，IMRT），通常使用容积弧治疗（volumetric arc therapy，VMAT），该技术可以使放疗剂量有目的的分布于不规则肿瘤和特殊部位（如脑干、颅底、眼眶等）的肿瘤[12]。CNS 肿瘤治疗的另一个临床考虑是减少放疗毒性，特别是对一些重要结构，如脑干和视路[13]。此外，有合理的证据表明，通过减少接受高剂量放射治疗的组织（尤其是大脑）的体积，或避免敏感结构（如下丘脑和垂体）暴露（适形回避），IMRT 可以减少接受 CNS 肿瘤治疗的患者的并发症。IMRT 不会增加健康大脑的放疗剂量，因此降低急性和晚期神经毒性，特别是在联合化疗的某些脑肿瘤患者中[14]。然而，“低剂量浴”对正常大脑的长期不良反应引起了人们的关注，特别是在照射良性肿瘤时[15]。这种“低剂量浴”可能会诱发继发性恶性肿瘤的风险[16]。

IMRT 的好处可以通过增加图像引导放射治疗（IGRT）来进一步增强。IGRT 设备是内置的治疗机器，用于在治疗过程中描绘目标的位置。在治疗输送剂量期间改进的成像包括更好地识别和定义正常组织［处于危险中的器官（organs at risk，OAR）］的能力，以保护其免受高辐射剂量。此外，它还有助于生成和验证正常组织的剂量限制[12, 18]。IGRT 帮助我们了解身体某些区域移动目标的治疗限制[15]。

IMRT-IGRT 应被视为颅脑脊髓照射（cranial spinal irradiation，CSI）的标准治疗，并可减少 OAR 的剂量，提高处方剂量的均匀性，避免系统或随机误差的潜在来源[15]。

三、质子束治疗

质子束治疗（proton beam therapy，PBT）是一种减少正常组织辐射剂量的优化治疗模式。急性不良反应的风险显著降低，慢性不良反应也有可能减少，从而提高生活质量[17, 18]。然而，PBT 应在高度专业化的中心进行，与其他技术相比，其应用范围受限[19]。

临床实践中对质子粒子进行建模，以覆盖各个目标体积。质子的剂量分布基于其与其他组织相互作用时的能量损失（传能线密度）。质子束治疗可以在吸附的脑肿瘤中突然停止，并且能量束导致超过目标体积的陡峭衰减（布拉格峰）。这使得质子能够实现集中和可调节的剂量输送，并避免对周围组织的“低剂量浴”，从而有可能降低继发性恶性肿瘤的风险[19–21]。此外，PBT 可以精确照射选定类型的深层肿瘤，如脊索瘤和软骨肉瘤，这些肿瘤需要比常规剂量更高的剂量才能达到最佳的局部控制[20, 21]。

通过引入高度复杂的技术，即调强质子治疗（intensity-modulated proton therapy，IMPT），可以实现更好的靶体积适形覆盖。IMPT 采用计算机方法的辅助来实现肿瘤的最大剂量，同时最大限度地减少 OARS 的剂量[20]。

PBT 用于治疗不同的中枢神经系统肿瘤。尽管关于儿童质子治疗的大型前瞻性研究仍然很少，但与光子治疗的历史结果数据相比，质子治疗的结果在生存率和肿瘤控制以及毒性降低方面是有希望的。对于全脑全脊髓照射（CSI），在照射不规则和大靶区时，PBT 与光子治疗相比具有更好的一致性。质子 CSI 已经被认为是儿童肿瘤治疗的标准方案，因为与光子相比，它提供了最好的和更适形的放射治疗剂量[21–23]。

关于质子，仍有许多问题需要回答，因为 PBT 相对于光子疗法的优势目前还没有得到有力支持。还应探索光子和质子之间相对生物有效性（relative biological effectiveness，RBE）的差异，通过比较这些技术，实现最佳的个体化治疗方法[22–24]。

目前尚无比较质子和光子治疗儿童脑肿瘤的前瞻性研究。因此，最重要的是积累大量的临床数据，并阐明这种相对较新模式的生物物理特性。考虑到这些注意事项，我们想强调最近的技术进展和最近的几份报道，探索质子束治疗在儿童脑瘤患者中的临床效用。

在一项治疗 79 例颅内室管膜瘤患儿的回顾性研究中，作者比较了 IMRT 与 PBT 的放疗效果。该研究的结果指出，质子治疗后的 3 年无进展生存期（progression free survival，PFS）明显更好（82% 对 IMRT 的 60%；P=0.031），并且质子治疗的复发率较低（17% 对 IMRT 的 55%；P=0.005）。该结果可能受到 PBT 组中 GTR 患者比例较高的影响[25]。然而，在另一项直接比较儿童颅咽管瘤 PBT 和 IMRT 的试验中，3 年后的 OS、无结节进展生存率（nodular failure-free survival，NFFS）和无囊变进展生存率（cystic failure free survival，CFFS）的结果没有显著差异。两组的晚期毒性相似[26]。

此外，对接受 PBT 治疗的儿童队列进行的回顾性和前瞻性研究显示，OARS 的剂量一致性得到改善。在一项包括 16 名接受质子治疗的颅咽管瘤患儿的研究中，结果可喜，因为在治疗期间没有出现与治疗相关的Ⅲ级毒性。照射期间最常见的Ⅰ级不良事件是皮肤毒性事件和疲劳[27]。在另一项关于颅咽管瘤患者的研究中，增加毒性的唯一因素是年龄低于 5 岁。在同一研究中，质子治疗的Ⅲ级晚期毒性 2 年发生率为 2.1%[28]。质子放射治疗对正常组织功能的临床影响应多中心前瞻性研究进一步明确。

四、髓母细胞瘤

髓母细胞瘤（medulloblastoma，MB）是一种高度侵袭性的小脑胚胎性肿瘤，是儿童和青少年中最常见的恶性脑肿瘤。它占所有中枢神经系统肿瘤的 20%。MB 具有远处转移或通过神经轴扩散的倾向，这与预后不良有关[29]。目前的标准治疗是包括手术[30]、放疗和化疗的综合治疗。髓母细胞瘤患者的术后管理基于于风险人群分组为标准风险组或高危风险组。风险分类基于诊断时的年龄、是否转移、术后残留病变的程度和组织学亚型。根据分子图谱，髓母细胞瘤分为 4 个亚组（表 52–1），它们具有不同的预后和治疗意义[31]。MB 的现代放射治疗技术包括尝试降低剂量和减少靶区体积。放射治疗仍然是根治性治疗不可或缺的组成部分，超过 70% 被诊断为髓母细胞瘤的儿童有望长期存活。适形放射技术的进展，如调强放射治疗与成像（IMRT/IGRT），侧重于最大限度地减少长期治疗相关的毒性和提高总生存率（overall survival，OS）。然而，值得注意的是神经认知和神经内分泌缺陷，以及骨和软组织发育不全，被认为是辐射诱导的主要的长期不良反应[32–34]。

（一）标准风险的髓母细胞瘤

包括整个神经轴的全脑脊髓照射（craniospinal irradiation，CSI）是标准治疗的核心组成部分，在诊断后的 5 年内，总体疾病生存率为 55%～70%。以前，所有 MB 患者均接受高剂量的颅脊轴（craniospinal axis，CSA）治疗（图 52–1A），剂量范围为 36～40Gy，随后对颅后窝进行局灶性治疗（图 52–1B 和 C），最终剂量范围为 54～60Gy[30, 35]。然而，这种方法会导致显著的长期不良反应，如神经心理、听力和内分泌后遗症，尤其是在非常年幼的儿童中[36, 37]。因此，有许多尝试来减少标准风险疾病患者的治疗量和 CSI 剂量。例如，SFOP M4 试验试图通过减少 CSI 的体积（不包括脑的幕上部分）以及减少总剂量来降低 RT 的晚期毒性。结果令人失望，因为大多数患者出现幕上复发，6 年无事件生存率（EFS）低于 20%。试验结果支持 CSI 的持续作用[38]。

几项试验评估了在不影响生存率的情况下，减少 CSI 的剂量是否可行。CCG A9961Ⅲ期试验纳入了 421 例有标准风险的髓母细胞瘤患者。患者接受低剂量 CSI（23.4Gy）治疗，颅后窝增加剂量至 55.8Gy，并同时使用长春新碱和洛莫司汀或环磷酰胺，或长春新碱和顺铂进行化疗[39]。该试验报道 5 年总生存率为 86%，EFS 为 81%；最近的更新报道称，10 年总生存率为 81.3%，EFS 为 75.8%[39, 40]。这是首次证明低剂量 CSI 联合化疗是非常有希望的临床试验。化疗联合低剂量 CSI 放

表 52-1　髓母细胞瘤的 4 个亚组

分　组	WNT 组（11%）	音猬因子（SHH）组（*p53* 突变型）（30%）	第 3 组（非 WNT、非 SHH）（15%）	第 4 组（非 WNT/ 非 SHH，谷氨酸能）（35%）
年龄	0—12 岁	≥16 岁		所有年龄，但在婴儿中罕见
性别	男女类似	男女类似	男	男性＞女性（3 ∶ 1）
位置	通常是中线肿瘤	脑半球		
组织学 / 遗传亚型	大细胞 / 间变性（非常罕见）	大细胞 / 间变性，*p53* 突变	大细胞 / 间变性，MYC 表达，感光器	大细胞 / 间变性，染色体变异高负荷
预后和人口统计学记录	90% 的患者可存活 5 年以上	5 年生存率 75%，很少出现播散性疾病	诊断时 0% 有转移，5 年生存率 50%	5 年生存率 75%～90%

疗虽然有效，但远期神经认知功能障碍仍然是一个严重的问题。最近一项名为 ACNS 0331 的试验纳入了 3—7 岁的标准风险髓母细胞瘤患者。患者被随机分配到低剂量（18Gy）或标准剂量（23.4Gy）CSI，另一组随机分配为肿瘤局部放疗（放射至肿瘤床）或颅后窝区域加强放疗（放射至整个颅后窝）。结果表明，减少 CSI 的剂量与较差的生存率相关。然而，肿瘤局部放疗被认为不劣于颅后窝放疗[41]。基于上述研究，首先 23.4Gy CSI，随后加强剂量到 30.6Gy（肿瘤床加 1.5cm 边缘），随后用顺铂、CCNU 和长春新碱进行辅助化疗是标准风险髓母细胞瘤的标准治疗。

（二）高风险的髓母细胞瘤

针对高危 MB 患者的标志性试验 SIOP/UKCCSG PNET-3 显示，两个疗程的多方案化疗（依托泊苷、卡铂、环磷酰胺和长春新碱）后，颅脊轴剂量为 36Gy，颅后窝剂量为 18～20Gy，总剂量为 54～56Gy，5 年 EFS 为 34.7%，总生存率为 43.9%[42]。

近年来，研究了许多方法，包括使用高剂量放疗、同步放化疗或单独高剂量化疗。最近，POG-9031 试验将 224 名儿童随机分为两组，一组接受三个周期的新辅助化疗（顺铂和依托泊苷），然后接受放疗（*n*=112），另一组接受放疗，然后接受化疗（*n*=112）。M0～1 患者接受的 CSI 剂量为 35.2Gy，M2～3 患者接受的 CSI 剂量更高，为 40Gy。M0～1 患者的颅后窝剂量为 18Gy，M2～3 患者的颅后窝剂量为 14.4Gy。对于 M0～1 患者，两个治疗组的 5 年 EFS（66% vs. 70%，*P*=0.54）和总生存率（73% vs. 76%，*P*=0.47）相似。在本研究中，M2～3 疾病患者的 5 年 EFS＞60%[43]。

一项 Ⅰ/Ⅱ 期研究 COG 99701 招募了患有转移性髓母细胞瘤的患者。该试验评估了卡铂作为放射增敏剂的作用，同时给予每日放疗，总剂量为 36Gy CSI，并在颅后窝和转移性疾病部位增加 19.8Gy 的剂量。放疗后，患者接受环磷酰胺和长春新碱（方案 A：*n*=19）或环磷酰胺、长春新碱和顺铂（方案 B：*n*=22）维持化疗 6 个月。两种方案的 5 年 PFS（71% vs. 59%，*P*=0.36）和总生存率（82% vs. 68%，*P*=0.68）无统计学差异。然而，使用卡铂作为放射增敏剂被认为是高危髓母细胞瘤患者的一种有前途的治疗策略[44]。目前高危髓母细胞瘤的放疗方案是 CSI 为 36～39.6Gy，颅后窝加量为 54～55.9Gy。

（三）全脑脊髓照射的最佳放疗技术

髓母细胞瘤的临床靶区是整个颅腔空间，包括整个大脑、筛板、颞叶和内听道的最下部以及垂体窝。此外，在上述体积中，我们应该包括两个视神经的全长，因为它们通过颅底孔生长。靶区漏掉上述任何解剖结构都可能导致肿瘤的颅后窝扩散。脊髓靶区应包括整个蛛网膜下腔，包括外侧的神经根，即硬脊膜囊下方[45-47]。就最佳疾病控制和最小继发恶性肿瘤风险和 CSI 的其他晚期毒性而言，最佳的放疗技术尚不清楚。最近对 15 个欧洲中心的不同颅脊放射治疗技术的效果比较发现，与三维适形放射治疗相比，高度适形放射治疗技术具有剂量学优势，质子治疗通常导致 OARS 的平均剂量最低[47]。然而，对于大多数器官来说，平均剂量范围很宽，并且技术之间存在重叠，因此很难推荐一种放射治疗技术而不是另一种。也没有任何关于 PBT 与光子治疗的前瞻性比较研究，也没有关于质子治疗的临床优势的长期数据。在实施新放疗技术的新时代，考虑的两个主要方面是低风险髓母细胞瘤的剂量递减，同时辅助化疗。

（四）质子束治疗

PBT 优势在于增加肿瘤内部的放射剂量，同时保护了处于危险中的器官，最大限度地减少了治疗的晚期后遗症。一项Ⅱ期单臂试验纳入了 59 例接受质子治疗的髓母细胞瘤患者，结果显示与质子治疗相关的生存率较高，如 5 年 PFS 为 80%，总生存率为 83%[48]。两项回顾性研究显示，在 6 年复发时间（78.8% vs. 76.5%）、总生存率（82% vs. 87.6%）以及质子（*n*=45）和光子（*n*=43）治疗的失败例数方面，质子和光子的生存率和复发时间相似[22, 48]。在比较质子与光子治疗的研究中，毒性评估显示，两种治疗的 3 级、4 级毒性相似。预测性剂量学研究显示，与基于光子的技术相比，PBT 治疗髓母细胞瘤的心脏毒性、卵巢早衰、耳毒性、神经认知和继发性恶性肿瘤的潜在风险降低，尽管这一点尚未得到临床证实。Yock 等[48]发表了 PBT 在髓母细胞瘤中的 2 期单臂研究，这是首次前瞻性发表的关于 PBT 在髓母细胞瘤中应用的数据。疾病控制方面的结果与已发表的光子数据相似[49]。尽管质子治疗的明显益处尚未显示，但随机临床试验是不现实的，鼓励进行强有力的前瞻性结果评估。

五、室管膜瘤（颅内）

颅内室管膜瘤是一种罕见的原发性肿瘤，多见于儿童，尤其是 5 岁以下的儿童。室管膜瘤的年发病率在英国为 35 例/年，在美国为 200 例/年，男性占多数。室管膜瘤必须在多学科团队的环境中进行治疗，该团队在该疾病的管理方面经验丰富。在初次切除之前，可能需要紧急手术干预来处理脑积水并稳定患者。患有室管膜瘤的儿童通常接受最大限度的安全切除，这可以提高总生存率，然后进行局部肿瘤床放疗，因为它可以提高

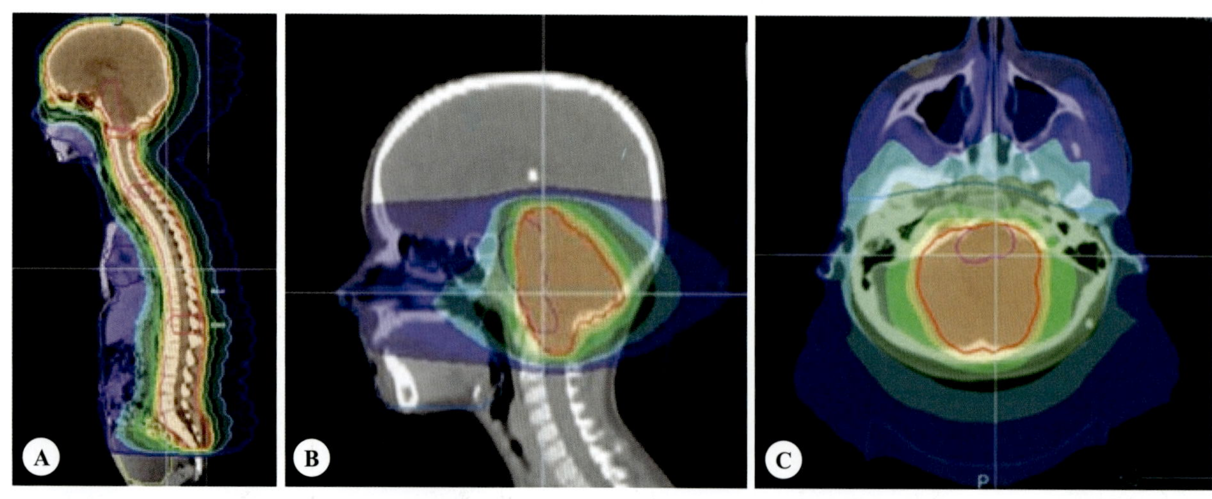

▲ 图 52-1 A. 髓母细胞瘤患者光子（断层疗法）的颅脊轴剂量分布；B 和 C. 髓母细胞瘤患者颅后窝的光子（断层治疗）剂量分布

低级别和高级别肿瘤的 10 年生存率，分别为 80% 和 50%[50, 52, 53]。次全切除增加了肿瘤复发和脑脊液播散的风险[50, 52]，因此如果可行，可以尝试二次手术。目前，除年龄非常小的儿童外，所有儿童都接受了术后肿瘤床放疗（图 52–2）。

截至发稿时，两项试验正在招募人员；SIOP 室管膜瘤Ⅱ和 ACNS 0831 试验 SIOPⅡ是一项干预性和观察性研究。所有参与者都接受了手术、影像学和病理学的中心审查。如果可行，患者将有机会接受第二次手术。所有参与者将被分为 3 个阶层。在第 1 层参与的患者中，年龄＞12 月龄且无可测量的残留物。所有患者将随机接受为期 16 周的放疗后维持化疗（VEC CDDP）。在第 2 层中，参与者年龄大于 12 月龄，残留可测量的不可手术的疾病。将对患者进行随机一线Ⅱ期化疗研究，并探索增强放疗的疗效。在第 3 层中，包括年龄大于 12 月龄但不符合接受 RT 的患者，将参与观察性研究。

ACNS 831 试验是一项对年龄为 12 月龄至 21 岁的新诊断室管膜瘤患者进行放疗后化疗的Ⅲ期随机试验。所有患者均接受首次手术，然后根据手术范围、肿瘤位置和病理报告分为三组。第 1 组包括 GTR、幕上肿瘤和经典组织学患者。参与者只提供观察。第 2 组，包括近全切除（near total

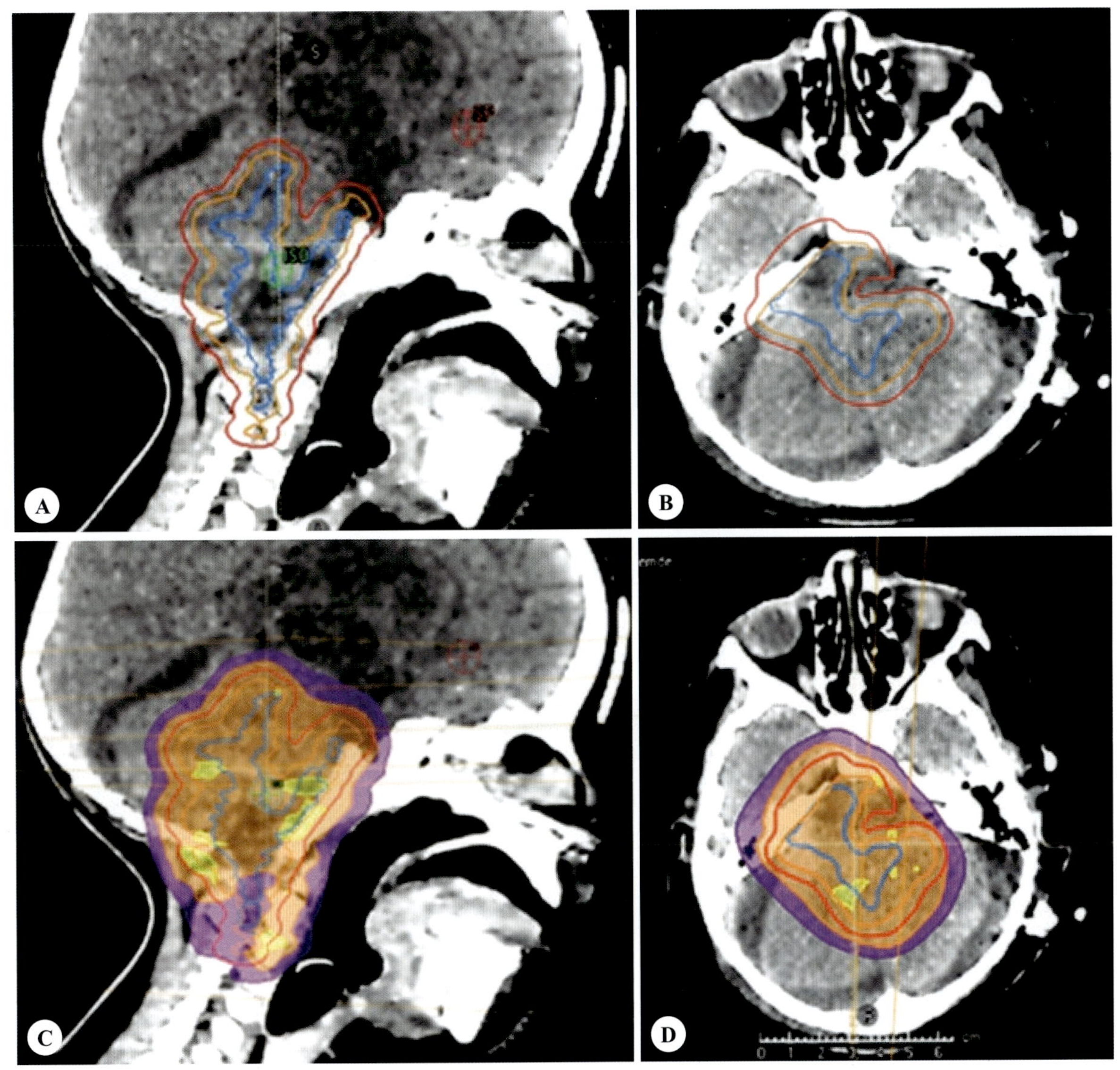

▲ 图 52–2 A 和 B. 室管膜瘤患者的颅后窝光子等剂量线；C 和 D. 室管膜瘤患者的颅后窝光子剂量分布

Resection，NTR）、幕下肿瘤和间变性组织学的患者。参与者将被随机分为两组，一组接受放疗后观察，另一组接受放疗后化疗。第3组，包括不考虑位置和病理的次全切除患者。参与者接受诱导化疗、二次手术、放疗和维持化疗或观察。

（一）新诊断非转移性室管膜瘤

目前完全手术切除后的治疗方案是辅助放疗，因为它可以降低复发率，增加PFS和总生存率（overall survivals，OS）[54-57]。放射治疗范围包括原发部位的肿瘤床和任何残留的肿瘤，范围扩大到距离肿瘤5mm边缘[55, 58]。对于接受辅助放疗的患者，处方剂量为59.4Gy，分33次进行。视交叉、脑干和脊髓等器官的总剂量应限制在54Gy或以下[55]。3岁以下儿童、接受过多次外科手术的患者或脑干附近有肿瘤的患者被认为发生脑干毒性的风险较高，因此这些患者的总剂量应减少至54Gy。此外，AEIOP试验表明，在标准放疗剂量为54～59.4Gy的不可手术残留患者中，连续两天增加8Gy的剂量，可能会改善肿瘤控制，并产生可接受的毒性[55]。上述策略目前正在SIOP室管膜瘤Ⅱ研究的第2层中进行测试。

（二）新诊断转移性室管膜瘤

转移在初诊时并不常见，在肿瘤复发时更常见。目前，治疗方法多样，但都缺乏重要证据。手术切除原发性肿瘤以及转移灶，并保证最小的并发症。术后辅助治疗重点要考虑患者的年龄。在小于3岁的儿童中，CSI的长期毒性是不可接受的，只能考虑化疗，或化疗结合局部放疗。在年龄较大的儿童中，儿童CSI的标准剂量为36Gy，原发肿瘤床增加到59.4Gy，转移部位为49.6Gy。必须考虑到处于危险中的邻近器官的耐受性，例如，脊髓转移瘤通常治疗约50Gy（常规分次）。颅后窝最好采用IMRT治疗，以减少剂量，实现颅后窝病灶的精准放疗。

（三）质子束治疗

质子束治疗最常见的儿科适应证之一是室管膜瘤。关于质子治疗的文献表明，就局部控制率而言，结果与已发表的光子数据相当[25, 28, 59]。PBT可能会最大限度地减少对辐射敏感的邻近器官的不良反应和长期毒性[59, 60]。这可能导致较低的积分剂量和潜在的较少的治疗迟发效应[25, 28]。

六、低级别胶质瘤

低级别胶质瘤（low-grade glioma，LGG）是儿童中最常见的中枢神经系统（CNS）肿瘤，约占儿童脑肿瘤的1/3[61]。这些肿瘤被世界卫生组织（WHO）分类为Ⅰ级或Ⅱ级，病理类型多样。这些肿瘤的预后通常很好，10年总生存率（OS）为85%～96%[62]，部分与NF-1、结节性硬化症、Li-Fraumeni综合征等遗传综合征有关[63]。大多数儿童肿瘤为Ⅰ级，如毛细胞型星形细胞瘤（最常见的亚型，占0—19岁中枢神经系统肿瘤的15%以上）、室管膜下巨细胞星形细胞瘤和胚胎发育不良性神经上皮肿瘤（dysembryoplastic neuroepithelial tumour，DNET）。Ⅱ级肿瘤通常为“弥漫性”（向周围实质浸润性生长），包括毛黏液样星形细胞瘤、多形性黄色星形细胞瘤、少突胶质细胞瘤、少突星形细胞瘤和弥漫性星形细胞瘤，虽然在成人中，它们通常转化或演变为高级别肿瘤，但在儿童中，恶性转化发生的频率较低，并且与基因突变的积累有关。低级别肿瘤的基因融合、突变和重排的分子检测在诊断上具有重要意义。导致BRAF蛋白组成性激活的BRAF–KIAA融合常见于小脑和视路毛细胞肿瘤，而BRAFV600E突变更常见于神经节细胞胶质瘤、多形性黄色星形细胞瘤和大脑毛细胞型星形细胞瘤[64]。BRAF和KIAA1549融合导致BRAF蛋白下游通路激活，并且它们是所有LGG中最常见的体细胞驱动改变。LGG的上述信号通路可能成为潜在的治疗靶点或阐明靶向药物的耐药机制。

由于缺乏治疗顺序的证据，非手术治疗（化疗和放疗）的最佳顺序尚不清楚。决定治疗选择的因素包括症状、年龄、肿瘤部位和范围以及不同机构的治疗实践经验。

LGG 的治疗通常包括最大限度的手术切除，这可以提高生存率和无病生存率。对于位于深部的浸润性肿瘤，通常无法实现全切除，其预后比浅表病变更差。接受次全切除的患者可以随访至疾病进展，此时进一步治疗的决定取决于进一步手术和非手术治疗的可行性，这主要由年龄和机构实践经验决定。完全或接近全切除的无进展生存期（PFS）超过 85%，而次全切除的 10 年 PFS 低于 50%[65]。完全切除后 5 年的总生存率>95%[65, 66]。

当手术治愈不可能时，不可切除肿瘤的复杂治疗依赖于化疗方案的使用，或者如果可能的话，使用靶向分子药物和放射治疗[67]。佐剂 / 根治性治疗的顺序取决于儿童的年龄和对化疗的反应，化疗可作为延迟放疗的桥梁。

（一）全身治疗

化疗可用于进展期和不能手术的患者，或作为延迟放疗的桥梁。有许多方案可用，以避免放疗联合长春新碱 / 卡铂[68, 69]或卡铂单药治疗带来的不良反应，可以多药联合化疗，且同样有效[70]。例如，COG A9952 方案比较了两种不含放疗的不同化疗药物组合。第一组由卡铂和长春新碱（Vincristine suffate，CV）组成，第二组由硫鸟嘌呤、盐酸丙卡巴肼、洛莫司汀和硫酸长春新碱（TPCV）组成。5 年后，两种方案之间的 EFS 和 OS 均无显著性区别[68, 71]。在 HIT LGG 96 试验中，放疗后的 10 年 PFS 为 62%，化疗后为 44%，表明放疗的疗效更高[72]。

（二）放射疗法

放疗仍然是未完全切除肿瘤患者的标准治疗[73]。此外，放射治疗在症状控制方面非常有效。具体而言，组织学证实的弥漫性星形细胞瘤或位于丘脑 / 中脑的肿瘤患者的 10 年总生存率为 76%，而位于丘脑 / 中脑以外的毛细胞型星形细胞瘤 / 神经节细胞胶质瘤患者放疗后的 10 年总生存率为 96%（P=0.003）[73]。

放疗风险与患者年龄、放疗剂量、受照脑体积有关。风险效益比是个体化的，在患者的整个病程中可能会发生变化。同样重要的是，尽管放疗导致某些并发生发病率增加，但它也可以减轻疾病进展的风险。对于 LGGS 亚群中的许多患者，可以不用放疗，但对于侵袭性亚型的患者，应强烈考虑放疗，因为早期放疗可能起着至关重要的作用[74]。

（三）治疗反应

由于假性进展的高比率，应谨慎解释 RT 的治疗反应[75, 76]。然而，一项对 221 名儿童的研究显示，假性进展的 10 年累积发生率为 29%（95%CI 23～35.2），假性进展的中位时间为 6.1 个月[77]。在这段时间里，儿童可能没有表现出临床体征或症状的进展。此外，毛细胞型星形细胞瘤的假性进展发生率较高（10 年发生率 42.9%），并且假性进展的发展与较好的 10 年 EFS 和总生存率相关。因此，应谨慎解释放疗后的任何肿瘤进展。

（四）软脑膜播散的放射治疗

4%～12% 的 LGG 患儿出现软脑膜播散。鉴于播散罕见，最佳治疗方法尚不明确。化疗可作为控制疾病进展的一种选择，总反应率为 25%，软脑膜播散患者的总反应率为 79%。化疗失败后，可考虑颅脑脊髓放疗（CSI）[74]。Bian 等[78]评估了 6 名患有转移性毛细胞型星形细胞瘤的儿童；4 名患者接受了 CSI，一名仅在脊柱，另一名在幕上局部区域。放疗后中位随访时间为 24 个月，6 名患者中有 5 名存活，4 名病情稳定，1 名出现疾病进展。另一项包含 12 名患者的研究报道称，CSI 的 5 年 EFS 为 71%，总生存率为 70%[79]。因此，对于软脑膜转移性播散的患者，有可能在治疗后实现长期的疾病控制。

（五）质子束治疗

放射治疗是儿童和 TYA 患者 LGG 的最佳治疗方法，10 年总生存率高达 90%，然而，患者会受到一系列迟发效应的影响，这取决于年龄和肿瘤的解剖部位。Greenberger 等[80]研究显示 8 年

PFS 和 OS 与先前报道的质子治疗数据类似。对于进行神经认知测试的患者，与基线相比，全量表智商没有显著下降。在亚组分析中，年龄小于 7 岁的患者以及左颞叶和左海马受到显著照射的患者出现了智商下降。Indelicato 等最近报道了 174 例低级别胶质瘤患者，中位随访 4.4 年，PBT 的无进展生存率和总生存率分别为 84% 和 92%。结果表明，疾病控制与以前发表的数据一致，PBT 与无边缘复发无关。就毒性而言，尽管需要更长时间的随访来量化这些患者功能的潜在长期改善，但据报道，接受 PBT 照射的患者出现激素缺乏的比率较低，视力下降的比率为 1%，听力损失的比率为 2%[81, 86]。

七、颅内生殖细胞肿瘤

颅内生殖细胞肿瘤（intracranial germ cells tumour，IGCT）是一组神经上皮起源的脑肿瘤。常见的解剖部位位于第三脑室周围，如松果体、鞍上区和基底节。它们在亚洲人群中更为常见，而在欧洲高加索人群中发生率较低。这些肿瘤的基本特征是位置、组织病理学和生物学行为以及发病年龄，在婴儿和青少年（13—19 岁）中有两个高峰。

诊断性检查包括血清和脑脊液肿瘤标志物、脑和脊柱的 MRI、腰椎穿刺和手术活检（肿瘤标志物阴性时）。诊断时的完整分期对于确定最佳治疗方案至关重要。出于治疗和预后目的，IGCT 分为生殖细胞瘤（约占所有 ICGCT 的 70%）和非生殖细胞瘤（NGGCT）[82]。

（一）生殖细胞瘤

手术仅限于脑积水或急性视力退化的病例，或为了获得组织活检以确认诊断。化疗和放疗联合治疗，治愈率高达 90% 以上。

局限性生殖细胞瘤

局限性生殖细胞瘤（localized germinoma，LG）是一种对放射敏感的肿瘤，历史上患者接受了 30～36Gy 的全脑全脊髓放疗，随后接受了 14～15Gy 的放疗，生存率极高[84]。在 SIOP CNS GCT 前瞻性研究中，96 例患者接受了 CSI 或 2 个疗程的铂类化疗，随后接受了减野放疗。结果显示，两组的 OS 和 EFS 相似，但无进展生存期（PFS）存在显著差异（0.97～0.02 vs. 0.88～0.04；P=0.04），CSI 有明显效果[83]。上述研究显示，化疗 – 局部放疗组的 7 例复发中有 6 例为脑室内复发或合并原发部位复发。这一结果表明：治疗局限性生殖细胞瘤应包括整个脑室的放射治疗。复发的模式表明放疗计划应把脑室系统包括在内[83, 85]。在放疗方面，一个重要的问题是，对于化疗后获得完全缓解的患者，是否可以减少放疗剂量而不影响治愈。两项试验正试图解决这个问题。

在欧洲 SIOP CNS Ⅱ研究中，患有局部生殖细胞瘤的患者接受 2 个疗程的化疗（2 个周期的卡铂和依托泊苷与 2 个周期的异环磷酰胺和依托泊苷交替使用），然后接受 WVI（24Gy，分 15 次）。如果达到完全缓解（complete response，CR），则不继续 RT 治疗，如果出现部分缓解，则增加局灶性 RT 治疗（16Gy，10 次）。如果病情稳定，可选择手术后放疗。一份早期报道显示，获得 CR（98%）后接受 WVI 患者的 4 年 EFS 与获得 PR（95%）后接受 WVI 和肿瘤局部强化放疗的患者相似。本研究表明，WVI（24Gy）可作为化疗后达到 CR 的局限性生殖细胞瘤患者的标准治疗。在最近的 ACNS1123 研究中，生殖细胞瘤患者在化疗（4 个周期的卡铂和依托泊苷）后接受 WVI（18Gy）和原发性肿瘤放疗（12Gy）后获得完全缓解。肿瘤＞0.5cm（鞍上）或＞1cm（松果体），但有 1.5cm 残留，未接受二次手术，则接受 WVI（24Gy）治疗，随后进行局部增强放疗（12Gy）。这些研究的结果可能为基于反应的放射治疗是否适用于局部生殖细胞瘤奠定基础。值得一提的是，尽管欧洲和北美的 ICGCT 肿瘤治疗方法是基于化疗和放疗的序贯使用，但日本的方法是基于同步放化疗。然而，在疗效和毒性方面，没有对上述方案进行比较分析。

（二）非生殖细胞瘤

非生殖细胞瘤（NGGCT）的最佳治疗应包括三联疗法；与开放手术或脑室外引流相比，全切除、局部放疗和化疗在治疗脑积水和获得肿瘤活检病理方面具有更高的安全性、诊断有效性和降低发病率和死亡率[90, 91]。

最新研究表明，增加化疗可使 NGGCT 患者的生存率提高 60%～70%。然而，在可能的情况下，除了完全手术切除外，增加放射治疗可以有效控制疾病高达 20%～40%[83, 92]。在欧洲方案中，放射治疗通常是聚焦肿瘤床以治疗 NGGCT。另外，日本协议支持将 CSI 用于 NGGCT[88]。在欧洲，治疗决策基于年龄（>6 岁或<6 岁）和 CSF 中 AFP 水平（>1000ng/ml 或<1000ng/ml）。最佳治疗是高强度化疗，然后进行手术切除，然后对原发肿瘤部位进行局部放疗（肿瘤床 30 次，每次 54Gy）[88]。

此外，当化疗和放疗后仍存在残留病变时，手术可能是 NGGCT 治疗的第三步，因为所有残留肿瘤都将被切除[83, 89]。SIOP GCT 96 研究显示，在接受化疗和局部放疗的局部 NGGCT 患者中，68% 的患者在中位随访 35 个月时仍处于缓解期（10 年总生存率为 67%）。在该研究中，102 例局部 NGGCT 患者中有 25 例复发，其中 17 例为局灶性复发，2 例为脑室内复发，1 例为远处转移复发，5 例为多处复发[83]。

在 SIOP GCT Ⅱ研究中，患有局部 NGGCT 的患者接受新辅助化疗，如果存在残留病变，则进行手术切除，然后进行局部放疗（肿瘤床 30 次，每次 54Gy）。化疗治疗基于两个风险组：标准风险组（血清或 CSF 中 AFP<1000ng/ml 和年龄>6 岁）和高风险组（AFP>1000ng/ml 或年龄<6 岁）。COG ACNS0122 报道了 NGGCT 患者的 5 年无进展生存率为 84%，总生存率为 93%，这些患者接受了多周期化疗（3 个周期的卡铂和依托泊苷与 3 个周期的异环磷酰胺和依托泊苷交替使用），随后接受了全脑全脊髓放疗（36Gy）和局部加强放疗（18Gy）[93]。

ACNS1123 研究旨在评估局部 NGGCT 患者全脑放疗（WBRT）、WVI（30.6Gy）和局部增强（23.4Gy）的放疗野体积的变化。所有患者均接受辅助性化疗，并在化疗后获得完全 / 部分缓解，包括或不包括二次手术。由于放疗野外复发过多，该研究现已提前结束[85]。在日本，患有局限性恶性畸胎瘤和混合瘤［主要由生殖细胞瘤或恶性畸胎瘤（中等预后）组成］的患者接受同步放化疗，然后接受基于反应的辅助化疗。目前对局部 NGGCT 的治疗建议是化疗后进行局部放疗。

根据 SIOP CNS GCT 96 研究的结果，在播散性非生殖细胞性生殖细胞肿瘤中，建议患者接受化疗，然后进行全脑全脊髓放疗（30Gy）和原发性肿瘤以及肉眼可见转移灶的局部放疗（24Gy）[83]。另一项研究（SIOP CNS GCT Ⅱ）将评估对局部病灶的高危患者增加放疗剂量[48]。对于播散性 NGGCT，目前推荐的治疗方法是化疗，然后进行全脑全脊髓放疗，并对原发和转移部位进行局部强化治疗。

（三）质子束治疗

一项对 22 名接受适形质子治疗的患者进行的研究显示，中位随访时间为 28 个月时，PFS 为 95%，总生存率为 100%[66]。在另一项包含 20 名患者的研究中，生殖细胞瘤的 5 年无进展生存率和总生存率分别为 89% 和 100%，NGGCT 的相应数据均为 82%[32]。截至目前，一项比较常规放疗和质子放疗治疗颅内生殖细胞肿瘤（ICGCT）的Ⅲ期临床试验尚未见报道。在复发性或进展性 ICGCT 中，目前一项开放的Ⅱ期试验（NCI-201301195）正在评估化疗和干细胞移植联合治疗的作用[94]。

八、放射治疗的不良反应

放射治疗是治疗儿童脑肿瘤的基石之一，改善了总生存率，然而，由于放疗产生的迟发效应，它可能会降低生活质量。长期不良反应在于剂量和分割通常受年龄、肿瘤范围和放射靶点解剖位置的多因素影响。对于儿童脑部放射治疗，由于没有随机对照试验的数据，因此，无法知道最佳剂量和分割反应效应。然而，放疗后，接受较高剂量的患者功能水平较低，症状较多（疲劳和失眠）[95, 96]。通常可接受的剂量范围为 45～54Gy，每次 1.8Gy。然而，回顾性数据表明，50.4Gy 的剂量与 54Gy 的剂量同样有效[97]。

长期不良反应包括神经认知功能障碍、神经内分泌功能障碍、耳毒性、脑干毒性、脱发以及继发恶性和非恶性肿瘤[28, 51, 65, 98]。

（一）神经认知

放疗的长期后遗症表现为处理事件的速度下降，直至全面智力下降[24]。此外，其他可导致神经认知功能障碍的因素包括肿瘤本身、NF-1 突变、脑积水、切除范围、遗传学和化疗[24, 99, 100]。最近，在一项对接受放射治疗（光子或质子）的髓母细胞瘤患者的研究中，使用全球智商评分评估认知功能（如知觉推理和工作记忆）。在接受 PBRT 治疗的患者中，除处理速度外，所有测试的 IQ 内容均保持稳定[60]。另一项研究纳入了接受质子治疗的 LGGS 患者，结果表明，7 岁以上儿童和接受较低剂量左颞叶 / 海马治疗的儿童的全量表智商没有显著下降[80]。然而，评估质子治疗的临床获益需要进一步的临床研究，包括身体和神经认知结果。

（二）神经内分泌功能

放射治疗可导致与下丘脑和垂体接受的辐射剂量相关的激素缺乏风险。最近的一项研究结果表明，累积放射剂量是生长激素缺乏症的独立危险因素。垂体接受的辐射剂量超过 18Gy 后，生长激素减少是最常见的并发症（40%～80%）[99]。生长激素缺乏和青春期提前可导致生长受损[36]。在最近的一项研究中，222 例患者表现为甲状腺功能减退症，这是第二常见的内分泌疾病，当下丘脑和垂体接受的辐射剂量分别为≤20GyrBE、20～40GyrBE 和≥40GyrBE 后，5 年的甲状腺功能减退症实际发生率分别为 4.2%、24.5% 和 42.8%。甲状腺功能减退症多表现为 TSH 缺乏，需要甲状腺激素替代治疗[101]。另外，皮质醇和性激素受到的影响较小。当下丘脑和垂体接受的辐射剂量≥40Gy 时，患者在治疗后数年内发生激素缺乏的风险很高。

（三）听力

耳毒性是一种常见的不良反应，与肿瘤接近耳蜗有关。其他可能导致耳毒性的危险因素包括：①肿瘤的位置，最常见的是位于颅后窝附近的肿瘤；②剂量>40Gy，这会增加听力损失的风险，尤其是在高频下；③铂类治疗，特别是在与放射治疗一起进行时。光子放疗后的耳毒性发生率为 18%～24%[101, 102]，而一项使用 PBRT 的研究显示，治疗 5 年后的发生率较低（儿科肿瘤组量表中 3 级和 4 级的发生率为 16%）[98]。虽然质子和光子之间没有直接比较，但对髓母细胞瘤患者治疗进行的回顾性研究表明，尽管使用质子时耳蜗接受的平均辐射剂量较低，但光子和质子之间的结果没有差异[102]。

（四）脑血管影响（脑卒中）

放疗可引起脑动脉病变，导致脑动脉结构异常、侧支血管形成和血供减少。通常在治疗结束后 12 个月，3%～4% 接受放射治疗的患者会出现这种病理性改变[68, 103]。可进一步增加风险的因素有神经纤维瘤病 1 型、唐氏综合征、高血压和糖尿病。血管病变是一种剂量相关效应，因此，视交叉附近接受 RT 剂量≥50Gy 时，有 4%～10% 的脑动脉病变发生风险[68, 103]。脑卒中风险取决于肿瘤位置、放射剂量和放疗后的时间。在 Indelicato 等的一项研究中，中位随访时间为 3 年，RT 后脑卒中风险估计为 1.2%（664 例患者中的 7 例），并出现永久性神经功能缺损，其中 4 例患者接受了血运重建手术[81]。

（五）脱发

当需要 50～60Gy 的辐射剂量时，发生永久性辐射诱导脱发（radiation-induced alopecia，RIA）的可能性很大。这种情况在儿童神经胶质瘤人群中更为常见。毛囊的剂量耐受性因患者和化疗暴露而异，但约为 40Gy。据报道，光子和质子治疗模式也有类似的头皮剂量限制，以限制永久性 RIA 的风险 [65]。重要的是，RIA 与儿童癌症幸存者的焦虑增加有关。光子和质子模式都可以调节，以降低皮肤毛囊所接受的辐射剂量。

（六）继发性肿瘤

最近对 6 项研究（共 1114 例患者）进行的 Meta 分析显示，继发性肿瘤的 10 年累积发病率为 6.1% [104]。58% 的继发性肿瘤是恶性的，其中高级别胶质瘤是最常见的（45%）。最常见的继发性良性肿瘤是脑膜瘤（67%）。很大比例的继发性肿瘤发生在放射治疗退出剂量的区域。目前尚不清楚广泛采用质子治疗儿童髓母细胞瘤是否会减少继发性肿瘤的发生。

九、儿童临床正常组织效应

2010 年，国际临床正常组织效应定量分析（Quantitative Analysis of Normal Tissue Effects in the Clinic，QUANTEC）协会建议对成人正常组织进行辐射剂量限制，并说明了这些限制的不确定性 [105]。然而，如 Constine 等所述，上述内容不适用于儿童肿瘤学。最近，儿童临床正常组织效应国际合作组（Paediatric Normal Tissue Effects in the Clinic，PENTEC）公布了针对儿童放疗的方法学 [106]。需要对多模式治疗方案进行更好的整体优化，以帮助降低放疗带来的不良反应。随着治疗后肿瘤患儿生存期延长，可能会出现新的晚期并发症和不同死因，只有通过持续研究，才能理解上述放疗带来的不良反应，并制订相应的治疗和预防干预措施。Pentec 为了阐明儿童正常组织放疗耐受性，试图将发育中儿童的正常组织耐受性通过辐射剂量 / 体积、化疗类型和周期以及手术组成的多函数来解释。理想情况下，这些信息可用于告知放射肿瘤学家、患者和父母关于多模式放射治疗带来的风险和益处，确定治疗计划的放射剂量限制，并提出新的研究方向。

十、结论

放疗和化疗的进步提高了几乎所有儿科恶性肿瘤的生存率。然而，它们可能与影响个体生活质量的长期不良后果相关。截至目前，不良反应的范围在文献中得到了很好的证明。然而，为了量化剂量 – 体积 – 效应，以及风险 / 患者因素（如发育状态和遗传易感性）的影响，仍有大量研究要做。

第53章　儿童创伤性脑损伤的康复治疗

Rehabilitation of Children with Traumatic Brain Injury

Eleftherios-Spyridon Alexiou　Jiolanda Zika　著

张海波　译　　张旺明　校

创伤性脑损伤（traumatic brain injury，TBI）是儿童和青少年死亡和残疾的主要原因。大多数创伤性脑损伤的严重程度较轻。严重 TBI 约占所有 TBI 病例的 10%。8 岁以下的儿童更容易遭受创伤，并引发中度或重度颅内损伤[1]。创伤性脑损伤的病因因年龄而异。跌倒和虐待性头部创伤是婴幼儿创伤性脑损伤最常见的原因。对于 0—14 岁的儿童，最常见的原因是跌倒和被物体击中，对于年龄较大的儿童，则是机动车事故和跌倒。创伤性脑损伤的症状包括头痛、头晕、记忆障碍、睡眠中断和情绪变化。如有颅内出血和颅骨骨折，则康复时间较长。尤其是，儿童创伤性轴索损伤的康复时间较长。除了创伤性脑损伤的严重程度，其他几个因素也与临床预后有关，如社会经济地位。格拉斯哥预后量表（儿科修订扩展版，GOS-E PEDS）已在多项研究中用作主要临床结局指标。即使在轻度创伤性脑损伤中，这些儿童也会出现认知障碍。儿童 TBI 后临床结局差异较大。

TBI 后可能会出现几种运动障碍，这取决于脑损伤部位。根据损伤的程度，轻偏瘫可能在下肢或上肢中更明显。一般来说，局灶性脑损伤比弥漫性脑损伤预后更好。

一、康复

康复的目标是减少残疾，帮助儿童在身体、认知、社会和情感领域获得独立。创伤性脑损伤患者的康复是一个缓慢的过程，可能需要数月或数年。GCS 表现具有预后意义，即使在轻度 TBI 中通常也可能有一定程度的残疾。创伤后癫痫、抑郁症和创伤后遗忘症患者预后不良[2, 3]。TBI 后 6 个月的临床表现基本可以预判未来的预后，然而，在做出决策之前，一般认为可以伤后等待一年的时间。

创伤性脑损伤患者的康复包括三个阶段。第一阶段在重症监护室（intensive care unit，ICU），第二阶段通常在神经外科诊所，第三阶段在康复中心或患者家中。当孩子还在重症监护室时，应该尽早开始康复治疗。这一阶段的目标是减少卧床带来的并发症，如压疮、压迫性神经变性和肌肉挛缩。因此，需要频繁的变化患者体位、使用填充床垫（如泡沫、空气、水或弹性材料），骨头凸起处用柔软材料铺垫。此外，预防继发性并发症，如肺炎或肌肉功能障碍，改善意识和感官知觉也很重要。除了胸部物理治疗外，被动运动疗法、按摩、皮肤护理及聆听音乐也同样重要。

从 ICU 出院后，患者开始康复计划，这取决于他的自我康复能力和一般健康状况。在第一阶段，需要系统性的康复计划，包括物理治疗、心理治疗和语言治疗。当患者被送到康复机构时，则开始更加具体的康复计划，该计划涉及患者及其家人，以最大限度地提高患者的独立性。每日治疗应至少持续 3h。

运动障碍在 TBI 患者中很常见。虚弱同样需要加强锻炼。在轻偏瘫的情况下，除了物理治疗外，还有其他干预措施，如机器人外骨骼辅助治疗和约束诱导运动疗法。肌张力障碍，如痉挛和强直，在产生功能限制时可能需要特殊治疗。治疗方法在痉挛状态一章中进行了广泛介绍，通常包括地西泮、可乐定、替扎尼定和丹曲林等药物、使用肉毒杆菌毒素的化学去神经疗法以及手术治疗。

吞咽困难是 TBI 后的另一种常见并发症，与口腔运动肌肉状态和患者的认知状态有关。在患有严重创伤性脑损伤的儿童中，68%～76% 的患者会出现吞咽困难[4]。皮质损伤患者的吞咽障碍通常在 3 个月后恢复。因此，在此时间段之前，可能不需要进行胃造口术[4]。

二、创伤性脑损伤的神经精神效应

抑郁是 TBI 患者的常见并发症，发生率在 33%～50%[3]。损伤相关因素（如脑损伤和慢性疼痛，）以及其他影响因素（如受伤时年龄较大和社会经济地位较低），都与更频繁的抑郁症状有关。据报道，最常见的症状是日常生活中缺乏活力、注意力难以集中和易怒。创伤性轴索损伤是这些患者常见的 MRI 表现。创伤后应激障碍（post-traumatic stress disorder，PTSD）在这些患者中也很常见，为 3.3%～48.5%。创伤后应激障碍与长期残疾、认知和情绪障碍有关，1/4 的患者在 TBI 后 10 年也无法恢复[5]。双相情感障碍、精神病、焦虑症和睡眠障碍较少见。患有中度至重度创伤性脑损伤的成年患者患痴呆或阿尔茨海默病的风险增加。

三、未来展望

技术进步为儿童创伤性脑损伤后的康复提供了新的机遇。虚拟现实在康复实践中发挥着越来越重要的作用。通过创造虚拟环境，对 TBI 儿童的身体各项机能（如平衡和灵活性）产生了积极影响[6]。将电子游戏系统纳入儿童康复治疗是另一种很有前途的方法。在一项多中心、观察性概念验证研究中，对 50 例患者进行了为期 12 周的任天堂 Wii 干预，在身体活动、信息处理速度、注意力、反应抑制和视觉 – 运动协调方面出现了显著的积极变化[7]。

相　关　图　书　推　荐

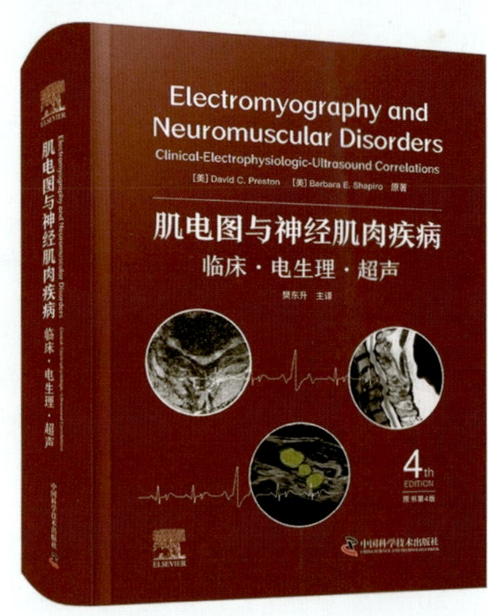

原著　[美] David C. Preston 等

主译　樊东升

定价　498.00 元

本书引进自 Elsevier 出版集团，是一部详细介绍肌电图与临床神经电生理检查的经典著作。本书为全新第 4 版，距离前一版面世已有 10 年。10 年来，神经肌肉疾病学领域发生了很大变化，神经肌肉超声的价值已得到公认，因而第 4 版对此进行了补充。著者以实用且简洁的方式将电诊断检查和神经肌肉疾病整合起来，不仅阐述了肌电图技术方面的新知识，更强调了临床和神经生理学的临床关联性，以期为临床神经生理学医师面对复杂患者时提供有效的思维方式。本书共十篇 43 章，内容实用，阐释清晰，理论与实践兼备，可供肌电图初学者参考学习，对经验丰富的肌电图医师亦大有裨益。

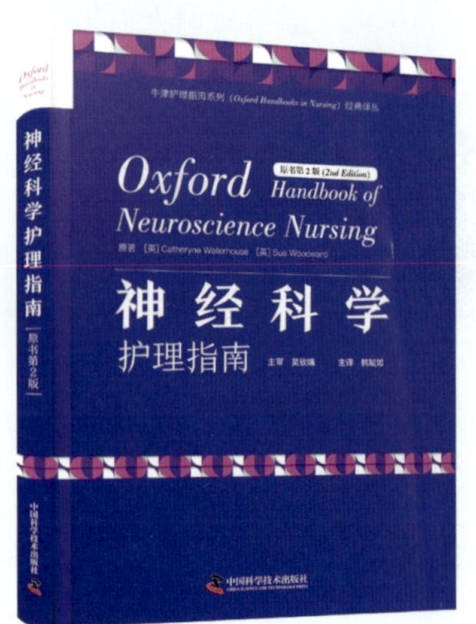

原著　[英] Catheryne Waterhouse 等

主译　韩斌如

定价　148.00 元

本书引进自牛津大学出版社，由英国谢菲尔德大学 Catheryne Waterhouse 和伦敦国王学院 Sue Woodward 护理专家联合编写，为全新第 2 版，是一部细致全面、专注、系统的神经专科护理学实用参考书。著者结合神经专科护理中的最新进展与最佳循证实践，进行了多角度的系统阐述。全书共 14 章，不仅介绍了神经系统的基本结构、生理功能、评估与检查项目、诊断技术，神经系统疾病的常用药物和治疗方法，神经系统急性状态的表现及护理方法，神经科常见问题、症状、疾病的诊疗和护理，神经外科疾病的诊疗和护理，神经重症、神经康复的护理等内容，还对神经科学护理实践的相关政策、神经疾病诊疗和护理中的法律及伦理问题进行了探讨，并特别介绍了神经科疾病的补充和替代疗法、小儿神经科学护理等内容。本书阐释简洁，内容实用，是一部不可多得的神经科学护理案头工具书，可供国内神经专科护理专家、护士及护理专业学生在临床实践中借鉴参考，也可为其他专科护士在护理神经系统问题患者时提供有针对性的指导。

出版社
官方微信二维码